Deeg · Peters · Schumacher · Weitzel · Die Ultraschalluntersuchung des Kindes

Springer-Verlag Berlin Heidelberg GmbH

K.-H. Deeg
H. Peters
R. Schumacher
D. Weitzel

Die Ultraschalluntersuchung des Kindes

2., vollständig überarbeitete und erweiterte Auflage

Unter Mitarbeit von
F. Bundscherer · H. Dudwiesus · G. Zeilinger

Mit 631 Abbildungen in 1053 Einzeldarstellungen,
davon 122 in Farbe

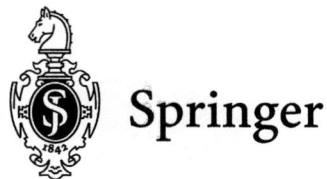

Springer

ISBN 978-3-642-63865-7

Die Deutsche Bibliothek – CIP-Einheitsaufnahme
Die Ultraschalluntersuchung des Kindes: mit 25 Tabellen/
K.-H. Deeg ... unter Mitarb. von F. Bundscherer ... –
2., vollst. überarb. und erw. Aufl. – Berlin; Heidelberg; New York;
Barcelona; Budapest; Hongkong; London; Mailand; Paris; Santa
Clara; Singapur; Tokio: Springer, 1997
   1. Aufl. u. d.T: Peters, Helmut:
Die Ultraschalluntersuchung des Kindes
   ISBN 978-3-642-63865-7   ISBN 978-3-642-59139-6 (eBook)
   DOI 10.1007/978-3-642-59139-6
NE: Deeg, Karl-Heinz

Dieses Werk ist urheberrechtlich geschützt. Die dadurch begründeten Rechte, insbesondere die der Übersetzung, des Nachdrucks, des Vortrags, der Entnahme von Abbildungen und Tabellen, der Funksendung, der Mikroverfilmung oder der Vervielfältigung auf anderen Wegen und der Speicherung in Datenverarbeitungsanlagen, bleiben, auch bei nur auszugsweiser Verwertung, vorbehalten. Eine Vervielfältigung dieses Werkes oder von Teilen dieses Werkes ist auch im Einzelfall nur in den Grenzen der gesetzlichen Bestimmungen des Urheberrechtsgesetzes der Bundesrepublik Deutschland vom 9. September 1965 in der jeweils geltenden Fassung zulässig. Sie ist grundsätzlich vergütungspflichtig. Zuwiderhandlungen unterliegen den Strafbestimmungen des Urheberrechtsgesetzes.

© Springer-Verlag Berlin Heidelberg 1987, 1997
Ursprünglich erschienen bei Springer-Verlag Berlin Heidelberg 1997
Softcover reprint of the hardcover 2nd edition 1997
Die Wiedergabe von Gebrauchsnamen, Handelsnamen, Warenbezeichnungen usw. in diesem Werk berechtigt auch ohne besondere Kennzeichnung nicht zu der Annahme, daß solche Namen im Sinne der Warenzeichen- und Markenschutz-Gesetzgebung als frei zu betrachten wären und daher von jedermann benutzt werden dürften.

Produkthaftung: Für Angaben über Dosierungsanweisungen und Applikationsformen kann vom Verlag keine Gewähr übernommen werden. Derartige Angaben müssen vom jeweiligen Anwender im Einzelfall anhand anderer Literaturstellen auf ihre Richtigkeit überprüft werden.

SPIN 10133415   21/3135 – 5 4 3 2 1 0
Gedruckt auf säurefreiem Papier

Der Zukunft unserer Kinder

Autorenverzeichnis

Prof. Dr. med. Karl-Heinz Deeg
Klinikum Bamberg, Kinderklinik
Buger Straße 80
D-96049 Bamberg

Dr. med. Helmut Peters
Kinderneurologisches Zentrum
des Landes Rheinland-Pfalz
Hartmühlenweg 2–4
D-55122 Mainz

Prof. Dr. med. Reinhard Schumacher
Kinderklinik und Kinder-Poliklinik
Klinikum der Johannes-Gutenberg-Universität
Langenbeckstraße 1
D-55131 Mainz

Prof. Dr. med. Dieter Weitzel
Deutsche Klinik für Diagnostik
Aukammallee 33
D-65191 Wiesbaden

Dr. med. Franz Bundscherer
Kinderkrankenhaus St. Nikolaus
Nikolausstraße 10
D-88212 Ravensburg

Heiko Dudwiesus
Kranzbühler Medizinische Systeme GmbH
Beethovenstraße 239
D-42655 Solingen

Dr. med. Georg Zeilinger
Kantonsspital Aarau
Buchser Straße
CH-5001 Aarau

Vorwort zur zweiten Auflage

Seit der 1. Auflage der *Ultraschalluntersuchung des Kindes* sind fast 10 Jahre vergangen. Inzwischen ist die Ultraschalldiagnosik in der Kinderheilkunde das bildgebende Verfahren der Wahl geworden. Kinderärzte, Kinderchirurgen und Kinderradiologen müssen nicht nur mit den Indikationsstellungen und Aussagemöglichkeiten dieser nach wie vor faszinierenden Methode vertraut sein; die neue Weiterbildungsordnung verlangt zudem den Nachweis einer umfassenden eigenen Untersuchungserfahrung für die Facharztqualifikation.

Nachdem die 1. Auflage aufgrund der großen Nachfrage dreimal nachgedruckt werden mußte, war eine vollständige Überarbeitung überfällig. Die atemberaubende Weiterentwicklung der Ultraschallgeräte hat dazu geführt, daß viele Bilder der 1. Auflage durch neue ersetzt werden mußten. Die Möglichkeiten der zweidimensionalen Ultraschalldiagnostik wurden insbesondere um die Dopplersonographie und die farbkodierte Dopplersonographie in den letzten 10 Jahren erweitert. Zudem wurden neue Untersuchungsindikationen, wie z.B. die spinale Sonographie, in die Neuauflage mit aufgenommen.

Die Komplexität der sonographischen Diagnostik hat dazu geführt, daß diese Methode in ihren vielfältigen Anwendungs- und Aussagemöglichkeiten nicht mehr vollständig überblickt und beherrscht werden kann. Die Autoren standen deswegen vor der besonderen Aufgabe, die offensichtlich gute Lesbarkeit der 1. Auflage zu erhalten und um die neuen Methoden zu ergänzen. Aus diesem Grund haben nach wie vor alle Organkapitel denselben Aufbau. Sie sind nach dem Prinzip „Untersuchungsindikationen", „Untersuchungsvorbereitung", „Untersuchungstechnik", „Normale sonographische Anatomie" und „Krankheitsbilder" gegliedert. Neben allen wichtigen sind auch seltene Krankheitsbilder dargestellt. In den Organkapiteln wird ausschließlich die B-Bildsonographie behandelt. Die Dopplersonographie (Duplexsonographie einschließlich Farbdoppler) ergänzt die Organkapitel und wird in einem eigenen Kapitel abgehandelt. Lediglich im Herzkapitel, das von einem Kinderkardiologen verfaßt wurde, ist die Dopplersonographie wegen ihrer zentralen Bedeutung integriert.

Großer Wert wurde auf den abschließenden Anhang „Meßtechnik und Normwerte" gelegt. Insbesondere für Verlaufsuntersuchungen sind morphometrische Daten von hohem diagnostischen Wert. Die Diagramme wurden dankenswerterweise von Herrn Willfried Meyer graphisch überarbeitet.

Das Autorenteam freut sich, mit Herrn Professor Schumacher einen erfahrenen Kinderradiologen hinzugewonnen zu haben. Der Dank der Autoren gilt zuerst den eigenen Familien, da die Überarbeitung ausschließlich in der Freizeit erfolgte, weiterhin seinen geduldigen Sekretärinnen für die Verfassung der Manuskripte. Den Firmen Acuson, Alete, Aponti, Hipp, Humana und Nestlé ist für ihre großzügige finanzielle Unterstützung zu danken; ohne diese wäre die Vielzahl der Abbildungen, besonders der Farbdopplerbilder, nicht möglich gewesen. Besonderer Dank gebührt Frau Dr. Heilmann für die Autorenbetreuung über all die Jahre, Frau Zech-Willenbacher für das kompetente und freundliche Lektorat, Herrn Wieland für das gelungene Layout sowie allen Mitarbeitern der Springer-Verlags, die am Gelingen dieses Buches beteiligt waren.

Bamberg, Mainz, Wiesbaden
Herbst 1996 Die Autoren

Vorwort zur ersten Auflage

Für Kinder ist die Ultraschalluntersuchung die freundlichste und schonendste bildgebende diagnostische Methode (wenn sie auch manchmal während der Untersuchung unüberhörbar dagegen protestieren). So ist es sehr erfreulich, daß sich die Sonographie nach anfänglich zögernder Aufnahme in den letzten Jahren rasch in der Kinderheilkunde verbreitet hat. Da sie wie keine andere Untersuchungsmethode von der Ausbildung und Erfahrung des Untersuchers abhängt, ist der Ausbildungsbedarf entsprechend hoch. Hierzu wollen die Autoren mit diesem Buch einen Beitrag leisten. Obwohl die praktische Anleitung durch nichts zu ersetzen ist, soll der Weg dahin über eine gute theoretische Vorbereitung erleichtert werden. Dies ist insbesondere deshalb wichtig, weil die Autoren wissen, wie begrenzt das praktische Ausbildungsangebot derzeit noch ist.

Aus diesen Gründen wendet sich dieses Buch an den Arzt, der sich in diese faszinierende Untersuchungsmethode einarbeiten will. Es möchte ihm all das Wissen vermitteln, welches er zum Anfangen braucht. Dabei wurde der Untersuchungstechnik sowie der normalen sonographischen Anatomie und ihren morphologischen Varianten besonderes Augenmerk gewidmet. Das Buch will den Untersucher ermutigen, die anfängliche Scheu auch vor anatomisch komplizierten Organen wie dem Schädel und dem Herzen recht bald zu verlieren. Alle für die sonographische Routinediagnostik wichtigen Organgebiete werden abgehandelt. Dazu wurde versucht, die Krankheitsbilder in Wort und Bild einschließlich auch seltener Befunde zu vermitteln. Die Autoren würde es freuen, wenn dieses Buch auch dem erfahrenen Untersucher noch hilfreich wäre.

Ohne die Mitwirkung vieler hilfsbereiter Hände wäre die zügige Entstehung dieses Buches nicht möglich gewesen. Unser erstes Dankeschön richtet sich an unsere Frauen und unsere eigenen Kinder für ihre Bereitschaft, die vermehrte Belastung mitzutragen. Für zusätzliche Bildbeiträge danken wir Herrn Chefarzt Dr. S. Kehr, Kinderklinik Kempten, mit mehreren Abbildungen noch aus seiner Zeit als Oberarzt an der Kinderklinik des Kemperhofes Koblenz, Herrn Prof. Dr. H.-J. v. Lengerke, dem Leiter der Abteilung für Kinderradiologie der Westfälischen Wilhelms-Universität Münster, Herrn Chefarzt Dr. K. Wesseler, Kinderklinik Detmold, Herrn Oberarzt Dr. H.J. Jesberger von der Universitätskinderklinik Homburg/Saar, Herrn Prof. J. Gehler, Chefarzt der Kinderklinik Rüsselsheim und Herrn Dr. Evert, Chefarzt der Kinderklinik Offenbach. Die anatomischen Zeichnungen hat mit viel Geduld Herr Meyer vom Pathologisch-anatomischen Institut der Johannes-Gutenberg-Universität gestaltet. Unser Dank gilt auch Frau Stader vom Kinderneurologischen Zentrum Mainz für ihren selbstlosen engagierten Einsatz bei anstehenden Fotolaborarbeiten. Frau Jedamus und Herr Lemmerz von der Buchhandlung Johannes Alt in Frankfurt waren uns bei der Erstellung einer Übersicht der gegenwärtig erhältlichen Bücher über Ultraschalldiagnostik behilflich. Ferner danken wir Frau Dr. Heilmann, Frau Löffler, Herrn Lewerich und weiteren Mitarbeitern des Springer-Verlags für die gute Zusammenarbeit.

Herbst 1987   Die Autoren

Inhaltsverzeichnis

---

1 Physikalische und technische Grundlagen der Ultraschalldiagnostik
H. DUDWIESUS

1.1 Wesen des Schalls 1
1.2 Erzeugung und Detektion von Ultraschall . . . 2
1.3 Schallausbreitung und Reflexion im biologischen Medium 3
1.4 Zweidimensional abbildende Sonographiegeräte (Schnittbildgeräte) 5
    1.4.1 Parallelscanverfahren 5
    1.4.2 Sektorscanverfahren 7
    1.4.3 Konvexscanverfahren 8
1.5 Laterale Auflösung und Fokussierung 9
1.6 Elektronische Fokussierung 9
1.7 Axiales Auflösungsvermögen 12
1.8 Echogenität biologischer Medien 12
1.9 Tiefenausgleich 14
1.10 Artefakte 15
    1.10.1 Verfahrensbedingte Artefakte 15
    1.10.2 Technisch bedingte Artefakte 18
1.11 Entstehung des Dopplereffekts 20
1.12 Technik des Ultraschalldopplers 22
1.13 Spektralanalyse 24
1.14 Gepulste Dopplergeräte 26
1.15 Duplexsysteme 29
1.16 Farbkodierte Dopplersonographie 31

---

2 Gehirn und Rückenmark
H. PETERS UND R. SCHUMACHER

2.1 Gehirn
H. PETERS

♦ Untersuchungsindikationen 37
2.1.1 Technische Voraussetzungen 37
2.1.2 Patientenbedingte Voraussetzungen 37
2.1.3 Untersuchungsvorbereitung 37
2.1.4 Untersuchungstechnik 38
2.1.5 Normale sonographische Anatomie 45
2.1.6 Normvarianten 49
2.1.7 Fehlermöglichkeiten 49
2.1.8 Meßwerte 50
2.1.9 Krankheitsbilder 50
    Hirnblutungen 50
    Hydrocephalus internus 57
    Hydrocephalus externus (Hirnatrophie) . . . 61
    Shuntversorgter Hydrocephalus internus . . . 62
    Hydranenzephalie 63
    Fehlbildungen des Gehirns 64
    Subdurale Ergüsse 75
    Porenzephale Zysten, subependymale Zysten, Plexuszysten, Ventrikelbänder 76
    Periventrikuläre Leukomalazie 78
    Hirnödem 81
    Hirninfarkte 82
    Intrakranielle Infektionen 82
    Hirntumoren 86
    Phakomatosen (neurokutane Dysplasien) . . 90
2.1.10 Grenzen und Stellenwert der Schädelsonographie 90

2.2 Rückenmark
R. SCHUMACHER

♦ Untersuchungsindikationen 93
2.2.1 Technische Voraussetzungen 93
2.2.2 Patientenbedingte Voraussetzungen 93
2.2.3 Untersuchungsvorbereitung 93
2.2.4 Ultraschallanatomie 93
2.2.5 Normale sonographische Anatomie 94
2.2.6 Krankheitsbilder 95
    Pilonidalsinus 95
    Dermalsinus 95
    Primäres „tethered cord" 95
    Lipozele, Meningozele, Myelomeningozele, Myelozele (Spektrum der spinalen Dystrophien) 96
    Diastematomyelie 98
    Hydromyelie, Syringomyelie 98
2.2.7 Grenzen der Sonographie des Rückenmarks 99

3 Hals und Gesichtsweichteile
G. Zeilinger

- Untersuchungsindikationen 101
- 3.1 Technische Voraussetzungen. 101
- 3.2 Untersuchungsvorbereitung und Untersuchungstechnik 101
- 3.3 Normale sonographische Anatomie. 102
- 3.4 Krankheitsbilder 104
  - 3.4.1 Diffuse Schilddrüsenerkrankungen . . . 104
  - 3.4.2 Herdförmige Schilddrüsenveränderungen 107
  - 3.4.3 Nebenschilddrüsen 109
  - 3.4.4 Speicheldrüsen 111
  - 3.4.5 Raumforderungen im Halsbereich 111
  - 3.4.6 Halszysten 114
  - 3.4.7 Gefäße. 116
- 3.5 Gesichtsweichteile 116
- 3.6 Grenzen und Stellenwert der Halssonographie 117

4 Thorax und Mediastinum
K.-H. Deeg

- Untersuchungsindikationen 119
- 4.1 Technische Voraussetzungen. 119
- 4.2 Patientenbedingte Voraussetzungen 119
- 4.3 Untersuchungsvorbereitung 119
- 4.4 Untersuchungstechnik 119
  - 4.4.1 Mediastinum 120
  - 4.4.2 Thoraxwand 121
  - 4.4.3 Pleura 121
  - 4.4.4 Zwerchfelle 122
  - 4.4.5 Lungen 122
- 4.5 Normale sonographische Anatomie. 122
  - 4.5.1 Mediastinum 122
  - 4.5.2 Thoraxwand 123
  - 4.5.3 Pleura 123
  - 4.5.4 Zwerchfell. 123
  - 4.5.5 Lungen 124
- 4.6 Krankheitsbilder 124
  - 4.6.1 Mediastinale Raumforderungen 124
  - 4.6.2 Raumforderungen der Thoraxwand . . . 129
  - 4.6.3 Pathologische Veränderungen im Bereich der Pleura 130
  - 4.6.4 Pathologische Veränderungen im Bereich des Zwerchfells 132
  - 4.6.5 Lungensequester 134
  - 4.6.6 Solide intrathorakale Raumforderungen. 135
  - 4.6.7 Zystisch-adenomatoide Lungentransformation 136
  - 4.6.8 Lungenabszesse 136
  - 4.6.9 Lobärpneumonie und Atelektase 137
- 4.7 Differentialdiagnose des Stridors 137

5 Herz
K.-H. Deeg

- Untersuchungsindikationen 139
- 5.1 Untersuchungsvorbereitung 139
- 5.2 Gerätetechnische Voraussetzungen 139
- 5.3 Untersuchungstechnik und normale sonographische Anatomie 140
  - 5.3.1 Parasternale Schnittebenen 141
  - 5.3.2 Apikale Schnittebenen. 147
  - 5.3.3 Subkostale Schnittebenen 148
  - 5.3.4 Suprasternale Schnittebenen 153
  - 5.3.5 Untersuchungsablauf 155
- 5.4 Krankheitsbilder 155
  - 5.4.1 Einfache kardiale Fehlbildungen 155
    - Herzfehler mit Links-rechts-Shunt . . . 155
    - Ausflußbahnobstruktionen 170
    - Einflußbahnobstruktionen 179
    - AV-Klappenprolaps 181
  - 5.4.2 Komplexe kardiale Fehlbildungen . . . 184
    - Transposition der großen Gefäße 184
    - Fehlbildungen mit überreitender Systemarterie. 186
    - Herzfehler mit Ventrikelhypoplasie. . . 193
    - Seltene komplexe Herzfehler 200
    - Erkrankungen der Koronarien 203
  - 5.4.3 Kardiomyopathien 204
    - Hypertrophe Kardiomyopathie 204
    - Dilatative Kardiomyopathie 206
  - 5.4.4 Herztumoren 207
  - 5.4.5 Intrakardiale Thromben. 207
  - 5.4.6 Vegetationen der Herzklappen 207
  - 5.4.7 Intrakardiale Fremdkörper 207
  - 5.4.8 Perikardergüsse 209
  - 5.4.9 Akzessorische Sehnenfäden. 209
- 5.5 Grenzen der Echokardiographie. 211

6 Sonographische Anatomie der Abdominalgefäße
R. Schumacher

- 6.1 Vorbemerkung 213
- 6.2 Aorta abdominalis 213
  - 6.2.1 Truncus coeliacus 214
  - 6.2.2 Arteria mesenterica superior 215
  - 6.2.3 Arteriae renales, Venae renales 215
- 6.3 Vena cava inferior. 216
- 6.4 Pfortader 216
- 6.5 Vena lienalis, Vena mesenterica superior . . . 218
- 6.6 Lebervenen 218
- 6.7 Standardebenen. 218

7 Leber
R. Schumacher

- Untersuchungsindikationen............ 221
- 7.1 Technische Voraussetzungen.......... 221
- 7.2 Patientenbedingte Voraussetzungen 221
- 7.3 Untersuchungsvorbereitung.......... 221
- 7.4 Untersuchungstechnik.............. 221
- 7.5 Normale sonographische Anatomie....... 222
- 7.6 Krankheitsbilder................ 226
  - 7.6.1 Diffuse Leberparenchymerkrankungen . 226
  - 7.6.2 Fokale Lebererkrankungen 232
  - 7.6.3 Lebertumoren und Lebermetastasen... 235
- 7.7 Lebertransplantation............... 240
- 7.8 Grenzen und Stellenwert der Lebersonographie..................... 240

8 Gallenwege
R. Schumacher

- Untersuchungsindikationen............ 241
- 8.1 Technische Voraussetzungen........... 241
- 8.2 Patientenbedingte Voraussetzungen 241
- 8.3 Untersuchungsvorbereitung.......... 241
- 8.4 Untersuchungstechnik............. 241
- 8.5 Normale sonographische Anatomie....... 242
- 8.6 Krankheitsbilder................ 243
  - 8.6.1 Gallenblasenektasie (Gallenblasenhydrops) 243
  - 8.6.2 Cholezystitis 244
  - 8.6.3 Cholezystolithiasis............. 245
  - 8.6.4 Porzellangallenblase............ 247
  - 8.6.5 Gallenblasentumoren 248
  - 8.6.6 Choledochuszyste 248
  - 8.6.7 Extrahepatische Gallengangsatresie ... 249
  - 8.6.8 Intrahepatische Gallengangshypoplasie . 250
  - 8.6.9 Caroli-Syndrom, Gallengangsektasie... 251
  - 8.6.10 Primär sklerosierende Cholangitis ... 251
- 8.7 Grenzen und Stellenwert der Sonographie der Gallenwege 251

9 Milz
R. Schumacher

- Untersuchungsindikationen............ 253
- 9.1 Untersuchungstechnik.............. 253
- 9.2 Normale sonographische Anatomie...... 255
- 9.3 Normvarianten 255
- 9.4 Abnorme Zahl.................. 255
- 9.5 Fehlermöglichkeiten 255
- 9.6 Krankheitsbilder................ 255
  - 9.6.1 Splenomegalie, diffuse Milzerkrankungen................ 255
  - 9.6.2 Umschriebene Erkrankungen 257
- 9.7 Grenzen der Milzsonographie 260

10 Pankreas
R. Schumacher

- Untersuchungsindikationen............ 261
- 10.1 Untersuchungstechnik 261
- 10.2 Untersuchungsvorbereitung 261
- 10.3 Untersuchungsdurchführung.......... 261
- 10.4 Normale sonographische Anatomie und Varianten................... 261
- 10.5 Krankheitsbilder 263
  - 10.5.1 Akute Pankreatitis............ 263
  - 10.5.2 Chronische Pankreatitiden 265
  - 10.5.3 Pankreaspseudozysten 266
  - 10.5.4 Diffuse Parenchymveränderungen nichtentzündlicher Genese....... 267
  - 10.5.5 Pankreastumoren 268
- 10.6 Grenzen der Pankreassonographie 268

11 Magen-Darm-Trakt
H. Peters

- Untersuchungsindikationen............ 269
- 11.1 Patientenbedingte Voraussetzungen...... 269
- 11.2 Untersuchungsvorbereitung 269
- 11.3 Untersuchungstechnik 269
- 11.4 Normale sonographische Anatomie 270
  - 11.4.1 Magen und Ösophagus 270
  - 11.4.2 Pylorus.................. 273
  - 11.4.3 Darm................... 273
  - 11.4.4 Appendix................. 274
- 11.5 Krankheitsbilder 274
  - 11.5.1 Atresien des Gastrointestinaltrakts .. 274
  - 11.5.2 Gastroösophagealer Reflux....... 275
  - 11.5.3 Hypertrophe Pylorusstenose...... 275
  - 11.5.4 Ileus................... 277
  - 11.5.5 Invagination 278
  - 11.5.6 Entzündliche Darmerkrankungen... 280
  - 11.5.7 Obstipation 284
  - 11.5.8 Freie intraabdominelle Flüssigkeit, Aszites.................. 284
  - 11.5.9 Malrotation 285
  - 11.5.10 Gastrointestinale Raumforderungen . 285
- 11.6 Grenzen und Stellenwert der Sonographie .. 287

12 Nieren und ableitende Harnwege
D. WEITZEL

- Untersuchungsindikationen 289
- 12.1 Apparative und patientenbedingte Voraussetzungen 290
- 12.2 Untersuchungsvorbereitung und Untersuchungstechnik 290
   - 12.2.1 Ungezielte Untersuchung 290
   - 12.2.2 Gezielte Diagnostik 291
   - 12.2.3 Spezielle Diagnostik 292
- 12.3 Normale sonographische Anatomie 295
   - 12.3.1 Nieren 295
   - 12.3.2 Harnblase und Ureter 295
- 12.4 Krankheitsbilder des oberen Harntrakts . . . 296
   - 12.4.1 Fehlbildungen der Niere 296
   - 12.4.2 Dilatative Uropathien 303
   - 12.4.3 Entzündliche Nierenerkrankungen . . 308
   - 12.4.4 Glomeruläre Erkrankungen 310
   - 12.4.5 Vaskuläre Erkrankungen 311
   - 12.4.6 Schrumpfnieren 312
   - 12.4.7 Nephrokalzinose, Urolithiasis 312
   - 12.4.8 Nierentumoren 315
   - 12.4.9 Extrarenale retroperitoneale Raumforderungen 319
   - 12.4.10 Nierentrauma 319
   - 12.4.11 Transplantatniere 320
- 12.5 Krankheitsbilder des unteren Harntrakts . . . 320
   - 12.5.1 Fehlbildungen der Harnblase 320
   - 12.5.2 Neurogene Blase 322
   - 12.5.3 Infravesikale Obstruktion 322
   - 12.5.4 Harnblasensteine, Fremdkörper, sedimentierende Reflexe 322
   - 12.5.5 Harnblasentumoren 323
- 12.6 Grenzen und Stellenwert der Sonographie des Harntrakts 324

13 Weibliches Genitale
F. BUNDSCHERER

- Untersuchungsindikationen 325
- 13.1 Technische Voraussetzungen 325
- 13.2 Patientenbedingte Voraussetzungen 325
- 13.3 Untersuchungstechnik 325
- 13.4 Normale sonographische Anatomie 325
   - 13.4.1 Vagina und Uterus 325
   - 13.4.2 Entwicklungsstadien des Uterus. Zyklusdynamik 326
   - 13.4.3 Ovarien 328
- 13.5 Krankheitsbilder 328
   - 13.5.1 Fehlbildungen 328
   - 13.5.2 Pubertäre Entwicklungsstörungen . . 329
   - 13.5.3 Akute Erkrankungen im Unterbauch . 330
   - 13.5.4 Raumforderungen des inneren Genitales 331
   - 13.5.5 Normale und abnorme Gravidität . . . 334
- 13.6 Stellenwert und Grenzen der Sonographie des weiblichen Genitales 334

14 Männliches Genitale
F. BUNDSCHERER

- Untersuchungsindikationen 335
- 14.1 Technische Voraussetzungen 335
- 14.2 Patientenbedingte Voraussetzungen 335
- 14.3 Untersuchungstechnik 335
- 14.4 Normale sonographische Anatomie 335
- 14.5 Krankheitsbilder 337
   - 14.5.1 Akuter Hodenschmerz 337
   - 14.5.2 Intraskrotale Raumforderungen 339
   - 14.5.3 Kryptorchismus, Anorchidie 342
   - 14.5.4 Makrorchie 342
- 14.6 Stellenwert und Grenzen der Sonographie des männlichen Genitales 342

15 Nebennieren
D. WEITZEL

- Untersuchungsindikationen 343
- 15.1 Technische Voraussetzungen 343
- 15.2 Patientenbedingte Voraussetzungen 343
- 15.3 Untersuchungstechnik 343
- 15.4 Normale sonographische Anatomie 343
- 15.5 Krankheitsbilder 344
   - 15.5.1 Nebennierenaplasie 344
   - 15.5.2 Nebennierenhypoplasie 344
   - 15.5.3 Nebennierenhyperplasie 344
   - 15.5.4 Nebennierenblutung 344
   - 15.5.5 Entzündliche Prozesse der Nebenniere 345
   - 15.5.6 Nebennierentumoren 345

16 Hüfte
D. WEITZEL

- Untersuchungsindikationen 349
- 16.1 Technische Voraussetzungen 349
- 16.2 Untersuchungstechnik 349
   - 16.2.1 Lateraler Zugang 349
   - 16.2.2 Ventraler Zugang 353
- 16.3 Anatomie der Hüfte 353
- 16.4 Normale sonographische Anatomie 353
   - 16.4.1 Sonographische Anatomie der Standardschnittebenen nach Graf (Darstellung von lateral) 353
   - 16.4.2 Sonographische Anatomie der Darstellung von ventral 354

16.5 Diagnostik angeborener Hüftentwicklungs-
     störungen 355
     16.5.1 Morphologische Kriterien 355
     16.5.2 Morphometrische Kriterien 355
     16.5.3 Hüfttypen nach Graf 357
16.6 Diagnostik erworbener Hüftgelenk-
     erkrankungen 362
     16.6.1 Koxitis 362
     16.6.2 Morbus Perthes 363
     16.6.3 Epiphysiolysis capitis femoris 363
     16.6.4 Hüftkopfnekrose. 363
16.7 Stellenwert und Grenzen der
     Hüftsonographie 363
16.8 Leitlinien für das hüftsonographische
     Screening. 365

17 Weichteile und Skelettsystem
R. SCHUMACHER

◆ Untersuchungsindikationen 367
17.1 Technische Voraussetzungen 367
17.2 Patientenbedingte Voraussetzungen 367
17.3 Untersuchungstechnik 367
17.4 Normale sonographische Anatomie 367
17.5 Krankheitsbilder 368
     17.5.1 Hypertrophie, Hypotrophie. 368
     17.5.2 Entzündungen 368
     17.5.3 Gelenkergüsse 369
     17.5.4 Trauma 370
     17.5.5 Fremdkörper. 372
     17.5.6 Weichteiltumoren 372
     17.5.7 Muskeldystrophien, Muskelatrophien . 374
17.6 Grenzen der Weichteilsonographie 374

18 Dopplersonographie
K.-H. DEEG

18.1 Technische Grundlagen. 375
     18.1.1 Dopplereffekt 375
     18.1.2 Dopplersonographiesysteme 375
     18.1.3 Dopplerwiedergabe 377
     18.1.4 Untersuchungsdurchführung 381
            Kardiovaskuläre Erkrankungen 383
            Organerkrankungen 385
18.2 Zerebrale Dopplersonographie 386
     18.2.1 Normale Gefäßanatomie 386
     18.2.2 Schnittebenen 386
     18.2.3 Einflußgrößen auf die Flußparameter
            in den Hirnarterien 389
     18.2.4 Indikationen. 390
18.3 Abdominelle Dopplersonographie. 405

18.3.1 Aorta und Vena cava 406
       Indikationen. 407
18.3.2 Leberzirkulation. 408
       Indikationen. 409
18.3.3 Milzzirkulation 413
       Indikationen. 414
18.3.4 Mesenteriale Zirkulation 414
       Indikationen. 416
18.3.5 Renale Zirkulation. 419
       Indikationen. 421
18.4 Dopplersonographie des akuten Skrotums . . 431
       Indikationen. 432
18.5 Farbkodierte Dopplersonographie
     der Weichteile 435
       Indikationen. 435

Anhang: Meßtechnik und Normwerte 439

Literatur 479

Sachverzeichnis 495

Kapitel 1

Physikalische und technische Grundlagen der Ultraschalldiagnostik

H. Dudwiesus

1.1 Wesen des Schalls

Mechanisch schwingende Körper, wie Schallerzeuger, üben auf ihre Umgebung wechselweise Druck- und Zugkräfte aus. Dabei ruft jede Druckphase eine kurzzeitige und lokal begrenzte Dichteerhöhung, jede Sogphase umgekehrt ein Gebiet mit verminderter Dichte hervor.

In periodischem Wechsel breiten sich diese Zonen erhöhter und verminderter Dichte um den Schallerzeuger herum aus (Abb. 1.1) und durchlaufen dieses Gebiet mit einer materialspezifischen Geschwindigkeit. Diese Geschwindigkeit wird als „Schallgeschwindigkeit" bezeichnet. Sie beträgt z. B.

- in der Luft: 340 m/s,
- in Wasser 1480 m/s,
- in biologischem Gewebe 1540 m/s (Mittelwert).

Die Schwingungsfrequenz der Schallquelle hat keinen Einfluß auf die Schallgeschwindigkeit! Alle Frequenzen breiten sich mit der gleichen – nur vom Übertragungsmedium abhängigen – Geschwindigkeit aus. Schwingt deshalb ein Schallerzeuger mit einer niedrigen Frequenz, hat jede Kompressionszone bereits eine vergleichsweise große Strecke zurückgelegt, bevor der Schallerzeuger ein weiteres Mal Druck auf seine Umgebung ausübt. Schwingt demgegenüber der Schallerzeuger mit hoher Frequenz, folgen die Druckstöße rascher aufeinander, so daß auch die Kompressionszonen räumlich enger benachbart sind.

Die Distanz zwischen zwei Gebieten gleicher Dichte – die sog. *Wellenlänge* – steht also in einem umgekehrt proportionalen Verhältnis zur Frequenz:

> **Je höher die Frequenz, desto kleiner die Wellenlänge!**

Die Wellenlänge steht in einem engen Zusammenhang mit dem räumlichen Auflösungsvermögen eines Sonographiegerätes und sollte deshalb so klein wie möglich sein. Infolge der reziproken Beziehung zwischen Wel-

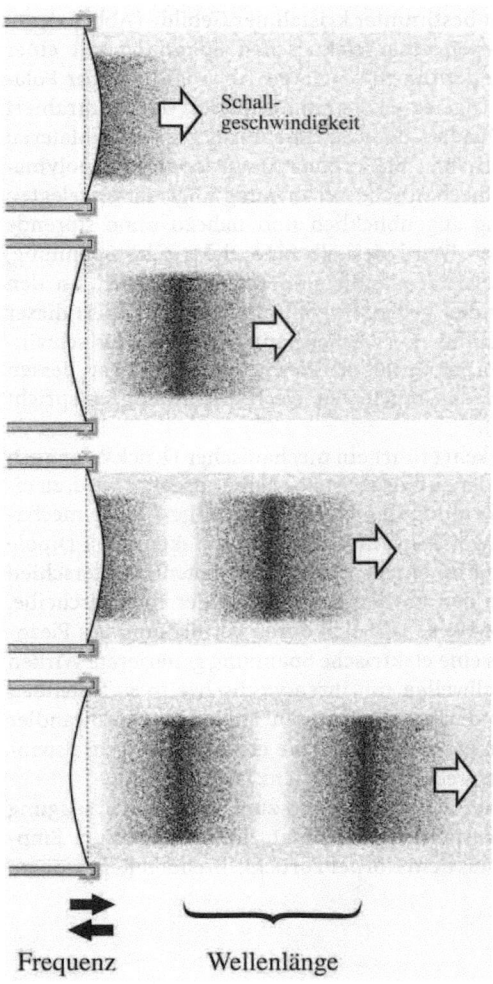

Abb. 1.1. Entstehung und Ausbreitung von Schall durch wechselweises Erzeugen von Druck und Sog

lenlänge und Frequenz sollte deshalb letztere so hoch wie möglich sein. Schallfrequenzen im Ultraschallbereich zwischen etwa 5 Mio. Hz (= 5 MHz) und 10 Mio. Hz (= 10 MHz) haben sich für den Einsatz in der Pädiatrie bewährt und durchgesetzt. Die entsprechenden Wellenlängen liegen dabei zwischen 0.15 und 0,3 mm.

1.2 Erzeugung und Detektion von Ultraschall

Die Erzeugung hochfrequenten Ultraschalls basiert auf dem 1880 von Pierre Curie beschriebenen „reziprok-piezoelektrischen-Effekt". Hierunter versteht man die Fähigkeit bestimmter kristalliner Gebilde (Abb. 1.2), auf das Anlegen einer elektrischen Spannung mit einer Dickenänderung zu reagieren. Abhängig von der Polarität der angelegten Spannung dilatiert oder kontrahiert das in Quader- oder Scheibenform gebrachte Material (Bariumtitanat, Bleizirkonattitanat oder Hochpolymere). Die mechanische Verformung folgt der angelegten Spannung augenblicklich und nahezu ohne störende Trägheiten. Wird deshalb eine elektrische Spannung, deren Polarität ständig und schnell wechselt, an den Piezowandler gelegt, so kontrahiert und dilatiert dieser im Rhythmus der Wechselspannung. Wie jeder schwingende Körper strahlt der Piezowandler Schall ab, dessen Frequenz der angelegten Wechselspannung entspricht (Abb. 1.3).

Umgekehrt führt ein mechanischer Druck oder auch ein Zug, der auf die Kristallscheibe ausgeübt wird, zu einer Verformung der Moleküle, damit zu einer mechanisch ausgelösten Ausrichtung der elektrischen Dipole und somit zu einem elektrischen Potentialunterschied zwischen den großen Stirnflächen der Kristallscheibe. Auf diese Weise läßt sich durch Verformung des Piezowandlers eine elektrische Spannung generieren. Wirken also Schallwellen mit ihren wechselweise auftretenden Über- und Unterdruckzonen auf einen Piezowandler ein, dann erzeugt dieser eine elektrische Wechselspannung entsprechender Frequenz (Abb. 1.4).

Der Piezoeffekt wird also zum einen zur Erzeugung von Ultraschallwellen genutzt, zum anderen zum Empfang der aus dem Körper zurückkehrenden Reflexionen.

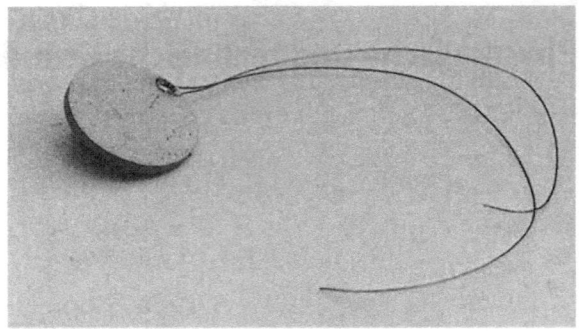

Abb. 1.2. Piezowandler zur Erzeugung und zur Detektion von Ultraschall. Neben der abgebildeten scheibenförmigen Ausführung sind auch rechteckige und quadratische Formate gebräuchlich

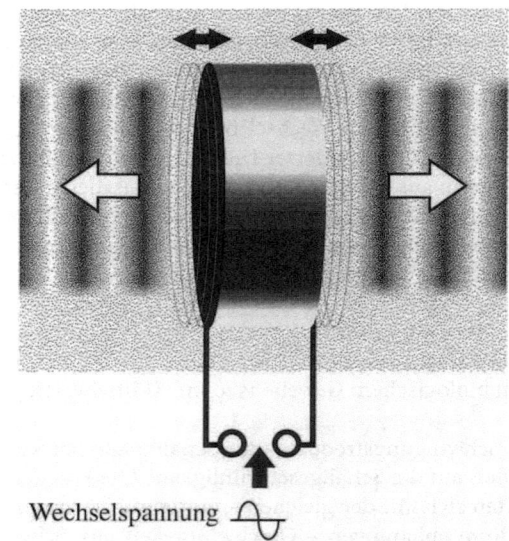

Abb. 1.3. Erzeugung eines Schallfeldes, indem ein Piezowandler durch Anlegen einer elektrischen Wechselspannung in Schwingung versetzt wird (reziproker Piezoeffekt)

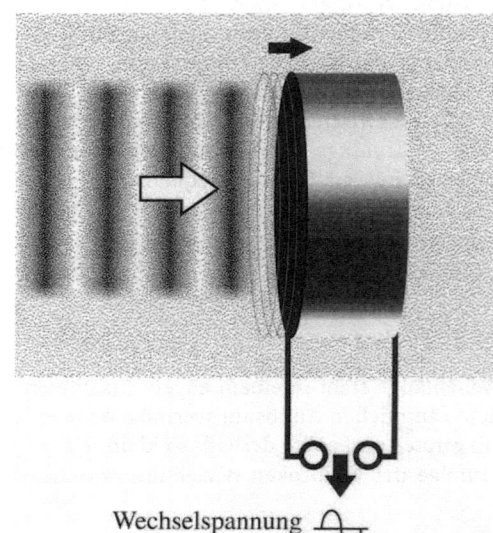

Abb. 1.4. Detektion von Ultraschall durch Konvertierung von Schall ▶ in eine elektrische Spannung (Piezoeffekt)

1.3 Schallausbreitung und Reflexion im biologischen Medium

Die Schalleigenschaften der verschiedenen biologischen Medien sind – abhängig von ihrer Dichte und ihren molekularen Bindungskräften – höchst unterschiedlich. Die für die Entstehung des sonographischen Schnittbildes relevanten Parameter sind:

- **Dämpfung:** Sie gibt an, in welchem Maße die Intensität einer Schallwelle beim Durchlauf infolge innerer Reibungsverluste geschwächt wird. Bei der Passage von Luft erfolgt z. B. eine besonders ausgeprägte Dämpfung, während Flüssigkeiten den Schall hervorragend weiterleiten und nur wenig schwächen. Für die Ultraschalldiagnostik ist die Frequenzabhängigkeit der Dämpfung von zentraler Bedeutung. So verliert innerhalb des Weichteilgewebes eine Schallwelle von 3 MHz pro 2 cm Wegstrecke etwa 50 % ihrer Intensität, während eine 7-MHz-Schallwelle nach weniger als 1 cm bereits auf die halbe Intensität abgefallen ist. Die Penetrationsfähigkeit des Ultraschalls nimmt demzufolge mit der Frequenz ab!
- **Akustische Impedanz:** Die akustische Impedanz ist der spezifische Schallwellenwiderstand eines Mediums und ergibt sich aus dem Verhältnis zwischen dem Schalldruck – als der „treibenden Kraft" – und der daraus resultierenden Molekülbewegung. Trifft eine Schallwelle auf ein Medium hoher Dichte und geringer Kompressibilität, schwingen die Moleküle mit geringer Beschleunigung und Amplitude. Der Schallwelle wird ein großer Widerstand entgegengestellt, die Impedanz ist hoch. Umgekehrt weisen leichte Medien hoher Kompressibilität (z. B. Gase) eine niedrige Impedanz auf, da die angestoßenen Moleküle frei und mit geringer Trägheit mitschwingen können, diese Schwingungen allerdings auch nur unvollständig auf die benachbarten Moleküle übertragen.

Trifft eine Schallwelle auf die Grenzfläche zwischen 2 Medien unterschiedlicher akustischer Impedanz, wird ein Teil der Ultraschallenergie an dieser Grenze reflektiert. Gleichzeitig tritt jedoch auch die nun in ihrer Intensität verminderte Schallwelle in das 2. Medium ein.

Das Verhältnis zwischen dem reflektierten und dem transmittierten Anteil der Ultraschallwelle ist von zentraler Bedeutung für die Entstehung des Ultraschallschnittbildes.

Dieses Intensitätsverhältnis ist direkt abhängig vom Impedanzunterschied zwischen den beiden Medien. Unterscheiden sich beide Impedanzen nur wenig voneinander, ist der reflektierte Anteil sehr klein und die Intensität der transmittierten Welle entsprechend groß.

Derartige Bedingungen liegen beispielsweise vor, wenn die Schallwelle von einem Weichteilgewebe in ein anderes übertritt. So wird beim Übergang von Fett in Lebergewebe nur 0,8 % der eingestrahlten Intensität reflektiert, während 99,2 % der Schallintensität in das nachgeschaltete Organ eintreten (Abb. 1.5 a).

Umgekehrt wird der größte Teil der Ultraschallenergie an einer Grenzfläche reflektiert, wenn der Impedanzunterschied zwischen den beiden Medien sehr groß ist. So werden beim Übergang von Lebergewebe in Darmgas 99,9 % reflektiert! In der Praxis hat dieser ausgeprägte Impedanzsprung zur Folge, daß der gesamte nutzbare Teil der Ultraschallenergie von der Oberfläche gasgefüllter Räume reflektiert wird (Abb. 1.5 b).

Ähnliches gilt beim Übergang von Gewebe in Knochen. Die akustische Impedanz von knöchernen Strukturen ist etwa bis zu 4,8 mal höher als die eines Weichteilgewebes. Hieraus resultiert ein Reflexionsanteil von 50 %; aufgrund der zusätzlich hohen inneren Dämpfung von Knochen wird darüber hinaus der transmittierte Anteil fast vollständig in Verlustwärme umgesetzt und ist damit für die Bildgebung nicht mehr nutzbar! Knochen stellen damit genauso wie Gase Barrieren für den Ultraschall dar (Abb. 1.5 c).

Im Gegensatz zu Gasen und Knochen bleibt die Reflektivität von Weichteilgewebe aber nicht auf die Oberfläche beschränkt. Vielmehr bildet der zelluläre Aufbau selbst eine Vielzahl kleinster Reflektoren, die aber wesentlich kleiner als die Wellenlänge des eingestrahlten Ultraschalls und darüber hinaus äußerst eng benachbart sind. Jeder dieser „Kleinstreflektoren" wirft den eingestrahlten Schall infolgedessen breitwinklig streuend zurück, wobei sich naturgemäß alle Streufelder einander überlagern. Es kommt zu Auslöschungen wie auch zu additiven Überlagerungen, so daß die vielen aus einem Weichteil zurückkehrenden schwachen Echosignale nicht mehr einzelne „Kleinstreflektoren" repräsentieren, sondern das Ergebnis eines komplexen Interferenzvorgangs sind.

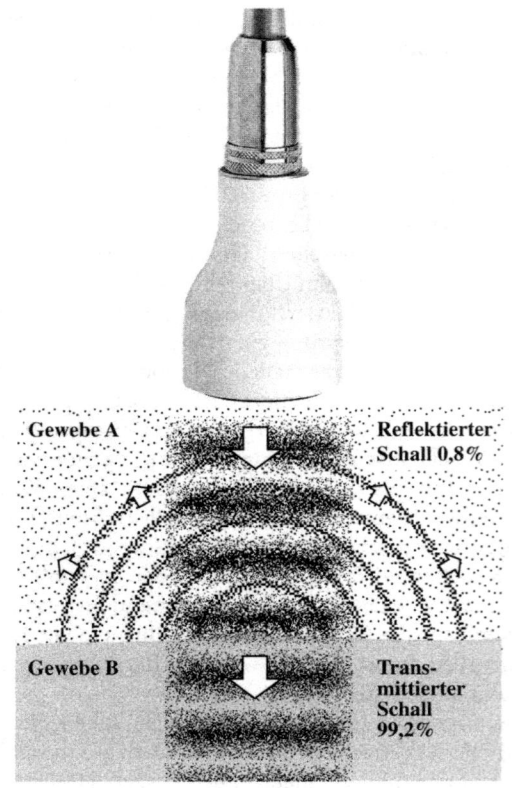
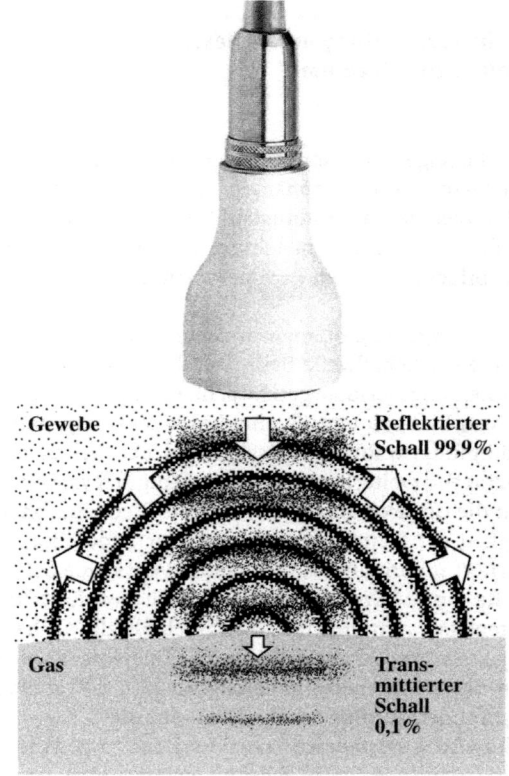
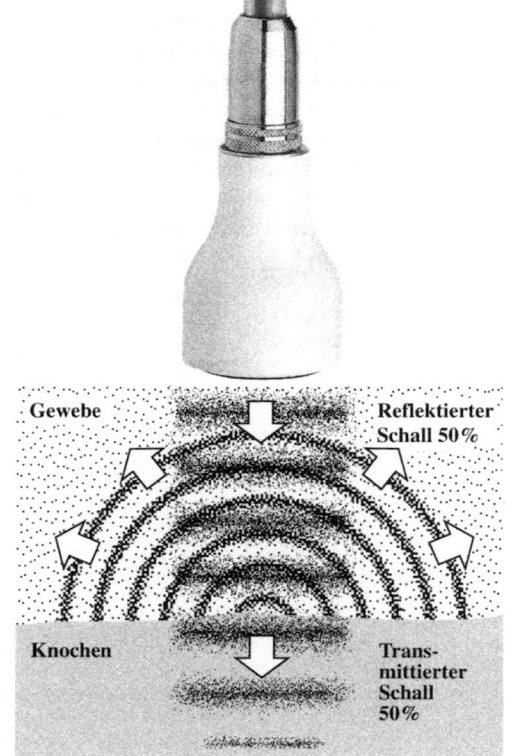

Abb. 1.5 a–c. Partielle Reflexion beim Übergang der Schallwelle von einem Medium in ein anderes mit abweichender akustischer Impedanz. Abhängigkeit der Reflexionsintensität vom Impedanzunterschied

1.4 Zweidimensional abbildende Sonographiegeräte (Schnittbildgeräte)

Im folgenden werden ausschließlich Gerätetechniken beschrieben, welche einen selbständigen, schnellen Bildaufbau und damit auch die Darstellung von Pulsationen, respiratorisch ausgelösten Bewegungen usw. ermöglichen. Derartige – im Fachjargon als *Real-time-Scanner* bezeichnete – Geräte haben sich heute weltweit in der sonographischen Diagnostik etabliert und die früher üblichen Geräte mit manueller Abtastung und fehlendem automatischen Bildaufbau (sog. Compundscanner) nahezu vollständig verdrängt.

Bei den heute gebräuchlichen Real-time-Geräten wird wiederum zwischen 2 grundsätzlich unterschiedlichen Abtastmethoden differenziert, dem Parallelscan- und dem Sektorscannverfahren.

1.4.1 Parallelscanverfahren

Zur Erzeugung von Schnittbildern im Parallelscanverfahren wird heute ausschließlich das sog. Multielementverfahren (engl. „linear array") eingesetzt. Hierbei bedient man sich eines Applikators, dessen Kontaktfläche aus einer großen Zahl nebeneinanderliegender Piezowandler besteht. Jeder dieser Wandler arbeitet sowohl als Sender, indem er kurze Ultraschallimpulse gerichtet aussendet, wie auch als Empfänger, indem er die von den reflektierenden Medien zurückgeworfenen Signale wieder erfaßt und in elektrische Spannungen konvertiert. Jedes Echo kommt entsprechend seinem zeitlichen Eintreffen und damit abhängig von der Entfernung des reflektierenden Objekts auf einer vertikalen Bildzeile in Form eines weißen Punkts auf dem Bildschirm zur Darstellung.

Die Arbeitsweise eines derartigen Gerätes geht aus Abb. 1.6 hervor. Zu Beginn des Bildaufbaus wird der 1., linke Piezowandler mit Hilfe eines kurzen elektrischen Impulses zu einer ebenso kurzen Schwingungsbewegung gezwungen. Die dadurch generierte Schallwelle durchläuft das Wasser in vertikaler Richtung mit einer materialspezifischen Geschwindigkeit von 1480 m/s. Gleichzeitig wandert in einer Bildröhre – in der Nähe des linken Bildschirmrandes – ein Elektronenstrahl mit etwa der halben Schallgeschwindigkeit von oben nach unten. Dabei ist die Intensität des Elektronenstrahls und damit auch die Helligkeit des entsprechenden Lichtpunktes zunächst gering.

Nur wenige Mikrosekunden nach Abstrahlung des Schallimpulses trifft dieser auf die akustische Grenzfläche (hier das Fischmaul), so daß hier eine partielle Reflexion ausgelöst wird. Ein kleiner Teil der Ultraschallenergie wird in Richtung des Schallkopfs zurückgeworfen, der größere Intensitätsanteil kann demge-

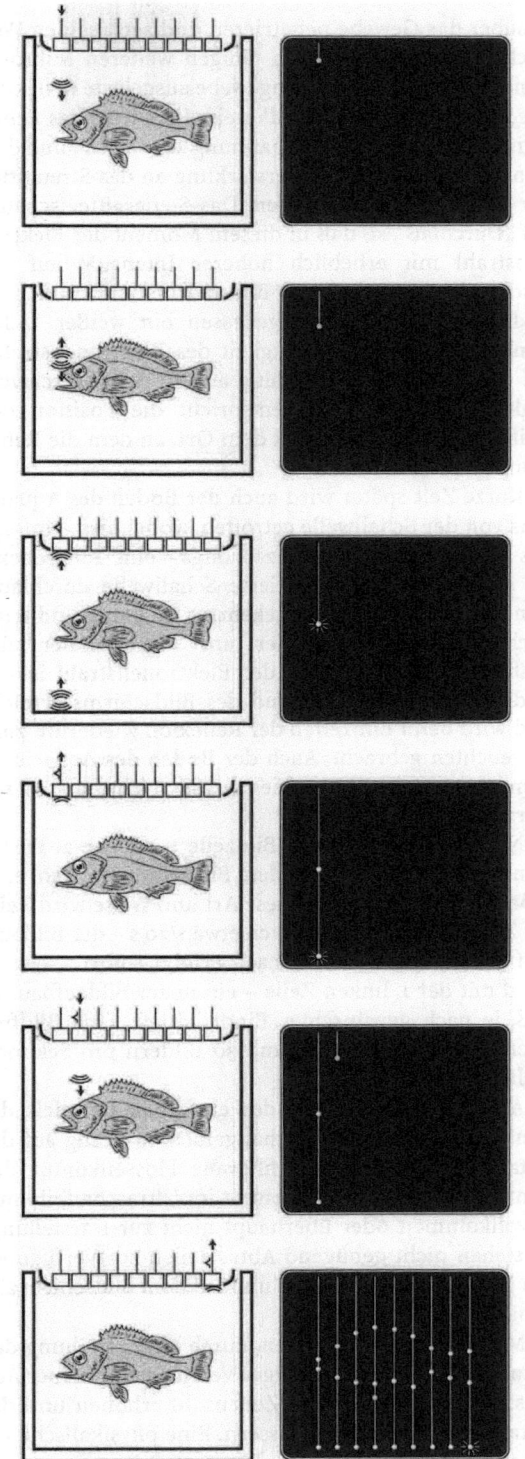

Abb. 1.6. Aufbau eines zweidimensionalen Ultraschallschnittbilds durch serielles Aktivieren nebeneinanderliegender Piezowandler. Die aus dem Untersuchungsobjekt zurückkehrenden Echos kommen entsprechend ihrem zeitlichen Eintreffen in Form weißer Punkte auf dem Bildschirm zur Darstellung

genüber das Gewebe penetrieren und setzt seinen Weg nach unten hin fort. Nach einigen weiteren Mikrosekunden trifft die vom Fischgewebe ausgelöste Reflexion wiederum am 1. Piezowandler ein. Hier wird das Echosignal in eine elektrische Spannung konvertiert und diese nach entsprechender Verstärkung an das Streugitter der Bildröhre weitergegeben. Das Steuergitter schaltet auf „Durchlaß", so daß in diesem Moment der Elektronenstrahl mit erheblich höherer Intensität auf die leuchtaktive Substanz des Bildschirms trifft. Auf dem Bildschirm entsteht infolgedessen ein weißer Lichtpunkt. Da die Geschwindigkeit des Elektronenstrahls auf dem Bildschirm sorgfältig auf die Schallgeschwindigkeit abgestimmt ist, entspricht die Position des weißen Lichtpunktes exakt dem Ort, an dem die Reflexion stattgefunden hat.

Kurze Zeit später wird auch der Boden des Aquariums von der Schallwelle getroffen, wobei hier – infolge des ausgeprägten Impedanzsprungs – eine Totalreflexion stattfindet. Die reflektierte Schallwelle durchläuft nun das Aquarium in umgekehrter Richtung und trifft nach einiger Zeit wieder am Piezowandler ein. Währenddessen hat auch der Elektronenstrahl in der Bildröhre den unteren Rand des Bildschirms erreicht und wird beim Eintreffen der Reflexion wiederum zum Aufleuchten gebracht. Auch der Boden des Aquariums kommt somit in Form eines weißes Lichtpunktes zur Darstellung.

Nach Aufbau dieser 1. Bildzeile wird der 2. Piezowandler aktiviert, und auf dem Bildschirm entsteht eine 2. parallele Bildlinie. Auf diese Art und Weise wird Zeile für Zeile aufgebaut, bis – nach etwa 1/20 s – der Bildaufbau abgeschlossen ist. Danach erfolgt sofort – beginnend mit der 1. linken Zeile – ein neuer Bildaufbau, so daß, je nach gewünschter Eindringtiefe, eine Bildfrequenz zwischen etwa 20 und 30 Bildern pro Sekunde realisiert werden kann.

Abb. 1.6 zeigt anhand des einfachen Beispiels die Limitationen eines Ultraschallgerätes in bezug auf die Detaildarstellbarkeit. Die filigrane Flossenkontur des „Untersuchungsobjekts" kommt im Ultraschallbild nur unvollkommen oder überhaupt nicht zur Darstellung. Es stehen nicht genügend Abtastzeilen zur Verfügung, um jedes Detail zu erfassen und auf dem Bildschirm abzubilden.

Man könnte nun glauben, durch eine Erhöhung der Wandlerzahl bei gleichzeitiger Verringerung seiner Abmessungen ließe sich die Zeilenzahl erhöhen und die Detaildarstellbarkeit verbessern. Eine physikalische Limitation verbietet dies jedoch:

> **Schall wird nur dann gebündelt abgestrahlt, wenn der Schallerzeuger im Verhältnis zur erzeugten Wellenlänge groß ist.**

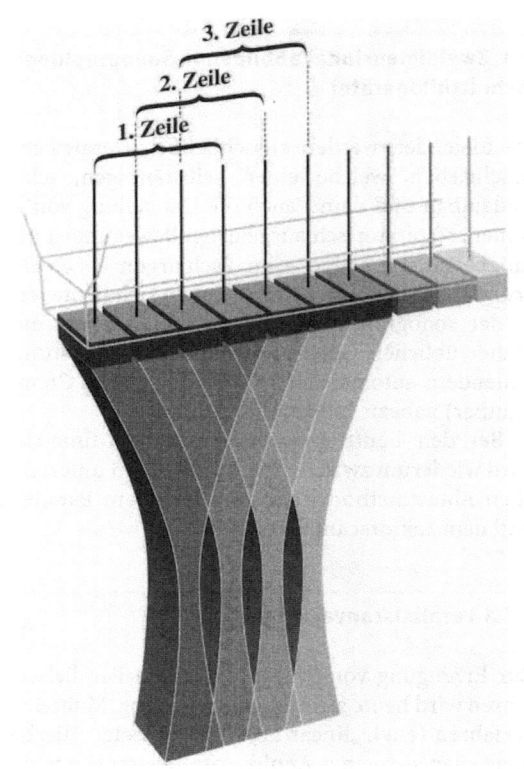

Abb. 1.7. Gruppenweises Ansteuern der Piezowandler, um trotz großer Strahlfläche eine hohe Zeilenzahl zu gewährleisten

Die Wandler müssen deshalb mindestens über mehrere Millimeter Kantenlänge verfügen, damit sich der erzeugte Ultraschall nicht völlig diffus im Untersuchungsgebiet ausbreitet. Bei einer unkontrollierten Ausbreitung wäre eine räumliche Zuordnung der Reflexionen nicht mehr möglich.

Moderne Arrays arbeiten mit einer sehr großen Zahl extrem kleiner Wandler, die zur gerichteten Abstrahlung von Ultraschall eigentlich zu klein sind. Zur Verhinderung einer diffusen Abstrahlung werden während des Sendens jedoch mehrere dieser Wandler zu einer Gruppe zusammengeschaltet. In Abb. 1.7 arbeiten zunächst die ersten 4 Wandler parallel, werden also gleichzeitig erregt und strahlen gemeinsam einen Ultraschallimpuls ab. Die große strahlende Fläche gewährleistet eine gerichtete Abstrahlung. Nachdem die Gruppe die aus dem Körper zurückkommenden Signale erfaßt und zum Ultraschallgerät weitergegeben hat, werden nun die Kristalle Nr. 2 bis Nr. 5 zusammengeschaltet und gemeinsam erregt. Wieder ist die strahlende Fläche groß, so daß gerichtet abgestrahlt wird. Die so erzeugte Abtastzeile liegt jedoch eng neben der 1. Zeile, ist nur einen Wandlerdurchmesser von dieser entfernt. Mit Hilfe dieser Technik wird eine hohe Zeilendichte bei gleichzeitig gerichteter Strahlung möglich.

Bei den heute handelsüblichen Ultraschallschnittbildgeräten sind Zeilenzahlen zwischen etwa 100 und 200 üblich.

1.4.2 Sektorscanverfahren

Während beim Parallelscanverfahren die darzustellende Struktur mit Hilfe eng nebeneinanderliegender, paralleler Ultraschallzeilen abgetastet wird, gehen die Abtastzeilen beim Sectorscanverfahren fächerförmig vom Applikator aus. Im Nahbereich liegen dann die Schall- und Bildzeilen näher beieinander als in größerer Darstellungstiefe. Das Schnittbild weist demzufolge eine Sektor- bzw. dreieckige Form auf.

Mechanisches Sektorverfahren

Beim mechanischen Sektorverfahren (Abb. 1.8) wird das gesamte Bild mit Hilfe eines Wandlers aufgebaut, welcher mechanisch rotierend oder schwingend das Untersuchungsgebiet überstreicht, dabei Sendeimpulse abschickt und deren Reflexion erfaßt. Um eine geometrisch korrekte Darstellung zu gewährleisten, wird der Abstrahlwinkel an die Bildröhre weitergegeben und beim Zeilenaufbau berücksichtigt.

Da mechanische Sektorschallköpfe nicht völlig verschleiß- und wartungsfrei arbeiten, ihre Schallstrahlfokussierung nur eingeschränkt veränderbar ist und ihre Funktionsweise eine Simultandarstellung von Schnittbild und Dopplerspektrum nicht zuläßt, verlieren sie zunehmend an Bedeutung.

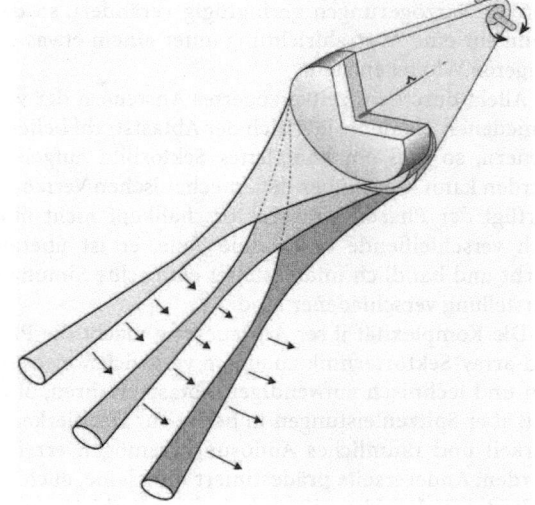

Abb. 1.8. Arbeitsweise eines mechanischen Sektorscanschallkopfes

Phased-array-Sektorscanner

Der Phased-array-Sectorscanner (Abb. 1.9) ist wie ein kurzer Linear-array-Schallkopf aufgebaut, der wie dieser aus vielen kleinen, nebeneinanderliegenden Piezowandlern besteht. Im Gegensatz zu diesem sind jedoch stets alle 64–128 Elemente des Phased-array-Schallkopfes gleichzeitig an der Erzeugung jeder Abtastzeile beteiligt.

Zum Aufbau der linken äußeren Abtastzeile wird der Sendeimpuls zunächst dem gegenüberliegenden, also dem rechten äußeren Wandler zugeführt. Mit einer geringen Verzögerung wird auch der danebenliegende vorletzte Wandler angesteuert, danach das links benachbarte Element usw. Zum Schluß erhält auch der ganz links außen liegende Wandler den Sendeimpuls. Durch Überlagerung (Interferenz) der vielen einzelnen Kugelschallfelder bildet sich ein gemeinsamer Schallstrahl, der jedoch nicht senkrecht zur Schallkopfoberfläche, sondern in einem Winkel von z. B. 45° nach links außen abgestrahlt wird. Zur Erzeugung der 2. Zeile wer-

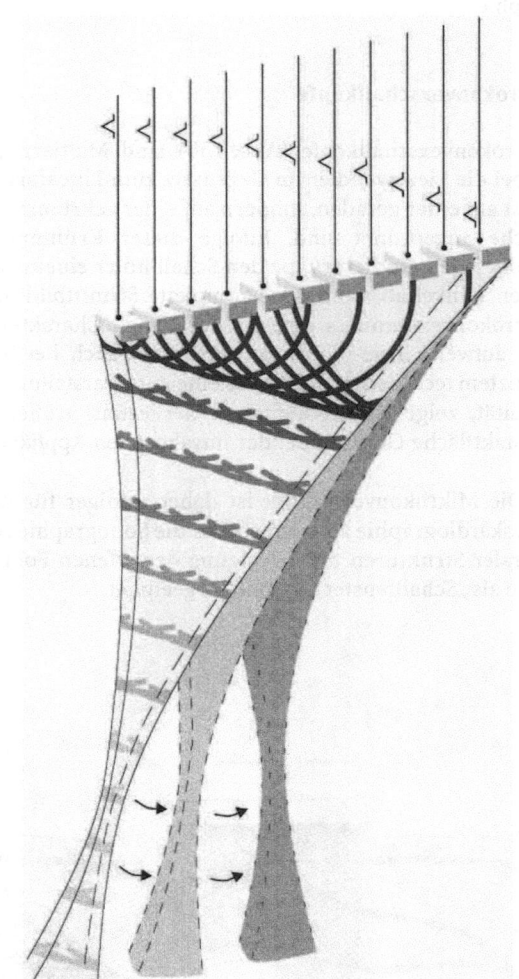

Abb. 1.9. Arbeitsweise eines Phased-array-Sektorschallkopfes

den die Verzögerungen geringfügig verändert, so daß nunmehr eine Abstrahlrichtung unter einem etwas geringeren Winkel entsteht.

Allein durch ein zeitverzögertes Ansteuern der verschiedenen Elemente läßt sich der Abtaststrahl beliebig steuern, so daß ein komplettes Sektorbild aufgebaut werden kann. Gegenüber dem mechanischen Verfahren verfügt der Phased-array-Sektorschallkopf nicht über sich verschleißende bewegende Teile, er ist überaus leicht und handlich und gestattet eine echte Simultandarstellung verschiedener Modi.

Die Komplexität ihrer Ansteuerung macht die Phased-array-Sektortechnik zu einem vergleichsweise teuren und technisch aufwendigen Abtastverfahren, ohne daß aber Spitzenleistungen in bezug auf Detailerkennbarkeit und räumliches Auflösungsvermögen erreicht werden. Andererseits prädestiniert die kleine, auch intrakostal applizierbare Kontaktfläche in Verbindung mit der Möglichkeit, auch mehrere Modi simultan zu betreiben, das Phased-Sektorverfahren für die Echokardiographie.

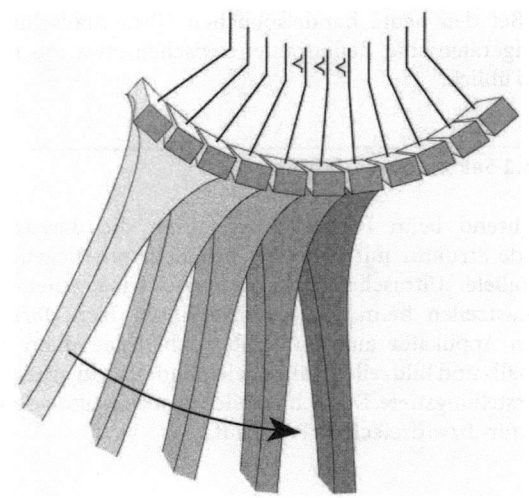

Abb. 1.10. Arbeitsweise eines Konvex- bzw. Mikrokonvexschallkopfes

Mikrokonvexschallköpfe

Mikrokonvexschallköpfe (Abb. 1.10) sind Multiarrays, wobei die Piezowandler im Gegensatz zum Lineararray nicht auf einer geraden, sondern auf einer gekrümmten Fläche angeordnet sind. Infolge dieser Krümmung strahlt jede Wandlergruppe den Schall unter einem anderen Winkel ab, womit das komplette Schnittbild des Mikrokonvexscanners eine sektorförmige Charakteristik aufweist. Diese Technik ermöglicht auch bei begrenztem technischem Aufwand eine gute Darstellungsqualität, zeigt jedoch aufgrund der etwas größeren Kontaktfläche Grenzen bei der intrakostalen Applikation.

Die Mikrokonvextechnik ist daher weniger für die Echokardiographie als vielmehr für die Sonographie zerebraler Strukturen unter Nutzung der offenen Fontanelle als „Schallfenster" besonders geeignet.

1.4.3 Konvexscanverfahren

Das in der abdominellen Sonographie heute vorwiegend eingesetzte Konvexverfahren ist wie das Sektorverfahren durch eine fächerförmige Abstrahlung gekennzeichnet. Im Gegensatz zu letzterem wird jedoch keine punktförmige Schallquelle verwendet, sondern ein Applikator, der auch im Nahbereich eine Bildbreite von mehreren Zentimetern bietet. Auch der Abstrahlwinkel ist geringer, so daß die Abbildungseigenschaften

Abb. 1.11 a–c. Gegenüberstellung der verschiedenen geometrischen Schnittbildformen in Abhängigkeit vom Abtastverfahren. a Linear array: große Bildbreite schon im Nahbereich, homogene Zeilendichte, fehlende Abbildungsmöglichkeit sonographisch schlecht zugänglicher Gebiete. b Sektorscanner: Schmaler Nahbereich, inhomogene Zeilendichte, gute Nutzbarkeit akustischer Fenster. c Konvexscanner: Gute Abbildungseigenschaften durch mäßige Schallfelddivergenz

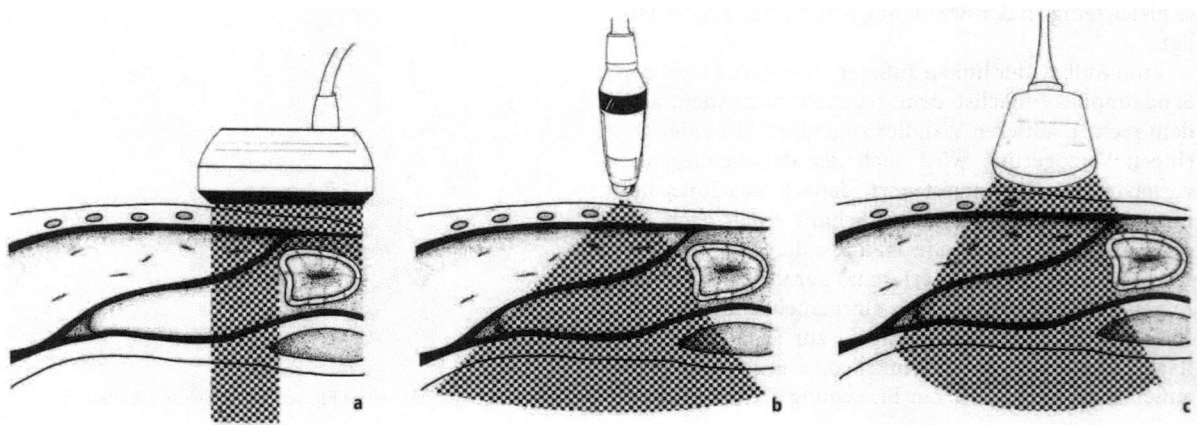

zwischen Nah- und Fernbereich weniger divergieren als beim Sektorscan.

Basierend auf der Nomenklatur der zur Zeit geltenden Sonographierichtlinien der KBV ist der Unterschied zwischen Sektor- und Konvexabtastung durch den Krümmungsradius der Kontaktfläche festgelegt:

> Radien kleiner als 20 mm entsprechen einem Sektorscan,
> Radien größer als 20 mm charakterisieren das Konvexverfahren.

Da das Konvexscanverfahren einen günstigen Kompromiß zwischen dem Parallelscan- und dem Sektorscanverfahren darstellt (Abb. 1.11 a-c) und die spezifischen Vorzüge beider Verfahren in sich vereint, wird es insbesondere für die Sonographie des Abdomens bevorzugt.

1.5 Laterale Auflösung und Fokussierung

Die Abbildungsqualität eines Ultraschallschnittbildgerätes wird nicht allein von der Anzahl und der Dichte der Abtastzeilen bestimmt; vielmehr ist auch die räumliche Ausdehnung jedes Schallimpulses, also der Durchmesser jeder Abtastzeile, entscheidend. Abb. 1.12 verdeutlicht diese Problematik: Zwei kleine, eng nebeneinanderliegende Konkremente, A und B, werden in einem Falle mit Hilfe hochgradig gebündelter, schlanker Schallzeilen abgetastet, während im anderen Fall die Schallzeilen einen wesentlich größeren Durchmesser aufweisen. In beiden Fällen erfaßt die 1. Schallzeile das linke Konkrement und stellt das entsprechende Echo auf der korrespondierenden Bildlinie dar. Die 2. Schallzeile des stark gebündelten Schallkopfes passiert den echofreien Raum zwischen den beiden Konkrementen, so daß aus diesem Gebiet keine Reflexion zum Schallkopf zurückkehrt und die dazugehörige Bildlinie dunkel bleibt. Die 2. Zeile des schlechter bündelnden Schallkopfes erfaßt demgegenüber jedoch noch zumindest einen Teil des linken Konkrementes, so daß auch auf der 2. Bildlinie ein Echopunkt erscheint.

In gleicher Weise streift der 4. Abtaststrahl des schlecht bündelnden Schallkopfes auch den Rand des rechten Konkrementes, so daß auch dieses in verfälschter, übertriebener Breite zur Darstellung gelangt.

Während also der gut bündelnde Schallkopf beide Konkremente in Form kleiner separater Lichtpunkte auf dem Bildschirm zur Darstellung bringt, ist bei Anwendung des schlechter bündelnden Applikators nur ein einziges großes Echo mit erheblicher lateraler Ausdehnung zu erkennen.

> Den Abstand, den 2 Reflektoren in Schallrichtung mindestens aufweisen müssen, um auf dem Bildschirm in Form getrennter Punkte zur Darstellung zu kommen, bezeichnet man als das axiale Auflösungsvermögen.

Von entscheidendem Einfluß auf das laterale Auflösungsvermögen ist die verwendete Ultraschallfrequenz:

> Je höher die Frequenz ist, desto schlanker der Abtaststrahl, desto höher auch das Auflösungsvermögen!

Da jedoch, wie bereits beschrieben, die Dämpfung des Gewebes mit der Ultraschallfrequenz zunimmt, gilt es, für jede Anwendung den geeigneten Kompromiß zwischen bestmöglichem lateralem Auflösungsvermögen und notwendiger Penetrationsfähigkeit zu finden. So ist für die abdominelle Sonographie auch größerer Kinder ein Penetrationsvermögen von 10–13 cm und damit eine Frequenz zwischen rund 4–5 MHz erforderlich. Für die abdominelle Sonographie bei Kleinkindern, für die Schädelsonographie sowie für die Untersuchung der Hüftgelenke sind Frequenzen zwischen 5 und 7 MHz geeignet. Für die Darstellung sehr kleiner und oberflächennaher Organe (z. B. Schilddrüse) kann auch auf noch höhere Frequenzen bis maximal etwa 10 MHz zurückgegriffen werden.

1.6 Elektronische Fokussierung

Das laterale Auflösungsvermögen kann durch die sog. elektronische Fokussierung verbessert werden. Dazu werden nicht alle Wandler einer Gruppe im gleichen Moment, sondern zeitlich zueinander versetzt aktiviert. Die äußeren Kristalle einer Gruppe werden geringfügig früher als die innen danebenliegenden Elemente erregt, und erst zum Schluß werden die zentral angeordneten Kristalle angeregt. Durch die außen früher erfolgte Abstrahlung und durch Überlagerung bzw. Interferenz der Einzelschallfelder entsteht eine konkav gekrümmte Wellenfront. Infolge dieser konkaven Krümmung läuft die Welle in einer bestimmten Entfernung des Schallkopfes punktförmig zusammen; der Ultraschall ist in diesem Brennpunkt maximal gebündelt, weist also hier seinen kleinsten Durchmesser auf (Abb. 1.13). Im Gebiet der Fokussierung bietet der Schallkopf somit sein bestes laterales Auflösungsvermögen.

Vor und hinter dem Fokus ist das laterale Auflösungsvermögen infolge des Bündelungsfächers bzw. wegen der anschließenden Divergenz schlechter. Die Lage

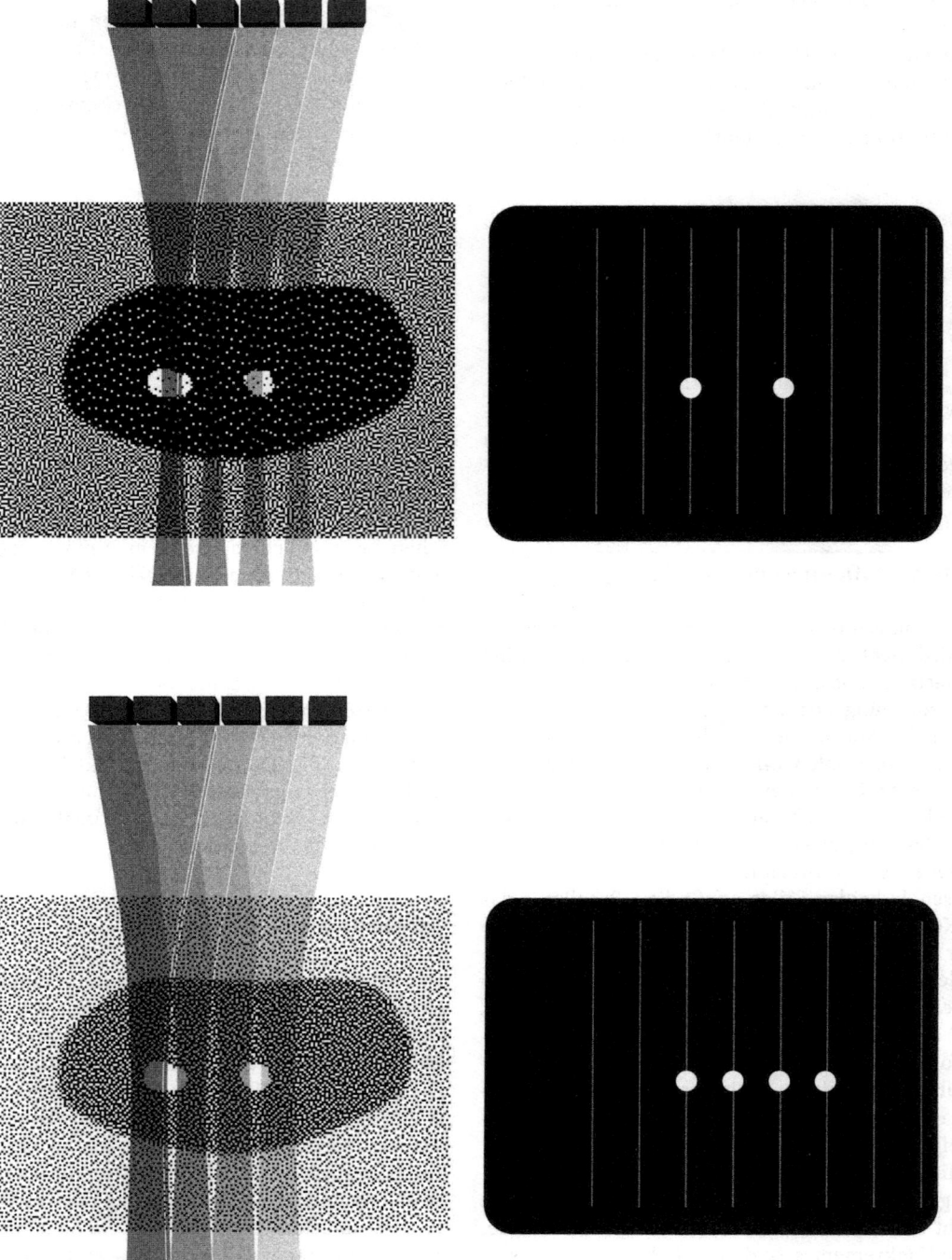

Abb. 1.12. Abhängigkeit des lateralen Auflösungsvermögens vom Bündelungsgrad der Abtaststrahlen: 2 eng nebeneinanderliegende Reflektoren kommen nur dann als getrennte Punkte zur Darstellung, wenn der Durchmesser der Abtaststrahlen geringer ist als die Distanz zwischen den beiden Reflektoren

des Sendefokus ist von der Anzahl der zusammengeschalteten Elemente, insbesondere aber auch vom zeitlichen Versatz zwischen den Aktivierungszeitpunkten der einzelnen Elemente abhängig. Faßt man nur wenige Elemente zu einer Gruppe zusammen und steuert die außenliegenden Elemente deutlich früher als die zentral gelegenen Elemente an, entsteht eine sehr stark ge-

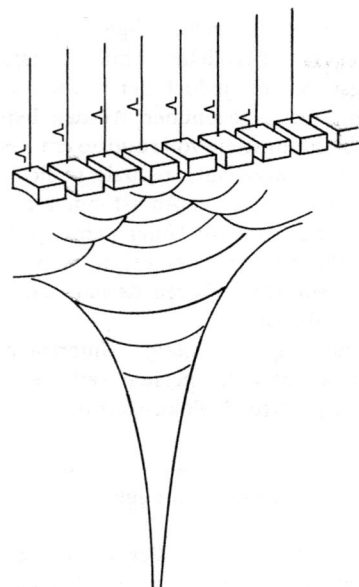

Abb. 1.13. Elektronische Fokussierung des Abtaststrahls, indem die Elemente einer Gruppe zu leicht unterschiedlichen Zeitpunkten angesteuert und die einzelnen Kugelschallfelder zu einer konkav gekrümmten Wellenfront formiert werden

krümmte Wellenfront und demzufolge ein im Nahbereich liegender Fokus (Abb. 1.14a). Werden umgekehrt viele Elemente mit entsprechend großer Gesamtfläche zu einer Gruppe zusammengefaßt und die äußeren Schwinger gegenüber den mittleren Elementen wenig früher angesteuert, entsteht ein tiefliegender Fokuspunkt (Abb. 1.14b).

Bei Ultraschallschnittbildgeräten einfacher, insbesondere auch älterer Bauart war die Fokustiefe bauseitig festgelegt. Moderne Konstruktionen bieten demgegenüber dem Untersucher die Möglichkeit, den Ort der Fokussierung frei zu wählen und die zu untersuchende Region mit dem bestmöglichen Auflösungsvermögen darzustellen.

Die Abb. 1.15 zeigt die gravierenden Abbildungsunterschiede zwischen fokussiertem und nichtfokussiertem Gebiet. Es handelt sich um Schnittbilder eines Testphantoms mit Nylonfäden von 0,3 mm Durchmesser. Im fokussierten Gebiet kommen die Nylonfäden in annähernd realistischer Größe in Form zarter Pünktchen zur Darstellung; außerhalb des Fokus erscheinen die Fädchen geradezu monströs gedehnt. Hier zeigt sich, wie unzulänglich das laterale Auflösungsvermögen außerhalb des Fokusbereichs werden kann.

Die Technik der elektronischen Fokussierung ist auch während der Empfangsphase wirksam, indem die aus dem Gebiet des Sendefokus zurückkehrenden Reflexionen eine verstärkte Berücksichtigung finden. Derartige Echosignale aus dem Fokus treffen naturgemäß bei den zentral gelegenen Wandlern einer Gruppe etwas früher ein als bei den weiter außen gelegenen. Um genau

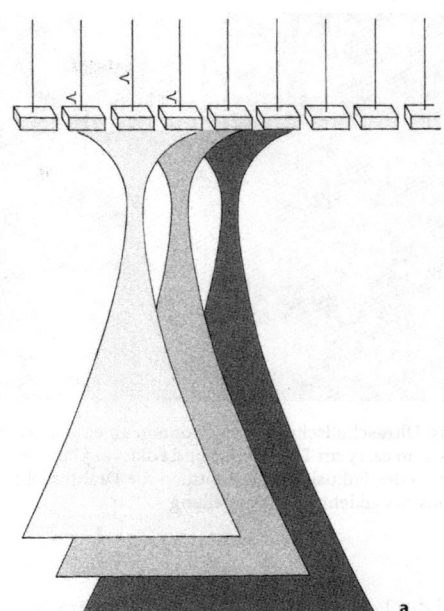

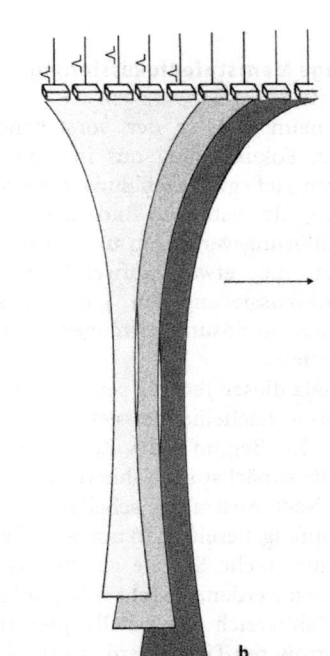

Abb. 1.14 a, b. Abhängigkeit der Fokustiefe von Gruppengröße und zeitlichem Versatz beim Ansteuern der Einzelemente. **a** Im Nahbereich liegender Fokus, **b** tiefliegender Fokus

diesen Zeitunterschied werden die früher eintreffenden Echosignale in einer elektronischen Verzögerungsschaltung „zwischengespeichert" und nach Ablauf dieser Zeit wieder mit den außen eintreffenden Signalen zusammengeführt. Dieses Zusammenführen entspricht einer additiven Überlagerung im Sinne einer Signalverstärkung, so daß sich Echos aus dem Bereich der Strahlach-

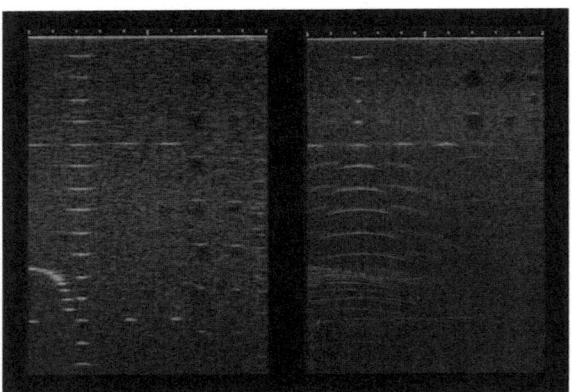

Abb. 1.15. Ultraschallschnittbild gewonnen an einem Testphantom mit Fokus in ca. 15 cm Tiefe (*links*) und Fokus in 3 cm Tiefe (*rechts*). Außerhalb des Fokusbereichs kommen die Drahtreflektoren zum Teil monströs gedehnt zur Darstellung

se und des Fokus stärker von den unerwünschten Echos aus dem Randbereich abheben.

Sendeseitige Mehrstufenfokussierung

Während beim Einsatz der vorstehend erläuterten punktuellen Fokussierung nur in einer bestimmten, einstellbaren Tiefe gute Abbildungseigenschaften zu erwarten sind, die restlichen Bildanteile aber ein mangelndes Auflösungsvermögen und Unschärfen aufweisen, bietet die etwas aufwendigere sendeseitige Mehrstufenfokussierung ein gutes und annähernd gleichmäßiges Auflösungsvermögen über die gesamte Abbildungstiefe.

Bei Einsatz dieser Technik setzt sich jede Abtastzeile aus mehreren, nacheinander gewonnenen Segmenten zusammen. Zu Beginn jedes Zeilenaufbaus wird der Sendeimpuls zunächst im Nahbereich des Schallkopfes fokussiert. Nach Abstrahlen schaltet der Schallkopf sofort auf Empfangsbereitschaft um, wobei mit Hilfe eines Zeittores nur solche Signale an die Bildverarbeitung weitergegeben werden, die sehr früh zurückkehren, also aus dem Nahbereich des Schallkopfes stammen. Alle Echos aus größeren Tiefen werden zunächst ignoriert.

Danach wird erneut ein Sendeimpuls abgestrahlt, wobei das System automatisch einige Zentimeter tiefer fokussiert. Während der Empfangsphase sperrt das zwischenzeitlich automatisch umgeschaltete Zeittor alle Echosignale, die aus nichtfokussierten Tiefen stammen, und läßt nur die „erwünschten" Reflexe aus dem Fokusbereich passieren.

Dieser Vorgang findet etwa 2- bis 5mal statt, bis die gesamte Untersuchungstiefe einer Zeile abgetastet ist. In gleicher Weise werden auch alle anderen Abtastzeilen des Schnittbildes aufgebaut.

Dem Vorteil eines gleichmäßigen Auflösungsvermögens von der Hautoberfläche bis hin zur maximalen Untersuchungstiefe steht jedoch der Nachteil einer geringeren Bildfrequenz gegenüber. Werden beispielsweise bei einer Abbildungstiefe von rund 20 cm 4 Fokuszonen untereinander aufgebaut, reduziert sich die Bildfrequenz auf nur noch 5 Abtastungen pro Sekunde. Schnelle Bewegungen im Untersuchungsgebiet, selbst mitgeteilte Pulsationen oder respiratorisch ausgelöste Organverschiebungen, führen deshalb zu unscharfen, verwischten Bildern.

Liegen derartig ungünstige Untersuchungsbedingungen vor, gestatten die meisten Geräte eine Umschaltung auf eine punktuelle Fokussierung.

1.7 Axiales Auflösungsvermögen

Beim Anregen der Piezowandler mit dem Sendeimpuls neigen diese zu einem unerwünschten kurzen Nachschwingen, so daß jede Schallwelle nicht nur mit einer lateralen Ausdehnung, sondern auch mit einer zeitlichen und damit auch räumlichen Länge behaftet ist.

Diese räumliche Länge limitiert das Auflösungsvermögen in Abstrahl- bzw. axialer Richtung:

Liegen 2 Reflektoren in geringem Abstand unmittelbar hintereinander, wie z. B. die proximale und die distale Wand eines kleinen Gefäßes, so überlagern sich die Echosignale beider Reflektoren und verschmelzen auf dem Bildschirm zu einem einzigen Punkt (Abb. 1.16).

> Den Abstand, den 2 Reflektoren in Schallrichtung mindestens aufweisen müssen, um auf dem Bildschirm in Form getrennter Punkte zur Darstellung zu kommen, bezeichnet man als das **axiale Auflösungsvermögen**.

Es ist primär von der verwendeten Ultraschallfrequenz abhängig und nur in geringem Maße durch zusätzliche technische Maßnahmen zu verbessern.

1.8 Echogenität biologischer Medien

Flüssigkeiten, wie der Inhalt von Harn- und Gallenblase oder der seröse Inhalt pathologischer zystischer Raumforderungen leiten den Ultraschall in idealer Weise, d. h. ohne meßbare Dämpfung. Auch Reflexionen treten infolge des homogenen Aufbaus nicht auf. Somit kommen aus flüssigkeitsgefüllten Räumen keine Signale zum Schallkopf zurück, so daß sich die entsprechenden Areale auf dem Bildschirm als schwarze, echofreie Gebiete darstellen.

Im Prinzip gilt dies auch für Arterien und Venen; al-

1.8 · Echogenität biologischer Medien

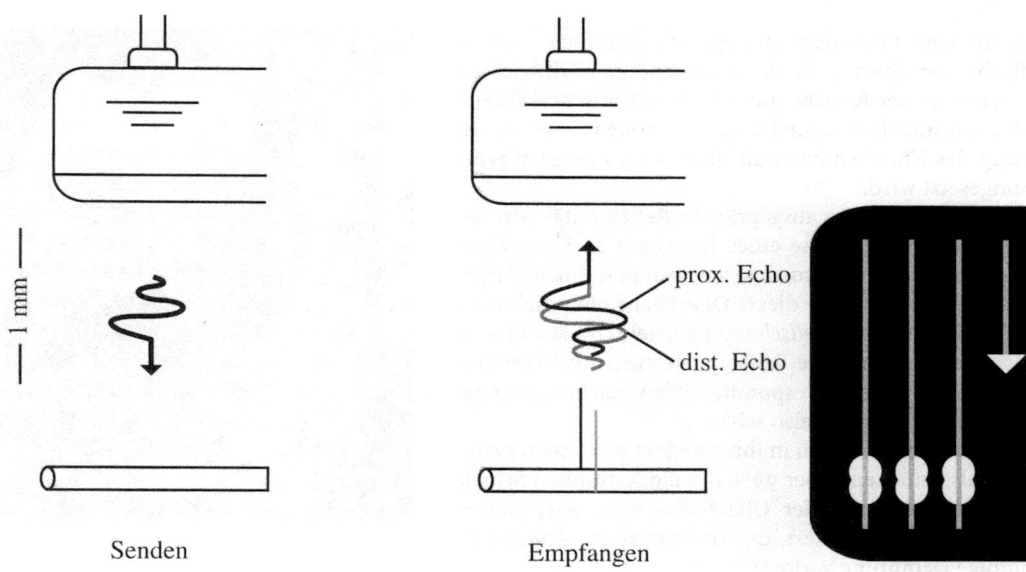

Abb. 1.16. Axiales Auflösungsvermögen: Zwei in Schallrichtung nah hintereinanderliegende Reflektoren verschmelzen auf dem Bildschirm zu einem einzigen Lichtpunkt, wenn ihr Abstand zueinander geringer ist als die räumliche Länge des Sendeimpulses

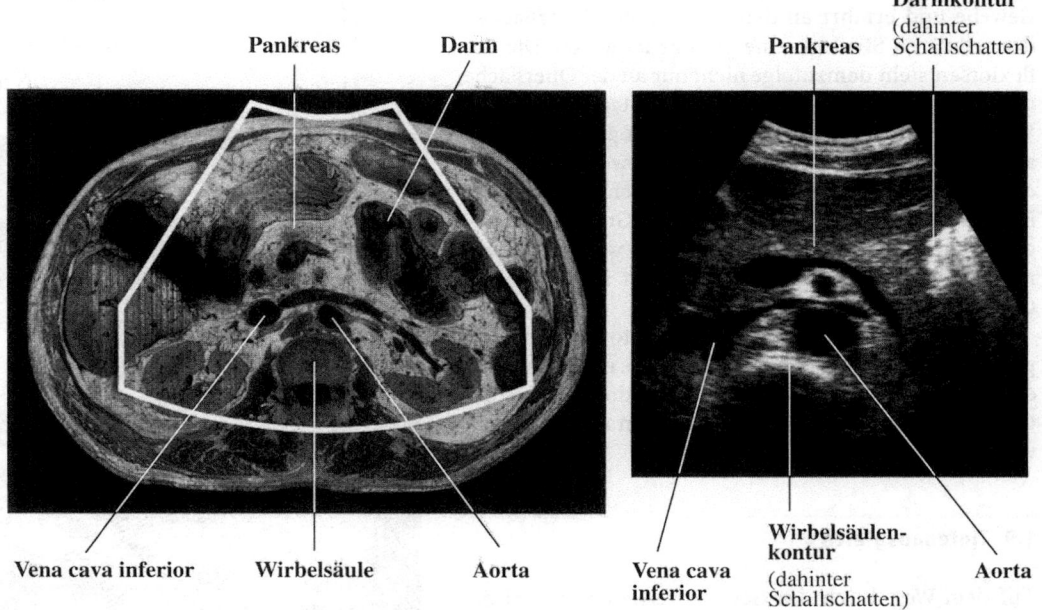

Abb. 1.17. Die Gegenüberstellung von anatomischem Präparat und Ultraschallschnittbild zeigt die Schalleit- und Reflexionseigenschaften von Flüssigkeiten, Knochen, Gewebe und Gas

lerdings reflektieren die korpuskulären Blutbestandteile den eingestrahlen Ultraschall in äußerst geringem Maße, so daß Blutgefäße nicht immer völlig echofrei zur Darstellung kommen.

Knochen weist, wie eingangs dargestellt, immer eine völlig andere akustische Impedanz auf als das davorliegende Gewebe. Damit stellt die Oberfläche eines Knochens eine besonders ausgeprägte akustische Grenzfläche dar. Etwa 50% des eingestrahlten Ultraschalls werden an der Knochenoberfläche reflektiert, während der transmittierte Anteil durch die hohe innere Dämpfung des Knochenmaterials absorbiert und in Wärme umgesetzt wird.

Aufgrund dieser ausgeprägten Reflektivität wird lediglich die Oberfläche eines Knochens in Form einer strahlend hellen Konturlinie auf dem Bildschirm dargestellt, während hinter dieser Oberfläche ein schallfreier Bereich, ein sog. *Schallschatten* entsteht. Da aus diesem Schattenbereich keine Echosignale zurückkehren können, bleiben die korrespondierenden Flächen auf dem Bildschirm echofrei, also schwarz.

Gase verhalten sich in ihrer Reflektivität noch extremer als Knochen: Über 99% des eingestrahlten Schalls werden bereits an der Oberfläche eines gasgefüllten Hohlraumes reflektiert, der transmittierte Anteil geht infolge Dämpfung verloren.

Wie beim Knochen wird die dem Schallkopf zugewandte Oberfläche als helles Konturfragment dargestellt, während das dahinterliegende Gebiet wegen der Schattenbildung nicht eingesehen werden kann.

Weichteilgewebe ist in seinem Absorptions- und Reflexionsverhalten weniger extrem. Der Ultraschall durchdringt unter mäßigen Dämpfungsverlusten das Gewebe und erfährt an den natürlichen Grenzflächen der zellulären Struktur eine geringe Reflexion. Die Reflexion entsteht demzufolge nicht nur an der Oberfläche des Organs, sondern über dessen gesamten Querschnitt. Weichteile stellen sich deshalb in Form grauer Flächen auf dem Bildschirm dar, wobei die Gewebsdichte und damit die Echostärke in einer entsprechenden Helligkeit zum Ausdruck kommt. Aus diesem Grunde sind Organe voneinander abgrenzbar, genauso wie sich Tumoren als hellere oder dunklere Flächen innerhalb der Gewebsstruktur darstellen.

Aus der Gegenüberstellung von anatomischem Präparat- und Ultraschallschnittbild in Abb. 1.17 können die erläuterten Transmissions- und Reflexionseigenschaften der vorstehend aufgeführten Medien nachvollzogen werden.

1.9 Tiefenausgleich

Auf dem Weg durch das Gewebe verlieren sowohl die gesendeten wie auch die reflektierten Ultraschallimpulse durch Absorption und Reflexion ständig an Intensität. Echos, die von tiefliegenden Strukturen zurückkommen, weisen deshalb eine wesentlich geringere Intensität auf als vergleichbare Impulse aus dem Nahbereich.

Damit jedoch alle Reflexe in ihrer korrekten Stärke und damit Helligkeit dargestellt werden, müssen die aus der Tiefe stammenden Echos gegenüber den Signalen

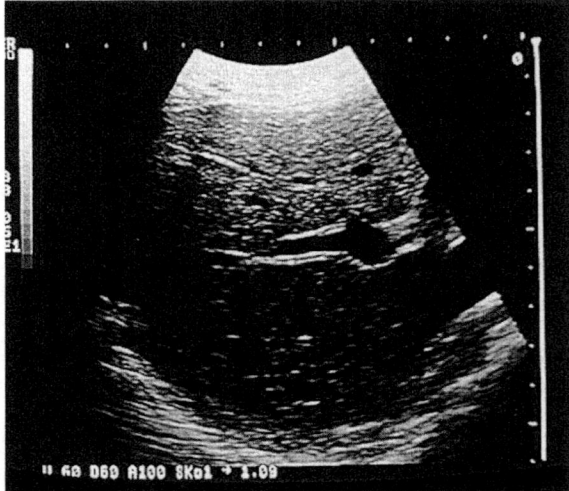

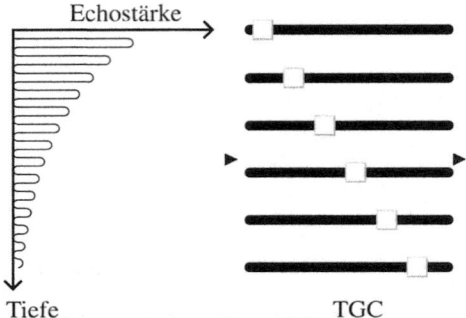

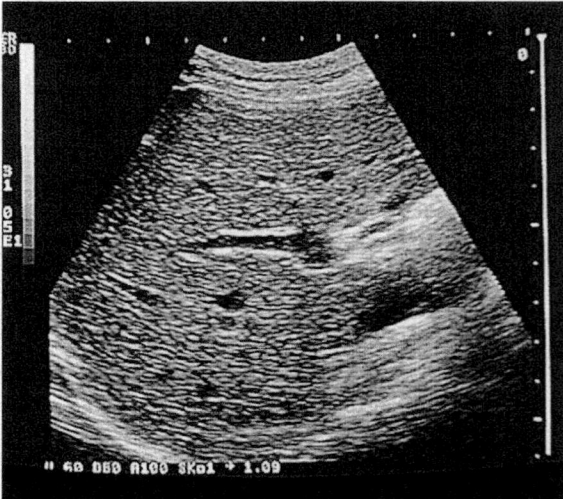

Abb. 1.18. Kompensation der mit der Bildtiefe abnehmenden Echointensität durch eine tiefenabhängige, einstellbare Verstärkung (*TGC*)

aus dem Nahbereich erheblich mehr verstärkt werden. Diese tiefenabhängige Verstärkung wird als *Time-gain-compensation* (TGC) oder – da sie verstellbar ist – auch als *Time-gain-control* bezeichnet.

Die Verstellbarkeit dieser tiefenabhängigen Verstärkung ist notwendig, da das Absorptionsverhalten des Gewebes abhängig vom untersuchten Organ und der Schallkopfposition stark variiert. Zur Anpassung der Verstärkung an die Gegebenheiten verfügt jedes Ultraschallgerät über Dreh- oder zunehmend auch über Schiebeeinsteller, die tiefenselektiv eine Verstärkungsanpassung erlauben (Abb. 1.18).

1.10 Artefakte

Der Aufbau des Ultraschallschnittbildes geht oft – auch wenn gute Untersuchungsbedingungen vorliegen – mit einigen typischen, in der Regel jedoch leicht identifizierbaren Artefakten einher.

Abhängig von Herkunft und Entstehung dieser Abbildungsfehler kann zwischen 2 Artefaktgruppen unterschieden werden:

- verfahrensbedingte artifizielle Bildphänomene, die auf das in der sonographischen Diagnostik verwendete Prinzip der Echoerfassung zurückzuführen sind und nach heutigem Kenntnisstand als unvermeidbar gelten;
- technisch bedingte, vom Untersuchungsgerät selbst verursachte Artefakte; Bildfehler dieser Art können durch konstruktive Maßnahmen begrenzt werden.

Nachfolgend werden die häufigsten Bildfehler und ihre Entstehung dargestellt.

Abb. 1.19. Relative distale Echoverstärkung durch fehlende Schallschwächung bei der Passage flüssigkeitsgefüllter Hohlkörper

1.10.1 Verfahrensbedingte Artefakte

Distale Echoverstärkung

Im vorausgegangenen Abschnitt wurde erläutert, daß die aus größeren Untersuchungstiefen zurückkehrenden Echosignale infolge Dämpfung und Reflexion eine geringere Intensität aufweisen als Echosignale aus dem Nahbereich. Mit Hilfe des Tiefenausgleichs *TGC* wird dieser Intensitätsabfall – wie in Abb. 1.18 gezeigt – kompensiert.

Im Gegensatz zu den Weichteilen leiten jedoch Flüssigkeiten den Ultraschall ohne Absorptionsverluste weiter, so daß in flüssigkeitsgefüllten Hohlkörpern distal noch die gleiche Ultraschallintensität vorhanden ist wie proximal. Infolge der fehlenden Dämpfung ist deshalb distal von Zysten, Gallenblasen etc. die eintreffende Ultraschallenergie wesentlich höher als im danebenliegenden Gewebe. Durch die tiefenabhängige Verstärkung erscheinen die distal des flüssigkeitsgefüllten Hohlkörpers gelegenen Strukturen heller als die Strukturen der Umgebung (Abb. 1.19).

Randschatten

Bei der Beschallung von rundlichen flüssigkeitsgefüllten Körpern wie Zysten oder Gallenblase kann oft ein Schallschatten an den lateralen Rändern des Objektes beobachtet werden. Ursache ist das spitzwinklige, tangentiale Auftreffen des Schallstrahls auf die Grenzfläche zwischen Gewebe und Flüssigkeit. Nach den aus der Optik her bekannten Gesetzmäßigkeiten erfährt der eintreffende Ultraschall hier eine Totalreflexion, wobei aufgrund der Beziehung *Ausfallwinkel = Einfallwinkel* der Schall jedoch nicht zum Applikator zurückgeworfen wird; vielmehr durchläuft der Impuls weitstreuend das neben dem zystischen Hohlkörper gelegene Gebiet.

Artefakte

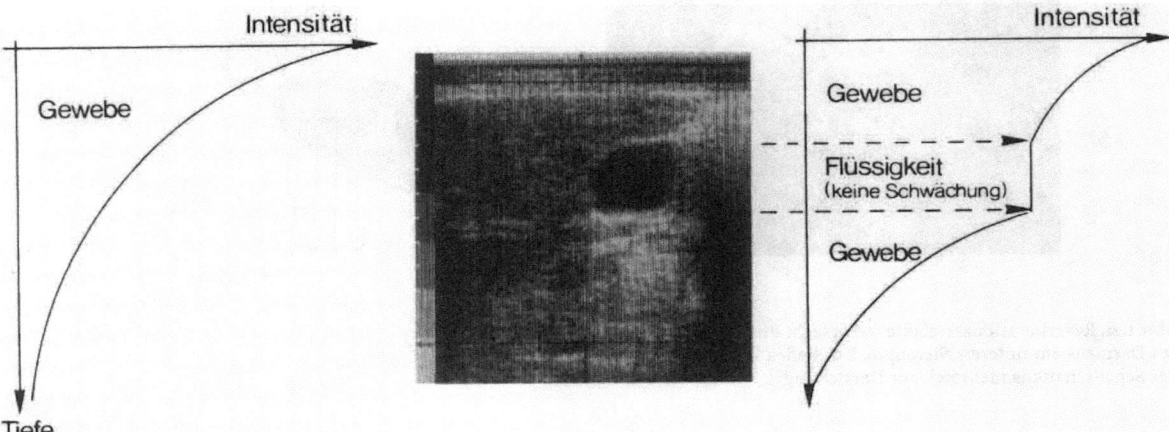

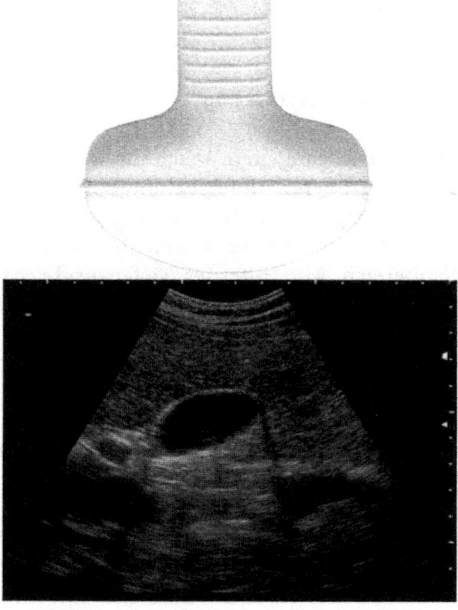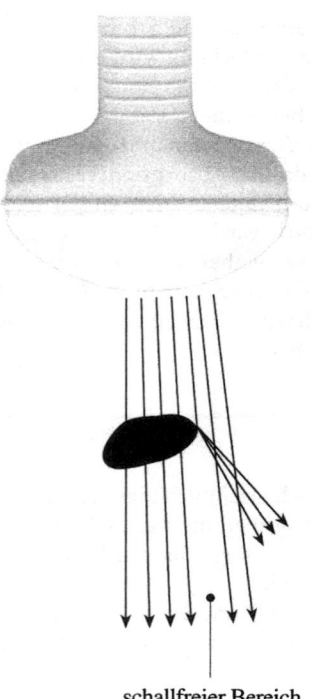

Abb. 1.20. Entstehung des lateralen Randschattens an rundlichen, flüssigkeitsgefüllten Hohlkörpern. Infolge des extrem tangentialen Auftreffens entsteht eine Totalreflexion nach dem Gesetz Ausfallwinkel = Einfallswinkel

schallfreier Bereich

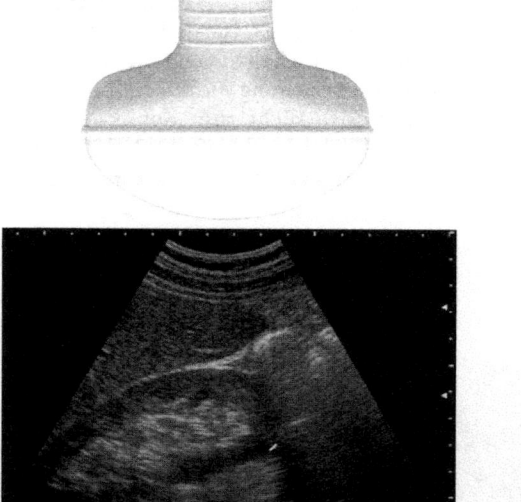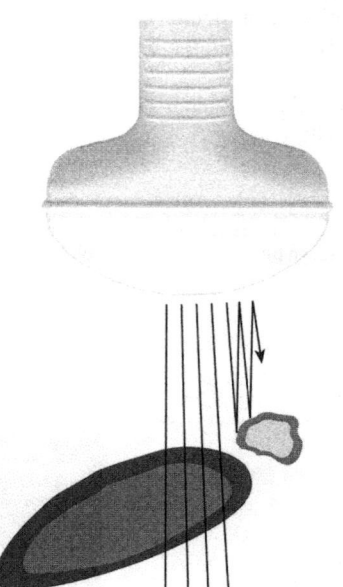

Abb. 1.21. Reverberationsartefakte, verursacht durch stark reflektives Darmgas am unteren Nierenpol. Der Reflex kommt innerhalb des Schallschattens mehrfach zur Darstellung

Distal dieses Reflexionsgebiet findet sich deshalb keine Ultraschallenergie mehr; es entsteht ein Schallschatten (Abb. 1.20).

Reverberationsartefakt

Befindet sich in geringer Entfernung vom Schallkopf ein großflächiger Reflektor oder weist das zwischen dem Schallkopf und einem tieferliegenden großflächigen Reflektor liegende Medium eine nur geringe Dämpfung auf, kommt es zum Phänomen der *Wiederholungsechos* oder *Reverberationen*. In diesen Fällen kann die Echointensität der am Schallkopf eintreffenden Reflexionen so groß sein, daß diese Signale an der Applikationsfläche des Schallkopfes nicht nur empfangen werden, sondern darüber hinaus eine Reflexion erfahren, weshalb nun ein 2. Mal - quasi passiv - ein Ultraschallimpuls abgestrahlt wird. Dieser Vorgang kann sich mehrere Male wiederholen, so daß auch auf dem Bildschirm die reflektierende Kontur mehrfach, in gleichen vertikalen Abständen, zur Darstellung gelangt.

Abb. 1.21 zeigt diese Wiederholungsechos, verursacht durch eine luftgefüllte Darmschlinge in der Nähe des unteren Nierenpols. Das große Luftvolumen unweit der Körperoberfläche stellt in diesem Falle einen derart kräftigen Reflektor dar, daß die Ultraschallenergie mehrfach zwischen Darmschlinge und Schallkopfoberfläche hin- und herläuft.

Schallschatten distal von Knochen und Gasen

Gasgefüllte Hohlräume sowie Knochen stellen aufgrund der hohen inneren Dämpfung wie auch aufgrund des ausgeprägten Impedanzsprungs an der Oberfläche Barrieren für den Ultraschall dar.

Distal von Knochen und auch distal von gasgefüllten Räumen entstehen daher Gebiete, die vom Sendeimpuls nicht erreicht werden. Da aus diesen Zonen auch keine Echosignale zurückkehren können, bleiben die korrespondierenden Gebiete auf dem Bildschirm entweder echofrei (schwarz) oder sind von Reverberationsartefakten oder Rauschen durchsetzt.

Akustische Spiegelbilder

Leberschrägschnitte zeigen aus einer subkostalen Plazierung des Schallkopfes heraus manchmal artifizielle Bildphänomene jenseits - also kranial - des Zwerchfells. Es handelt sich hierbei stets um echodichte Strukturen oder Konturen innerhalb der Leber, deren Spiegelbild subpradiaphragmal auf dem Bildschirm erscheint. Abb. 1.22 a, b verdeutlicht die Entstehung dieses Spiegelbildes anhand eines Modellversuchs.

Ein sich neben dem Zwerchfell befindendes, stark reflektierendes Objekt wird nicht nur von der „zuständigen" Ultraschallzeile getroffen und auf der entsprechenden Bildzeile dargestellt, sondern wird durch die Existenz des stark reflektierenden Diaphragmas zusätzlich eine andere Schallzeile derart umgelenkt, daß die Struktur ein 2. Mal von einem Ultraschallimpuls getroffen wird. Dieser waagerecht eintreffende Ultraschallimpuls ruft ein Echo hervor, welches naturgemäß den gleichen Weg über das Zwerchfell zurückläuft und von der zuletzt aktivierten Wandlergruppe wieder erfaßt wird. Auf der Bildzeile, die dieser Wandlergruppe zugeordnet ist, wird das reflektierende Objekt fälschlicherweise ebenfalls dargestellt. Auf dem Bildschirm ist dieses „Pseudoecho" selbstverständlich tiefer positioniert als das reale Echo, da die Laufzeit des Schalls über das reflektierende Diaphragma länger ist. Die Struktur erscheint demzufolge supradiaphragmal.

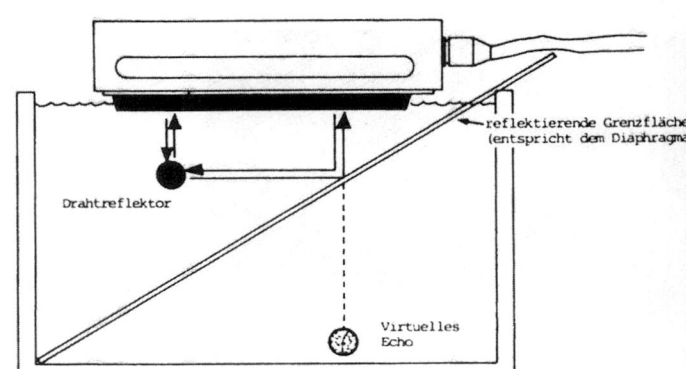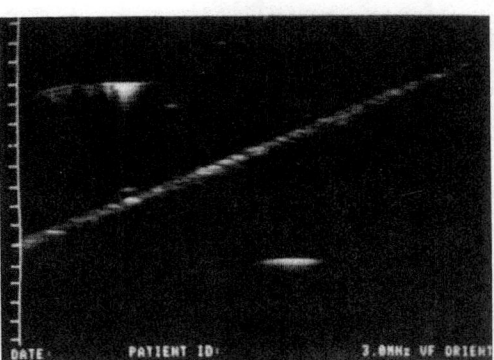

Abb. 1.22 a, b. Modellversuch zur Erzeugung von akustischen Spiegelbildern, wie sie in vivo häufig supradiaphragmal erscheinen

1.10.2 Technisch bedingte Artefakte

Rauschen

Jedes elektronische Gerät zur Verarbeitung oder Verstärkung von Bild- oder Tonsignalen produziert leider auch eigene multiple Signale, eine Vielzahl kurzer, schwacher Impulse, die in der Technik als „Rauschen" bezeichnet werden. Bei akustischen Geräten sind diese Störsignale als schwaches, breitbandiges Hintergrundrauschen hörbar. Bei bildgebenden Geräten ist ein multiples, statistisch gleichmäßig verteiltes Aufblitzen kleinster Lichtpunkte (sog. Schneegestöber) zu beobachten. Je mehr ein Signal verstärkt werden muß, desto mehr nimmt auch das Hintergrundrauschen zu.

In der Sonographie stellt das Rauschen ein besonderes Problem dar, da die Echos aus einer Tiefe zwischen 15 und 20 cm aufgrund der Absorptions- und Reflexionsverluste ganz erheblich verstärkt werden müssen. In dieser von der Ultraschallfrequenz und der Technik des verwendeten Gerätes abhängigen Tiefe entsprechen die Amplituden der realen Echos den Amplituden der Rauschimpulse, so daß auf dem Bildschirm keine Differenzierung mehr feststellbar ist. Unterhalb dieser spezifischen Tiefe ist eine sonographische Diagnostik nicht mehr möglich, hier hat das Gerät seine maximale Eindringtiefe erreicht (Abb. 1.23).

Durch die Verwendung hochwertiger Bauelemente, durch Ausnutzung der maximal erlaubten Emissionsenergie und durch die Verwendung spezieller Schaltungen läßt sich das Rauschen reduzieren, die Eindringtiefe etwas verbessern. Eine oft praktizierte Methode der Rauschreduktion ist das sog. *frame averaging.* Hierbei werden während der Untersuchung vom Gerät automatisch die Signale mehrerer aufeinanderfolgender Ultraschallbilder miteinander addiert oder korreliert. Durch

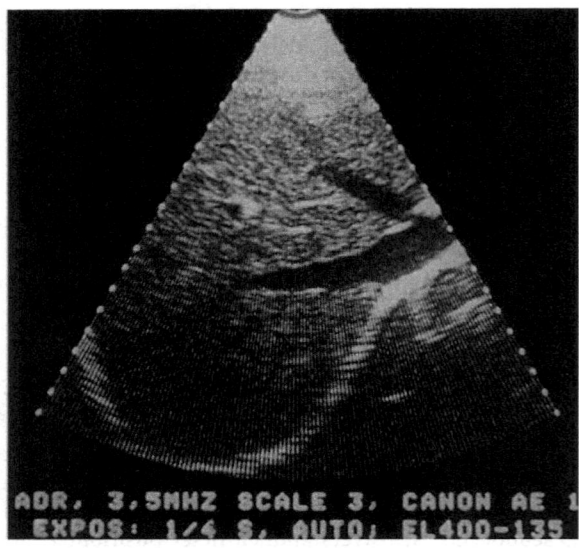

Abb. 1.23. Begrenzung der maximalen Darstellungstiefe durch Hintergrundrauschen

Abb. 1.24. Nebenkeulenartefakt: Ein starker Reflektor – z. B. Darmgas – wird von den Nebenkeulen eines Schallstrahls getroffen, so daß seine Echosignale fälschlicherweise auch auf den benachbarten Bildlinien, meist in Form einer konkav gewölbten Linie, zur Darstellung kommen
▼

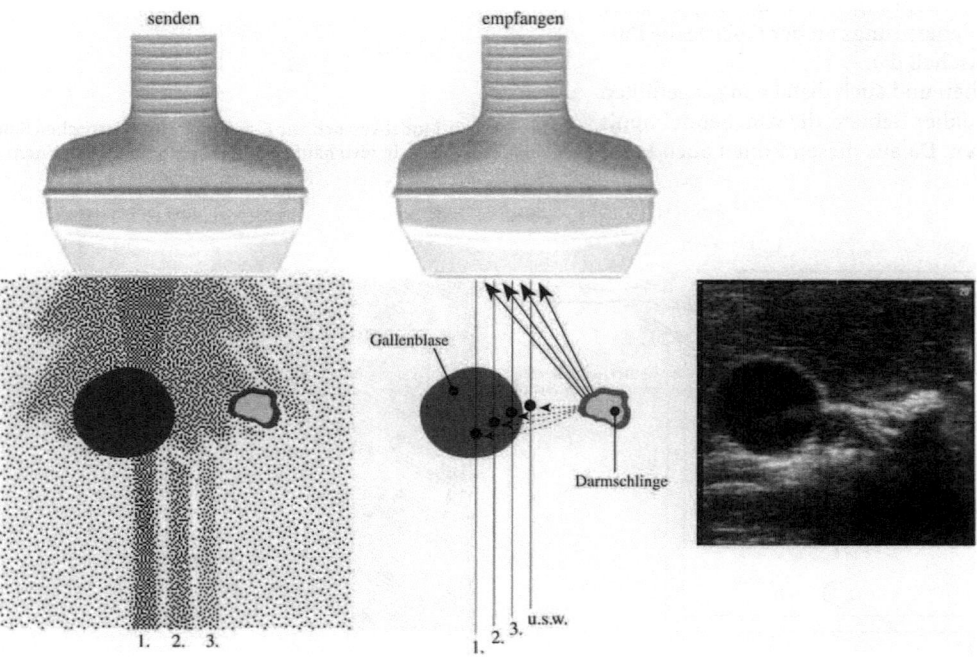

diesen Additions- oder Korrelationsprozeß gelangen nur solche Echostrukturen zur Darstellung, die bei mehrfacher Abtastung an jeweils gleichen Positionen „angetroffen" werden. Die Rauschsignale treten jedoch bei jedem Abtastvorgang an unterschiedlichen Positionen auf, werden dadurch als Rauschartefakte identifiziert und von der Darstellung ferngehalten.

Nachteil dieses auch als *Bildkorrelation* bezeichneten Verfahrens ist allerdings eine Verminderung der Bildfrequenz und damit eine eingeschränkte Fähigkeit des Gerätes, schnelle Bewegungsabläufe darzustellen.

Nebenkeulenartefakt

Von stark reflektierenden, insbesondere von rundlichen Reflektoren, gehen im Sonogramm bogenförmige Artefakte aus, deren Schenkel über die gesamte Abbildungsbreite reichen können. Subkostale Leberschrägschnitte zeigen dieses Artefakt besonders häufig: Proximal des Zwerchfells zieht sich eine konkav gekrümmte Linie von der Wirbelsäule ausgehend durch den gesamten rechten Leberlappen, eine Linie, die auf keine anatomische Struktur zurückgeführt werden kann.

Ursache für dieses „Geisterecho" ist die fatale, aber unvermeidbare Eigenschaft jedes Schwingers, neben dem eigentlichen Hauptschallstrahl auch sog. *Nebenkeulen* oder *side-lobes* zu erzeugen. Diese Nebenkeulen sind Schallfelder geringer Intensität, welche sich während des Sendens kreisförmig um den Hauptstrahl herum aufbauen. Trifft ein derartiges Nebenschallfeld auf ein stark reflektierendes Objekt (Knochen, Gas), so kommen die Reflexe dieses Objektes auch auf solchen Bildzeilen zur Darstellung, die mit dem Ort des Reflektors nicht korrespondieren. Dieses Phänomen kann auch oft bei der Darstellung der Gallenblase beobachtet werden, wenn die Nebenschallfelder auf stark reflektives Darmgas kaudal der Gallenblase treffen. Abb. 1.24 zeigt die Entstehung des Phänomens:

Bereits beim Aufbau der außen links dargestellten Schallzeile treffen die Nebenkeulen auf das Darmgas und lösen hier wegen des starken Impedanzsprungs eine Reflexion aus. Das entsprechende Echo wird unter anderem von der nun empfangsbereiten Wandlergruppe oberhalb der linken Schallzeile empfangen, in einen elektrischen Impuls konvertiert und gelangt als Lichtpunkt zur Darstellung. Auf der dazugehörigen Bildzeile wird demzufolge ein Echosignal dargestellt, obwohl sich in der entsprechenden Position das echofreie Sekret der Gallenblase befindet. Gleiches geschieht beim Aufbau der 2. Zeile, der 3. Zeile usw. Da die Distanz zwischen Reflektor und jeweils empfangsbereiten Wandlerelementen von links nach rechts abnimmt, kommen auch die Bildpunkte der virtuellen Echos in vertikal unterschiedlichen Positionen zur Darstellung. Auf den linken Bildzeilen erscheinen sie aufgrund des größeren Abstands des Reflektors relativ weit unten, in der Nachbarschaft des Reflektors demgegenüber vergleichsweise schallkopfnah.

Abhängig von der Lage des Reflektors in Relation zum Schallkopf erscheint das Nebenkeulenartefakt entweder symmetrisch, also mit einem linken Halbbogen, einem rechten Halbbogen und dem zentralen realen Reflex, oder asymmetrisch, indem nur der linke oder nur der rechte Schenkel zur Darstellung kommt.

Bei Einsatz der elektronischen Empfangsfokussierung (s. S. 11) erfahren Reflexe aus der Strahlachse eine deutliche Verstärkung gegenüber Echosignalen, die aus seitlich gelegenen, von Nebenkeulen getroffenen Reflektoren zurückkehren. Damit ist diese Schaltungstechnik ein wirkungsvolles Instrument, um Ausdehnung und Intensität des Bogenechos zu begrenzen.

Schichtdickenartefakt

Die sende- wie auch die empfangsseitige Fokussierung ist bei den heute üblichen Multielementschallköpfen nur in der Schallkopflängsrichtung, d. h. in der Schnittebene wirksam. Quer zur Schnittebene sind die Abtaststrahlen nur in einer konstruktiv festgelegten Tiefe fokussiert, während im Nah- und Fernbereich eine vergleichsweise unkontrollierte Schallausbreitung erfolgt. Somit hat das zweidimensionale Schallfeld auch eine Ausdehnung rechtwinklig zur Schnittebene, die sog. *Schichtdicke*.

Damit jedoch nur solche Konturen und Strukturen zur Darstellung kommen, die sich direkt unterhalb des Schallkopfes befinden, müßte das Schallfeld im Idealfall

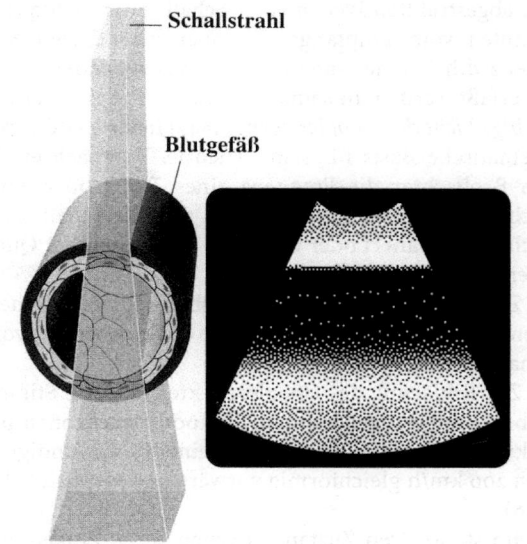

Abb. 1.25. Schichtdickenartefakt: Unscharfen durch unzulängliche Strahlbündelung rechtwinklig zur Schnittebene

von unendlich geringer Dickenausdehnung sein. Nur dann wäre gewährleistet, daß sich keine Reflektoren, die sich vor oder hinter der Schnittebene befinden, in das Ultraschallbild hineinprojizieren.

Abb. 1.25 zeigt beispielhaft, wie infolge der heute noch unvermeidbaren Dickenausdehnung eines Schallfeldes die distale Wand eines Gefäßes nicht nur exakt in der Mitte getroffen wird. Infolge der Krümmung der Rückwand entstehen vielmehr multiple Rückwandechos aus etwas unterschiedlichen Tiefen, so daß keine klare Konturlinie auf dem Bildschirm zu erkennen ist. Von dieser Unschärfe sind demzufolge alle Grenzflächen betroffen, die eine stark konkave oder konvexe Krümmung mit kleinem Radius aufweisen. Würde das Gefäß in Abb. 1.25 einen noch kleineren Durchmesser aufweisen und das Schallfeld auch die lateralen Anteile der Gefäßwand erfassen, so kämen diese in Form heller Echos direkt innerhalb des Gefäßlumens zur Darstellung.

1.11 Entstehung des Dopplereffekts

Im Jahre 1842 formulierte der Physiker Christian Doppler, zu jener Zeit Inhaber eines Lehramtes für „Elementarmathematik und praktische Geometrie" an der Technischen Hochschule in Prag, das nach ihm benannte Postulat. Er schrieb:

man werde nicht sowohl fragen müssen, in welchen Zeiträumen und mit welchen Intensitätsgraden die Wellenerzeugung an und für sich vor sich gehe, als vielmehr danach, in welchen Zeitintervallen und mit welcher Stärke diese Äther oder Luftschwingungen vom Auge oder vom Ohr irgendeines Beobachters aufgenommen und empfunden werden.

Doppler brachte somit seine Vermutung zum Ausdruck, die abgestrahlten Wellen einer Schall- oder Lichtquelle könnten vom Empfänger in einer veränderten Frequenz, d. h. in einer anderen Tonhöhe bzw. anderen Farbe erfaßt werden. In seiner bekannten Arbeit *Über das farbige Licht der Dopplersterne* (1842) lieferte er die mathematische Basis für seine Theorie. Demnach erfaßt ein Beobachter die Frequenz eines Tones oder einer Lichtstrahlung als zu hoch, wenn sich die Schall- bzw. Lichtquelle nähert oder wenn der Beobachter der Quelle entgegeneilt.

Zu einer umgekehrten Verschiebung soll es kommen, wenn sich Schall- oder Lichtquelle und Beobachter voneinander entfernen.

Zur Erklärung des Dopplereffektes soll eine Stimmgabel herangezogen werden, die 1000 Druckzonen pro Sekunde abstrahlt und dabei mit einer Geschwindigkeit von 200 km/h gleichförmig vorwärtsbewegt wird (Abb. 1.26).

Im stationären Zustand schwingen die Zinken einmal pro Millisekunde nach außen und erzeugen Druckzonen, die 33 cm weit auseinanderliegen. Darunter wird

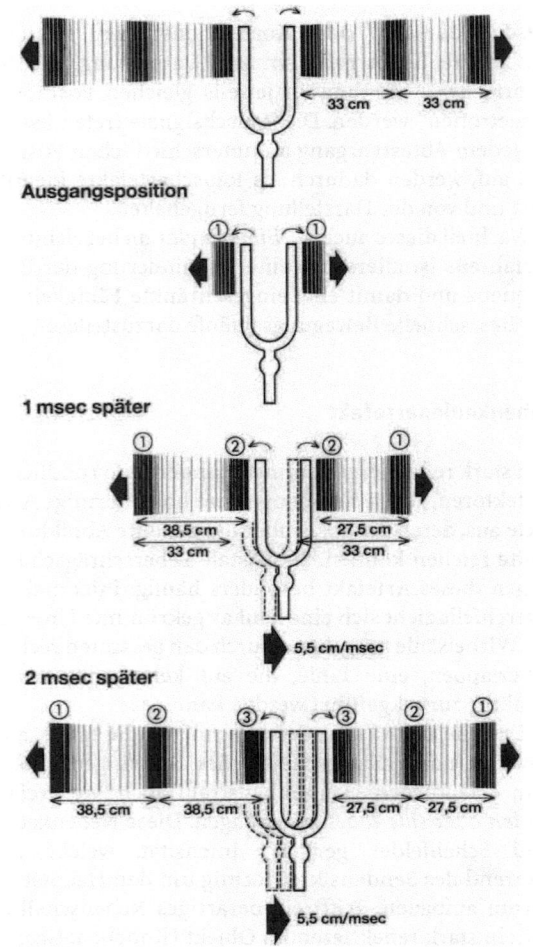

Abb. 1.26. Veränderung der erzeugten Wellenlänge infolge der Eigenbewegung einer Schallquelle. Links kommt es zu einer Verminderung, rechts zu einer Erhöhung der Frequenz. (Aus Deeg 1989)

der Beginn der Schallerzeugung einer sich nach rechts bewegenden Stimmgabel gezeigt. Im Betrachtungsmoment schwingen die Zinken nach außen und erzeugen auf beiden Seiten die mit „1" gekennzeichneten Druckzonen. Nach 1 ms haben sich die Druckzonen aufgrund der Schallgeschwindigkeit von 330 m/s um 33 cm nach links und rechts von der Schallquelle entfernt.

Gleichzeitig hat sich die 200 km/h schnelle Stimmgabel um 5,5 cm nach rechts bewegt und beginnt nun die nächsten Druckzonen mit der Bezeichnung „2" abzustrahlen. Die Erzeugung dieser Druckzonen findet also 5,5 cm weiter rechts statt als die Erzeugung der ersten Druckzonen. Rechts der Stimmgabel beträgt der Druckzonenabstand – die Wellenlänge – demnach nicht mehr 33 cm, sondern nur noch 27,5 cm. Links der Stimmgabel hat sich dagegen die Wellenlänge auf 38,5 cm erhöht. Bei einer Fortdauer der Bewegung entsteht demnach rechts der Stimmgabel ein Schallfeld, dessen Druckzonen erheblich näher beieinanderliegen als die Druckzonen bei einer festen Positionierung des Schallerzeugers. Da die Druckzonen rascher aufeinanderfolgen, würde ein hier aufgestellter Beobachter mehr Druckzonen pro Sekunde empfangen: Er würde somit einen Ton hören, der heller ist als die tatsächlich erzeugte Frequenz.

Umgekehrt würde ein links des Schallerzeugers plazierter Beobachter aufgrund der erhöhten Wellenlänge weniger Druckzonen pro Sekunde erfassen und damit einen nach tiefen Frequenzen hin verschobenen Ton wahrnehmen.

Von der Wellenlänge kann sehr einfach auf die Frequenz zurückgerechnet werden. Demzufolge hört der rechts stehende Beobachter eine Frequenz von 1200 Hz, während links der Stimmgabel eine Frequenz von 857 HZ entsteht.

Das Dopplerphänomen kann auch dann wahrgenommen werden, wenn der Beobachter einer stationären Schallquelle entgegeneilt (Abb. 1.27). Christian Doppler erläutert dieses Phänomen mit Hilfe der folgenden Analogie:

...Gesetzt, von einer Stadt A aus werde regelmäßig etwa alle Stunde ein Bote nach einer anderen Stadt B abgesandt, um einer daselbst verweilenden Person b den Fortgang irgend eines wichtigen Ereignisses zu berichten: so ist klar, daß, falls die Boten vollkommen gleichschnell fortschreiten und genau denselben Weg betreten, sie auch einer um den anderen regelmäßig von Stunde zu Stunde in B eintreffen werden. Würde indes die in B weilende Person b, von Ungeduld getrieben, statt abzuwarten, den Boten entgegeneilen, so ist es eben so begreiflich, daß jene Sendlinge in kürzeren Zwischenräumen, als in jener einen Stunde bei ihr ankommen werden. Bei vorausgesetzter gleicher Geschwindigkeit geschähe dies von halber Stunde zu halber Stunde, bei anderen Geschwindigkeitsverhältnissen dagegen natürlicher Weise in kürzeren oder längeren Zeiträumen. Dasselbe müßte geschehen, wenn jene Person a von A gegen B hin reiste, dabei aber fortwährend von Stunde zu Stunde einen Boten voraussendete. Auch in diesem Falle müßten die Zwischenzeiten, in denen jene Boten in B ankommen, kürzer als eine Stunde ausfallen.

In Abb. 1.27 bewegt sich ein Beobachter mit einer Geschwindigkeit von 5 m/s auf die ihm entgegenkommenden Schallwellen zu. Innerhalb einer Sekunde hat somit der Beobachter die Druckzonen zusätzlich empfangen, die auf eine Strecke von 5 m entfallen. Bei einer Frequenz von 440 Hz entspricht dies 7 Druckzonen. Der Beobachter hat somit statt einer Frequenz von 440 Hz einen Ton von 447 Hz wahrgenommen.

Entfernt sich demgegenüber der Beobachter von der Schallquelle – bewegt er sich also in gleicher Richtung wie die Schallwellen – wird sein Gehör pro Sekunde seltener von Druckzonen getroffen als das Gehör eines ruhenden Beobachters. Er nimmt somit einen entsprechend tieferfrequenten Ton wahr.

Zur Berechnung der Frequenzverschiebung ist es nicht gleichgültig, ob sich Schallquelle oder Beobachter bewegen, so daß bereits Christian Doppler für jeden Fall eine eigene Formel angegeben hat. Ist jedoch die Objektgeschwindigkeit klein im Verhältnis zur Schallgeschwindigkeit, kann für beide Fälle die gleiche vereinfachte Berechnungsgrundlage verwendet werden. Demnach steht die Frequenzverschiebung f_d in einem proportionalen Verhältnis sowohl zur ursprünglichen Frequenz f_0 des Schallerzeugers wie auch zur Geschwindigkeit V des Beobachters bzw. der Schallquelle. Die Frequenzverschiebung f_d ist demgegenüber umgekehrt proportional zur Schallgeschwindigkeit C innerhalb des Mediums. Die vereinfachte Formel lauter daher:

$$f_d = \frac{f_0 \cdot V}{C}$$

Dabei ist f_d die Frequenzverschiebung gemessen in Hz, f_0 die Sendefrequenz gemessen in Hz, V die Geschwindigkeit gemessen in m/s und C die Schallgeschwindigkeit in m/s.

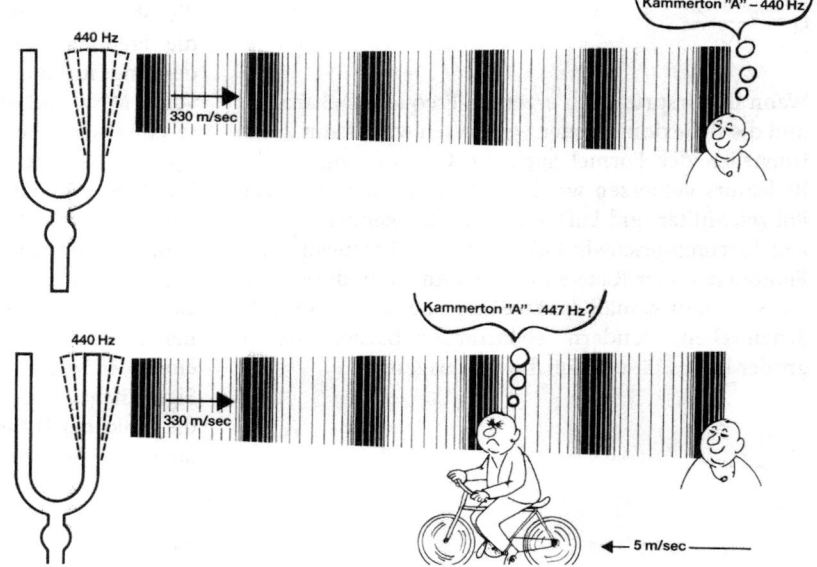

Abb. 1.27. Wahrnehmung einer veränderten Frequenz als Folge der Eigenbewegung eines Schallempfängers. (Aus Deeg 1989)

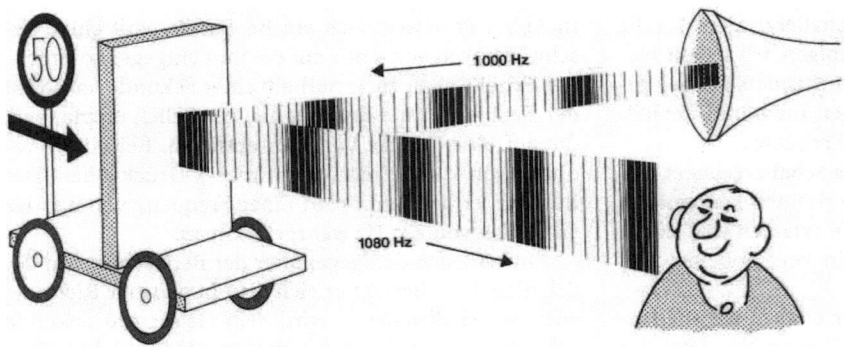

Abb. 1.28. Frequenzverschiebung durch Umlenkung der Schallwelle über einen sich bewegenden Reflektor. (Aus Deeg 1989)

Die Auswirkungen des Dopplereffekts können durchaus im Alltagsleben wahrgenommen werden: So registriert beispielsweise der Beobachter an einer schnell befahrenen Straße eine Tonhöhenänderung des Motorgeräusch, sobald ein schnelles Fahrzeug die Beobachtungsposition passiert. Während der Annäherungsphase hört der Beobachter einen Ton, der heller als das tatsächliche Motorengeräusch ist. Nachdem das Fahrzeug die Position des Hörers erreicht hat und sich von diesem entfernt, werden die Schallwellen „gedehnt", und der Beobachter registriert einen tieferfrequenten Ton.

Zu einer Frequenzverschiebung kommt es auch dann, wenn Schallsender und Schallempfänger unbeweglich zueinander stehen, der Schall jedoch über einen sich bewegenden Reflektor umgelenkt wird (Abb. 1.28). Da die erste Dopplerverschiebung beim Auftreffen auf dem Reflektor stattfindet und eine weitere Dopplerverschiebung beim Abstrahlen dieser nun bereits erhöhten Frequenz, tritt eine Frequenzänderung um den doppelten Betrag auf.

Für diesen Fall muß die Dopplerformel wie folgt modifiziert werden:

$$f_d = \frac{f_0 \cdot V \cdot 2}{C}$$

Wenn die ursprünglich erzeugte Frequenz bekannt ist und die Reflexionsfrequenz gemessen wird, kann durch Umstellen der Formel auch die Geschwindigkeit des Reflektors gemessen werden. Dieses Prinzip wird von Polizei, Militär und Luftraumbehörden genutzt, um die Annäherungsgeschwindigkeit von Fahrzeugen bzw. Flugzeugen oder Raketen zu bestimmen. In diesen Fällen wird naturgemäß das zu überprüfende Objekt nicht Schallwellen, sondern elektromagnetischen Wellen großer Intensität und Reichweite ausgesetzt.

1.12 Technik des Ultraschalldopplers

Zur Messung der Blutströmungsgeschwindigkeiten wird das vorstehend beschriebene Prinzip der Frequenzverschiebung durch einen sich bewegenden Reflektor verwendet (Abb. 1.29).

Mit Hilfe eines Quarzkristalls wird kontinuierlich hochfrequenter Ultraschall mit einer Frequenz zwischen 2 und 10 MHz in den Körper hineingestrahlt. Kleinste Anteile der Energie werden vom Gewebe, von Gefäßwandungen, aber auch von den Oberflächen der korpuskulären Blutbestandteile zurückgeworfen und von einem 2. Kristall wieder erfaßt. Der so aufgefangene Ultraschall wird einem sog. Mixer zugeführt und dort mit der Sendefrequenz verglichen. Der von den unbeweglichen Reflexionsflächen zurückgeworfene Schall unterscheidet sich in seiner Frequenz naturgemäß nicht vom gesendeten Schall, so daß der Mixer hier keine Differenz feststellen kann.

Die vorbeifließenden Blutzellen reflektieren den eingestrahlen Schall jedoch so, daß dieser nach dem Dopplerprinzip in seiner Frequenz verändert wird. Je größer die Strömungsgeschwindigkeit ist, desto mehr weicht die Frequenz des reflektierten Ultraschalls von der des eingestrahlten Schalls ab. Bei einer Sendefrequenz von 8 MHz und einer Strömungsgeschwindigkeit von 12 cm/s wird die Ultraschallfrequenz von 8 MHz auf 7,999 MHz verschoben. Im Mixer werden Sende- und Empfangsfrequenz in Form einer Überlagerung miteinander verglichen (Abb. 1.30). Durch die Überlagerung kommt es immer dann zu einer Addition, wenn beide Signale gerade in Phase sind, d.h. eine gleiche Polarität aufweisen. Demgegenüber kommt es immer dann zu einer Auslöschung, wenn eine der Ultraschallfrequenzen eine positive Amplitude aufweist, während das andere Signal negativ ist. Es entsteht somit eine neue Frequenz, die exakt der Differenz zwischen gesendeter und empfangener Ultraschallfrequenz entspricht. Im vorliegenden Beispiel beträgt die Differenzfrequenz 1000 Hz, ist also als Heul- oder Zischgeräusch im Lautsprecher hörbar.

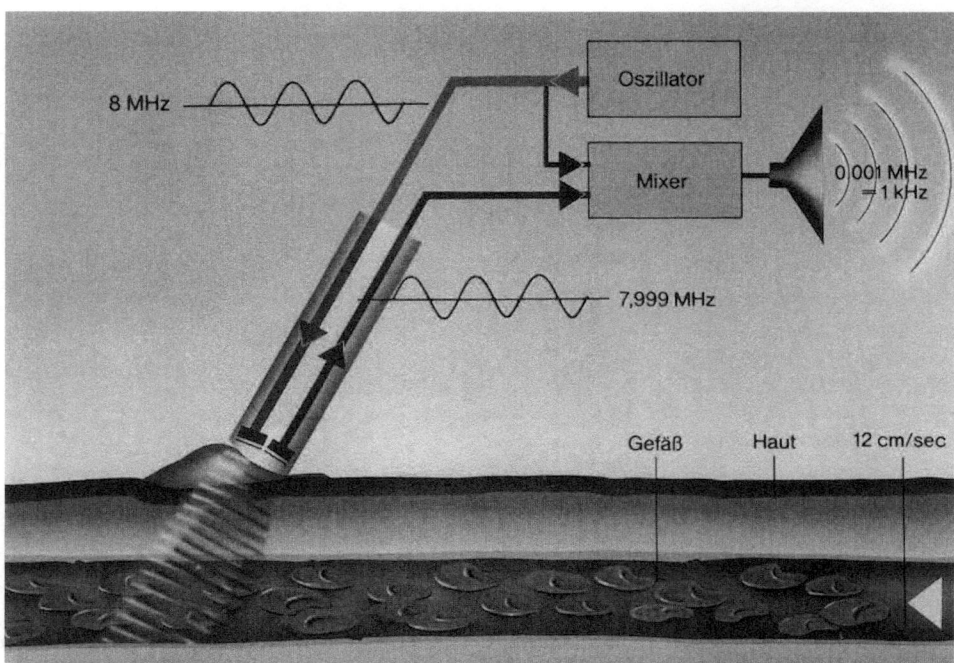

Abb. 1.29. Funktionsschema eines einfachen, sog. *nichtrichtungsanzeigenden* Dopplergerätes: Der eingestrahlte Ultraschall wird von den korpuskulären Blutbestandteilen reflektiert, in seiner Frequenz verändert und vom Applikator wieder erfaßt. Durch Vergleich von Sende- und Empfangsfrequenz entsteht ein hörbares, geschwindigkeitsabhängiges Geräusch. (Aus Deeg 1989)

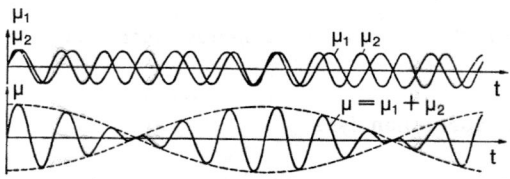

Abb. 1.30. Entstehung der hörbaren Differenz- bzw. Dopplerfrequenz durch Überlagerung von Sende- und Empfangsfrequenz im Mixer des Gerätes. (Aus Deeg 1989)

> Je schneller das Blut fließt, um so mehr weichen Sende- und Empfangsfrequenz voneinander ab und desto höher ist auch die akustisch wahrnehmbare Differenz- bzw. Dopplerfrequenz.

Da in den Venen das Blut nahezu gleichmäßig fließt, gibt das Gerät bei der Untersuchung einer Vene ein fast konstantes Heulgeräusch wieder. Demgegenüber entsteht durch die pulsatile Strömung in den Arterien ein an- und abschwellendes Geräusch.

Obwohl diese einfachsten aller Dopplergeräte nur akustische Informationen über die Strömungsverhältnisse liefern, ermöglichen sie zahlreiche Anwendungen in der angiologischen Diagnostik. Da das akustische Signal dieser Geräte lediglich der Differenz zwischen gesendeter und empfangener Frequenz entspricht, kann nur auf die Strömungsgeschwindigkeit, nicht jedoch auf die Strömungsrichtung zurückgeschlossen werden. Sowohl bei einer Blutströmung auf die Sonde zu als auch bei einer entgegengesetzten Strömungsrichtung entsteht die gleiche – nur von der Geschwindigkeit abhängige – Frequenzverschiebung. Diese Technik wird daher als *nichtrichtungsanzeigend* oder *nichtdirektional* bezeichnet.

Ungleich aufwendiger sind *richtungsanzeigende (direktionale)* Geräte konzipiert. Die Signalverarbeitung dieser Geräte ist in der Lage, die Richtung der Blutströmung zu erkennen und als Geschwindigkeitskurve auf einem Bildschirm oder einem Schreiber darzustellen. Üblicherweise stellen sich vorwärts gerichtete Strömungen oberhalb einer Nullinie und entgegengesetzte Strömungen darunter dar (Abb. 1.31). Auch diese Geräte wurden in erster Linie für angiologische Fragestellungen konzipiert und bilden beispielsweise die Strömung einer muskelversorgenden Arterie so ab, wie dies in Abb. 1.32 dargestellt ist. Um die Dopplerfrequenz in einen proportionalen Zeigerausschlag umzusetzen, wird bei diesen Geräten ein sog. *Nulldurchgangszähler („zero crosser")* eingesetzt. Hierbei wird auf einfachste Art und Weise die Frequenz des Dopplersignals „ausgezählt" und in einen analogen Spannungswert konvertiert.

Bei Einsatz dieser Technik wird jedoch die Tatsache ignoriert, daß sich die korpuskulären Blutbestandteile

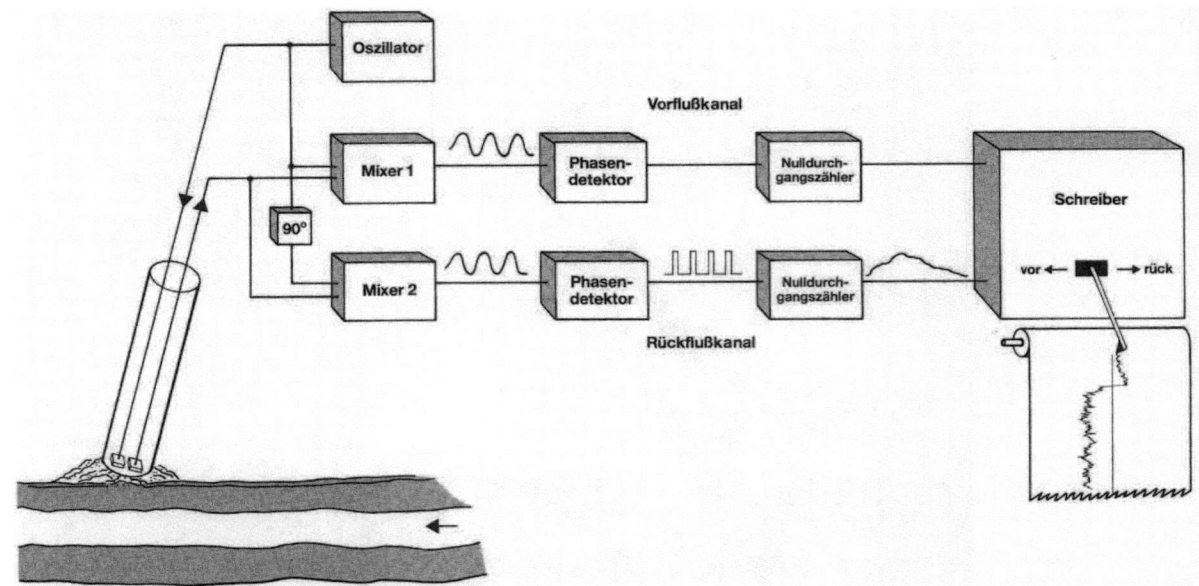

Abb. 1.31. Funktionsschema eines richtungsanzeigenden Dopplergerätes mit Registriereinrichtung. In Abhängigkeit von der Flußrichtung entsteht ober- oder unterhalb der Nullinie ein geschwindigkeitsproportionaler Ausschlag. (Aus Deeg 1989)

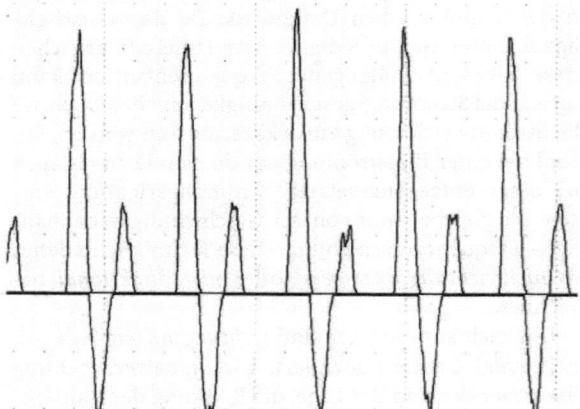

Abb. 1.32. Geschwindigkeitskurve der A. tibialis posterior, aufgezeichnet mit Hilfe eines richtungsanzeigenden Dopplergeräts mit Nulldurchgangszähler. Die physiologische frühdiastolische Regurgitationsströmung kommt unterhalb der Nullinie zur Darstellung. (Aus Deeg 1989)

über den Gefäßquerschnitt mit unterschiedlichen Geschwindigkeiten bewegen. Teilchen in unmittelbarer Nähe zur Gefäßwand bewegen sich sehr langsam; zum Zentrum des Gefäßes hin treten jedoch schnell zunehmend höhere Geschwindigkeiten auf. Dies führt zu einer Reihe von verschiedenen gleichzeitig auftretenden Dopplerfrequenzen.

Da der Nulldurchgangszähler jedoch nicht in der Lage ist, mehrere Frequenzen gleichzeitig auszuzählen, wird nur die Frequenz bzw. Geschwindigkeit angezeigt, mit der sich die überwiegende Anzahl der Teilchen bewegt. Andere Geschwindigkeiten bleiben unberücksichtigt.

Somit verbietet sich der Einsatz derartiger Geräte bei der quantitativen Messung von Geschwindigkeiten oder gar Blutströmungsvolumina. Gleichwohl können auch diese Geräte sinnvoll in der angiologischen Diagnostik eingesetzt werden, wenn sekundäre Parameter des hämodynamischen Verhaltens (Richtung der diastolischen Strömung etc.) beurteilt werden, aber auf eine Interpretation der Kurvenamplitude verzichtet wird.

1.13 Spektralanalyse

Im Gegensatz zur Technik des Nulldurchgangszählers gestattet die Spektralanalyse eine Darstellung *aller* über den Gefäßquerschnitt vorkommenden Geschwindigkeiten. Darüber hinaus sind die dargestellten Frequenz- bzw. Geschwindigkeitswerte korrekt, so daß unter Hinzuziehung weiterer Meßparameter quantitative Aussagen getroffen werden können. Die Darstellung des Geschwindigkeitsspektrums auf dem Bildschirm oder auf einem Schreiber entspricht prinzipiell den herkömmlichen Dopplerkurven mit einer *vertikalen Geschwindigkeits-* und einer *horizontalen Zeitachse*.

Um *sämtliche* vorkommenden Geschwindigkeiten simultan anzuzeigen, werden die erfaßten Partikelgeschwindigkeiten auf der vertikalen Achse in Form von Punkten übereinander dargestellt. Jeder Punkt entspricht somit einer bestimmten Frequenz bzw. Geschwindigkeit. In Abb. 1.33 sind aus Gründen der Vereinfachung nur 4 unterschiedliche Geschwindigkeiten zwischen 2 cm/s am Rand des Gefäßes und 60 cm/s im

1.13 · Spektralanalyse

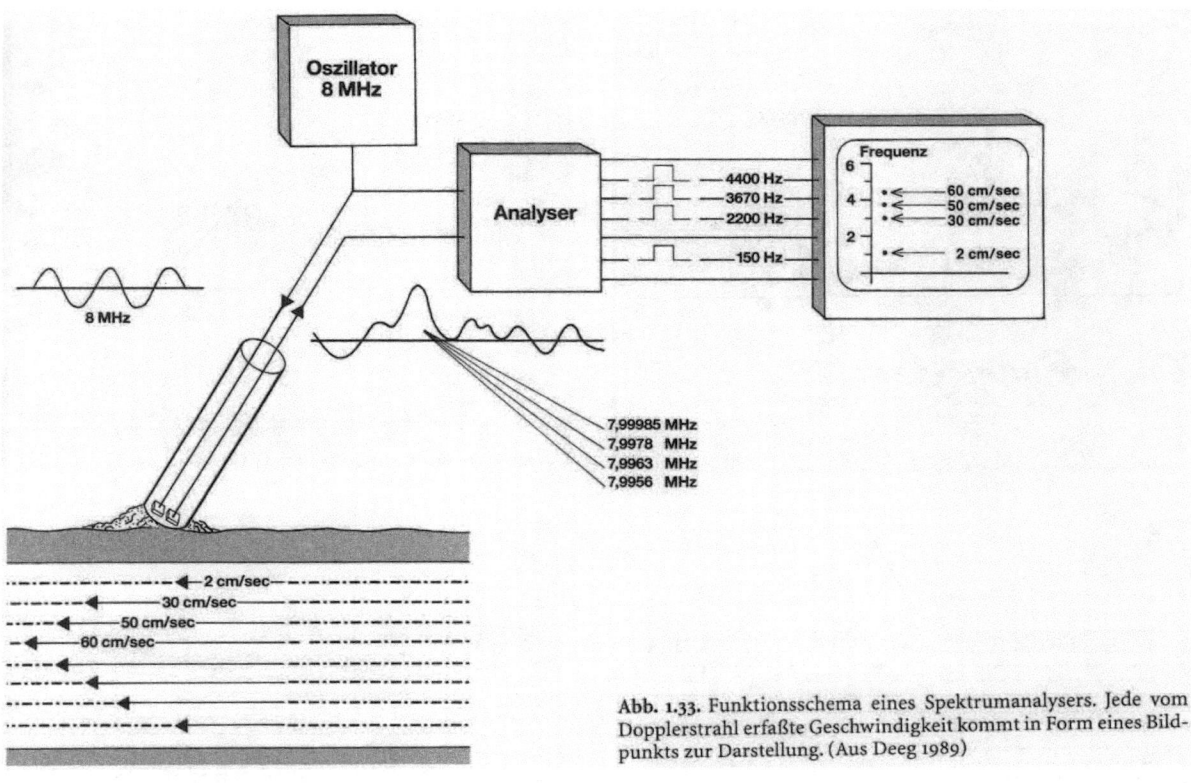

Abb. 1.33. Funktionsschema eines Spektrumanalysers. Jede vom Dopplerstrahl erfaßte Geschwindigkeit kommt in Form eines Bildpunkts zur Darstellung. (Aus Deeg 1989)

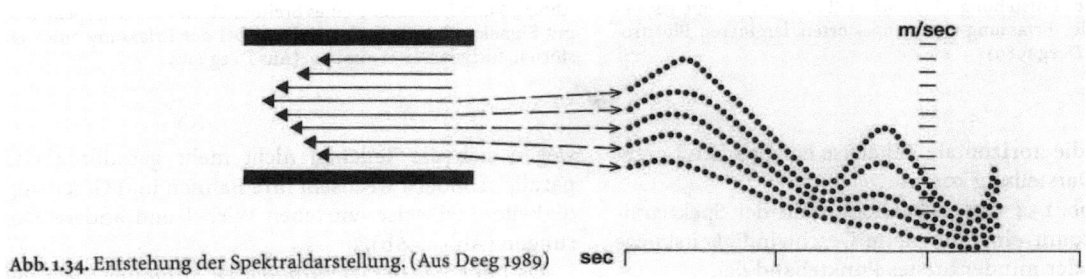

Abb. 1.34. Entstehung der Spektraldarstellung. (Aus Deeg 1989)

Zentrum des Gefäßes dargestellt. Jede Geschwindigkeit verursacht eine eigene Dopplerverschiebung, so daß der Empfangskristall 4 unterschiedliche Ultraschallfrequenzen empfängt. Da dieser Empfangskristall jedoch nicht mit 4 Frequenzen gleichzeitig schwingen kann, überlagern sich diese additiv, so daß nun eine neue, recht komplexe Kurvenform entsteht. Innerhalb des Spektrumanalysers wird dieses Frequenzgemisch mit der ursprünglich erzeugten Sendefrequenz verglichen, und es entstehen 4 verschiedene Differenz- bzw. Dopplerfrequenzen. So sind beispielsweise die 150 Hz die Differenz zwischen der Sende- und der Empfangsfrequenz von 7,99985 MHz, also von der Frequenz, die von den langsamsten, mit 2 cm/s fließenden Blutkörperchen reflektiert wurden.

Jede Dopplerfrequenz repräsentiert also eine der vorkommenden Geschwindigkeiten und markiert auf dem Bildschirm einen Punkt auf der vertikalen Frequenzachse. Die Intensität jedes einzelnen Punkts entspricht dabei der Häufigkeit, mit der die entsprechende Geschwindigkeit auftritt. Besonders kräftig dargestellte Punkte zeigen demzufolge an, daß sich mit der entsprechenden Geschwindigkeit besonders viele Blutzellen bewegen.

Nach einer Forderung der z.Z. geltenden Sonographierichtlinien der Kassenärztlichen Bundesvereinigung sollte der Analyser mindestens 8 Intensitätsstufen differenzieren können.

Zum Aufbau einer vertikalen Punktezeile werden je nach Fabrikat zwischen etwa 5 und 20 ms benötigt, so

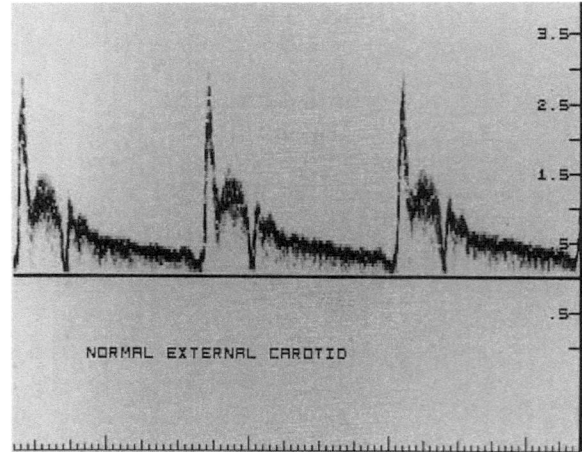 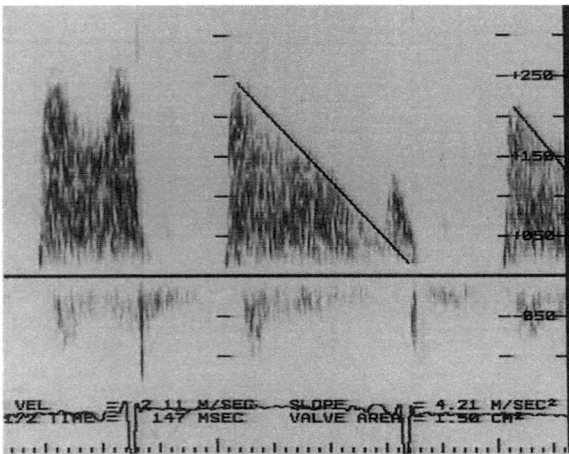

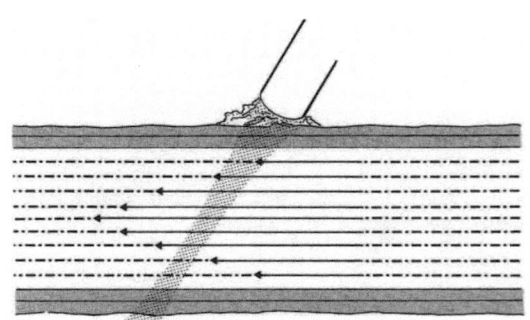 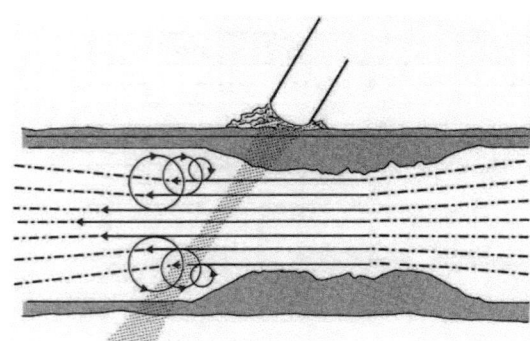

Abb. 1.35 a, b. Entstehung eines schmalbandigen Frequenzspektrums bei der Erfassung einer ungestörten, laminaren Blutströmung. (Aus Deeg 1989)

Abb. 1.36 a, b. Entstehung eines breitbandigen Frequenzspektrums mit Signalen unterhalb der Nullinie bei der Erfassung einer gestörten, turbulenten Strömung. (Aus Deeg 1989)

daß auch die horizontale Zeitachse entsprechend gerastert zur Darstellung kommt.

Wie Abb. 1.34 veranschaulicht, stellt der Spektrumanalyser somit eine komplette Geschwindigkeitskurve als mehr oder minder breites Punkteband dar.

Im Normalfall fließt das Blut überwiegend *laminar*, d.h. die korpuskulären Blutbestandteile bewegen sich auf *geradlinigen, parallelen* Bahnen. Hierbei herrscht ein kolbenförmiges Strömungsprofil vor, d.h. die meisten Teilchen bewegen sich mit annähernd gleicher Geschwindigkeit; nur in unmittelbarer Wandnähe haben die Teilchen aufgrund der Reibung eine geringere Geschwindigkeit. Wie Abb. 1.35 zeigt, stellt der Spektrumanalyser in diesem Falle eine *schmalbandige* Frequenzkurve dar. Speziell während der Systole sind niedrigere Geschwindigkeiten unterrepräsentiert, und es entsteht das sog. *Fenster,* also ein punktefreier Raum unterhalb der Umhüllenden (Abb. 1.35a).

Unter bestimmten Umständen, besonders wenn bei reduziertem Gefäßquerschnitt erhöhte Geschwindigkeiten auftreten, kann der laminare Charakter der Blutströmung erheblich gestört werden. In diesem Fall bewegen sich die Teilchen nicht mehr geradlinig und parallel, sondern wechseln ihre Bahnen und Geschwindigkeiten, teilweise entstehen Wirbel und andere Störungen (Abb. 1.36b).

Da bei einer derart *turbulenten Strömung* viele *unterschiedliche Geschwindigkeiten* gleichzeitig auftreten, ist das Dopplerspektrum während der Systole breitbandig und die Kurve zwischen Nullinie und Spitzenwert gleichmäßig mit Punkten ausgefüllt (Abb. 1.36a). Gegenläufige Strömungsanteile, wie sie innerhalb von Wirbeln auftreten, stellen sich im Dopplerspektrum unterhalb der Nullinie dar.

1.14 Gepulste Dopplergeräte

Wenn sich zwischen der Dopplersonde und dem zu untersuchenden Gefäß weitere Blutgefäße befinden, versagt die vorstehend beschriebene *Continuous-wave-Technik* (CW-Doppler), da sie nicht tiefenselektiv arbeiten kann. Continuous-wave-Geräte mit ihrer kontinuierlichen Schallaussendung erfassen sämtliche

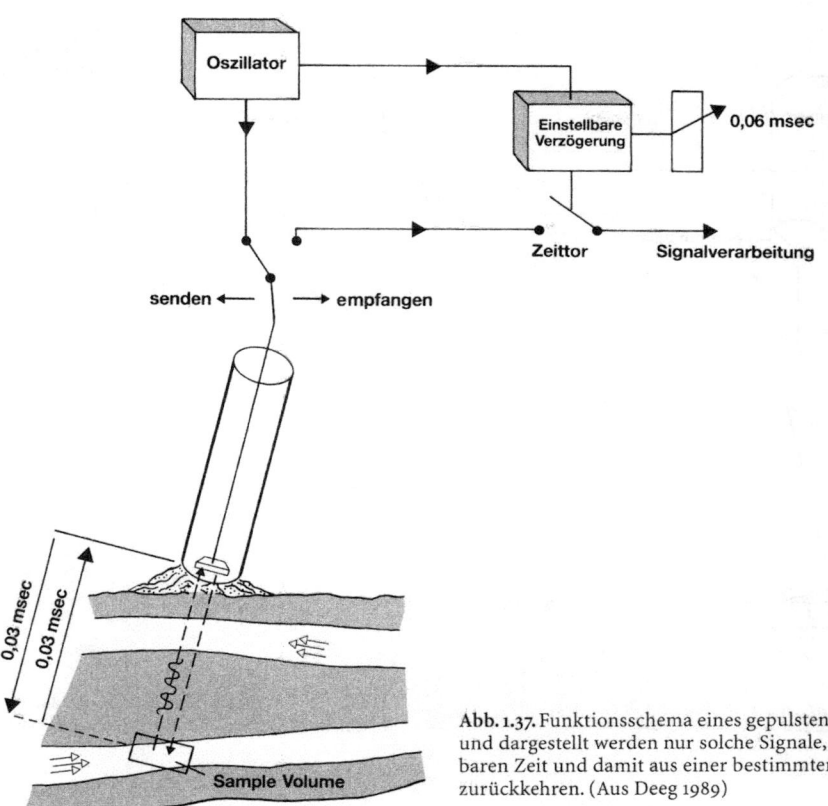

Abb. 1.37. Funktionsschema eines gepulsten Dopplergerätes. Erfaßt und dargestellt werden nur solche Signale, die nach einer einstellbaren Zeit und damit aus einer bestimmten Tiefe aus dem Körper zurückkehren. (Aus Deeg 1989)

Blutströmungen, die im Bereich des Schallstrahls auftreten.

Gepulste Dopplergeräte gestatten demgegenüber eine gezielte Messung von Blutströmungsgeschwindigkeiten innerhalb eines vorwählbaren Tiefenbereichs.

Gepulste Dopplersysteme senden nicht kontinuierlich Ultraschall aus, sondern strahlen zyklisch kurze Wellenpakete – sog. *Bursts* – ab, die eine Länge von nur wenigen Millisekunden aufweisen. Direkt nach Abstrahlung dieses Sendeimpulses wird der Kristallschwinger im Schallkopf auf den Eingang des Empfängers geschaltet, um die Reflexionen zu erfassen. Verarbeitet werden jedoch nicht alle reflektierten Signale, sondern nur solche Reflexionen, die zu einem bestimmten Zeitpunkt und damit aus einer bestimmten Tiefe zurückkehren. Echos, die zu früh, also aus dem Nahbereich kommen, sowie Signale, die sehr spät, also aus der Tiefe zurückkehren, werden nicht berücksichtigt.

Dieses zeitliche Fenster und damit die Tiefe, in der gemessen werden soll, läßt sich üblicherweise mit Hilfe eines geeigneten Bedienungselements variieren. In Abb. 1.37 ist erkenntlich, daß diese Bedienungselemente die zeitliche Verzögerung zwischen Abstrahlung und Empfangsbereitschaft steuern; so können zum Beispiel in 0,06 ms die Signale zurückerwartet werden, die aus einer Tiefe von 5 cm zurückkehren.

Meist ist zusätzlich die zeitliche Länge der Empfangsbereitschaft variierbar, so daß die axiale Ausdehnung des Meßorts verändert werden kann. Demgegenüber hängt die laterale Ausdehnung allein vom Durchmesser des Schallstrahls ab und kann nach dem heutigen Stand der Technik nicht verändert werden. Da der Meßort somit einen dreidimensionalen Raum darstellt, bezeichnet man ihn häufig auch als *Meßvolumen* oder *„sample volume"*.

Nach Ablauf der vorgegebenen Wartezeit und Empfang der zurückerwarteten Echos kann der Kristall nun wieder zur Abstrahlung eines nächsten Sendeimpulses verwendet werden. Die Häufigkeit, mit der diese Sendeimpulse abgestrahlt werden, die sog. *„pulse-repetition frequency"* (PRF), ist also von der Wartezeit und damit von der gewünschten Meßtiefe abhängig. Wenn, wie im genannten Beispiel, in 5 cm Tiefe gemessen werden soll, beträgt der Abstand zwischen Senden und Empfangen 0,06 ms, die daraus resultierende PRF darf nicht höher sein als ca. 16,6 kHz. Dagegen würde bei einer Meßtiefe von z. B. 15 cm der Schall 0,2 ms für Hin- und Rücklauf benötigen, so daß die PRF in diesem Fall nur max. ca. 5,5 kHz betragen dürfte.

Da der Ultraschall nicht kontinuierlich, sondern in Form sehr kurzer Impulse abgestrahlt wird, tritt auch die reflektierte Ultraschallfrequenz nur in Intervallen

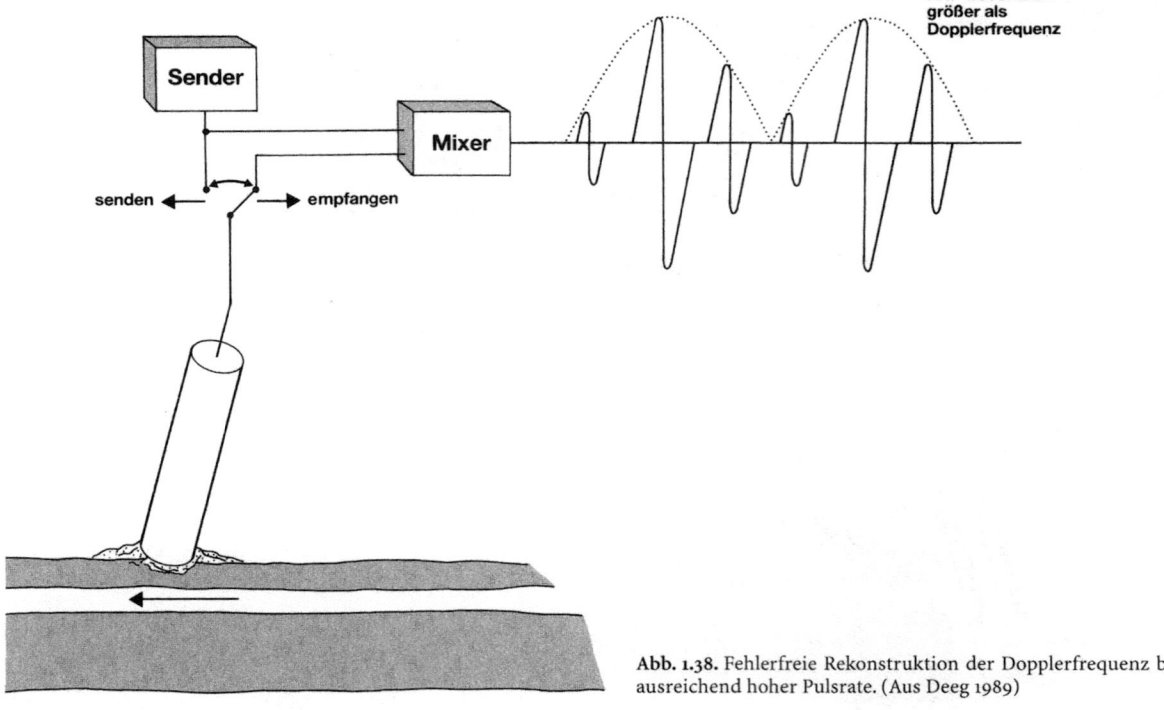

Abb. 1.38. Fehlerfreie Rekonstruktion der Dopplerfrequenz bei ausreichend hoher Pulsrate. (Aus Deeg 1989)

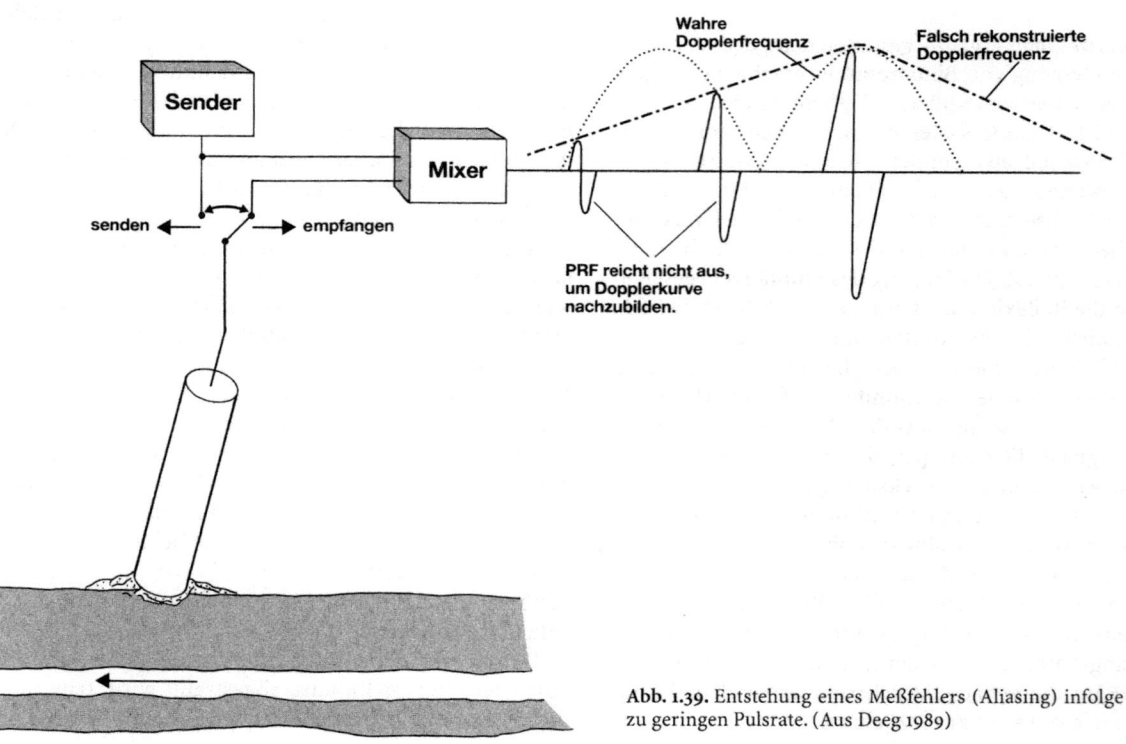

Abb. 1.39. Entstehung eines Meßfehlers (Aliasing) infolge einer zu geringen Pulsrate. (Aus Deeg 1989)

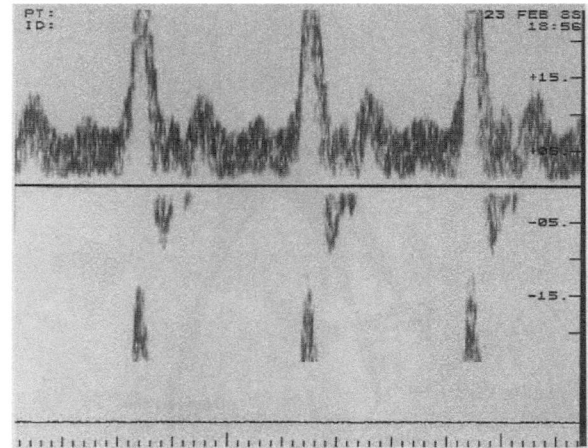

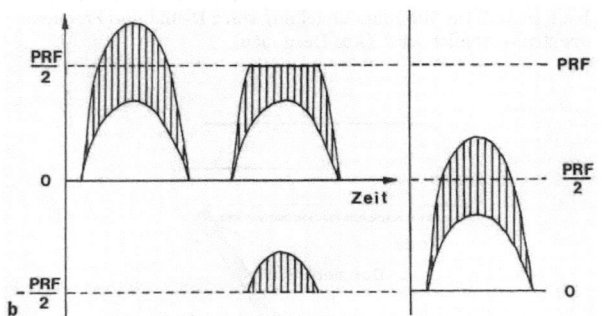

Abb. 1.40 a, b. Aliasing-Phänomen. Während der Systole übersteigt die Dopplerfrequenz die maximal meßbare Frequenz, und es kommt zu einer Darstellung dieser Spitzenfrequenz im Rückflußkanal. **a** Darstellung des Aliasing-Phänomens im Dopplerspektrum. **b** Schematische Darstellung des Aliasing-Phänomens. Die maximal meßbare Dopplerfrequenz oberhalb und unterhalb der Nullinie entspricht der halben Pulsrepetitionsfrequenz (PRF). Durch Verschieben der Nullinie kann maximal eine Dopplerverschiebung gemessen werden, die der Pulsrepetitionsfrequenz entspricht. (Aus Deeg 1989)

auf. Auch die Dopplerfrequenz steht somit nicht in Form einer kontinuierlichen Welle hinter dem Mixer zur Verfügung, sondern setzt sich aus lückenhaften Einzelsegmenten zusammen. Ist die PRF im Verhältnis zur Dopplerfrequenz hoch, so kann die Wellenform der Dopplerfrequenz eindeutig aus diesen Einzelimpulsen rekonstruiert werden (Abb. 1.38). Ist demgegenüber die PRF aufgrund eines sehr weit entfernten Meßorts niedrig und damit das Zeitintervall zwischen jeweils 2 Impulsen lang, können unter Umständen nicht genügend Einzelimpulse zur Verfügung stehen, um die Wellenform der Dopplerkurve nachbilden zu können (Abb. 1.39).

> Die PRF muß deshalb mindestens doppelt so groß sein wie die maximal zu messende Dopplerfrequenz.

Diese maximal meßbare – von der PRF abhängige – Dopplerfrequenz trägt die Bezeichnung *Nyquist-Limit*. Übersteigt die Geschwindigkeit in einem untersuchten Gefäß dieses Nyquist-Limit, so kommt es zu erheblichen Meßfehlern; üblicherweise stellen sich die jenseits des Nyquist-Limits auftretenden Dopplerfrequenzen unterhalb der Nullinie dar (Abb. 1.40).

Das Abschneiden von Frequenzen oberhalb der Nyquist-Grenze, die Darstellung dieser Signale unterhalb der Nullinie, bezeichnet man als „*aliasing*". Durch Verschieben der Nullinie kann der Meßbereich verdoppelt werden. In diesem Fall können jedoch nur unidirektionale Flüsse dargestellt werden.

Einige Dopplergeräte verfügen über die Betriebsart „*high PRF*". Bei dieser Technik wird mit einer Pulsrepetitionsfrequenz gearbeitet, welche für die Untersuchungstiefe exakt um den Faktor 2, 3 oder 4 zu hoch ist. Dadurch bilden sich zwischen dem Schallkopf und der gewünschten Meßtiefe 1, 2 oder 3 zusätzliche sekundäre Meßvolumina. Gleichzeitig wird die Nyquist-Grenze um den entsprechenden Betrag nach oben verschoben.

Bei der Untersuchung ist lediglich darauf zu achten, daß sich in der Position der zusätzlichen Meßvolumina keine Gefäße befinden, die das Meßergebnis verfälschen könnten.

1.15 Duplexsysteme

Um Tiefe und Größe des sample volume korrekt einstellen zu können, werden gepulste Dopplergeräte meist mit Ultraschall-Schnittbildgeräten zu sog. *Duplexsystemen* kombiniert. Um ganz verschiedenen Anwendungsschwerpunkten gerecht zu werden, bietet die Industrie heute unterschiedliche konstruktive Lösungen an. Bei der ältesten Technik werden sowohl das zweidimensionale Schnittbild als auch der Ultraschallstrahl zur Erfassung der Dopplersignale mit Hilfe eines mechanischen Sektorschalls gewonnen. Derartige mechanische Sektorschallköpfe sind entweder als sog. *Wobbler* oder als *Rotationssysteme* aufgebaut.

Beim Wobbler schwingt ein einzelner Kristall auf einer Kreisbahn hin und her, beim Rotationssystem sind meist 3–5 Kristalle in gleichem Abstand an der Oberfläche einer rotierenden Trommel angeordnet.

Infolge der Kristallbewegung ist während des Bildaufbaus ein Dopplerbetrieb nicht möglich. Mit Hilfe eines Joystiks, eines Drehpotentiometers oder eines Trackballes können jedoch Meßwinkel und Meßtiefe – also die gewünschte Position des Meßvolumens – vorgewählt werden. Hierzu wird ein der Lage des Meßvolumens entsprechender Bildcursor direkt in das zweidimensionale Schnittbild hineinprojiziert. Zur Plazierung des Meßvolumens hat der Bediener somit nur noch diesen Cursor in die gewünschte Position zu bringen. Nach Betätigen einer entsprechenden Taste oder eines

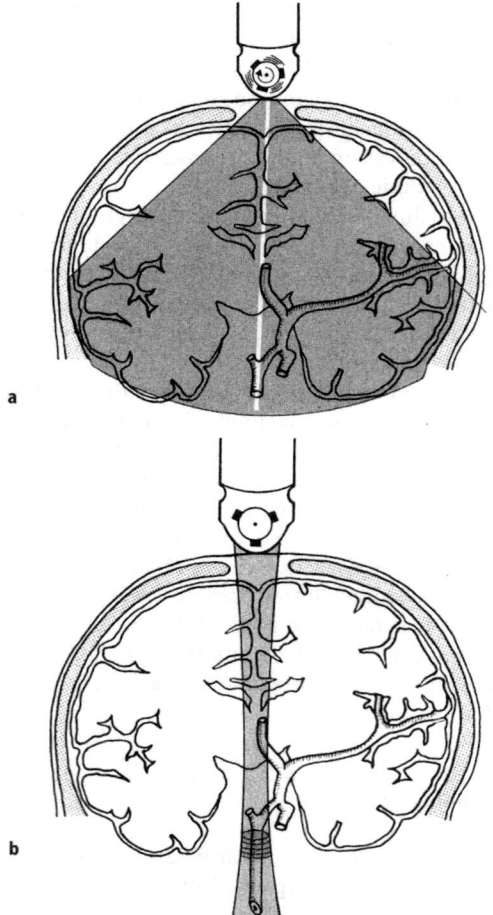

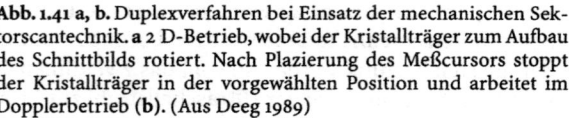

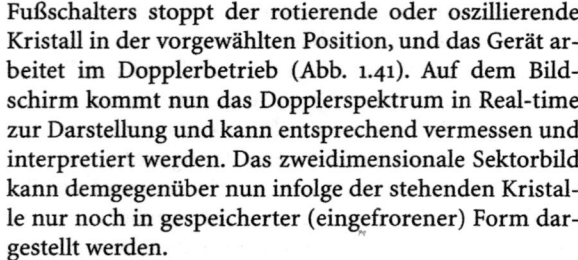

Abb. 1.41 a, b. Duplexverfahren bei Einsatz der mechanischen Sektorscantechnik. **a** 2 D-Betrieb, wobei der Kristallträger zum Aufbau des Schnittbilds rotiert. Nach Plazierung des Meßcursors stoppt der Kristallträger in der vorgewählten Position und arbeitet im Dopplerbetrieb (**b**). (Aus Deeg 1989)

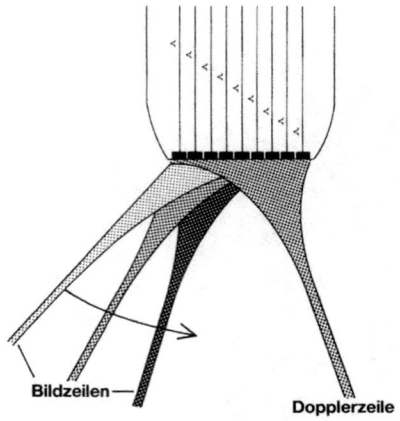

Abb. 1.42. Funktion eines Phased-array-Scanners im Duplexbetrieb. Bildzeilen und Dopplerstrahl werden alternierend aufgebaut, so daß eine Simultandarstellung von 2 D-Bild und Frequenzspektrum möglich wird. (Aus Deeg 1989)

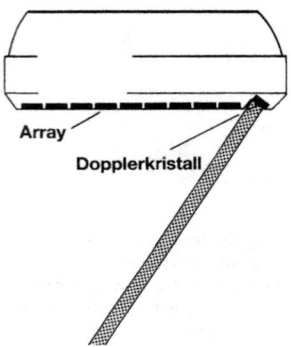

Abb. 1.43. Kombination eines Linear-array-Schallkopfes mit einem fest integrierten Dopplerkristall für abdominelle Applikationen des Duplexverfahrens. (Aus Deeg 1989)

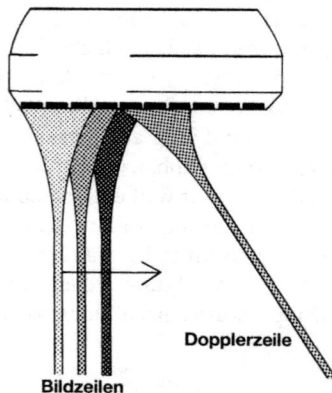

Abb. 1.44. Linear-array-Schallkopf. Erzeugung von 2 D-Bild und Dopplerstrahl mit Hilfe des gleichen Arrays. (Aus Deeg 1989)

Fußschalters stoppt der rotierende oder oszillierende Kristall in der vorgewählten Position, und das Gerät arbeitet im Dopplerbetrieb (Abb. 1.41). Auf dem Bildschirm kommt nun das Dopplerspektrum in Real-time zur Darstellung und kann entsprechend vermessen und interpretiert werden. Das zweidimensionale Sektorbild kann demgegenüber nun infolge der stehenden Kristalle nur noch in gespeicherter (eingefrorener) Form dargestellt werden.

Dies erschwert etwas die Handhabung dieser Apparatur, da bei einem unbeabsichtigten Verrutschen des Schallkopfs das dargestellte 2 D-Referenzbild nicht mehr mit dem tatsächlichen Meßort übereinstimmt.

Im Gegensatz zum mechanischen Verfahren bietet der besonders in der Kardiologie verbreitete *Phased-array-Sektorschallkopf* die Möglichkeit einer Simultandarstellung von zweidimensionalem Schnittbild und Dopplerspektrum. Derartige Schallköpfe sind wie kurze Multielementschallköpfe aufgebaut, die aus vielen kleinen nebeneinanderliegenden Kristallen bestehen (Abb. 1.42). Zum Aufbau der ersten Schallzeile für das 2 D-Bild wird der Sendeimpuls zunächst dem gegenüberliegenden äußeren Kristall zugeführt. Mit einer geringen Verzögerung von wenigen Nanosekunden wird dann auch der danebenliegende vorletzte Kristall angesteuert, danach das davorliegende Element usw. Zum Schluß erhält auch der auf der linken Innenseite liegende Kristall den Sendeimpuls. Durch Überlagerung (Interferenz) der Einzelschallfelder entsteht ein gemeinsamer Schallstrahl, der in einem Winkel von etwa 45° nach links außen abgestrahlt wird.

Der Aufbau der 1. Bildzeile nimmt je nach gewünschter Darstellungstiefe maximal nur etwa 0,5 ms in Anspruch. Zur Erzeugung der 2. Zeile werden die Verzögerungen geringfügig verändert, so daß nunmehr eine Abstrahlrichtung unter einem etwas geringeren Winkel entsteht.

Allein durch ein zeitverzögertes Ansteuern der verschiedenen Elemente läßt sich der Abtaststrahl beliebig steuern, so daß ein komplettes Sektorbild aufgebaut werden kann.

Auch die Richtung des für den Dopplerbetrieb notwendigen Ultraschallstrahls wird durch entsprechend zeitverzögertes Ansteuern der einzelnen Elemente bestimmt. Gegenüber dem mechanischen Sektorverfahren bietet die Phased-array-Technik die Möglichkeit, die Ultraschallzeilen für Bildaufbau und Dopplerbetrieb alternierend zu erzeugen. So wird zunächst die 1. Bildzeile aufgebaut, danach auf Dopplerbetrieb umgeschaltet, dann die 2. Bildzeile, danach wieder auf Dopplerbetrieb umgeschaltet usw. Durch den schnellen Wechsel ergibt sich für den Untersucher eine simultane Darstellung von zweidimensionalem Schnittbild und Dopplerspektrum.

Für die dopplersonographische Untersuchung uteroplazentarer und fetaler Gefäße haben sich unter anderem Duplexsysteme mit *Linear-array-Schallköpfen* bewährt. Bei einem älteren Verfahren wurde das Array mit einem separaten Dopplerkristall kombiniert (Abb. 1.43). Auch diese Technik gestattete einen schnellen, alternierenden Betrieb, so daß eine simultane Darstellung von 2 D-Bild und Dopplerspektrum möglich wurde. Dem Vorteil einer guten Signalqualität stand jedoch der Nachteil eines festen Abstrahlwinkels des Dopplerkristalls gegenüber. Dies hatte zur Folge, daß zur Positionierung des Meßvolumens auch der Schallkopf selbst entlang der Schnittebene verschoben werden mußte.

Ein jüngeres Verfahren erlaubt die Erzeugung des Ultraschalldopplerstrahls mit Hilfe des Linear-array direkt, also ohne zusätzlichen Dopplerkristall (Abb. 1.44). Während die Bildzeilen parallel aufgebaut werden, erfolgt die Erzeugung des Ultraschalldopplerstrahls wie beim bereits beschriebenen Phased-array-Schallkopf, also allein durch zeitlich verzögertes Ansteuern verschiedener Kristallelemente.

Ein Duplexsystem bietet den grundsätzlichen Vorteil, das Winkelverhältnis zwischen der Achse des untersuchten Gefäßes und dem Doppleruntersuchungsstrahl darzustellen. Die in Abschnitt 1.12 erwähnte Formel trifft nämlich nur dann zu, wenn sich der Reflektor direkt auf Sender und Empfänger zubewegt bzw. sich direkt von ihnen entfernt. Sobald ein Winkel zwischen Sender-/Empfängerachse und der Blutströmungsrichtung auftritt, muß der Cosinus dieses Winkels θ als Korrekturfaktor in der Formel berücksichtigt werden. Die Dopplergleichung lautet somit:

$$f_d = \frac{f_0 \cdot V \cdot 2 \cdot \cos \theta}{C}$$

Dabei ist f_d die Dopplerverschiebung gemessen in Hz; f_0 die Ursprungsfrequenz oder Sendefrequenz gemessen in Hz; V die Geschwindigkeit, mit der sich die korpuskulären Bestandteile des Bluts bewegen (in m/s); θ ist der Einstrahlwinkel zwischen dem Ultraschallstrahl und der Blutströmungsrichtung, die meist der Gefäßachse entspricht; C ist die Schallgeschwindigkeit im Gewebe, die mit $1,56 \cdot 10^3$ m/s als konstant angesehen werden kann.

Moderne Geräte erlauben die Einblendung einer kleinen drehbaren Linie in das Ultraschallschnittbild. Durch Ausrichtung dieser Linie parallel zum Gefäßverlauf korrigiert das Gerät automatisch den Winkelfehler und stellt die Geschwindigkeitskurven in der richtigen Amplitude dar.

Da der Cosinus eines Winkels von 0° = 1 und der eines Winkels von 90° = 0 ist, sollte das zu untersuchende Gefäß unter einem möglichst kleinen Winkel angeschallt werden. Sehr kleine Winkel unter 15° können vernachlässigt werden, da der Cosinus eines Winkels unter 15° annäherungsweise 1 beträgt. Größere Winkel müssen durch eine Winkelkorrektur berücksichtigt werden.

In der Dopplergleichung sind somit f_d und der Einfallswinkel θ die einzigen Variablen, aus denen die Flußgeschwindigkeit im Gefäß durch Umformung der obigen Gleichung ermittelt werden kann. Es gilt folgende Beziehung:

$$V = \frac{f_d \cdot C}{2 \cdot f_0 \cdot \cos \theta}$$

1.16 Farbkodierte Dopplersonographie

In 1.14 wurde ausführlich dargelegt, daß sog. *gepulste Doppler* tiefenselektiv arbeiten, indem mit Hilfe eines Zeitfensters nur solche Echosignale verarbeitet werden, die zu einem bestimmten Zeitpunkt und damit aus einer bestimmten Tiefe zurückkehren. Wie ebenfalls bereits ausführlich dargestellt, wird dieser Meßort als *sample volume* bezeichnet.

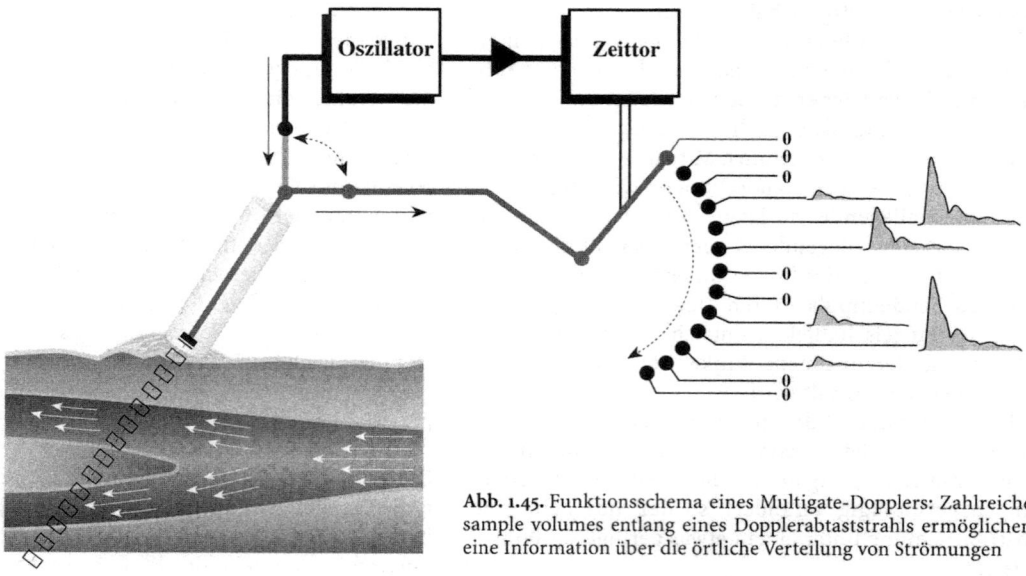

Abb. 1.45. Funktionsschema eines Multigate-Dopplers: Zahlreiche sample volumes entlang eines Dopplerabtaststrahls ermöglichen eine Information über die örtliche Verteilung von Strömungen

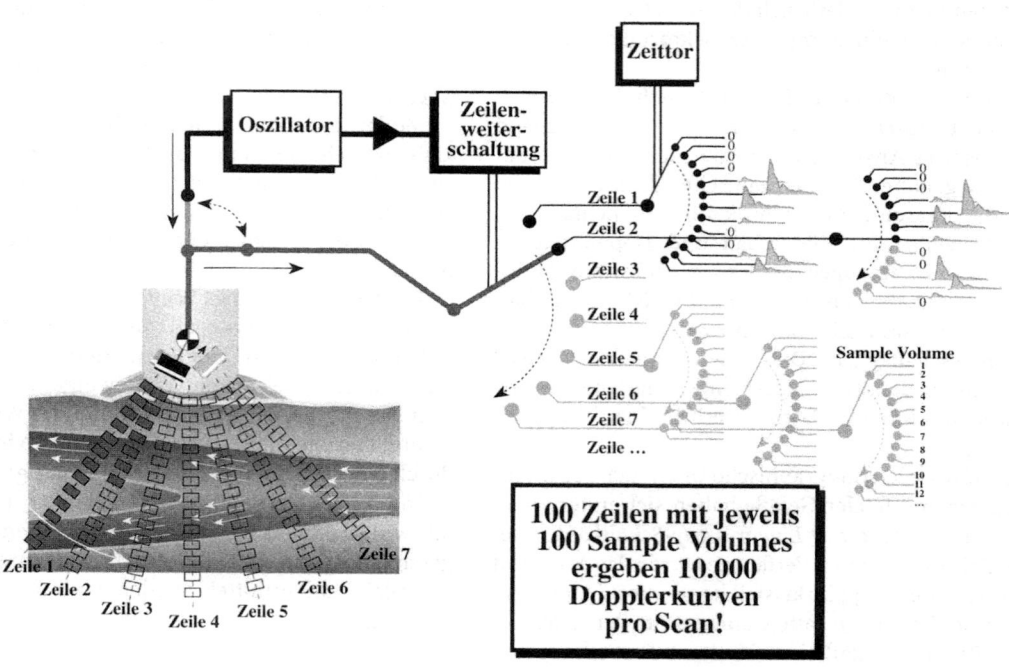

100 Zeilen mit jeweils 100 Sample Volumes ergeben 10.000 Dopplerkurven pro Scan!

Abb. 1.46. Denkmodell eines zweidimensional abtastenden Flächendopplers

Durch eine Modifikation des Zeittors wäre es durchaus möglich, auch mehrere sample volumes entlang der Strahlachse aufzubauen. In diesem Falle müßten allerdings mehrere Darstellungs- oder Registrierkanäle zur Verfügung stehen, damit die aus den verschiedenen sample volumes nacheinander zurückkehrenden Geschwindigkeitsinformationen einander nicht überlagern, sondern voneinander isoliert werden (Abb. 1.45). Derartige *Mehrkanaldoppler* sind in Form von Laboraufbauten tatsächlich realisiert worden und haben der Forschung einige neue Erkenntnisse über das Fließverhalten des Blutes verschafft. Denn mit diesem Verfahren war es erstmals möglich, mehrere sample volumes über den Durchmesser eines Gefäßes zu verteilen und die unterschiedlichen Geschwindigkeiten über den Gefäßquerschnitt zu ermitteln.

Ein derartiger Mehrkanaldoppler ließe sich durch den Aufbau mehrerer nebeneinanderliegender Abtast-

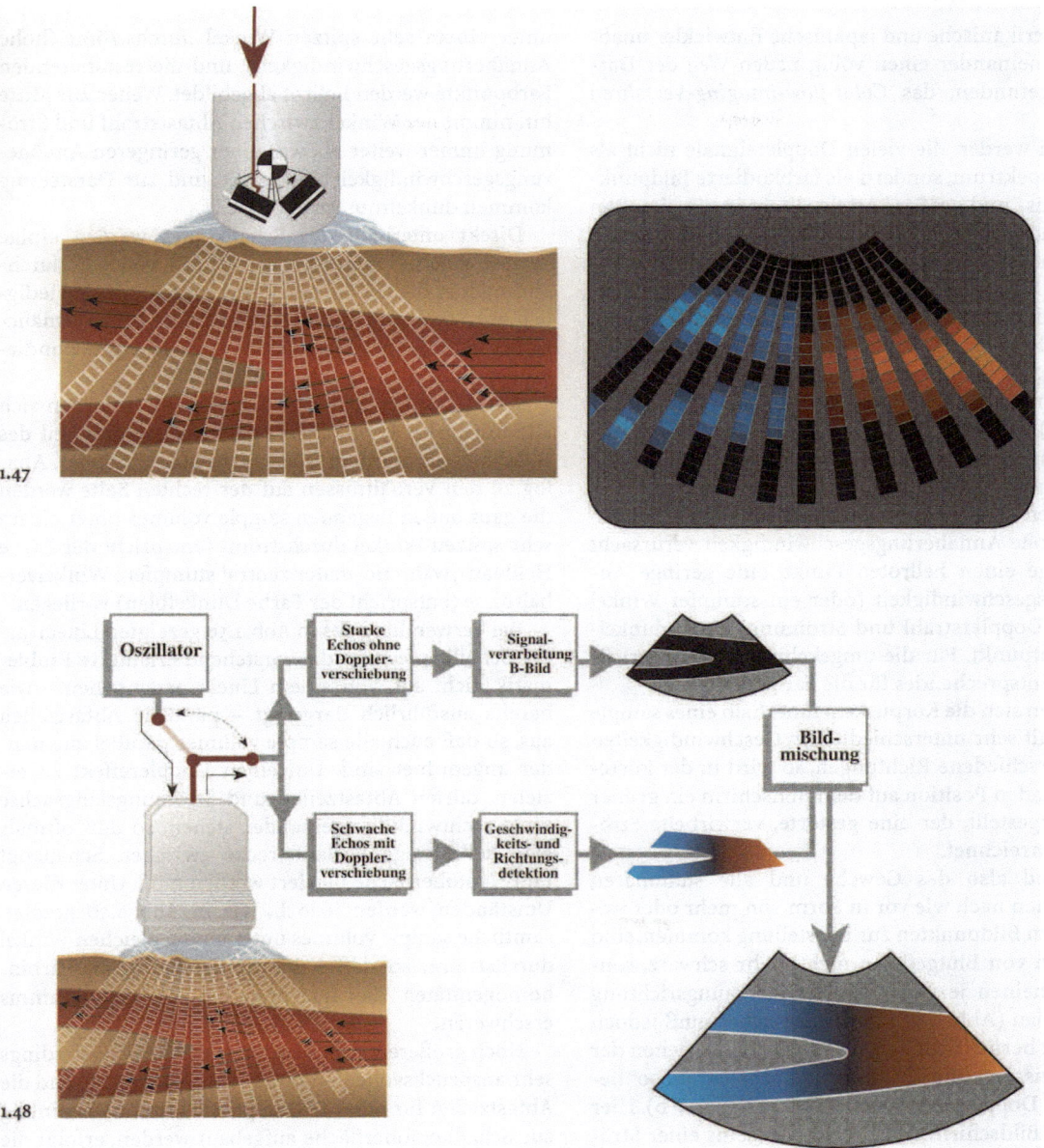

Abb. 1.47. Color-flow-imaging-Verfahren. Die in den einzelnen sample volumes ermittelten Geschwindigkeitsinformationen werden auf einem Bildschirm positionsgerecht als Farbpunkte dargestellt

Abb. 1.48. Funktionsschema gängiger Systeme: Neben den frequenzverschobenen Reflexen der korpuskulären Blutbestandteile werden auch die Echos stationärer Grenzflächen erfaßt und einander überlagert. Dies entspricht einer Einblendung farbkodierter Strömungsinformationen in das konventionelle Ultraschallschnittbild

zeilen – jeweils bestehend aus multiplen sample volumes – weiter modifizieren. In diesem Falle müßte der Piezowandler mechanisch angetrieben werden, oder es müßte ein Arrayschallkopf herangezogen werden (Abb. 1.46). Eine derartige Apparatur würde nicht nur Informationen über die Strömungsverhältnisse entlang einer Achse, sondern selektive Informationen über alle in einem großen Gebiet vorkommenden Strömungen liefern. Da jedoch sämtliche Strömungsinformationen in isolierter Form vorliegen würden, bräuchte man eine ungeheure Anzahl an Darstellungs- oder Registrierkanälen. Da ein so großer technischer Aufwand natürlich indiskutabel ist, die Realisierung eines zweidimensionalen Dopplers aber durchaus angestrebt wurde, haben amerikanische und japanische Entwickler unabhängig voneinander einen völlig neuen Weg der Darstellung gefunden, das *Color-flow-imaging-Verfahren* (CFI).

Hierbei werden die vielen Dopplersignale nicht als Frequenzspektrum, sondern als farbkodierte Bildpunkte positions- und größenkorrekt direkt in ein simultan gewonnenes Ultraschallschnittbild eingeblendet. Alle sample volumes, in denen eine auf den Schallkopf zufließende Strömung herrscht, werden im Ultraschallschnittbild in Form eines roten Bildpunktes dargestellt, alle sample volumes, in denen eine entgegengesetzte, sich vom Schallkopf entfernende Strömung gemessen wird, kommen auf dem Bildschirm blau zur Darstellung (Abb. 1.47).

Nicht nur die Strömungsrichtung, sondern auch die Strömungsgeschwindigkeit wird erfaßt und findet – qualitativen – Ausdruck in der Helligkeit der Farbpunkte. Eine hohe Annäherungsgeschwindigkeit verursacht demzufolge einen hellroten Punkt, eine geringe Annäherungsgeschwindigkeit (oder ein stumpfer Winkel zwischen Dopplerstrahl und Strömung) einen dunkelroten Lichtpunkt. Für die umgekehrte Strömungsrichtung gilt Entsprechendes für die Farbe Blau.

Bewegen sich die Korpuskeln innerhalb eines sample volume, mit sehr unterschiedlichen Geschwindigkeiten und in verschiedene Richtungen, so wird in der korrespondierenden Position auf dem Bildschirm ein grüner Punkt dargestellt, der eine gestörte, verwirbelte Strömung kennzeichnet.

Während also das Gewebe und alle stationären Grenzflächen nach wie vor in Form von mehr oder weniger hellen Bildpunkten zur Darstellung kommen, sind die Lumen von Blutgefäßen nicht mehr schwarz, sondern erscheinen je nach relativer Strömungsrichtung rot oder blau (Abb. 1.48). Der Untersucher muß jedoch unbedingt berücksichtigen, daß an Orten, an denen der Winkel zwischen Blutströmung und Schallstrahl 90° beträgt, kein Dopplereffekt entstehen kann (cos = o). Hier bleibt der Bildschirm trotz Vorhandenseins einer Strömung schwarz. Auch erkennt das Color-flow-imaging-System nicht die tatsächliche, absolute Strömungsrichtung, sondern immer nur die Strömungsrichtung in Relation zum jeweiligen sample volume.

Diese natürliche Beschränkung in der Aussagekraft gewinnt eine besondere Tragweite, wenn das Sektor- oder Konvexverfahren zur Abtastung herangezogen wird. Da bei einem so beschaffenen Schallkopf die akustischen Abtastzeilen fächerförmig vom Schallkopf ausgehen, wird bei der Untersuchung eines geradlinigen Gefäßes jedes sample volume unter einem anderen Winkel durchströmt. Selbst wenn im gesamten Abschnitt des untersuchten Gefäßes die gleiche Strömungsgeschwindigkeit herrscht, ist die korrespondierende Farbdarstellung höchst uneinheitlich. Im Beispiel der Abb. 1.49 werden die rechts außen liegenden sample volumes unter einem sehr spitzen Winkel durchströmt (hohe Annäherungsgeschwindigkeit), und die resultierenden Farbpunkte werden hellrot abgebildet. Weiter zur Mitte hin nimmt der Winkel zwischen Abtaststrahl und Strömung immer weiter ab, was einer geringeren Annäherungsgeschwindigkeit entspricht, und zur Darstellung kommen dunkelrote Farbpunkte.

Direkt unterhalb des Schallkopfes werden einige sample volumes unter einem Winkel von 90° durchströmt; hier fließen die reflektierenden Korpuskel lediglich am Schallkopf vorbei und es findet keine Annäherung statt. Infolgedessen bleiben auch die korrespondierenden Bildzeilen dunkel.

Auf der linken Seite des Schallfeldes entfernen sich alle Korpuskel vom Schallkopf, so daß dieser Teil des Gefäßlumens auf dem Bildschirm blau erscheint. Analog zu den Verhältnissen auf der rechten Seite werden die ganz außen liegenden sample volumes unter einem sehr spitzen Winkel durchströmt (entspricht der Farbe Hellblau), während weiter zentral stumpfere Winkelverhältnisse (entspricht der Farbe Dunkelblau) vorliegen.

Bei Verwendung des in Abb. 1.50 gezeigten Linear-array-Schallkopfes tritt die vorstehend erläuterte Problematik nicht auf. Von einem Linear array gehen – wie bereits ausführlich dargelegt – parallele Abtastzeilen aus, so daß auch alle sample volumes parallel zueinander angeordnet sind. Um einen Dopplereffekt zu erzielen, dürfen Abtastzeilen und Strömungslängsachse nicht rechtwinklig zueinander stehen, so daß oftmals eine keilförmige Vorlaufstrecke zwischen Schallkopf und Hautoberfläche plaziert werden muß. Unter diesen Umständen werden jedoch, wie in Abb. 1.50 gezeigt, sämtliche sample volumes unter einem gleichen Winkel durchströmt, so daß keine systembedingten Farbinhomogenitäten die Interpretation des Sonogramms erschweren.

Noch größere Vorteile bietet das technisch allerdings sehr anspruchsvolle Verfahren in Abb. 1.51. Während die Abtastzeilen für das 2 D-Bild parallel und rechtwinklig zur Schallkopfoberfläche aufgebaut werden, erfolgt die Abstrahlung der Dopplerzeilen unter einem spitzeren Winkel. Dieser Winkel wird erreicht, indem die verschiedenen Wandlerelemente der jeweils aktiven Grup-

Abb. 1.49. Color-flow-imaging-Verfahren unter Verwendung eines Konvex- oder Sektorscans. Nachteil: Die sample volumes werden unter unterschiedlichen Winkeln durchströmt

Abb. 1.50. Color-flow-imaging-Verfahren unter Verwendung eines Parallelscans und einer keilförmigen Vorlaufstrecke. Vorteil: Alle sample volumes werden unter einem gleichen Winkel durchströmt. Nachteil: Das Schnittbild kommt verdreht zur Darstellung

Abb. 1.51. Color-flow-imaging-Verfahren unter Verwendung eines Linearscans mit steuerbarem Dopplerfenster. Vorteil: Alle sample volumes werden unter einem gleichen Winkel durchströmt, orthograde Darstellung der Gewebsstrukturen

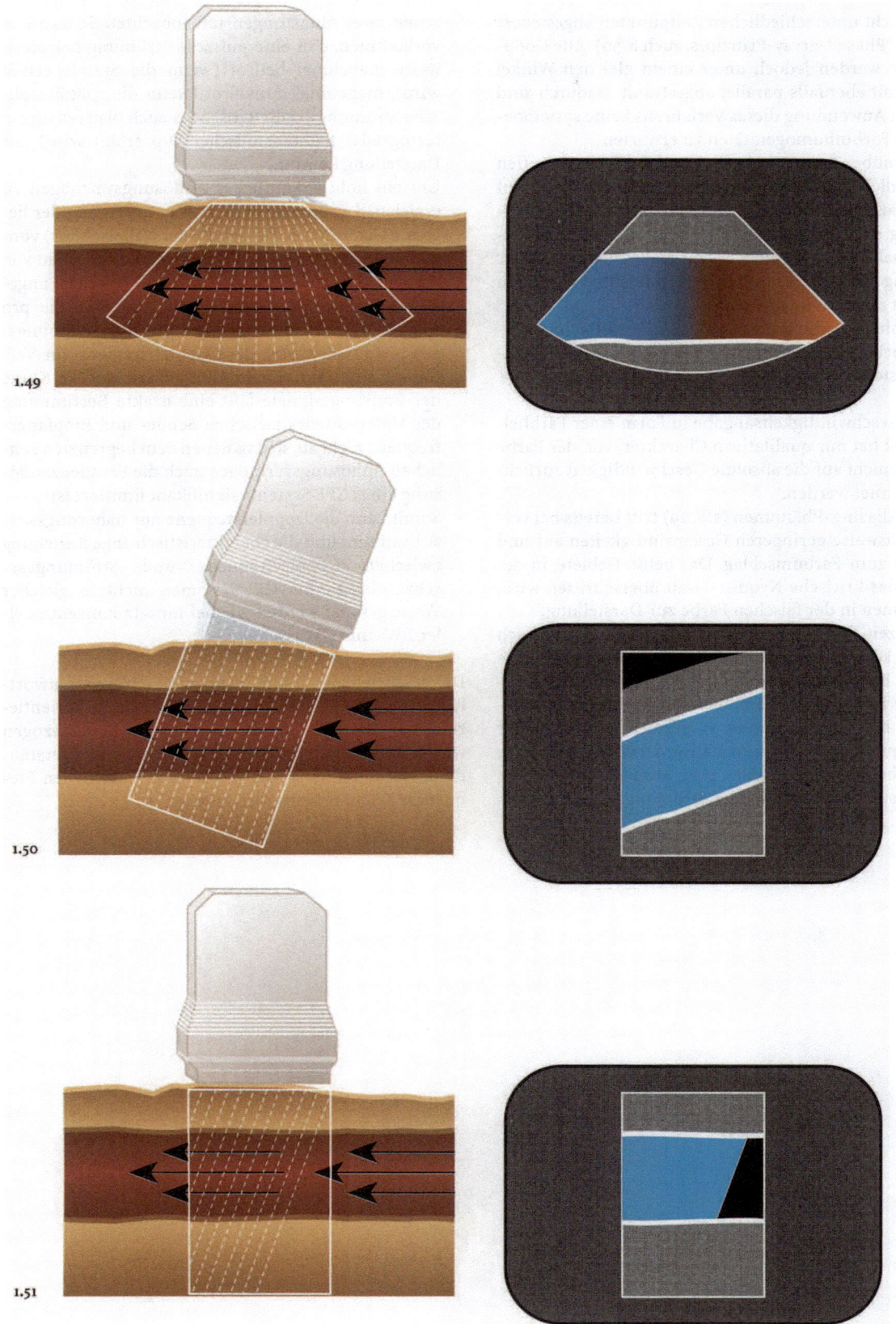

pe zu leicht unterschiedlichen Zeitpunkten angesteuert werden (Phased-array-Prinzip, s. auch S. 30). Alle Dopplerzeilen werden jedoch unter einem gleichen Winkel und damit ebenfalls parallel abgestrahlt. Dadurch sind auch bei Anwendung dieses Verfahrens keine systembedingten Farbinhomogenitäten zu erwarten.

Gegenüber der in Abb. 1.50 gezeigten Technik treffen jedoch die Abtastzeilen für das 2 D-Bild senkrecht auf das Gefäß. Dies wirkt sich insbesondere bei der Untersuchung sehr kleiner Gefäße positiv auf die Darstellungsqualität aus, da jedes Ultraschallsystem in axialer Richtung ein besseres räumliches Auflösungsvermögen aufweist als in lateraler Richtung.

Unabhängig von der verwendeten Abtasttechnik gelten jedoch für alle derzeit verfügbaren Color-flow-imaging-Systeme die folgenden Limitationen:

- Die Geschwindigkeitsangabe in Form einer Farbhelligkeit hat nur qualitativen Charakter; von der Farbe kann nicht auf die absolute Geschwindigkeit zurückgerechnet werden.
- Das Aliasing-Phänomen (s. S. 29) tritt bereits bei vergleichsweise geringeren Geschwindigkeiten auf und führt zum Farbumschlag. Das heißt, Gebiete, in denen das kritische Nyquist-Limit überschritten wird, kommen in der falschen Farbe zur Darstellung.
- Das zeitliche Auflösungsvermögen ist im Vergleich zum konventionellen Doppler sehr niedrig, da – je nach Bildausschnitt und Meßtiefe – jedes sample volume innerhalb des Untersuchungsgebietes nur wenige Male pro Sekunde aufgebaut wird. Da jeder Farbpunkt nur eine Information darüber gibt, welche Geschwindigkeit in dem sehr kurzen Moment des Abtastens auftritt, bleiben Strömungsvorgänge zwischen zwei Abtastungen unbeobachtet. So kann es vorkommen, daß eine pulsatile Strömung beispielsweise manchmal hellrot (wenn die Systole erfaßt wird), manchmal dunkelrot (wenn die spätdiastolische Strömung erfaßt wird) oder auch blau (wenn ein retrograder frühdiastolischer Dip erfaßt wird) zur Darstellung kommt.

Um ein hohes räumliches Auflösungsvermögen zu erzielen, d.h. um eng neben- oder untereinander liegende Gefäße (z.B. die Gefäße der Nabelschnur) voneinander abgrenzen zu können, wird der Aufbau von möglichst kleinvolumigen sample volumes angestrebt. Damit sinkt jedoch auch die Zeit, die pro sample volume für eine Messung der Strömungsgeschwindigkeit bzw. der Dopplerfrequenz zur Verfügung steht, auf extrem kleine Werte ab. Die Kürze der Empfangssignale läßt eine exakte Bestimmung des Unterschiedes zwischen Sende- und Empfangsfrequenz nicht zu, so daß neben dem begrenzten zeitlichen Auflösungsvermögen auch die Frequenzauflösung eines CFI-Systems signifikant limitiert ist.

Somit kann die Dopplerfrequenz nur näherungsweise bestimmt und die charakteristisch enge Beziehung zwischen Dopplerfrequenz und Strömungsgeschwindigkeit bei CFI-Systemen nicht in gleicher Weise genutzt werden wie bei Einsatz konventioneller PW- und CW-Systeme.

Die beschriebenen Limitationen sind dafür verantwortlich, daß das CFI-Verfahren heute primär zur Orientierung und zur Lokalisation von Gefäßen herangezogen wird, während sich beispielsweise Perfusionswiderstände besser durch eine Analyse des konventionellen Frequenzspektrums beurteilen lassen.

Gehirn und Rückenmark

H. PETERS UND R. SCHUMACHER

2.1 Gehirn

H. PETERS

> **Untersuchungsindikationen**
>
> - Verdacht auf Hirnblutung/Hydrozephalus bei
>   - komplizierter Geburt
>   - neurologischer Auffälligkeit
>   - unklarem Hämoglobinabfall
>   - unklarer klinischer Verschlechterung
>   - respiratorischen Problemen
>   - Kopfumfangszunahme
>   - gespannter Fontanelle
>   - weiten Schädelnähten
> - Fehlbildungen
> - Verdacht auf Kindesmißhandlung
> - Unfälle und Stürze
> - Meningitis und Sepsis
> - Onkologische Erkrankungen
>
> Die Schädelsonographie ist im Neugeborenen- und Säuglingsalter die bildgebende Basisdiagnostik in der Neonatologie und Neuropädiatrie.

2.1.1 Technische Voraussetzungen

Für die transfontanelläre Sonographie sind Sektorschallköpfe mit kleiner Ankopplungsfläche und einer Frequenz von 3–7,5 MHz am besten geeignet. Wenn die große Fontanelle und die Schädelnähte sehr weit sind, können zumindest die zentralen Hirnabschnitte auch mit Linearsschallköpfen in hervorragender Bildqualität abgebildet werden. Die transkranielle Sonographie ist mit Sektorschallköpfen, besser aber mit Linearschallköpfen mit Frequenzen von 5 MHz (Frühgeborene), 3 MHz (Säuglinge) und 2 MHz (ältere Kinder) möglich.

2.1.2 Patientenbedingte Voraussetzungen

Die Schädelsonographie erfolgt bevorzugt durch die große Fontanelle, um die Schallimpulse nicht durch die knöcherne Schädelkalotte zu Lasten der Bildqualität abzuschwächen. Der transkranielle Zugangsweg liefert deshalb Ultraschallbilder in deutlich schlechterer Bildqualität. Da sich die große Fontanelle mit zunehmendem Alter verkleinert und bis zum Alter von 1 ½ Jahren schließt, verschlechtern sich die Untersuchungsbedingungen für die transfontanelläre Sonographie. Es sind deshalb mit fortschreitendem Alter nur die zentralen Gehirnstrukturen darstellbar; die peripheren Hirnstrukturen entziehen sich der Abbildbarkeit. Auch für die transkranielle Sonographie verschlechtert sich die Qualität der erhaltenen Bilder, weil die Bildgüte mit der zunehmenden Verknöcherung der Kalotte abnimmt.

Weitere Zugangswege sind die kleine Fontanelle, weite Schädelnähte und evtl. vorhandene Knochendefekte.

2.1.3 Untersuchungsvorbereitung

Eine spezielle Vorbereitung ist nicht erforderlich. Es sollte aber für günstige Rahmenbedingungen gesorgt werden, damit der zu untersuchende Säugling ruhig ist. Dazu gehören besonders die Anwesenheit eines Elternteiles (erforderlichenfalls auf dem Schoß der Mutter), die gleichzeitige Fütterung und natürlich eine ruhige, keinesfalls hektische Umgebung. Das Untersuchungsgel sollte vorgewärmt sein. Die Untersuchung sollte ungestört ablaufen. Eine medikamentöse Sedierung ist in der Regel entbehrlich.

2.1.4 Untersuchungstechnik

Der Schallkopf wird zu Beginn der Untersuchung mit seiner Bildebenenorientierung parallel zur Kranznaht (*Sutura coronalis*) und senkrecht zur Einstellung der mittleren Koronarebene aufgesetzt. Dann wird der Schallkopf langsam kontinuierlich nach rostral und anschließend nach okzipital gekippt. Während dieses Schwenkvorgangs wird das Gehirn vom Untersucher hinsichtlich seiner Strukturen durchgemustert.

Dazu bieten sich folgende anatomisch gut definierbare Ebenen an (Abb. 2.1):

- Koronare Schnittebenen:
  - K1: vorderer Koronarschnitt durch die Orbitadächer,
  - K2: vorderer Koronarschnitt auf Höhe der Keilbeinflügel,
  - K3: mittlerer Koronarschnitt auf Höhe der Foramina Monroi,
  - K4: mittlerer Koronarschnitt duch die Pedunculi cerebri,
  - K5: hinterer Koronarschnitt durch den IV. Ventrikel,
  - K6: hinterer Koronarschnitt durch das Kleinhirn,
  - K7: hinterer Koronarschnitt durch die Hinterhörner der Seitenventrikel,
  - K8: hinterer Koronarschnitt durch den Okzipitalpol.

Danach wird der Schallkopf in senkrechter Position um 90° gedreht, so daß seine Bildebene parallel der Pfeilnaht (*Sutura sagittalis*) zur Einstellung der Mediansagittalnaht liegt. Es schließt sich nun eine Seitkippung nach links und rechts zum Durchmustern der beiden Gehirnhemisphären an.

Analog gibt es auch hier Standardebenen (Abb. 2.2):

- Sagittale Schnittebenen:
  - S1: Mediansagittalschnitt,
  - S2: Parasagittalebene durch den Hippocampus,
  - S3: Parasagittalebene durch den Seitenventrikel,
  - S4: Parasagittalebene durch die Insula,
  - S5: Parasagittalebene durch den parietalen und temporalen Kortex.

Die Bilddokumentation ist in den Untersuchungsgang integriert: Während der Schwenkbewegung wird in den Standardebenen kurz innegehalten, das Bild eingefroren und der Photoauslöser betätigt.

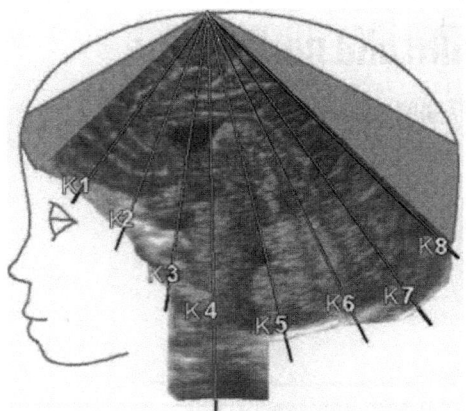

Abb. 2.1. Bildebenen im koronaren Bildebenensektor: *K1* Vorderer Koronarschnitt durch die Orbitadächer, *K2* vorderer Koronarschnitt auf Höhe der Keilbeinflügel, *K3* mittlerer Koronarschnitt auf Höhe der Foramina Monroi, *K4* mittlerer Koronarschnitt duch die Pedunculi cerebri, *K5* hinterer Koronarschnitt durch den IV. Ventrikel, *K6* hinterer Koronarschnitt durch durch das Kleinhirn, *K7* hinterer Koronarschnitt durch die Hinterhörner der Seitenventrikel, *K8* hinterer Koronarschnitt durch den Okzipitalpol

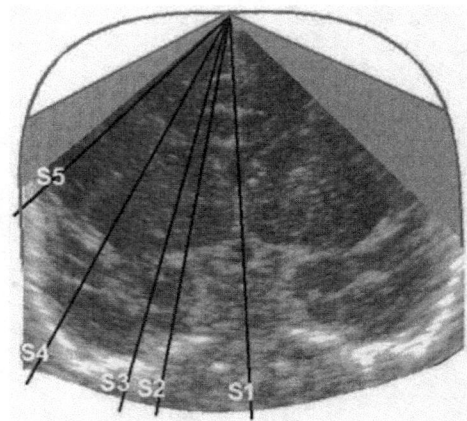

Abb. 2.2. Bildebenen im sagittalen Bildebenensektor: *S1* Mediansagittalschnitt, *S2* Parasagittalebene durch den Hippocampus, *S3* Parasagittalebene durch den Seitenventrikel, *S4* Parasagittalebene durch die Insula, *S5* Parasagittalebene durch den parietalen und temporalen Kortex

Es ist vorteilhaft, mit der Untersuchung im Koronarschnittebenensektor zu beginnen; die Symmetrie der Gehirnhemisphären erleichtert hier die Beurteilung. Dabei sollte darauf geachtet werden, daß die Bildebene korrekt eingestellt ist: Die Falx soll senkrecht im Bild stehen. Die Bildebene sollte nicht gekippt, vor allem aber nicht verdreht sein. Hierbei sind die knöchernen Strukturen der Schädelbasis hilfreich. Wenn sich diese nicht symmetrisch darstellen, liegt meist ein Drehfehler der Bildebene vor.

Auf Abbildungen im Sagittalschnitt ist links die Frontalregion und rechts der okzipitale Pol dargestellt. Im koronaren Querschnitt ist die rechte Hemisphäre auf der linken und die linke Hemisphäre auf der rechten

Seite abgebildet. Die Schnittebenen liegen so, als würde das Gehirn von links bzw. von vorne betrachtet werden.

Dokumentationsstandard. Im Falle eines Normalbefundes werden jeweils der mittlere Koronarschnitt, der Mediansagittalschnitt und der linke sowie der rechte Parasagittalschnitt photodokumentiert. Bei Videodokumentation wird im koronaren Schnittebenensektor von frontal nach okzipital und im sagittalen Schnittebenensektor von links nach rechts je ein Schallkopfschwenk aufgezeichnet.

Koronarer Schnittebenensektor

Zur Untersuchung im Koronarschnitt wird der Schallkopf parallel zur Kranznaht und rechtwinklig zur Pfeilnaht auf die große Fontanelle aufgesetzt. Durch Kippen und Parallelverschieben wird zur Erstorientierung die mittlere Koronarebene (Abb. 2.3 und 2.4) aufgesucht. Durch Kippen des Schallkopfskopfes nach frontal (rostral) werden anschließend die vorderen (Abb. 2.56 und 2.76) und durch Kippen nach okzipital die hinteren Koronarebenen (Abb. 2.8–2.11) eingestellt.

Im Koronarsektor sind zahlreiche Hirnstrukturen beurteilbar:

- Falx cerebri (Abb. 2.3, 2.5, 2.7–2.11)
- Tentorium cerebelli (Abb. 2.7),
- Fissura Sylvii (Abb. 2.3, 2.8, 2.21),
- Corpus callosum (Abb. 2.3, 2.7, 2.9),
- Cavum septi pellucidi (Abb. 2.2, 2.4, 2.7),
- Cavum Vergae (Abb. 2.10, 2.23, 2.52, 2.56, 2.88),
- Seitenventrikel (Abb. 2.7–2.10),
- III. Ventrikel (Abb. 2.2, 2.4, 2.7, 2.8),
- Zisternen (Abb. 2.3 und 2.4),
- Plexus chorioideus (Abb. 2.3, 2.7, 2.9, 2.10),
- Gyrus cinguli (Abb. 2.3, 2.4, 2.6, 2.8, 2.9),
- Nucleus caudatus (Abb. 2.3, 2.4, 2.7, 2.8),
- Capsula interna (Abb. 2.22),
- Hypothalamus (Abb. 2.3 und 2.22),
- Thalamus (Abb. 2.3 und 2.8),
- Kleinhirn (Abb. 2.3, 2.8, 2.9),
- Schädelbasis (Abb. 2.3, 2.5, 2.6).

Topographische Anatomie der mittleren Koronarebenen (K 3, K 4)

Als Symmetrieachse sollte die Falx cerebri senkrecht in der Bildmitte stehen. Weitere echogene Landmarken sind die y-förmige Fissura Sylvii und das Tentorium cerebelli. Medial der Fissura Sylvii liegen Insula und Basalganglien, oberhalb der Parietallappen und unterhalb die A. cerebri media sowie der Temporallappen. Die komplexe Gliederung der Basalganglien in Thalamus, Hypothalamus, Putamen, Claustrum, Nucleus len-

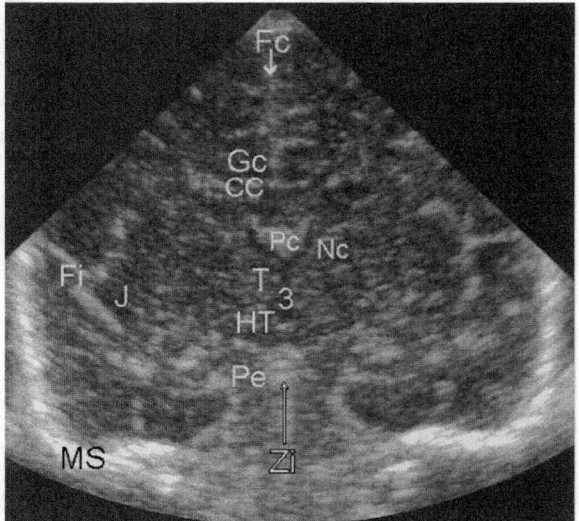

Abb. 2.3. Mittlerer Koronarschnitt (K3). (*CC* Corpus callosum, *Fc* Falx cerebri, *Fi* Fissura Sylvii, *Gc* Gyrus cinguli, *HT* Hypothalamus, *J* Insula, *MS* mittlere Schädelgrube, *Nc* Nucleus caudatus, *Pc* Plexus chorioideus, *Pe* Pedunculi cerebri, *T* Thalamus, *Zi* Cisterna interpeduncularis)

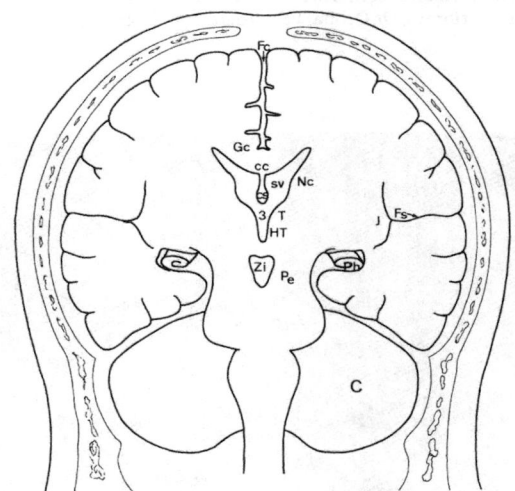

Abb. 2.4. Anatomie im mittleren Koronarschnitt (K3). (*C* Kleinhirn, *CC* Corpus callosum, *CSS* Cavum septi pellucidi, *Fc* Falx cerebri, *Fs* Fissura Sylvii, *Gc* Gyrus cinguli, *HT* Hypothalamus, *J* Insula, *Nc* Nucleus caudatus, *Pe* Pedunculi cerebri, *Ph* Pes hippocampi, *SV* Seitenventrikel, *T* Thalamus, *Zi* Cisterna interpeduncularis, *3* III. Ventrikel

tiformis, Capsula extrema kann sonographisch nicht differenziert werden. Die Regionen sind aber aus der topographisch-anatomischen Kenntnis heraus determinierbar, sollte eine feine Veränderung wie ein porenzephaler Defekt oder eine Echogenitätserhöhung aufgrund einer Verkalkung vorliegen. Die arteriellen Blutgefäße wie die A. cerebri media, die in dieser Bildebene aus der in der Tiefe kräftig pulsierenden A. caro-

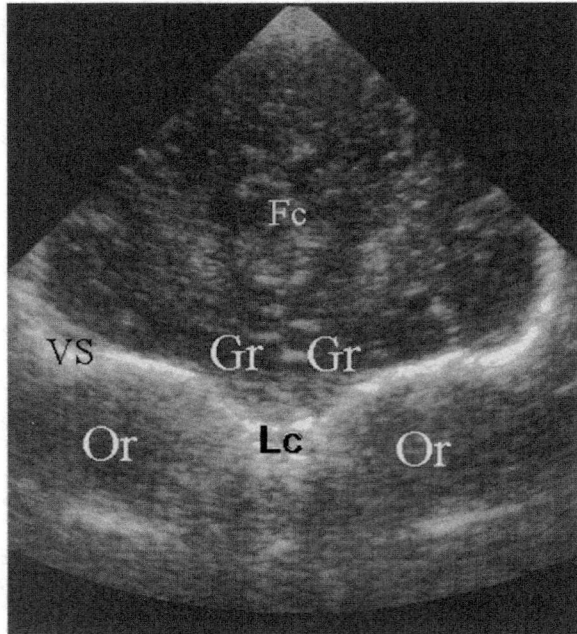

Abb. 2.5. Vorderer Koronarschnitt (K1) durch die Orbita vor den Seitenventrikelvorderhörnern (*Fc* Falx cerebri, *Gr* Gyrus rectus, *Lc* Lamina cribrosa, *Or* Orbita, *VS* vordere Schädelgrube)

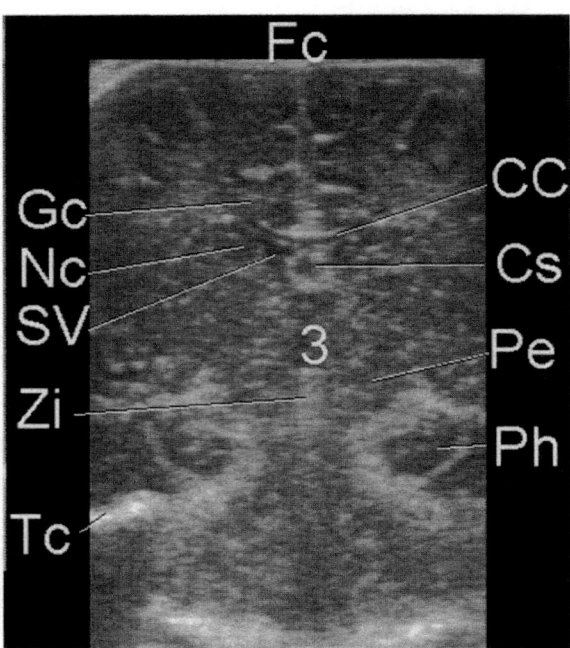

Abb. 2.7. Mittlerer Koronarschnitt (K4) durch die Seitenventrikel (*SV*) und III. Ventrikel (*3*) auf Höhe der Foramina Monroi (*FM*). (*CC* Corpus callosum, *Cs* Cavum septi pellucidi, *Fc* Falx cerebri, *Gc* Gyrus cinguli, *Nc* Nucleus caudatus, *Pc* Plexus chorioideus, *Pe* Pedunculi cerebri, *Ph* Pes hippocampi, *Tc* Tentorium cerebelli, *Zi* Cisterna interpeduncularis)

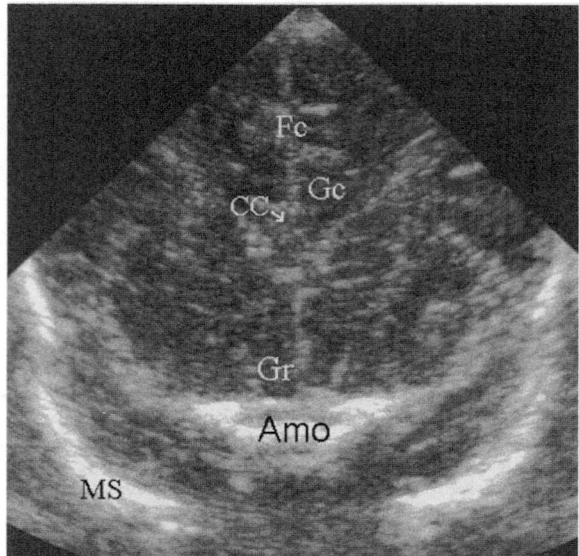

Abb. 2.6. Vorderer Koronarschnitt (K2) auf Höhe der Keilbeinflügel. (*Amo* Ala minoris ossis sphenoidalis, *CC* Corpus callosum, *Fc* Falx cerebri, *Gc* Gyrus cinguli, *Gr* Gyrus rectus, *MS* mittlere Schädelgrube)

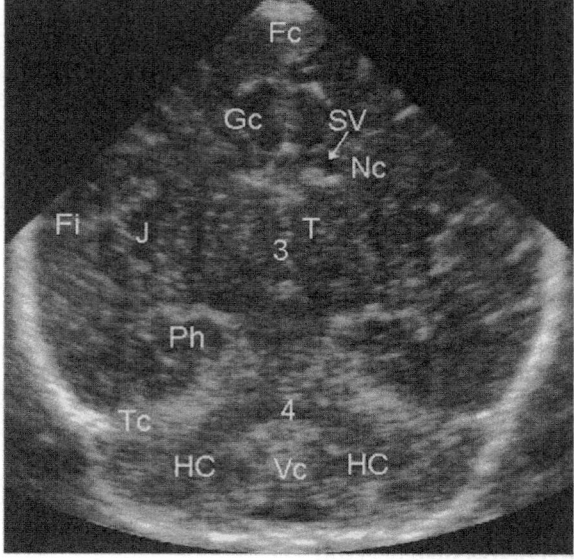

Abb. 2.8. Hinterer Koronarschnitt (K5) durch den IV. Ventrikel. (*Fc* Falx cerebri, *Fi* Fissura Sylvii, *Gc* Gyrus cinguli, *HC* Kleinhirnhemisphäre, *J* Insula, *Nc* Nucleus caudatus, *Ph* Pes hippocampi, *SV* Seitenventrikel, *T* Thalamus, *Tc* Tentorium cerebelli, *Vc* Vermis cerebelli, *3* III. Ventrikel, *4* IV. Ventrikel)

tis interna verzweigt und senkrecht zum Schallstrahl verläuft, kann im B-Bild nur anhand der Pulsationen erkannt werden.

In der mittleren Koronarebene (Abb. 2.3 und 2.4) sind auch die Verbindungsstellen zwischen den Seitenventrikeln und dem III. Ventrikel, die Foramina Monroi, einzustellen. Der III. Ventrikel ist allenfalls als ein schmaler, echoarmer senkrechter Spalt zu erkennen, der an Thalamus und Hypothalamus beider Hemisphären grenzt. Oberhalb bildet das echogene Band des Plexus chorioideus das Dach des III. Ventrikels. Lateral davon liegen die meist schlitzförmigen Seitenventrikel. Sie werden lateral/unten vom Nucleus caudatus und medial/oben vom Corpus callosum begrenzt. Zwischen den Seitenventrikeln und oberhalb des III. Ventrikels ist bei Neugeborenen und jungen Säuglingen oft das Cavum septi pellucidi (Abb. 2.56) zu erkennen. Es ist seitlich von den Laminae septi pellucidi eingefaßt.

Oberhalb des quer verlaufenden echoarmen Corpus callosum und seitlich der Falx grenzen die Gyri der Hemisphäreninnenfläche an den Interhemisphärenspalt. Unmittelbar oberhalb des Corpus callosum liegen die Gyri cinguli. Dazwischen sind die Pulsationen der quer getroffenen A. pericallosa erkennbar.

Unterhalb des III. Ventrikels liegen in V-förmiger Anordnung die Pedunculi cerebri. Sie umfassen die echogene Cisterna interpeduncularis (Abb. 2.75). In ihr können die kräftigen Pulsationen der A. basilaris sichtbar sein. Die Pedunculi verlaufen nach unten in das Foramen occipitale magnum. Lateral der Pedunculi liegen in der Insula die Unterhörner des Seitenventrikel. Sie sind aber oft nicht als echofreier Spalt zu erkennen. Lediglich der echogene Plexus chorioideus und der angrenzende echoarme Pes hippocampi erlauben den topographischen Lagebezug.

Die untere Bildbegrenzung der mittleren Koronarebene bilden die beiden echogenen Bänder der mittleren Schädelgrube und das Foramen occipitale magnum.

Topographische Anatomie der vorderen Koronarebenen (K 1, K 2)
Für die vorderen Koronarebenen wird der Schallkopf aus der mittleren Koronarebene heraus nach vorne gekippt. Zuerst ist eine Bildebene zu erhalten, in der die Keilbeinflügel (Alae minores ossis sphenoidalis) als echogene amboßartige Formation oberhalb der mittleren Schädelgruben quer zur Falx verlaufen (K 2) (Abb. 2.6).

Durch weiteres Kippen nach rostral wird der vordere Koronarschnitt oberhalb der Orbitadächer eingestellt (K 1) (Abb. 2.75). Die Orbitadächer bilden als echogene konvexe Linien die untere Begrenzung. Zwischen ihnen liegt die Lamina cribrosa. Der Interhemisphärenspalt und die Falx trennen beide Hemisphären vollständig bis zur Lamina cribrosa, da die Bildebene rostral des Corpus callosum und der Seitenventrikel liegt. Allerdings kann das unmittelbar vor den Vorderhörnern gelegene Parenchym bedingt durch einstrahlende Corpus-callosum-Fasern und Gefäßbindegewebe eine höhere Echogenität aufweisen. Lateral des Interhemisphärenspalts liegen an der Gehirnunterfläche in Querschnittdarstellung die Gyri recti und orbitales, die durch den Sulcus olfactorius begrenzt werden.

Topographische Anatomie der hinteren Koronarebenen (K 5–8)
Beim Schwenken des Schallkopfskopfes nach okzipital können mehrere Bildebenen gut standardisierbar eingestellt werden:

- hintere Koronarebene durch die IV. Ventrikel (K 5) (Abb. 2.8),
- hintere Koronarebene durch die Kleinhirnhemisphären (K 6) (Abb. 2.9),
- hintere Koronarebene durch die Hinterhörner der Seitenventrikel (K 7) (Abb. 2.10),
- hintere Koronarebene durch das Gehirnparenchym oberhalb der Seitenventrikel (K 8) (Abb. 2.11).

Diese hinteren Koronarebenen liegen relativ dicht beieinander; sie unterscheiden sich vornehmlich in den schallkopffernen Regionen, in der schallkopfnahen Regionen sind sie ähnlich.

Hintere Koronarebene durch den IV. Ventrikel (Abb. 2.8). Wird der Schallkopf aus der mittleren Koronarebene etwas nach okzipital gekippt, stellt sich zwischen den echogenen Sicheln des Tentorium cerebelli der IV. Ventrikel als echofreie bzw. echoarme Raute dar. Dorsal davon liegen der echogene Vermis cerebelli und die echoärmeren Kleinhirnhemisphären. Zwischen Kleinhirn und der echogenen Sichel der hinteren Schädelgrube liegt die echofreie Cisterna cerebellomedullaris (Cisterna magna).

Hintere Koronarebene durch die Kleinhirnhemisphären (Abb. 2.9). Durch leichtes weiteres Schwenken nach okzipital sind der echogene Vermis cerebelli und die Kleinhirnhemisphären in ihrer maximalen Ausdehnung dargestellt. Oberhalb davon liegt die echoreiche Cisterna quadrigemina, die mit ihrem Bindegewebe sternförmig in das umliegende Gewebe ausstrahlt: nach oben in den Plexus des III. Ventrikels, nach unten seitlich in die beiden Schenkel des Tentorium cerebelli, zur Seite in die Fissura chorioidea.

Hintere Koronarebene durch die Hinterhörner der Seitenventrikel (K 7) (Abb. 2.10). Bei weiterem Schwenken stellt sich der Hinterhornbereich der Seitenventrikel dar. Diese divergieren okzipitalwärts. Die innere Wand wird vom kräftigen echogenen Band des Plexus chorioideus gebildet. Lateral davon sowie oberhalb und unter-

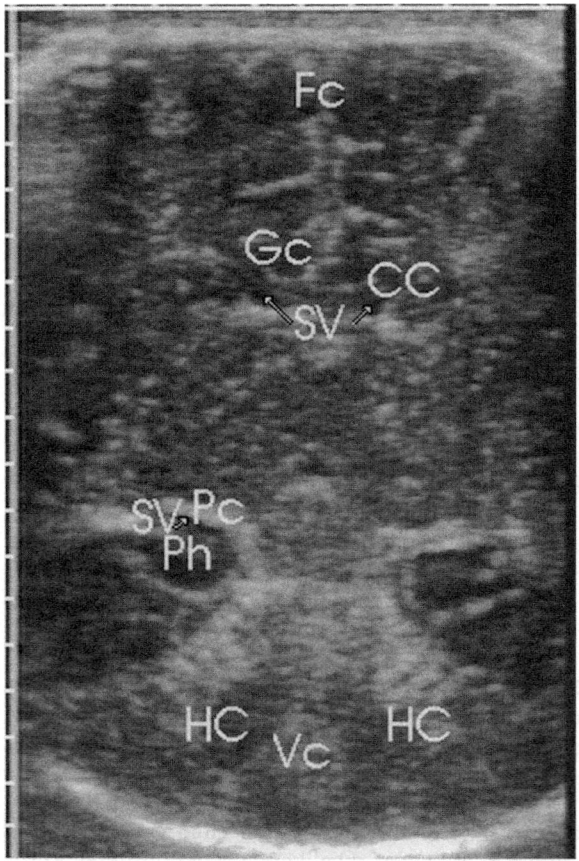

Abb. 2.9. Hinterer Koronarschnitt (K 6) durch das Kleinhirn. (*CC* Corpus callosum, *Fc* Falx cerebri, *Gc* Gyrus cinguli, *Hc* Hemisphaera cerebelli, *Pc* Plexus chorioideus, *Ph* Pes hippocampi, *SV* Seitenventrikel, *Vc* Vermis cerebelli)

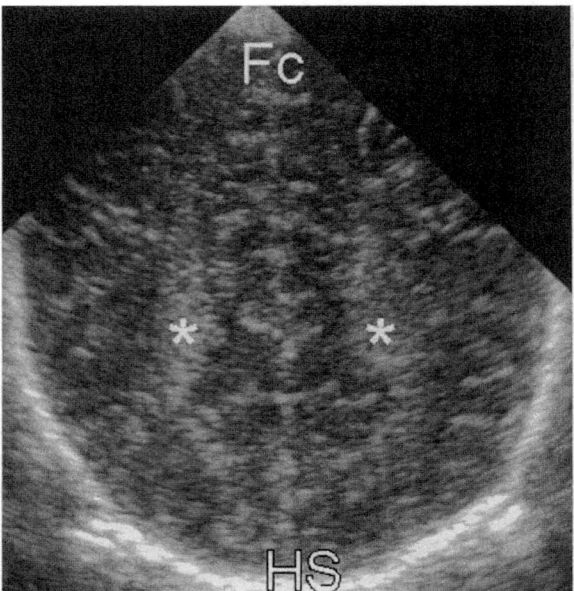

Abb. 2.11. Hinterer Koronarschnitt (K 8) durch das Gehirnparenchym des Okzipitalpols direkt okzipital der Hinterhörner der Seitenventrikel. Physiologische Echogenitätserhöhung des periventrikulären Parenchyms (*Sterne*). (*Fc* Falx cerebri, *HS* hintere Schädelgrube)

halb liegt ein schmaler echofreier Liquorsaum. Bei Frühgeborenen besitzt das periventrikuläre Parenchym eine erhöhte Echogenität. Zwischen den beiden Seitenventrikeln verläuft die echogene Falx, die sich bis zum Splenium corporis callosi erstreckt. Diese kann als feine querverlaufende Linie sichtbar sein. Unterhalb davon kann im Falle eines vorliegenden Cavum Vergae diese als unterschiedlich schmales echofreies Areal erkennbar sein.

Hintere Koronarebene durch das Gehirnparenchym oberhalb der Seitenventrikel (K 8) (Abb. 2.11).

In dieser Ebene, die okzipital durch maximales Kippen nach okzipital hinter den Seitenventrikel erreicht wird, trennt die Falx wie beim vorderen Koronarschnitt als echogene Linie das Gehirn wieder vollständig in seine beiden Hemisphären. Sie erlaubt eine Beurteilung über die okzipitale Gyrierung. Außerdem ist hier eine ggf. vorhandene periventrikuläre Echogenitätserhöhung sichtbar.

Sagittaler Schnittebenensektor

Zur Beurteilung des Gehirns im Längsschnitt steht der Schallkopf mit seiner Bildebene längs der Pfeilnaht und rechtwinklig zur Kranznaht. In dieser Ebene stellen sich der Gyrus cinguli, der III. Ventrikel, der Hirnstamm, der Vermis cerebelli, die vordere sowie die hintere Schädel-

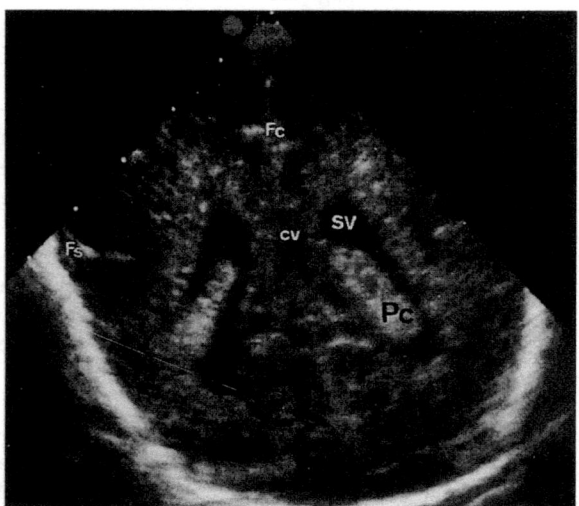

Abb. 2.10. Hinterer Koronarschnitt (K 7) durch die Hinterhörner der Seitenventrikel (*CV* Cavum Vergae, *Fc* Falx cerebri, *Fs* Fissura Sylvii, *Pc* Plexus chorioideus, *SV* Seitenventrikel)

2.1 · Gehirn

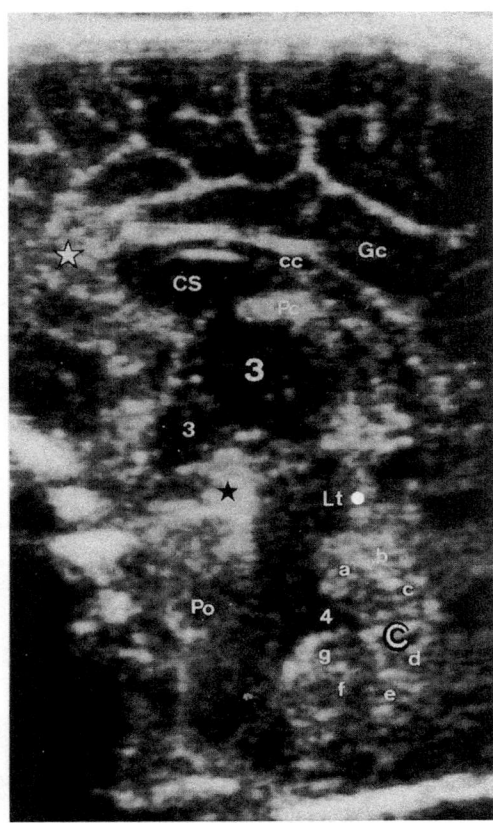

Abb. 2.12. Sagittalschnitt (S1) (*3* III. Ventrikel, *4* III. Ventrikel, *CS* Cavum septi pellucidi, *CC* Corpus callosum, *Gc* Gyrus cinguli, *Lt* Lamina tecti, *Pc* Plexus chorioideus, *Po* Pons cerebri, *schwarzer Stern* Cisterna interpeduncularis, *weißer Stern* durch das echogene Bindegewebe der Falx cerebri hervorgerufene Verschleierung, *C* Vermis cerebelli, *a* Lobulus centralis, *b* Culmen, *c* Declive, *d* Tuber vermis, *e* Pyramis, *f* Uvula, *g* Nodulus)

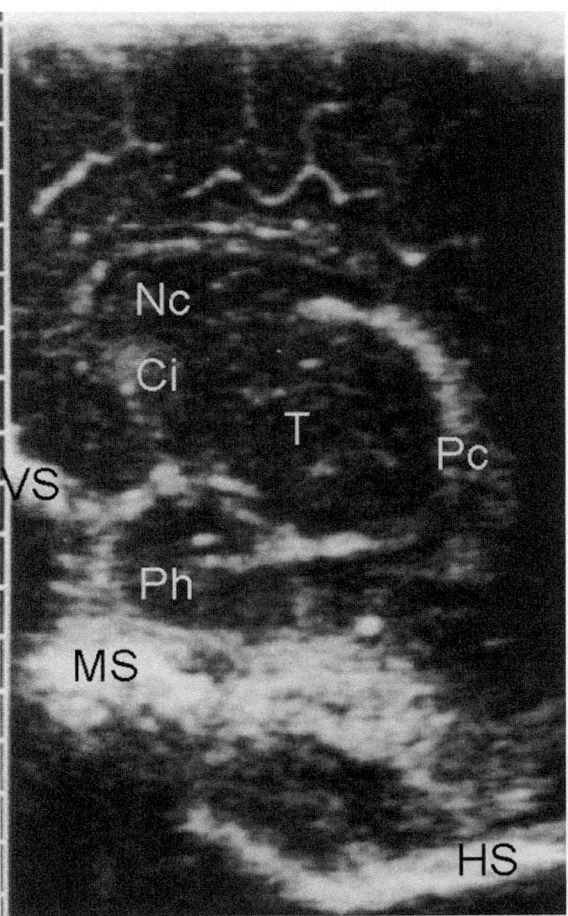

Abb. 2.14. Parasagittalebene durch den Hippocampus (S2). (*Ci* Capsula interna, *HS* hintere Schädelgrube, *MS* mittlere Schädelgrube, *Nc* Nucleus caudatus, *Pc* Plexus chorioideus, *Ph* Pes hippocampi, *T* Thalamus, *VS* vordere Schädelgrube)

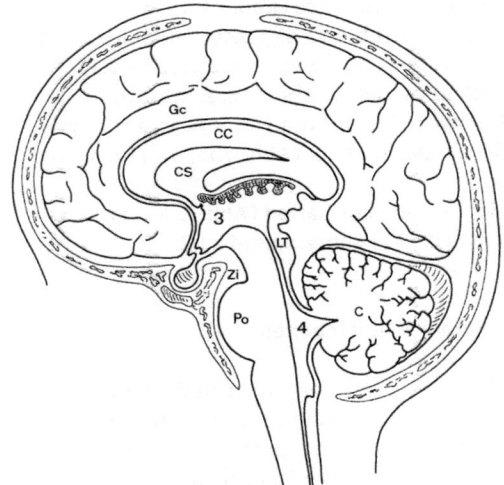

Abb. 2.13. Gehirnanatomie im Sagittalschnitt (*C* Kleinhirn, *CC* Corpus callosum, *CS* Cavum septi pellucidi, *Gc* Gyrus cinguli, *LT* Lamina tecti, *Po* Pons, *Zi* Cisterna interpeduncularis, *3* III. Ventrikel, *4* III. Ventrikel)

grube und der Clivus dar (Abb. 2.12 und 2.13). Mittels Parallelverschieben, Kippen und leichtem Drehen können in der linken und rechten Sagittalebene die jeweiligen Seitenventrikel mit ihrem typischen bogigen Verlauf um die Thalami und der Pes hippocampi aufgesucht werden. In der Parasagittalebene (Abb. 2.14–2.17) sind auch die echogenen Bänder der vorderen, mittleren und hinteren Schädelgrube sichtbar. Durch weiteres Seitschwenken des Schallkopfs lassen sich die Insula (Abb. 2.16) und die temporalen wie parietalen Gyri (Abb. 2.17) erkennen. Wie beim Koronarsektor ist auch beim Sagittalsektor durch Kippen nach links und rechts der beurteilbare Sektor über die 90° des Schallkopfskopfes vergrößerbar (Abb. 2.1 und 2.2). Durch Drehen in der Schallkopfachse können die frontalen und okzipitalen Hirnregionen eingestellt und mitbeurteilt werden.

Folgende Hirnstrukturen sind in der sagittalen und parasagittalen Ebene sichtbar:

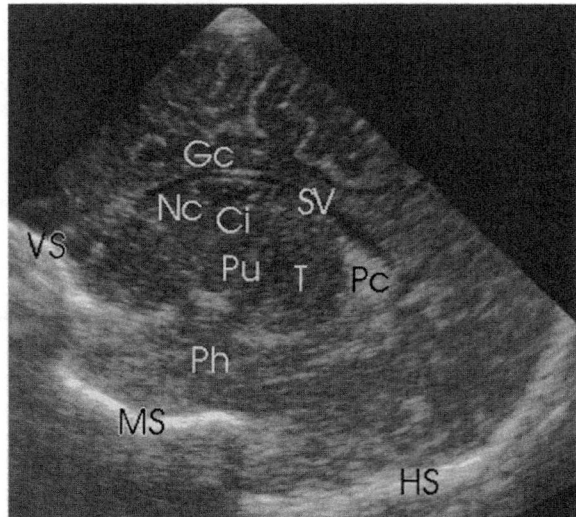

Abb. 2.15. Parasagittalebene durch die Seitenventrikel (S3), beachte die kaskadenförmige Anordnung der Schädelgruben (*Ci* Capsula interna, *Gc* Gyrus cinguli, *HS* hintere Schädelgrube, *MS* mittlere Schädelgrube, *Nc* Nucleus caudatus, *Pc* Plexus chorioideus, *Ph* Pes hippocampi, *Pu* Putamen, *SV* Seitenventrikel, *T* Thalamus, *VS* vordere Schädelgrube)

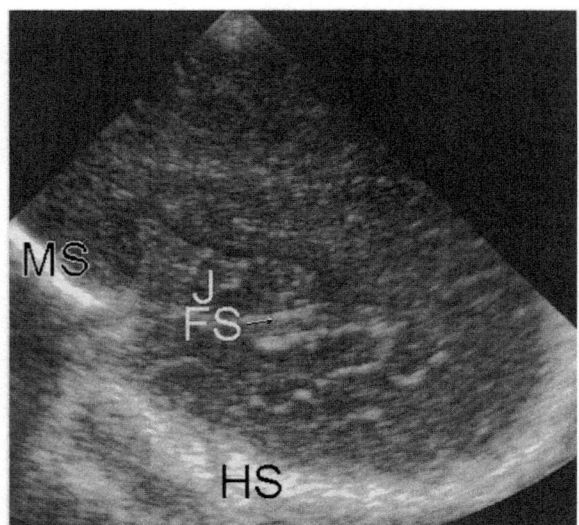

Abb. 2.16. Parasagittalebene durch die Insula (S4). (*Fs* Fissura Sylviivii, *HS* hintere Schädelgrube, *J* Insula, *MS* mittlere Schädelgrube)

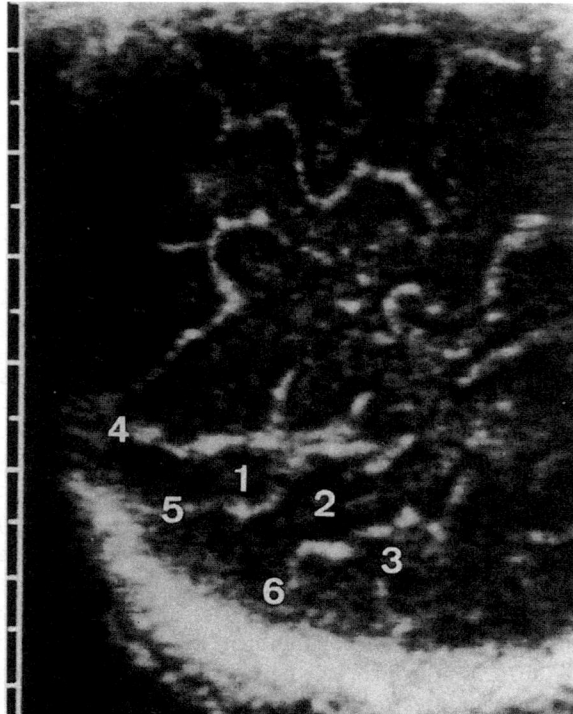

Abb. 2.17. Parasagittalebene durch den parietalen und temporalen Kortex (S5). Normale Gyrierung des Hirnparenchyms bei einem Neugeborenen, die einzelnen Hirnwindungen grenzen sich echogen aufgrund des in den Sulci liegenden Gefäßbindegewebes voneinander ab.(*1* Gyrus temporalis superior, *2* Gyrus temporalis medius, *3* Gyrus temporalis inferior, *4* Sulcus lateralis, *5* Sulcus temporalis superior, *6* Sulcus temporalis inferior)

- Gyrus cinguli (Abb. 2.12, 2.13, 2.15, 2.48),
- Corpus callosum (Abb. 2.12, 2.13, 2.22),
- III. Ventrikel mit Recessus (Abb. 2.12, 2.13, 2.20, 2.37, 2.60, 2.61, 2.90),
- Cavum septi pellucidi (Abb. 2.12, 2.13, 2.20, 2.56),
- Cavum Vergae (Abb. 2.52 und 2.56),
- Fornix (Abb. 2.20),
- Capsula interna (Abb. 2.14 und 2.15),
- Lamina tecti (Abb. 2.12),
- Zisternen (Abb. 2.13, 2.34, 2.52, 2.94),
- Hirnstamm mit Pons (Abb. 2.12),
- Kleinhirn (Abb. 2.12, 2.57, 2.59, 2.60, 2.63, 2.94),
- IV. Ventrikel (Abb. 2.12, 2.34, 2.46, 2.61, 2.87),
- Nucleus caudatus (Abb. 2.14, 2.15, 2.22),
- Seitenventrikel (Abb. 2.15, 2.18, 2.35, 2.63, 2.71),
- Plexus chorioideus (Abb. 2.12, 2.14, 2.15, 2.62, 2.75, 2.81),
- Hippocampusformation (Abb. 2.14, 2.15, 2.94),
- Schädelbasis (Abb. 2.14 und 2.15).

Horizontale Schnittebenen

Im Gegensatz zum koronaren und sagittalen Schnittebenensektor erfolgt die Untersuchung des Gehirns bei den der Computertomographie vergleichbaren Horizontalebenen durch die Schädelkalotte hindurch. Wegen der knochenbedingten Absorption der Schallimpulsenergie und der damit verbundenen Einbuße der Bildqualität sind Lokalisationen zu bevorzugen, an denen die Schädelkalotte physiologischerweise möglichst

das Tentorium cerebelli, das Stamm- und das Kleinhirn (Abb. 2.19.). Im Bereich der zentralen und basalen Hirnabschnitte lassen sich keine Befunde erheben, die nicht auch durch die Fontanelle mit besserer Bildqualität gefunden werden können. Indiziert sind die axialen Ebenen bei Fragestellungen im kalottennahen Bereich (subdurale Ergüsse, Blutungen) oder beim Hydrocephalus externus. Dabei wird jeweils die gegenüberliegende Seite beurteilt, da die dem Schallkopf anliegende Seite im schlecht erfaßbaren Nahbereich liegt.

In den horizontalen Bildebenen können neben dem Subduralraum folgende Strukturen dargestellt und beurteilt werden:

- Falx cerebri (Abb. 2.18),
- Tentorium cerebelli (Abb. 2.19),
- Seitenventrikel (Abb. 2.18),
- Cavum septi pellucidi (Abb. 2.18),
- Plexus chorioideus (Abb. 2.18),
- Kleinhirn (Abb. 2.19).

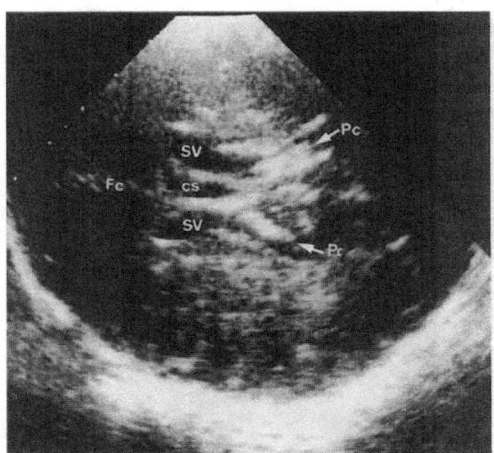

Abb. 2.18. Transkranieller Horizontalschnitt auf Höhe der Cella media der Seitenventrikel. (*CS* Cavum septi pellucidi, *Fc* Falx cerebri, *Pc* Plexus chorioideus, *SV* Seitenventrikel)

2.1.5 Normale sonographische Anatomie

Die einzelnen Hirnstrukturen werden nach folgenden Kriterien beurteilt:

- Schalltextur,
- Konfiguration,
- topographischer Lagebezug.

Fast alle anatomischen Strukturen des Gehirns besitzen eine homogene Schalltextur, so daß eine inhomogene Schalltextur auf eine pathologische Veränderung verdächtig ist. Die Echogenität der einzelnen Strukturen ist jedoch unterschiedlich (Tabelle 2.1).

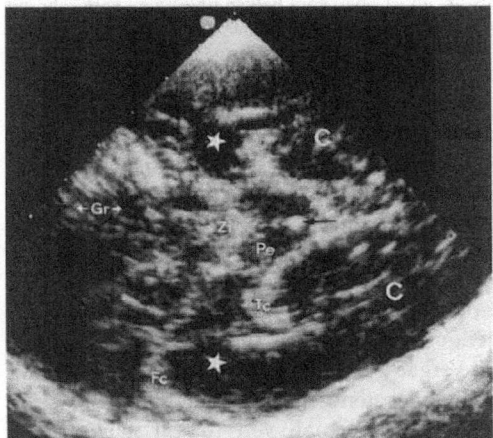

Abb. 2.19. Transkranieller Horizontalschnitt auf Höhe des Mittelhirns. Das Mittelhirn ist wie das Hirnparenchym des Kortex echoarm. Im vorderen Bereich sind die beiden quergetroffen Pedunculi cerebri (*Pe*) sichtbar. Die Region des Aquaeäductus cerebri (*Pfeil*) ist als rundes echogenes Areal erkennbar. Vor dem Mittelhirn liegt zwischen den Pedunculi cerebri aufgrund des reichlich vorhandenen Gefäßbindegewebes die stark echogene Cisterna interpeduncularis (*Zi*), seitlich des Mittelhirnes verläuft zwischen den Temporalpolen (*Sterne*) und den Kleinhirnhemisphären (*C*) das stark echogene Band des Tentoriums cerebelli (*Tc*). Die vorderen Hirnabschnitte sind aufgrund des treppenförmigen Verlaufes der 3drei Schädelgruben nicht gut beurteilbar. Es sind lediglich die Gyri recti (*Gr*) noch erkennbar. (*Fc* Falx cerebri)

Tabelle 2.1. Echogenitätsverhätnisse einzelner Hirnstrukturen

Echogenität	Hirnstruktur
Echofrei	Liquorräume
Mittlere Echogenität	Thalamus Nucleus caudatus Capsula interna Corpus callosum Hirnstamm Kleinhirnhemisphären Hirnparenchym
Hohe Echogenität	Plexus chorioideus Fissura Sylvii und Sulci cerebri Vermis cerebelli
Sehr hohe Echogenität	Schädelbasis (vordere, mittlere, hintere Schädelgrube, Clivus) Falx cerebri Tentorium cerebelli

dünn ist, am besten durch die dünne Temporalschuppe. Es sind aber auch Zugänge von frontal und okzipital möglich. Dabei sollten die Bildebenen aus Gründen der Standardisierung parallel zur kanthomeatalen Ebene liegen. Zur topographischen Orientierung dienen in den hohen Schnittebenen die Falx cerebri und die Seitenventrikel (Abb. 2.18.) und in den tiefen Schnittebenen

Falx cerebri. Die Falx cerebri ist im Koronarschnitt als Linie hoher Echogenität sichtbar. Sie zieht im Interhemisphärenspalt senkrecht zwischen den Hemisphären bis zum Corpus callosum hinab und bildet in den koronaren und axialen Schnittebenen die Symmetrieachse (Abb. 2.4). Im Mediansagittalschnitt erzeugt die Falx aufgrund ihres hohen Bindegewebeanteils einen Schleier über das gesamte Bild. Aus diesem Grunde muß der Schallkopf für den Sagittalschnitt immer geringfügig seitlich der Mitte aufgesetzt werden und/oder gekippt sein, um so die Falx cerebri zu umgehen.

Fissura Sylvii. Die Sylvius-Furche stellt sich im Koronarsektor ebenfalls als Linie hoher Echogenität dar, die von der Kalotte verlaufend sich aufgabelt und Temporallappen, Insula und Basalganglien sowie die Parietalregion voneinander abgegrenzt (Abb. 2.3 und 2.8). Ferner ist hier die A. cerebri media an ihren kräftigen Pulsationen und ihrer echogenen tubulären Kontur zu erkennen.

Seitenventrikel. Die Seitenventrikel sind als echofreie Areale in allen Bildebenen darstellbar. Voraussetzung ist allerdings ein ausreichendes Lumen. Bei schmallumigen Seitenventrikeln oder gar Schlitzventrikeln ist nur eine echogene Linie zu erkennen.

Im mittleren Koronarschnitt besitzen die quer getroffenen Ventrikelvorderhörner ein sichel- bis bogenförmiges Lumen, die unterhalb des Corpus callosum liegen; ihre laterale Grenze bildet der Nucleus caudatus, die mediale Grenze das Septum pellucidum und der Plexus chorioideus (Abb. 2.3). Sie können aber auch eine eher ovale Kontur besitzen. Die Unterhörner liegen als echogene Linie oder – bei erweiterten Ventrikeln – als echoarmes Areal medial des Pes hippocampi (Abb. 2.9).

Die Längsschnittdarstellung der Seitenventrikel erfolgt in der Parasagittalebene. Der Ventrikel besitzt eine C-förmige Gestalt; die einzelnen Abschnitte Vorderhorn, Pars centralis, Unterhorn, Hinterhorn sind gut zu erkennen (Abb. 2.15). Der Seitenventrikel liegt dabei als Sichel um Nucleus caudatus und Capsula interna. Dazwischen befindet sich das ebenfalls sichelförmige, kräftige Band des Plexus chorioideus.

III. Ventrikel. Der III. Ventrikel ist im mittleren Koronarschnitt als schmaler, echofreier Spalt zwischen Thalamus und Hypothalamus beider Hemisphären sichtbar (Abb. 2.12). Kranial schließt sich der Plexus chorioideus und/oder ein Cavum septi pellucidi an. Im Sagittalschnitt lassen sich teilweise einzelne Recessus und die Massa interthalamica erkennen (Abb. 2.12, 2.34 und 2.61).

IV. Ventrikel. Der IV. Ventrikel läßt sich am besten im Sagittalschnitt ventral des Vermis cerebelli als ein meist dreieckiges, echofreies Areal darstellen (Abb. 2.12).

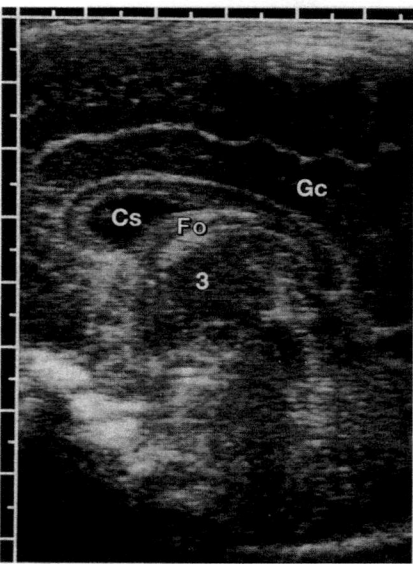

Abb. 2.20. Cavum septi pellucidi(*Cs*), Sagittalschnitt (S1). Das Cavum septi pellucidi ist oben vom Balken und unten vom sehr gut verfolgbaren Fornix (*Fo*) zu erkennen. Darunter liegt der III. Ventrikel (*3*), der oben echogen vom Plexus chorioideus begrenzt wird. (*Gc* Gyrus cinguli)

Cavum septi pellucidi und Cavum Vergae. Bei Früh- und Neugeborenen ist in allen Schnittebenen ein Cavum septi pellucidi nachweisbar (Abb. 2.18–2.21). Dies ist ein zusätzlicher Liquorraum, der unterhalb des Corpus callosum und oberhalb des III. Ventrikels zwischen den Laminae septi pellucidi liegt. Erstreckt es sich nach okzipital bis zum Splenium corporis callosi, wird der hintere Teil, der okzipital der Columnae fornicis liegt, als Cavum Vergae bezeichnet (Abb. 2.23, 2.52 und 2.56). Während der nächsten Lebensmonate bildet es sich in unterschiedlichem Ausmaß von rostral nach kaudal zurück. Es besitzt keinerlei pathologische Bedeutung und kann allenfalls als Zeichen einer morphologischen Unreife – mit großem Vorbehalt – betrachtet werden. Es ist bei Neugeborenen so häufig, daß es nicht mehr als Normvariante, sondern als anatomischer Regelbefund bei Neugeborenen bezeichnet werden sollte.

Aquaeductus cerebri. Der Aquaeductus cerebri läßt sich manchmal – insbesondere, wenn er erweitert ist – im Sagittalschnitt zwischen III. und IV. Ventrikel rostral der Vierhügelplatte als echoarme bis echofreie Linie abgrenzen (Abb. 2.34). Häufig aber ist der Aquaeductus cerebri sonographisch nicht sichtbar.

Äußere Liquorräume. Die Zisternen sind als äußere Liquorräume im Vergleich zu den inneren Liquorräumen meist nicht oder nur schlecht darstellbar. Lediglich beim Frühgeborenen, dessen Liquorräume ein größeres Lumen haben, können sie gut sichtbar sein. Zisternen, in denen größere Blutgefäße mit entsprechend viel Bind-

rundliches echogenes Areal, das den Boden der Pars centralis und das Dach des Unterhornes bildet (Abb. 2.15). Über die Foramina Monroi steht der Plexus der Seitenventrikel mit dem Plexus chorioideus des III. Ventrikels in Verbindung, der das Dach des III. Ventrikels formt (Abb. 2.3). Im hinteren Koronarschnitt zieht der Plexus chorioideus als kräftiges Reflexband an der Innenseite des Unterhornes schräg nach laterokaudal (Abb. 2.10). Im Parasagittalschnitt ist der Plexus chorioideus als kräftige Sichel sichtbar, die sich im Unterhornbereich verbreitert und das ganze Ventrikellumen ausfüllen kann. Aufgrund seiner hohen Echogenität ist der Plexus chorioideus sowohl vom Ventrikellumen als auch vom Hirnparenchym gut abgrenzbar. Bei Ultraschallgeräten mit guter optischer Auflösung und schneller Bildfolge können feine Plexuspulsationen gesehen werden.

Corpus callosum. Das Corpus callosum ist die große Kommissur, die beide Hemisphären verbindet. Embryologisch entwickelt sich der Balken von rostral nach okzipital. Im Koronarschnitt ist er als ein Band mittlerer bis niedriger Echogenität gut abgrenzbar, das rechtwinklig unterhalb der Falx cerebri und über den Seitenventrikeln die beiden Hemisphären verbindet (Abb. 2.3). Im Sagittalschnitt verläuft es als eine abgerundete homogene Sichel mittlerer Echogenität unterhalb des Gyrus cinguli und oberhalb des III. Ventrikels bzw. oberhalb eines vorhandenen Cavum Vergae (Abb. 2.56). Genu, Truncus und Splenium corporis callosi können hier gut voneinander abgegrenzt werden. Die Breite dieses Bandes ist starken interindividuellen Schwankungen unterworfen. Bei Frühgeborenen ist es in der Regel aufgrund einer noch nicht so ausgeprägten Myelinisierung schmaler als bei reifen Neugeborenen und bei Säuglingen. Das Corpus callosum kann mit gut auflösenden Geräten jedoch immer dargestellt werden. Nichtdarstellbarkeit bedeutet einen pathologischen sonographischen Befund.

Septum pellucidum. Im Koronarschnitt ist ein vorhandenes Septum pellucidum gut zu erkennen. Dort ist es in Form von 2 feinen Linien senkrecht vom Corpus callosum zum Plexus chorioideus des III. Ventrikels herabziehend abbildbar (Abb. 2.22). Es ist eine insgesamt sehr vulnerable Struktur, die bei pathologischen, meist mit Druckerhöhung und Verlagerungen einhergehenden Veränderungen leicht einreißt. Bei Früh- und Neugeborenen liegt zwischen den Laminae des Septum pellucidum ein physiologisches Cavum septum pellucidi als echofreies Areal unterschiedlicher Breite und Größe.

Thalamus. Der Thalamus ist im Koronarschnitt als ein rundes Areal mit leicht inhomogener, mittelfeiner Schalltextur lateral des III. Ventrikels und oberhalb des Hypothalamus darstellbar (Abb. 2.3). Bei einigen Kin-

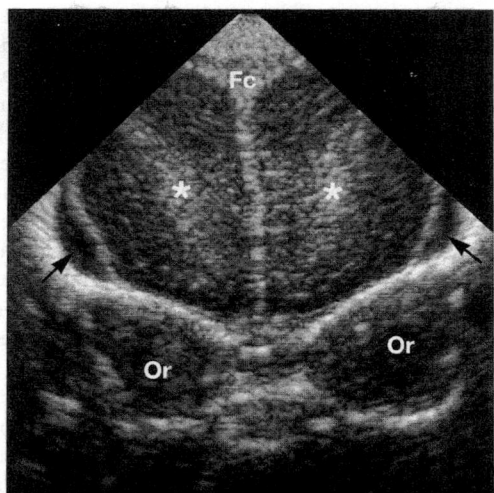
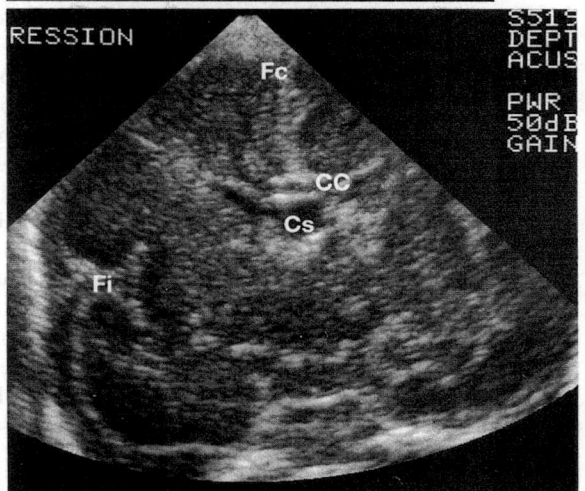

Abb. 2.21a,b. Erweiterung der äußeren Liquorräume bei einem Frühgeborenen der 25. SSW. **a** Vorderer Koronarschnitt (K1). Oberhalb der Orbita (*Or*) ist das Parenchym des Frontalpols zu erkennen, das unmittelbar vor den Vorderhörnern der Seitenventrikel gelegene Parenchym (*Sterne*) ist echogen. Zwischen dem Kortex und der Kalotte ist noch ein Liquorsaum vorhanden (*Pfeile*). (*Fc* Falx cerebri). **b** Vorderer mittlerer Koronarschnitt (K3). Normal weites Ventrikelsystem, aber breites Cavum septi pellucidi zwischen beiden Seitenventrikeln. Deutlich erweiterte Fissura Sylvii (*Fi*). (*Cs* Cavum septum pellucidi, *CC* Corpus callosum)

gewebsstrukturen liegen (z. B. die Cisterna interpeduncularis), sind nicht echoarm, sondern echogen.

Plexus chorioideus. Der Plexus chorioideus ist aufgrund seiner hohen Echogenität eine der am besten erkennbaren intrazerebralen Strukturen beim Früh- und Neugeborenen. Er verläuft im Parasagittalschnitt bogenförmig am Boden des Seitenventrikels um den Nucleus caudatus und die Capsula interna herum und verjüngt sich rostral bis zum Foramen Monroi. In den Vorder- und Hinterhörnern ist kein Plexus chorioideus vorhanden. Im mittleren Koronarschnitt zeigt er sich als

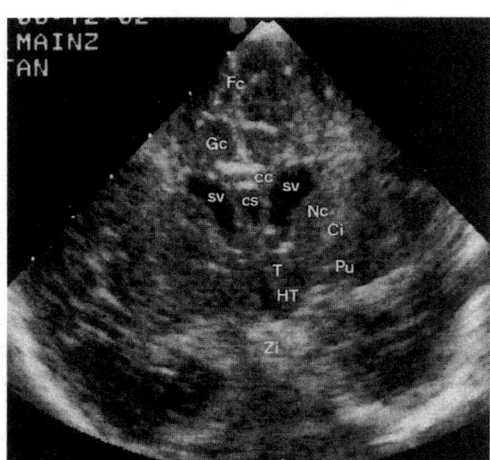

Abb. 2.22. Leichte Ventrikelasymmetrie als Normvariante (mittlerer Koronarschnitt). Der linke Seitenventrikel ist gegenüber dem rechten geringgradig weitlumiger, gleichzeitig besteht ein Cavum septi pellucidi.(*CC* Corpus callosum, *Ci* Capsula interna, *CS* Cavum septi pellucidi, *Fc* Falx cerebri, *Gc* Gyrus cinguli, *HT* Hypothalamus, *Nc* Nucleus caudatus, *Pu* Putamen, *SV* Seitenventrikel, *T* Thalamus, *Zi* Cisterna interpeduncularis)

dern ist eine Massa interthalamica als Gewebebrücke im III. Ventrikel erkennbar (Abb. 2.40). Im Parasagittalschnitt durch die Seitenventrikel ist der Thalamus als rundliches Areal unter dem Plexus chorioideus und hinter der Capsula interna abgebildet. Die einzelnen Kerngruppen – die unten gelegenen ventralen Kerne, die oben gelegenen lateralen Kerne und das hinten gelegene Pulvinar – sind sonographisch nicht ausreichend sicher abgrenzbar.

Nucleus caudatus. Die Nuclei caudati können im mittleren Koronarschnitt als eine runde Formation von homogener, mittelfeiner Echotextur mittlerer Echogenität laterokranial der Thalami gesehen werden (Abb. 2.3). Sie bilden die laterale Wand der Cella media und der Vorderhörner der Seitenventrikel. In den Parasagittalschnitten können sie komplett dargestellt werden. Dort lassen sie sich als kommaförmige Areale, die der Capsula interna aufliegen und sich nach okzipital verjüngen, abbilden (Abb. 2.14).

Capsula interna. Die Capsula interna ist im Koronarschnitt lateral des jeweiligen seitenentsprechenden Thalamus mit vergleichbarer Schalltextur sichtbar. Im Parasagittalschnitt bildet sie unter dem Nucleus caudatus ein rundes Areal, das vom Plexus chorioideus des Seitenventrikels umschlungen wird (Abb. 2.14 und 2.15).

Hirnwindungen. Die Hirnwindungen besitzen eine feine homogene Echotextur mittlerer Echogenität. Sie sind von den echogenen Sulci gut zu unterscheiden. Beim Neugeborenen ist die Gyrierung nicht so ausgeprägt, beim Frühgeborenen kann sie fehlen. Die zentral gelegenen Windungen wie der Gyrus cinguli und der Gyrus rectus sind bereits in den Standardebenen beurteilbar (Abb. 2.3 und 2.12). Für die Untersuchung der Windungen des Hirnmantels muß der Schallkopf stark nach temporal gekippt werden (Abb. 2.17). Dort trennt der Sulcus lateralis mit seinem hinteren Ast als echogene Linie den Temporallappen von der Parietalregion. Unter dem Sulcus sind die Temporalwindungen Gyrus temporalis superius, Gyrus temporalis medius und Gyrus temporalis inferius differenzierbar. Sie werden von den Sulci temporalis superior und inferior getrennt. Über dem Sulcus lateralis liegen die Parietalwindungen.

Hirnstamm. Der Hirnstamm wird im mittleren Koronarschnitt (Abb. 2.72.5), im Sagittallschnitt (Abb. 2.12) und ggf. im tief angesetzten Horizontalschnitt (Abb. 2.19) untersucht. Bedingt durch seine Lage im Fernfeld des Schallkopfes und durch das umliegende Bindegewebe grenzt er sich nicht so gut wie die zentralen Hirnabschnitte ab. Der Pons bildet im Sagittalschnitt eine halbmondförmiges Areal, das mit seiner konvexen Seite zum Clivus hinweist. Er liegt unterhalb der Fossa interpeduncularis und vor dem IV. Ventrikel sowie dem Vermis cerebelli (Abb. 2.12). Im Koronarschnitt liegen oberhalb der Pons die Pedunculi cerebri; sie umfassen die Fossa interpeduncularis und verlaufen in die Capsula interna (Abb. 2.75). Im Horizontalschnitt bewirken der rechte und linke Schenkel je eine nach vorne konvexe Kontur des Hirnstamms (Abb. 2.19). Die Vierhügelplatte begrenzt den Hirnstamm oberhalb des Vermis cerebelli nach hinten. Sie liegt im Sagittalschnitt hinter der Fossa interpeduncularis (Abb. 2.12).

Tentorium cerebelli. Das Tentorium cerebelli ist gut im hinteren Koronarschnitt (Abb. 2.8) zu beurteilen. Dort zieht es als stark echogenes Band unterhalb der beiden Temporallappen schräg nach laterokaudal zur Schädelkalotte.

Kleinhirn. Die Kleinhirnhemisphären sind im Koronarschnitt unterhalb des Tentoriums mit mittlerer bis niedriger Echogenität erkennbar (Abb. 2.9). Der sagittal und axial einstellbare Vermis cerebelli besitzt im Vergleich zu den Kleinhirnhemisphären höhere Echogenität (Abb. 2.9). Er sitzt im Sagittalschnitt zeltförmig auf dem IV. Ventrikel. Mit sehr gut auflösenden Ultraschallgeräten können die einzelnen Kleinhirnlobuli abgegrenzt werden.

Schädelbasis. Die knöcherne Schädelbasis bildet mit stark echogenen Bändern die untere Bildbegrenzung. Sie besitzt in den einzelnen Standardebenen eine dafür Konfiguration und stellt eine zusätzliche topographische Orientierungshilfe dar. Dies gilt insbesondere dann, wenn umfassende pathologische Veränderungen eine Orientierung anhand der Hirnparenchymstrukturen erschweren. Aus diesem Grund sollte bei einer Dokumentation die Schädelbasis immer mitdokumentiert werden. Weiterhin kann anhand der knöchernen Strukturen gesehen werden, ob der Schallkopf im Koronarschnitt symmetrisch eingestellt ist.

Im vorderen Koronarschnitt ist die vordere Schädelgrube als konkaves Band sichtbar (Abb. 2.5), das jedoch in der Mitte aufgrund der Crista galli und der Lamina cribrosa eine Diskontinuität aufweisen kann.

Beim weiteren Kippen okzipital stellen sich die Keilbeinflügel dar (Abb. 2.6), denen lateral die mittlere Schädelgrube konkav angelagert ist. Im hinteren Koronarschnitt ist dann die hintere Schädelgrube mit der durch das Foramen magnum bedingten Diskontinuität sichtbar.

Im Parasagittalschnitt sind vordere, mittlere und hintere Schädelgrube kaskadenartig hintereinander angeordnet (Abb. 2.15). Diese Anordnung ändert sich grundlegend im Sagittalschnitt. Dort schließt sich der konkaven vorderen Schädelgrube der Clivus als eine gerade, okzipitalwärts schräg nach unten ziehende Linie mit oft unruhiger Kontur an. Im weiteren Verlauf folgt nach der Unterbrechung durch das Foramen magnum die hintere Schädelgrube in wiederum konkaver Konfiguration.

Hirngefäße. Die Gehirnarterien sind im B-Bild an kräftigen Pulsationen gut erkennbar. Als morphologische Struktur sind sie im Längsverlauf allenfalls über nur sehr kurze Strecken als echogene Doppelstruktur zu identifizieren. Im Standbild und auf Abbildungen ist nicht eindeutig möglich. Im Koronarschnitt sollte der Untersucher beurteilen, ob die Pulsationen symmetrisch sind.

Die Aa. cerebri mediae werden am besten im Koronarschnitt, die Aa. cerebri anteriores und die A. basilaris im Sagittalschnitt untersucht. Die Pulsationen der Aa. cerebri mediae liegen zwischen Insula und Temporallappen in der Fissura Sylvii. Sie können am besten im mittleren Koronarschnitt beurteilt werden. Die Pulsationen der A. carotis, A. basilaris und des Circulus Willisii sind im Bereich der Schädelbasis erkennen. Dabei sollte auf Pulsationsasymmetrien geachtet werden. Die Pulsationen der A. cerebri anterior und ihrer Äste sind im koronaren Schnittebenensektor kranial des Corpus callosum sichtbar. Bei Verdacht auf Gefäßveränderungen muß die Dopplersonographie eingesetzt werden.

2.1.6 Normvarianten

Das Gehirn von Frühgeborenen zeigt aufgrund seiner physiologischen Unreife zahlreiche morphologische Besonderheiten, die im wesentlichen darauf zurückzuführen sind, daß das Gehirn in Form und Masse noch nicht ausdifferenziert ist. Das in Relation zur Schädelkalotte zu kleine Gehirn ist deshalb in einem breiten externen Liquorraum gelagert.

Folgende sonographische Befunde sind als Normvarianten zu bewerten:

- Cavum septi pellucidi,
- Cavum Vergae,
- weiter Subarachnoidalraum, inbesondere weite Fissura Sylvii
- breiter Interhemisphärenspalt,
- periventrikuläre Echogenitätsvermehrung (Abb. 2.11 und 2.21).

Das Neugeborenengehirn besitzt eine niedrigere Echogenität als das des Säuglings. Dabei können sich die periventrikulären Parenchymanteile mit höherer Echogenität darstellen. Je nach Gestationsalter ist die Gyrierung ausgeformt. Bei extrem Frühgeborenen der 28. SSW kann sie noch fehlen (Abb. 2.30). Die Gehirnhemisphären weisen eine glatte Oberfläche auf. Insgesamt sind beim Früh- und Neugeborenen die Liquorräume weitlumiger (Abb. 2.21).

Als eine weitere – altersunabhängige – Variante können Asymmetrien der Ventrikelweite beobachtet werden (Abb. 2.21 und 2.66), ohne daß pathologische Befunde wie beispielsweise Hirnblutungen gleichzeitig sichtbar sind. Um diese Asymmetrien der Ventrikelweite von echten Liquorabflußstörungen abzugrenzen, sollten in Zweifelsfällen Verlaufskontrollen vorgenommen werden. Zusätzlich können die Hinterhörner ein- wie beidseitig nichtangelegt sein.

Auch der Plexus chorioideus der beiden Seitenventrikel kann asymmetrisch sein.

Ferner kann bei Frühgeborenen das Corpus callosum aufgrund einer noch nicht ausgeprägten Myelinisierung als ein nur sehr feines, homogenes Band niedriger Echogenität sichtbar sein.

2.1.7 Fehlermöglichkeiten

Bei allen pathologischen oder verdächtigen Befunden, insbesondere wenn es sich um Kinder mit fehlenden klinischen Auffälligkeiten handelt, sollte noch einmal sorgfältig überprüft werden, ob Untersuchung und Dokumentation technisch fehlerfrei sind. Dabei ist vornehmlich auf eine korrekte Einstellung der Schnittebenen und die richtige Regelung des Bildaufbaus am Gerät zu achten. Häufig sind die Bilder überstrahlt und in den tieferen Regionen nicht ausreichend echogen.

Im Sagittalschnitt wurde das Cavum septi pellucidi als III. Ventrikel oder als ausladender Seitenventrikel fehlinterpretiert. Weiterhin kann beim Frühgeborenen mit seinen weitlumigen Liquorräumen eine weite Cisterna cerebromedullaris als Kleinhirnhypoplasie fehlgedeutet werden.

2.1.8 Meßwerte

Da der kindliche Hydrozocephalus neben Hirnblutungen eine der Hauptindikationen zur Schädelsonographie darstellt, wurden mehrfach Versuche unternommen, diese Diagnostik auf eine morphometrische Basis zu stellen. Dazu wurden unterschiedliche Systeme entwickelt:

Beim Seitenventrikel-Hemisphären-Quotienten wird im Horizontalschnitt der Seitenventrikeldurchmesser der Gegenseite von der Falx bis zur lateralen Ventrikelwand gemessen und in Prozent des ebenfalls gemessenen Hemisphärendurchmessers ausgedrückt. Er beträgt bei Früh- und Neugeborenen 24–36%.

Ferner ließ sich zeigen, daß die im mittleren Koronarschnitt ermittelten Seitenventrikelumfänge eine gute Korrelation zum Kopfumfang besitzen. In dieser Altersgruppe besitzen die Seitenventrikel im mittleren Koronarschnitt auf Höhe des Foramen Monroi einen Querdurchmesser von 7–15 mm mm und eine Fläche von 0,1–0,5 cm². Der III. Ventrikel zeigt einen mittleren Durchmesser von 3–10 mm.

Eine weitere Möglichkeit ist die Bestimmung des Seitenventrikelwinkels, dessen Schenkel ebenfalls im mittleren Koronarschnitt vom Fornix als Scheitelpunkt durch die äußerste Begrenzung der lateralen Seitenventrikelwände ziehen. Er beträgt altersunabhängig 110–120°.

2.1.9 Krankheitsbilder

Hirnblutungen

Für Früh- und Reifgeborene stellen geburtstraumatisch verursachte Hirnblutungen ein wesentliches Problem dar, das die Prognose dieser Kinder entscheidend mitbestimmt. Sie treten in der Regel innerhalb der ersten 3 Lebenstage auf und sind sonographisch in Lokalisation und Ausdehnung gut erfaßbar. Es gibt unterschiedliche – lokalisationsabhängige – Blutungstypen:

- subependymal-intraventrikuläre Blutungen,
- Parenchymblutungen,
- Subarachnoidalblutungen,
- Epiduralblutungen.

Dabei zeigen Frühgeborene und Reifgeborene unterschiedliche Risiken für die einzelnen Blutungstypen. Extrem Frühgeborene haben das mit Abstand höchste Risiko für eine Hirnblutung: Über 90% der Hirnblutungen treten innerhalb der 1. extrauterinen Lebenswoche auf. Auch wenn keine klinischen Hinweise auf eine Hirnblutung – wie Krampfanfälle, Hyperexzitabilität, Bradykardien, Apnoen, Hb-Abfall etc. – vorliegen, sollten deshalb alle Frühgeborenen routinemäßig am Ende der 1. Woche ein Schädelsonogramm und ggf. eine weitere Untersuchung eine Woche später erhalten. Im Fall einer nachgewiesenen Hirnblutung wird der vorliegende Befund Häufigkeit und Abstand von Verlaufskontrollen determinieren.

Intrazerebrale Blutungen

Bei Frühgeborenen ist die subependymale Zellschicht (Stratum germinativum) die Prädilektionsstelle für Blutungen. Diese Schicht ist zwischen der 24. und 32. Schwangerschaftswoche besonders ausgeprägt, da sie die Neuronen für die Hemisphären bildet, die im Rahmen der neuronalen Migration den Kortex differenzieren. Wegen ihrer hohen Proliferationsrate ist dieses Stratum germinativum besonders stark vaskularisiert. Diese einschichtig endothelial ausgekleideten Blutgefäße reagieren sehr empfindlich auf stärkere Blutgas- und Blutdruck- und mechanische Druckschwankungen mit einer Rhexisblutung. Mehr als ein Drittel aller Frühgeborenen unter 1500 g entwickelt eine Hirnblutung in dieser zentralen Hirnregion. Das ausgetretene Blut kann einerseits den Weg der normalen Liquorpassage via Foramina Monroi, III. Ventrikel, Aquädukt und IV. Ventrikel in den Subduralraum nehmen. Auf diesem Weg können die Koagel zu Obstruktionen und Verklebungen mit den entsprechenden Obstruktions- und Resorptionsproblemen führen. Andererseits kann die Stratumblutung zu Ventrikeleinbruchsblutungen mit Ausbreitung in das anliegende Gehirnparenchym führen. Zusätzlich treten in dieser Region Parenchymblutungen auf. Bei diesen Kindern ist häufig gleichzeitig eine periventrikuläre Leukomalazie vorhanden.

Eine weitere bevorzugte Blutungslokalisation ist der Plexus chorioideus.

Die Blutungen können unterschiedlich schwer ausgeprägt sein. Deswegen und zur besseren prognostischen Klärung von Verlaufskontrollen erfolgt eine Stadieneinteilung in 4 Schweregrade (Tabelle 2.2):

- **Grad I:** Isolierte Subependymalblutung,
- **Grad II:** Subependymalblutung mit leichter Ventrikeleinbruchblutung (weniger als 50% des Ventrikellumens werden von der Blutung eingenommen),
- **Grad III:** Subependymalblutung mit schwerer Ventrikelblutung und erweiterten Ventrikeln (mehr als 50% des Ventrikellumens werden von der Blutung eingenommen),
- **Grad IV:** Subependymalblutung, Ventrikelblutung und Parenchymblutung.

Tabelle 2.2. Klassifikationsschema der Hirnblutung

	Subependymalblutung	Ventrikelblutung	Ventrikelerweiterung	Hirnparenchymblutung
Grad I	+	–	–	–
Grad II	+	+	–	–
Grad III	+	+	+	–
Grad IV	+	+	+/–	+

Subependymale Blutungen (Grad-I-Blutungen). Als häufigste Blutungsform des Frühgeborenen sind sie im vorderen Koronarschnitt als rundes bis ovaläres Areal initial mit hoher Echogenität und homogener Echotextur am Boden der Cella media des Seitenventrikels dem Nucleus caudatus im Bereich der kaudothalamischen Rinne aufsitzend erkennbar (Abb. 2.23). Dieses anfangs homogene Areal wölbt sich in den Seitenventrikel vor, kann aber bei schwereren Formen auch in den Nucleus caudatus hineinragen. Subependymale Blutungen können sowohl einseitig als auch bilateral, sowohl solitär als auch multipel in unterschiedlicher Ausprägung beobachtet werden. Im Parasagittalschnitt erscheinen subependymale Blutungen meist in Höhe oder rostral der Foramina Monroi ebenfalls als echogenes Areal in runder bis länglicher Konfiguration. Hier können Abgrenzungsschwierigkeiten zum Plexus chorioideus bestehen. Echogene Areale rostral des Foramen Monroi sind immer durch Blutungen verursacht, da hier physiologisch kein Plexus chorioideus vorkommt. Im Laufe von 2–3 Wochen sinkt die Echogenität im Zentrum des Blutungsareals ab; eine charakteristische Ringstruktur wie bei einer subependymalen Zyste entsteht (Abb. 2.66).

Die subependymale Blutung bildet sich meist fast vollständig zurück. Die Kinder haben durch die Blutung allein keine Risikoerhöhung für pathologische neurologische Befunde.

Leichte Ventrikeleinbruchblutungen (Grad-II-Blutungen). Sie entwickeln sich aus subependymalen Blutungen oder aus dem Plexus chorioideus. Wenn der Seitenventrikel nicht erweitert ist, können Abgrenzungsprobleme zwischen leichteren Ventrikelblutungen und schwereren subependymalen Blutungen bestehen, die aber beide eine ähnlich günstige klinische Prognose haben, so daß hier kein weiterer Differenzierungsbedarf besteht. Das koagulierte Blut ist als echogenes Areal deutlich im Lumen der abhängigen Partien des Seitenventrikels, Hinter- und Unterhorn, zu erkennen. Betroffen sein können beide Ventrikel in gleicher Ausprägung oder aber nur ein Ventrikel. Teilweise ist es schwierig, die echogenen Blutkoagel vom ähnlich echogenen Plexus chorioideus zu differenzieren. Indirekte Zeichen für Koagel sind eine unregelmäßige Plexuskontur und Plexusasymmetrien im Seitenvergleich. Zweifelsfrei ist Blut im Vorderhornbereich zu erkennen, da rostral der Fora-

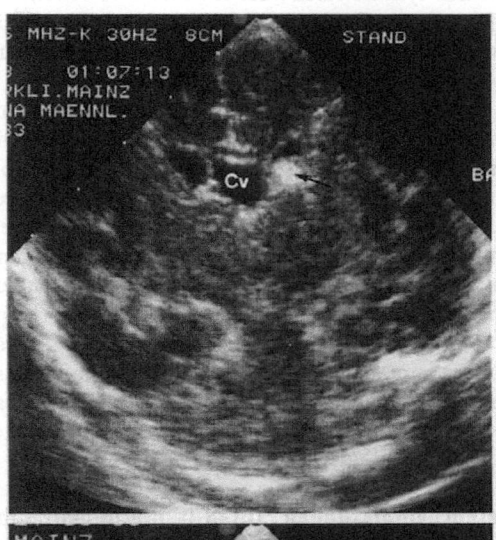
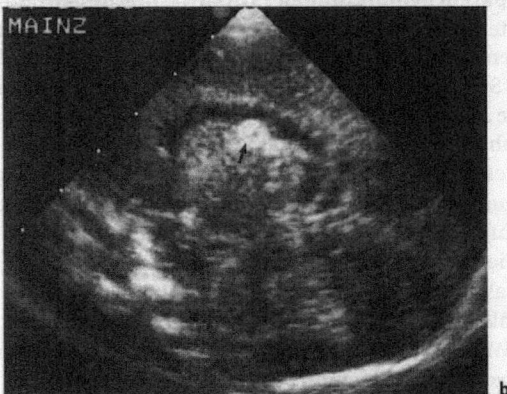

Abb. 2.23 a, b. Hirnblutung Grad I bei einem Frühgeborenen mit perinataler Asphyxie. **a** Mittlerer Koronarschnitt (K 4). Die Hirnblutung ist als Subependymalblutung im Bereich des linken Seitenventrikels als rundes echogenes Areal (*Pfeil*) erkennbar. Gleichzeitig liegt ein breites Cavum Vergae (*CV*) vor. **b** Linker Parasagittalschnitt. Hier ist die Blutung auf Höhe des Foramen Monroi als rundes echogenes Areal erkennbar (*Pfeil*)

mina Monroi kein Plexus angelegt und unmittelbar okzipital der Foramina der Plexus sehr zart ist. Letzte Klarheit wird dann der sonographische Verlauf bringen, da sich die Koagel organisieren und auflösen. Übergangsweise kann der Ventrikel etwas weitlumig sein und für 1–2 Monate eine echogene Ventrikelwand haben. In der Regel entwickelt sich aus einer Grad-II-Blutung kein posthämorrhagischer und shuntpflichtiger Hydrozephalus.

Schwere Ventrikeleinbruchblutungen (Grad-III-Blutungen). Sie füllen das oft erweiterte Ventrikellumen meist weit mehr als zur Hälfte aus, so daß der Liquor selbst nur als schmaler echofreier Saum zwischen dem echogenen Koagel und dem Gehirnparenchym zu erkennen ist (Abb. 2.24a–d). Auch hier können beide Seitenventrikel symmetrisch oder ein einzelner Seitenventrikel betroffen sein. Die Befunde können sehr massiv sein. In schweren Fällen ist das gesamte Ventrikelsystem tamponiert.

Bei Kindern mit Ventrikelblutungen sind engmaschige sonographische Verlaufskontrollen unerläßlich. Die teilweise sehr massiven Blutungen werden in den folgenden Wochen organisiert und resorbiert, die echogenen Areale verkleinern sich. Die Auskleidung der Seitenventrikel kann aber noch eine stark echogene Begrenzung zeigen. Kinder mit einer Grad-III-Hirnblutung haben ein hohes Risiko, einen posthämorrhagischen Hydrozephalus zu entwickeln (Abb. 2.36). Dieser kann nicht nur auch Folge einer Liquorzirkulationsstörung sein, sondern sich zusätzlich durch eine Hirnatrophie verstärken. Demzufolge zeigen über ein Drittel der Kinder neurologische Auffälligkeiten.

Hirnparenchymblutungen (Grad-IV-Blutungen). Ihr Entstehungsmechanismus wird kontrovers diskutiert. Neben der Ausbreitung subependymaler Blutungen, die vom Stratum germinativum ausgehen, können sich teilweise sehr ausgedehnte Blutungen über die gesamte Hemisphäre erstrecken; deshalb wird auch angenommen, daß es sich um eher hämorrhagisch bedingte Infarktblutungen handelt. Zumindest ein Teil diese Blutungen ist auf venöse Gefäßverschlüsse zurückzuführen.

Diese Blutungen treten in Verbindung mit subependymalen und/oder ventrikulären Einbruchblutungen vor allem in der Frontal- und Parietalregion einseitig auf. Weitere bevorzugte Lokalisationen sind – insbesondere auch bei Reifgeborenen – die Basalganglien (Tha-

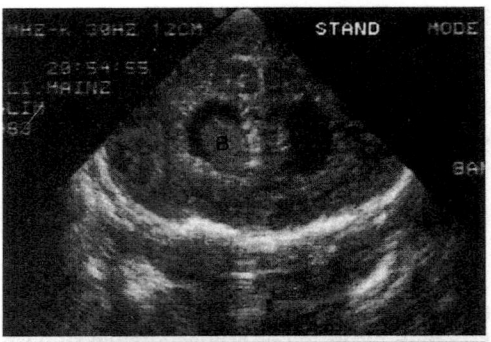

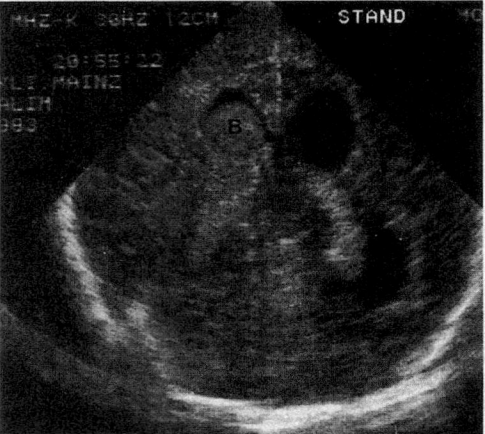

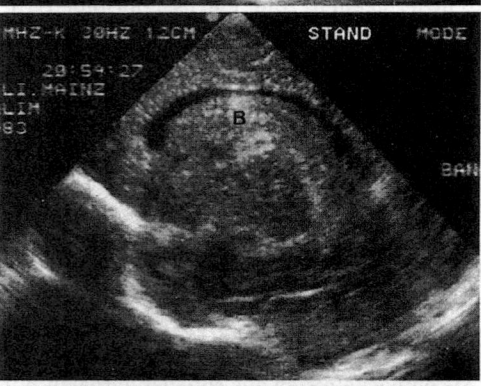

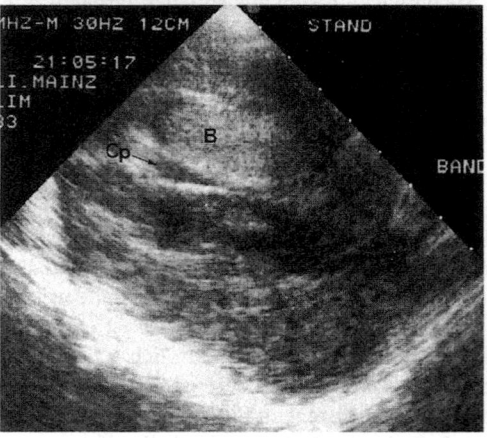

Abb. 2.24a–d. Hirnblutung Grad III. Ventrikuläre Massenblutung (*B*) mit Erweiterung der ersten 3 Ventrikel. **a** Vorderer Koronarschnitt. Die beiden Seitenventrikel sind rundlich konfiguriert und erweitert. Im Bereich des rechten Seitenventrikels ist die Blutung als ein rundes homogenes Areal mittlerer Echogenität erkennbar. **b** Hinterer Koronarschnitt. Im Bereich des linken Seitenventrikels füllt die Blutung fast das ganze Lumen aus. Der restliche Ventrikel ist lediglich als eine echofreie Sichel oberhalb der Blutung erkennbar. Der rechte Seitenventrikel ist erweitert und besitzt einen kräftigen Plexus chorioideus mit Plexusblutung. **c** Rechter Parasagittalschnitt. Die Blutung liegt in Form eines C an der Innenseite des Seitenventrikels, der sich um diese Blutung sichelförmig herumschlingt. Ferner ist ein kleines, echogenes Areal als Subependymalblutung zusätzlich erkennbar. **d** Axialschnitt von rechts parietal. Beide Seitenventrikel sind erweitert, der rechte ist durch die Blutung ausgefüllt. Der Ventrikel selbst ist noch frontal sichelförmig als echofreies Areal erkennbar. (*Cp* Cavum septi pellucidi)

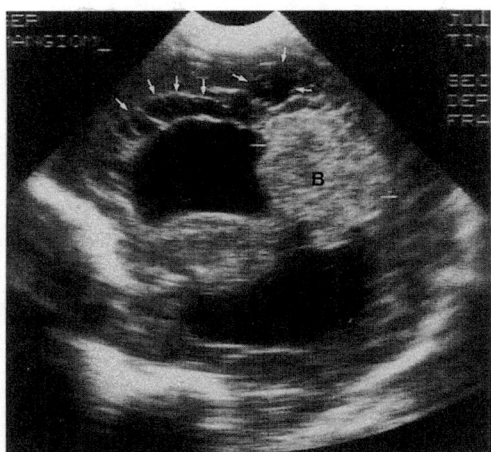

Abb. 2.25. Periventrikuläre Leukomalazie sowie schwere Hirnblutung Grad IV (Parasagittalschnitt durch den Seitenventrikel). Massive Erweiterung des gesamten Seitenventrikels mit periventrikulär angeordneten Zysten (*Pfeile*). 3,5 cm im Durchmesser messende Parenchymblutung (*B*), die bis in den Bereich des Seitenventrikeltrigonums reicht

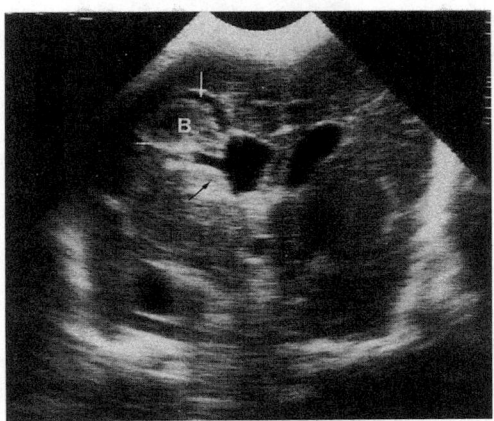

Abb. 2.26. Hirnblutung Grad IV mit Parenchymeinbruch (*B*), mittlerer Koronarschnitt. Hydrocephalus internus mit Erweiterung der Seitenventrikel und des III. Ventrikels. Im Bereich des Caput nuclei caudati rechts deutliche Reflexvermehrung, die einer alten Blutung entspricht (*schwarzer Pfeil*). In Auflösung begriffene Parenchymblutung lateral des linken Seitenventrikels. Sich entwickelnde porenzephale Zyste (*weißer Pfeil*)

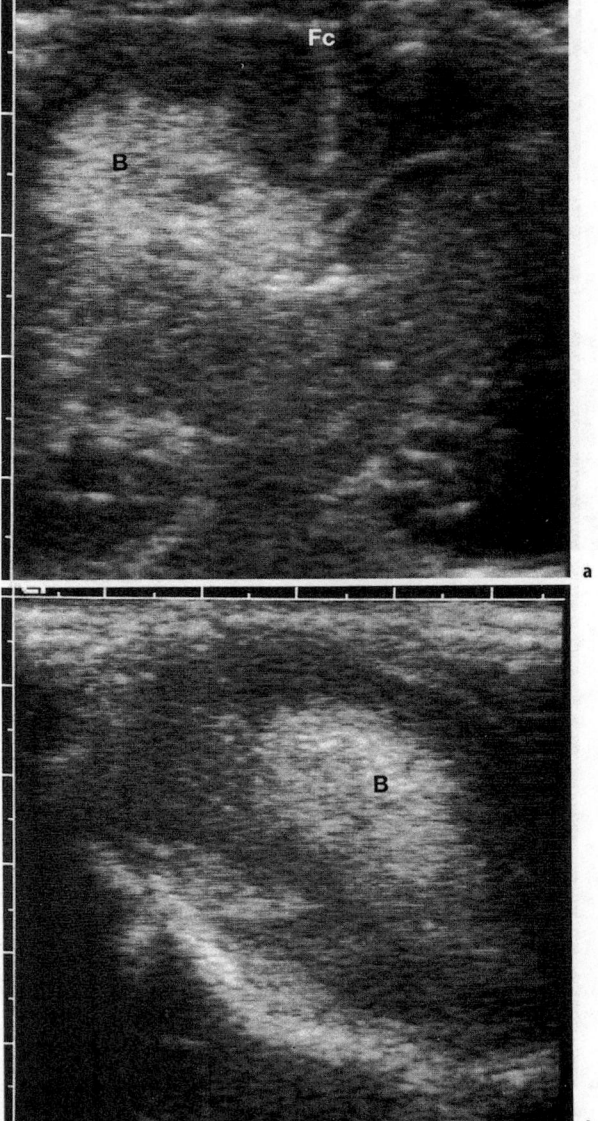

Abb. 2.27a,b. Hirnblutung Grad IV mit Parenchymeinbruch (2. Vierlingsfrühgeborenes). **a** Mittlerer Koronarschnitt; **b** Parasagitalschnitt durch den Parietotemporalkortex. Die echogene Blutung (*B*) dehnt sich über die Seitenventrikel hinaus bis in die Basalganglien und das angrenzende Hirnparenchym. Die Falx (*Fc*) ist etwas zur Gegenseite verlagert

lamus und Striatum) (Abb. 2.28) sowie das Kleinhirn. Die Blutungen können ein- wie beidseitig, symmetrisch wie asymmetrisch auftreten. Bihemisphärische Blutungen sind meist die Folge generalisierter Problemzustände wie schwere Hypoxien etc.

Sonographisch sind die eingebluteten Hirnareale in der unmittelbaren Nähe der Seitenventrikel als unregelmäßig begrenztes, echogenes Areal darstellbar (Abb. 2.25–2.27). Massive Hirnparenchymblutungen können zur Kompression des Ventrikelsystems und zur Verlagerung über die Mittellinie führen, so daß im Koronarschnitt die Falx zur Gegenseite verschoben ist. Die Schalltextur ist anfangs homogen und wird in den folgenden 2 Wochen durch die zentral beginnende Organisation der Blutung unregelmäßiger. Die Echogenität sinkt zentral durch die Resorption ab. Schließlich transformieren sich die eingebluteten Areale innerhalb der nächsten Wochen zu porenzephalen Zysten. Frühge-

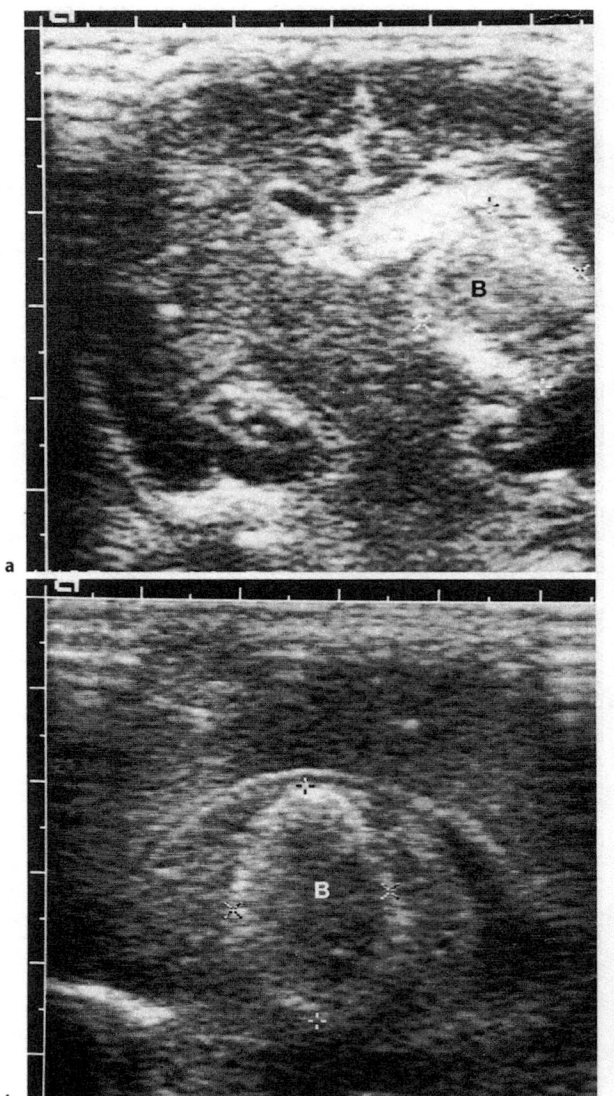

Abb. 2.28a,b. Capsula-interna-Blutung nach Lysebehandlung mit konsekutiver Einblutung in den linken Seitenventrikel. **a** Mittlerer Koronarschnitt (K 4), **b** Parasagittalschnitt (S 3)

Abb. 2.29a,b. Angiomblutung. **a** Hinterer Koronarschnitt (K7), **b** Parasagittalschnitt (S3). Die Blutung ist zwischen dem Tentorium cerebelli und dem Hinterhorn als rundes inhomogenes echogenes Areal (*B*) zu erkennen, gleichzeitig ist der Seitenventrikel eingeblutet

borene mit Hirnparenchymblutungen sind eine Hochrisikogruppe: 3 von 4 Kindern zeigen erhebliche neurologische Auffälligkeiten.

Kleinhirnblutungen. Diese Blutungen sind selten. Im echogenen Vermis cerebelli sind Blutungen ähnlich schwierig abzugrenzen wie Blutungen im Plexus chorioideus. Blutungen in die echoärmeren Kleinhirnhemisphären sind leichter zu diagnostizieren. Zusätzlich besteht bei Hemisphärenblutungen die Möglichkeit des Seitenvergleichs. Eine wichtige Ursache für Kleinhirnblutungen sind mechanische Traumen. Wenn perinatal eine Blutung in der Nähe des IV. Ventrikels lokalisiert ist, kann sie, wie eine subependymale Blutung, durch eine perinatale Hypoxie verursacht sein. Kleinhirnblutungen sind potentiell als Zeichen einer schweren Schädigung anzusehen.

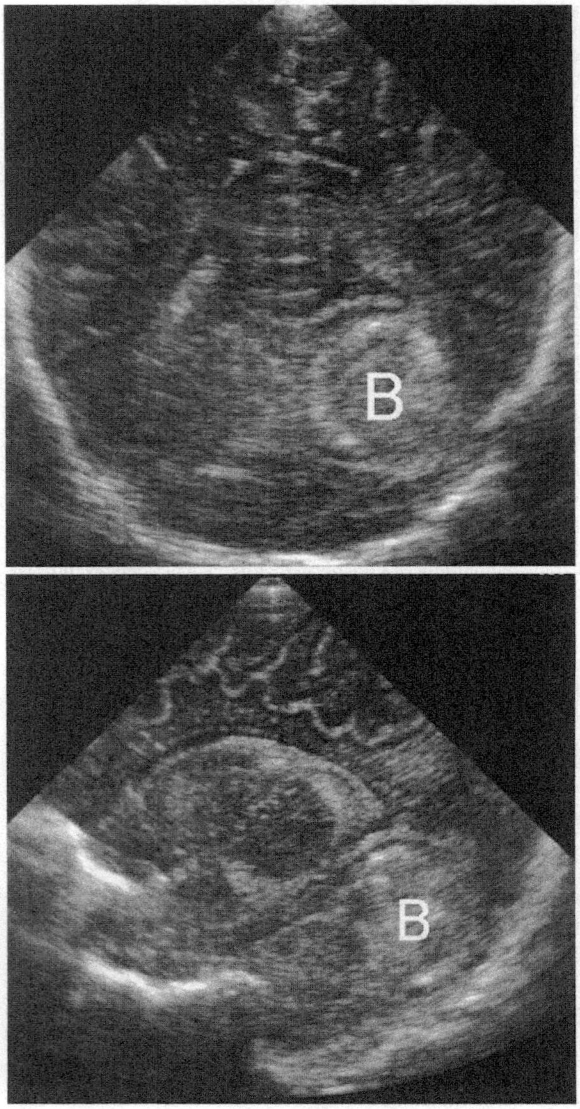

Pränatale Parenchymblutungen. Sie können in allen Schweregraden auftreten. Neugeborene, bei denen sich unmittelbar postnatal porenzephale Zysten zeigen, sind verdächtig auf eine pränatale Hirnblutung, die bereits mehrere Monate zurückliegen kann. Nach massiven Blutungen zeigen die Kinder bereits unmittelbar postpartal die sonographischen Zeichen eines posthämorrhagischen Hydrozephalus. Die intrauterine Resorptionsdynamik der Gehirnblutung gleicht in ihrem zeitlichen Verlauf einer extrauterin entstandenen Hirnblutung von Frühgeborenen. Kinder von Müttern, die an einer thrombozytären Autoimmunerkrankungen leiden oder thrombosehemmende Medikamente einnehmen, sind diesbezüglich besonders gefährdet.

Hirnblutungen bei Reifgeborenen mit Beteiligung des Gehirnparenchyms, ohne daß ein Geburtstrauma erkennbar ist oder sie zeitlich verzögert auftreten, indizieren Hirnblutungen bei Reifgeborenen eine Untersuchung auf angeborene oder erworbene Erkrankungen mit Auswirkung auf die Blutgerinnung oder Thrombozytogenese, z. B. Vitamin-K-Mangel, Trombozytopathie, septische Verbrauchskoagulopathien, kardiale und vaskuläre Fehlbildungen (Abb. 2.29) etc. Dies gilt besonders für Massenblutungen.

Plexus-chorioideus-Blutungen. Sonographisch führen solche Blutungen zu einer unregelmäßigen Kontur des Plexus chorioideus. Er zeigt sich vergrößert, mit erhöhter Echogenität und mit plumper Konfiguration (Abb. 2.30). Isolierte leichtere Plexusblutungen können teilweise von physiologische vorkommenden Plexuschorioideus-Asymmetrien nicht unterschieden werden. Diese isolierten Plexusblutungen können auch durch eine ACTH-Medikation zur Behandlung von BNS-Anfällen verursacht werden. Ebenso wie die zuvor beschriebenen Blutungstypen können Plexusblutungen auch mit anderen Blutungsarten vergesellschaftet sein.

Posttraumatische Hirnblutungen im Säuglingsalter. Durch Stürze von der Wickelkommode, Kindesmißhandlungen oder andere äußere Gewalteinwirkung (Abb. 2.31) verursachte posttraumatische Hirnblutungen erzeugen je nach Lokalisation, Ausdehnung und Noxe unterschiedliche sonographische Veränderungen. Das Einsickern von Blut in das Hirnparenchym führt zu entsprechenden Echogenitätserhöhungen. Dabei ist es schwierig, ein gleichzeitig vorhandenes Ödem davon abzugrenzen.

Extrazerebrale Blutungen

Subduralblutungen. Sie treten bevorzugt bei Reifgeborenen und Säuglingen posttraumatisch auf. Es sollte immer eine Gerinnungsstörung ausgeschlossen werden. Eine weitere Ursache sind erhebliche intrakranielle Druckschwankungen, z. B.z.B. nach akuter Druckentlastung im Gefolge einer Shuntoperation. Bei Säuglingen ist neben Sturzereignissen differentialdiagnostisch immer auch eine Kindesmißhandlung zu bedenken.

Der sonographische Nachweis ist im Vergleich zu den oben dargestellten Hirnblutungen schwieriger. Insbe-

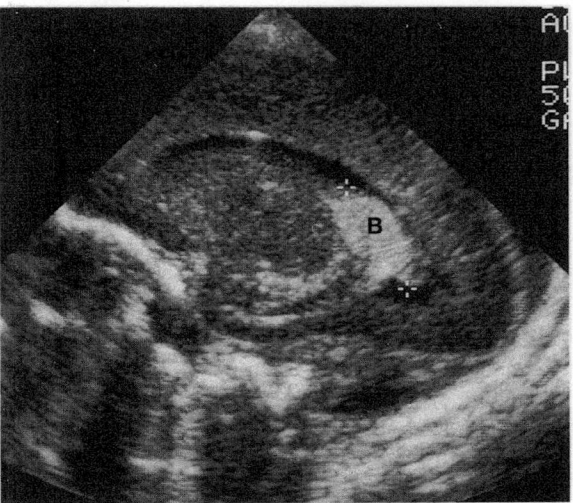

Abb. 2.30. Plexusblutung (600 g schweres Frühgeborenes der 25. SSW), Parasagittalschnitt (S3). Zwischen Pars centralis und Hinterhorn ist die 1,5 cm lange, echogene Plexusblutung (B) mit ovaler Form zu erkennen. Aufgrund der extremen Frühgeburtlichkeit ist noch keine Gyrierung des Kortex vorhanden

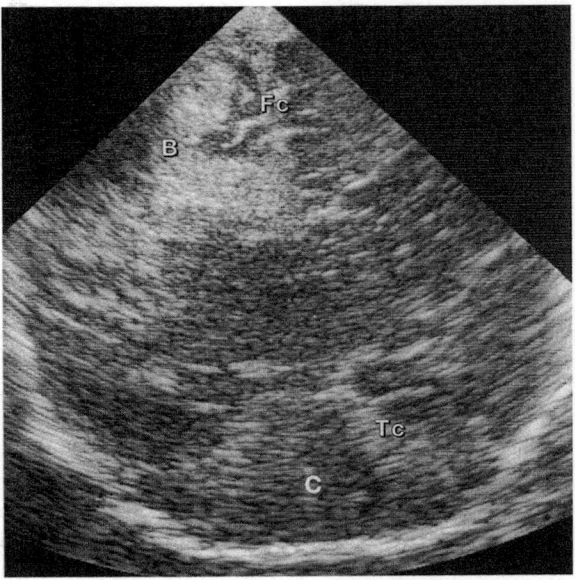

Abb. 2.31. Offene Hirnverletzung nach Biß eines Bernhardiners (2 Monate alter Säugling), hinterer Koronarschnitt (K6) durch das Kleinhirn (C). Links der Falx (Fc) ist im Parietallappen der rechten Hemisphäre eine großvolumige Hirnblutung (B) als ein inhomogenes, echogenes Areal zu erkennen, das sich nicht scharf vom übrigen Hirnparenchym abgrenzen läßt (Tc Tentorium cerebelli)

sondere die häufig betroffene Parietalregion ist sonographisch schlecht erreichbar. Der Schallkopf muß dafür im Sagittalschnitt stark zu Seite gekippt werden. Im Koronarschnitt wird die Falx nicht wie üblich symmetrisch in die Mitte plaziert, sondern durch Seitschwenken exzentrisch gehalten, damit die kalottennahen Areale möglichst vollständig abgebildet und beurteilt werden können. Darüber hinaus sind zusätzlich transkranielle Bildeinstellungen zu versuchen; dann wird jeweils die Gegenseite beurteilt. Großflächige Subduralblutungen sind im Koronarschnitt leicht erkennbar, insbesondere wenn sie zur Mittellinienverlagerung und Kompression des ipsilateralen Seitenventrikels geführt haben und/oder den Interhemisphärenspalt keilförmig aufspalten.

Epiduralblutungen. Dabei handelt es sich um ebenfalls traumatisch entstandene Blutungen mit deutlicher Bevorzugung des Reifgeborenenalters. Zusätzlich können sie in jedem Lebensalter im Gefolge von Schädel-Hirn-Traumen auftreten. Die sonographische Abklärung ist aber nur bis ins Säuglingsalter vertretbar. Ein Gefäßriß – meist eines Astes der A. meningea media – führt zu einer sonographisch als echofreies Areal sichtbaren Blutansammlung. Diese hebt die Dura konvex ab und imprimiert den Parietal- und ggf. Temporallappen (Abb. 2.32). Wie bei Subduralblutungen auch, können erhebliche Befunde eine Mittellinienverlagerung und Ventrikelkompression bewirken. Zusätzlich können Kalottenfrakturen und Kephalhämatome (Abb. 2.33) bestehen.

Subarachnoidalblutungen. Dies sind traumatische (bevorzugt bei Reifgeborenen) wie hypoxisch-ischämische (bevorzugt bei Frühgeborenen) bedingte Rhexisblutungen der feinkalibrigen Gefäße in der Arachnoidea. Außerdem kann bei gleichzeitig aufgetretenen Ventrikeleinbruchblutungen über den Liquorpassageweg (III. Ventrikel, Aquädukt, IV. Ventrikel, Foramina Luschkae et Magendii) Blut in den Subarachnoidalraum austreten und die Hemisphäre säumen. Bei diesen Kindern besteht aufgrund einer dadurch verminderten Liquorresorption ein erhebliches Hydrozephalusrisiko.

Der sonographische Beleg für eine Subarachnoidalblutung ist noch schwieriger als für die sub- wie epiduralen Blutungen. Der echogene Blutsaum ist nur unsicher von den ebenfalls echogenen Strukturen der Arachnoidea zu diskriminieren. Der sonographische Verdacht auf eine Subarachnoidalblutung ist dann zu stellen, wenn bei einer asymmetrisch vorhandenen Blutung die Gyrierung einer Hemisphäre sich weniger konturiert darstellt. Sofern überhaupt ein weiterer diagnostischer Klärungsbedarf besteht, läßt ein hochauflösendes Computertomogramm aufgrund des Eisengehalts die Differenzierung der Blutung von leptomeningealen Strukturen zu.

Verlaufsbeobachtungen von Hirnblutungen

Alle nachgewiesenen Hirnblutungen bedürfen wegen ihrer Komplikationsträchtigkeit regelmäßiger zumindest sonographischer Verlaufskontrollen. Auch auf Grad-I- und Grad-II-Hirnblutungen trifft dies zu, ob-

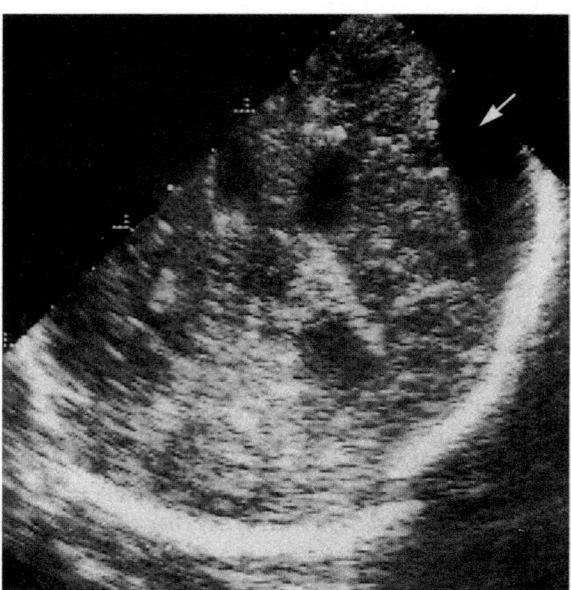

Abb. 2.32. Epiduralblutung bei Hämophilie A (3 Wochen alter Säugling), hinterer Koronarschnitt auf Höhe der Hinterhörner der Seitenventrikel (K7). Der Schallkopf ist dabei etwas nach parietal gekippt und auf den pathologischen Befund optimiert. Die Epiduralblutung ist unter der echogenen Kallotte als echofreies Areal (*Pfeil*) zu erkennen

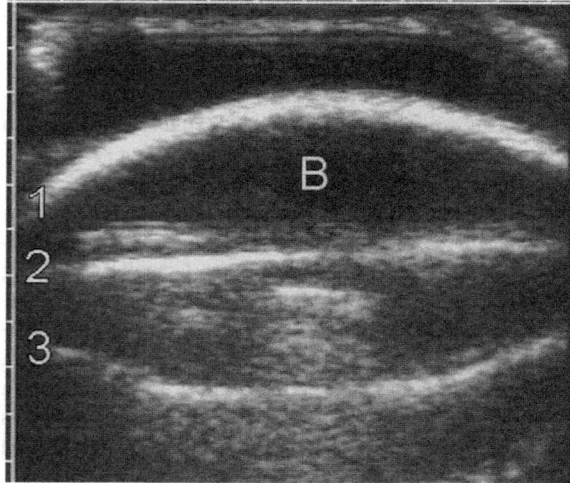

Abb. 2.33. Kephalhämatom. Zwischen der echogenen Sichel des Periosts (*1*) und der Kalottenvorderfläche (*2*) ist die Blutung (*B*) zu erkennen. Unterhalb der Kalotte stellt sich die Blutung als virtueller Ultraschallartefakt dar (*3*). Dies darf nicht mit einer epiduralen Blutung verwechselt werden

wohl sie fast regelhaft eine gute Rückbildungstendenz bis hin zur Befundnormalisierung haben.

Dies gilt besonders, wenn sich folgende klinische Auffälligkeiten zeigen:

- Anfallsleiden,
- neurologische Auffälligkeiten (Bewegungsstör. etc.),
- psychomotorische Entwicklungsverzögerungen,
- Seh- und Hörstörungen,
- Hyperexzitabilität.

Hydrocephalus internus

Die Diagnostik des Hydrocephalus internus ist eine der wichtigsten Indikationen der Schädelsonographie bei Säuglingen geworden, da sich die erweiterten Liquorräume als echofreie Areale sehr sicher erkennen lassen. Häufig beginnt der Hydrozephalus mit einer Erweiterung der Hinter- und Unterhörner (Abb. 2.76), da hier das Parenchym einer Ausdehnung den geringsten Widerstand entgegensetzt. Wegen des erhöhten Druckes sind die Ventrikel abgerundet. Im mittleren und hinteren Koronarschnitt besitzen die Seitenventrikel somit eine runde Form (Abb. 2.24a). Meist sind die Ventrikel symmetrisch erweitert, bei einseitigen blutungsbedingten Obstruktionen im Bereich des Foramen Monroi können die Ventrikel unterschiedlich dilatiert sein. Im Parasagittalschnitt lassen sich die erweiterten Seitenventrikel in ihrer ganzen Ausdehnung - oft viel besser als normale Seitenventrikel - gut darstellen und dokumentieren. Bis hin zum Hydrocephalus permagnus sind viele Formen und Ausprägungen möglich.

Grundsätzlich ist der Hydrozephalus die Folge eines Ungleichgewichts zwischen der intraventrikulären Liquorbildung und dem Liquorabfluß. Eine vermehrte Liquorbildung, dies zum Hydrocephalus hypersecretorius mit Erweiterung aller Gehirnkammern führt, ist selten. Meist besteht eine Abflußstörung, die den Hydrocephalus occlusivus bewirkt. Zusätzliche morphologische Auffälligkeiten richten sich nach der Ätiologie des Hydrozephalus. Auch wenn die Obstruktionsursache sonographisch nicht direkt sichtbar sein muß, ist die Etage der Abflußbehinderung trotzdem festzulegen (Tabelle 2.3). Folgende Ätiologieformen sind zu unterscheiden:

- Hirnblutungen (Abb. 2.34–2.36),
- Hirnatrophie,
- Hirntumoren (Abb. 2.87),
- Entzündungen (Abb. 2.38 und 2.39),
- Fehlbildungen:
  - kongenitale Aquäduktstenosen (Masa-Syndrom),
  - Arachnoidalzysten,
  - a.-v. Malformation der V. Galeni (Abb. 2.57),
  - Balkenagenesie (Abb. 2.48),
  - Chiari-Malformation (Abb. 2.39–2.41),
  - Dandy-Walker-Malformation (Abb. 2.60),
  - Holoprosenzephalie (Abb. 2.49–2.51),
  - Walker-Warburg-Syndrom.

Die physiologischen Engen im Ventrikelsystem sind begreiflicherweise die Schwachstellen der Liquorpassage für Abflußbehinderungen durch Verstopfen und Verkleben nach Blutungen, Infektionen oder durch Druck von Raumforderungen: Foramen Monroi, Aquaeductus cerebri, Foramina Luschkae et Magendii.

Wenn die Obstruktion auf Höhe der Foramina Monroi liegt, ist der betroffene Seitenventrikel erweitert. Eine Abflußbehinderung im Bereich des Aquädukts führt zur zusätzlichen Erweiterung des III. Ventrikels und prästenotischen Aquäduktanteils. Ein besonderer Fall ist der „isolated fourth ventricle": Aquädukt und Foramina Luschkae et Magendii sind verlegt und machen eine Liquorableitung für die Seitenventrikel und den III. Ventrikel erforderlich. Der liquorproduzierende Plexus chorioideus am Dach des IV. Ventrikels führt nun zu einer kontinuierlichen Zunahme des IV. Ventrikels. Der „isolated fourth ventricle" muß zur Vermeidung von Hirnstammproblemen separat drainiert werden.

Von diesen Ursachen ist der *posthämorrhagische Hydrozephalus* am häufigsten (Abb. 2.34–2.36). Besonders bei Frühgeborenen, die ein hohes Hirnblutungsrisiko haben, ist in den ersten Wochen nach Auftreten einer Hirnblutung – vornehmlich nach Hirnblutungen III. und IV. Grades – eine Hydrozephalusbildung zu befürchten.

Aufgrund von Obstruktionen an den Engstellen und/oder extrazerebralen Verklebungen kommt es zu Abflußbehinderungen und Resorptionsstörungen. Der resultierende Hirndruck führt zu einer unterschiedlich stark ausgeprägten Progredienz der Ventrikelweite. Um

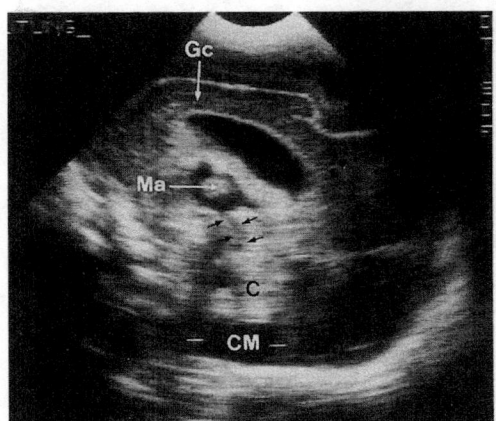

Abb. 2.34. Mäßiger posthämorrhagischer Hydrozephalus (medianer Sagittalschnitt). Erweiterte Seitenventrikelvorderhörner, III. Ventrikel und IV. Ventrikel. Sehr große Cisterna cerebellomedullaris (*CM*). Verbreiterte Massa intermedia (*Ma*), weitlumiger Aquädukt (*schwarze Pfeile*). (*C* Cerebellum, *Gc* Gyrus cerebelli)

Tabelle 2.3. Ausprägung des Hydrocephalus internus in Abhängigkeit von der Lokalisation der Abflußbehinderung

Lokalisation der Abflußbehinderung	Sonographische Zeichen
Foramen Monroi	Betroffene(r) Seitenventrikel erweitert (Abb. 2.36)
Aquaeductus cerebri	Seitenventrikel und III. Ventrikel erweitert (Abb. 2.35)
Foramina Luschkae et Magendii	Alle Ventrikel und Aquädukt erweitert
Aquaeductus cerebri plus Foramina Luschkae et Magendii	IV. Ventrikel erweitert („isolated fourth ventricle") (Abb. 2.37)

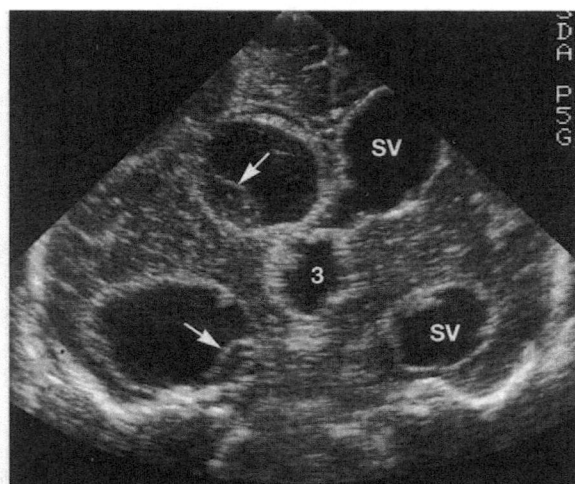

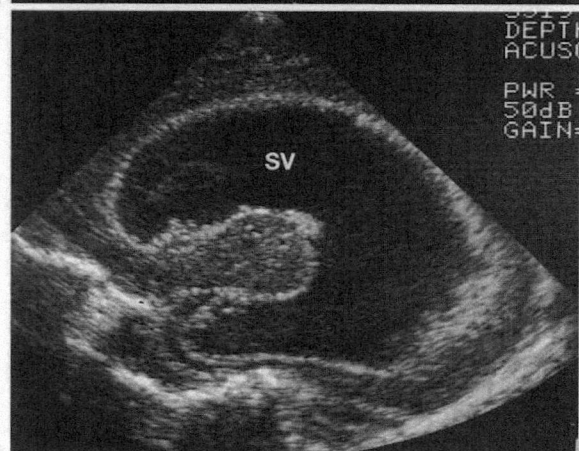

Abb. 2.35a,b. Posthämorrhagischer Hydrozephalus, **a** mittlerer Koronarschnitt (K3), **b** Parasagittalschnitt (S3). Die Seitenventrikel (*SV*) und der III. Ventrikel (3) sind erheblich erweitert. Die Ventrikelwände sind echogen begrenzt; sowohl im Vorderhorn- als auch im Unterhornbereich sind wandständig bereits in Organisation begriffene Blutungen vorhanden, die die charakteristische Ringstruktur aufweisen (*Pfeile*)

zu klären, ob eine Shuntoperation notwendig ist, sind zumindest anfangs kurzfristige sonographische Verlaufskontrollen erforderlich. Im Falle einer Progredienz weiten sich zuerst die Hinter- und Unterhörner auf. Anschließend dilatieren die Vorderhörner sowie – in Abhängigkeit von der Obstruktions- bzw Resorptionssituationsituation – auch der III. und IV. Ventrikel.

Beim *postinfektiösen Hydrozephalus* (s. Intrakranielle Infektionen) liegen entzündungsbedingte Verkalkungen, teilweise mit sich anschließendem Schallschatten vor. Sie liegen vornehmlich periventrikulär, aber auch intraparenchymatös in Form von Zonen erhöhter Echogenität (Abb. 2.37–2.39).

Menigomyelozelen sind häufig von einem *Hydrocephalus internus* begleitet (Abb. 2.40 und 2.41). Bei mäßig ausgeprägten Formen können die leicht erweiterten Vorderhörner im Koronarschnitt die typische Fledermausflügelkonfiguration zeigen (Abb. 2.42).

Bei einem *Hydrocephalus occlusivus* läßt sich in der Regel die Liquorabflußbehinderung sonographisch nicht direkt lokalisieren, sondern kann allenfalls über indirekte Zeichen vermutet werden (Tabelle 2.3).

Ein wichtiges klinisches Problem ist die Frage nach einem erhöhten Hirndruck. Sie kann entweder nur durch Verlaufskontrollen mit genauer Photodokumentation und Vermessung der Ventrikel über die Feststellung einer zunehmenden Ventrikelgröße oder über indirekte sonographische Zeichen erhöhten Hirndrucks beantwortet werden (Tabelle 2.4). Da die Seitenventrikel auf Liquorabflußstörungen zuerst mit einer Dilatation reagieren, sollten sie im Parasagittalschnitt und in Koronarschnittten gut dokumentiert sein. Der Bildvergleich der Ventrikelerweiterung ist dem alleinigen Vermessen der Ventrikelweite überlegen. Zusätzlich können weitere morphologische Zeichen auf einen erhöhten Hirndruck hinweisen. Er führt zu abgerundeten, glattkonturierten Seitenventrikeln, sofern der Ventrikel durch Vorschädigungen wie infektiöse Veränderungen etc. nicht bereits formverändert ist. Das Septum pellucidum ist gespannt. Ein eingerissenes Septum pellucidum, das sich flottierend darstellen läßt, ist zur Druckbeurteilung nicht brauchbar, da dies zu einem von der akuten Hirndruck-

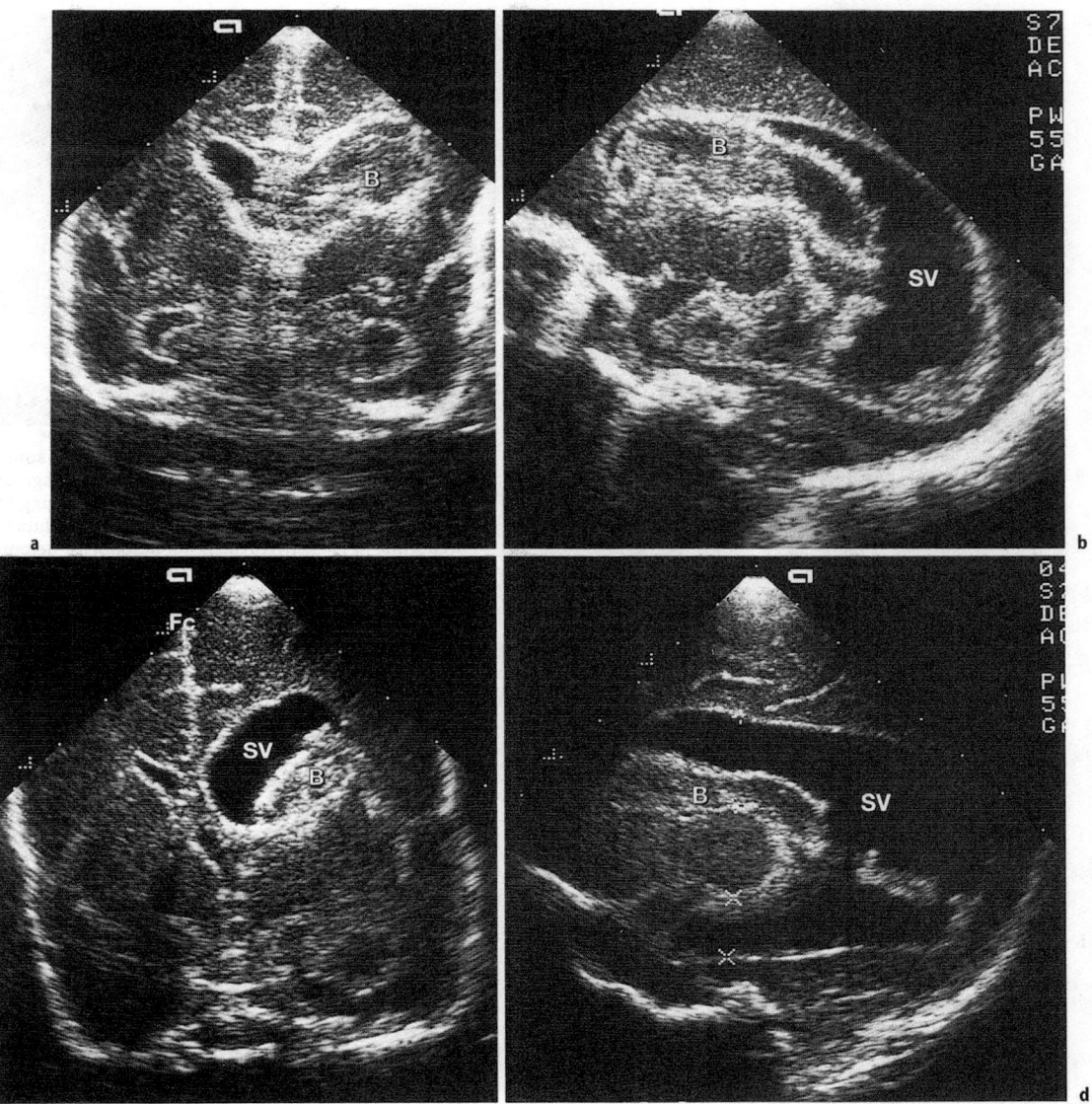

Abb. 2.36 a–d. Posthämorrhagischer Hydrozephalus. **a** Mittlerer Koronarschnitt (K 4), Alter 19 Tage **b** Parasagittalschnitt (S 3), Alter 19 Tage; **c** mittlerer Koronarschnitt (K 4), Alter 59 Tage; **d** Parasagittalschnitt (S 3), Alter 59 Tage. Im Seitenventrikel (*SV*) der linken Hemisphäre ist eine große, sich organisierende und zurückbildende Blutung (*B*) zu erkennen. Beide Seitenventrikel sind anfänglich erweitert und echogen konturiert. Durch eine Obstruktion des linken Foramen Monroi entsteht ein einseitiger, rundlich konfigurierter Hydrozephalus mit einer Verlagerung der Falx und des III. Ventrikels zur Gegenseite. Die Weite des rechten Seitenventrikels ist rückläufig. (*Fc* Falx cerebri)

veränderung unabhängigen Zeitpunkt entstanden sein kann. Die äußeren Liquorräume können aufgrund der Kompression nicht mehr darstellbar sein. Die Gyrierung kann nicht mehr oder nur sehr schlecht sichtbar sein.

In regelmäßigen Verlaufskontrollen sollten die Ventrikel im Parasagittalschnitt sowie im mittleren als auch hinteren Koronarschnitt photodokumentiert und vermessen werden (s. 2.1.8). Ferner ist hier eine Stadieneinteilung möglich, die aber ausschließlich auf morphologische Veränderungen des Ventrikelsystemes zu beziehen ist:

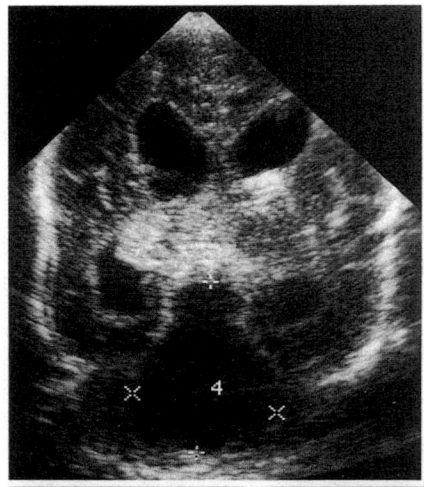

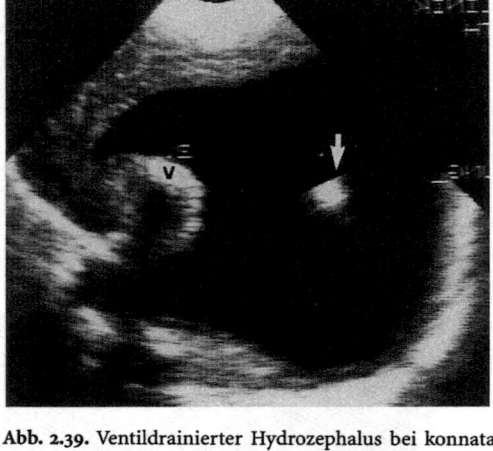

Abb. 2.39. Ventildrainierter Hydrozephalus bei konnataler Toxoplasmose. Verkalkung der Basalganglien (Parasagittalschnitt). Im Bereich des Plexus chorioideus ist eine Verkalkung (*V*) als ovales echogenes Areal mit dorsalem Schallschatten sichtbar. Massive Erweiterung des Seitenventrikels mit besonderer Betonung des Hinterhorns. Orthograd getroffener Ventrikelkatheter (*Pfeil*) im Bereich des Hinterhorns, der sich ebenfalls als echodichte Struktur darstellt. In der Parietookzipitalregion zeigen sich echofreie, gekammerte Zysten in unterschiedlicher Form und Größe

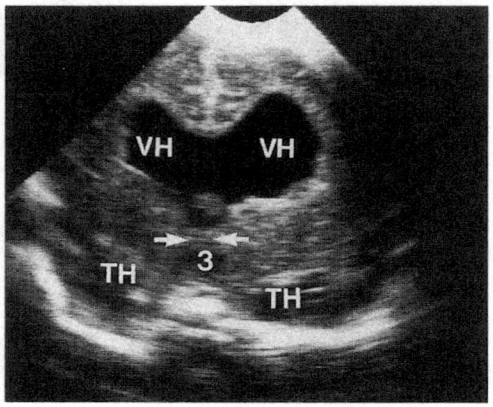

Abb. 2.37 a, b. „Isolated fourth ventricle". **a** Hinterer Koronarschnitt (K6), **b** Sagittalschnitt (S1). Erweiterte echogen begrenzte Seitenventrikel; der III. Ventrikel (3) ist nicht erweitert. Großvolumiger IV. Ventrikel (4)

▲
Abb. 2.40. Hydrozephalus bei lumbaler Meningomyelozele, mittlerer Koronarschnitt (K3). Leicht asymmetrischer Hydrocephalus internus mit deutlicher Erweiterung der Vorderhörner (*VH*). Temporalhörner (*TH*) und III. Ventrikel (3) sind normal weit. Verdickte Massa intermedia (*Pfeile*), die beide Thalami miteinander verbindet. Freie Kommunikation beider Vorderhörner aufgrund eines fehlenden Septum pellucidum

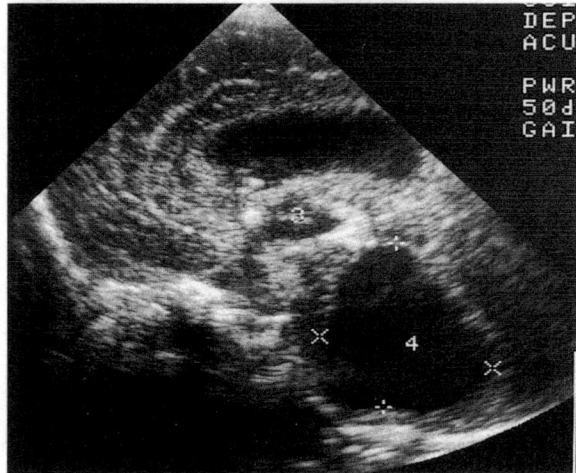

◀ **Abb. 2.38.** Intrazerebrale Verkalkungen (*Pfeile*) und Hydrocephalus internus bei konnataler Toxoplasmose (mittlerer Koronarschnitt). Symmetrischer Hydrocephalus internus mit Erweiterung der Seitenventrikelvorderhörner und Temporalhörner. Im Bereich beider Basalganglien erzeugen die intrazerebralen Verkalkungen deutliche Reflexvermehrungen. Periventrikulär besteht keine Reflexvermehrung

Tabelle 2.4. Sonographische Unterscheidungsmerkmale des druck- und atrophiebedingten Hydrocephalus internus

	Hydrocephalus occlusus (Druckzeichen)	Hydrocephalus e vacuo (Atrophiezeichen)
Seitenventrikel	Rund, glatt	Unregelmäßig konfiguriert
Erweiterung der Seitenventrikel	Hinter-, Unterhornbereich	Vorderhornbereich
Äußere Liquorräume	Eng	Weit
Gyri	Verstrichen	Akzentuiert

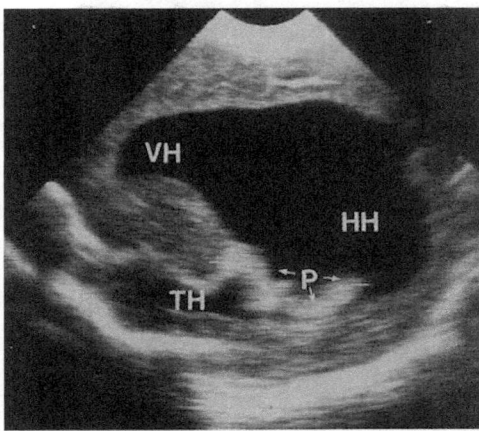

Abb. 2.41. Hydrozephalus bei Meningomyelozele, Parasagittalschnitt (S3) durch den Seitenventrikel. Massiv erweiterter Seitenventrikel mit der größten Dilatation im Hinterhornbereich (*HH*), die Vorderhörner (*VH*) ebenfalls deutlich erweitert. Normal weite Temporalhörner (*TH*). Prominenter, frei im Ventrikellumen flottierender Plexus chorioideus (*P*), der überdurchschnittlich häufig bei Kindern mit Meningomyelozele gefunden wird

- Stadium 1: beginnende Dilatation im Hinterhornbereich,
- Stadium 2: zusätzliche Dilatation im Vorderhornbereich,
- Stadium 3: zusätzliche Dilatation im Unterhornbereich,
- Stadium 4: zusätzliche Dilatation des III. und IV. Ventrikels.

Die Stadien 3 und 4 des posthämorrhagischen Hydrozephalus korrelieren hoch mit den höhergradigen Hirnblutungen. Sie bedürfen engmaschiger Kontrollen und der Klärung, ob eine Druckentlastung (ausgiebige Liquorpunktionen oder Shuntversorgung) indiziert ist. Dies ist besonders wichtig, wenn eine Ventilversorgung erwogen wird.

Beruht der Hydrocephalus internus auf einer Hirnatrophie, so fehlen die erwähnten indirekten sonographischen Druckzeichen. Statt dessen sind andere sonographische Kriterien (Tabelle 2.4) sichtbar. Die Seitenventrikel sind unruhig konfiguriert und vornehmlich im Vorderhorn erweitert. In diesem Fall sind die äußeren Liquorräume, insbesondere die gut sichtbare Fissura interhemisphaerica, in der Regel erweitert. Zusätzlich können porenzephale Zysten vorliegen.

Hydrocephalus externus (Hirnatrophie)

Diese Form des Hydrozephalus ist fast immer durch eine kortikale Hirnatrophie verursacht und meist mit einem atrophischen Hydrocephalus internus verbunden. Ferner sind Mischformen mit einem druckbedingten Hydrocephalus internus möglich. Im nichtdrainierten Zustand können dabei die einzelnen Komponenten

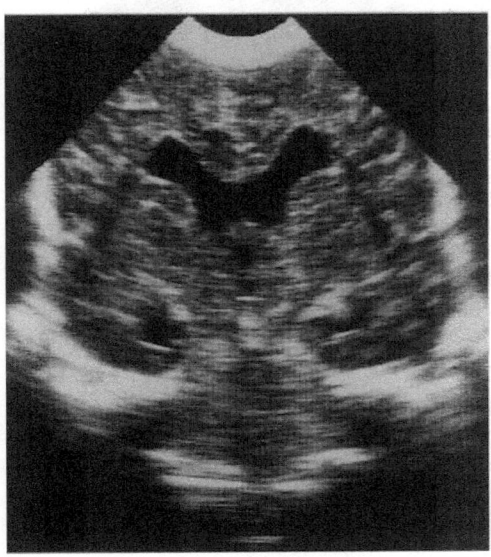

◀ **Abb. 2.42.** Mäßige Ventrikelerweiterung bei Meningomyelozele, Koronarschnitt (K3). Charakteristisch für die Ventrikelerweiterung ist die typische Konfiguration der Seitenventrikelvorderhörner, die an ausgebreitete Fledermausflügel erinnert. Fehlendes Septum pellucidum. Normal weiter III. Ventrikel und Temporalhörner

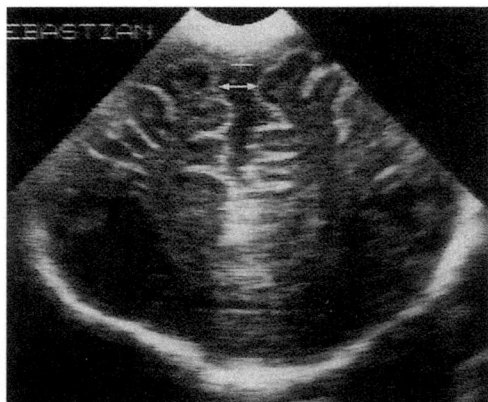

Abb. 2.43. Hirnatrophie, Koronarschnitt (K1). Erweiterung der äußeren Liquorräume und des Interhemisphärenspalts (*Pfeile*). Beide Großhirnhemisphären lassen sich girlandenförmig von den äußeren Liquorräumen abgrenzen

nicht ausreichend differenziert werden. Sonographisch sind die atrophiebedingten erweiterten äußeren Liquorräume als echofreie, bandförmige Areale bereits ab einer Breite von wenigen Millimetern sicher erkennbar. Der Interhemisphärenspalt ist hierbei parallel verbreitert, ferner sind die Hirnwindungen besonders gut abgrenzbar (Abb. 2.43).

Ventilversorgter Hydrocephalus internus

Nach erfolgter Shuntimplantation läßt sich die Lage und Funktion des Ventils sonographisch überprüfen. Die Größenentwicklung dieser drainierten Ventrikel kann genau bestimmt werden. Fehllagen sind zu erkennen. Shuntüber- und unterfunktionen sind am Größenverlauf der Gehirnkammern ablesbar. Weiterhin sind Komplikationen wie beispielsweise die Entstehung von subduralen Ergüssen (s. dort) bei allzu schneller Rückbildung des Hydrozephalus infolge Überdrainage sicher erfaßbar. Bei auftretenden Shuntinfektionen können im drainierten Ventrikel die gleichen sonographischen Zeichen wie bei einer Ventrikulitis auftreten (s. dort).

Im Ultraschallbild ist der zentrale Schenkel in der Längsschnittdarstellung als eine echogene Doppelkontur oder als echogener Streifen sichtbar. Bei Lamellenventilen sind die einzelnen Lamellen voneinander abgrenzbar. Die Lage der Mündung kann meist gut lokalisiert werden. Im Querschnitt bildet der zentrale Schenkel eine runde oder ringförmige Formation, meist mit sich anschließendem Schallschatten. Die shuntbedingte, rückläufige Größe der Seitenventrikel läßt sich nach erfolgter Shuntversorgung in ihrem Ausmaß durch Vermessen im Rahmen der sonographischen Verlaufskontrollen gut erfassen. Häufig wird eine schnellere Rückbildung der direkt drainierten Seite beobachtet

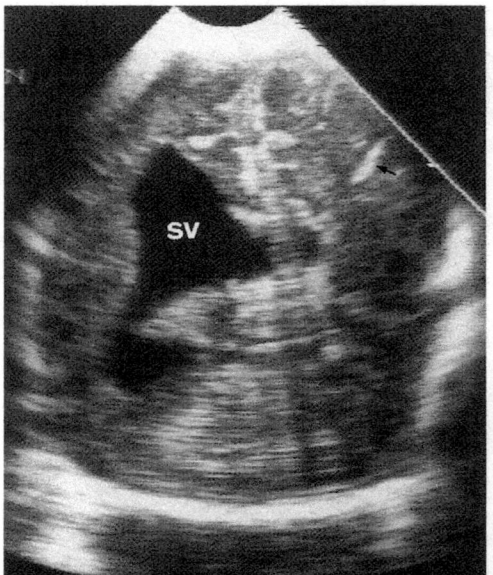

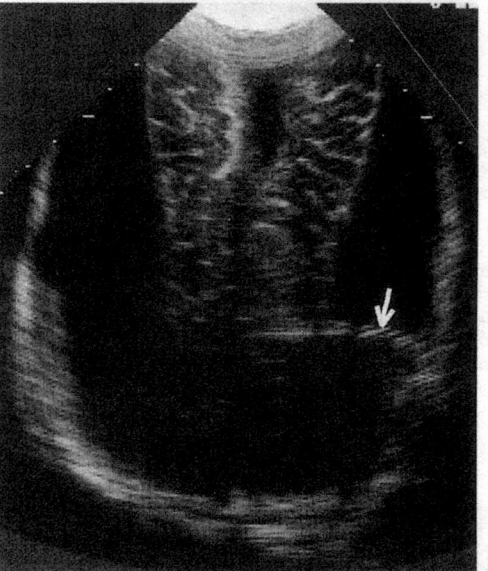

Abb. 2.44 a, b. Sonographische Beispiele von Säuglingen mit einer Ventrikeldrainageüberfunktion. a Ventildrainierter Hydrozephalus bei Meningomyelozele, hinterer Koronarschnitt (K7). Einseitige Erweiterung des rechten Seitenventrikels (*SV*). Der linke Seitenventikel, der durch den Ventrikelkatheter (*Pfeil*) drainiert wird, ist kollabiert. b Hinterer Koronarschnitt (K8). Das Hirnparenchym ist infolge der Ventrikelüberfunktion kollabiert und hat sich von der Schädelwand abgelöst. Die Gyri stellen sich echogen dar. (*Pfeil* Ventil)

(Abb. 2.44 a). Teilweise führt die Shuntdrainage zu einer derart ausgeprägten Rückbildung, daß kein Ventrikellumen mehr sichtbar ist. Häufig erweitern sich auch – atrophiebedingt – die äußeren Liquorräume, so daß die eigentliche Atrophie jetzt erst erfaßbar wird (Abb. 2.44 b und 2.45).

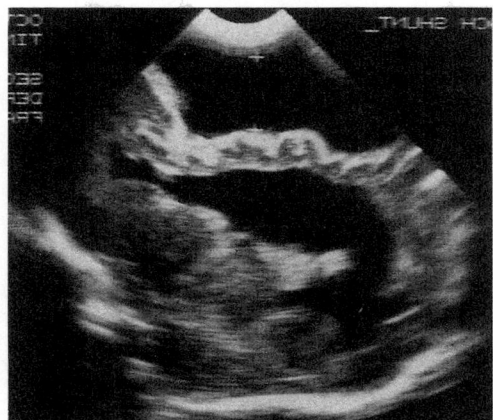

Abb. 2.45. Ausgeprägter hoch parietal lokalisierter Subduralerguß nach Überdrainage bei ventilversorgtem Hydrozephalus (Parasagittalschnitt durch den Seitenventrikel). Oberhalb der deutlich verschmälerten Großhirnhemisphäre kommt ein 2 cm starker hoch parietal lokalisierter Subduralerguß zur Darstellung. Der Seitenventrikel ist vor allem in seinem Hinterhorn- und Trigonumbereich deutlich erweitert

Weiterhin kann der periphere Schenkel in seinem Verlauf sonographisch kontrolliert werden. Beim ventrikuloatrialen Shunt ist die Kathetermündung direkt im Vorhof oder in der V. subclavia superior lokalisierbar. Dies gelingt beim ventrikuloperitonealen Shunt in der Regel nicht. Dort kann häufiger in der Anfangszeit nach Legen des Shunts nicht resorbierter Liquor in Form von echofreien Arealen meist dorsal der Blase festgestellt werden, die sich im Laufe der Zeit zurückbilden. Weitere Shuntkomplikationen sind Abszesse, die als echoarme bzw. echofreie, meist rundliche Areale ebenfalls gut sichtbar sind.

Hydranenzephalie

Der Befund einer Hydranenzephalie erzeugt einen massiven sonographischen Befund. Im 2. Schwangerschaftstrimenon führt ein Verschluß beider Aa. carotes internae zum einem fast vollständigen Hirnparenchymuntergang beider Hemisphären. Pathogenetisch konnte zumindest bei einem Teil der Kinder eine konnatale Infektion wie eine Toxoplasmose oder eine Zytomegalie als Ursache ermittelt werden.

Das sonst von den Karotisarterien versorgte und nun untergegangene Gehirnparenchym ist durch Liquor ersetzt. Es kann ein schmaler Hirnparenchymsaum vorhanden sein, der durch die Basilar- und die Meningealarterien versorgt wird, da diese nicht den Aa. carotes internae entstammen. Der Hirnstamm, das Mesenzephalon mit Vierhügelplatte, das Kleinhirn und der okzipitale Hirnpol sind angelegt. Die Falx cerebri und vereinzelte Rindenareale sind zapfenförmig und mit

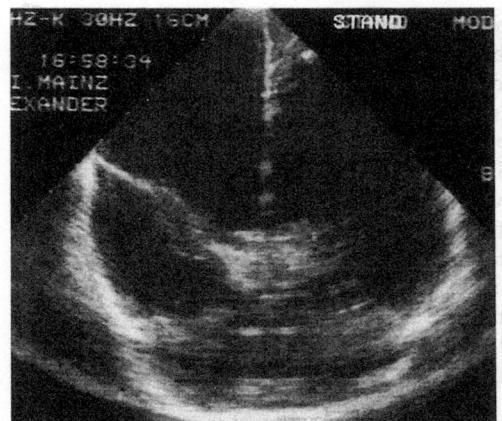

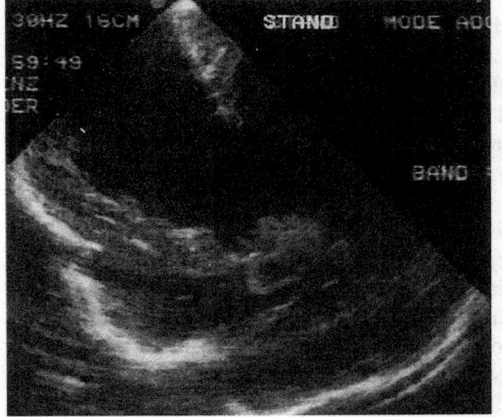

Abb. 2.46 a, b. Hydranenzephalie. **a** Mittlerer Koronarschnitt (etwas gekippt), **b** Parasagittalschnitt. Aufgrund des untergegangenen Parenchyms ist anstelle der sonst regulär vorhandenen Gehirnstrukturen Liquor als echofreies Areal sichtbar. Lediglich im Bereich der Falx cerebri und im Bereich des Stammhirns sind noch Parenchymreste sichtbar

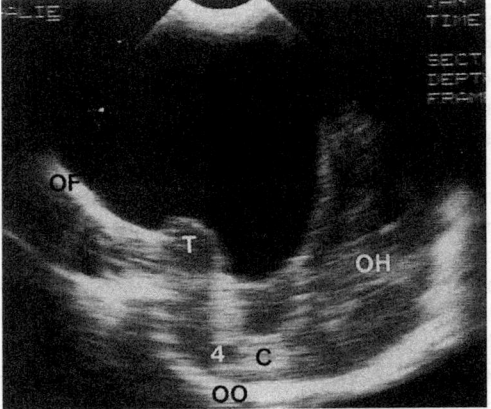

Abb. 2.47. Hydranenzephalie (Sagittalschnitt). Fast vollständiger Untergang des Frontal-, Parietal- und Temporalhirns und Ersetzen durch Liquor, der sich echofrei abbildet. Die durch die Aa. vertebralia versorgten Hirnanteile zeigen eine unauffällige Schalltextur: Basalganglien, Hirnstamm, Pons und Kleinhirn (*C*) sowie der okzipitale Hirnpol (*OH*). (*4* IV. Ventrikel, *OF* Os frontale, *OO* Os occipitale, *T* Thalamus)

unregelmäßiger Kontur vom Liquor deutlich abgrenzbar (Abb. 2.46 a, b und 2.47). Das sonographische Bild wird in der Frontal-, Temporal- und Parietalregion von einem großflächigen echofreien Areal bestimmt. Wird der Kopf des Kindes mit aufgehaltenem Schallkopf während der Untersuchung hin- und herbewegt, flottiert teilweise das Hirnparenchym im Liquor.

Die Hydranenzephalie kann manchmal aufgrund des ähnlichen morphologischen Aspekts von einem massiven Hydrocephalus internus mit Hilfe sonographischer Kriterien allein nur schwer unterschieden werden. Die differentialdiagnostische Abklärung erfolgt hier dopplersonographisch.

Fehlbildungen des Gehirns

Im Vergleich zur Häufigkeit der Diagnosen Hirnblutungen und Hydrozephalus sind ZNS-Fehlbildungen selten. Sie können isoliert, aber auch im Rahmen von Fehlbildungssyndromen auftreten.

Agenesie des Corpus callosum

Das Corpus callosum, die wichtigste und breitbasige Interhemisphärenkommissur, ist bei Anlagefehlbildungen des Gehirns häufig mitbetroffen: alobäre und semilobäre Form der Holoprosenzephalie (obligat assoziiert), Chiari-Syndrom, Dandy-Walker-Syndrom, septooptikale Dysplasie, Mittellinienlipome, Polymikrogyrie, Polymakrogyrie etc. Weiterhin ist die Corpus-callosum-Agenesie mit Syndromen und Stoffwechselstörungen assoziiert. Die Corpus-callosum-Agenesie kann isoliert vorhanden sein. Zusätzlich zu den angeborenen Formen kann der Balkenmangel auch sekundär, z. B. durch Infektionen oder Hypoxien, verursacht sein. Dies ist bei partiellen Agenesien, die die isoliert vorderen Anteile betreffen, anzunehmen.

Der Balkenmangel kann vollständig wie auch partiell sein. Der anlagebedingte Balkenmangel betrifft entwicklungsgeschichtlich bedingt ausschließlich den okzipitalen Abschnitt (Splenium und Truncus). Eine Ausnahme bildet der partielle Balkenmangel in Kombination mit der semilobären und lobären Form der Holoprosenzephalie; hier kann ein partieller anteriorer Balkenmangel vorliegen.

Sonographisch kann beim vollständigen Balkenmangel das Corpus callosum weder im koronaren noch im sagittalen Schnittebenensektor eingestellt werden. Gleichzeitig ist der Abstand der Seitenventrikel voneinander vergrößert. Sie sind im Koronarschnitt nach lateral verlagert, im Hinterhornbereich erweitert und im Vorderhornbereich durch intrahemisphärische Balkenfaserverbindungen (Probstsches Bündel) nach oben und medial konkav abgerundet. Das Septum pellucidum fehlt oder ist rudimentär. Entsprechend ist der III. Ventrikel verbreitert, seine Verbindung zu den Seitenventri-

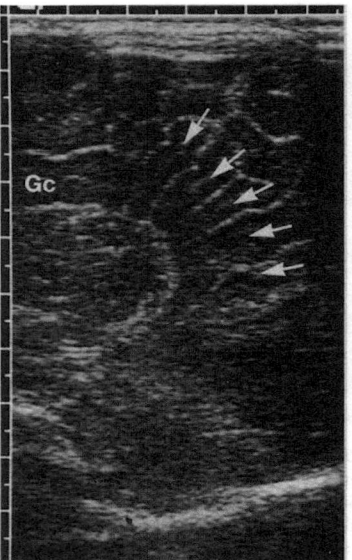

Abb. 2.48. Partieller Balkenmangel (2 Tage altes Neugeborenes), Sagittalschnitt. Im okzipitalen Bereich des Balkenmangels liegt anstelle des dort sonst sichtbaren Gyrus cinguli (*Gc*) eine radiäre Anoerdnung der Gyri (*Pfeile*) vor

keln über das Foramen Monroi ist breitbasiger. In Ermangelung einer oberen Begrenzung reicht der III. Ventrikel oft bis zur Fissura interhemisphaerica, ggf. bis hoch zur Kalotte. Dadurch bilden im mittleren Koronarschnitt der III. Ventrikel und die Seitenventrikel die sog. „Stierkopfformation" (Abb. 2.60 b).

Ein weiteres pathognomonisches Zeichen ist im Sagittalschnitt das Fehlen des Gyrus cinguli im Bereich der Agenesie. Statt dessen sind die Gyri radiär um den III. Ventrikel angeordnet. Diese radiäre Anordnung ist insbesondere beim partiellen Balkenmangel ein hilfreiches Zeichen (Abb. 2.48).

Manchmal können mit Balkenmangel eine verbreiterte Cisterna magna, ein erweiterter suprasellärer Arachnoidalraum und ggf. eine große dienzephale Zyste assoziiert sein.

Sonographische Zeichen der Corpus-callosum-Agenesie

- Nicht darstellbares Corpus callosum im Koronar- und Sagittalschnitt
- Radiäre Anordnung der Gyri anstelle des nicht darstellbaren Gyrus cinguli
- Vergrößerter Abstand der Seitenventrikel mit veränderter Form
- Stierkopfkonfiguration des III. Ventrikels
- Verbreiterte Foramina Monroi

- Assoziierte ZNS-Fehlbildungen:
  - Alobäre und semilobäre Form der Holoprosenzephalie (obligat assoziiert)
  - Chiari-Syndrom
  - Dandy-Walker-Syndrom
  - septooptikale Dysplasie
  - Mittellinienlipome
  - Polymikrogyrie
  - Polymakrogyrie

Syndrome mit Corpus-callosum-Agenesie (Auswahl)

Aicardi-Syndrom	obligat
Andermann-Syndrom	obligat
Shapiro-Syndrom	obligat
Apert-Syndrom	nicht obligat
Dandy-Walker-Syndrom	nicht obligat
Di George-Syndrom	nicht obligat
Goldenhar-Syndrom	nicht obligat
Lissenzephalie	nicht obligat
Meckel-Syndrom	nicht obligat
Orofaziales Syndrom	nicht obligat
Trisomien 8, 13-15	nicht obligat
Glutarazidurie Typ III	nicht obligat
Kinky hair disease	nicht obligat
Leukodystrophie	nicht obligat
Nichtketotische Hyperglycinämie	nicht obligat
Pyruvatdehydrogenasemangel	nicht obligat
Zellweger-Syndrom	nicht obligat

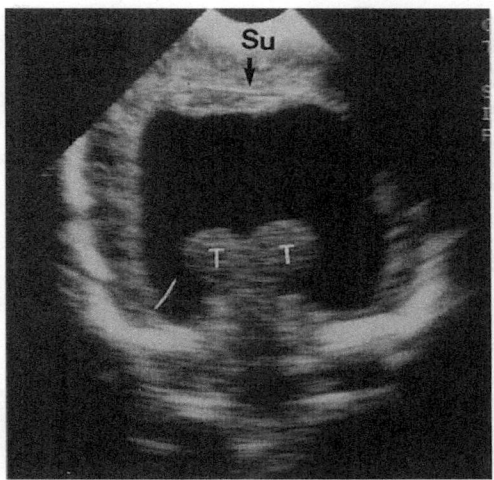

Abb. 2.49. Alobäre Holoprosenzephalie (mittlerer Koronarschnitt). Hufeisenförmiger Monoventrikel. Beide Thalami (*T*) sind in der Mittellinie miteinander verschmolzen. Fehlender III. Ventrikel. (*Su* Sulcus)

Holoprosenzephalie

Die Holoprosenzephalie ist eine Differenzierungsstörung von Groß- und Zwischenhirn im 2. Schwangerschaftsmonat. Häufig liegen zusätzliche Fehlbildungen wie Gesichtsdysmorphien, Hypotelorismus bis hin zur Zyklopie sowie Spaltbildungen vor. Die Holoprosenzephalie kann Bestandteil von Trisomie 13, 15, 18 und anderen Chromosomenaberrationen sein. Es werden 3 Formen unterschiedlicher Schweregrade voneinander differenziert: die alobäre, die semilobäre und die lobäre Form.

Alobäre Form. Bei dieser schwersten, mit dem Leben meist nur sehr kurz vereinbaren Form der Holoprosenzephalie ist die gesamte Großhirnanatomie schwer verändert, so daß erhebliche anatomische Orientierungsprobleme bestehen können. Die klassische Begleitfehlbildung der alobären Holoprosenzephalie ist die Zyklopie.

Im mittleren Koronarschnitt ist das nicht in die beiden Seiten differenzierte Dienzephalon als gemeinsames rundes Areal mittlerer Echogenität dem Keilbein aufliegend sichtbar. Diese Formation beinhaltet die Thalami, das linke und rechte Pallidum, die Nuclei caudati und das Putamen; diese Strukturen sind in der Mittellinie untereinander verschmolzen.

Um diese Formation herum ist anstelle eines differenzierten Ventrikelsystems ein großer, kugeliger, gemeinsamer, singulärer Ventrikel mit runder konvexer Außenkontur sichtbar (Abb. 2.49), der mit einem großen, zystischen Hohlraum („dorsal sac") okzipital kommuniziert. Dieser Monoventrikel kann, fast bis an die Schädelkalotte reichend, den übrigen intrakraniellen Raum einnehmen. Die äußerste Schicht bildet, meist in Form eines schmalen Saumes mittlerer Echogenität, das Hirnparenchym, das sonographisch schlecht darstellbar ist. Eine Falx cerebri bzw. Fissura interhemisphaerica und ein Corpus callosum sind aufgrund der nicht erfolgten Differenzierung der beiden Großhirnhemisphären nicht entwickelt worden und können folglich sonographisch nicht dargestellt werden (Abb. 2.50 und 2.51). Ebenso ist kein III. Ventrikel zu erkennen. Mit dem Farbdoppler ist nur eine A. cerebri anterior nachweisbar. Kleinhirn und Hirnstamm können sonographisch dagegen unauffällig sein.

Differentialdiagnostisch können Abgrenzungsschwierigkeiten zur Hydranenzephalie entstehen, wenn sich der singuläre Ventrikel bis zur Kalotte erstreckt und der Hirnparenchymsaum nur noch wenige Millimeter beträgt. Bei der Hydranenzephalie sind jedoch der Interhemisphärenspalt und die Falx cerebri nachweisbar.

66 KAPITEL 2 · Gehirn und Rückenmark

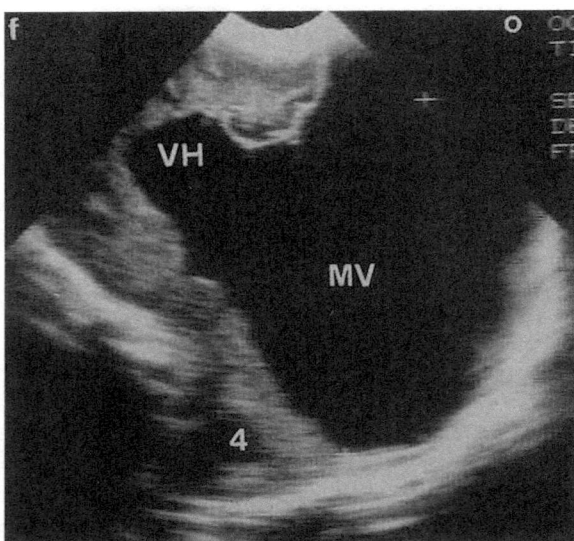

Abb. 2.50. Alobäre Holoprosenzephalie (Sagittalschnitt). Fast vollständiges Fehlen von Okzipital- und Temporalhirn. Das Vorderhorn (*VH*) kommuniziert mit einem großen, zystischen, okzipital lokalisierten Hohlraum, bei dem es sich um den riesigen Monoventrikel (*MV*) handelt. Hirnstamm, Pons, Kleinhirn sind ventral und kaudal verlagert, aber ansonsten unauffällig darstellbar.(*4* IV. Ventrikel)

Sonographische Zeichen der alobären Holoprosenzephalie

- Singulärer, in der Mittellinie lokalisierter Monoventrikel, der mit einem großen zystischen („dorsal sac") Hohlraum okzipital kommuniziert
- Fehlen des III. Ventrikels
- Fusion beider Thalami und Plexus chorioidei in der Mittellinie
- Fehlen von Falx cerebri, Interhemisphärenspalt, Corpus callosum und Septum pellucidum
- Darstellung eines Sulcus, der die Mittellinie überschreitet
- Radiäre Anordnung der Sulci um den singulären Ventrikel als Zeichen des Balkenmangels

Semilobäre Form. Die semilobäre Holoprosenzephalie zeigt eine Teildifferenzierung der Großhirnhemisphären. Die Thalamuskerne sind bereits paarig angelegt, werden aber noch nicht durch den Spalt eines III. Ventrikels voneinander getrennt. Statt dessen ist ebenfalls ein singulärer Ventrikel in geringerer Ausprägung vorhanden, der sich konvex den beiden Großhirnhemisphären anlegt. Je nach Grad der Differenzierung sind die Falx cerebri und die Fissura interhemisphaerica unterschiedlich ausgeprägt sichtbar. Der posteriore Interhemisphärenspalt ist angelegt und darstellbar. In diesen Fällen kann ein rudimentäres posteriores Corpus callosum angelegt sein (s. Balkenmangel). Klinisch bestehen zusätzliche Spaltbildungen und ein Hypotelorismus.

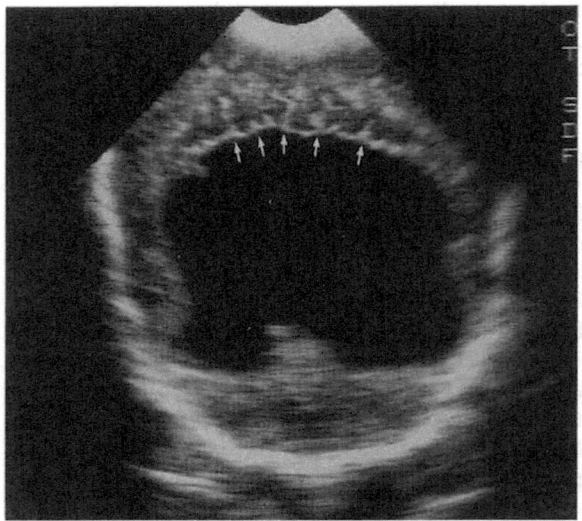

Abb. 2.51. Alobäre Holoprosenzephalie (nach okzipital geneigter Koronarschnitt). Riesiger ballonförmiger Monoventrikel, radiäre Anordnung der Sulci (*Pfeile*) um den Monoventrikel, bedingt durch eine gleichzeitig bestehende Agenesie des Corpus callosum

Sonographische Zeichen der semilobären Form der Holoprosenzephalie

- Schmälerer Monoventrikel mit bereits separierten Hinterhörnern
- Posteriorer Interhemisphärenspalt vorhanden
- Balken vorhanden oder okzipital partiell angelegt
- Agenesie des Septum pellucidum
- Fusion der Thalami und Vorderhörner, rudimentärer III. Ventrikel

Lobäre Form. Bei dieser mildesten Form der Holoprosenzephalie sind pathologische Veränderungen vorwiegend im Vorderhornbereich der Seitenventrikel sichtbar. Endhirn inklusive Falx cerebri und Zwischenhirnkerne sind weitestgehend differenziert. Das Corpus callosum ist unterschiedlich ausgeprägt, aber angelegt. Das in der Regel erweiterte Ventrikelsystem ist in die einzelnen Ventrikel differenziert. Die Vorderhörner der Seitenventrikel kommunizieren breitbasig. Aufgrund des fehlenden Septum pellucidum bilden sie dort einen gemeinsamen Liquorraum. Dieser erzeugt im vorderen bis mittleren Koronarschnitt ein charakteristisches, echofreies rechteckiges Areal.

Differentialdiagnostisch ist u. U. die lobäre Holoprosenzephalie nur schwer von einer Septum-pellucidum-Agenesie zu unterscheiden.

> **Sonographische Zeichen der lobären Form der Holoprosenzephalie**
>
> - Fast vollständige Teilung in 2 Großhirnhemisphären
> - Fusion der Vorderhörner mit flachem Dach
> - Agenesie des Septum pellucidum

Migrationsstörungen

Für die intrauterine Reifung der Hemisphären ist die neuronale Migration eine wichtige Voraussetzung. Die Neuronen wandern längs radiär angeordneter Gliafasern aus dem subependymalen Stratum germinativum in den künftigen Kortex. Eine inkomplette Migration führt regelhaft zu einer klinisch schwerwiegenden Störung der Gyrierung und kortikalen Ausdifferenzierung. Die daraus resultierenden Veränderungen bilden das klinische Bild der Lissenenzephalie (glattes, weiches Gehirn).

Die Migrationsstörungen und konsekutiven Gyrierungsanomalien können unterschiedlich ausgeprägt sein:

- ausbleibende Gyrierung (Agyrie) (Abb. 2.52),
- Vergrößerung der Gyri (Makrogyrie),
- zahlreiche schmale Gyri (Polymikrogyrie),
- zahlenmäßige Verringerung der Gyri (Pachygyrie),
- Schizenzephalie (Spaltbildung) mit angrenzender Polymikrogyrie (Abb. 2.54),
- versprengte Neuroneninseln (Heterotopien).

Mit der Lissenzephalie sind häufig weitere ZNS-Fehlbildungen kombiniert, die dann klinische Syndrome bilden. Es werden 5 Typen der Lissenzephalie unterschieden:

- **Typ I:** Die Lissenzephalie in unvollständig; sie liegt als eine Kombination aus parietookzipitaler Agyrie und Pachygyrie vor. Zusätzlich besteht eine Corpus-callosum-Agenesie bzw. Hypoplasie (Norman-Roberts-Syndrom). Wenn gleichzeitig eine Deletion am Chromosom 17p13.3 nachweisbar ist, handelt es sich um ein Miller-Dieker-Syndrom.
- **Typ II:** Hier liegt eine Assoziation einer Hypoplasie des Vermis cerebelli mit, einer okzipitalen Enzephalozele, fakultativ ein Dandy-Walker-Syndrom und ein konsekutiver Hydrocephalus occlusus sowie eine Retinadysplasie vor: Walker-Warburg-Syndrom. Ist zusätzlich noch eine Muskeldystrophie vorhanden, handelt es sich um eine Muskeldystrophie Typ Fukuyama. Walker-Warburg-Syndrom und Muskeldystrophie Typ Fukuyama sind wahrscheinlich Spielformen des zerebrookulomuskulären Syndroms.
- **Typ III:** Microcephalia vera: die Patienten zeigen intrakraniell ein stark verkleinertes Gehirn mit Lissenzephalie mit entsprechend verbreitertem Subarachnoidalraum.
- **Typ IV:** Hier liegt ein stark verkleinertes Gehirn mit unreifer Gyrierung vor.
- **Typ V:** Bei diesem Typ zeigt sich eine diffuse Polymikrogyrie. Sie wird vermutlich durch ein kortikale Beteiligung einer pränatalen Zytomegalie verursacht.

Mittlerweile gibt es auch andere Typisierungen, die das Vorhandensein von kernspintomographisch sichtbaren subkortikalen Heterotopiebändern (Doppelkortex) in die Klassifikation miteinbeziehen.

Da der Kortex tranfontanellär ohnehin sonographisch nur begrenzt beurteilbar ist, sollte beim sonographischen Hinweis auf eine Migrationsstörung die hier deutlich überlegene Kernspintomographie eingesetzt werden.

Bei der Lissenzephalie liegt eine glatte Hirnoberfläche vor. Sonographisch sind keine Gyri (Agyrie) und nur wenige verbreiterte und flache Gyri (Pachygyrie) zu erkennen. Die äußeren Liquorräume inklusive Fissura Sylvii und Interhemisphärenspalt sind verbreitert, die Hinterhöner der Seitenventrikel weitlumig und plump konfiguriert (Kolpozephalie) (Abb. 2.52). Das nicht ausdifferenzierte Gehirnparenchym ist sehr homogen. Dieser Befund ist physiologisch auch bei Frühgeborenen des 6. Schwangerschaftsmonats – allerdings ohne weitere Fehlbildungen – zu erhalten.

Unilaterale Hemimegalenzephalie

Die Hemimegalenzephalie ist die teilweise oder vollständige Vergrößerung einer Hemisphäre. Diese weist zusätzliche Dysplasien auf: Pachy- und/oder Polymikrogyrie, Heterotopien und eine gliös veränderte weiße Substanz, die sonographisch zu einer erhöhten Echogenität führt. Im Koronarschnitt zeigt sich eine entsprechend Hemisphärenasymmetrie mit entsprechender Verlagerung der Falx zur Gegenseite. Der Seitenventrikel der betroffenen Hemisphäre ist weitlumig, der kontralaterale Seitenventrikel schmal (Abb. 2.53)

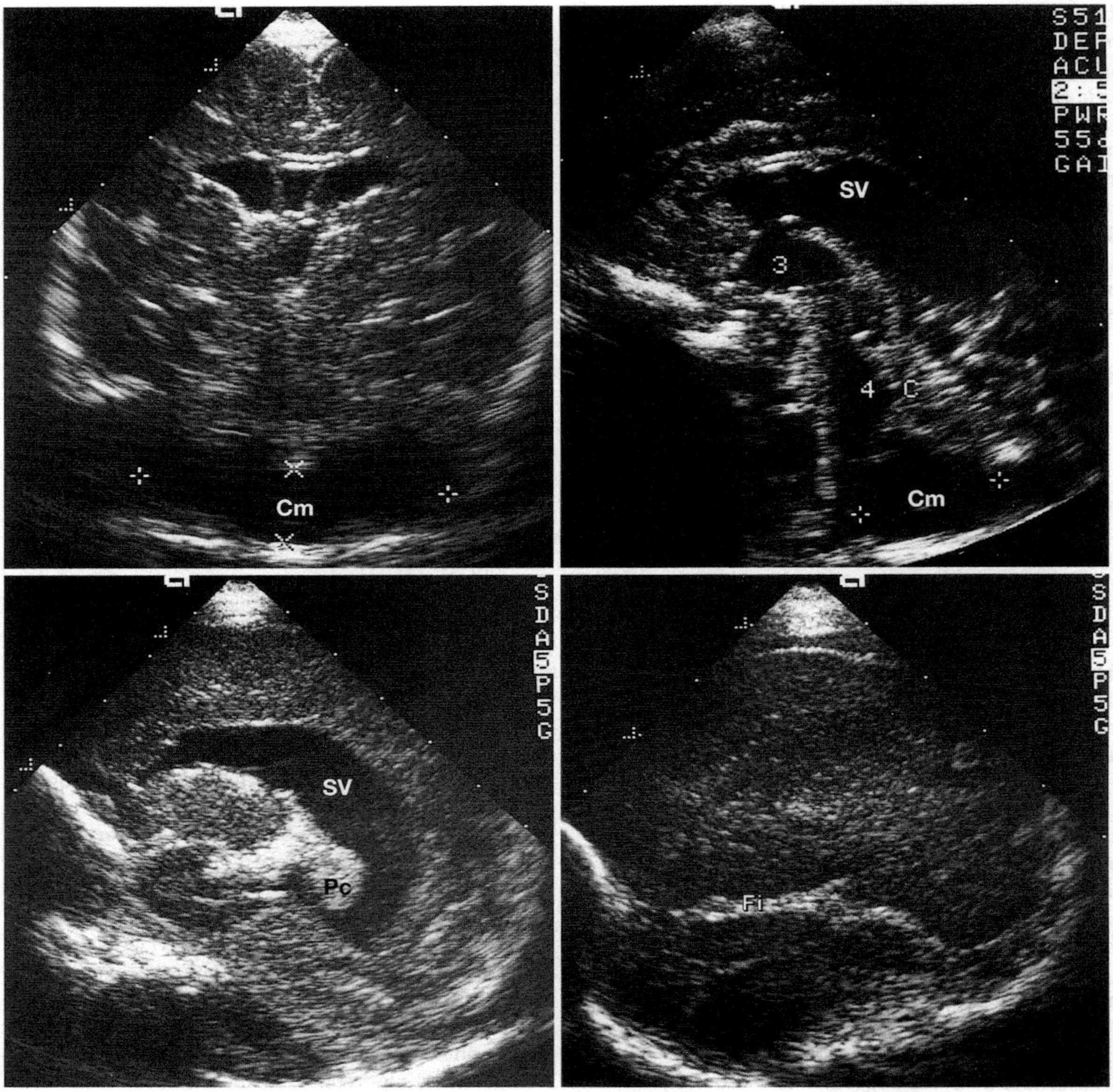

68 KAPITEL 2 · Gehirn und Rückenmark

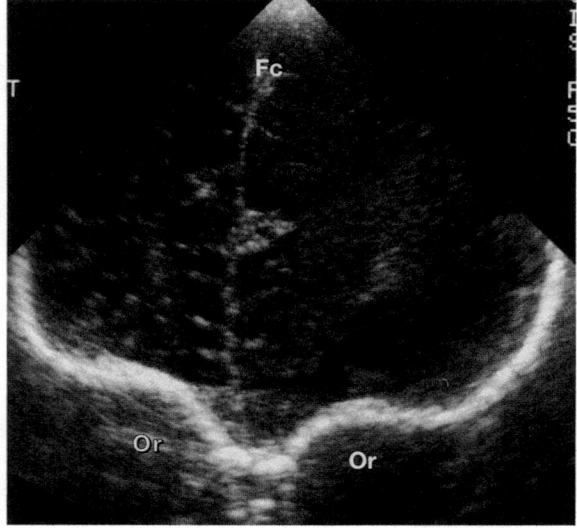

Abb. 2.52 a–d. Lissenzephalie mit Kleinhirnhypoplasie und Kolpozephalie, **a** Koronarschnitt (K5), **b** Sagittalschnitt, **c** Parasagittalschnitt (S3) durch den Seitenventrikel, **d** Parasagittalschnitt (S5). Fehlende Gyrierung der Hirnoberfläche. Gleichzeitig besteht eine Kleinhirnhypoplasie (C) mit kompensatorischer Verbreiterung der Cisterna cerebellomedullaris (Cm) und ein weitlumiges Cavum Vergae (CV). Die Ventrikel sind weitlumig und plump konfiguriert. (Fi Fissura Sylvii, PC Plexus chorioideus, SV Seitenventrikel; 3, 4 II., IV. Ventrikel)

◀ **Abb. 2.53.** Hemimegenzephalie (2 Monate alter Säugling), vorderer Koronarschnitt (K1). Die linke Hemisphäre ist deutlich verbreitert, die Falx (Fc) ist entsprechend bogig zur Gegenseite verdrängt. (Or Orbita)

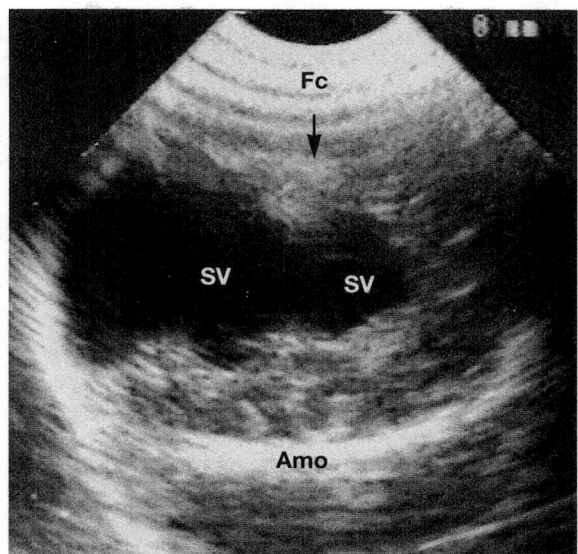 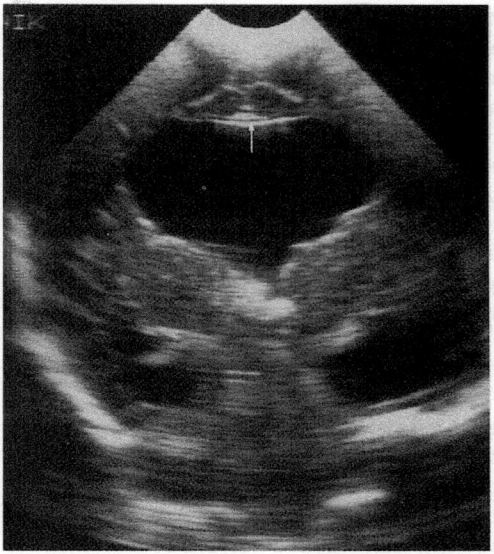

Abb. 2.54. Schizenzephalie, vorderer Koronarschnitt (K 2) auf Höhe der Keilbeinflügel (*Amo*). Die im Vorderhornbereich dargestellten Seitenventrikel (*SV*) sind erweitert. Der rechte Seitenventrikel kommuniziert über eine Spalte mit den äußeren Liquorräumen. (*Fc* Falx cerebri)

Abb. 2.55. Agenesie des Septum pellucidum bei Demorsier-Syndrom (mittlerer Koronarschnitt). Freie Kommunikation beider Seitenventrikelvorderhörner, die deutlich erweitert sind. Nachweis eines Balkens (*Pfeil*) und der Foramina Monroi; somit ist die differentialdiagnostische Abgrenzung zur lobären Holoprosenzephalie möglich

Schizenzephalie

Die Schizenzephalie beruht auf einer frühen embryonalen kortikalen Dysplasie. Sie führt zu einer Spaltbildung im Kortex. Die Seitenventrikel und äußeren Liquorräume kommunizieren miteinander über diese Spalte (Abb. 2.54). Das an die Spalte angrenzende Parenchym zeigt häufig eine Polymikrogyrie. Es gibt leichtere Formen, bei denen nur ein feiner – sonographisch leicht übersehbarer – unilateraler Spalt besteht. Die massiven Formen, die häufig bilateral einen sehr breiten Spalt aufweisen, haben zusätzliche Fehlbildungen, wie eine Septum-pellucidum-Agenesie und eine Hypoplasie des Sehnervs mit resultierender Blindheit bei allerdings ohnehin schwersten neurologischer Auffälligkeiten wie Anfallsleiden, erhebliche psychomotorische Retardierung und spastische Zerebralparese. Diese schweren Formen sind häufig nur schwer von großen porenzephalen Zysten abzugrenzen.

Sonographisch kann im Koronarschnitt die Verbindung zwischen Seitenventrikel und Subduralraum gezeigt werden (Abb. 2.54). Die inneren Liquorräume sind erweitert, das Hirnparenchym ist neben der – sonographisch eher schlecht abgrenzbaren – Polymikrogyrie verschmälert.

Septooptikale Dysplasie

Die septooptikale Dysplasie, nach dem Erstbeschreiber auch de Morsier-Syndrom genannt, beinhaltet eine Sehnervenhypoplasie und eine Septum-pellucidum-Agenesie. Ungefähr zwei Drittel der Patienten zeigen Funktionsstörungen des hypothalamisch-hypophysären Regulationssystems mit konsekutiven Wachstumsstörungen und Schilddrüsendysfunktion. Da weitere Fehlbildungen wie Hypotelorismus, Schizenzephalie und Hypoplasie des vorderen Balkenabschnitts gleichzeitig zu beobachten sein können, wird diskutiert, ob die septooptikale Dysplasie als milde Variante zum Formenkreis der Holoprosenzephalie gehört.

Sonographisch stellen sich die vorderen Abschnitte aufgrund der fehlenden Laminae septi pellucidi im vorderen Koronarschnitt als eine gemeinsame, eher eckige Liquorkammer dar. Die morphologische Abklärung einer septooptikalen Dysplasie sollte kernspintomographisch erfolgen, insbesondere wenn der Sehnerv sonographisch bei der Darstellung durch den Augapfel einen Durchmesser unterhalb von 3 cm hat.

Septum-pellucidum-Agenesie

Das Septum pellucidum kann sowohl – als primäre Agenesie – nicht angelegt als auch sekundär zerstört sein, da die beiden Laminae anatomisch sehr vulnerable Strukturen darstellen. In diesen Fällen sind manchmal Reste des eingerissenen Septum pellucidum im Liquor flottierend sichtbar. Als primäre Agenesie ist es selten eine isolierte Anlagestörung, sondern häufig mit weiteren Fehlbildungen wie der Holoprosenzephalie, der Corpuscallosum-Agenesie, der septooptikalen Dysplasie und der Chiari-Malformation vergesellschaftet.

Aufgrund des fehlenden Septum pellucidum besteht eine breitbasige Fusion der Seitenventrikel im Bereich der Cella media und Vorderhörner. Je nach Liquorpassage- und Druckverhältnissen sind die Seitenventrikel erweitert und besitzen im Koronarschnitt eine runde oder ovale Konfiguration (Abb. 2.55 und 2.42). Bei der isolierten Septum-pellucidum-Aplasie kann das Corpus callosum regelmäßig sonographisch nachgewiesen werden. Außerdem sind die Großhirnhemisphären sowie Zwischenhirnstrukturen komplett differenziert. Dabei ist häufig eine Adhaesio interthalamica vorhanden. Insgesamt sind die beiden Thalamusareale durch einen normal angelegten III. Ventrikel getrennt. Die letzteren sonographischen Kriterien sind wichtig, um die Septum-pellucidum-Aplasie von einer lobären Holoprosenzephalie differentialdiagnostisch abzugrenzen.

Septum-pellucidum-Zyste

Der Unterschied zwischen einer echten Septum-pellucidum-Zyste und einem Cavum septi pellucidi (s. 2.1.6) besteht darin, daß das Cavum zwischen den Laminae septi pellucidi ballonniert ist, ggf. die Foramina Monroi verlegt und den Liquorabfluß aus den Seitenventrikeln behindert.

Dies führt zu einer entsprechender Erweiterung der Liquorräume (Abb. 2.56). Da die Laminae des Septum pellucidum aber sehr feine Strukturen sind, die unter Druck leicht einreißen, ist der Befund einer Septumpellucidum-Zyste im Gegensatz zum sehr häufig vorkommenden Cavum septi pellucidi nur sehr selten.

Hirngefäßfehlbildungen:
Arteriovenöse Malformation der Vena Galeni

Die arteriovenöse Malformation der V. cerebri magna (Galeni) ist die häufigste Gefäßfehlbildung bei Säuglingen. Wegen eines meist beträchtlichen arteriovenösen Shunts erzeugt sie das klinische Bild der Herzinsuffizienz. Das Strömungsgeräusch ist ggf. mit einem auf die Fontanelle aufgesetzten Stethoskop auskultierbar.

Sonographisch zeigt sich sowohl im Sagittal- als auch im hinteren Koronarschnitt ein rundes, pulsierendes, echofreies Areal hinter dem III. Ventrikel, oberhalb der Vierhügelplatte und unterhalb des Splenium corporis callosi (Abb. 2.57). Dopplersonographisch ist in der Zyste ein Blutfluß mit arteriellen Flußcharakteristika nachzuweisen. Der zuführende Sinus rectus ist dilatiert. Teilweise führt ein Aneurysma der V. Galeni über eine Kompression des Aquädukts zu einem Hydrocephalus internus.

Differentialdiagnostisch ist eine Arachnoidalzyste über der Vierhügelplatte abzuklären. Dies ist aufgrund der Pulsationen und mit Hilfe der Dopplersonographie problemlos möglich. Die weitere Differenzierung des Aneurysmas der V. Galeni, z. B. bezüglich der variantenreichen arteriellen Einspeisung, ist zwar durch Farb- und Powerdopplersonographie verbessert worden. Im Falle der erforderlichen Ligatur oder Embolisation ist aber zur differenzierten anatomischen Darstellung die Kontrastmittelangiographie auch weiterhin erforderlich.

Sonographische Zeichen des Aneurysmas der V. Galeni magna

- Echofreie, pulsierende Raumforderung oberhalb der Vierhügelplatte und hinter dem III. Ventrikel
- Verlagerung beider Seitenventrikel zur Seite mit mehr oder minder ausgeprägter Ventrikelerweiterung
- Dilatierter Sinus rectus
- Nachweis zuführender Arterie(n)

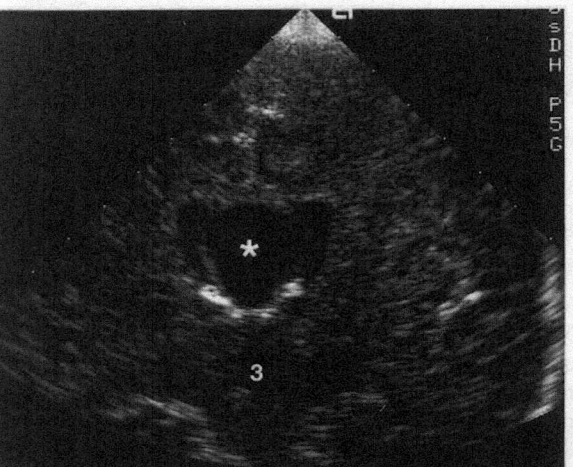

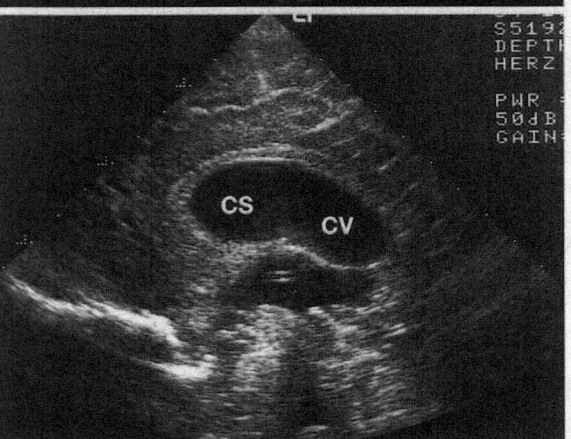

Abb. 2.56a,b. Septum-pellucidum-Zyste (*Stern*) und Cavum Vergae (*CV*) im mittleren Koronarschnitt (**a**) und im Sagittalschnitt (**b**). (3 III. Ventrikel, *CS* Cavum septi pellucidi)

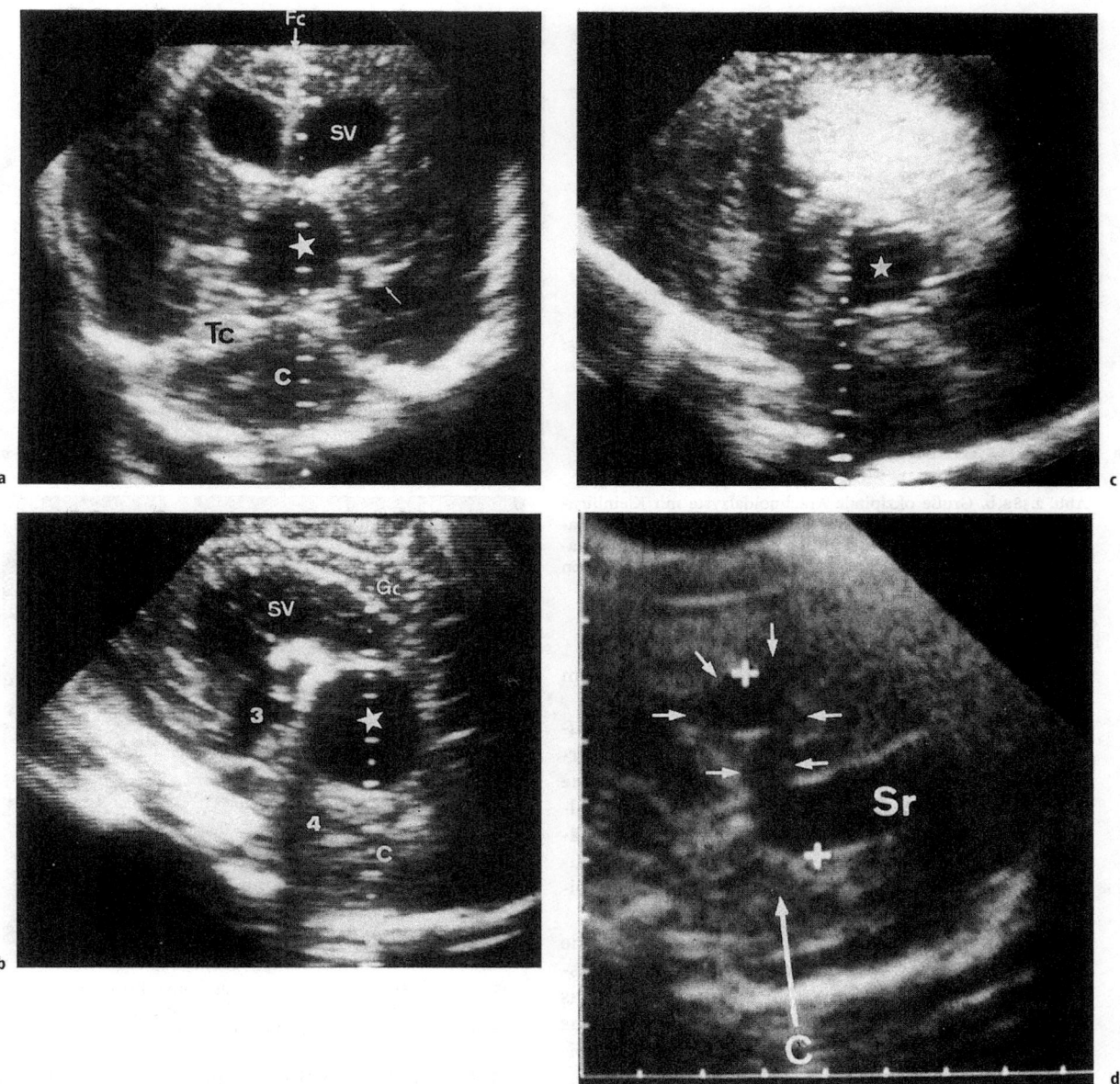

Abb. 2.57 a–d. Aneurysma der V. Galeni magna mit konsekutivem Hydrocephalus internus (**a** hinterer Koronarschnitt, **b, c** Sagittalschnitt). **a** Im Koronarschnitt ist unterhalb der balloniert aufgeweiteten Seitenventrikel (*SV*) das Aneurysma (*Stern*) als rundes echofreies Areal erkennbar. Rechts neben dem Aneurysma ist das erweiterte Unterhorn mit dem Plexus chorioideus (*Pfeil*) am Dach erkennbar. (*C* Kleinhirn). **b** Im Sagittalschnitt liegt das Aneurysma (*Stern*) an typischer Stelle unterhalb des Splenium corporis callosi und oberhalb des Kleinhirns (*C*). (**a, b** *Fc* Falx cerebri, *Gc* Gyrus cinguli, *Tc* Tentorium cerebelli, *3* III. Ventrikel, *4* IV. Ventrikel). **c** Komplizierter Verlauf nach versuchter Magnetembolisation in Form einer massiven Parenchymeinblutung, die sich oberhalb des Aneurysmas (*Stern*) als ovales echogenes Areal deutlich vom Hirnparenchym abgrenzen läßt. **d** Aneurysma der V. Galeni magna, mittlerer Koronarschnitt. Oberhalb der Vierhügelplatte ist ein echofreies pulsierendes Areal (*Pfeil*) sichtbar, das mit einem massiv erweiterten Sinus rectus (*Sr*) kommuniziert.(*C* Kleinhirn)

Arachnoidalzyste

Arachnoidalzysten sind sonographisch als liquorgefüllte Räume in Form von echofreien Arealen, teilweise mit echogener Kontur, an der Grenze zwischen Hirnparenchym und der Schädelkalotte sichtbar.

Sie liegen häufig in den mittleren und hinteren Hirnregionen; zusätzliche Lokalisationen sind im Interhemisphärenspalt, in der Fissura Sylvii und im Bereich der Zisternen.

Die echten, *kongenitalen Arachnoidalzysten* liegen intraarachnoidal und werden ausschließlich von liquorsezernierenden Arachnoidalzellen gebildet. Davon zu unterscheiden sind die als Folge von Entzündungen oder Blutungen entstandenen leptomeningealen Zy-

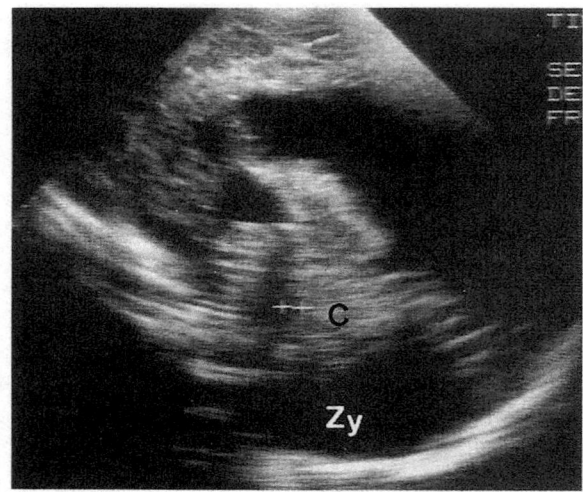
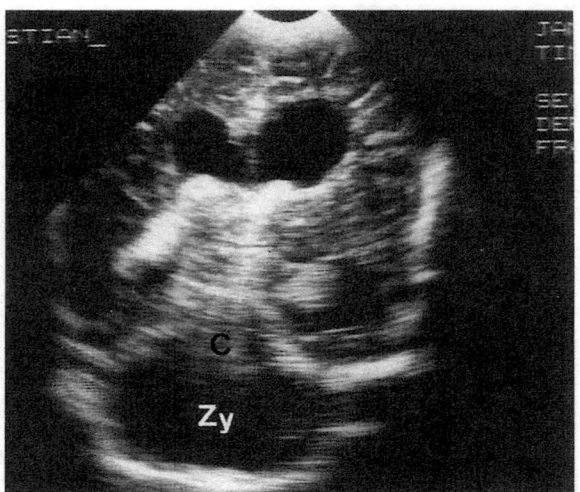

Abb. 2.58 a, b. Große okzipitale Arachnoidalzyste mit Kleinhirnhypoplasie. **a** Sagittalschnitt, **b** hinterer Koronarschnitt). Hypoplastisches Kleinhirn (*C*), große zystische, retrozerebellar und infratentoriell lokalisierte Arachnoidalzyste (*Zy*) ohne Kommunikation mit dem IV. Ventrikel. Erweiterung der Seitenventrikel

sten, die lediglich teilweise auch Arachnoidalzellen im Narbengewebe beinhalten.

Die Hälfte der Arachnoidalzysten liegen in der Fissura Sylvii. Weitere Prädilektionsstellen sind die Zisternen, die suprasellärere Region und der zerebellopontine Winkel. Sie können aber auch überall im Arachnoidalraum über den Hirnhemisphären, im Interhemisphärenspalt auftreten. Bei der sonographischen Untersuchung ist zu bedenken, daß ein Teil dieses Subarachnoidalraums transfontanellär nicht einsehbar ist.

Die Größe von Arachnoidalzysten ist variabel; sie können sehr klein sein, aber auch beträchtliche Ausmaße annehmen. In diese Fällen imprimieren sie das benachbarte Gewebe und können einen Hydrocephalus internus bewirken. Dies ist besonders bei Arachnoidalzysten im Bereich der hinteren Schädelgrube gegeben (Abb. 2.58 a, b).

Differentialdiagnostische Möglichkeiten der Arachnoidalzyste sind das Dandy-Walker-Syndrom und weitlumige Zisternen, z. B. die Megacisterna magna (Abb. 2.59).

Die zentral gelegenen, *suprasellären Arachnoidalzysten* dehnen sich in die umliegenden Regionen aus: nach oben in die Region des III. Ventrikels, zur Seite in die mittleren Schädelgruben, nach hinten in die Cisterna interpeduncularis, nach unten in die Sella turcica. Entsprechend vielfältig sind die klinischen Symptome: Sehbeeinträchtigungen, Hypophysenfunktionsstörungen, Hydrozephalus, Krampfanfälle und Zerebralparesen. Deswegen und wegen der differentialdiagnostischen Abklärung ist eine kernspintomographische Untersuchung indiziert.

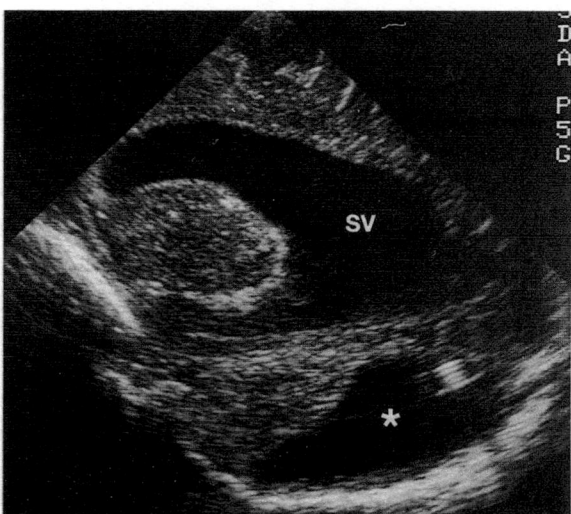

Abb. 2.59. Megacisterna (Parasagittalschnitt). Erweiterte Seitenventrikel (*SV*), okzipital zeigt sich die als Megacisterna stark erweiterte Cisterna cerebellomedullaris (*Stern*)

Differentialdiagnostisch sind von suprasellären Arachnoidalzysten zystische Tumoren abzugrenzen.

Dandy-Walker-Malformation und Dandy-Walker-Variante

Das morphologische Korrelat eines Dandy-Walker-Malformation ist eine zystische Erweiterung im Bereich der Cisterna magna. Der Vermis cerebelli und die Kleinhirnhemisphären sind hypoplastisch bzw. dysplastisch. Der IV. Ventrikel ist ebenfalls zystisch aufgetrieben. Als Ursachen dieser zystischen Auftreibung werden eine Atresie der Foraminae Luschkae et Magendii oder eine persistierende Membran diskutiert, die Folge ist ein Hydrocephalus internus.

Zusätzlich bestehen weitere Hirnfehlbildungen wie eine Corpus-callosum-Agenesie, Holoprosenzephalie, Enzephalozelen, Gyrierungsanomalien, Heterotopien etc. Hinsichtlich der sonographischen Zeichen der Begleitfehlbildungen s. unter Corpus-callosum-Agenesie (und Holoprosenzephalie, Enzephalozelen etc.). Der Nachweise von Heterotopien erfolgt kernspintomographisch.

Wenn die Zystenbildung nicht so ausgeprägt ist, der IV. Ventrikel nicht sehr erweitert ist und über eine schmalbasige Verbindung mit der Zyste kommuniziert, wird dies als *Dandy-Walker-Variante* bezeichnet.

Sonographisch ist die Dandy-Walker-Zyste als eine große, u. U. die gesamte hintere Schädelgrube ausfüllende, echofreie Zyste im Sagittalschnitt und hinteren Koronarschnitt unübersehbar (Abb. 2.60). Sie kommuniziert mit dem IV. Ventrikel, ein wichtiges Unterscheidungsmerkmal zur okzipitalen Arachnoidalzyste (Abb. 2.58). Die Dandy-Walker-Zyste drängt die hypoplastischen Kleinhirnhemisphären nach rostral und lateral ab. Diese liegen als halbkugelige Areale mittlerer Echogenität dem echogenen Band des ebenfalls nach oben verdrängten Tentorium cerebelli an und pelottieren den rostralen Anteil der Dandy-Walker-Zyste. Der ebenfalls verdrängte, hypoplastische Vermis cerebelli ist teilweise schwer identifizierbar. Seitenventrikel und III. Ventrikel sind häufig hydrozephal erweitert.

Differentialdiagnosen der Dandy-Walker-Zyste sind die okzipitale Arachnoidalzyste (Abb. 2.58) und eine weitlumige Cisterna cerebellomedullaris (Megacisterna) (Abb. 2.59) oder die Kleinhirnhypoplasie. In diesen Fällen ist keine Kommunikation zum IV. Ventrikel nachweisbar.

Sonographische Zeichen des Dandy-Walker-Malformation

- Retrozerebelläre echofreie Zyste, mit Kommunikation zum IV. Ventrikel
- Kleinhirnhemisphärenhypoplasie mit seitlicher Abdrängung an das Tentorium
- Dysgenesie des Vermis cerebelli
- Rostralverlagerung des Tentorium cerebelli
- Hydrocephalus internus
- Begleitfehlbildungen des ZNS

Klinische Zeichen des Dandy-Walker-Malformation

- Makrozephalie
- Entwicklungsverzögerung
- Zerebelläre Dysfunktionszeichen wie Ataxie, Gleichgewichtsstörungen etc.
- Assoziierte Fehlbildungen (Herz, Nieren, Poly-/Syndaktylie)

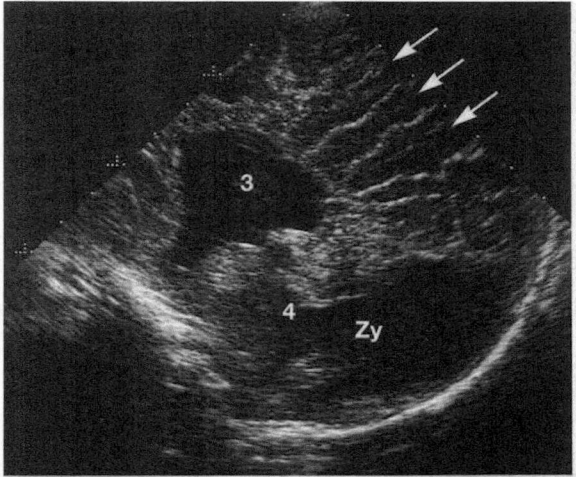

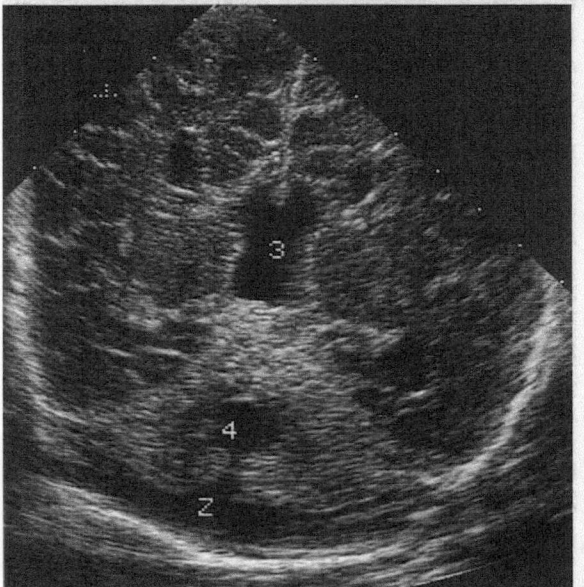

Abb. 2.60a, b. Dandy-Walker-Malformation mit partiellem Balkenmangel (4 Wochen alter Säugling). a Sagittalschnitt. Der III. Ventrikel ist erweitert, radiär verlaufende Gyri im Bereich des okzipitalen Balkenmangels (*Pfeile*). Okzipital zeigt sich eine große Zyste (Zy), die in Verbindung mit dem IV. Ventrikel (4) steht. Zwischen dem III. und IV. Ventrikel ist der Aquaeductus cerebri zu erkennen. b Hinterer Koronarschnitt. Aufgrund des Balkenmangels liegt eine Stierkopfkonfiguration der ersten 3 Ventrikel (3) vor, die Zyste (Z) steht mit dem IV. Ventrikel (4) in Verbindung. Die Kleinhirnhemisphären liegen am Tentorium cerebelli. Der Vermis cerebelli ist nicht erkennbar

Chiari-Fehlbildung

Die Chiari-Fehlbildung besteht in einer komplexen Fehlbildung von Hirnstamm und Kleinhirn. Gleichzeitig können okzipitozervikale oder spinale Dysraphien vorliegen. Es lassen sich dabei 3 Typen unterscheiden, denen allen eine Kaudalverlagerung des Kleinhirns in das Foramen occipitale magnum gemeinsam ist:

- **Typ I:** Herniation von Kleinhirnwurm und -tonsillen in das Foramen magnum, keine spinale Dysraphie (okzipitozervikale Dysplasie).
- **Typ II:** Herniation von Kleinhirnwurm und -tonsillen zusammen mit Hirnstamm und Medulla oblongata in das Foramen magnum, kombiniert mit dem Vorliegen einer spinalen Dysraphie und weiteren Fehlbildungen im Sinne einer Myelodysplasie (häufigster Typ: das Arnold-Chiari-Syndrom) (Abb. 2.61).
- **Typ III:** Herniation von Kleinhirn und ggf. Stammhirn in eine okzipitozervikale Enzephalozele (Abb. 2.62).

Typ I ist die mildeste – bei Kindern eher seltene – Form, Typ III die schwerste Form der Chiari-Malformation.

Die beste Beurteilung ist bei Verdacht auf eine Chiari-Fehlbildung im Sagittalschnitt zu erhalten. Er erlaubt einen guten Überblick über die anatomischen Verhältnisse des Hirnstamms und des Kleinhirns in bezug auf das Foramen magnum, das zwischen Clivus und hinterer Schädelgrube liegt.

Hierbei zeigt in diesem Schnitt der Vermis cerebelli eine hohe Echogenität und liegt der Okzipitalschuppe direkt an. Eine Cisterna magna, die sonst zwischen Os occipitale und Vermis cerebelli liegt, ist hierbei nicht zu erkennen. Die hintere Schädelgrube wirkt schmal, das Tentorium hypoplastisch. Der Hirnstamm und der aufliegende IV. Ventrikel sind bei Typ II und III längs ausgezogen und ebenfalls nach kaudal durch das Foramen magnum in den Spinalkanal verlagert.

Beim Typ II ist die Chiari-Fehlbildung Teil einer komplexen Fehlbildung im Sinne einer Myelodysplasie: Zusätzlich zur Dysraphie (Spina bifida) haben die Patienten erweiterte und dysplastische Seitenventrikel (Fledermauskonfiguration) (Abb. 2.42) mit dysplastischem Plexus chorioideus. Der III. Ventrikel ist ebenfalls dysplastisch; er hat oft eine breitbasige Massa interthalamica (Abb. 2.40) und ist nach ventral und kaudal verlagert. Rostral ist er durch eine prominente Commissura anterior und okzipital durch einen verbreiterten Recessus pinealis gekennzeichnet. Der Aquädukt kann in seinem proximalen Anteil erweitert sein und in seinem weiteren Verlauf nach okzipital abknicken (Abb. 2.34). Meist ist er aber wegen der Verlagerung ins Foramen magnum aufgrund der Kompression nicht sichtbar.

Als Folge der Herniation besteht häufig ein zusätzlicher Hydrozephalus. Am stärksten betroffen sind die Seitenventrikel im Hinter- und Unterhornbereich. Zusätzlich können weitere Fehlbildungen wie eine Corpuscallosum-Agenesie und/oder Septum-pellucidum-Agenesie vorliegen. Das Kleinhirn ist in den meisten Fällen hypoplastisch.

Beim Chiari-III-Syndrom wird sonographisch der Inhalt der okzipitozervikalen Enzephalozele untersucht. Dies erlaubt die Differenzierung zwischen

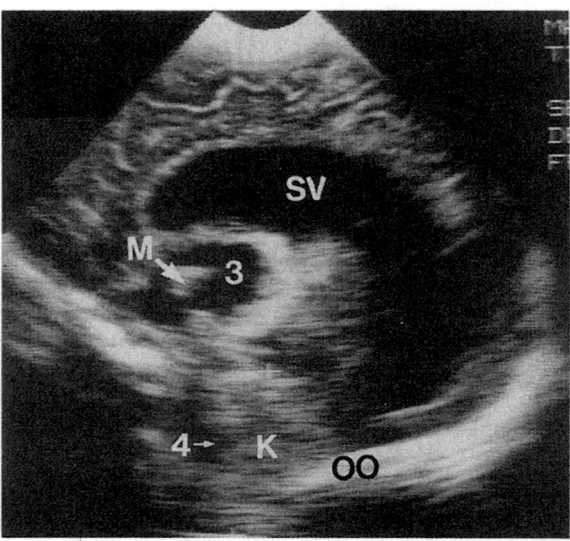

Abb. 2.61. Arnold-Chiari-Syndrom bei Meningomyelozele, Sagittalschnitt (S1). Kaudalverlagerung des Kleinhirnwurms in das Foramen magnum. Das Kleinhirn (*K*) wird von okzipital durch das Os occipitale (*OO*) komprimiert. Der IV. Ventrikel (*4*) ist ebenfalls kaudal verlagert. Dysplastischer III. Ventrikel (*3*) mit verdickter Massa intermedia (*M*) und prominenten Recessus, der Seitenventrikel (*SV*) ist erweitert

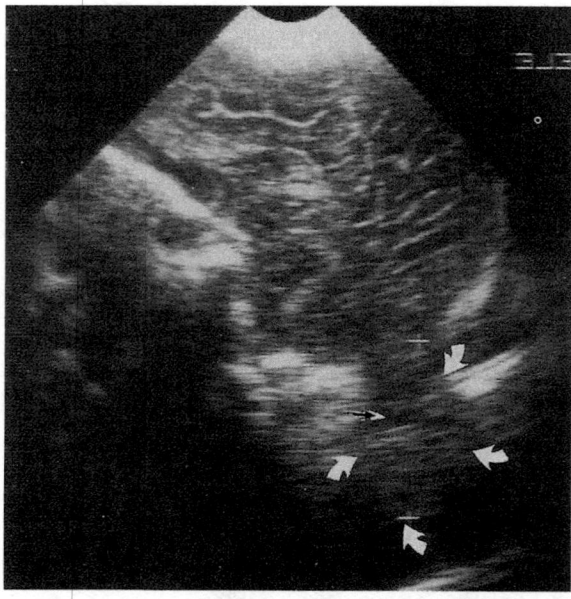

Abb. 2.62. Chiari-III-Mißbildung bei okzipitozervikaler Enzephalozele, Sagittalschnitt (S1). Extrakranielle Lage des Kleinhirns (*weiße Pfeile*) in einer okzipitozervikalen Enzephalozele. (*Schwarzer Pfeil* IV. Ventrikel)

Meningomyelozelen mit echofreiem Inhalt und Enzephalozelen, die Teile des Kleinhirns und des IV. Ventrikels beinhalten können. Beim Chiari-III-Syndrom sind ebenfalls sonographisch ein kompressionsbedingter Hydrozephalus und die oben erwähnten Begleitfehlbildungen ggf. nachweisbar (Abb. 2.63).

Sonographische Zeichen des Chiari-Syndroms

- Schmale hintere Schädelgrube
- Kaudalverlagerung des Kleinhirnwurms ins Foramen magnum
- Kaudalverlagerung von Pons und Medulla
- Erweitertes Ventrikelsystem
  - massive Erweiterung der Hinterhörner
  - mäßige bis starke Erweiterung der Vorderhörner (Fledermausflügelkonfiguration)
  - normal weite oder leicht dilatierte Temporalhörner
  - dysplastischer III. Ventrikel mit prominentem Recessus pinealis
  - Aquädukt im proximalen Anteil erweitert und abgeplattet bzw. nicht darstellbar
- Verdickte Massa intermedia
- Fehlendes Septum pellucidum
- Prominenter Plexus chorioideus
- Hypoplastische Falx cerebri
- Agenesie des Corpus callosum

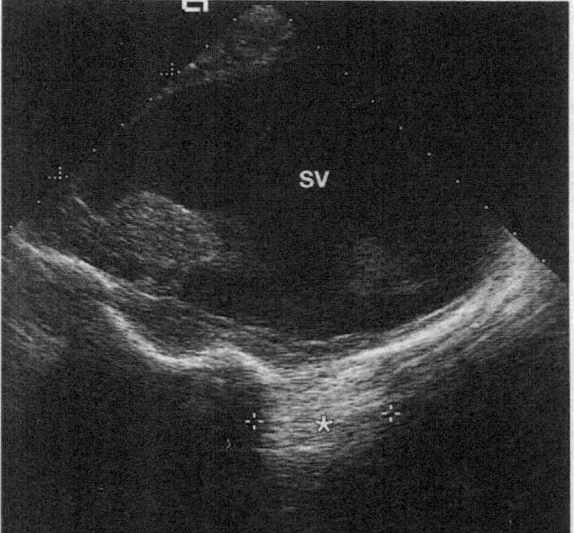
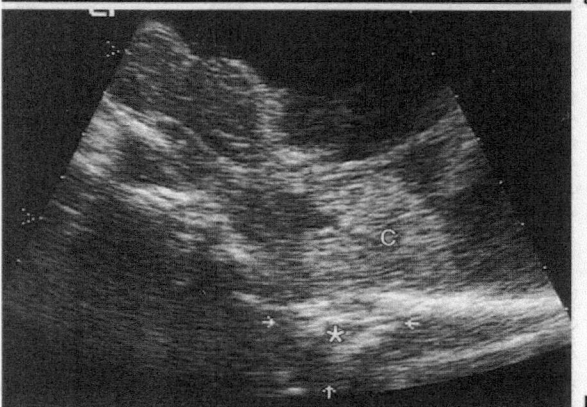

Abb. 2.63a, b. Okzipitale Enzephalozelen. **a** Parasagittalschnitt (S3). Unterhalb der Okzipitalschuppe ist Hirnparenchym als ein rundes Areal von 3,5 cm Durchmesser (*Stern*) zu erkennen; gleichzeitig besteht eine massive Erweiterung des Seitenventrikels (*SV*). **b** Sagittalschnitt (S1). Lediglich die Clivus- und Okzipitalregion sind abgebildet. Unterhalb des Vermis cerebelli (*C*) ist die Enzephalozele als rundes echogenes Areal (*Stern*) sichtbar

Kleinhirnhypoplasie

Kleinhirnhypoplasien sind meist Teil eines Fehlbildungssyndroms wie bei dem Dandy-Walker-Syndrom, dem Edwards-Syndrom (Trisomie 18), bei der Lissenzephalie Typ II (Walker-Warburg-Syndrom) u. a. Zur Feststellung einer Kleinhirnhypoplasie wird die Größe der Kleinhirnhemisphären und des Vermis cerebelli beurteilt. Die Kleinhirnhemisphären werden dazu im hinteren Koronarschnitt, der Kleinhirnwurm im Sagittalschnitt untersucht. Neben einer planimetrischen Messung des Vermis im Sagittalschnitt wird das Größenverhältnis zwischen Kleinhirn und Cisterna cerebromedullaris beurteilt. Dieses Verhältnis ist im Falle einer Kleinhirnhypoplasie zugunsten der Zisterne verschoben. Da dies jedoch auch physiologisch bei Frühgeborenen möglich ist und hierzu keine standardisierten Normalwerte vorliegen, sind nur ausgeprägte Hypoplasien eindeutig bewertbar. Wenn das Kleinhirn wie im Falle des Dandy-Walker-Syndroms zusätzlich auch noch verlagert ist (Abb. 2.52), ist diese Relation zwar nicht mehr zu ermitteln. Dafür sind aber die morphologisch charakteristischen Zeichen für eine Dandy-Walker-Zyste eindeutig.

Subdurale Ergüsse

Subdurale Ergüsse entstehen häufig nach Entzündungen und durch Schädel-Hirn-Traumen (z. B. bei Kindesmißhandlungen durch wiederholtes intensives Schütteln mit folgenschwerem Abriß der Brückenvenen) (Abb. 2.64). Eine weitere wichtige Ursache ist die Entwicklung eines subduralen Ergusses nach Ventilanlage infolge einer zu schnellen Drainage des Hydrozephalus.

Sonographisch zeigt sich über den zentralen und frontalen Abschnitten der Hemisphären zwischen Hirnparenchym und Schädeldach eine echofreie bis echoarme bandförmige Zone (Abb. 2.45).

Dieser verbreiterte äußere Liquorraum muß differentialdiagnostisch von einer kortikalen Hirnatrophie

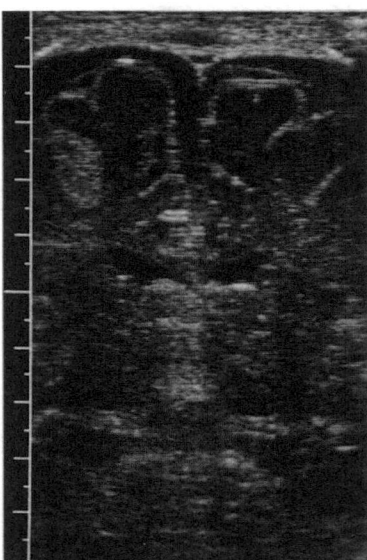

Abb. 2.64. Subdurale Hygrome mit Arachnoidalblutung nach Battered-child-Syndrom (5 Monate alter Säugling), mittlerer Koronarschnitt auf Höhe der Keilbeinflügel. Der Subduralraum insbesondere über der rechten Hemisphäre ist verbreitert. Die Gyri weisen stark echogen teilweise sehr breite Beläge auf. Der Interhemisphärenspalt ist verbreitert. Nebenbefundlich ist oberhalb der Falx der Sinus sagittalis superior als rundes echofreies Areal zu erkennen

unterschieden werden. Neben klinischen Unterscheidungsmerkmalen helfen dabei mehrere sonographische Zeichen (Tabelle 2.5).Der Interhemisphärenspalt ist bei Ergüssen vornehmlich im Frontalbereich keilförmig auseinandergedrängt, wohingegen er bei der kortikalen Atrophie gleichmäßig parallel verbreitert ist (Abb. 2.43). Die Hirnwindungen sind bei der Atrophie aufgrund verbreiterter Sulci akzentuiert sichtbar. Diese Sulci besitzen bei der kortikalen Atrophie eine erhöhte Echogenität, während blutungsbedingte Zonen erhöhter Echogenität bei subduralen Ergüssen mehr in der echoarmen Ergußzone selbst aufzufinden sind. Außerdem kann bei subduralen Ergüssen eine Pachymeningosis in Form einer den Hirnwindungen aufgelagerten, echogenen Membran sichtbar sein (Abb. 2.64). Bei floriden Meningitiden kann der Subduralraum durch ein Empyem bedingt verbreitert sein. In diesem Fall sind dann ähnlich den floriden Ventrikulitiden echogene Binnenmuster zu erkennen.

Bei subduralen Ergüssen bestehen anfänglich keine Zeichen einer inneren Hirnatrophie in Form von erweiterten Ventrikeln. Wie beim Hydrozephalus erleichtern auch bei subduralen Ergüssen sonographische Verlaufskontrollen die Beurteilung hinsichtlich der weiteren Entwicklung.

Differentialdiagnostisch ist zu beachten, daß bei Frühgeborenen der Subduralraum physiologisch weitlumig ist. Die Weite steht in ursächlichem Zusammenhang mit der Unreife des Frühgeborenen. Hilfreich ist hier, daß der im Koronarschnitt gut sichtbare zentral gelegene Interhemisphärenspalt nicht so verbreitert ist. Wenn bei reifgeborenen Kindern und Säuglingen monosymptomatisch eine leichte Erweiterung der inneren und äußeren Liquorräume sichtbar ist, sollten sie eine entwicklungsneurologische Beurteilung erhalten. Dieser Befund kann einerseits bei Kindern mit großen Kopfumfängen als Normvariante auftreten; andererseits kann er Zeichen einer kortikalen Atrophie sein. Bei Kindern mit Sotos-Syndrom, die zusätzlich zur Makrozephalie eine Makrosomie haben, sind ebenfalls die Liquorräume leicht erweitert.

Porenzephale Zysten, subependymale Zysten, Plexuszysten, Ventrikelbänder

Bei *porenzephalen* Defekten handelt es sich um echofreie, meist rundliche, gut abgrenzbare Zysten. Sie besitzen fast immer Anschluß an das Ventrikelsystem (Abb. 2.65). Bei kleineren Zysten, insbesondere, wenn sie solitär sind, ist das Ventrikelsystem häufig unauffällig. Diese porenzephalen Zysten beruhen bei Neugeborenen auf einem pränatalen, während der Hirnentwicklung stattfindenden Untergang von Hirnparenchym, das durch Liquor ersetzt wird. Als Ursachen werden intrauterine Hirnblutungen oder pränatale Infektionen (Zytomegalie, Herpes, Röteln etc.) diskutiert. Die porenzephalen Defekte bewirken keine Verdrängung benachbarter Hirnstrukturen. Diese Tatsache ist zur differentialdiagnostischen Abgrenzung randständiger po-

Tabelle 2.5. Sonographische Unterscheidungsmerkmale zwischen subduralen Hygromen und kortikaler Atrophie

Subdurale Hygrome	Kortikale Atrophie
Frontal betont, keilförmig erweiterter Interhemisphärenspalt	Gleichmäßige Verbreiterung des gesamten Interhemisphärenspalts
Ggf. verdrängungsbedingte Abflachung der Gyri	Akzentuierte Gyri mit verbreiterten, echogenen Sulci
Anfänglich eher regelrechtes Ventrikelsystem	Zeichen der inneren kortikalen Hirnatrophie

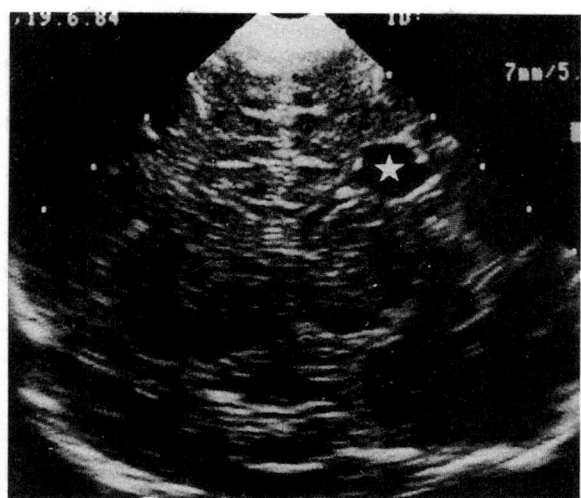

Abb. 2.65. Porenzephale Zyste, mittlerer Koronarschnitt. Im Bereich des linken Seitenventrikels ist die porenzephale Zyste (*Stern*) als ein rundes, mit dem Seitenventrikel kommunizierendes, echofreies Areal erkennbar

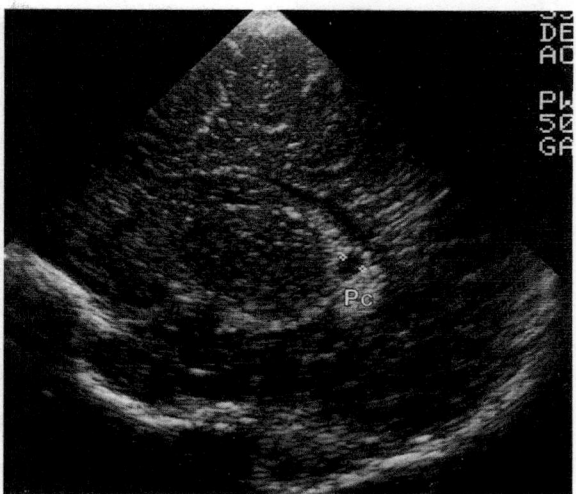

Abb. 2.67. Plexuszyste (4 Wochen alter Säugling), Parasagittalschnitt (S3). Die Zyste läßt sich als ein echofreies rundes Areal im echogenen Plexus chorioideus (*Pc*) gut abgrenzen

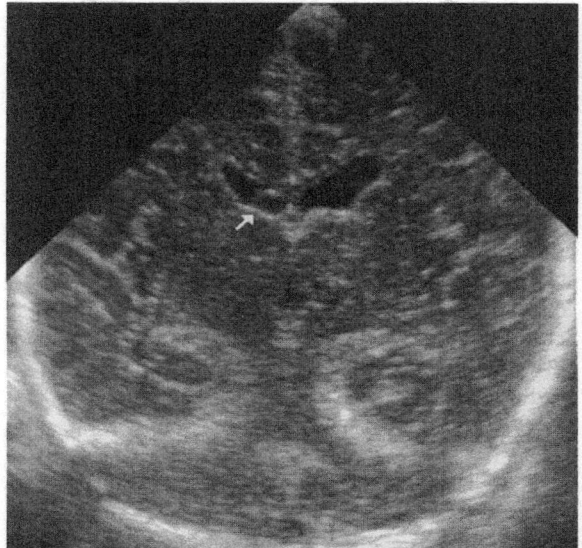

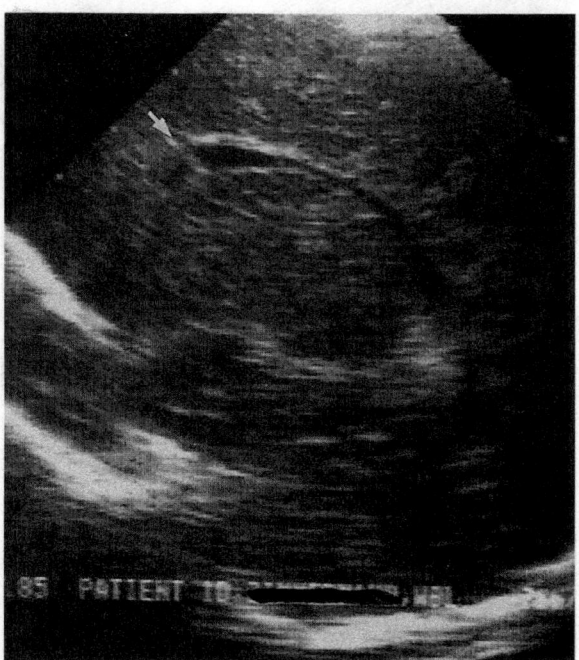

Abb. 2.68. Ventrikelband (1 Tag altes weibliches Neugeborenes), Parasagittalschnitt (S3). Der betroffene Seitenventrikel ist im Vorderhornbreich weitlumig und wird dort durch ein einzelnes Ventrikelband (*Pfeil*) aufgeteilt. Unauffälliger klinischer Verlauf

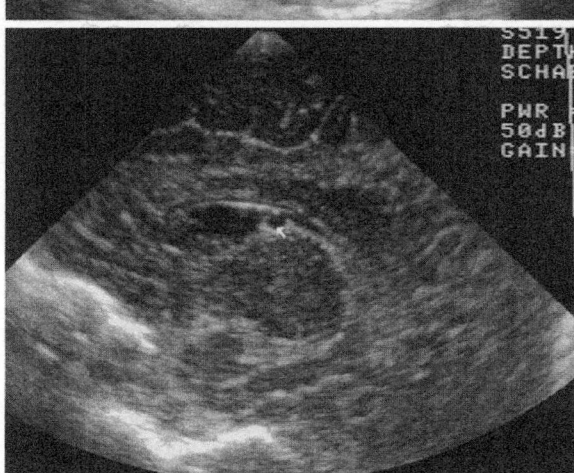

◀ **Abb. 2.66 a,b.** Subependymale Zyste, **a** mittlerer Koronarschnitt (K4); **b** Parasagittalschnitt (S2). Die Zyste (*Pfeil*) liegt am Boden des rechten Seitenventrikels. Der Vorderhornbereich ist erweitert und unregelmäßig konturiert. Im Koronarschnitt zeigt sich eine leichte Ventrikelasymmetrie

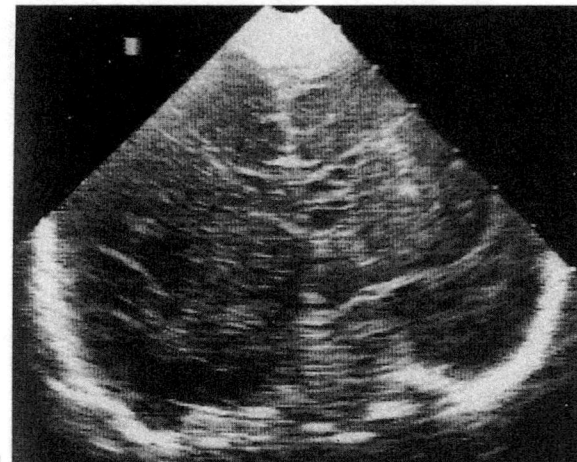

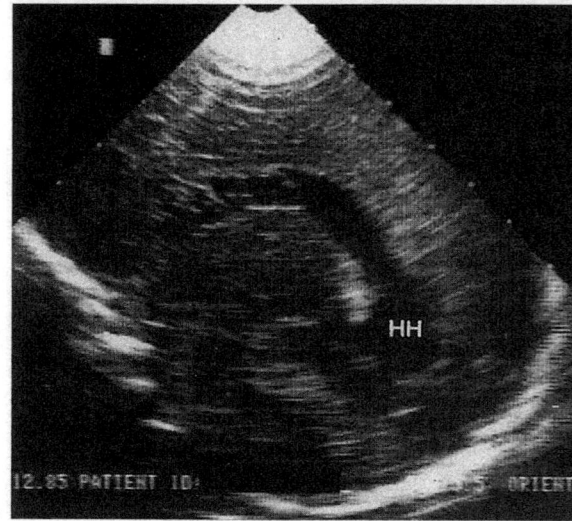

Abb. 2.69 a, b. Gekammerter Seitenventrikel (1 Tag altes weibliches Neugeborenes). **a** Vorderer Koronarschnitt (K 2), **b** linker Parasagittalschnitt. Im Bereich des Vorderhorns und der Cella media wird der Seitenventrikel durch mehrere Ventrikelsepten in einzelne Kammern aufgeteilt. Insgesamt weitlumiger linker Seitenventrikel, der rechte Seitenventrikel ist zart. Unauffälliger klinischer Verlauf. (*HH* Hinterhorn)

renzephaler Zysten der hinteren Schädelgrube von Arachnoidalzysten und Dandy-Walker-Zysten hilfreich. Liegen mehrere porenzephale Zysten vor, handelt es sich um eine Porenzephalie.

Neonatale *subependymale* Zysten zeigen sich sonographisch als echofreie, runde Areale mit einer Größe meist unter 1 cm cm. Sie liegen bevorzugt unilateral und meist solitär in der kaudothalamischen Rinne (auf Höhe der Foramina Monroi) am Boden des Seitenventrikels (Abb. 2.66). Vom Ventrikellumen sind sie durch eine feine, echogene Membran abgegrenzt. Wenn das Ventrikellumen sehr zart ist, ist die Unterscheidung zwischen einer kleineren porenzephalen und einer subependymalen Zyste problematisch. Der sonographische Nachweis einer subependymale Zyste ist als morphologischer Marker für eine potentielle psychomotorischen Entwicklungsstörung zu bewerten und sollte eine entsprechende Entwicklungsdiagnostik indizieren. Bei bilateralen Zysten sollte das Neugeborene auf Fehlbildungen wie beispielsweise das zerebrohepatorenale Syndrom (Zellweger-Syndrom) untersucht werden.

Weitere zystische Auffälligkeiten im Bereich des Seitenventrikels können Zysten im Plexus chorioideus (Abb. 2.67) sowie Ventrikelbänder (Abb. 2.68) und zystische Kammerungen (Abb. 2.69) der Seitenventrikel sein.

Periventrikuläre Leukomalazie

Die periventrikuläre Leukomalazie entsteht meistens im Rahmen einer perinatalen Asphyxie mit all ihren Problemen der gestörten Hirndurchblutung, Sauerstoffversorgung sowie CO_2-Entsorgung. Dieses Infarktgeschehen erfolgt nach dem Prinzip der letzten von einem versiegenden Bach zu versorgenden Wiese. Je nach Gestationsalter werden in davon abhängiger Vaskularisationssituation unterschiedliche Regionen bevorzugt geschädigt. Beim Frühgeborenen ist es die periventrikuläre Region (Abb. 2.71, 2.72), beim Reifgeborenen verlagert sich das kritische Versorgungsgebiet in den parasagittalen Subkortex (Abb. 2.70). Bei ausgeprägten Ischämien erfährt das hypoxisch geschädigte Gewebe eine hämorrhagische, echogen und eher inhomogen imponierende Infarzierung. In dieser hypoxischen Entstehungsphase kann das gesamte periventrikuläre Gehirnparenchym eine stark vermehrte Echogenität, vergleichbar der Echogenität des Plexus chorioideus, aufweisen (Abb. 2.71). Wie bei Parenchymblutungen wird das nekrotische Gewebe organisiert – seine Echogenität nimmt ab – und innerhalb eines Monats zu echofreien, periventrikulären Zysten resorbiert (Abb. 2.72). Je ausgeprägter die zugrundeliegende Hypoxie und die sich anschließende leukomalazische Echogenitätserhöhung war, um so erheblicher ist die Zystenbildung. Diese ist in Ausprägung und Verteilung sehr variabel. Neben einzelnen Zysten können aber auch zahlreiche unterschiedlich große Zysten auftreten, die durch Septen voneinander getrennt sind. Da diese Septen aus stehengebliebenem, geschädigtem Gehirnparenchym bestehen, können sie im weiteren Verlauf resorbiert werden, so daß die Zysten miteinander kommunizieren und schließlich einen großen gemeinsamen echofreien Raum bilden. Kleinere Zysten können sich im weiteren Verlauf vollständig zurückbilden. Wenn erkennbar ist, daß sich die Zysten nicht wesentlich verändern, sind in Ermangelung einer therapeutischen Konsequenz weitere sonographische Verlaufskontrollen nicht indiziert.

Parallel dazu besteht als Folge der Hypoxie oft eine kortikale Atrophie mit verschmälerten Gyri und erweiterten inneren wie äußeren Liquorräumen. Sonogra-

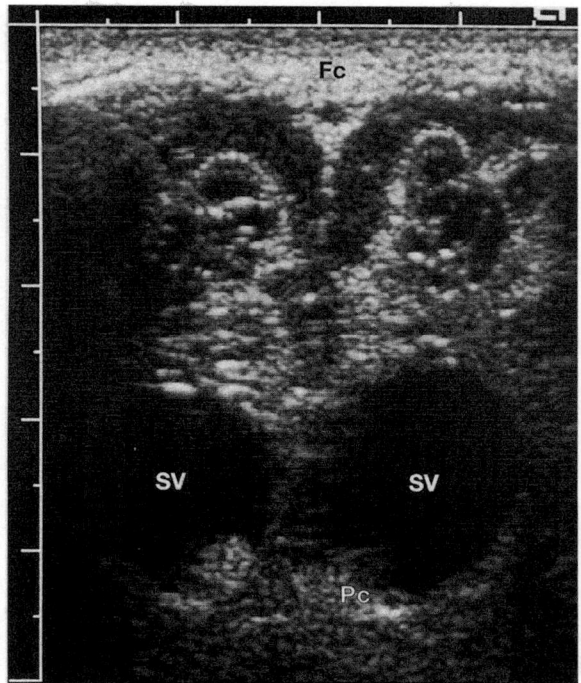

Abb. 2.70. Subkortikale Nekrosen (6 Wochen altes Neugeborenes nach schwerer peripartaler Asphyxie), mittlerer Koronarschnitt in Ausschnittsdarstellung lediglich von Kortex und Seitenventrikeln. Die Seitenventrikel (*SV*) sind erweitert und zeigen eine stark abgerundete Form. Oberhalb davon und links und rechts des erweiterten Interhemisphärenspalts stellt sich der echogen begrenzte Kortex mit zahlreichen Nekrosen in Form von zystischen Arealen dar. Falx (*Fc*) mit als rundes echofreies Areal erkennbarem Sinus sagittalis superior. (*Pc* Plexus chorioideus)

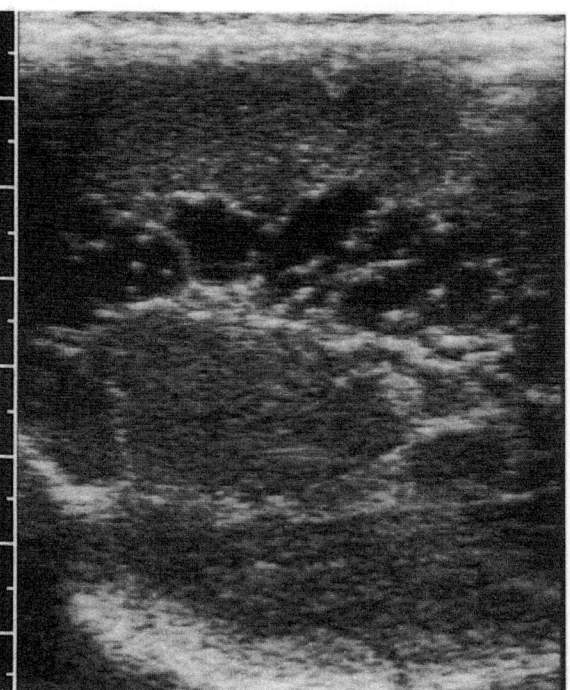

Abb. 2.72. Periventrikuläre Leukomalazie (PVL) in bereits organisiertem Zustand (2 Monate alter Säugling), Parasagittalschnitt (S 3). Längs des Verlaufs des Seitenventrikels ist die PVL in Fom von zahlreichen, unregelmäßig begrenzten, echofreien Arealen zu erkennen

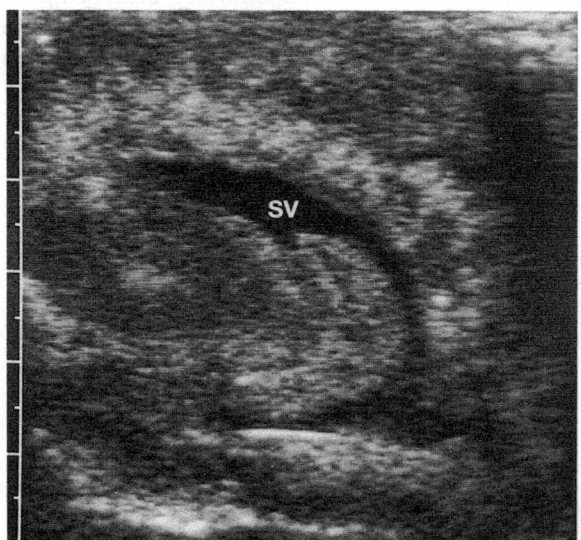

Abb. 2.71. Periventrikuläre Leukomalazie (PVL) im frühen Stadium (10 Tage altes Neugeborenes mit persisitierendem Ductus arteriosus), Parasagittalschnitt (S 3). Längs des Verlaufs des Seitenventrikels (*SV*) ist die PVL als c-förmiges, echogenes, unregelmäßig, aber klar abgrenzbares Areal sichtbar

phisch zeigen sich zusätzlich zu den oben beschriebenen Leukomalaziezeichen weitlumige Ventrikel, insbesondere im Vorderhornbereich, und ein verbreiterter Interhemipshärenspalt.

Ausgeprägtere periventrikuläre Leukomalazien können häufig mit Ventrikeleinbruchblutungen einhergehen, weshalb die daraus resultierenden periventrikulären Zysten auch mit dem Seitenventrikel kommunizieren können. Für diese Kinder sind sonographische Verlaufskontrollen besonders wichtig, weil sie einen posthämorrhagischen Hydrozephalus entwickeln können.

Da die periventrikuläre Leukomalazie häufig mit Hirnblutungen kombiniert ist, kann bei umschriebenen (fokalen) Formen der Leukomalazie die sonographische Abgrenzung zu kleineren, periventrikulär gelegenen Parenchymblutungen in einzelnen Fällen schwierig sein. Wenn sich aber im weiteren Verlauf Zysten bilden, die durch Septen voneinander getrennt sind, weist dies auf eine periventrikuläre Leukomalazie hin. Beide besitzen ohnehin eine gemeinsame Ätiologie und sind klinische Marker für neurologische Auffälligkeiten, so daß ihre

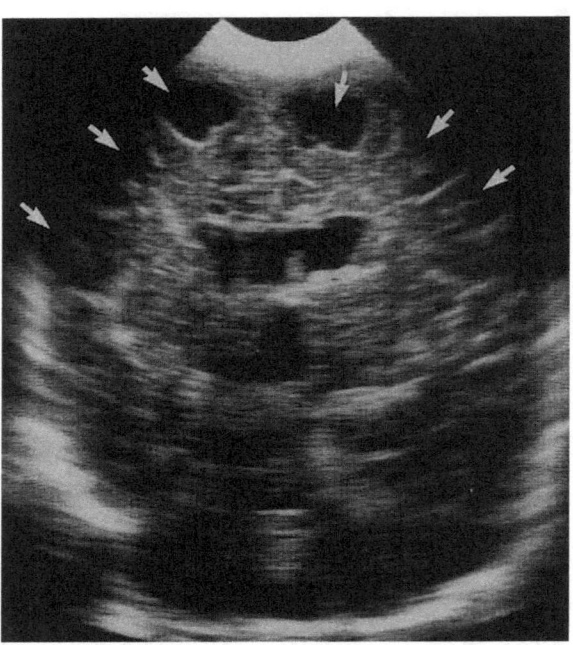

Abb. 2.73. Leukomalazie nach Kindesmißhandlung (Koronarschnitt). Mäßige Erweiterung der inneren Liquorräume. Im Bereich beider Großhirnhemisphären sind mehrere 0,5–1 cm breite zystische Strukturen (*Pfeile*) erkennbar

klinische Bewertung für beide Veränderungen vergleichbar ist (Abb. 2.25 und 2.73).

Die initiale Echogenitätserhöhung der periventrikulären Leukomalazie ist differentialdiagnostisch von der bei Frühgeborenen physiologisch vorhandenen Echogenitätsvermehrung im Hinterhornbereich der Seitenventrikel zu unterscheiden (Tabelle 2.6). Diese wird durch die Grenzflächen der Balkenfasern erzeugt, wenn sie transfontanellär senkrecht von den Schallimpulsen getroffen werden. Erfolgt die Untersuchung durch die kleine Fontanelle oder transkraniell, ist diese balkenfaserbedingte Echogenitätserhöhung nicht vorhanden. Die leukomalazische Echogenitätserhöhung dagegen ist in allen Bildebenen gleichermaßen feststellbar. Als weiteres Unterscheidungsmerkmal ist die physiologische Echogenitätsvermehrung nicht so intensiv, und sie nimmt zur Peripherie hin kontinuierlich ab. Sie zeigt auch nie inhomogene Echogenitätsverteilungen. Zwischen Ventrikel und Echogenitätsvermehrung liegt ein echoarmer Saum. Die Echogenitätserhöhung der periventrikulären Leukomalazie ist intensiv und mit unregelmäßiger Begrenzung eher scharf konturiert; zusätzlich kann die Echogenität inhomogen verteilt sein. Zum Seitenventrikel hin ist die leukomalazische Echogenitätserhöhung vom Plexus schlecht abzugrenzen, insbesondere wenn in dieser Region noch zusätzlich blutungsbedingte Echogenitätserhöhungen vorliegen.

Die leukomalazische Echogenitätserhöhung ist peripher klar konturiert, wohingegen die physiologische Echogenitätsvermehrung zentral besser konturiert ist.

Bei sonographischen Verlaufskontrollen bildet sich die physiologische Echogenitätsvermehrung immer kontinuierlich zurück, während die leukomalazische Echogenitätserhöhung die oben beschriebene Transformation bis hin zu periventrikulären Zysten erfährt.

Hypoxämische Gehirnläsionen beim Reifgeborenen

Wie oben erwähnt, liegen beim Reifgeborenenen die kritischen vaskulären Versorgungsgebiete im parasagittalen Subkortex. Diese sind bei Hypoxien zuerst betroffen. Eine weitere vulnerable Region sind die Basalganglien. In diesen Regionen sind die Läsionen als echogene Areale bilateral erkennbar. Einseitige Prozesse sind auf Gefäßverschlüsse (V. cerebri interna) verdächtig. Die hypoxische Gehirnläsion erfährt beim Reifgeborenen im Vergleich zum Frühgeborenen im weiteren Verlauf eine differente Organisation. Die Läsionen transformieren nicht zu porenzephalen Zysten, sondern vernarben oder verkalken mit entsprechend persistierenden Echogenitätserhöhungen. Auch hier können aufgrund der Hypoxie frontal betont zusätzlich die so-

Tabelle 2.6. Sonographische Unterscheidungsmerkmale zwischen physiologischer Echogenitätsvermehrung und leukomalazischer Echogenitätserhöhung beim Frühgeborenen

	Physiologische Echogenitätsvermehrung	Leukomalazische Echogenitätserhöhung
Intensität	Weniger stark echogen	Stark echogen (wie Plexus chorioideus)
Echogenitätsverteilung	Nie inhomogen, ausschließlich Hinterhornregion	Eher inhomogen, keine Begrenzung auf die Hinterhornregion
Peripherer Echogenitätsverlauf	Zur Peripherie gleichmäßig abnehmend	Peripher scharf und unregelmäßig konturiert
Begrenzung	Echoarmer Saum zum Ventrikel hin	Vom Plexus schlecht abgrenzbar
Verlaufskontrollen	Kontinuierliche Abnahme der Echogenität	Transformation zu Zysten

nographischen Zeichen für eine Hirnatrophie erkennbar sein (s. Periventrikuläre Leukomalazie). Die subkortikalen Läsionen führen sonographisch zu zystischen Veränderungen, die im Koronarschnitt im Nahbereich beidseits des infolge der Atrophie verbreiterten Interhemisphärenspalts als echoarme und -freie Areale mit einem entsprechend gut auflösenden Ultraschallkopf sichtbar sind. Den oben beschriebenen Läsionen kann ein hypoxieinduziertes Hirnödem vorgeschaltet sein.

Bei sehr ausgeprägten Ischämien, die zu ausgedehnten hypoxischen Schäden führen, sind nicht nur die kritischen Versorgungsregionen, sondern auch andere Regionen zusätzlich betroffen. Es entsteht das Bild der multizystischen Enzephalomalazie. Sonographisch sind zahlreiche, in Analogie zur periventrikulären Leukomalazie durch Septen getrennte echofreie Areale mit besonderer Ausprägung in den kritischen Versorgungsgebieten sichtbar. Entsprechend dramatisch ist auch das klinische Bild dieser Kinder.

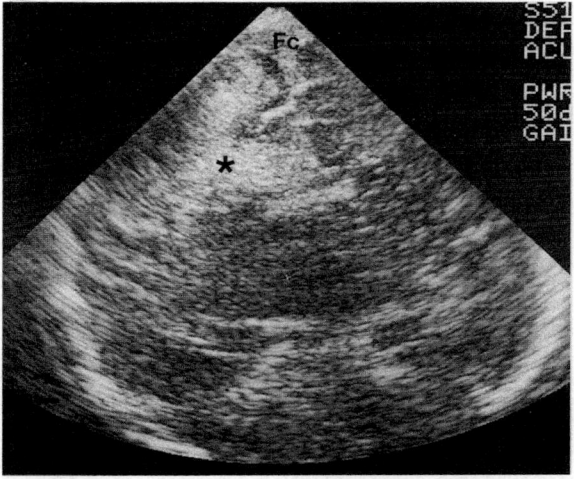

Abb. 2.74. Posttraumatisches fokales Hirnödem, mittlerer Koronarschnitt (K 4). Die parietal gelegene, ödematöse Zone (*Stern*) besitzt eine erhöhte Echogenität. (*Fc* Falx cerebri)

Hirnödem

Das Hirnödem erzeugt sonographisch eine meist recht homogene Erhöhung der Echogenität (Abb. 2.74). Das Ventrikelsystem ist druckbedingt meist sehr englumig bzw. schlitzförmig, lediglich das Cavum septi pellucidi kann dann noch seine ursprüngliche Ausdehnung besitzen. Bei fokalen Formen kann dies recht gut abgegrenzt (Abb. 2.75) werden. Die sonographischen Befunde entsprechen in ihrer Ausdehnung nicht unbedingt den computertomographischen Befunden. Hirnödeme werden sonographisch, überwiegend in der Neugeborenenperiode, meist im Zusammenhang mit einer perinatalen Hypoxie beobachtet. Sie können aber auch durch infektbedingte Vaskulitiden und posttraumatisch (Abb. 2.74) entstehen. Im weiteren Verlauf können die betroffenen Gebiete malaziebedingt echoarm werden und sich entweder zystisch transformieren oder kalzifizieren (Abb. 2.76).

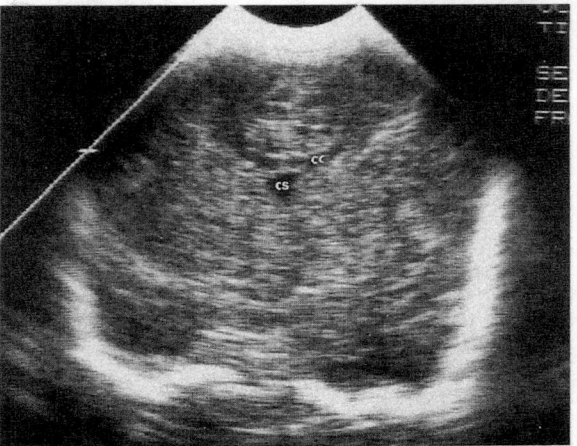

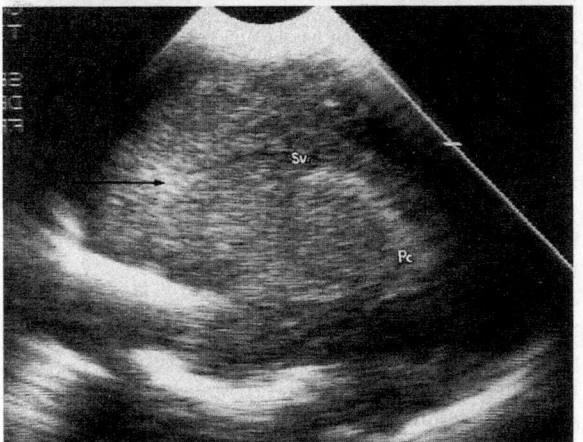

Abb. 2.75a,b. Hirnödem nach perinataler Asphyxie. **a** Koronarschnitt, **b** Parasagittalschnitt. Deutliche Reflexvermehrung des gesamten Hirnparenchyms („bright brain"). Das nicht komprimierbare Cavum septum pellucidi (*Cs*) ist deutlich erkennbar, das Ventrikelsystem gerade noch abgrenzbar, aber deutlich verschmälert. Vor allem im Bereich des Seitenventrikelvorderhorns deutliche Reflexvermehrung (*Pfeil*).(*CC* Corpus callosum, *Pc* Plexus chorioideus, *Sv* Seitenventrikel)

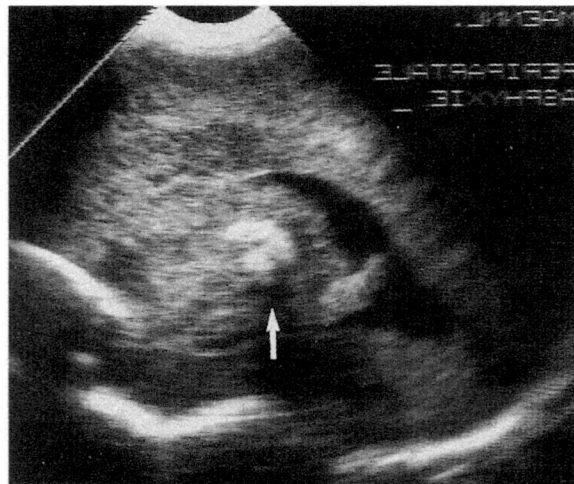

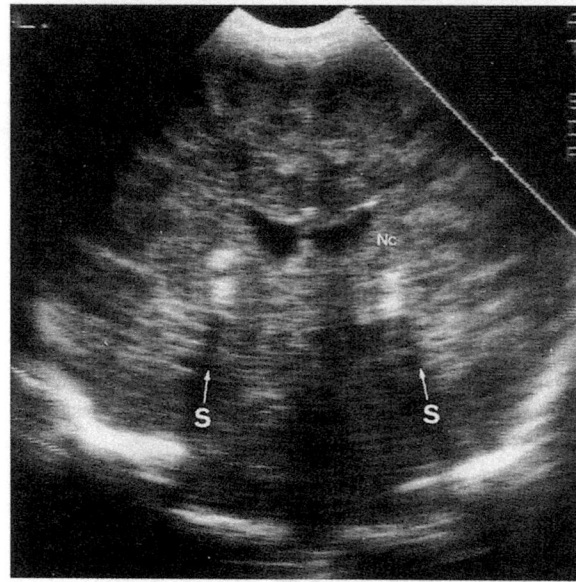

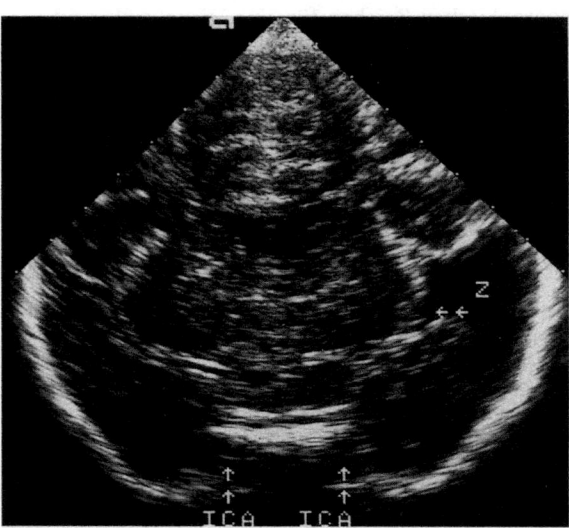

Abb. 2.77. Infarkt der linken A. cerebri media. Im Bereich der linken Fissura Sylvii ist aufgrund des Infarkts das untergegangene Hirnparenchym als echofreies keilförmiges Areal (*Z*) zu erkennen. (*ICA* A. carotis interna)

Intrakranielle Infektionen

ZNS-Infektionen haben je nach Erkrankungszeitpunkt unterschiedliche Erreger. Pränatale Infektionen werden bevorzugt durch Zytomegalieviren, Toxoplasmen, Herpes-simplex-Typ II-, HIV- und Rötelnviren hervorgerufen. Perinatale Infektionen erfolgen bevorzugt durch Bakterien wie E. coli, Streptokokken, Hämophilus, Meningokokken etc.

Pränatale Infektionen

Das sonographische Bild wird weniger durch die verschiedenen Erreger als vielmehr durch die betroffenen Strukturen und die daraus resultierenden Folgen bestimmt.

Aufgrund einer Kalkeinlagerung sind längs der Vasa thalamostriata im Ultraschallbild (Zytomegalie, Röteln, Herpes simplex, HIV) echogene Linien sichtbar, die im Parasagittalschnitt fächerförmig durch die Basalganglien ziehen. Auch im übrigen Hirnparenchym und längs der Meningen können echogene Verkalkungsherde mit und ohne Schallschatten erkennbar sein (Zytomegalie, Röteln, Toxoplasmose, HIV, Herpes simplex Typ II).

Je nach Ausmaß der Infektion sind, bevorzugt periventrikulär oder multipel verteilt, zystische Areale als Folge bereits organisierter Gewebsnekrosen nachzuweisen (Toxoplasmose, Röteln, Herpes simplex). Bei dieser Form der multizystischen Enzephalomalazie sind in der floriden Phase feine Binnenechos in den fokalen Veränderungen zu erkennen. Später zeigen sich die Zysten lediglich als echofreie Räume unterschiedlicher Größe (Abb. 2.78).

Abb. 2.76 a, b. Verkalkung der Basalganglien nach schwerer perinataler Asphyxie. **a** Parasagittalschnitt, **b** mittlerer Koronarschnitt. Im Bereich der Basalganglien sind stark echogene Areale mit dorsalem Schallschatten (*Pfeile, S*) sichtbar. Im Hinterhorn- und Trigonumbereich erweiterte Seitenventrikel. (*Nc* Nucleus caudatus)

Hirninfarkte

Ein Hirninfarkt ist meist auf eine arterielle Minderperfusion unterschiedlicher Genese – bevorzugt im Versorgungsgebiet der A. media – zurückzuführen. Diese Ischämie führt sonographisch zu einer meist keilförmigen Echogenitätserhöhung oberhalb der Fissura Sylvii. Der Seitenventrikel der betroffenen Hemisphäre ist teilweise zusammengedrückt. Zusätzlich können konsekutive Blutungen in ischämisches Parenchym bestehen. Im weiteren Verlauf kann sich der Infarkt zu einem porenzephalen, also echofreien Defekt entwickeln (Abb. 2.77).

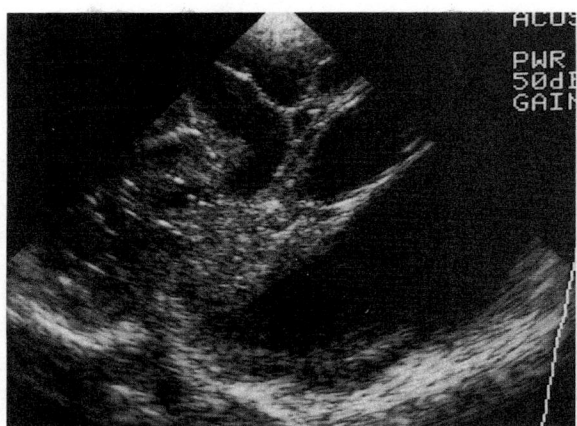

Abb. 2.78. Multizystische Leukomalazie bei Toxoplasmose, Parasagittalschnitt (S3). Der Seitenventrikel ist stark erweitert. Im Vorderhornbereich bestehen mehrere durch Septen voneinander getrennte Zysten. Das davor gelegene Hirnparenchym zeigt zahlreiche fokale Echogenitätserhöhungen

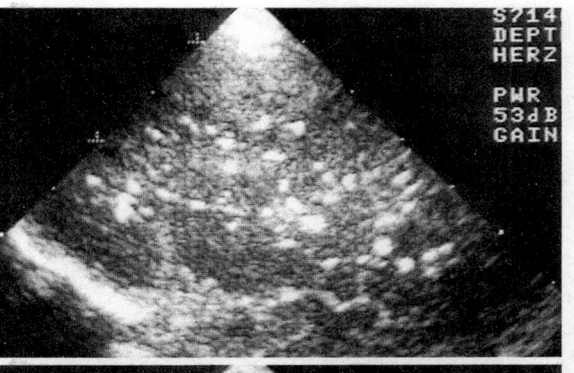
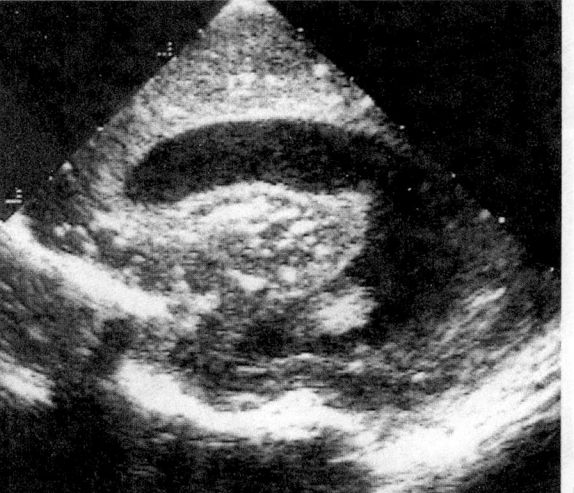

Abb. 2.80 a, b. Pilzmeningitis mit Granulomen bei Candidasepsis (3 Monate alter weiblicher Säugling). a Parasagittalschnitt (S 5), b Parasagittalschnitt (S 3) durch den harmonisch erweiterten Seitenventrikel. Die Pilzgranulome sind als disseminierte echogene Areale im Bereich des Hirnparenchyms und der Basalganglien zu erkennen

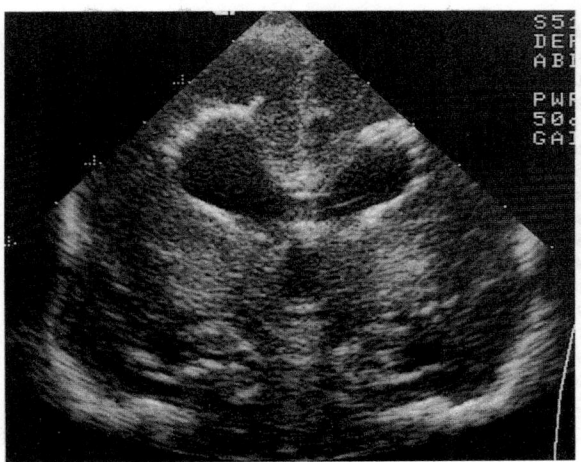

Abb. 2.79. Zytomegalievirusinfektion, mittlerer Koronarschnitt (K 4). Die Seitenventrikel und der III. Ventrikel sind erweitert. Die Wand der Seitenventrikel stellt sich echogen dar

Bei Neugeborenen mit konnatalen Infektionen (Zytomegalie, Toxoplasmose) ist häufig zusätzlich ein ggf. shuntpflichtiger Hydrozephalus, oft bei gleichzeitiger Mikrozephalie, nachweisbar. Als Zeichen einer abgelaufenen Ventrikulitis können die Ventrikelwände ebenfalls aufgrund einer erhöhten Kalkgehalts echogen konturiert sein (Abb. 2.79). Außerdem können zusätzlich die äußeren Liquorräume als Zeichen einer Hirnatrophie erweitert sein (Abb. 2.38).

Postnatale Infektionen

Bei floriden *Meningitiden* stellt sich das Hirnparenchym wegen eines gleichzeitig bestehenden Hirnödems mit höherer Echogenität dar. Weiterhin sind durch infektbedingte venöse Thrombosen, fokale Abszesse etc. echogene Herde zu erkennen (Abb. 2.80 a, b). Der normalerweise sonographisch nicht abgrenzbare Bereich der Hirnhäute zeigt ebenfalls eine erhöhte Echogenität. Die Fissura interhemisphaerica und die Fissura Sylvii stellen sich verbreitert mit sehr hoher Echogenität und mit sehr plump konfigurierten Sulci dar. Diese sonographischen Zeichen sind auch bei virusbedingten Meningoenzephalitiden, wenn auch in geringerer Ausprägung, vorhanden. Wie bei den pränatalen ZNS-Infektionen kann auch sonographisch eine *multizystische Enzephalomalazie* (s.oben) sonographisch nachweisbar sein.

Ventrikulitiden werden bevorzugt bei Infektionen mit gramnegativen Keimen beobachtet. Das infizierte

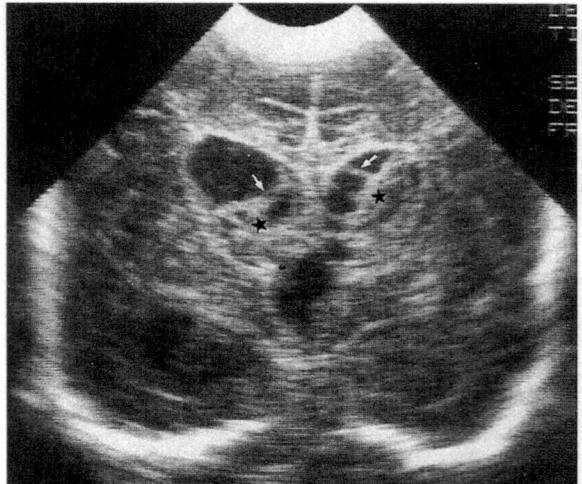
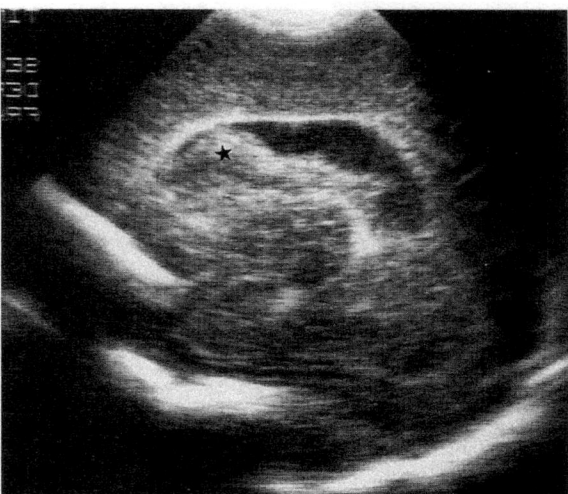
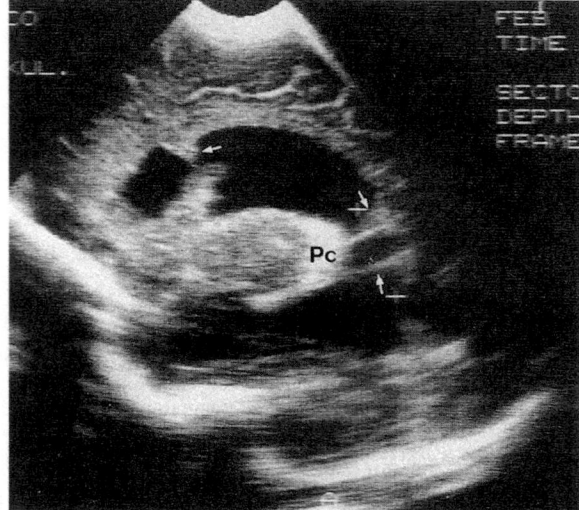

Abb. 2.81 a–c. Ventrikulitis nach Infektion mit E. coli. **a** Koronarschnitt (K3). Deutliche Erweiterung der Seitenventrikel und des III. Ventrikels. Die Seitenventrikel weisen als Ausdruck der Ventrikulitis eine echogene Wandbegrenzung auf. Im Ventrikellumen ist der Eiter in Form von feinsten Binnenreflexen sichtbar. Er hat sich teilweise im Boden der Seitenventrikel sedimentiert (*Sterne*). Weiterhin ziehen Fibrinfäden (*Pfeile*) spinnwebartig durch das Ventrikellumen. Deutlich erweiterter Seitenventrikel. **b** Parasagittalschnitt (S3). Im Bereich des Vorder- und Hinterhorns ausgeprägte Sedimentation des Eiters, der als ein unregelmäßig begrenztes Areal mit mittelgrober, inhomogener Schalltextur mittlerer bis hoher Echogenität sichtbar ist (*Stern*). **c** Parasagittalschnitt (S3), 2 Monate später. Im Bereich des Vorderhorns sowie des Seitenventrikeltrigonums sind 3 echogene, unregelmäßig begrenzte Fibrinsepten (*Pfeile*) als Folge der Ventrikulitis sichtbar, so daß der Seitenventrikel in mehrere Kompartimente unterteilt ist. (*Pc* Plexus chorioideus)

und verdickte Ependym zeigt sich mit stark echogener Kontur. Wie bei der Ventrikelblutung führt vorhandener Eiter zu echogenen Strukturen im Ventrikellumen mit Tendenz zur Sedimentation in den Hinterhorn- und Unterhornbereich, da die Patienten fast ausschließlich liegen (Abb. 2.81 a, b.). Im weiteren Verlauf kann die Ausbildung von eiweißbedingten, membranösen Septierungen in den Ventrikeln in Form von echogenen Linien verfolgt werden (Abb. 2.81 a, c und 2.82). Die Ventrikel sind erweitert. Wegen der Septierungen können einzelne Kompartimente erweitert sein, die bei einer Shuntanlage nicht mit drainiert werden. Zusätzlich kann durch die gleichzeitige Verklebung von Aquädukt und

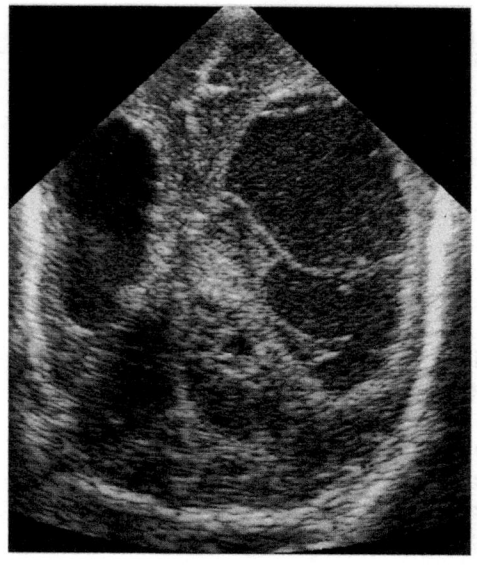

Abb. 2.82. Pseudomonasmeningitis, hinterer Koronarschnitt (K7). Die Hinterhörner sind unregelmäßig erweitert, echogen begrenzt und von echogenen Septen durchzogen; das Lumen weist zahlreiche feine Binnenechos auf. Die linke Hemisphäre ist massiver betroffen und verlagert die Falx zur Gegenseite

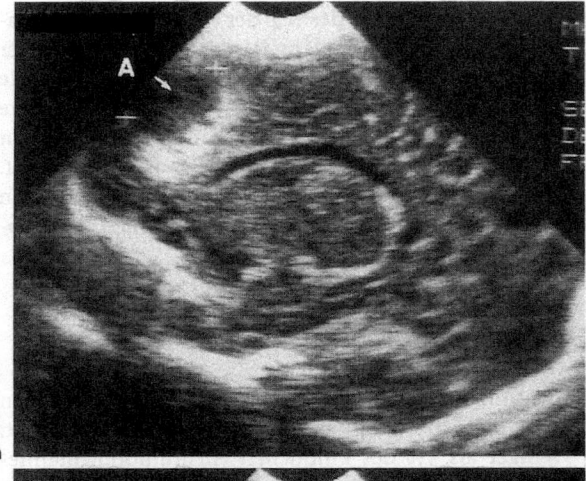

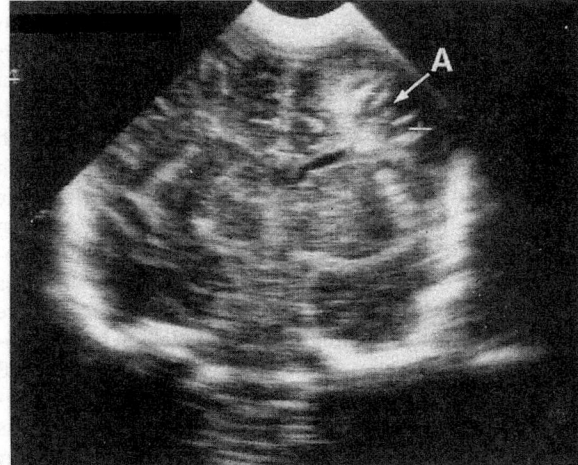

Abb. 2.83 a, b. Hirnabszeß (*A*) nach Enterokokkenmeningitis. **a** Parasagittalschnitt, **b** mittlerer Koronarschnitt. Teilweise echofreie bzw. echoarme Raumforderung von 2,3 cm Durchmesser mit deutlich echogenem Randsaum im frontoparietalen Übergang oberhalb des Seitenventrikelvorderhorns. Normal weiter Seitenventrikel

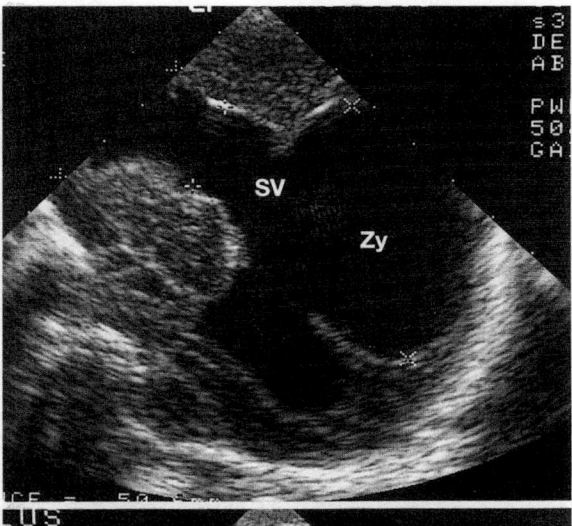

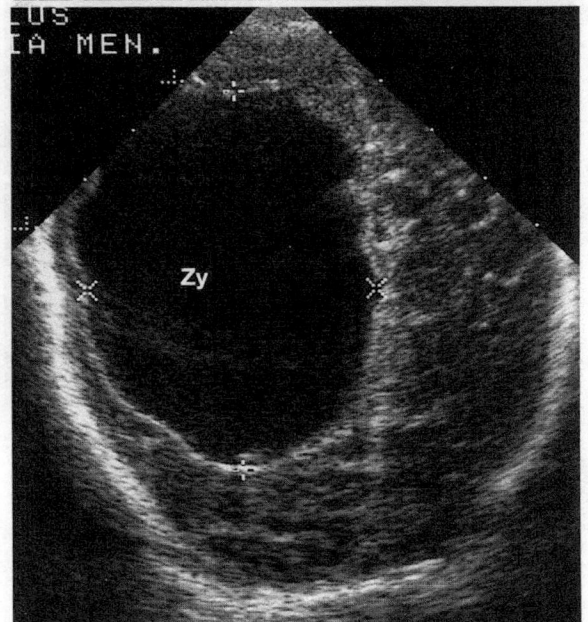

Abb. 2.84 a, b. Hirnabszeß nach Serratienmeningitis (10 Wochen alter Säugling). **a** Parasagittalschnitt (S 3), **b** hinterer Koronarschnitt (K 8). Nach abgelaufener Meningitis besteht okzipital eine 4 x 5 cm große, mittlerweile fast echofreie Zyste (*Zy*), die mit dem erweiterten Seitenventrikel (*SV*) kommuniziert. Die Wand der Zyste ist echogen begrenzt. Die Falx ist zur Gegenseite verlagert

Foramina Luschkae et Magendii ein „isolated fourth ventricle" (Abb. 2.37) entstehen.

Abszedierungen führen im betroffenen Gebiet sonographisch zu einer der Parenchymblutung vergleichbaren Erhöhung der Echogenität des betroffenen Areals mit scharfer Kontur. Diese können als lokale Abszedierungen oder als metastatischer Abszeß eines anderen extrakraniellen Organs entstehen. Die frontalen Hirnabschnitte sind dabei bevorzugt betroffen. Größere Hirnabszesse können zur Verdrängung benachbarter Strukturen bis hin zur Mittellinienverlagerung führen. Diese Abszesse werden aufgrund des homogenen Eiters zentral echoarm (Abb. 2.83 a, b). Je nach Größe des Abszesses führt seine Organisation zu einer echogenen Narbe oder zu einem porenzephalen Defekt (Abb. 2.84). Eine weitere Folge ist die Ausbildung eines häufig shuntpflichtigen Hydrozephalus. In Ausnahmefällen kann sich der Befund sonographisch normalisieren.

Eine weitere Komplikation ist das *subdurale Empyem*, das dem Hirnparenchym meist kappenförmig frontal betont aufsitzt und deshalb der sonographischen Untersuchung schlecht zugänglich ist. Es führt zu einer ähnlichen anatomischen Veränderung wie subdurale Ergüsse mit dem Unterschied, daß der verbreiterte Saum zwischen Kalotte und Hirnparenchym nicht echofrei ist, sondern eine erhöhte Echogenität besitzt. Diese Echogenitätsanhebung ist auch bei bakteriellen Infektionen von vergrößerten Liquorräumen zu beobachten (Abb. 2.85).

Hirntumoren

Hirntumoren sind im Säuglingsalter selten. Sie werden überwiegend jenseits des 2. Lebensjahres diagnostiziert. Weniger als 5% der kindlichen Hirntumoren manifestieren sich im Säuglingsalter. Deshalb hat die sonographische Methode in dieser Diagnostik allein altersbedingt keine zentrale Bedeutung. Andererseits werden durch den mittlerweile weit verbreiteten Einsatz der Ultraschalldiagnostik die Tumoren früh gefunden. Auch wenn es bei älteren Kindern möglich ist, sonographisch einen Tumornachweis zu führen (Abb. 2.86), bleibt die weitere Differenzierung doch anderen bildgebenden Verfahren wie Kernspintomographie und Computertomographie vorbehalten. Hilfreich auch jenseits der Säuglingsalters ist dagegen der intra- und postoperative Einsatz der Schädelsonographie. Mit kleinen hochauflösenden Schallköpfen kann intraoperativ das Ausmaß der Tumorinfiltration als Entscheidungshilfe einer Resektion besser bestimmt werden. Postoperativ ist das Operationsgebiet durch die belassenen Knochenfenster hinsichtlich des Rückgangs eines Hydrozephalus und zur Klärung des weiteren Tumorwachstumsverlaufs be-

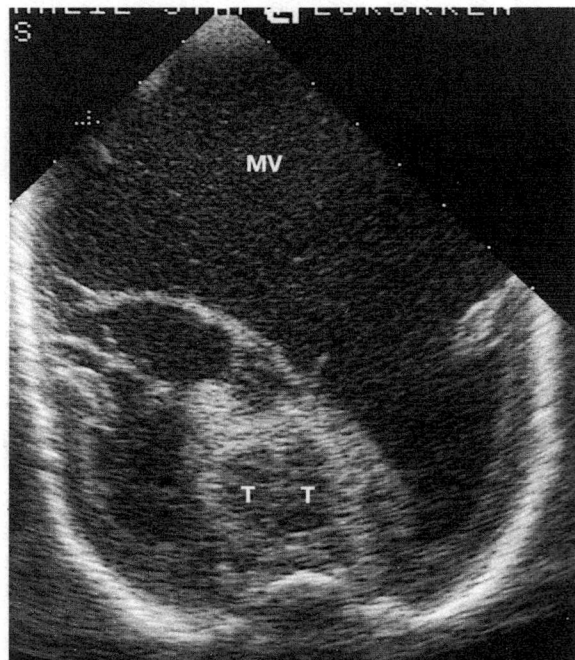

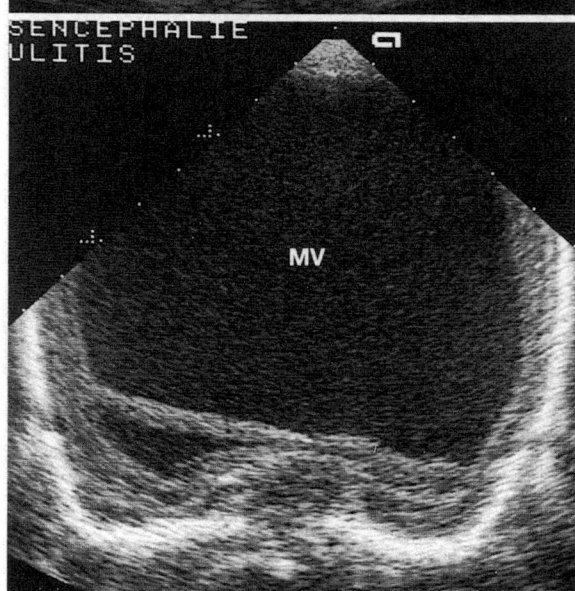

Abb. 2.85 a, b. Staphylokokkenmeningitis bei Holoprosenzephalie (10 Wochen alter Säugling). **a** Mittlerer Koronarschnitt (K 4), **b** hinterer Koronarschnitt (K 5). Im Lumen des großen Monoventrikels (*MV*) sind zahlreiche feine Binnenechos zu erkennen. Am Boden und um die Thalami (*T*) herum liegen breite Stränge und echogene Auflagerungen. Um den Monoventrikel ist das Parenchym als ein schmaler Saum zu erkennen

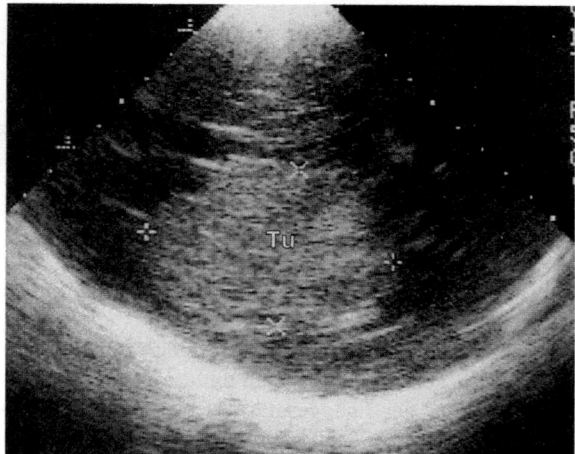

Abb. 2.86. Hirntumor (6jähriges Mädchen), trankranielle Horizontalebene auf Höhe der Seitenventrikel. Im Bereich der Cella media ist eine 4,7 · 7,2 cm echogene Raumforderung (*Tu*) zu erkennen

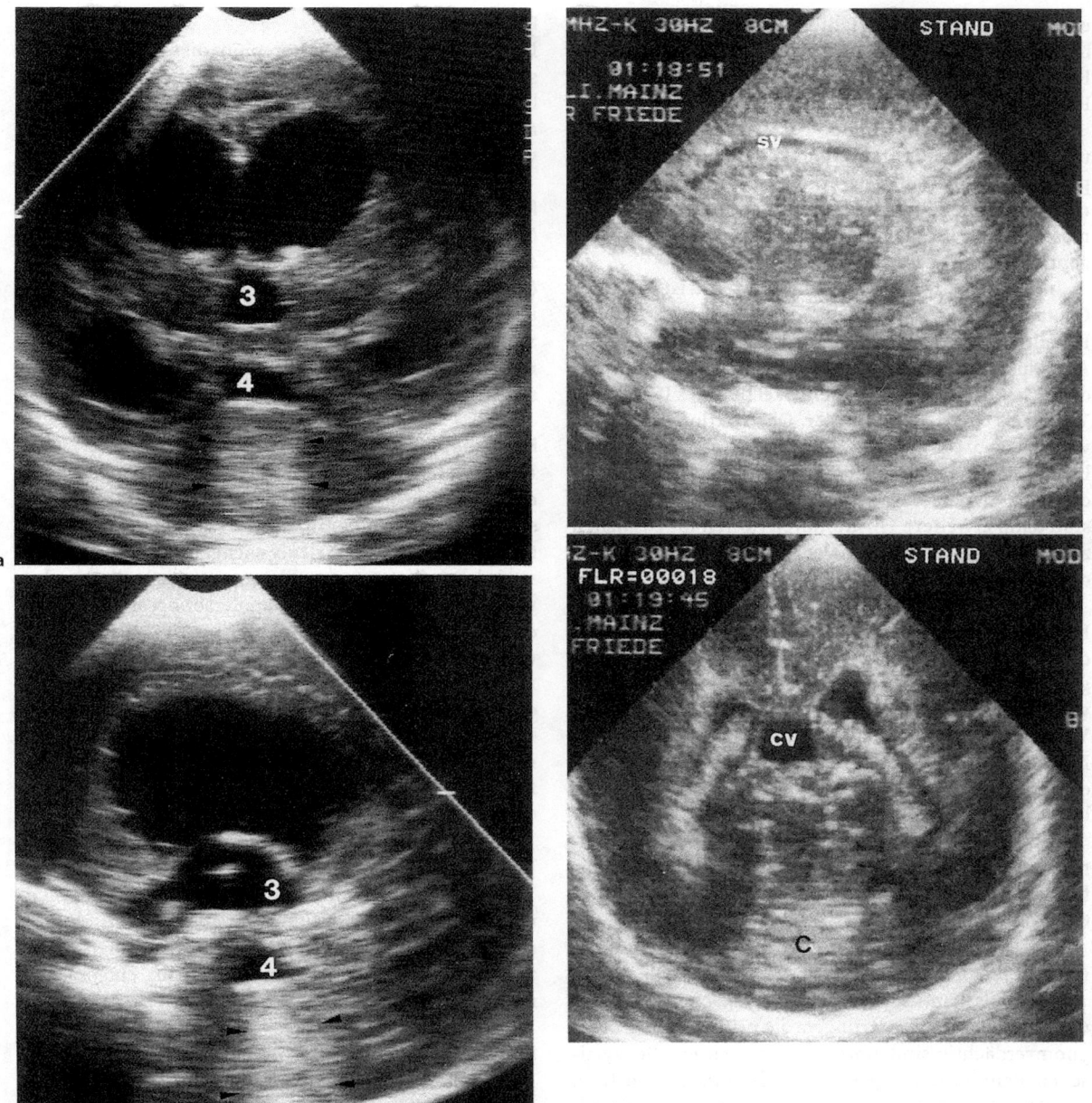

Abb. 2.87 a, b. Medulloblastom mit konsekutivem Hydrocephalus occlusus. **a** Koronarschnitt (K 5). Echogene Raumforderung (*Pfeile*) im Bereich der hinteren Schädelgrube, die nur unscharf von den Kleinhirnhemisphären abgrenzbar ist. Der erweiterte IV. Ventrikel ist nach kranial angehoben. Die beiden Seitenventrikelvorderhörner und Temporalhörner sowie der III. Ventrikel sind ebenfalls stark dilatiert. **b** Sagittalschnitt. Echogener, unscharf von der Umgebung abgrenzbarer Tumor (*Pfeile*) im Bereich des Kleinhirnwurms, der die Kleinhirnhemisphären und den IV. Ventrikel nach kranial angehoben hat. Dilatierter III. Ventrikel und Seitenventrikel. (*3* III. Ventrikel, *4* IV. Ventrikel)

Abb. 2.88 a, b. Periventrikuläre Infiltration bei einem Kind mit Monozytenleukämie. **a** Parasagittalschnitt (S 3), **b** hinterer Koronarschnitt (K 7). Das periventrikuläre Hirnparenchym besitzt aufgrund der leukämischen Infiltration eine erhöhte Echogenität. Nebenbefundlich besteht im hinteren Koronarschnitt ein weitlumiges Cavum Vergae (*CV*). (*C* Kleinhirn, *SV* Seitenventrikel)

urteilbar. Ungefähr die Hälfte der Tumoren im Neugeborenenalter sind Teratome, weiter handelt es sich um Kraniopharyngeome, Medulloblastome, Astrozytome, Plexuspapillome und neuroektodermale Tumoren.

Wenn bereits vorliegende Hirndruckzeichen (Kopfumfangszunahme, vorgewölbte Fontanelle, Blickheberparese, Krampfanfälle etc.) die sonographische Abklärung indizieren, ist der Tumorbefund bereits meist massiv, d. h. es liegt bereits bei Diagnosestellung ein ausgeprägter Hydrocephalus internus vor.

Infiltratives Tumorwachstum führt meist zu einer Obstruktion der liquorableitenden Wege im Bereich der Formina Monroi (Abb. 2.87), des III. Ventrikels, des Aquädukts oder des IV. Ventrikels. In Abhängigkeit von der Erweiterung der Seitenventrikel bzw. des III. und IV. Ventrikels kann der Sitz der Obstruktion lokalisiert werden. Sie ist in ca. 60 % der Fälle infratentoriell lokalisiert. Im Falle eines Plexuspapilloms kann ein Hydrocephalus hypersecretorius resultieren; alle Ventrikel sind dann erweitert. Hirntumoren führen oft zusätzlich zu einer Verlagerung normaler Hirnstrukturen, wie z. B. der Falx cerebri.

Hirntumoren sind sonographisch meist echogen und deshalb gut vom umgebenden Hirnparenchym abgrenzbar. Sie können auch zystische Areale aufgrund von Tumornekrosen oder – vor allem bei Teratomen – Verkalkungen mit dorsalem Schallschatten aufweisen. Häufig liegt eine komplexe Schalltextur mit einzelnen echofreien, in einen soliden Tumor eingestreuten Arealen vor.

Differentialdiagnostisch kann die Abgrenzbarkeit eines Tumors von Hirnblutungen, fokalen Ödemen, Infarkten, Infektionen und insbesondere Abzessen sowie Granulomen sehr schwierig sein.

Eine sonographische Artdiagnose von Hirntumoren ist nicht möglich.

Allenfalls kann zwischen rein zystischen Tumoren und soliden Raumforderungen, die primär immer malignomverdächtig sind, unterschieden werden. Bei zystischen Raumforderungen sind differentialdiagnostisch Arachnoidalzysten sowie eine aneurysmatische Erweiterung der V. Galeni magna in Betracht zu ziehen. Alle übrigen Hirntumoren im Säuglingsalter stellen sich mehr oder weniger echodicht mit einzelnen zystischen Arealen dar. Im Falle einer Monozytenleukämie war auch eine periventrikuläre, diffuse und schlecht abgrenzbare Infiltration mit erhöhter Echogenität zu beobachten (Abb. 2.88 a, b).

Astrozytome
Astrozytome sind die häufigsten Tumoren im Säuglingalter. Sie weisen ein echodichtes Binnenreflexmuster mit einzelnen zystischen Arealen auf. In zwei Dritteln aller Fälle sind sie supratentoriell und in einem Drittel infratentoriell lokalisiert.

Ependymome
Die zweithäufigsten Tumoren in dieser Altersgruppe sind die Ependymome, die vorwiegend infratentoriell lokalisiert sind. Sie bilden sich sonographisch echodicht ab, können jedoch auch als große Zysten mit irregulär verdickter Wand imponieren.

Medulloblastome
Medulloblastome sind die dritthäufigsten Tumoren dieser Altersguppe. Sie imponieren ebenfalls echodicht (Abb. 2.87) mit einzelnen kleinen Zysten und gelegentlich diskreten Verkalkungen. Wegen ihres bevorzugten Sitzes im Vermis cerebelli sind infratentoriell Verlagerungen und meist ein ausgeprägter Hydrozephalus sichtbar.

Plexuspapillome
Die gutartigen Plexuspapillome zeigen sonographisch ein echodichtes Binnenreflexmuster (Abb. 2.89) und sind klar und glatt konturiert Sie können meist im Hinterhorn des Seitenventrikels nachgewiesen werden und sind durch ihre Kommunikation mit dem Plexus chorioideus gekennzeichnet. Dopplersonographisch kann die vermehrte Durchblutung des Tumors nachgewiesen werden. Durch vermehrte Liquorproduktion kommt es zu einem Hydrocephalus hypersecretorius, sofern nicht der Tumor selbst noch zusätzlich eine Abflußstörung bewirkt. Differentialdiagnostisch ist ein Plexuskarzinom in Betracht zu ziehen, das aber aufgrund seines infiltrativen Wachstums in das dem Plexus benachbarte Gewebe nicht so gut abgrenzbar ist.

Teratome
Teratome weisen ein inhomogenes echodichtes Binnenreflexmuster mit einzelnen Verkalkungen und typischen Schallschatten auf. Gelegentlich können kleine zystische Areale, die Tumornekrosen entsprechen, nachgewiesen werden.

Kraniopharnygeome
Kraniopharyngeome sind in Betracht zu ziehen, wenn sich suprasellär eine Raumforderung mit zystischen und soliden Arealen zeigt. Die weitere Differenzierung in prächiasmatische, selläre und retrochiasmatische Kraniopharyngeome ist hier dem aussagekräftigeren Kernspin vorbehalten.

Balkenlipome
Diese sehr seltenen, gutartigen, aus Fettzellen aufgebauten Tumoren sind im Koronar- wie Sagittalschnitt als rundliche Raumforderungen hoher Echogenität in der unmittelbaren Nähe des Corpus callosum gut abgrenzbar (Abb. 2.90). Auch wenn sie den Balken nicht infiltrieren, können doch gleichzeitig Balkenanlagstörungen vorliegen. Zusätzlich können weitere Lipome intra- wie extrakraniell bestehen. Beim Vorliegen eines Gol-

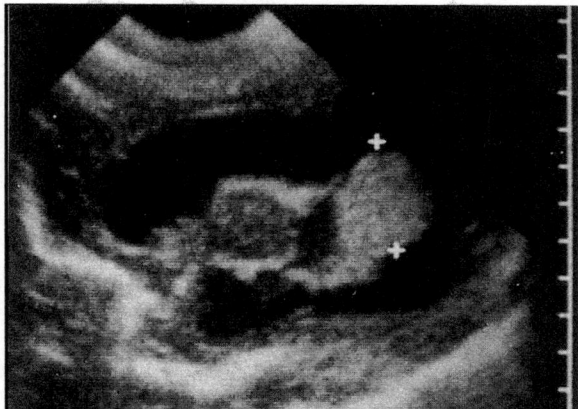

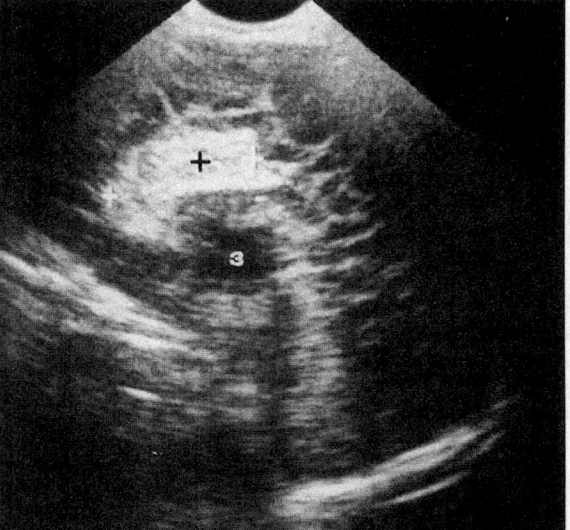

Abb. 2.89. Plexuspapillom, Parasagittalschnitt (S3) durch den Seitenventrikel. Echogene, bei der Real-time-Untersuchung pulsierende Raumforderung (*Kreuze*) im Bereich des Seitenventrikelhinterhorns. Kommunikation des Tumors mit dem Plexus chorioideus. Deutliche Erweiterung und Verplumpung des Seitenventrikels aufgrund eines hypersekretorischen Hydrozephalus

Abb. 2.90 a, b. Balkenlipom. **a** Sagittalschnitt, **b** mittlerer Koronarschnitt. Anstelle des für ein normales Corpus callosum echoarmen Bandes ist in diesem Bereich eine echogene Raumforderung (*Kreuze*) sichtbar, die im Sagittalschnitt eine ähnliche, nur verbreiterte Form hat wie das Corpus callosum. Im Koronarschnitt ist das im Querschnitt dargestellte Balkenlipom als ein rundes, echogenes Areal erkennbar. (*3* III. Ventrikel)

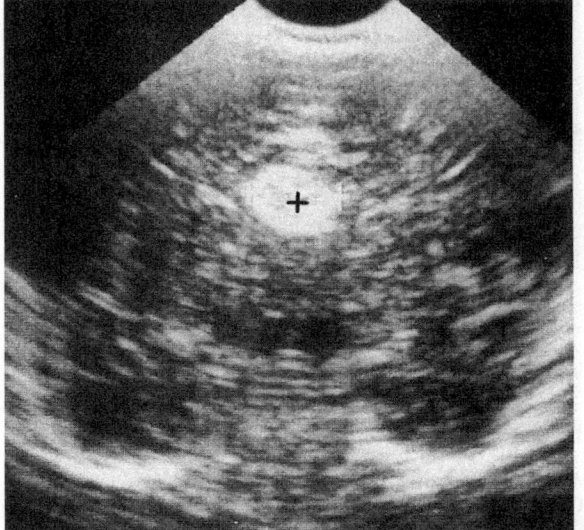

denhar-Syndroms sollte gezielt nach intrakraniellen Lipomen gefahndet werden.

Kraniopharyngeome und Lipome an anderen Lokalisationen bilden sich sonographisch echoreich ab (Abb. 2.91).

Primitive neuroektodermale Tumoren (PNET)
Diese primitiven Tumoren der frühen Kindheit lassen sich auch bei Neugeborenen diagnostizieren. Sie können in der Hemisphäre oder im Seitenventrikel mit zystischen Arealen und Verkalkungen sichtbar sein.

Hirnmetastasen
Hirnmetastasen im Säuglingsalter sind selten. Sie imponieren echodicht, können jedoch (selten) zystisch degenerieren.

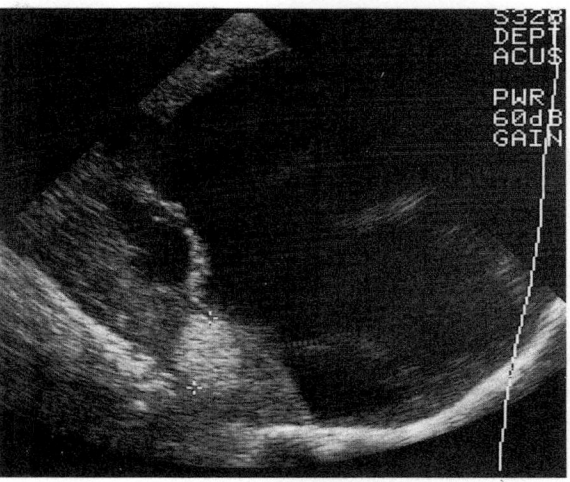

Abb. 2.91. Lipom (Sagittalschnitt). Oberhalb des Clivus ist das Lipom als echogene Raumforderung von 2,5 cm Größe zu erkennen. Gleichzeitig besteht eine massive okzipital betonte Erweiterung der inneren Liquorräume. Der Säugling hat gleichzeitig eine Hemihypertrophie der linken Gesichtshälfte sowie ein extrakranielles Lipom

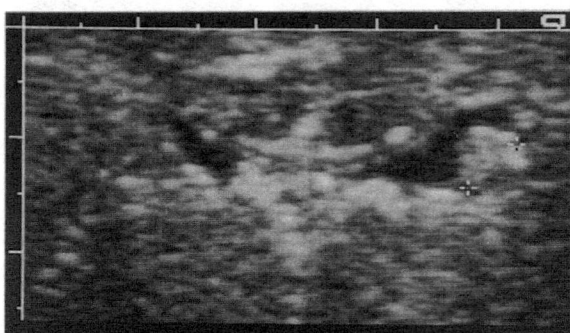

Abb. 2.92. Tuberöse Hirnsklerose, subependymale Lokalisation (mittlerer Koronarschnitt). Am Boden des linken Seitenventrikels ist ein Tuberom als echogener Herd zu erkennen

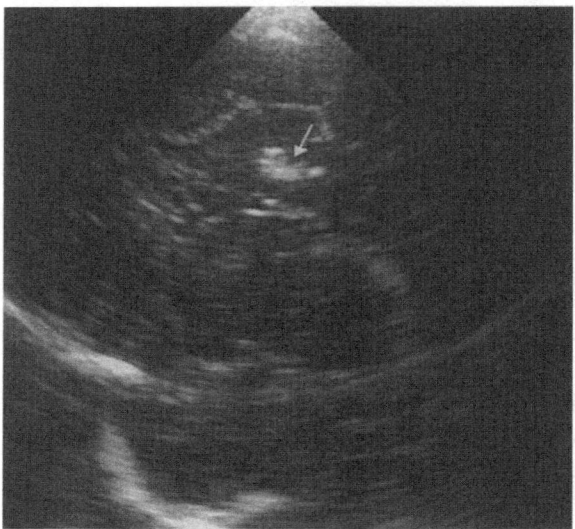

Abb. 2.93. Tuberöse Hirnsklerose, parenchymatöse Lokalisation (Parasagittalschnitt). Oberhalb des Seitenventrikels ist ein echogenes Tuberom (*Pfeil*) vorhanden

Phakomatosen (neurokutane Dysplasien)

Die tuberöse Hirnsklerose betrifft als hereditäre Hamartomerkrankung neben dem Gehirn auch andere sonographisch beurteilbare Organe wie Herz und Nieren. Die Tuberome zeigen sich als echogene Herde bevorzugt in der subependymalen Schicht der Seitenventrikel, die sich in das Lumen vorwölben (Abb. 2.92). Sie können aber auch in der grauen Substanz (Abb. 2.93) und im Kleinhirn gelegen sein. Bei kongenitalen Formen können die Befunde bereits so ausgeprägt sein, daß sie sogar zu Verlagerungen und Verdrängungen benachbarter anatomischer Strukturen führen können (Abb. 2.94).

2.1.10 Grenzen und Stellenwert der Schädelsonographie

Die diagnostischen Möglichkeiten der Schädelsonographie sind mehr als eindrucksvoll. Sie haben nach einer anfänglich schleppenden, aber kontinuierlichen Verbreitung der Ultraschalldiagnostik in der Kinderheilkunde den Durchbruch und einen regelrechten Boom der pädiatrischen Sonographie bewirkt. Dies läßt sich daran erkennen, wie sehr die natürliche Grenze der Schädelsonographie bedauert wird: die sich schließende große Fontanelle. Die andere Grenze ist, wie bei anderen Organuntersuchungen auch, im entscheidenden Maße der Kenntnisstand des Untersuchers. Die unterschiedlichen differentialdiagnostischen Interpretationsmöglichkeiten echofreier Areale im Schädelinnenraum verdeutlichen, wie wichtig eine gute Ultraschallerfahrung zur richtigen Diagnosestellung und zum Vermeiden von Fehlbeurteilungen dieser Befunde ist.

Differentialdiagnose intrakranieller echofreier Areale

- Subependymale Zyste
- Arachnoidalzysten
- Posthämorrhagische Zyste
- Postinfektiöse Zyste
- Periventrikuläre Leukomalazie
- Porenzephalie
- Dandy-Walker-Zyste
- Vergrößerte Cisterna magna
- Cavum septi pellucidi
- Cavum Vergae
- Cavum veli interpositi
- Septum-pellucidum-Zyste
- Aneurysma der V. Galeni magna
- Holoprosenzephalie
- Hydranenzephalie

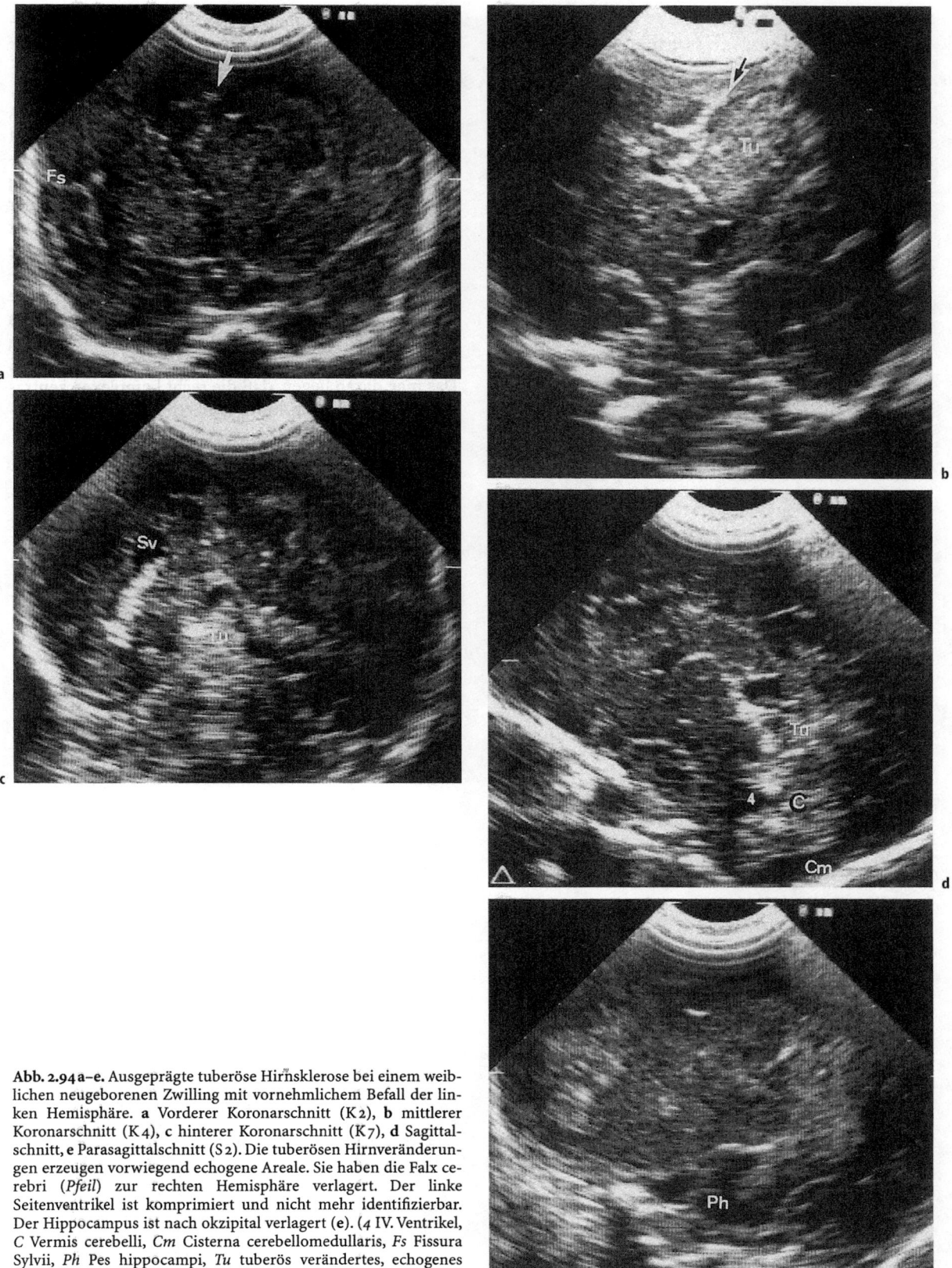

Abb. 2.94 a–e. Ausgeprägte tuberöse Hirnsklerose bei einem weiblichen neugeborenen Zwilling mit vornehmlichem Befall der linken Hemisphäre. **a** Vorderer Koronarschnitt (K 2), **b** mittlerer Koronarschnitt (K 4), **c** hinterer Koronarschnitt (K 7), **d** Sagittalschnitt, **e** Parasagittalschnitt (S 2). Die tuberösen Hirnveränderungen erzeugen vorwiegend echogene Areale. Sie haben die Falx cerebri (*Pfeil*) zur rechten Hemisphäre verlagert. Der linke Seitenventrikel ist komprimiert und nicht mehr identifizierbar. Der Hippocampus ist nach okzipital verlagert (**e**). (*4* IV. Ventrikel, *C* Vermis cerebelli, *Cm* Cisterna cerebellomedullaris, *Fs* Fissura Sylvii, *Ph* Pes hippocampi, *Tu* tuberös verändertes, echogenes Hirnparenchym, *Sv* Seitenventrikel)

> **Differentialdiagnose intrakranieller Verkalkungen (Auswahl)**
>
> - Postinfektiöse Verkalkungen
>   - pränatal: Zytomegalie, Toxoplasmose, HIV, Röteln, Herpes simplex Typ II
>   - perinatal: bakterielle, virale, durch Pilze und Parasiten verursachte Meningitiden
> - Posthämorrhagische Verkalkungen
> - Verkalkungen vaskulärer Genese
> - Arteriovenöse Malformation der V. Galeni (postthrombotisch)
> - Tumorverkalkungen
> - Phakomatosen
>   - Sturge-Weber-Syndrom
>   - Morbus Pringle (tuberöse Hirnsklerose)

Konnatale porencephale Zysten sind potentiell als postinfektiöse Zysten zu bewerten. Sie könne solitär wie multizystisch nach konnatalen Infektionen wie Zytomegalie und nach bakteriellen Infektionen auftreten

Ein weiteres Problem der Schädelsonographie ist, daß die bildgebende Ultraschalldiagnostik nur bedingt Rückschlüsse auf die Funktion des Zentralnervensystems, die zu erwartende neurologische Entwicklung und damit auf die Prognose der Kinder zuläßt. Ferner muß auch bedacht werden, daß der Subduralraum oft nur unvollständig sonographisch durch die Fontanelle eingesehen werden kann. Dabei wird zusätzlich oft – insbesondere von Anfängern – vergessen, daß über die 90° des senkrecht aufgesetzten Sektorschallkopfskopfes hinaus, durch Seitkippung senkrecht zur Sweeprichtung noch weitere Hirnparenchymareale untersuchbar sind. Das mag daran liegen, daß die recht komplexen zentralen Strukturen auch bevorzugt zentral im Bild dargestellt werden.

2.2 Rückenmark

R. Schumacher

Untersuchungsindikationen

- Dysraphie
- Sakralporus
- Pilonidalnävus
- Lumbosakrales Lipom
- Analatresie
- Kaudale Regression
- Wirbelkörperfehlbildung
- Sekundäre Inkontinenz
- „Neurogene" Blase
- Isolierte Gangstörung
- Fußfehlstellung

2.2.1 Technische Voraussetzungen

Linearschallköpfe eignen sich wegen ihrer guten Nahfeldauflösung und großen Bildbreite im Nahfeld am besten. Je nach Größe des Kindes werden Frequenzen von 5–7 MHz eingesetzt.

2.2.2 Patientenbedingte Voraussetzungen

Der Spinalkanal läßt sich beim Neugeborenen und im Säuglingsalter sonographisch am besten untersuchen. Im späteren Lebensalter verwehren die ossifizierten Wirbelbögen einen ausreichenden Einblick.

2.2.3 Untersuchungsvorbereitung

Grundsätzlich kann die Untersuchung ohne Vorbereitung des Kindes erfolgen. Ruhige Untersuchungsbedingungen sind sehr hilfreich (Säuglinge nach der Flaschenmahlzeit untersuchen). Eine ausgeprägte Lendenlordose wird durch leichtes Unterpolstern des Abdomens (Bauchlage des Kindes) ausgeglichen.

2.2.4 Untersuchungstechnik

Untersucht wird von dorsal in Bauchlage des Kindes. Bei Untersuchung des kraniozervikalen Übergangs liegt das Kind in Seitenlage, das Kinn ist dabei angezogen.

Die Untersuchung beginnt in der Medianlinie parallel zur Körperlängsachse. Wenn der Spinalkanal wegen der ossifizierten Wirbelbögen und Dornfortsätze nicht einsehbar ist, wird der Schallkopf leicht nach paramedian verschoben und zur Mittellinie hin gekippt. So läßt sich ein Einblick durch die Foramina intervertebralia erzielen. Der Spinalkanal ist dann jedoch immer nur segmental einsehbar, da die verknöcherten Wirbelbögen wie ein Lattenzaun wirken.

Von kranial kommend wird das Myelon im Längsschnitt dargestellt. Der 5. Lendenwirbelkörper läßt sich an seiner typischen Stellung gegenüber dem leicht nach

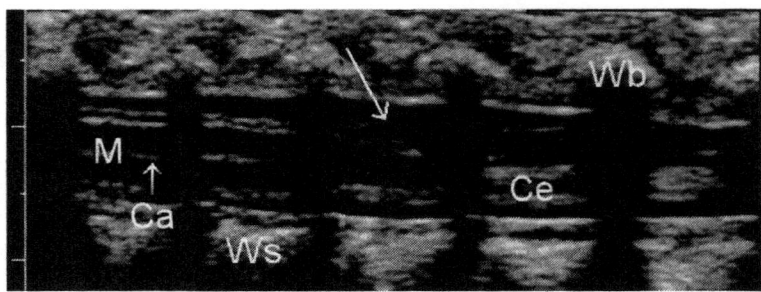

Abb. 2.95. Normaler kaudaler Spinalkanal bei Neugeborenem (lumbosakraler Längsschnitt). Myelon (*M*) mit Conus medullaris und dem echoreichen zentralen Längsstreifen, der Commissura anterior (*Ca*). Kaudal schließt sich die Cauda equina (*Ce*) an. Einzelne Spinalnerven mit Verlauf nach dorsal als physiologische Variante beim Neugeborenen (*Pfeil*). Der Spinalkanal verjüngt sich nach kaudal. Schallschatten der Wirbelbögen (*Wb*) (*Ws* Wirbelsäule)

dorsal abgewinkelten Os sacrum erkennen. Von hier aus werden die Wirbelkörper nach kranial gezählt und die Höhe des Conus medullaris bestimmt. Anschließend wird der Spinalkanal im Querschnitt untersucht. Dabei werden die Position des Myelons im Spinalkanal und die Ausformung der Cauda equina beurteilt. Die Dokumentation erfolgt möglichst in 2 Ebenen.

Abschließend, wenn das Kind mit der Untersuchung etwas vertraut ist und nicht mehr zu viel Angst hat, wird der kraniozervikale Übergang untersucht. Wegen der Größe der Linearschallköpfe gelingt hier nur eine Darstellung in transversaler Richtung.

2.2.5 Ultraschallanatomie (Abb. 2.95–2.97)

Das Myelon liegt im Spinalkanal zentral bzw. gering exzentrisch zur Ventralseite hin verlagert. Es stellt sich insgesamt echoarm mit einer zentralen echoreichen Struktur, der Commissura anterior, dar. Das echoarme Cavum subarachnoidale ist mit Liquor ausgefüllt. Das Myelon wird von einem echoreichen Rand, der Pia mater, umgeben. Es gibt in regelmäßigen Abständen nach beiden Seiten die Ventral- und Dorsalwurzeln der Spinalnerven ab. Im Thorakalbereich ist das Rückenmark zusätzlich, ebenfalls beidseits lateral, durch die Ligg. denticulata fixiert. Die den Wirbelkanal auskleidende Dura und Arachnoidea lassen sich sonographisch nicht differenzieren und bilden sich als eine durchgehende echoreiche Linie ab. In Höhe von B9–B11 verbreitert sich das Myelon zunächst (Intumescentia lumbalis) und läuft dann bis L1 kegelförmig spitz aus (Conus medullaris). Kaudal hiervon schließt sich das Bündel der echoreichen Spinalnerven (Cauda equina) an. Das normale Filum terminale ist zwischen den Spinalnerven der Cauda nicht isolierbar. Die Cauda equina ist oft in 2 symmetrisch zur Mittellinie angeordneten Bündeln angeordnet. Der Spinalkanal biegt kaudal von L5 leicht nach dorsal in den sakralen Teil ab. Hier verjüngt er sich rasch. Er endet in unterschiedlicher Höhe, meist bei S3.

Der Ventriculus terminalis ist eine zystische, wenige Millimeter große Aufweitung des Zentralkanals, die am Übergang vom Conus medullaris in das Filum termina-

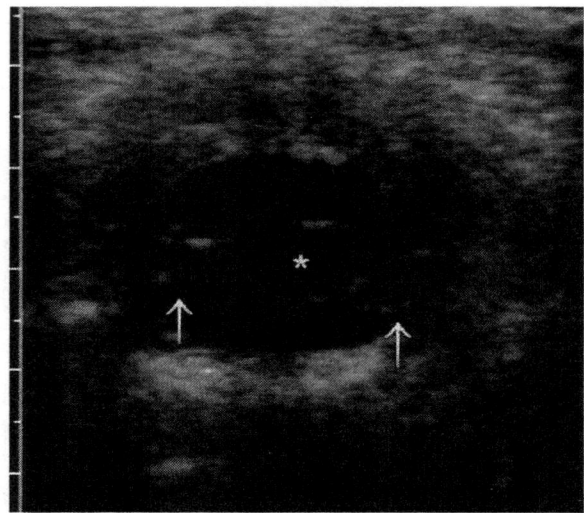

Abb. 2.96. Normales Myelon, Halteapparat (Querschnitt im unteren Halsbereich). Lateral vom Myelon (*Stern*) gehen die ventralen und dorsalen Nervenwurzeln ab bzw. setzen die Ligg. denticulata an (*Pfeile*)

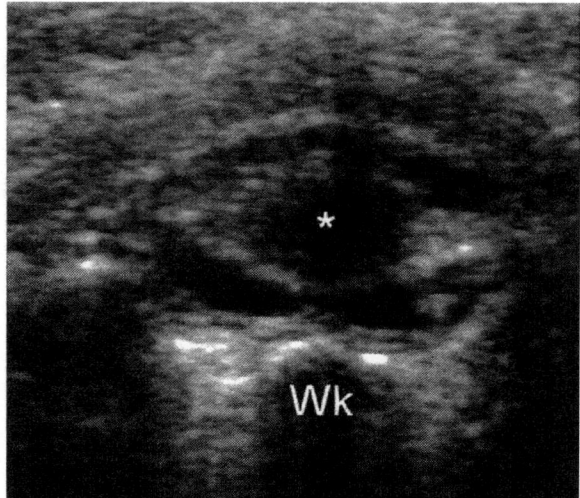

Abb. 2.97. Normales Halsmark (Querschnitt in Höhe C1). Harmonisch oval geformtes Myelon (*Stern*). (*Wk* Wirbelkörper)

le gelegen ist. Es handelt sich um das Persistieren einer physiologischen Struktur.

Im Querschnitt ist das Myelon im Halsmark queroval geformt, ab dem Brustmark rund. Auf der Ventralseite des Myelons sind die kräftigen Pulsationen der A. spinalis anterior erkennbar. Diese übertragen sich auf das Myelon und setzen es in eine gedämpfte, gut erkennbare Schwingung. Ventral des starken Echos der Dura sind in regelmäßigen Abständen die Dorsalechos der Wirbelkörper mit den dazwischenliegenden echoarmen Intervertebralscheiben sichtbar.

2.2.6 Krankheitsbilder

Pilonidalsinus (Abb. 2.98)

Diese haartragenden trichterförmigen Vertiefungen liegen in der Mittellinie über dem Os sacrum. Sie verlaufen schräg nach ventral in die Gewebetiefe hinein und reichen bis zur Dorsalseite der darunterliegenden ossären Strukturen. Vereinzelt münden sie in der Tiefe in eine kleine Zyste. Die neuralen Strukturen des Spinalkanals sind unauffällig.

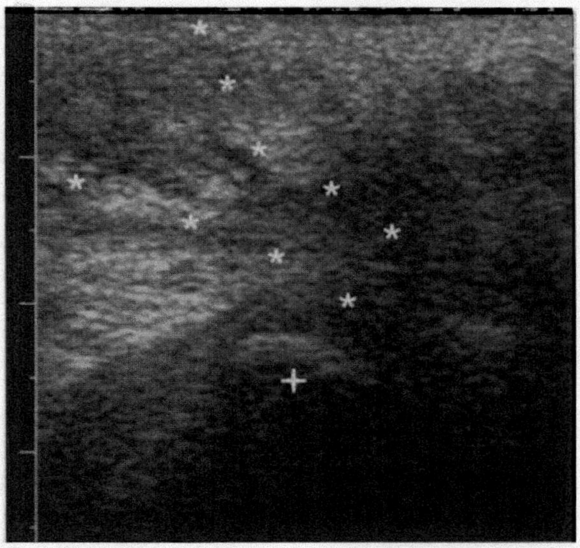

Abb. 2.98. Pilonidalsinus (Längsschnitt über der Sakralregion). Markierter, schräg nach kaudal zur Dorsalseite des 4. Sakralwirbels (*Kreuz*) ziehender Gang (*Sterne*). Keine intraspinalen Veränderungen

Dermalsinus (Abb. 2.99)

Es handelt sich hierbei um eine gangartige, ca. 1 mm mm dicke Verbindung zwischen den häutigen und neuralen Strukturen des ehemaligen Ektoderms. In der Mehrzahl liegen sie in der Lumbosakralregion. Sie stellen sich als echoreiche parenchymatöse Stränge mit nach ventrokranial gerichtetem Verlauf dar. Etwa die Hälfte von ihnen reicht bis in den Spinalkanal und endet in einer echoreichen intraspinalen (Epi-)Dermoidzyste. Diese Patienten sind besonders meningitisgefährdet. Hinweisend auf eine intraspinale Pathologie sind weiterhin ein tiefstehender Conus medullaris (unterhalb von L 2) und ein verdicktes Filum terminale (Durchmesser > 2 mm).

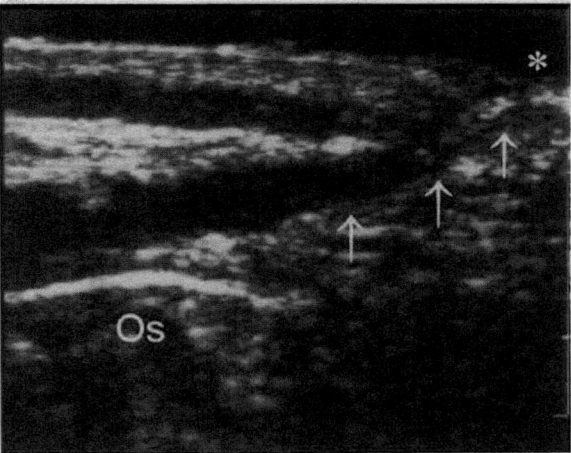

Abb. 2.99. Dermalsinus, Längsschnitt über dem Os sacrum (*Oss*). Von dem Hautgrübchen (*Stern*) zieht ein dünner echoreicher Gang (*Pfeile*) nach ventrokranial und mündet im Spinalkanal

Primäres „tethered cord"

Hierunter werden Erkrankungen unterschiedlicher Art zusammengefaßt, bei denen das Rückenmark bzw. die neuralen Strukturen im Spinalkanal fixiert sind. Überwiegend handelt es sich um intraspinale Lipome (Abb. 2.100) und Epidermoidzysten.

Bei der kaudalen Regression (Erkrankungskomplex mit Sakralaplasie oder Sakralhypoplasie, hoher Analatresie) gibt es 2 verschiede Formen der Myelonfehlbildung:

- Das Myelon endet in Höhe der unteren BWK wie abgeschnitten, ohne einen Conus medullaris.
- Das Myelon zeigt einen Konustiefstand, bei dem das tubulär verlängerte Rückenmark am 4. oder 5. Lendenwirbelkörper fixiert ist (Abb. 2.101).

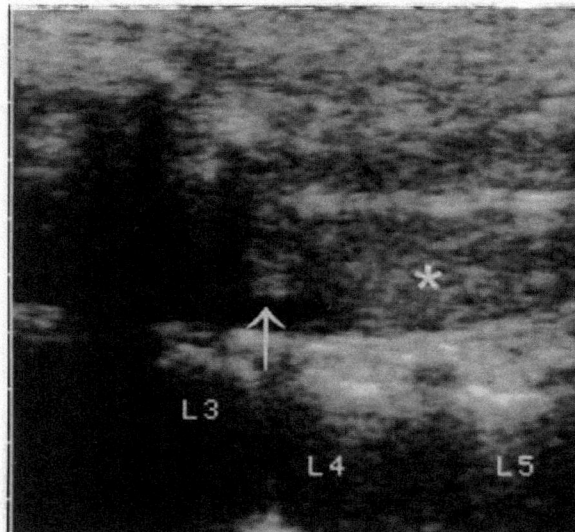

Abb. 2.100. Intraspinales Lipom, „tethered cord" (Längsschnitt lumbosakral). Der kaudale Spinalkanal ist von einem echoreichen Lipom (*Stern*) ausgefüllt. Es besteht ein Konustiefstand mit Insertion des Myelons am Lipom (beim *Pfeil*)

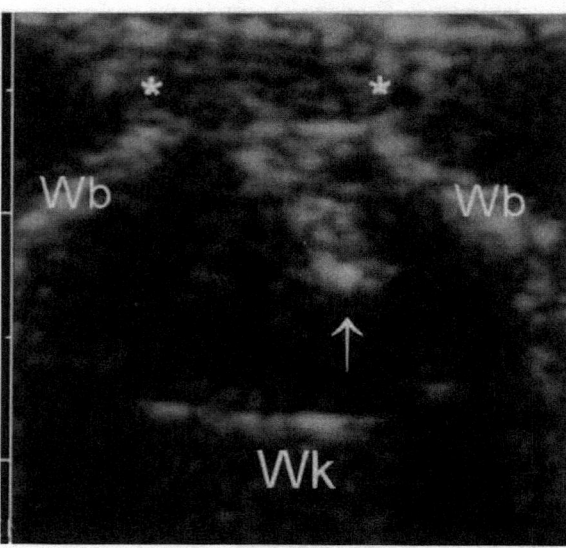

Abb. 2.102. Lipozele (Querschnitt bei LWK 2). Die Wirbelbögen (*Wb*) klaffen. Durch den Defekt (*Sterne*) tritt nach intraspinal echoreiches Fremdgewebe (Lipom, *Pfeil*) ein. (*Wk* Wirbelkörper)

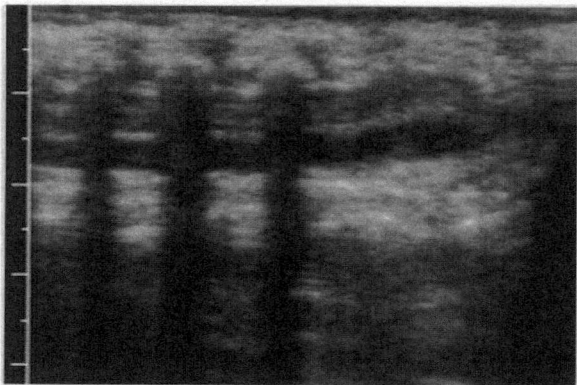

Abb. 2.101. Kaudale Regression (Längsschnitt lumbosakral). Abruptes Ende des Spinalkanals bei LWK 5 mit Konustiefstand und Anheftung am Ende des Spinalkanals ohne Ausbildung einer Cauda equina

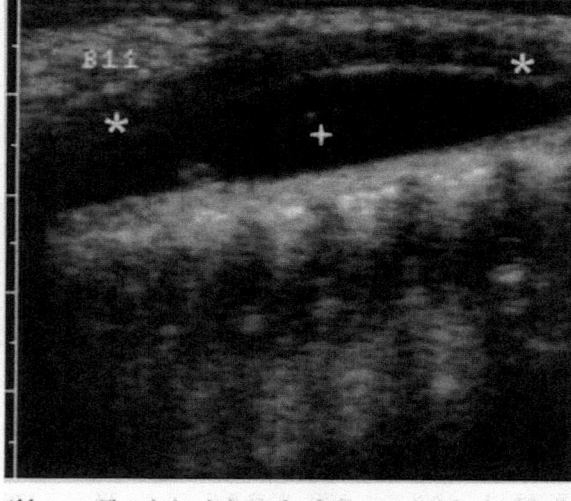

Abb. 2.103. Thorakolumbale Myelozele (Längsschnitt). Die Plakode (*Sterne*) wölbt sich nach dorsal und ist oberflächennah echoreich. Der Subarachnoidalraum ist auf der Ventralseite stark erweitert (*Kreuz*)

Lipozele, Meningozele, Myelomeningozele, Myelozele (Spektrum der spinalen Dysraphien)
(Abb. 2.102 und 2.103)

Ist die Diagnose beim Neugeborenen schon so offensichtlich, und ist die Indikation zur operativen Deckung eindeutig, stellt sich erst postoperativ eine Indikation zur Sonographie des Spinalkanals. Die häufigsten Befunde sind:

- umschriebene Verbreiterung des Spinalkanals,
- Conustiefstand,
- fehlende Ausbildung einer Cauda equina,
- verdicktes Filum terminale (> 2 mm),
- Vernarbung – Adhäsion der neuralen Strukturen mit der Narbenplatte,
- intraspinale parenchymatöse echoreiche Fremdstrukturen, bei denen es sich um Lipome handelt.

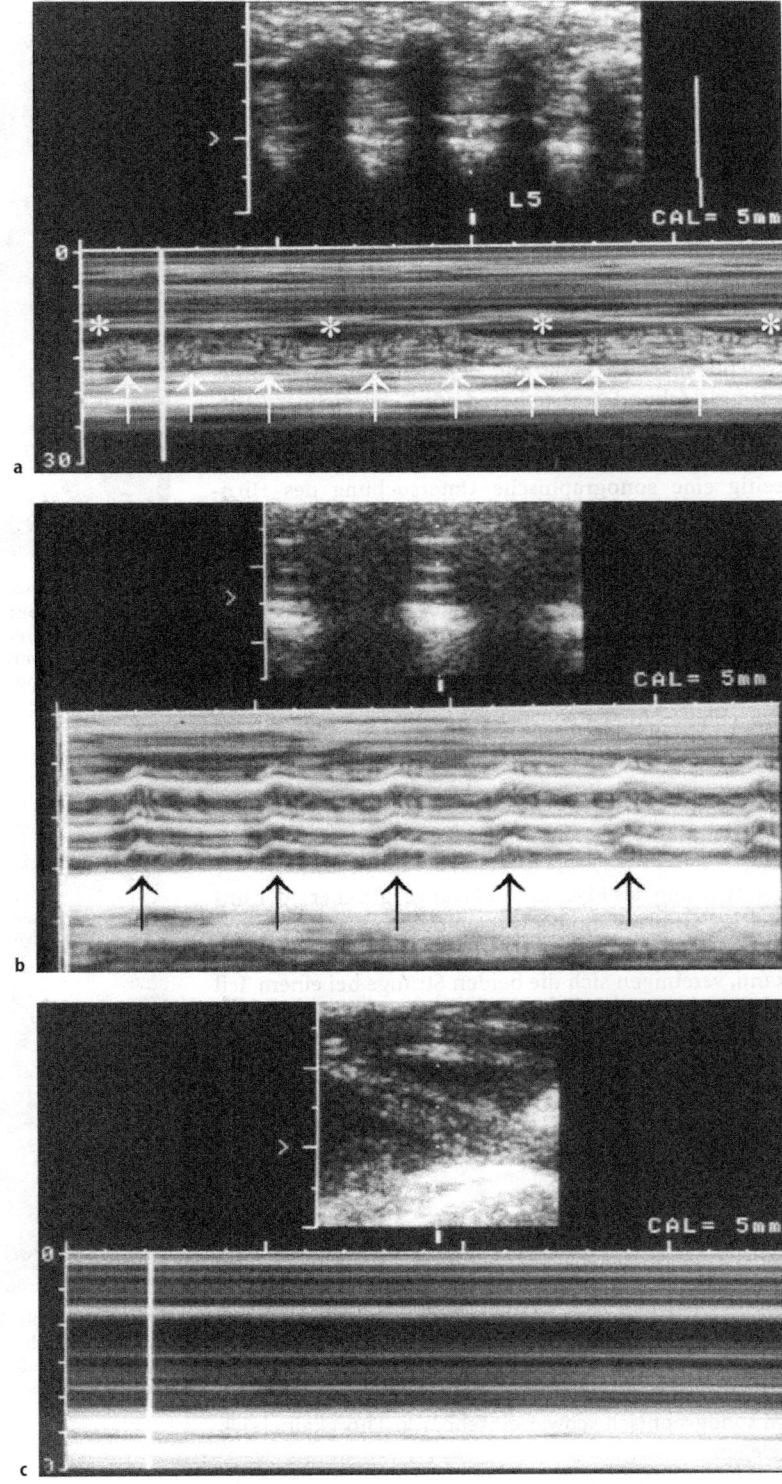

Abb. 2.104 a–c. Bewegungsmuster des Myelons im M-Mode. **a** Normales Muster der locker schwingenden Cauda equina bei Neugeborenem. Langsame ateminduzierte (*Sterne*) und kurze pulsinduzierte Schwingungen (*Pfeile*), respiratorische Arrhythmie. **b** Eingeschränkte Motilität bei „tethered cord". Der tiefstehende Konus zeigt nur noch kurze pulsinduzierte Schwingungen (*Pfeile*). **c** Immobile neurale Strukturen bei „tethered cord" im Sakralbereich

Die beim Gesunden gut erkennbaren atem- und pulsinduzierten Schwingungen des Myelons und der Spinalnerven sind reduziert, bzw. gänzlich aufgehoben, während der weite Duralsack noch kräftig pulsieren kann (Abb. 2.104a–c). Das Myelon ist im Spinalkanal weiter nach dorsal verlagert und nicht mehr in der ventralen Hälfte positioniert.

Bei Vernarbung des Myelons mit der Narbenplatte verliert das Myelon seine echoarme Struktur und wird echoreich. Die Spinalnerven verlaufen nicht mehr parallel zur Längsachse des Spinalkanals, sondern nahezu senkrecht dazu. Diese, nach operativer Korrektur auftretende narbige Fixierung der neuralen Strukturen, wird als sekundäres „tethered cord" bezeichnet (Abb. 2.105).

Bei all diesen dysraphischen Störungen sollte gleichzeitig eine sonographische Untersuchung des Hirnschädels erfolgen. Beim überwiegenden Teil der Patienten besteht eine Arnold-Chiari II-Malformation (Abb. 2.106). Dabei sind die Kleinhirntonsillen und Teile der Medulla oblongata weit von kcranial in den zcervikalen Spinalkanal herniiert. Das Myelon wirkt dann im Querschnitt verdickt und dorsal polyzyklisch. Diese Fehlbildung führt zu einer Liquorzirkulationsstörung mit Hydrocephalus internus. Dieser nimmt nach operativem Verschluß der Zele meist sehr rasch zu.

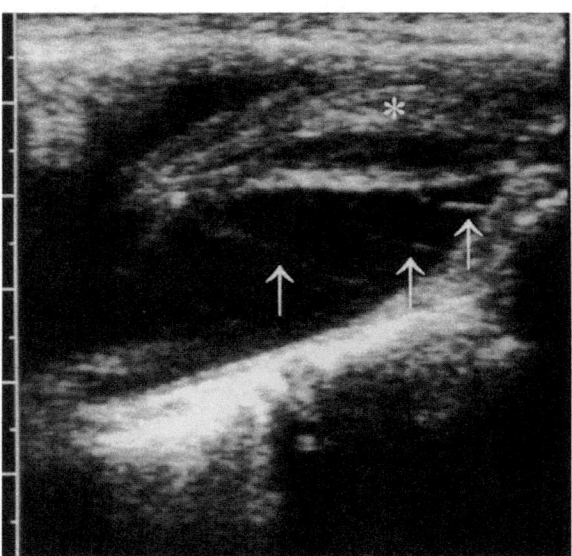

Abb. 2.105. Sekundäres „tethered cord" nach operativer MMC-Korrektur (lumbosakraler Längsschnitt). Massiv verdicktes und an der Narbe adhärentes Filum terminale (*Stern*) im aufgeweiteten Spinalkanal. Ventral abgehende Spinalnerven (*Pfeile*). (Gleicher Patient wie in Abb. 2.104c)

Diastematomyelie

Die Spaltung des Myelon in 2 Stränge, gleicher oder ungleicher Größe, kann bei Dysraphien und isoliert bestehen. Kaudal der Spaltung, die 1–4 Segmente lang sein kann, vereinigen sich die beiden Stränge bei einem Teil der Patienten wieder. Sonographisch können die beiden Myelonanteile nebeneinander mit ansonsten normaler echoarmer Struktur erkannt werden (Abb. 2.107a,b). Der fibröse oder später auch ossäre Sporn zwischen den Rückenmarkshälften ist nur schwer in dem fehlgebildeten Spinalkanal abgrenzbar.

Hydromyelie, Syringomyelie

Hierbei besteht eine Erweiterung des Zentralkanals. Diese Veränderungen treten segmental häufig im Rahmen einer Arnold-Chiari II-Malformation im späteren Lebensalter (Schulkind) auf. Die Erweiterung ist meist im sonographisch schwer einsehbaren Thorakalbereich gelegen.

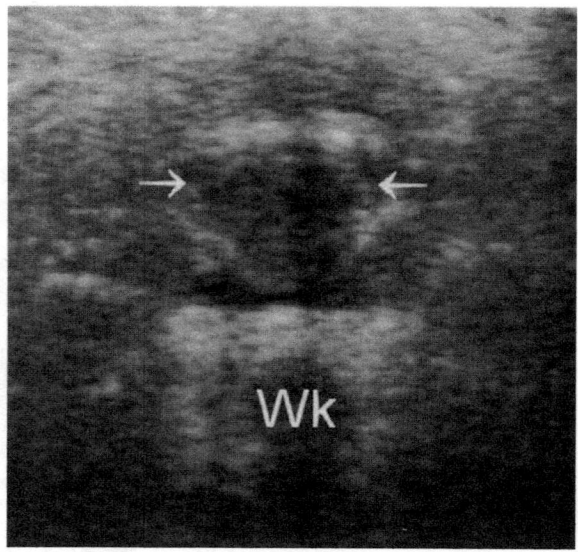

Abb. 2.106. Arnold-Chiari II-Malformation (Querschnitt in Höhe C 1). Polyzyklisch begrenztes, dickes Myelon (vgl. Abb. 2.96 und 2.97). Durch Medulla oblongata bzw. Kleinhirntonsillen (*Pfeile*) verdicktes Myelon. (*Wk* Wirbelkörper)

2.2.7 Grenzen der Sonographie des Spinalkanals

Beim Gesunden nimmt wegen der zunehmenden Ossifikation des Achsenskeletts die Einsehbarkeit des Spinalkanals zum späteren Kleinkindsalter hin ab. Der Spinalkanal kann dann nur noch lückenhaft eingesehen werden, e. Ein Gesamtüberblick ist nicht mehr möglich. Bei Patienten mit Dysraphie besteht im Bereich des ossären Defekts auch bei älteren Schulkindern noch eine gute Untersuchungsmöglichkeit. Eine Aussage über eine Hydromyelie (Syringomyelie), die sich im Thorakalbereich ausbildet, ist nicht möglich. Für eine vollständige bildliche Darstellung des Spinalkanals, bzw. zur Lokalisation einer intraspinalen Pathologie unbekannter Höhe, muß auf andere bildgebende Verfahren, insbesondere die MRT, zurückgegriffen werden. Ähnliches gilt auch für die Darstellung von intraspinalen Tumoren.

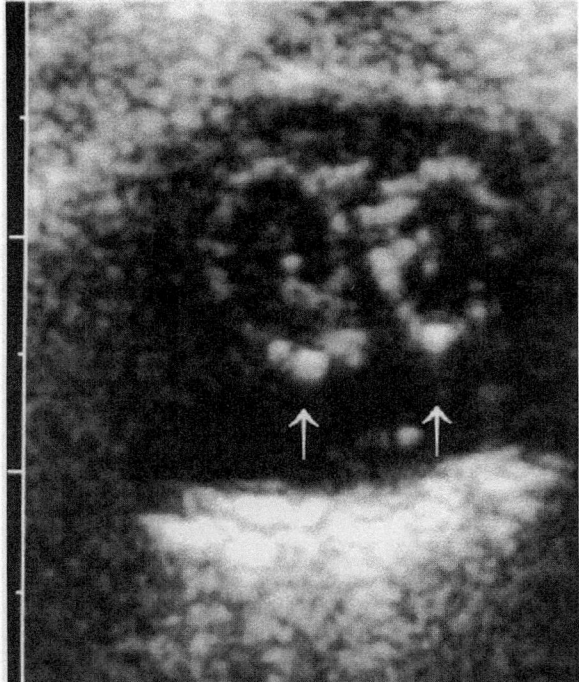
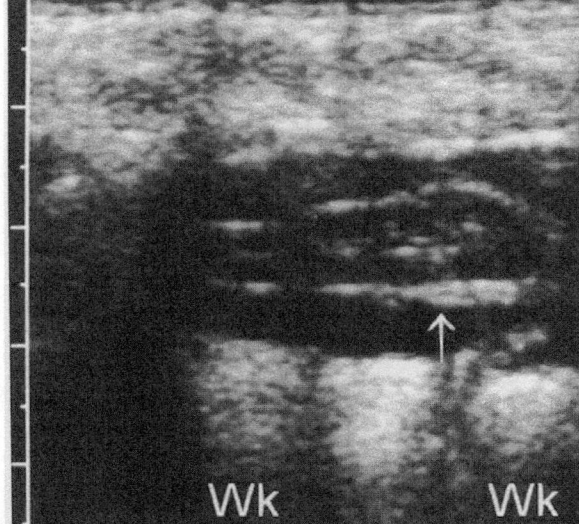

Abb. 2.107 a, b. Diastematomyelie bei MMC. **a** Querschnitt in Höhe LWK 1. Zwei etwas asymmetrisch große Rückenmarkstränge (*Pfeile*) im erweiterten Spinalkanal. **b** Längsschnitt. Stark aufgetriebenes Ende des einen Strangs (*Pfeil*) bei LWK 3. (*Wk* Wirbelkörper)

# Hals- und Gesichtsweichteile

G. ZEILINGER

> **Untersuchungsindikationen**
>
> - Struma
> - Thyreoiditis
> - Schilddrüsenaplasie
> - Schilddrüsentumoren
> - Autoimmunerkankungen
> - Parotitiden
> - Parotistumoren
> - Schwellungen im Halsbereich
> - Maligne Systemerkrankungen
> - Lymphknotenstaging

3.1 Technische Voraussetzungen

Die Halsorgane sind wegen ihrer oberflächennahen Lokalisation der sonographischen Untersuchung ausgezeichnet zugänglich. Andererseits befinden sich diese Strukturen im für die Schalldiagnostik zunächst weniger günstigen Nahfeld. Deshalb sollten bevorzugt hochauflösende Schallköpfe mit Impulsfrequenzen zwischen 7,5 und 10 MHz und entsprechend exzellenter Darstellung im Nahbereich eingesetzt werden. Bewährt haben sich Linearscanner mit kleiner Auflagefläche. Aber auch mit handlichen Sektorscannern sind hervorragende Darstellungen möglich. Sollte der Nahbereich nicht ausreichend gut abzubilden sein, läßt sich das Gewebe durch eine Kunststoffvorlaufstrecke in das günstigere Mittelfeld bringen. Oft ist damit aber eine Abnahme der Bildqualität durch Artefakte verbunden; mit den heute verfügbaren, zum Teil sehr kleinen Linearsensoren erübrigt sich dies allerdings häufig.

3.2 Untersuchungsvorbereitung und Untersuchungstechnik

Eine spezielle Vorbereitung ist nicht erforderlich. Es ist jedoch zu bedenken, daß Kinder die Untersuchung am Hals als unangenehm, wenn nicht gar bedrohlich empfinden. Die Untersuchung sollte deswegen bevorzugt auf dem Arm der Mutter oder einer Vertrauensperson durchgeführt werden. Dies geschieht so, daß das Kind mit der Bauchseite am Oberkörper der sitzenden Mutter anliegt. Diese hält dabei den Kopf des Kindes locker seitlich an ihrer eigenen Schulter und kann dabei den Hals sogar etwas extendieren und so der Untersuchung besser zugänglich machen.

Die Darstellung der Schilddrüse geschieht in Rückenlage. Der Kopf wird mit einer größenmäßig angepaßten Nackenrolle oder einem Kissen leicht überstreckt. Dadurch verlagern sich die beiden Mm. sternocleidomastoidei nach dorsal und lateral aus dem Untersuchungsgebiet heraus. Zur Erstorientierung werden die beiden Schilddrüsenlappen in einem Querschnitt dargestellt und durch Verschiebung nach kranial und kaudal durchgemustert. Dabei wird in den unteren Abschnitten der Schallkopf nach kaudal gekippt, um so den Restrosternalraum sonographisch möglichst weit mitzuerfassen.

Anschließend erfolgt die Darstellung der beiden Schilddrüsenlappen einzeln im Längsschnitt. Bei der Bilddokumentation ist immer der Bezug zu den Halsgefäßen herzustellen. Besteht der Verdacht auf restrosternale Schilddrüsenanteile, so lassen sich diese durch Schlucken kurzzeitig nach kranial verschieben, sofern die Kinder kooperativ sind. In aller Regel kann jedoch hier sowie bei der Zungengrundstruma auf die Szintigraphie nicht verzichtet werden.

Um die Gl. parotis abzubilden, wird der Schallkopf parallel zur Basis des Unterkiefers und zur Zahnebene vor den Ohrläppchen aufgesetzt. Leitstrukturen sind die schallschattengebende knöcherne Grenzfläche des Unterkieferastes und direkt unter dem Schallkopf gelegen der M. masseter (Abb. 3.1 a–c). Die Ohrspeicheldrüse wird dann in parallelen Schichten durchuntersucht; vertikale Schnitte vor dem Ohrläppchen ergänzen die Un-

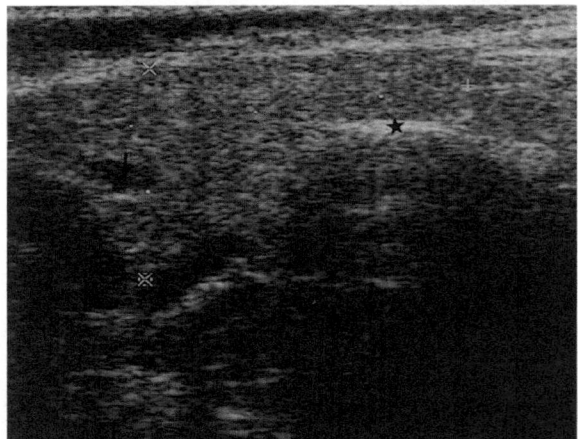

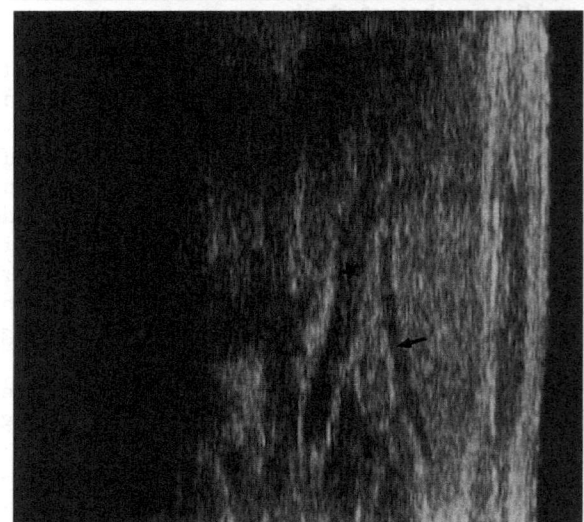

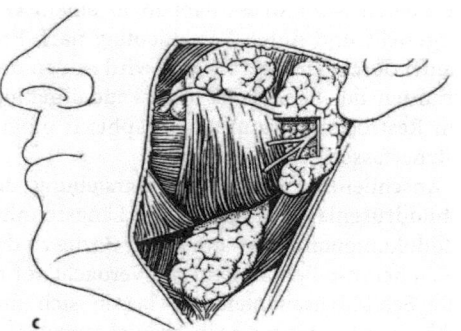

Abb. 3.1. a Gl. parotis (Transversalschnitt). Der Schallkopf wird vor dem Ohrläppchen parallel zur Zahnreihe des Unterkiefers aufgesetzt. Parotis *weiße Markierung*; V. jugularis externa *Pfeil*; Mandibula mit Schallschatten *Stern*). b Gl. parotis (Koronarschnitt) mit V. jugularis externa (*Stern*) und einem Ast der A. carotis externa (*Pfeil*). c Gl. parotis mit akzessorischer Ohrspeicheldrüse. Gl. submandibularis. (Anatomische Zeichnung aus Feneis 1984)

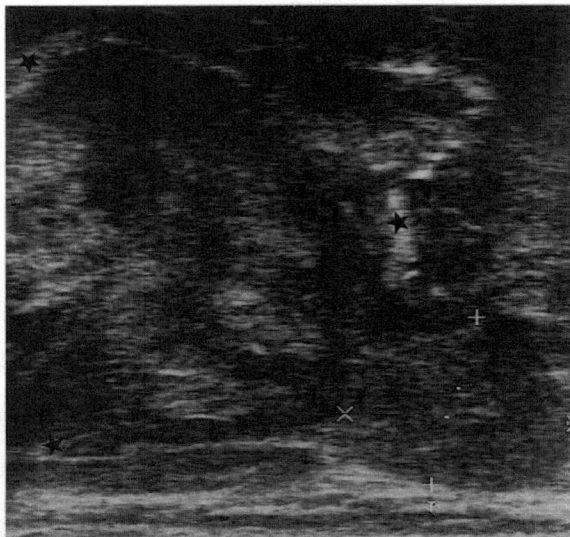

Abb. 3.2. Gl. submandibularis eines 12jährigen Mädchens, Normalbefund (Längsschnitt). Der Schallkopf ist am Mundboden im Trigonum submandibulare parallel zum Corpus mandibulae aufgesetzt. Ventral der Drüse (*Sterne*) der Zungenkörper

tersuchung in der 2. Ebene. Die Ohrspeicheldrüse lagert sich von dorsal dem M. masseter an. Das Mastoid, die Ansätze des M. sternocleidomastoideus, die Mandibula und die A. carotis interna dienen als topographisch-anatomische Bezugspunkte.

Die Gl. submandibularis (Abb. 3.2) befindet sich fast ganz unter dem Mundbodenmuskel (M. mylohyoideus); ein kleinerer Teil schlingt sich um den Hinterrand des Mundbodenmuskels. Die Gl. sublingualis liegt dagegen vollends auf dem M. mylohyoideus. Der sonographische Zugangsweg zur Gl. submandibularis erfolgt durch Aufsetzen des Schallkopfes im Trigonum submandibulare: Im Sagittalschnitt parallel zum Corpus mandibulae und im Frontalschnitt senkrecht auf dieses.

Die Gl. sublingualis ist häufig nur unsicher darzustellen; bei pathologischen Prozessen bewähren sich Frontalschnitte durch das vordere Mundbodendrittel und mediane Sagittalschnitte durch den Mundboden.

3.3 Normale sonographische Anatomie

Ektopes Schilddrüsengewebe liegt im Bereich des physiologischen Gewebsdeszensus, im Foramen caecum der Zunge und oft unterhalb des Zungenbeins oder noch tiefer im Mediastinum, jeweils in der Medianlinie. Eine Zungengrundstruma ist zwischen dem Sulcus terminalis der Zunge und dem Kehldecken gelegen; orthotopes Schilddrüsengewebe fehlt dann meist. Akzessorisches Schilddrüsengewebe wird auch in der Umgebung des normal gelegenen Organs oder in Lymphknoten be-

3.3 · Normale sonographische Anatomie

obachtet. Die häufigste Ursache der kongenitalen Hypothyreose ist in ektopem und wenig funktionsfähigem Schilddrüsengewebe begründet, seltener in einer Hypoplasie, Agenesie oder Hormonsynthesestörung der Drüse. Nur orthotopes Gewebe läßt sich sonographisch gut darstellen; ektopes Gewebe wird primär mittels Szintigraphie erfaßt.

Die beiden Schilddrüsenlappen sind in Höhe der obersten Trachealspangen in der Regel durch einen Parenchymisthmus verbunden; er kann jedoch, ebenso wie der vom Isthmus nach kranial ziehende Lobus pyramidalis, fehlen. Die normale Schilddrüse ist gut von der umgebenden Halsmuskulatur abgrenzbar. Sie besitzt eine feine, homogene Schalltextur mittlerer Echogenität. Im Querschnitt zeigen die beiden Schilddrüsenlappen eine ovaläre Form, im Längsschnitt sind sie kegelförmig und verjüngen sich nach kranial (Abb. 3.3 a, b). Dorsal der Schilddrüse liegt im Querschnitt die echogene Tracheavorderwand mit sich anschließendem Schallschatten. Dorsal und lateral der beiden Schilddrüsenlappen verlaufen medial die A. carotis communis und lateral der Arterie die V. jugularis interna (Abb. 3.4). Das Lumen der V. jugularis interna zeigt atemabhängige Lumenschwankungen, die rechte ist häufig von größerem Kaliber als die linke. Die Kaliber der Venen lassen sich mit Hilfe des Valsalva-Preßversuchs zur besseren anatomischen Orientierung aufblähen. Die Pulsationen der A. carotis communis und ihrer beiden großen Äste sind unverkennbar. Die A. carotis communis verläuft unter dem M. sternocleidomastoideus beidseits der Trachea und teilt sich in Höhe des kranialen Larynxbereichs; die A. carotis externa pulsiert ventral der A. carotis interna.

Die Größe der Schilddrüse wird gerne über das Volumen dokumentiert: Länge mal Breite mal Tiefe mal $\pi/6$ (Abb. 3.5 a, b). Anstelle dieses üblichen Multiplikationsfaktors wird von Brunn der Faktor 0,479 bevorzugt. Die beiden Schilddrüsenlappen werden getrennt berechnet, dann addiert; der Isthmus wird vernachlässigt.

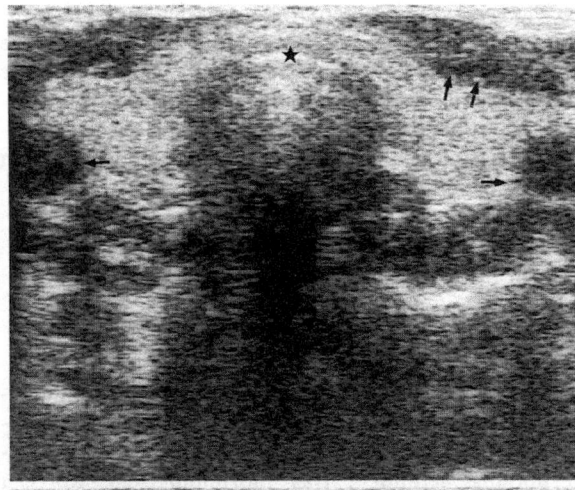
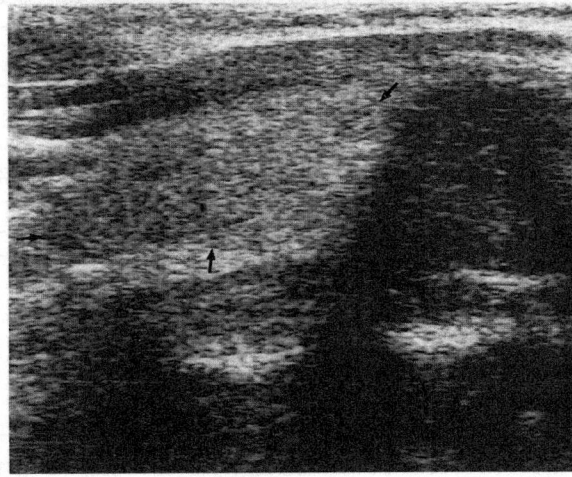

Abb. 3.3 a, b. Normale Schilddrüse eines 13jährigen Mädchens. a Querschnitt A. carotis communis (*Pfeil*); linker M. sterno cleidomastoideus (*Doppelpfeil*); Tracheavorderwand mit Schallschatten (*Stern*). b Längsschnitt; unterhalb der Drüse der M. longus colli, ventral der Drüse die Mm. sternocleidomastoideus und sternothyreoideus (*Pfeil*). Die Schilddrüse besitzt eine feine, homogene Schalltextur mittlerer Echogenität

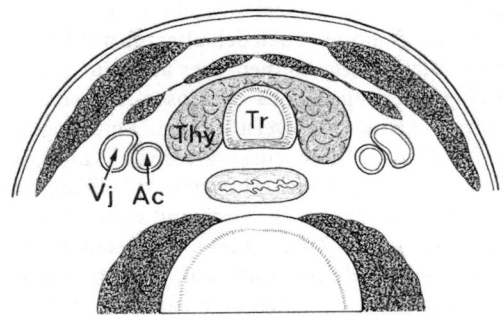

Abb. 3.4. Anatomische Strukturen am Hals. (*Aa* A. carotis communis, *Thy* Thyreoidea, *Tr* Trachea, *Vj* V. jugularis interna)

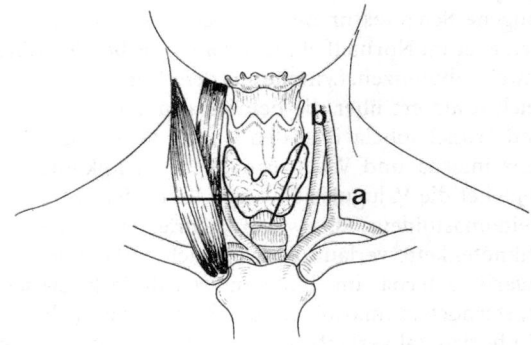

Abb. 3.5. Anatomische Lage der sonographischen Quer- (*a*) und Längsschnitte (*b*)

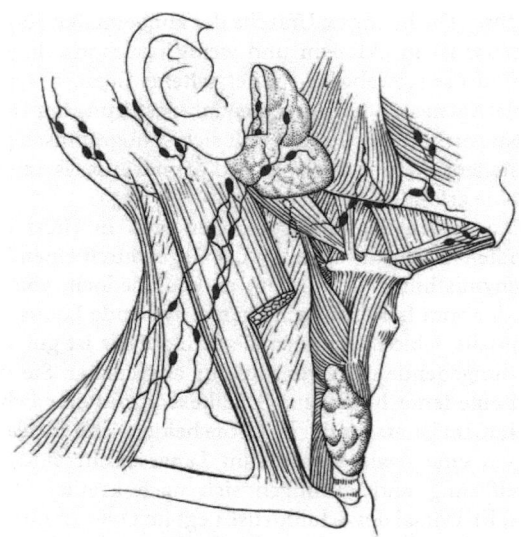

Abb. 3.6. Lymphknoten und Lymphgefäße an Kopf und Hals. Darstellung des vorderen und hinteren Halsdreiecks sowie des Trigonum submandibulare. (Aus Feneis 1984)

Die durchschnittliche Fehlerbreite beträgt für den einzelnen Schilddrüsenlappen nach den Berechnungen von Brunn 16 %. Bei einer Verlaufsbeurteilung der Drüsengröße ist also Zurückhaltung angebracht; die Eignung der Sonographie für die Steuerung einer TSH-supprimierenden Behandlung ist erheblich eingeschränkt. Das Organvolumen bei Termingeborenen beträgt 0,76 ml (0,32–1,4 ml); größere Volumina wurden aus Jodmangelgebieten berichtet: 2,3 ml (1,4–3,9 ml). Bei 10jährigen Kindern beträgt das mittlere Volumen 7–8 ml und steigt bis zum Erwachsenenalter auf Werte von 14–15 ml an. Mädchen haben geringfügig größere Volumina. Diese geschlechtsbedingten Größendifferenzen sind geringer als regionale, von der Jodversorgung abhängige Unterschiede. In Süddeutschland sind die Schilddrüsenvolumina im Mittel erheblich größer als im Norden.

Kopf und Hals beherbergen etwa ein Drittel aller Lymphknoten. Halslymphknoten zeigen eine feine, homogene Schalltextur mittlerer Echogenität; sie lassen sich aber im Normalfall nicht vom umgebenden Bindegewebe abgrenzen. Lymphe aus dem Kopf- und Halsbereich drainiert über die beidseitigen Trunci jugulares und Trunci subclavii in den Winkel zwischen V. jugularis interna und V. subclavia. Eine Lymphknotenkette begleitet die V. jugularis interna unter dem M. sternocleidomastoideus. Eine weitere, schräg orientierte Lymphknotenkette verläuft oberflächlich entlang der V. jugularis externa im hinteren Halsdreieck zwischen M. sternocleidomastoideus und M. trapezius (Abb. 3.6). Ein horizontal verlaufender Strang befindet sich in enger Nachbarschaft zur V. subclavia in den Supraklavikulargruben. Besondere Bedeutung kommt den kranial gelegenen Lymphknoten im Bereich der V. jugularis interna zu, da von ihnen praktisch die gesamte Drainage aus dem Kopf-Hals-Bereich weitergeleitet wird. Die Lymphknotenstationen sind systematisch zu untersuchen; besonders die Stationen unterhalb des M. sternocleidomastoideus lassen sich erst ab einer gewissen Größe palpieren.

3.4 Krankheitsbilder

3.4.1 Diffuse Schilddrüsenerkrankungen

Bei generalsiert erniedrigter Echogenität der Schilddrüsentextur wird häufig eine hypothyreote Stoffwechsellage unterschiedlicher Genese mit entsprechender TSH-Erhöhung gefunden. Das morphologische Korrelat dieser erniedrigten Echogenität sind Follikeldestruktionen.

Differentialdiagnostisch müssen Schilddrüsenmalignome mit ebenfalls diffus, auch häufig inhomogen erniedrigter Echogenität mit in Betracht gezogen werden. Eine Unterscheidung bezüglich der Grunderkrankung ist bei allen diffusen Veränderungen mit sonographischen Kriterien allein nicht möglich. Dazu bedarf es zusätzlicher laborchemischer und nuklearmedizinischer Untersuchungsmethoden.

Blande Struma diffusa

Durch hypophysäre TSH-Stimulation ist die Schilddrüse diffus vergrößert; meist handelt es sich um heranwachsende Mädchen; die Stoffwechsellage ist euthyreot. Die Schilddrüsenlappen sind beidseits symmetrisch nur leicht vergrößert, Schmerzen bestehen nicht. Immer ist dabei die Differentialdiagnose zur lymphozytären Thyreoidits gegeben. Die Schilddrüsenfollikel sind diffus hyperplastisch proliferiert, häufig handelt es sich um endemische Jodmangelstrumen (Häufigkeit in der Bevölkerung über 10 %) oder sporadische Formen.

Das sonographische Bild der blanden Struma diffusa besteht in einer vergrößerten Schilddrüse mit einer normalen, feinen, homogenen Schalltextur mittlerer Echogenität. Gleichzeitig können aber auch auf Grund trophischer Störungen und Nekrosen echoarme oder echofreie Areale nachweisbar sein. Eine beginnende knotige Umwandlung zur regressiven Knotenstruma durch Bindegewebswucherungen und Follikelproliferation wird sonographisch besser und sicherer als szintigraphisch erfaßt (Abb. 3.7 a–c). Es treten echoreiche oder echoarme Herdbefunde auf, je nach Überwiegen des Bindegewebes oder der Follikelproliferationen.

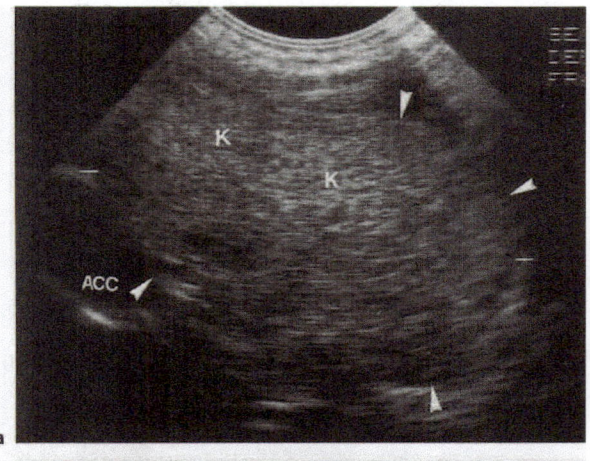
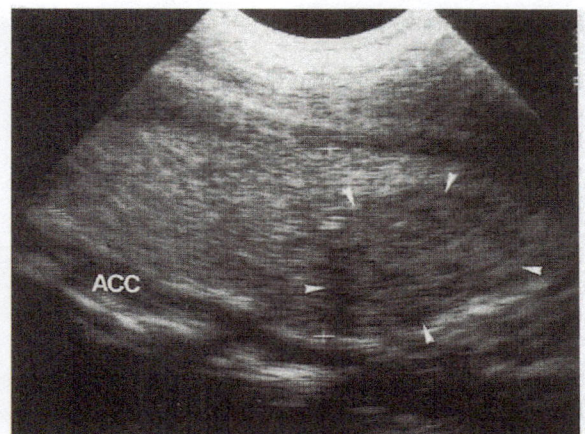
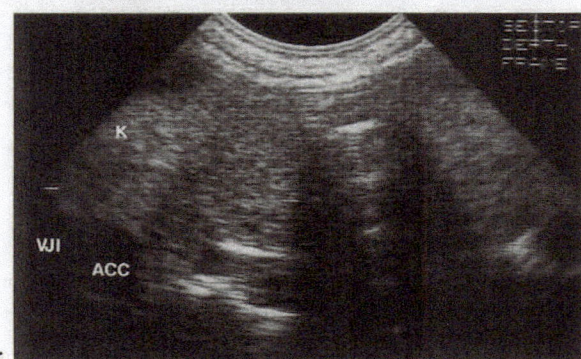

Abb. 3.7a–c. Blande struma diffusa. **a** Beginnende Knotenbildung (*K*) (Längsschnitt). Das echoarme Areal über der A. carotis communis (*ACC*) entspricht einer beginnenden trophischen Störung (*Pfeile*). **b** Echoarmer Knoten (*Pfeile*) (Längsschnitt). Die histologische Untersuchung ergab einen kleinzystisch veränderten adenomatösen Knoten (*ACC* A. carotis communis). **c** Knotenbildung (*K*) (Querschnitt). Histologie: adenomatöser Knoten. (*VJI* V. jugularis interna, *ACC* A. carotis communis)

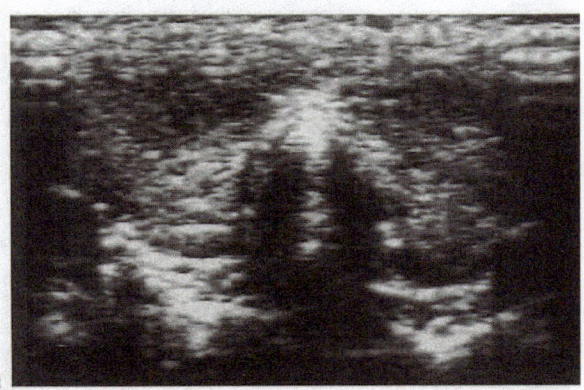
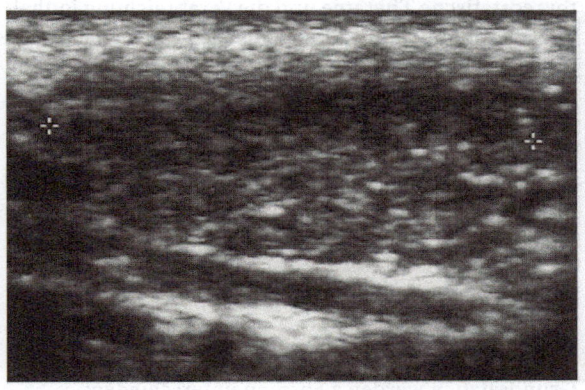
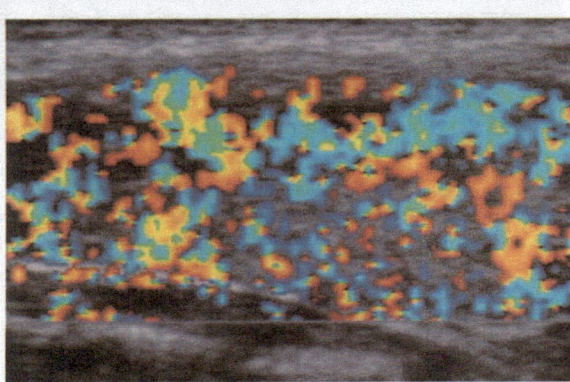

Abb. 3.8a–c. Basedow-Struma bei 16jährigem Mädchen. Die Schilddrüse ist vergrößert, plump konfiguriert und zeigt Areale erhöhter Echogenität als Zeichen einer beginnenden Knotenbildung. **a** Querschnitt, **b** Längsschnitt, **c** farbkodierter Längsschnitt von **b**: „thyreoid inferno"

Morbus Basedow

Die Differentialdiagnose zur blanden Struma diffusa ist der Morbus Basedow, der in 90% der Fälle für die kindliche Hyperthyreose verantwortlich ist. Nur selten handelt es sich dagegen ursächlich um eine chronische lymphozytäre Thyreoidis oder ein toxisches autonomes Adenom. Mädchen in der Zeit um die Pubertät sind wieder deutlich bevorzugt. Familiäres Auftreten und das Zusammentreffen mit einer chronischen lymphozytären Thyreoiditis sind bekannt. Durch Blockade der TSH-Rezeptoren ist das Organ diffus vergrößert.

Sonographisch ist der Morbus Basedow nicht diagnostizierbar, da nicht immunologisch bedingte Hyperthyreosen ein ähnliches Bild aufweisen können. Je nach Kolloidgehalt der hyperplastischen Follikel, je nach Vaskularisation und zellulärer Infiltration des Interstitiums erscheint die Drüse diffus echoarm, normal oder inhomogen (Abb. 3.8 a–c). Die Hypervaskularisation des Organs läßt sich eindrücklich mit farbkodierten Untersuchungen darstellen. Die Sonographie gestattet keine Kontrolle der thyreostatischen Therapie.

Neugeborenenstruma

Die Neugeborenenstruma kann durch Einengung der Atem- und Speisewege zum neonatalogischen Notfall werden. Ursächlich in Erwägung zu ziehen sind eine thyreostatische Therapie und die Verabreichung jodhaltiger Medikamente während der Schwangerschaft, ein mütterlicher Morbus Basedow oder Hormonsynthesestörungen. Insbesondere Hormonsynthesestörungen sind ein wichtiges Thema der pränatalen Schilddrüsensonographie. Zudem ist jede asymmetrische Neugeborenenstruma zunächst verdächtig auf ein Teratom und unter diesem Gesichtspunkt primär sonographisch abzuklären (Abb. 3.9 a,b; s. Abb. 3.24).

Thyreoiditis

Grundsätzlich werden 3 Formen unterschieden:

1. Die *akute eitrige Thyreoiditis* weist Einschmelzungsherde auf und ist häufig durch Streptokokken oder Staphylokokken bedingt (Abb. 3.10); nicht selten sind Reste des Ductus thyreoglossus in den Entzündungsprozeß pathogenetisch involviert.
2. Die *subakute Thyreoiditis de Quervain* kommt im Kindesalter selten vor.
3. 15–50% der strumösen Schilddrüsenveränderungen im Kindesalter sind dagegen durch die *chronische lymphozytäre Thyreoiditis* (Hashimoto) bedingt (Abb. 3.11 a–c). In seltenen Fällen kann hier eine passagere Hyperthyreose bestehen. Meist findet sich ei-

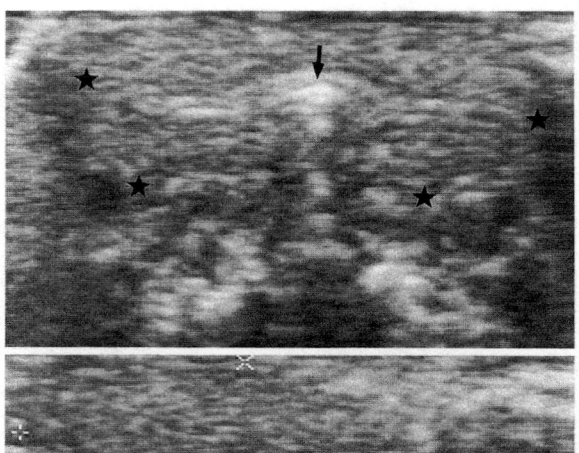
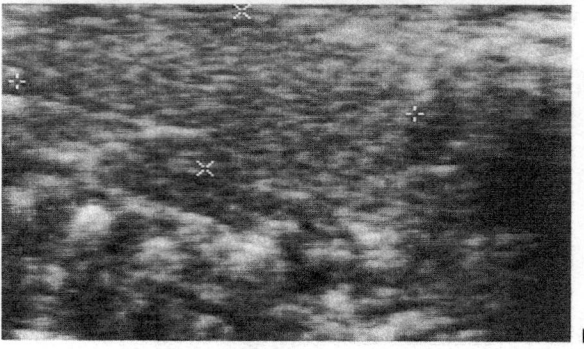

Abb. 3.9 a, b. Struma bei einem Neugeborenen bei mütterlichem M. Basedow. **a** Querschnitt (*Pfeil* Trachea), **b** Längsschnitt

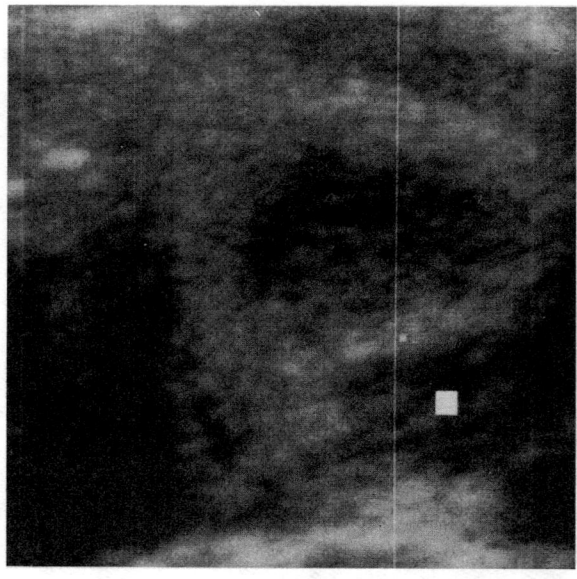

Abb. 3.10. Linker Schilddrüsenlappen (Querschnitt) eines 6jährigen Knaben. Der Lappen ist vergrößert, zentral echoarm und peripher von einem echoreichen Wall umgeben: durch Staphylokokken induzierte einschmelzende eitrige Thyreoiditis

3.4 · Krankheitsbilder

ne euthyreote Stoffwechsellage. Mädchen sind vorwiegend betroffen, die Erkrankung wird in der Regel um die Pubertät herum diagnostiziert. Klinisch entspricht sie meist einer blanden Struma juvenilis mit euthyreoter Stoffwechsellage. Die Ätiologie ist in Autoimmunreaktionen zu suchen. Familiäres Auftreten sowie die Assoziation zum XO- und Down-Syndrom sind bekannt. Eine Knotenstruma ist nicht der Regelfall. Die Diagnose wird gestellt durch den Nachweis von Antikörpern gegen Thyreoglobulin und mikrosomales Antigen sowie durch eine ultraschallgezielte Feinnadelpunktion. Die Schilddrüsenfollikel sind reichlich von kleinen Lymphozyten umgeben.

Eine spontane Remissionsrate von 50 % im Kindesalter wird beschrieben, aber der Übergang in eine Hypothyreose durch Fibrose und Atrophie des Organs in nur 5 % der Fälle beobachtet.

Das sonomorphologische Bild ist entsprechend nicht charakteristisch. Das Organ erscheint vergrößert und inhomogen echoarm. Eine Zunahme der Echogenität weist auf einen Übergang zur Atrophie und Vernarbung hin. Da im Frühstadium histologisch lediglich eine Follikelhyperplasie vorliegen kann, ist die Echogenität in einzelnen Fällen normal.

3.4.2 Herdförmige Schilddrüsenveränderungen

Solitäre Schilddrüsenknoten haben im Kindesalter eine Prävalenz von 1,8 %. Die Daten über die Malignität dieser Befunde schwanken, je nach Technik der Gewebsentnahme, in einem weiten Bereich. Bei einer Feinnadelbiopsie wird die Häufigkeit maligner nodulärer Schilddrüsenveränderungen mit 16 % angegeben. Die Häufigkeit der lymphozytären Thyreoditis beläuft sich dabei auf bis zu 55 %.

Adenome

Die größte Gruppe unter den benignen Tumoren bilden die follikulären Adenome; sie können multipel im Rahmen einer reaktiven Hyperplasie bei der adenomatösen Knotenstruma auftreten. Die meisten follikulären Adenome imponieren szintigraphisch als kalte Knoten und sind endokrin inaktiv.

Die histologische Bandbreite stellt sich außerordentlich variabel dar, das sonographische Bild ist entsprechend vielfältig. Adenomatöse Knoten in einer Struma diffusa oder follikuläre Adenome besitzen eine gleiche bis erhöhte Echogenität. Sie sind rund und glatt begrenzt; typischerweise können sie zusätzlich einen 1–2 mm breiten echoarmen Rand aufweisen (Abb. 3.12). Eine sonographische Differenzierung der regressiven Knotenstruma (Struma nodosa) von multiplen Adeno-

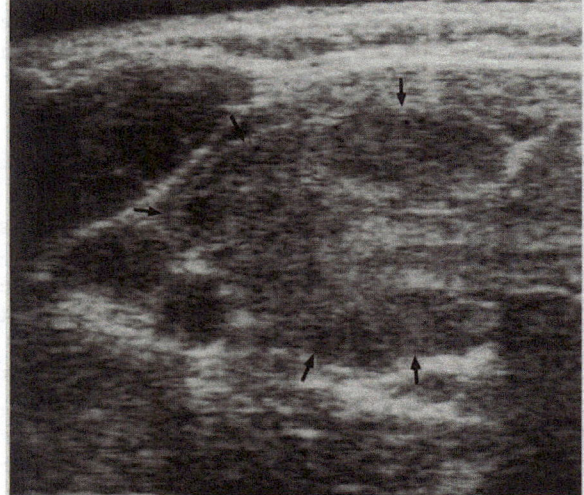
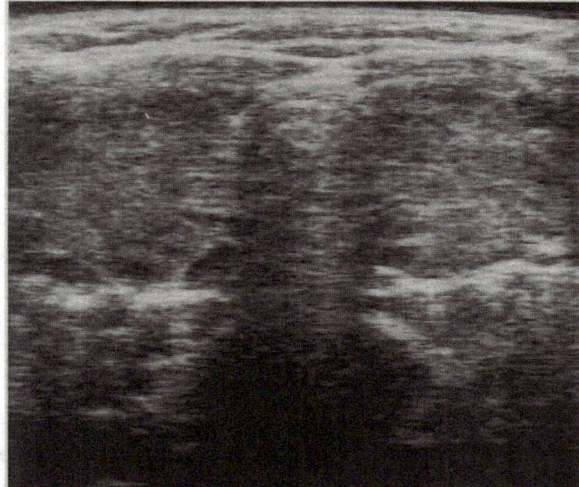
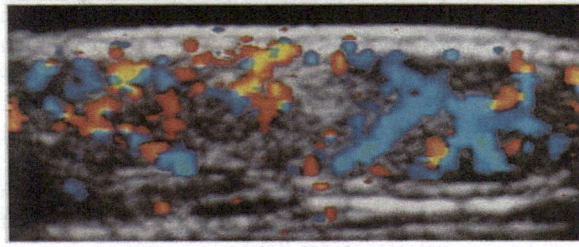

Abb. 3.11 a–c. 13 Jahre altes Mädchen; chronische lymphozytäre Thyreoiditis (Hashimoto). Die Schilddrüse ist symmetrisch vergrößert, die Echogenität heterogen und die Textur aufgelockert. **a** Querschnitt durch den rechten Schilddrüsenlappen (*Pfeile*); lateral der Schilddrüse der rechte M. sternocleidomastoideus sowie A. carotis communis und V. jugularis interna rechts. **b** Querschnitt durch die beiden Schilddrüsenlappen. **c** Farbkodierte Untersuchung durch die Schilddrüse bei lymphozytärer Thyreoditis: Vermehrte Durchblutung wie bei M. Basedow. Beide Erkrankungen sind sonographisch nicht zu unterscheiden

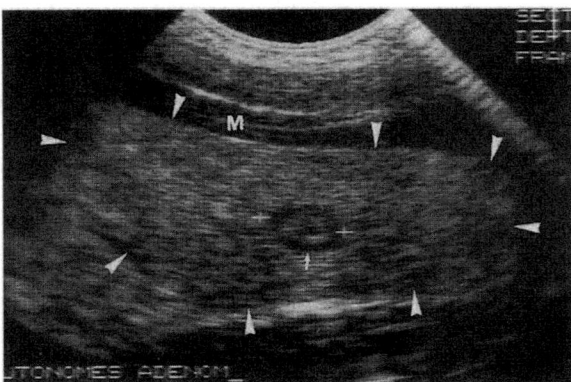

Abb. 3.12. Adenomatöser Knoten (Längsschnitt). Im sonst normalen Schilddrüsengewebe findet sich ein ovalärer Knoten mit echoarmem Randsaum (*Pfeilspitzen*) und echogenem Kern (*kleiner Pfeil*). (*M* Muskulatur)

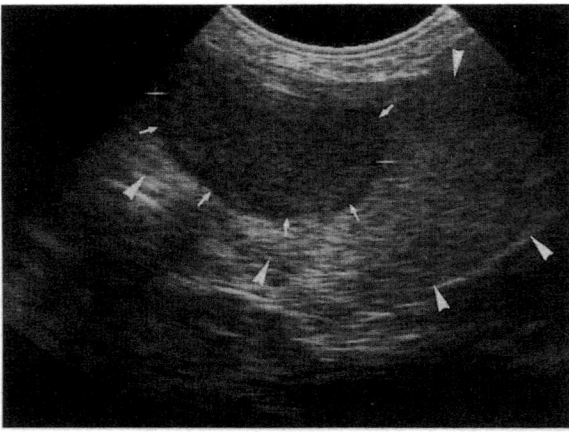

Abb. 3.13. Längsschnitt durch einen Schilddrüsenlappen. Ovalärer echoarmer Knoten mit dorsaler Schallverstärkung (*Pfeilspitzen*). Autonomes Adenom (*kleine Pfeile*)

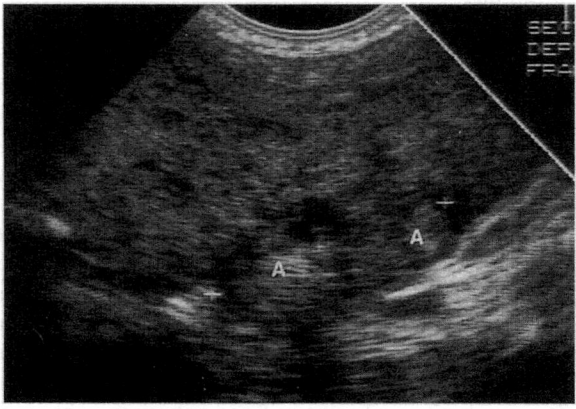

Abb. 3.14. Diffuse Autonomie (Längsschnitt) bei einer 18jährigen Patientin. Umschriebenes autonomes Adenom (*A*) und diffuse Verteilung autonomer Follikel im übrigen Schilddrüsengewebe

men ist nicht möglich. Szintigraphisch heiße follikuläre Adenome lassen sich somographisch ebensowenig von kalten Knoten unterscheiden.

Autonomes Adenom

Spricht man von autonomen Adenomen, so handelt es sich um einen klinischen begriff, der sich auf die endokrine Funktion bezieht. Histologisch ist das autonome Adenom Untergruppen des follikulären Adenoms mit besonders aktiven Follikelzellen zuzuordnen.

Die Histologie erlaubt keine relevante Aussage über den Funktionszustand, um so weniger die Sonographie. Im Vergleich zum umgebenden Schilddrüsenparenchym sind autonome Adenome echoarm und glatt begrenzt, sie können solitär (Abb. 3.13) oder diffus (Abb. 3.14) verteilt sein. Häufig kommt es zu einer zystischen Degeneration autonomer Adenome mit Änderung in ein inhomogenes, komplexes Echomuster. Da der endokrine Regelkreis zwischen Hypophyse und Restschilddrüsenparenchym intakt ist, kann es je nach autonomer Aktivität des Adenoms zur Ruhigstellung oder Atrophie des Restparenchyms kommen. Die Rolle der Sonographie beim autonomen Adenom ist lediglich im Therapiekonzept zu sehen, das Spezialisten vorbehalten sein muß.

Malignome

Bei den Schilddrüsenmalignomen handelt es sich in der Regel um Karzinome; 10 % aller Schilddrüsenkarzinome betreffen Kinder. Auffällig ist der Zusammenhang zwischen Bestrahlungen im Halsbereich bei Hämangiomen oder Thymushyperplasien im Intervall von Jahrzehnten in einer Häufigkeit von bis zu 4 %. Schilddrüsenkarzinome sollen in Weißrußland nach der Reaktorkatastrophe in Tschernobyl in den Jahren 1986–1992 um den Faktor 60 zugenommen haben.

Das differenziertere papilläre Schilddrüsenkarzinom (Abb. 3.15 a, b) verläuft weniger aggressiv und ist selbst bei Lungenmetastasen der Behandlung gut zugänglich. Medulläre Schilddrüsenkarzinome gehen von den Kalzitonin produzierenden parafollikulären Zellen aus. Sie sind gelegentlich mit dem Cushing-Syndrom ähnlichen Veränderungen assoziiert. Familiarität ist bekannt, ebenso das autosomal dominante Auftreten im Rahmen der multiplen endokrinen Neoplasie Typ II mit Phäochromozytom, primären Hyperparathyreoidismus und marfanoidem Aussehen.

Die Rolle der Sonographie bei den Schilddrüsenmalignomen ist nur im Zusammenhang von Klinik, Szintigraphie, Feinnadelpunktion und histologischer Aufarbeitung des Operationspräparates zu sehen. Die Mehrheit der Schilddrüsenkarzinome imponiert echo-

3.4 · Krankheitsbilder

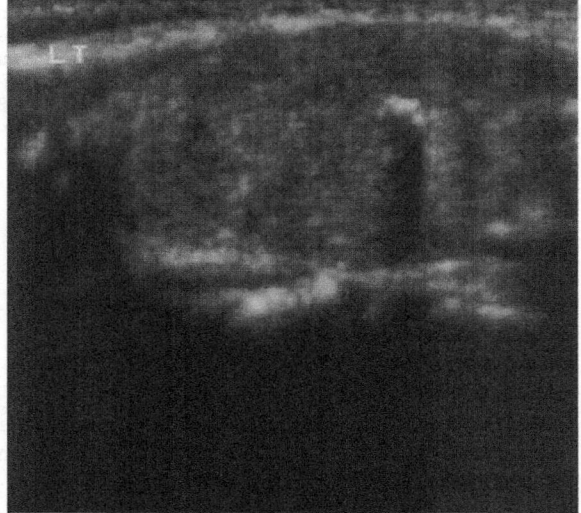

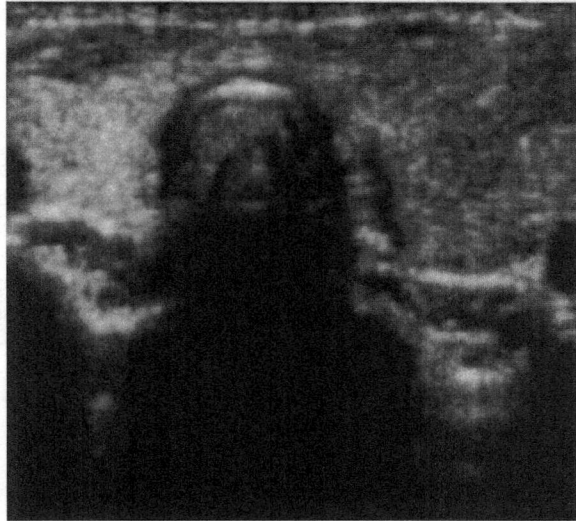

Abb. 3.15. a Papilläres Schilddrüsenkarzinom (Längsschnitt) bei 8jährigem Knaben. Linker Schilddrüsenlappen vergrößert, aufgelockerte Textur. Kleine Verkalkungen mit Schallschatten. Der ganz linke Schilddrüsenlappen ist in den Tumor miteinbezogen. **b** Querschnitt in Isthmushöhe: Der linke Lappen ist vergrößert, die Textur heterogen und die Echogenität vermindert. Eine Infiltration ins benachbarte Weichteil ist nicht auszuschließen

Überlagerung durch normales Schilddrüsengewebe nicht erkennbare kalte Herde zu identifizieren und vor Feinnadelpunktion oder Operation zu lokalisieren. Die Ultraschalluntersuchung ist fester Bestandteil regelmäßiger postoperativer Untersuchungen von Strumapatienten.

Zysten

Schilddrüsenzysten können einerseits von normalem Gewebe ausgehen, andererseits regressiven Veränderungen in gutartigen (Abb. 3.16a–c) oder malignen Schilddrüsenneubildungen entsprechen. Follikelzysten entstehen oft in Adenomen durch Kolloidstau und sind mit Epithel ausgekleidet. Pseudozysten sind epithelfrei und entstanden durch Einblutungen oder Tumornekrosen.

Nach sonographischen Kriterien eher als gutartig einzustufen sind rundliche, glatt und regelmäßig begrenzte sowie völlig echofreie Befunde. Ein irreguläres Randverhalten, zudem eine unregelmäßige Konfiguration, Binnenechos, Septen, Kalk oder eine fehlende dorsale Schallverstärkung bei größeren Zysten lassen die Differentialdiagnose völlig offen; sie reicht von der eingebluteten benignen Zyste bis zum Karzinom. Befunde mit einer Größe unter 1 cm sind durch Überlagerung von speicherndem Gewebe szintigraphisch nicht zu erkennen. Häufig ist die Differentialdiagnose erst durch Feinnadelbiopsie oder ein histologisches Präparat zu klären.

Kalkeinlagerungen

Verkalkungen erzeugen starke echogene Areale mit dorsalem Schallschatten. Beim Schlucken wandern diese Schatten mit. Liegen die Verkalkungen innerhalb einer sonst normalen Schilddrüse, sind sie gutartig. Innerhalb fokaler Veränderungen oder bei zusätzlich weiteren pathologischen Veränderungen sind derartige Verkalkungen malignomverdächtig und müssen weiter abgeklärt werden (s. Abb. 3.15).

3.4.3 Nebenschilddrüsen

Die Sonographie ist das bildgebende Verfahren der ersten Wahl in der Diagnostik der Nebenschilddrüsen. Normalerweise liegen insgesamt 4 Nebenschilddrüsen an der Hinterseite der beiden Schilddrüsenlappen. Überzählige Nebenschilddrüsen sind beschrieben. Die unteren Drüsen sind in ihrer Lage variabler, entsprechend dem gemeinsamen Ursprung und kaudalen Deszensus mit dem Thymus; zum Teil sind sie zwischen Trachea und Ösophagus, im Bereich der Tracheabifur-

arm oder als komplexe zystische Struktur und ist szintigraphisch kalt. Die Echotextur kann homogen oder inhomogen, die Begrenzung regulär oder irregulär sein. Alle umschriebenen Befunde, die bei Verlaufskontrollen binnen Wochen oder Monaten ihre Größe, Echostruktur oder Begrenzung ändern, sind malignomverdächtig. Malignomverdächtig ist auch jede sonographisch offenkundige Verlagerung der Organkapsel oder eine Infiltration der angrenzenden Weichteile. Zudem ermöglicht die Sonographie, kleine, szintigraphisch durch

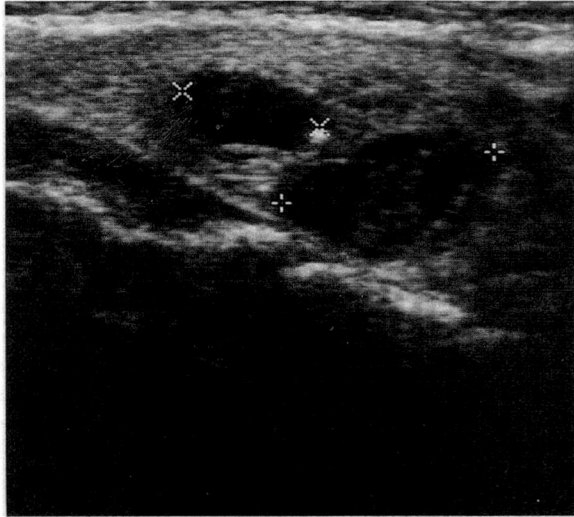
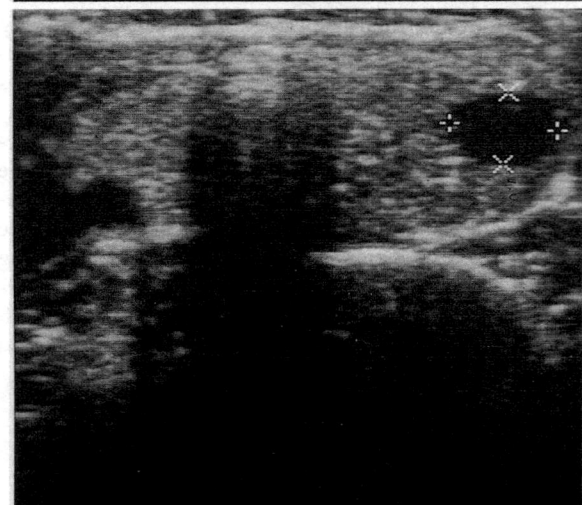
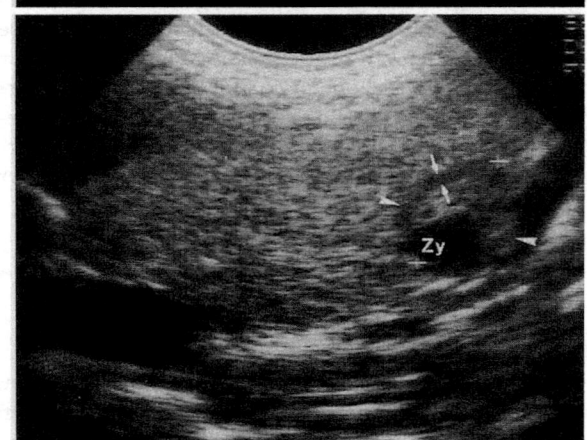

◀ Abb. 3.16. a Zystische Degenerationen in einem adenomatösen Knoten (Längsschnitt). b Querschnitt. Der linke Schilddrüsenlappen ist vergrößert. Die Zysten befinden sich zwar in normalem Schilddrüsengewebe, sind aber nicht völlig echofrei. Die sonographische Diagnostik allein ist deshalb unzureichend und muß durch Feinnadelbiopsie bzw. Histologie abgesichert werden. c Zystische Degeneration (*Zy*) in einem adenomatösen Knoten mit typischer Randbegrenzung (*Pfeile*)

kation, im vorderen Mediastinum oder auch im Thymusgewebe lokalisiert.

Normale Nebenschilddrüsen sind derzeit sonographisch nicht zu identifizieren. Auch wenn die axiale Auflösungsschwelle der meisten Geräte theoretisch unter 1 mm liegt, können die einen Durchmesser bis zu 4 mm aufweisenden Epithelkörperchen wegen ihrer schilddrüsenähnlichen Struktur nicht sicher von der Dorsalseite der Schilddrüse abgegrenzt werden.

Adenome

Erst Adenome ab einer Größe von 8 mm werden, auch wegen ihres oft echoarmen Charakters, sonographisch erkannt. Adenome treten solitär auf, sind in aller Regel nicht ektop gelegen, ovalär und meist 1–2 cm durchmessend. Zystische Veränderungen und Kalkeinlagerungen sind beschrieben. Die Differentialdiagnose zu knotigen Schilddrüsenveränderungen ist immer gegeben; im Gegensatz etwa zu vergrößerten Lymphknoten liegen Nebenschilddrüsenprozesse meist dorsal der Schilddrüse; ektope Epithelkörperchenprozesse sind Raritäten.

Hyperplasie der Epithelkörperchen

Der primäre Hyperparathyreoidismus betrifft in nur weniger als 2 % aller Erkrankungsfälle Patienten unter 20 Jahren. Bis zur Diagnosestellung vergeht eine relativ lange Latenzzeit. Symptome werden meist erst nach dem 10. Lebensjahr beobachtet. Der *primäre Hyperparathyreodismus* tritt sporadisch auf oder als Leitbefund der autosomal dominanten multiplen endokrinen Neoplasie Typ I (Wermer-Syndrom). Er ist im Kindesalter häufiger durch eine Hyperplasie aller Epithelkörperchen als durch ein solitäres Adenom bedingt. Der *sekundäre Hyperparathyreoidismus* mit Hyperplasie aller Drüsen tritt im Gefolge einer chronischen Niereninsuffizienz (Abb. 3.17) oder bei Malabsorptionssyndromen auf.

Eine sonographische Unterscheidung zwischen solitären Adenomen und hyperplastischen Epithelkörperchen ist nicht möglich. Beide sind häufiger echoarm, durch ihre Lage zwischen dem inneren und dem äußeren Blatt der Schilddrüsenkapsel ovalär geformt und

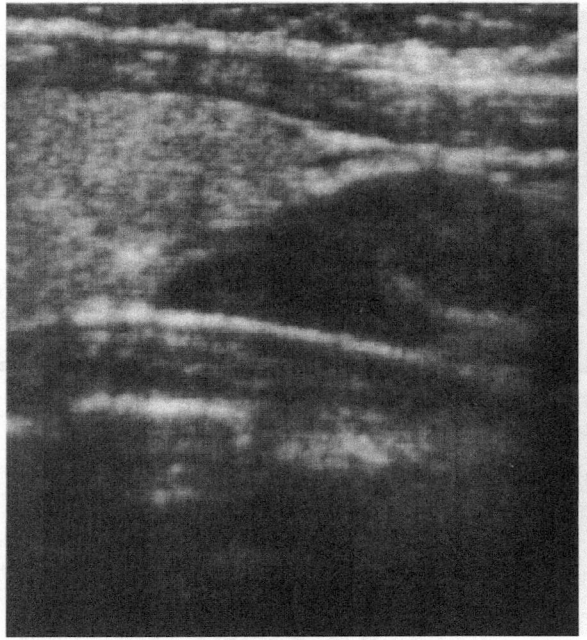

Abb. 3.17. Chronische dialysepflichtige Niereninsuffizienz bei 15jährigem Mädchen; Längsschnitt durch den linken Schilddrüsenlappen. Die homogene, strukturierte, echoarme Raumforderung, die sich kaudal an die Schilddrüse anschließt, entspricht einer Nebenschilddrüsenhyperplasie bei chronischer Niereninsuffizienz

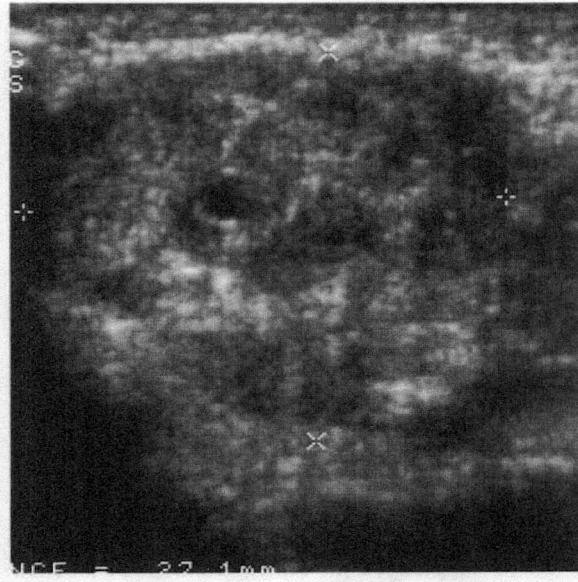

Abb. 3.18. erheblich vergrößerte Ohrspeicheldrüse eines 2jährigen Kindes. Solide Struktur, inhomogene Echotextur. Bakterielle Parotitis

durch ein reflexreiches Band von der Schilddrüse abgesetzt.

Zur sonographischen Lokalisation insbesondere ektopen Gewebes sind neben der Szintigraphie auch Schnittbildverfahren mit CT und MRT nötig. Allen bildgebenden Verfahren überlegen ist jedoch die intraoperative Lokalisation durch den versierten Chirurgen.

3.4.4 Speicheldrüsen

Die Speicheldrüsen besitzen eine feine, homogene Echotextur mittlerer Echogenität ähnlich der Schilddrüse. Entzündungen der Speicheldrüse (Abb. 3.18) sind durch ein zunehmendes Organvolumen und eine aufgelockerte Textur niedrigerer Echogenität gekennzeichnet. Zu den geläufigsten Erkrankungen zählen Mumps, Zytomegalie und die Katzenkratzkrankheit, aber auch die Tuberkulose und im weiteren Sinne die Sarkoidose. Extrem ungewöhnlich sind einschmelzende Speicheldrüsenentzündungen und Speichelsteine beim Kind. Speicheldrüsentumoren betreffen meist die Parotis. Bei den kindlichen Parotistumoren handelt es sich oft um Hämangioendoteliome; sie treten bevorzugt beim Neugeborenen und Säugling auf. Zystische Lymphangiome sind nur selten ausschließlich in der Speicheldrüse lokalisiert, sondern beziehen als Hygroma colli die Speicheldrüsen mit ein und sind scharf vom Drüsengewebe abzugrenzen. Häufigster gutartiger epithelialer Speicheldrüsentumor ist das pleomorphe Adenom; unter den Malignomen rangiert das Mukoepidermoidkarzinom an vorderster Stelle.

Eine sonographische Tumordifferenzierung ist nicht möglich. Das Echomuster verhält sich sehr unterschiedlich; häufig ist die Textur echoärmer als das umgebende Speicheldrüsengewebe. Die Differenzierung muß histologisch erfolgen.

3.4.5 Raumforderungen im Halsbereich

Lymphadenitis

Sind Lymphknoten sonographisch darstellbar, so liegt in der Regel ein pathologischer Prozeß vor. Lymphknoten sind scharf begrenzt, rundlich bis oval. Echotextur und Echogenität ergeben keine Korrelation zur Dignität; lediglich eine Vergrößerung von über 1 cm gilt als Hinweis auf einen malignen Befall (Abb. 3.19 a, b). Vergrößerte Lymphknoten können echoreich, echoarm

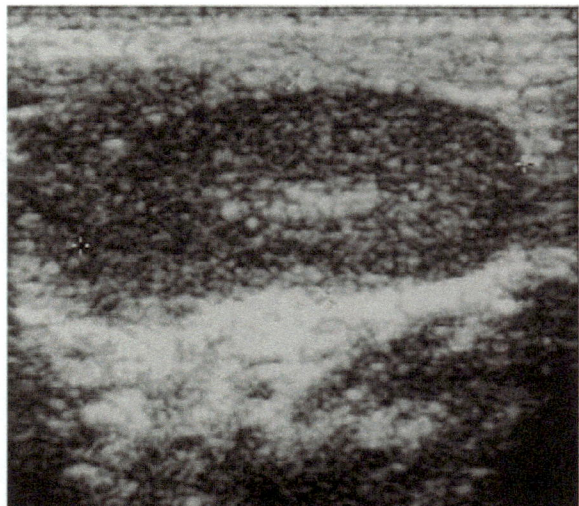
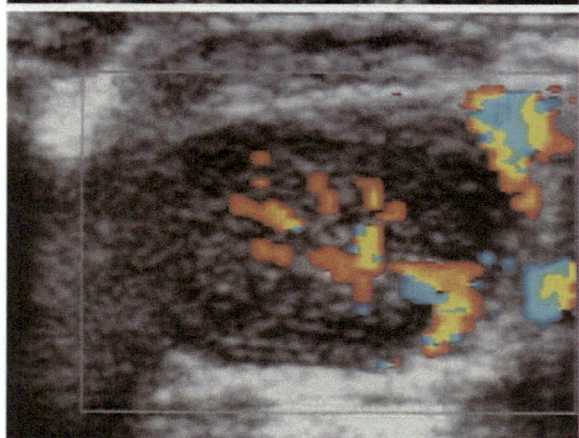
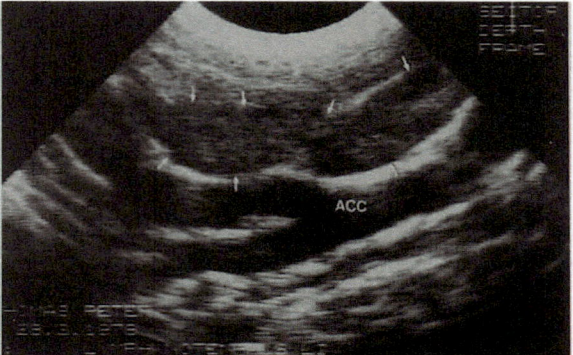
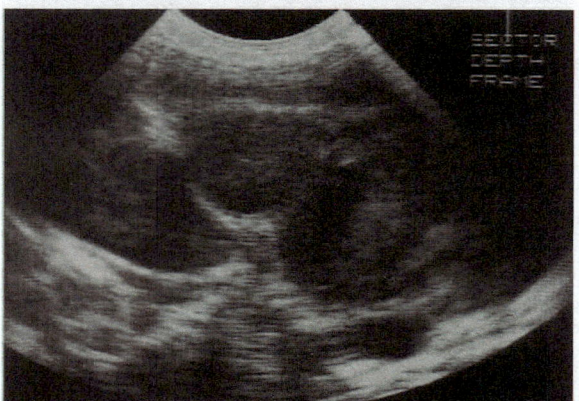
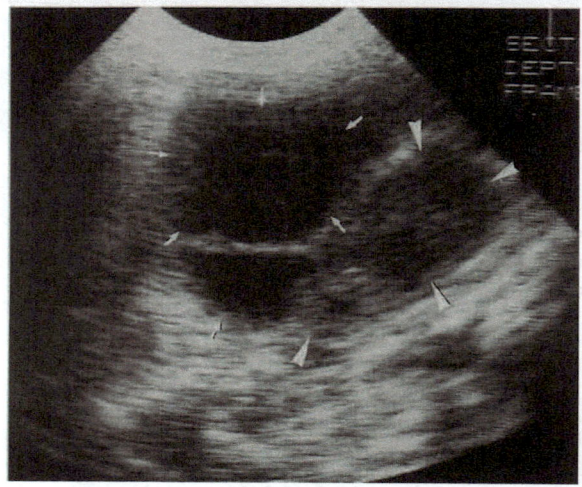

Abb. 3.19 a, b. Kombinierter Immundefekt bei Dubowitz-Syndrom. **a** Vergrößerter Lymphknoten mittlerer Echogenität, Textur homogen. Die lineare Echogenitätsvermehrung im Zentrum des Lymphknotens entspricht dem „Hilusfettzeichen", den zentralen Fett- und Bindegewebsstrukturen eines Lymphknotens. **b** Vermehrte Durchblutung des Lymphknotenparenchyms; die Unterscheidung von einer Lymphadenitis ist nicht möglich

und echofrei imponieren. Die Indikation zur Inzision eines entzündeten Halslymphknotens ist bei Einschmelzung gegeben; Zeichen dafür ist ein echogener Randsaum mit echoarmem Zentrum, z.T. mit Lufteinschlüssen (Abb. 3.20 a–c). Da bei einer Abszedierung die zentrale Gefäßversorgung des Lymphknotens aufgehoben ist, zeigt die farbkodierte Dopplersonographie lediglich einen vaskularisierten Randsaum; das Zentrum des Lymphknotens ist gefäßfrei. Tuberkulöse Lymphadenitiden unterscheiden sich sonographisch nicht von unspezifischen Entzündungen; ein positiver Tuberkulintest, Hiluslymphknoten oder Fistelbildungen legen allerdings die Vermutung nahe.

Abb. 3.20. Lymphadenitis colli bei bakterieller Infektion. **a** Über der A. carotis communis (*ACC*) liegen mehrere vergrößerte Lymphknoten mit aufgelockerter Schalltextur (*seitlicher Halslängsschnitt*). **b** Vergrößerte Lymphknoten mit bereits echoarmen Arealen, jedoch noch keine sicheren Hinweise für eine Einschmelzung (*seitlicher Halsquerschnitt*). **c** Zentral echofreie Areale mit unscharfem, seitlichem echoreichem Wall weisen auf eine Einschmelzung hin (*kleine Pfeile*); basal ein solider vergrößerter Lymphknoten (*Pfeilspitzen*) ohne Hinweise auf eine Abszedierung (*seitlicher Halsquerschnitt*)

Lymphangiome

Zystische Lymphangiome (zystische Hygrome) sind in 3 Vierteln der Fälle im hinteren Halsdreieck lokalisiert. Im Gegensatz zu den kavernösen Hämangiomen erfolgt keine spontane Regression. Durch Verlegung der Atemwege kommt es zu respiratorischen Notfällen, zumal häufig die Zunge mitbetroffen ist.

Zystische Lymphangiome werden sonographisch bereits intrauterin diagnostiziert, sie erscheinen multizystisch und zeigen durch Septen voneinander abgegrenzte echofreie Areale (Abb. 3.21).

Die kraniale und intrathorakale Ausdehnung zystischer Hygrome ist durch Schnittbildverfahren abzuklären.

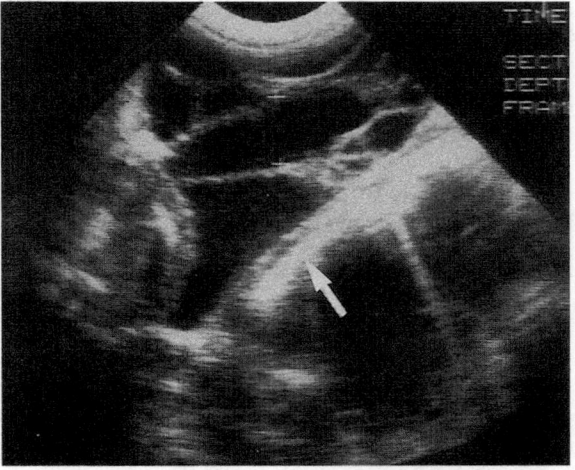

Abb. 3.21. Lymphangiom, das der ersten Rippe (*Pfeil*) aufsitzt. Sonographisch imponiert der Befund als von Septen durchzogene zystische Struktur

Hämangiome

Kavernöse Hämangiome entsprechen einem tumorösen Konvulut dilatierter Gefäßkanäle. Entsprechend sind sie sonographisch je nach Lumenweite von großen und kleinen echofreien Arealen durchsetzt. Sie enthalten Erythrozyten und unterscheiden sich von zystischen Lymphangiomen durch zarte, in einigen Fällen sedimentierte Binnenechos (Abb. 3.22a,b). Insbesondere farbkodiert lassen sich in kavernösen Hämangiomen Blutbewegungen oder eine zuführende Arterie nachweisen (Abb. 3.23).

Hämangiome wachsen im Säuglings- und Kleinkindesalter oft rasch, auch infiltrierend, um sich anschließend langsam zurückzubilden. Kapilläre Hämangiome entsprechen den Hämangioendotheliomen. Bedingt durch zahlreiche kapilläre Grenzflächen imponieren sie sogar als homogene, echoreiche Tumoren. Neben sichtbaren können begleitende innere Hämangiome die Luft- und Speisewege verlegen oder bei ausreichenden arteriovenösen Anastomosen zu Herzinsuffizienz führen. Die Sonographie der inneren Organe ist unter diesem Gesichtspunkt dringlich.

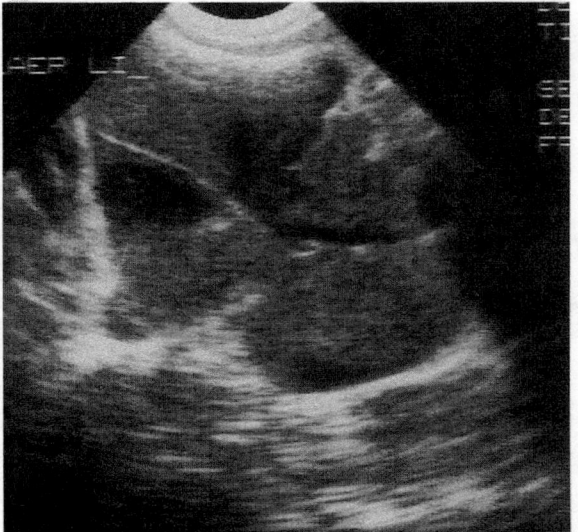

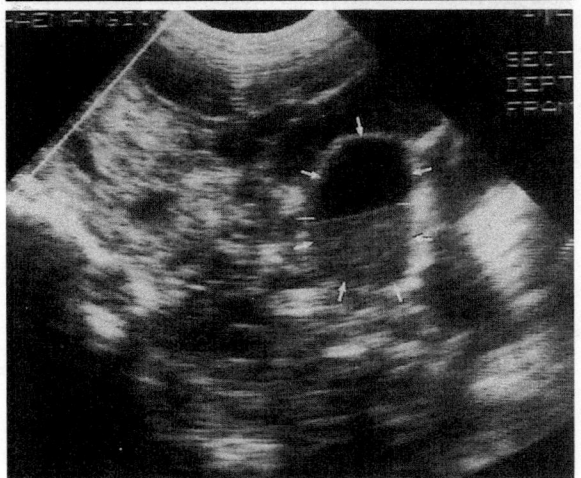

Abb. 3.22. a Hämangiom im Bereich der Fossa supraclavicularis, ▶ das als unregelmäßig konfigurierte, weitmaschig septierte Raumforderung mit überwiegend feiner homogener Echotextur erkennbar ist. b Submandibuläres Hämangiom (*Pfeile*) mit absedimentierten Erythrozyten

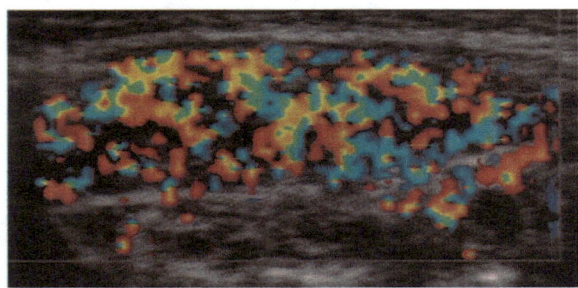

Abb. 3.23. Vor dem M. sternocleidomastoideus gelegenes kavernöses Hämangiom (farbkodierte Dopplleruntersuchung)

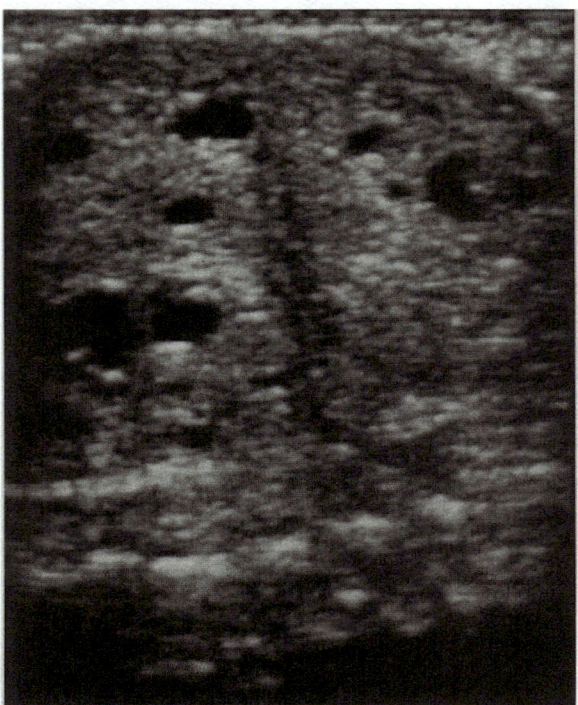

Abb. 3.24. Halsteratom bei reifem Neugeborenen am 1. Lebenstag. Der Befund liegt im Bereich eines Schilddrüsenlappens, ist solide und von kleineren Zysten durchsetzt. Typische Differentialdiagnose einer asymmetrischen Neugeborenenstruma

Malignome

Die mehr einseitig auftretenden Hodgkin-Lymphome und die eher bilateralen Non-Hodgkin-Lymphome zählen zu den häufigsten Malignomen im Halsbereich. An vorderster Stelle der malignen Weichteiltumoren rangiert das Rhabdomyosarkom als Primärtumor oder mit Lymphknotenmetastasen. Die Tumoren sind solide, ihr Echomuster ist unspezifisch. Das Neuroblastom geht seltener vom zervikalen sympathischen Grenzstrang aus, ist dann aber prognostisch günstiger. Häufiger finden sich im Halsbereich Lymphknotenmetastasen von Neuroblastomen oder Ganglioneuromen des Retroperitoneums. Das Neuroblastom imponiert sonographisch solide; Nekrosezonen sind echoarm, Verkalkungen echoreich und werfen größenabhängig Schallschatten. Zystische Neuroblastome sind beschrieben und differentialdiagnostisch vom Lymphangiom und Teratom abzugrenzen. Neuroblastome sind unregelmäßig begrenzt und infiltrieren das benachbarte Weichteilgewebe.

Ein typischer Halstumor des Neugeborenen ist das Teratom (Abb. 3.24). Es ist innerhalb eines Schilddrüsenlappens oder in enger Nachbarschaft zu ihm lokalisiert. Der klinische Aspekt entspricht dann einer asymmetrischen Struma oder auch einem Lymphangiom. Sonographisch sind Teratome solide, zystische Einlagerungen selten. Kalkeinlagerungen kommen vor; echoreiche Zonen können auch ektodermalen Fettanteilen entsprechen.

3.4.6 Halszysten

Mediane Halszysten (Abb. 3.25) sind Reste des Ductus thyreoglossus; neben vergrößerten Lymphknoten stellen sie die häufigste Raumforderung im Halsbereich dar. In unterschiedlicher Höhe sind sie in der Mittellinie des Halses lokalisiert; sie treten vom Zungengrund bis zum Lobus pyramidalis auf, am häufigsten aber in Höhe oder unterhalb des Zungenbeins (Abb. 3.26). Bevorzugtes Alter bei Erstmanifestation ist das 1.–5. Lebensjahr, eine Fistelung wird eher selten beobachtet. Die im Schnitt bis zu 3 cm großen Zysten enthalten Schleim, selten auch aberrierendes Schilddrüsengewebe.

Laterale Halszysten (Abb. 3.27) sind im Verlauf der 1. und 2. Kiemenfurchen gelegen, überwiegend zwischen Kehlkopf und Kieferwinkel am Vorderrand des M. sternocleidomastoideus. Eine Fistelung nach außen ist möglich, selten werden innere Fisteln in den Oropharynx beobachtet. Laterale Halszysten enthalten Cholesterinkristalle, sie können sonographisch echoarm oder solide imponieren. Die sonographischen Befunde sind nicht spezifisch; sie ähneln zystischen Raumforderungen anderer Art, so etwa der einer angeborenen Ösophagusduplikatur (Abb. 3.28).

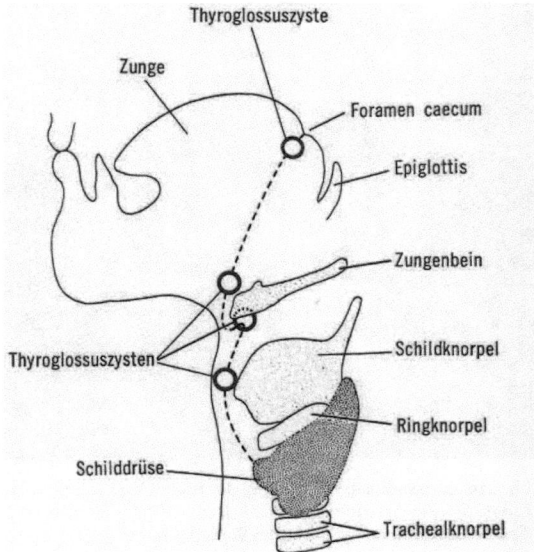

Abb. 3.25. Lokalisation der Thyroglossuszysten: Bevorzugte Lokalisation in Höhe des Zungenbeins und immer in der Medianlinie. *Gestrichelt* Physiologischer Deszensus der Schilddrüse. (Aus: Langman 1985)

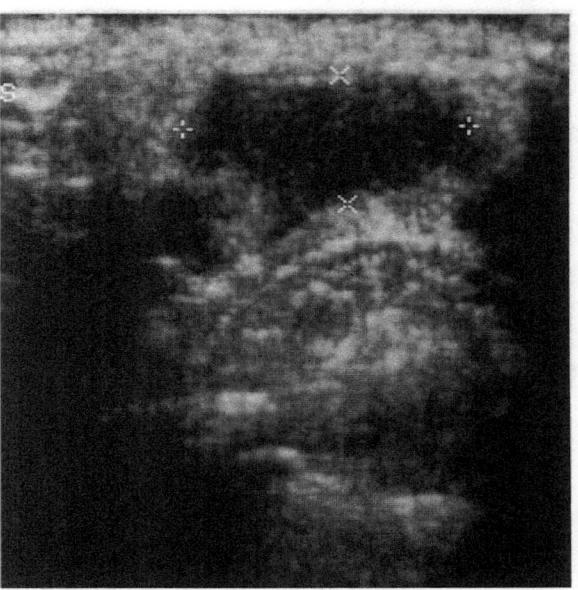

Abb. 3.26. Derbe Schwellung unterhalb des Larynx in der Medianlinie bei 5jährigem Knaben. Leichte Druckdolenz. Von einer Kapsel umgebene echoarme Raumforderung. Es handelt sich um eine mediane Halszyste; die bogige Struktur darunter entspricht einem Tracheaanschnitt

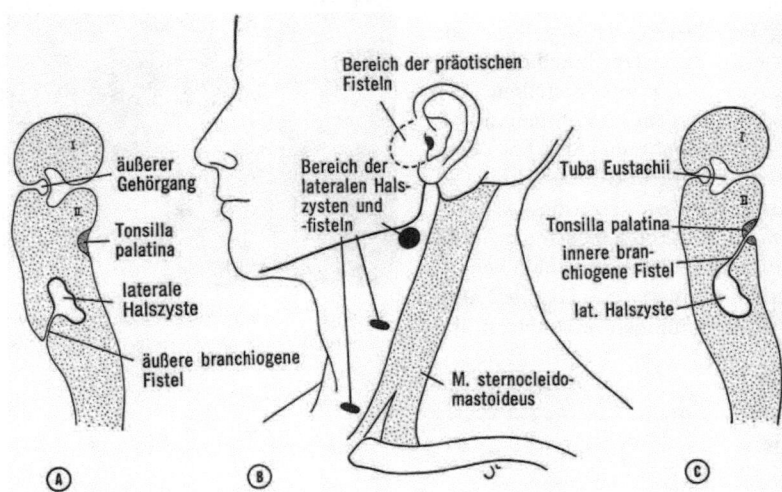

Präaurikuläre Zysten befinden sich vor dem Tragus und lassen sich auf eine unvollständige Verschmelzung der Ohrmuschelhöcker zurückführen.

Jede Zyste kann sich infizieren; sie wird dann sonographisch solide und ihre Textur häufig heterogen. Eine sonographische Zuordnung zu einer Halszyste einem lymphatischen Prozeß oder einer anderen Raumforderung ist dann nicht mehr möglich.

Abb. 3.27. Lage der lateralen Halszysten und Fisteln vor dem M. sternocleidomastoideus. (Aus Langman 1984)

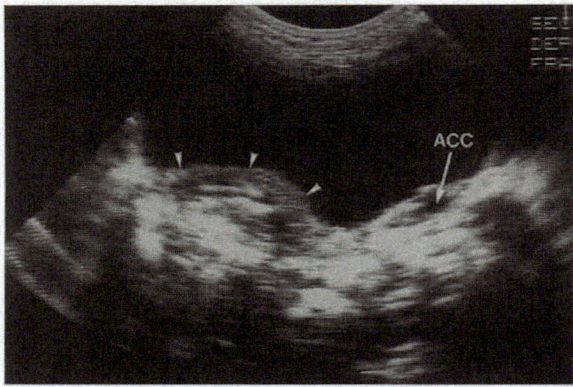

Abb. 3.28. Ösophagusduplikatur (Querschnitt). Sie ist sonographisch als große echofreie Raumforderung erkennbar. (*ACC* Arteria carotis communis, *Pfeilspitzen* Ösophagus)

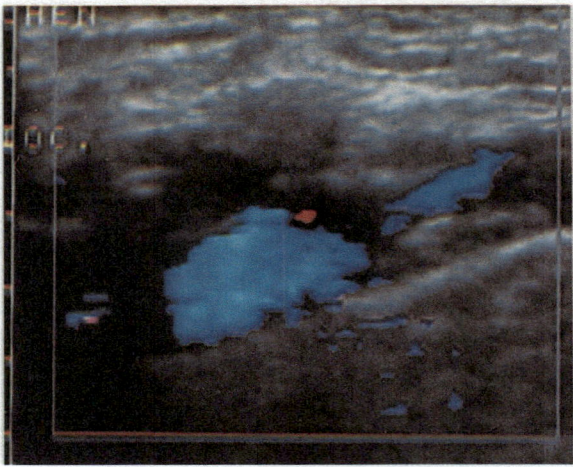

Abb. 3.29. Farbkodierte Darstellung der linken V. jugularis interna: hochgradige, wahrscheinlich phlebitisch bedingte Stenose des Gefäßes bei Zustand nach zentralem Venenkatheter

3.4.7 Gefäße

Die sonographische Darstellung pathologischer Befunde im Bereich der großen Halsgefäße bietet sich bei Verdacht auf einen pathologischen Prozeß immer an. Gefäßstenosen, Gefäßverschlüsse, Wandverdickungen im arteriellen und venösen Schenkel sind klar darstellbar. Die großen Halsgefäße lassen sich abgehend aus dem Aortenbogen bis etwa in Kieferwinkelhöhe oder einmündend in die V. cava superior gut darstellen.

Pathologische Befunde treten auf im Rahmen invasiver intensivmedizinischer Maßnahmen (Abb. 3.29) oder im Rahmen einer vaskulitischen Erkrankung mit Gefäßwandverdickung und Wandproliferation. Arteriovenöse Fisteln können im Halsbereich iatrogen, etwa durch Fehlpunktion beim Legen eines zentralen Venenkatheters, oder kongenital bedingt sein. Gepulste und farbkodierte Doppleruntersuchungen erleichtern die Diagnostik.

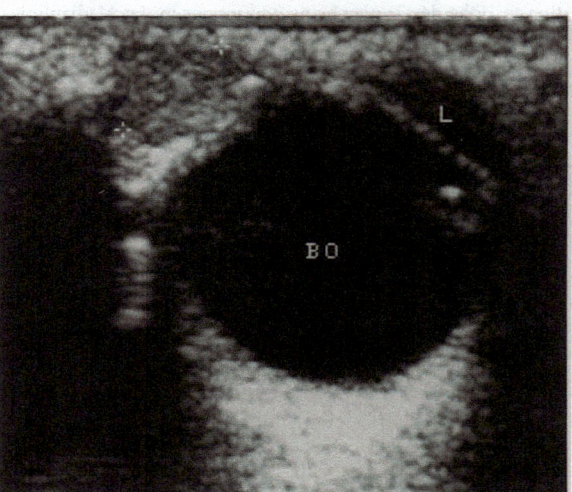

Abb. 3.30. Längsschnitt durch das Auge, Normalbefund. (*BO* Bulbus oculi, *L* Linse, *Markierungen* Tränendrüse)

3.5 Gesichtsweichteile

Grundsätzlich ist auch im Gesichtsbereich jede Weichteilstruktur der sonographischen Untersuchung ausgezeichnet zugänglich.

Insbesondere in der Ophthalmologie wird das Verfahren systematisch eingesetzt. Die Anwendung in der Pädiatrie wird sich in der Regel auf bestimmte Situationen beschränken, die in den Abbildungen 3.30–3.33 beispielhaft aufgeführt werden.

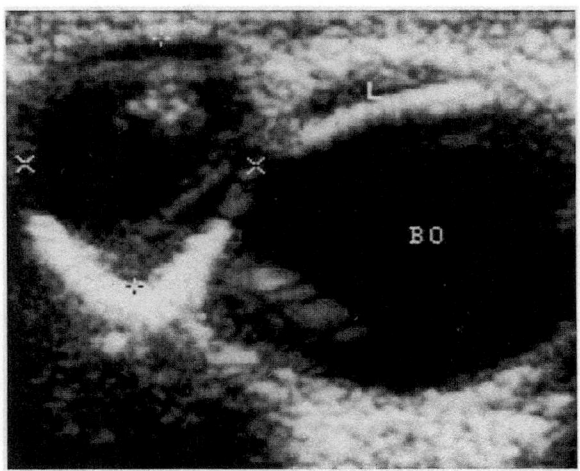

Abb. 3.31. Tränenkanalzyste bei Neugeborenem, Querschnitt durch das Auge. (*BO* Bulbus oculi, *L* Linse, *Markierungen* Tränenkanalzyste)

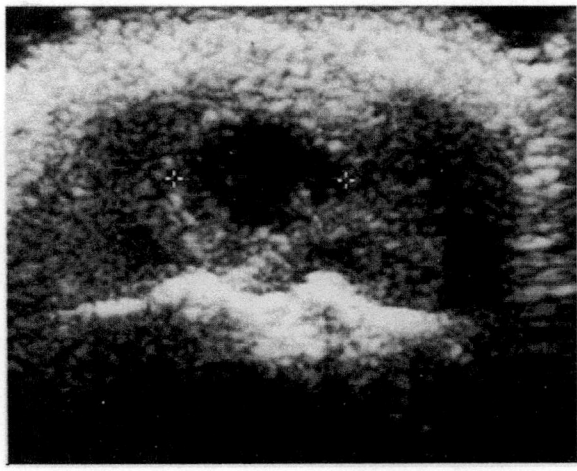

Abb. 3.33. Oberlippenabszeß bei einem Neugeborenen (Querschnitt). Der runde echoarme bis echofreie Bezirk entspricht der Abszedierung. Das kaudal davon gelegene echogene Band ist durch die Schneidezähne bedingt

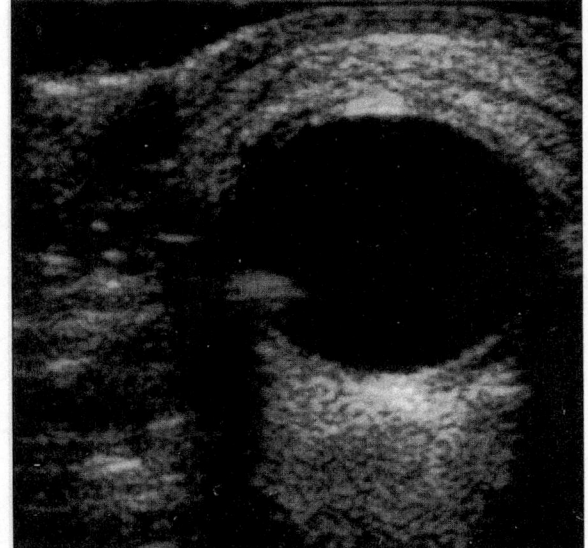

Abb. 3.32. Querschnitt durch das Auge: Oberlidödem bei Periorbitalphlegmone

(Für die Abbildung 3.15, 3.17, 3.18, 3.24, 3.26 und 3.29 bin ich Herrn Dr. H. Hahn freundschaftlich verbunden.)

3.6 Grenzen und Stellenwert der Halssonographie

Die Ultraschalluntersuchung ist die primäre bildgebende Untersuchungsmethode der Halsweichteile. Zudem bieten in vielen Fällen die CT oder die MRT keine diagnostischen Vorteile. Mit keinem Verfahren sind sichere Aussagen über die Dignität eines Befundes möglich. Die Verbindung der sonographischen Befunde mit der Klinik und anderen diagnostischen Methoden ist unverzichtbar. Wichtige Aussagen der Sonographie sind topographisch-anatomische Beziehungen, Größenbestimmungen, Abweichungen von normalen Echomustern und die Unterscheidung zwischen zystischen und soliden Befunden. Ein Lymphknotenstaging im Rahmen einer Systemerkrankung ist sonographisch sehr gut möglich. In der Schilddrüsendiagnostik ist die Sonographie den anderen Schnittbildfarbenverfahren gegenwärtig überlegen. Sie ist aber immer komplementär zu Klinik, Szintigraphie, ultraschallgesteuerter Feinnadelpunktion oder Histologie.

Thorax und Mediastinum

K.-H. DEEG

> **Untersuchungsindikationen**
>
> - Thorakale Raumforderungen
> - Verbreitertes Mediastinum
> - Stridor
> - Chronischer Husten
> - Schluckbeschwerden
> - Verdacht auf retrosternale Struma
> - Verdacht auf Immundefekte
> - Myasthenia gravis
> - Zwerchfellhernie
> - Raumforderungen im Bereich der Thoraxwand
> - Pleuraerguß (u. a. vor Pleurapunktionen)
> - Abklärung ausgedehnter Verschattungen im Röntgenthorax

4.1 Technische Voraussetzungen

Wegen der engen Interkostalräume sind für die Thoraxsonographie Sektorschallköpfe mit kleiner Auflagefläche und großem Bildausschnitt in der Tiefe am besten geeignet. Für die Ultraschalluntersuchung des Mediastinums sind ebenfalls Sektorschallköpfe vorzuziehen. Lediglich bei Säuglingen und Neugeborenen können auch Linear- und Curved-array-Schallköpfe verwendet werden, da das Sternum noch nicht vollständig ossifiziert ist und der Thymus als akustisches Fenster benutzt werden kann.

4.2 Patientenbedingte Voraussetzungen

Im Bereich des Thorax müssen 2 anatomische Gegebenheiten, die die sonographische Darstellung in diesem Untersuchungsgebiet erheblich behindern, berücksichtigt werden: zum einen das knöcherne Thoraxskelett und zum anderen die belüftete Lunge. Sowohl die Rippen als auch das belüftete Lungenparenchym bewirken eine Totalreflexion der Ultraschallwellen, wodurch dahintergelegene Strukturen nicht mehr hinreichend sonographisch erfaßbar sind (Abb. 4.1). Auch große Raumforderungen können sich somit dem sonographischen Nachweis entziehen.

Dargestellt werden können alle Prozesse, die der Thoraxwand, dem Zwerchfell und dem Herzen sowie den großen herznahen Gefäßen direkt anliegen. Raumforderungen, die hinter lufthaltigen Lungenpartien lokalisiert sind, entgehen dem sonographischen Nachweis. Pleuranahe Prozesse wie z. B. pleuranahe Lungenmetastasen können wiederum abgebildet werden.

Für die Thoraxsonographie gelten in etwa die gleichen Voraussetzungen wie für die Echokardiographie (s. Kap. 5).

4.3 Untersuchungsvorbereitung

Eine Vorbereitung zur Thoraxsonographie ist in der Regel nicht erforderlich.

4.4 Untersuchungstechnik

Grundsätzlich kann die sonographische Untersuchung des Thorax von interkostal, subxiphoidal, suprasternal und bei jüngeren Säuglingen transsternal und parasternal vorgenommen werden. Bei der interkostalen Darstellung kann sie dadurch erleichtert werden, daß die Interkostalräume durch Seitneigung des Rumpfes zur Gegenseite und durch Armheben auf der untersuchten Seite etwas gespreizt werden.

Zum sicheren Nachweis auch kleiner Pleuraergüsse sollte die Untersuchung in aufrechter Körperposition oder zumindest mit angehobenem Oberkörper erfolgen. In dieser Position können auch kleine Flüssigkeitsmengen, die sich im dorsalen Recessus costodiaphragmalis ansammeln, nachgewiesen werden.

Die Thoraxsonographie kann in 5 Teilgebiete unterteilt werden, die eine unterschiedliche Technik erfordern:

- Mediastinalsonographie,
- Thoraxwandsonographie,
- Pleurasonographie,

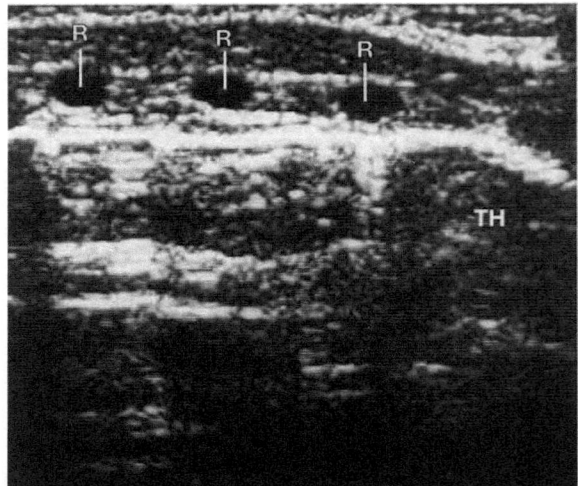
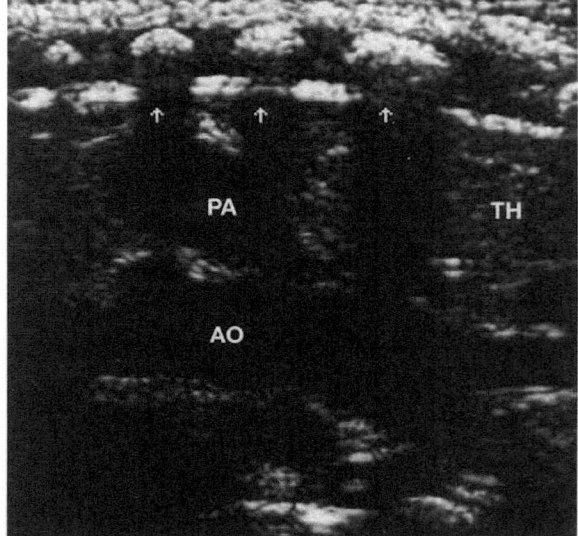
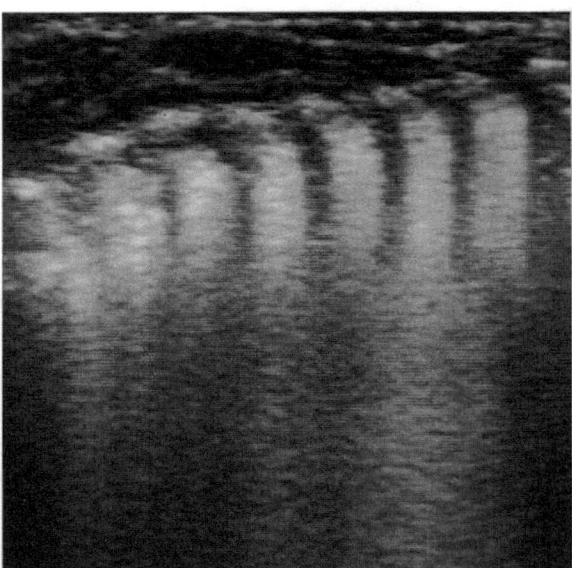

Abb. 4.1 a–c. Normale Thoraxlängsschnitte beim gesunden Säugling. a Parasternaler Längsschnitt mit einem Linearschallkopf (6 Wochen alter Säugling). Die knorpeligen Rippenenden (R) stellen sich echoarm dar. Die Echogenitätsvermehrung hinter den Rippen ist durch den Impedanzsprung an der Lungenoberfläche bedingt. Dahinterliegende anatomische Strukturen können nicht sicher dargestellt werden. Im kranialen Bildabschnitt wird Thymusgewebe (TH) abgebildet. b Medianer Längsschnitt durch das Sternum (6 Wochen alter Säugling). Die Knochenkerne des Sternums stellen sich echogen dar und führen zu einer dorsalen Schallauslöschung (Pfeile). In den akustischen Fenstern dazwischen können die anatomischen Strukturen abgebildet werden. (AO Aorta, PA Pulmonalarterie, TH Thymus). c Thoraxlängsschnitt in der mittleren Axillarlinie (4 Wochen alter Säugling). Hinter den echogenen Rippen kommt es zur dorsalen Schallauslöschung. Die Interkostalräume stellen sich durch Reverberationsechos echogen dar

* Zwerchfellsonographie,
* Lungensonographie.

4.4.1 Mediastinum

Hierzu bieten sich 3 verschiedene sonographische Zugänge an:

* transsternaler Zugang,
* parasternaler Zugang,
* suprasternaler Zugang.

Die Untersuchungstechnik des Mediastinums entspricht der echokardiographischen Untersuchung. Die Darstellung des Mediastinums erfolgt in den verschiedenen parasternalen Längs- und Querschnitten, die Seitenorientierung wie bei der Echokardiographie: Linksseitige Strukturen werden auf der linken Bildseite, kraniale Strukturen werden rechts abgebildet. Für die Routinediagnostik haben sich die parasternale Längsachse im 1.–4. Interkostalraum sowie die parasternale kurze Achse in gleicher Höhe bewährt (s. Kap. 5).

Im Säuglingsalter kann die Untersuchung auch direkt durch das noch knorpelige Sternum erfolgen. Sich entwickelnde Knochenkerne und die Ossifikation erschweren aufgrund der Verkalkung mit zunehmendem Alter diesen Zugang, so daß auf den parasternalen Zugang ausgewichen werden muß (Abb. 4.1b).

Beim älteren Kind und kleinen Thymus kann die Lunge weiter nach mediastinal reichen, so daß wegen der luftbedingten Grenzschicht das Mediastinum nicht immer ausreichend eingesehen werden kann. Bei diesen Kindern kann das Mediastinum oft nur noch über den suprasternalen Zugang sonographisch untersucht werden. Dabei hat sich vor allem die suprasternale lange

Achse bewährt: Hinter dem Aortenbogen und neben der quergetroffenen rechten Pulmonalarterie werden der rechte Hauptbronchus und ein Teil des Mediastinums sichtbar (s. Abb. 5.14). Die Untersuchung konzentriert sich vornehmlich auf die Darstellung des vorderen Mediastinums. Ungefähr 90 % aller mediastinalen Raumforderungen betreffen das vordere und mittlere Mediastinum. Raumforderungen des hinteren Mediastinums sind selten und meist dem sympathischen Grenzstrang und dem Ösophagus zuzuordnen.

4.4.2 Thoraxwand

Zur Untersuchung wandständiger Veränderungen wird ein hochauflösender 7,5- oder 10-MHz-Schallkopf im Bereich der vermuteten Läsion aufgesetzt und der Tiefenausgleich so eingestellt, daß der Nahbereich besonders gut abgebildet wird. Bei oberflächennahen, kleinen Strukturen sollte zusätzlich eine Vorlaufstrecke verwendet werden. In der Regel werden dabei Längs- und Querschnitte durch die Interkostalräume durchgeführt, wobei die angrenzende Pleura miterfaßt wird. Tieferliegende Lungenpartien können aufgrund der Totalreflexion des Schalls und wegen Wiederholungsechos nicht dargestellt werden.

4.4.3 Pleura

Die Pleuren können einerseits durch die Interkostalräume und andererseits von subxiphoidal durch die Leber als akustisches Fenster untersucht werden. Der subxiphoidale Zugang hat sich vor allem zum Nachweis von Pleuraergüssen und zur Darstellung von thorakalen Raumforderungen, die an das Zwerchfell grenzen, be-

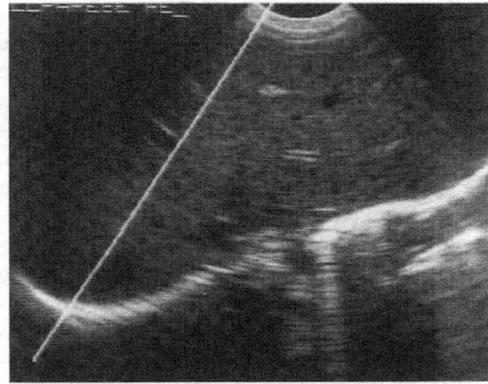
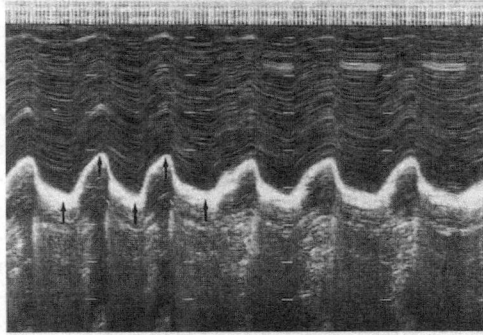
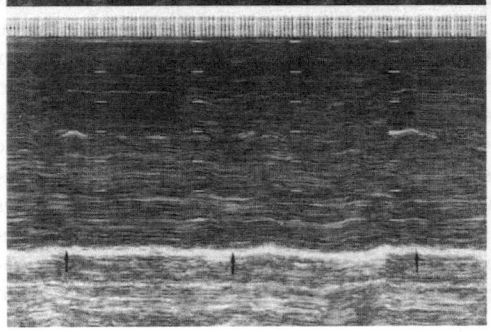
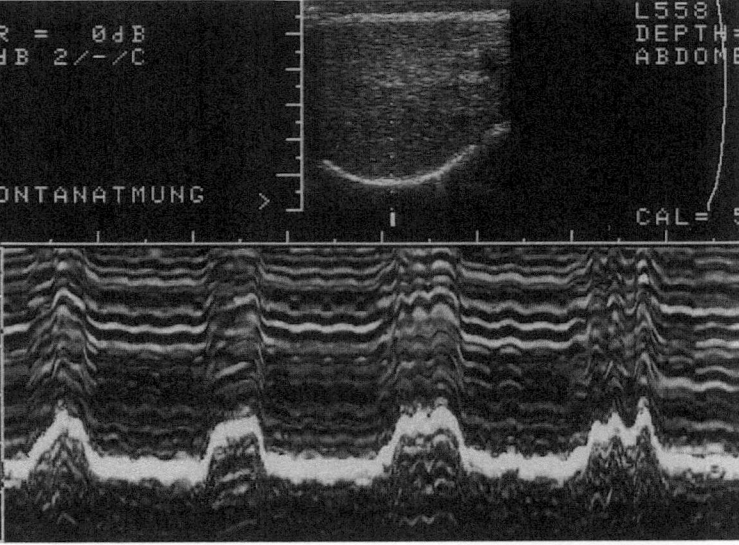

Abb. 4.2. a Darstellung der normalen Zwerchfellbeweglichkeit (nach kranial gekippter Querschnitt durch das Abdomen). Die M-Mode-Linie ist im Bereich des rechten Zwerchfellschenkels lokalisiert. **b** M-Mode-Darstellung einer normalen Zwerchfellbeweglichkeit. Sägezahnartige Zwerchfellexkursionen, die der normalen Zwerchfellbeweglichkeit (*Pfeile*) entsprechen. **c** M-Mode-Darstellung bei Zwerchfellparese nach Thorakotomie. Die Zwerchfellbeweglichkeit (*Pfeile*) ist vollständig aufgehoben: „Nullinie" der Zwerchfellbewegung. **d** Zwerchfellexkursionen bei metabolischer Myopathie (Cytochrom-C-Oxydasemangel). Unregelmäßige Zwerchfellbeweglichkeit, die sich sehr schnell erschöpft und eine mechanische Beatmung erforderlich machte

währt. Hierbei wird der Schallkopf subxiphoidal wie bei der Echokardiographie (subkostale Schnittebenen) aufgesetzt und nach kranial gekippt. Neben verschiedenen sagittalen Schnittebenen erlaubt der subkostale Zugang auch verschiedene koronare Schnitte (s. Kap. 5). Außer dem Zwerchfell und dem Herzen können vor allem die Pleura diaphragmalis und pathologische Veränderungen in diesem Bereich dargestellt werden.

Grundsätzlich ist für zystische Veränderungen oder für Raumforderungen mit niedriger Echogenität im Bereich der Pleura das Prinzip der Schallverstärkung nicht verwertbar. Durch Wiederholungsechos können auch solide Prozesse das Phänomen der Schallverstärkung hervorrufen. Brechungsschatten werden in gleicher Weise bei liquiden und bei soliden Befunden beobachtet.

4.4.4 Zwerchfelle

Hierbei wird ebenfalls der subxiphoidale Zugang gewählt. Die Leber wird als akustisches Fenster benutzt. Beim Kippen nach kranial können beide Zwerchfelle als echogene Strukturen dargestellt werden. Die atemsynchronen rhythmischen Bewegungen beider Zwerchfellschenkel können bei der Real-time-Untersuchung erfaßt werden. Die Objektivierung kann mit Hilfe der M-Mode-Technik erfolgen (Abb. 4.2 a–d).

4.4.5 Lungen

Pulmonale Erkrankungen sind nur dann sonographisch untersuchbar, wenn sie der Pleura direkt anliegen und somit von interkostal, subxiphoidal, parasternal oder suprasternal erfaßt werden können. Lufthaltige Lungenabschnitte sind sonographisch nicht beurteilbar. Die sonographische Darstellung des Lungengewebes gelingt um so besser, je geringer der Luftgehalt ist. Die Differenzierung umschriebener Raumforderungen in solide oder zystische Strukturen ist nur in eingeschränktem Maße möglich, da das für Flüssigkeit sonst gültige sonographische Kriterium der dorsalen Schallverstärkung wegen des direkt angrenzenden lufthaltigen Lungengewebes hier nicht verwendet werden kann. Mit anderen Worten, flüssige wie solide Prozesse haben gleichermaßen eine echogene Begrenzung zur Lunge hin.

Die Darstellung von pulmonalen Erkrankungen kann mit der konventionellen Röntgendiagnostik, der Computertomographie und der Szintigraphie besser erfolgen. In einzelnen Fällen stellt die Ultraschalluntersuchung jedoch eine wichtige Ergänzung dar.

4.5 Normale sonographische Anatomie

4.5.1 Mediastinum

Das vordere Mediastinum wird vor allem im jungen Säuglings- und Kleinkindalter durch den Thymus gebildet, der in der parasternalen Längs- und Querachse sowie in der suprasternalen langen Achse dargestellt werden kann.

Die relativ größte Ausdehnung hat der Thymus postnatal. In den beiden ersten Lebensjahren nimmt sein absolutes Gewicht noch zu, im Verhältnis zum Körpergewicht jedoch ab. Beim Neugeborenen besteht der Thymus aus 2 asymmetrischen, miteinander verwachsenen Lappen, die nach kranial fast bis zur Schilddrüse reichen. Der Thymus bedeckt die V. cava superior, die V. anonyma sowie die Ursprünge der Pulmonalarterie und Aorta. Nach kaudal reicht der Thymus beim Neugeborenen fast bis zur Herzspitze und bedeckt das Perikard zwischen den beiden Mediastinalblättern der Pleura. Mit zunehmendem Alter entfernt sich der kraniale Rand von der Schilddrüse hinunter bis zum sternalen Ansatz der 4. Rippe. Beide pyramidenartig geformten Thymuslappen sind in der Mittellinie miteinander verbunden. Nach kaudal divergieren beide Thymuslappen. Der linke Lappen ist meist größer als der rechte Lappen und erstreckt sich mehr nach kaudal.

Altersabhängige sonographische Normalwerte wurden bisher nicht ermittelt. Für Kinder zwischen 6 und 19 Jahren sind jedoch computertomographische Normalwerte bekannt. Diese computertomographischen Meßwerte entsprechen aufgrund vergleichbarer Schnittebenen (parasternale kurze Achse) den sonographischen. Demzufolge hat der linke Thymuslappen eine Länge von ca. 3 cm und eine Breite von 1 cm, der rechte Thymuslappen ist ca. 2 cm lang und ebenfalls 1 cm breit.

Der normale Thymus stellt sich in der parasternalen kurzen Achse als hufeisenförmiges Gebilde dar, das die Aorta und Pulmonalarterie von vorne umfaßt (Abb. 4.3 a). Er weist eine homogene feine Echotextur mittlerer Echogenität auf. Das Binnenreflexmuster ist echogener als das der Leber und echoärmer als das der Schilddrüse (Abb. 4.3 a). In der parasternalen und suprasternalen langen Achse hat der Thymus eine keilförmige Struktur, wobei die Spitze des Keiles nach kaudal zeigt (Abb. 4.3 b). Er ist vor der Pulmonalarterie, der Aorta, der V. cava superior und den beiden Ventrikeln lokalisiert. Gelegentlich kann nur ein Thymuslappen dargestellt werden. Bei Kindern unter 10 Jahren sind die beiden seitlichen Grenzen des Thymus konvex. Im 2. Lebensjahrzehnt ist der Thymus durch die Involution des Organes geradlinig oder sogar konkav begrenzt. Gelegentlich kann eine Thymushyperplasie auch im apikalen Vier- oder Fünfkammerblick dargestellt werden (Abb. 4.3 c).

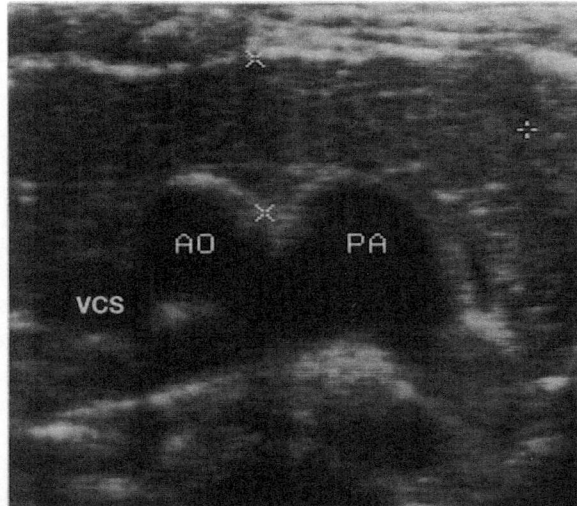
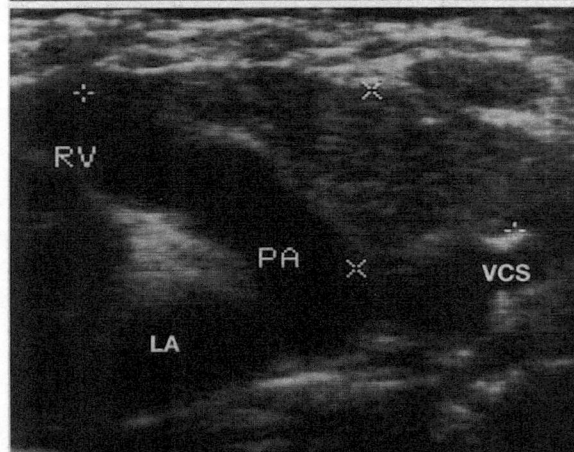
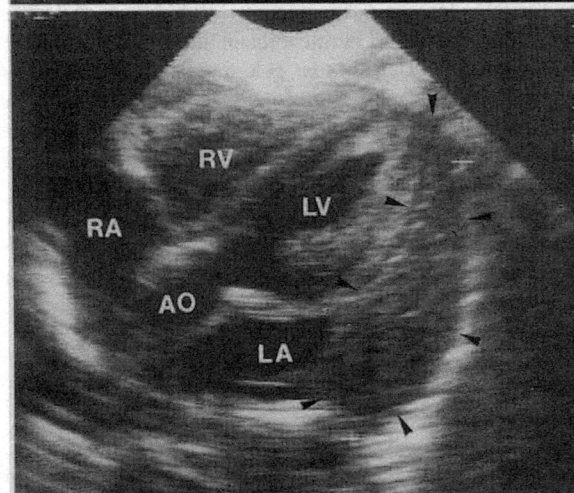

◀ **Abb. 4.3. a** Querschnitt durch den normalen Thymus bei 8 Monate altem Säugling (parasternale kurze Achse in Höhe der großen Gefäße). Der Thymus umgreift im Querschnitt hufeisenförmig die Aorta (*AO*) und Pulmonalarterie (*PA*). (*VCS* V. cava superior). **b** Normaler Thymus im Längsschnitt (parasternale lange Achse durch die Pulmonalarterie). Der Thymus hat im Längsschnitt eine keilförmige Struktur. Er weist eine homogene, feine Echotextur mit niedriger Echogenität auf. Ventral wird er von der Thoraxwand und kaudal durch die Pulmonalarterie (*PA*) sowie den rechten Ventrikel (*RV*) und die V. cava superior (*VCS*) begrenzt. (*LA* linker Vorhof) **c** Thymushyperplasie bei 7 Monate altem Säugling (apikaler Fünfkammerblick). Vergrößerter linker Thymuslappen (*Pfeile*), der der linksventrikulären Wand anliegt. (*AO* Aorta, *LA* linker Vorhof, *LV* linker Ventrikel, *RA* rechter Vorhof, *RV* rechter Ventrikel)

4.5.2 Thoraxwand

Werden bei der Sonographie Linearschallköpfe verwendet, so können die Rippen als regelmäßig angeordnete, 0,5–1,5 cm breite, kräftige Reflexe mit sich anschließenden Schallschatten dargestellt werden. Die gesunde Pleura läßt sich sonographisch nicht abbilden. Lufthaltiges Lungengewebe bewirkt über eine Reflexion der Ultraschallwellen sog. Reverberationsartefakte. Es entstehen im Parallelscan typisch fein gebänderte echogene, sich in die Tiefe verjüngende Streifen, die sich mit den streifenförmigen Rippenschatten abwechseln (Abb. 4.1).

4.5.3 Pleura

Die Pleura parietalis und Pleura visceralis können im Normalfall sonographisch nicht abgegrenzt werden. Jedoch lassen sich pathologische Veränderungen, wie z. B. Flüssigkeitsansammlungen zwischen beiden Pleurablättern, sonographisch sicher erfassen.

4.5.4 Zwerchfell

Das Zwerchfell stellt sich im nach kranial gekippten Subxiphoidalschnitt sowie in Oberbauchlängsschnitten als Linie hoher Echotextur und Echogenität oberhalb der Leber dar. Eigentlich kann das Zwerchfell selbst nicht abgebildet werden. Die echogene Linie kommt statt dessen durch den starken Impedanzsprung zwischen Leber (gute Schalleitung) und lufthaltigem Lungengewebe (schlechte Schalleitung) zustande. Gelegentlich kann jedoch die Zwerchfellmuskulatur als echoarmes Band dargestellt werden. Die Abgrenzung des linken Zwerchfells gelingt schwerer und ist nur bei guter Darstellung der Milz sowie bei flüssigkeitsgefülltem Magen möglich.

Die Atemverschieblichkeit des Zwerchfells beträgt mehrere Zentimeter, die mit der M-Mode-Technik dokumentiert werden kann (Abb. 4.2b). Die normalen Zwerchfellbewegungen erzeugen dabei sinusförmige

Wellen. Bei Paresen fehlen diese Wellen oder sind nur angedeutet vorhanden (Abb. 4.2c).

4.5.5 Lungen

Die gesunde lufthaltige Lunge führt aufgrund der Grenzschicht mit hohem Impedanzwert bereits an der Oberfläche zur völligen Schallreflexion. Anders als bei den Rippen entsteht hierbei aber kein sich anschließender Schallschatten, sondern charakteristische Wiederholungsechos. Bei der Untersuchung mit einem Parallelschallkopf entstehen typische fein gebänderte, echogene, sich in die Tiefe verjüngende Streifen, die sich mit streifenförmigen Rippenschatten abwechseln (Abb. 4.1).

4.6 Krankheitsbilder

4.6.1 Mediastinale Raumforderungen

Mediastinale Raumforderungen müssen vom normalen Thymus bzw. einer physiologischen Thymushyperplasie des Neugeborenen und vom Herzen abgegrenzt werden. Es gibt keine sonographischen Kriterien bezüglich der Dignität nachgewiesener mediastinaler Raumforderungen. Bei der Abklärung einer mediastinalen Raumforderung muß differentialdiagnostisch eine retrosternale Struma ausgeschlossen werden. Während mediastinale Tumoren meist eine echoarme, inhomogene Echotextur aufweisen, zeigen Thymus und Schilddrüse eine homogene echodichte Textur. Die Echogenität der Schilddrüse ist dabei höher als die des normalen Thymus.

Thymom

Bei Myasthenia gravis, Hypergammaglobulinämie und anderen Autoimmunerkrankungen kann gelegentlich eine Vergrößerung des Thymus gefunden werden. Die sichere Abgrenzung eines physiologisch vergrößerten Thymus von einem Thymom kann sonographisch nicht sicher erfolgen. Normalwerte für den kindlichen Thymus können eine Entscheidungshilfe geben. Eine deutliche Vergrößerung, die über das übliche Altersmaß hinausgeht, sowie eine veränderte Echotextur können bei entsprechender Klinik den Verdacht nahelegen. Thymome weisen häufig eine inhomogene Echotextur mit niedrigerer Echogenität als der normale Thymus auf (Abb. 4.4). Differentialdiagnostisch kommen jedoch auch alle anderen mediastinalen Raumforderungen in Betracht.

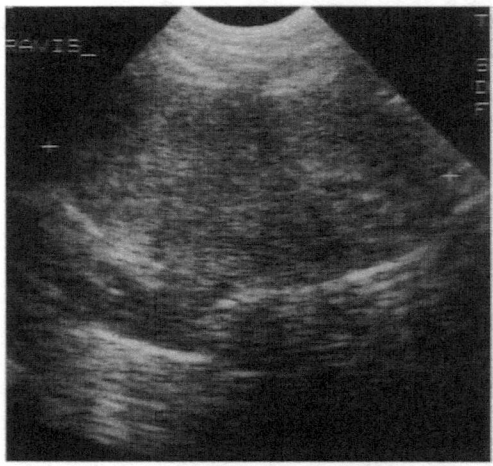

Abb. 4.4. Thymom bei Myasthenia gravis (Längsschnitt durch den Thymus). Massiv vergrößerter Thymus mit inhomogener Echotextur

Thymusaplasie, Thymushypoplasie

Verschiedene Immundefekte, z. B. T-Zell-Defekte, gehen mit einer Aplasie des Thymus einher. Hier ist die Sonographie die Untersuchungsmethode der ersten Wahl. Die Röntgendiagnostik und Computertomographie sollten sich ggf. an die Ultraschalluntersuchung anschließen.

Falsch-positive Befunde können nach vorausgegangener Kortikoidmedikation erfolgen. Sonographisch kann zwischen einer Thymushypoplasie und einer Thymusaplasie unterschieden werden. Bei der Thymushypoplasie läßt sich eine kleine Thymusdrüse in der parasternalen langen Achse nachweisen (Abb. 4.5a). Demgegenüber ist die Thymusaplasie durch die fehlende Darstellung des Thymus gekennzeichnet. Sonographisch sind weder die Pulmonalarterie noch die Aorta ascendens in den parasternalen Schnittebenen darstellbar, da das akustische Fenster des Thymus fehlt (Abb. 4.5b,c).

Immundefekte, die mit einer *Thymushypoplasie* einhergehen, sind das Nezelof-Syndrom (Abb. 4.5a), die Agammaglobulinämie vom Schweizer-Typ, die Ataxia

Abb. 4.5. a Thymushypoplasie bei Nezelof-Syndrom [parasternaler ▶ Querschnitt durch Pulmonalarterie (*PA*)]. Hinter dem Sternum (*S*) kommt ein hypoplastischer Thymus (*Kreuze*) zur Darstellung. (*VCS* V. cava superior, *LU* Lunge). b, c Thymusaplasie bei DiGeorge-Syndrom. Parasternaler Querschnitt (b) in Höhe der großen Gefäße. Hinter dem Sternum (*S*) läßt sich außer Reverberationsechos bedingt durch lufthaltige Lungenpartien kein Thymusgewebe darstellen. Weiterhin gelingt es nicht, die normalen kardialen Strukturen abzubilden. (*LU* Lunge). Parasternale lange Achse (c) durch den linken Ventrikel (*LV*). Fehlende Darstellung des Thymus und der großen Gefäße durch Luftüberlagerung von imponiertem Lungengewebe (*LU*). (*AO* Aortenwurzel, *LA* linker Vorhof, *RV* rechter Ventrikel)

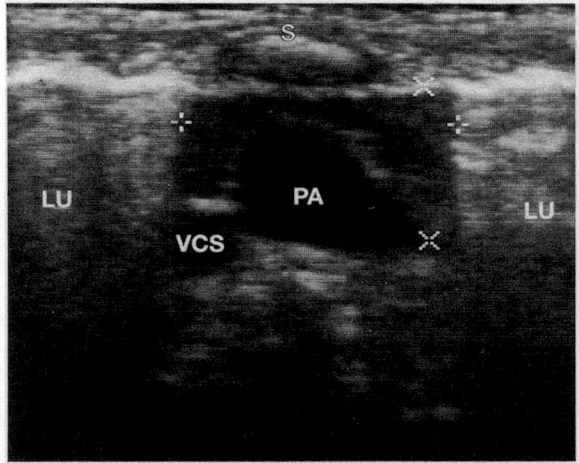
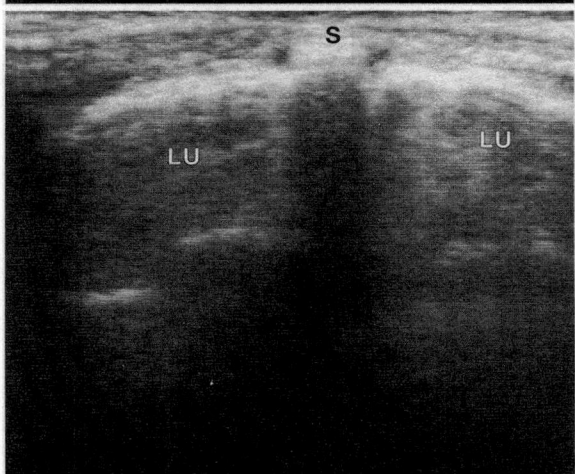
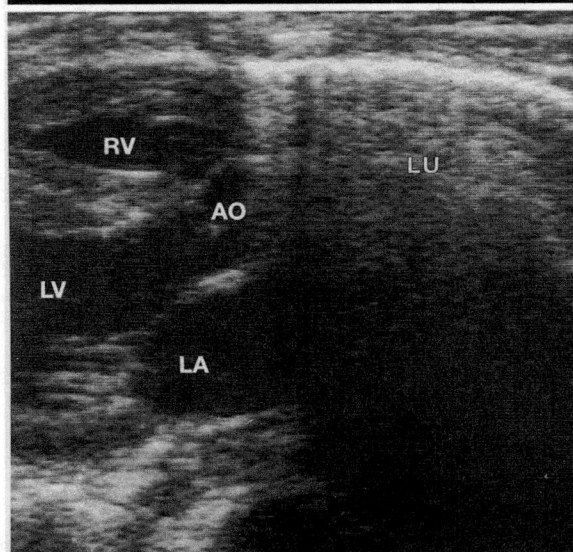

teleangiectatica (Louis-Barr-Syndrom), die retikuläre Dyssynergie und die Thymusalymphoplasie. Eine *Thymusaplasie* liegt beim DiGeorge-Syndrom vor (Abb. 4.5 b, c).

Solide mediastinale Raumforderungen

Mediastinale Raumforderungen sind bevorzugt – zu ca. 90 % – im vorderen oder mittleren Mediastinum lokalisiert. Die Raumforderungen des hinteren Mediastinums sind selten und meist dem sympathischen Grenzstrang zuzuordnen.

Vorderes Mediastinum. Die häufigsten mediastinalen Raumforderungen sind Lymphknotenvergrößerungen bei Morbus Hodgkin (Abb. 4.6) oder Non-Hodgkin-Lymphom (Abb. 4.7) und Keimzelltumoren (Abb. 4.8). Ein mediastinaler Befall bei diesen Erkrankungen führt meist zu einer Infiltration des vorderen Mediastinums mit Verlagerung der großen Gefäße nach dorsal und kaudal (Abb. 4.6 und 4.7). Lymphome stellen sich wie im Abdomen meist echoarm mit polyzyklischer Begrenzung dar (Abb. 4.6). In einzelnen Fällen können sie jedoch auch eine echoreiche, inhomogene, grobe Echotextur besitzen. Ähnlich können auch Metastasen anderer Primärtumoren aussehen.

Extragonadale Keimzelltumoren sind in der Regel in der Mittellinie lokalisiert. Alle Varianten von Keimzell-

Abb. 4.6. Mediastinale Lymphknoteninfiltration bei 12jährigem Jungen mit Morbus Hodgkin (parasternaler Querschnitt). Darstellung von 3 echoarmen runden Raumforderungen, die den Pulmonalishauptstamm (*PA*) nach dorsal verdrängen und imprimieren. Hierbei handelt es sich um vergrößerte mediastinale Lymphknoten ▼

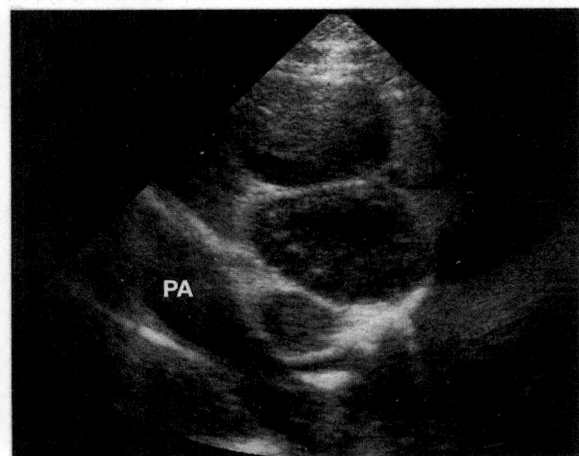

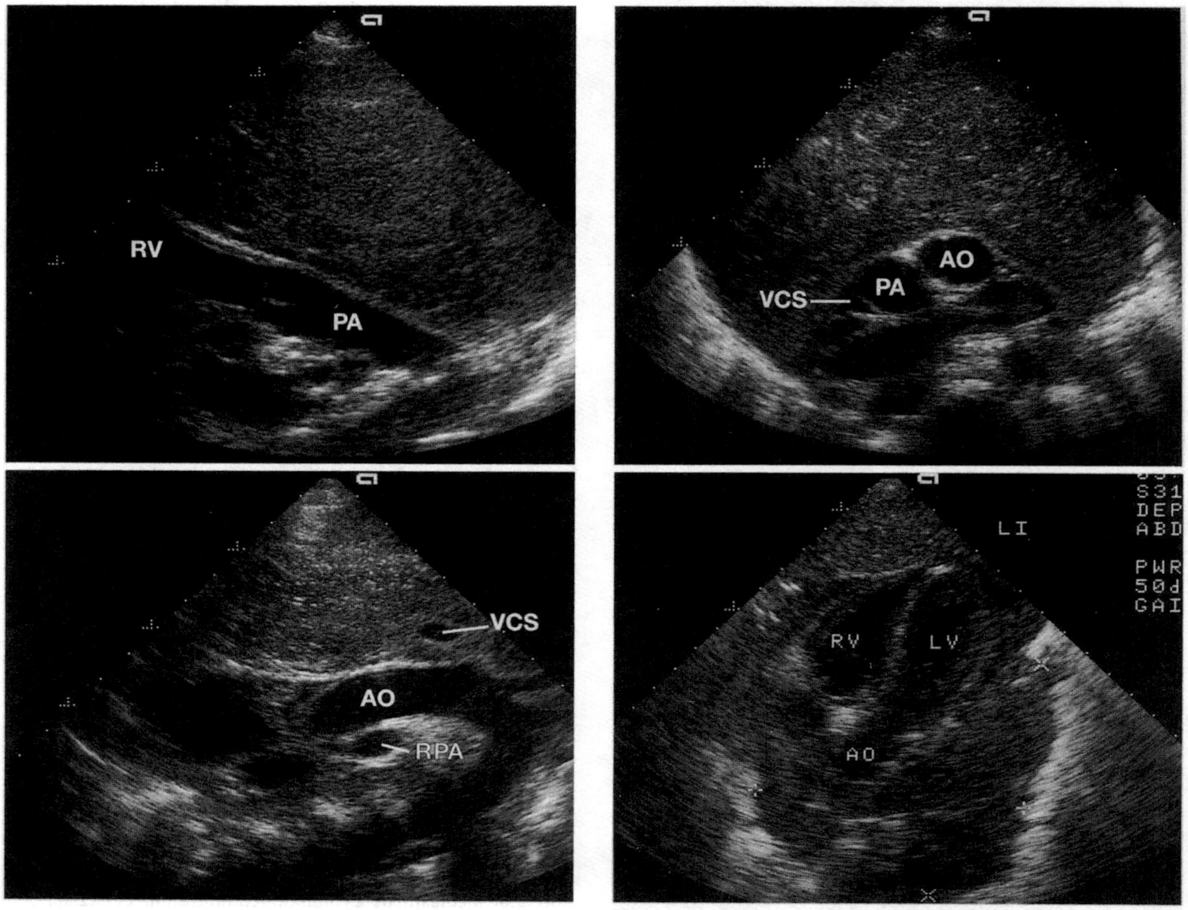

Abb. 4.7 a–d. Mediastinales Non-Hodgkin-Lymphom bei 4jährigem Jungen.. Echoarme Raumforderung des vorderen Mediastinums mit inhomogener Echotextur. **a** Parasternaler Längsschnitt rechts: der rechte Ventrikel (*RV*) und die Pulmonalarterie (*PA*) sind durch den riesigen Mediastinaltumor nach dorsal verlagert. **b** Parasternaler Längsschnitt links: Dorsalverlagerung der Aorta (*AO*). Die V. cava superior (*VCS*) läuft durch den Tumor. (*RPA* rechte Pulmonalarterie). **c** Parasternaler Querschnitt in Höhe der großen Gefäße: riesige Raumforderung im vorderen Mediastinum, die die großen Gefäße ummauert und nach dorsal verdrängt. (*AO* Aorta ascendens, *PA* Pulmonalarterie, *VCS* V. cava superior). **d** Apikaler Vierkammerblick: die echoarme Raumforderung (*Kreuze*) ummauert sowohl den linken Ventrikel (*LV*) und die Aorta (*AO*) als auch den rechten Vorhof und rechten Ventrikel (*RV*)

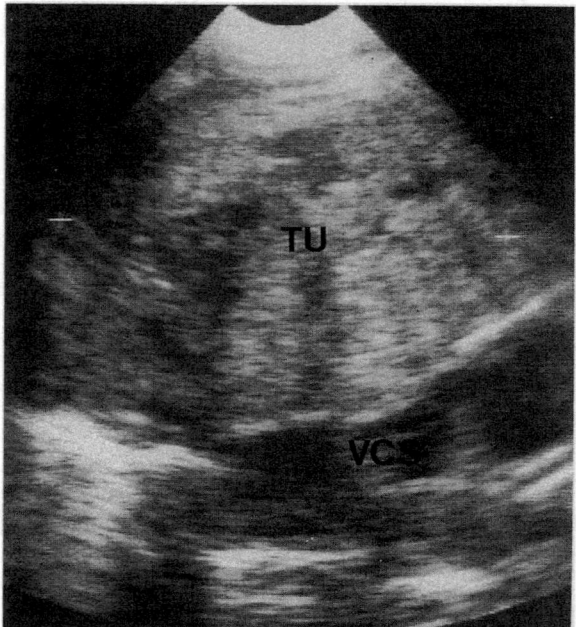

Abb. 4.8. Chorionepitheliom (Längsschnitt durch das obere Mediastinum parasternal rechts) bei 13jährigem Jungen. Im Bereich des vorderen Mediastinums kommt ein 8 cm großer Tumor (*TU*) mit inhomogener Echotextur mittlerer bis hoher Echogenität zur Darstellung, der die V. cava superior (*VCS*) nach dorsal verlagert

tumoren können im Mediastinum auftreten: Germinome (Seminome), Teratome (Abb. 4.9), Teratokarzinome, Chorionkarzinome (Abb. 4.8) und Dottersacktumoren. Teratome sind die weitaus häufigsten Keimzelltumoren des Kindesalters. Sie verursachen ca.15 % aller mediastinalen Raumforderungen. Sonographisch sind diese Tumoren meist echodicht und können echogene Kalkeinlagerungen mit sich anschließendem Schallschatten aufweisen. In seltenen Fällen können sie jedoch auch rein zystisch verändert sein (Abb. 4.9).

Seltene mediastinale Raumforderungen sind Neuroblastome, Neurofibrome, Thymolipome, Karzinoid des Thymus und Ganglioneurome.

Hinteres Mediastinum. Raumforderungen des hinteren Mediastinums sind meist dem sympathischen Nervensystem zuzuordnen. Die zweithäufigste Lokalisation von Neuroblastomen im Kindesalter neben der Nebenniere sind thorakale Neuroblastome. Die sonographische Darstellung kann sowohl in der parasternalen langen Achse als auch von subkostal durch die Leber als akustischem Fenster erfolgen (Abb. 4.10 a, b). Thorakale Neuroblastome sind meist paravertebral lokalisiert. Sie stel-

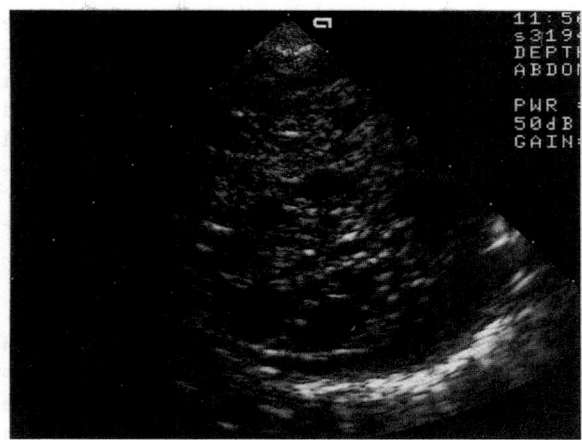

Abb. 4.9. Thorakales Teratom bei Neugeborenem mit Atemnot und röntgenologisch festgestelltem verbreitertem Mediastinum (parasternaler Längsschnitt). Raumforderung des vorderen Mediastinums (7 cm Durchmesser), von multiplen Zysten durchsetzt

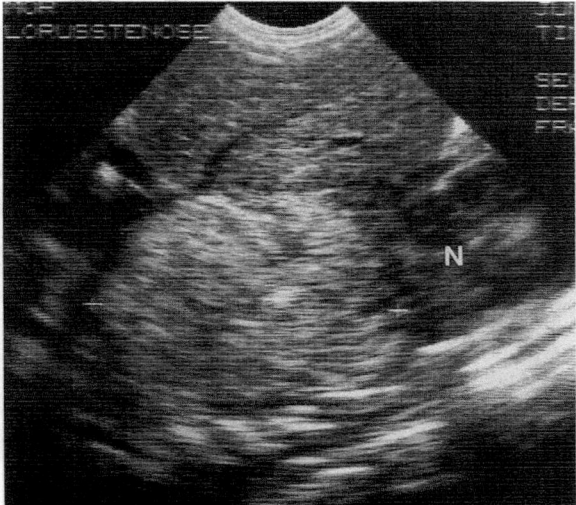

Abb. 4.10a,b. Thorakales Neuroblastom bei 6 Wochen altem Säugling. a Längsschnitt durch den rechten Oberbauch. Echogener Tumor (*Kreuze*) oberhalb der rechten Niere (*N*). Der Tumor ist unregelmäßig begrenzt und hat eine inhomogene Echotextur. Er ist prävertebral lokalisiert, hat das Zwerchfell destruiert und reicht vom oberen rechten Nierenpol bis zum rechten Vorhof. b Nach kranial gekippter Oberbauchquerschnitt. Echogener Tumor (*Kreuze*), der die Lebervenen komprimiert und verdrängt und den rechten Vorhof (*RA*) imprimiert

Abb. 4.11. Thorakales Ganglioneurom bei 4jährigem Mädchen (interkostaler Querschnitt paravertebral durch das hintere Mediastinum). Ca. 2,9 cm große, echoarme, gut abgrenzbare Raumforderung mit homogenem Binnenreflexmuster

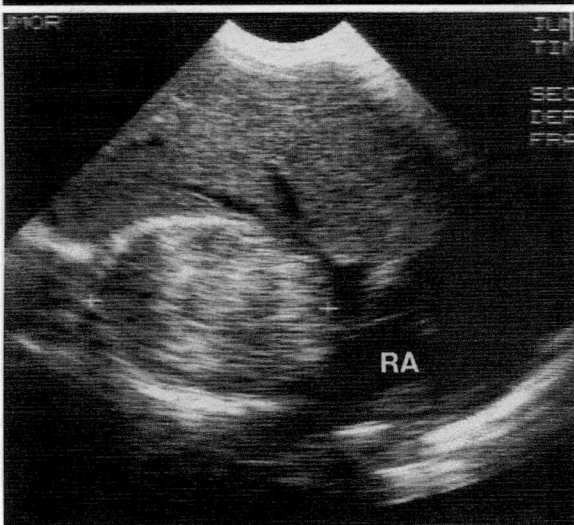

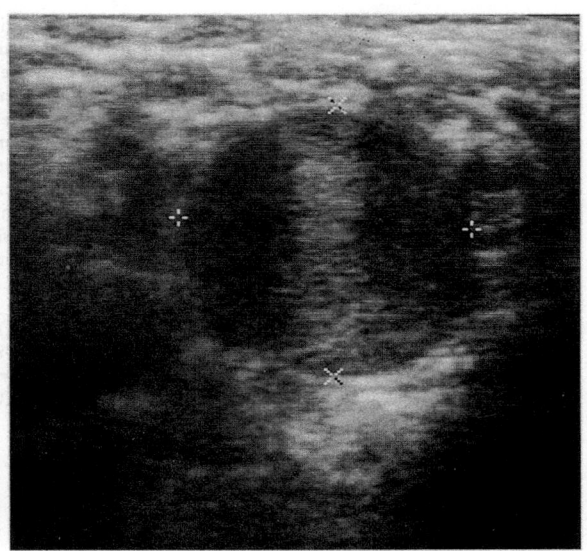

len sich wie abdominelle Neuroblastome als solide Tumoren mit inhomogenem Binnenreflexmuster und Verkalkungen dar. Seltener können auch homogene Tumoren oder zystisch zerfallende Neuroblastome nachgewiesen werden. Ganglioneurome sind gutartige Raumforderungen des hinteren Mediastinums, die ebenfalls vom sympathischen Grenzstrang ausgehen. Sie haben ein homogenes, echoarmes Reflexmuster und sind gut von der Umgebung abgrenzbar (Abb. 4.11).

Zystische Raumforderungen im Mediastinum

Thymuszysten. Thymuszysten sind selten. Sie entsprechen entwicklungsgeschichtlich Rudimenten der 3. Kiementasche, aus der sich in der Embryonalphase der Thymus entwickelt hat. Sonographisch zeigen sich Thymuszysten als echofreie Areale. Sie können von der Mandibula bis zum Zwerchfell an jeder Stelle des embryologischen Deszensus auftreten. Normalerweise sind Thymuszysten kleine runde oder ovaläre, uni- oder multilokuläre Raumforderungen. In seltenen Fällen können Thymuszysten riesige Ausmaße annehmen und zur Verschattung einer Thoraxhälfte im Röntgenbild führen. Sie können sich infizieren und eine intrathorakale Abszedierung nachahmen (Abb. 4.12).

Der zervikal-ektope Thymus geht häufig mit einer Zystenbildung einher, die zur Tracheal- und Ösophaguskompression führen kann.

Weitere zystische Raumforderungen im Mediastinum sind mediastinale Lymphangiome, Pleuroperikardzysten (Abb. 4.13), mediastinal lokalisierte bronchogene Zysten (Abb. 4.14), neuroenterale Zysten und zystisch zerfallene maligne Tumoren, vordere Meningozelen und zystische Duplikaturen des Ösophagus (Abb. 4.15). Ösophagusduplikaturen und vordere Meningomyelozelen liegen immer im hinteren Mediastinum.

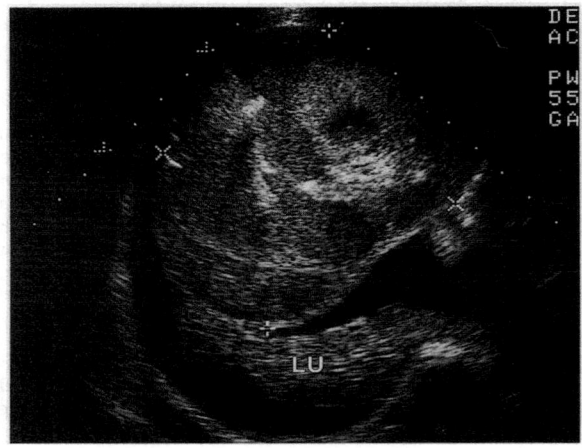
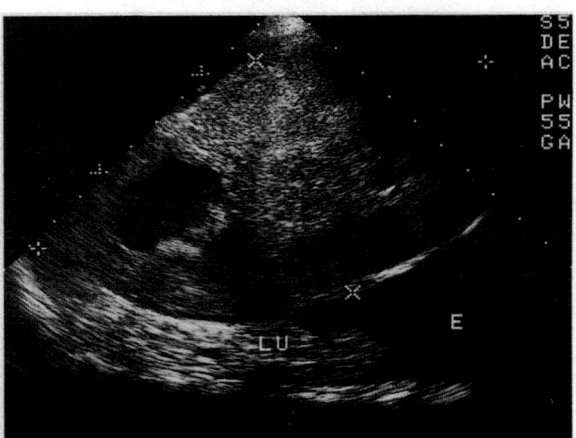

Abb. 4.12a,b. Infizierte Thymuszyste bei 10jährigem Jungen mit Husten, Dyspnoe und deutlich erhöhten Entzündungsparametern. **a** Nach kranial gekippter Querschnitt durch den rechten Hemithorax. Echogene Raumforderung, die große Teile des rechten Hemithorax ausfüllt (*Kreuze*). Zystisches Areal im Zentrum der Raumforderung, das von einem echogenen Randsaum umgeben ist. Atelektase des rechten Lungenunterlappens (*LU*) umgeben von einem Pleuraerguß. **b** Längsschnitt in der Axillarlinie durch den rechten Hemithorax. Riesige Raumforderung mit komplexem Binnenreflexmuster. Im kranialen Anteil zystisches Areal. Atelektase des gesamten Unter- und Mittellappens (*LU*) mit angrenzendem Pleuraerguß (*E*)

Abb. 4.13. Pleuroperikardzyste (subkostaler Vierkammerblick). ▶ Große zystische Raumforderung, die die Hinterwand des linken Ventrikels nach ventral verlagert. (*AO* Aorta ascendens, *IVS* Interventrikularseptum, *LV* linker Ventrikel, *RA* rechter Vorhof, *RV* rechter Ventrikel, *ZY* Zyste)

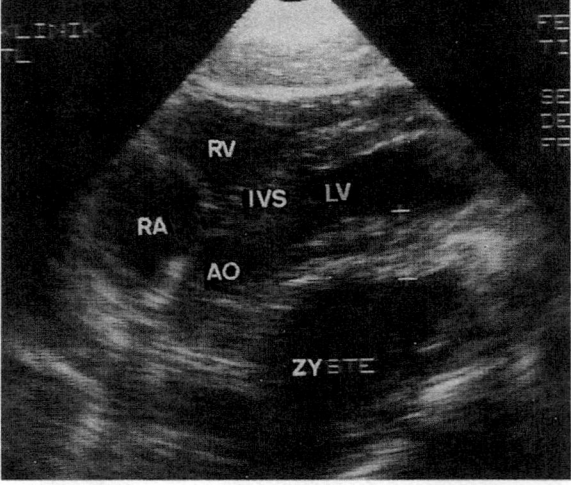

4.6 · Krankheitsbilder

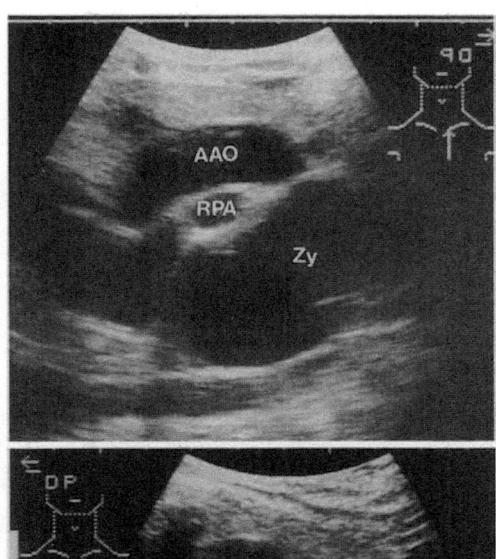

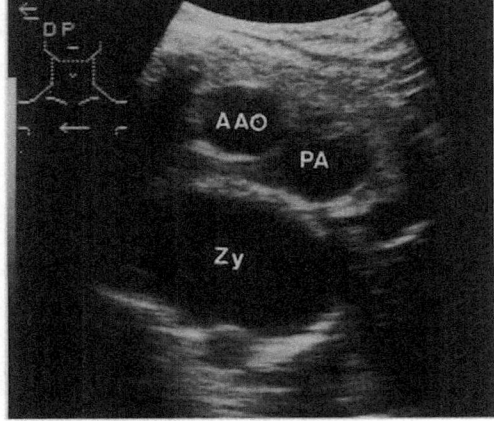

Abb. 4.14. Bronchogene Zyste im parasternalen Längsschnitt (a) und transsternalen Querschnitt (b) entsprechend den Piktogrammen (3jähriges Mädchen). Die bronchogene Zyste (*Zy*) ist unterhalb der rechten Pulmonalarterie (*RPA*) und Aorta ascendens (*AAO*) als echofreies, glatt konturiertes Areal erkennbar. (Abbildung: Prof. von Lengerke)

4.6.2 Raumforderungen der Thoraxwand

Raumforderungen der Thoraxwand können sich zystisch und solide darstellen.

Die häufigsten zystischen Läsionen der Thoraxwand sind Lymphangiome, die sich meist echofrei abbilden (Abb. 4.15), sowie Hämangiome (Abb. 4.16), die meist multiple, sich bewegende Binnenreflexe aufweisen, die Erythrozyten entsprechen.

Die sichere Differenzierung zwischen Lymphangiomen und Hämangiomen gelingt mit der farbkodierten Dopplersonographie. Hierbei muß das Dopplersonographiegerät auf maximale Empfindlichkeit (niedrige Nyquist-Grenze, geringer Wandfilter < 100 Hz) eingestellt werden. Die zystischen Strukturen in kavernösen Hämangiomen stellen sich mit der farbkodierten Dopplersonographie farbig dar, während Lymphangiome trotz eingeschalteter Farbkodierung schwarz bleiben.

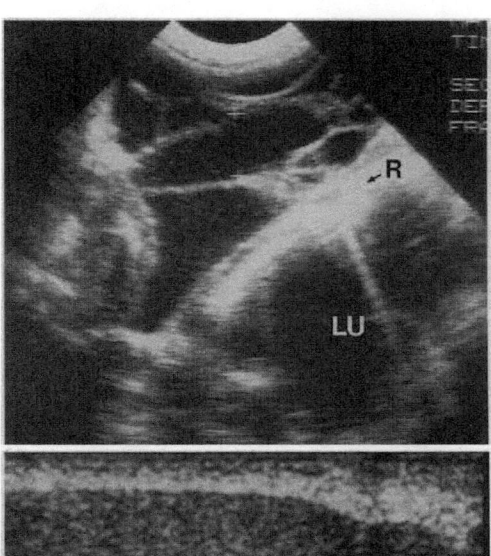

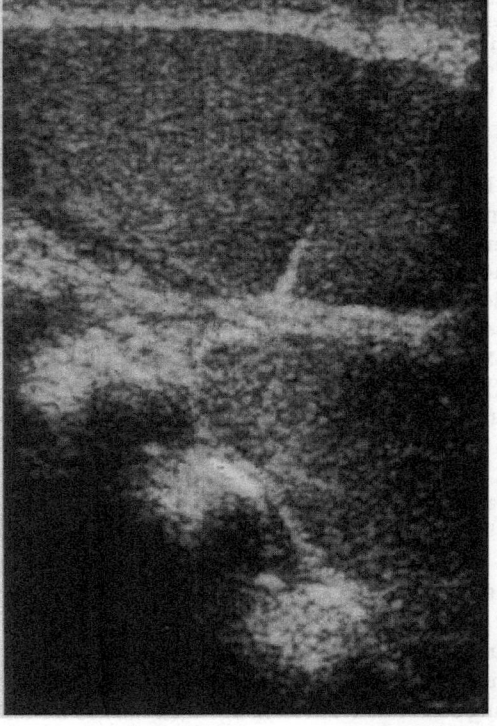

Abb. 4.15. a Lymphangiom der Thoraxwand (Längsschnitt über der 1. Rippe). Mehrfach septierter, multizystischer Tumor, der der Rippe (*R*) aufsitzt. (*LU* Lunge). b Lymphangiom der seitlichen Thoraxwand mit Einblutung. Polyzyklisch begrenzte Raumforderung mit homogenem Binnenreflexmuster (Erythrozyten, Hb-Gehalt im Punktat 9 g/dl). Keine Blutströmung mit der Dopplersonographie nachweisbar

Die Differenzierung zwischen venöser und arterieller Blutströmung erfolgt mit der gepulsten Dopplersonographie. Lymphangiome und Hämangiome können multiple Septen aufweisen. Durch Einblutung können Lymphangiome feinste Binnenreflexe aufweisen und nur schwer von echoarmen Lymphknoten abgegrenzt werden (Abb. 4.15 b).

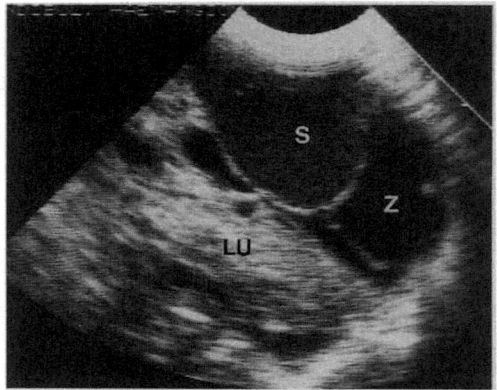

Abb. 4.16. Hämangiom der Thoraxwand (Querschnitt oberer Thoraxbereich). Mehrfach gekammerte, teils zystische (*Z*), teils solide (*S*) wirkende Raumforderung. Bei der Real-time-Untersuchung waren im Bereich der soliden Raumforderung feinste pulssynchrone Bewegungen zu beobachten. Dopplersonographisch ließ sich eine venöse Blutströmung nachweisen. (*LU* Lunge)

Von Lymph- und Hämangiomen müssen sich verflüssigende Abszesse und lokalisierte Pleuraergüsse differenziert werden. Die Differenzierung gelingt meist aufgrund der Klinik.

Solide Raumforderungen der Thoraxwand können Abszesse im Frühstadium, Lipome, Knochentumoren (Ewing-Sarkom, Osteosarkom) sowie Bindegewebstumoren (Rhabdomyosarkom) sein. Eine sonographische Artdiagnose des Tumors ist nicht möglich.

4.6.3 Pathologische Veränderungen im Bereich der Pleura

Pleuraergüsse

Die häufigsten pathologischen Befunde des Pleuralraums sind Pleuraergüsse. Sie können mit den heute zur Verfügung stehenden Ultraschallgeräten ebenso sicher wie mit der konventionellen Röntgendiagnostik dargestellt werden. Diskrete, kleine Pleuraergüsse werden sonographisch sogar besser erfaßt als radiologisch.

Die Untersuchung kann am Krankenbett erfolgen und ist auch Kindern auf der Intensivstation ohne weiteres zumutbar. Die Untersuchung sollte am besten bei sitzendem oder stehendem Patienten erfolgen. Bei schwerkranken Patienten ist eine Lagerung mit leicht erhöhtem Oberkörper sinnvoll. Hierbei kommt es zur Ansammlung von Flüssigkeit im dorsalen Recessus costodiaphragmalis, wodurch auch kleinste Pleuraergüsse von 20–30 ml nachgewiesen werden können. Die Nachweisgrenze liegt im Säuglingsalter mit ca. 5–10 ml sogar noch niedriger.

Mit der Sonographie kann zwischen serösen Ergüssen (Abb. 4.17), die sich echofrei darstellen, und eitrigen

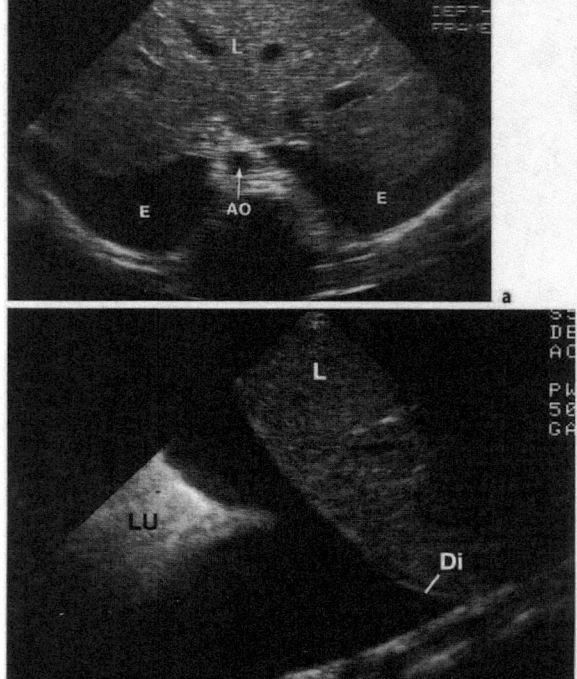

Abb. 4.17. a Beidseitiger Pleuraerguß (nach kranial gekippter Oberbauchquerschnitt). Der Erguß (*E*) erzeugt zwei halbmondförmige echofreie Areale oberhalb der Zwerchfelle. (*AO* Aorta, *L* Leber). **b** Infusothorax bei 2jährigem Mädchen (Längsschnitt durch den rechten Thorax in Höhe der hinteren Axillarlinie). Oberhalb der Leber (*L*) und des echoarmen Zwerchfells (*Di*) flottiert in einem riesigen Pleuraerguß der rechte Lungenunterlappen (*LU*)

oder blutigen Ergüssen, die multiple Binnenreflexe aufweisen, differenziert werden (Abb. 4.18). Weiterhin lassen sich einzelne oder multiple Septen darstellen, die vor allem bei entzündlich bedingten Pleuraergüssen gefunden werden können (Abb. 4.19). Im nach kranial gekippten Querschnitt von subxiphoidal erscheinen Pleuraergüsse als sichelförmige, echofreie Areale oberhalb des Zwerchfells und der Leber (Abb. 4.17). Die dorsale Begrenzung bildet die Thoraxwand. Der lufthaltige Lungenunterlappen stellt sich echogen dar und kann häufig während der Inspiration im Erguß dargestellt werden (Abb. 4.17 b und 4.18).

Im Längsschnitt in der hinteren oder mittleren Axillarlinie bilden sich Pleuraergüsse als dreieckige echoleere Raumforderungen oberhalb des Zwerchfells im Bereich des Recessus costodiaphragmalis ab (Abb. 4.17b, 4.20a,b, 4.21a,b). Linksseitig lokalisierte Pleuraergüsse sind schwieriger nachzuweisen, da einerseits die Milz als ein nur kleinflächiges akustisches Fenster

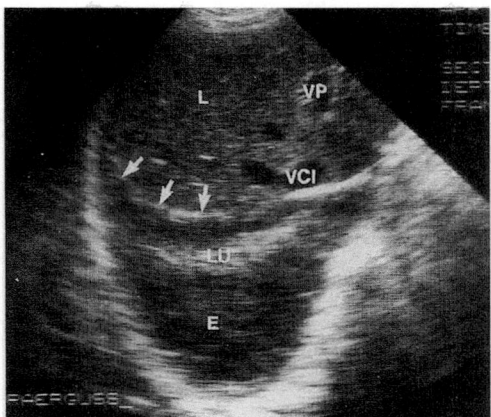

Abb. 4.18. Eitriger Pleuraerguß (nach kranial gekippter Querschnitt durch den rechten Oberbauch). Der Erguß (*E*) verursacht ein sichelförmiges Areal oberhalb der rechten Zwerchfellkuppel (*Pfeile*). Aufgrund des eitrigen Exsudats sind multiple Binnenreflexe vorhanden. Im Erguß ist der rechte Lungenunterlappen (*LU*) abgrenzbar. (*L* Leber, *VCI* V. cava inferior, *VP* V. portae)

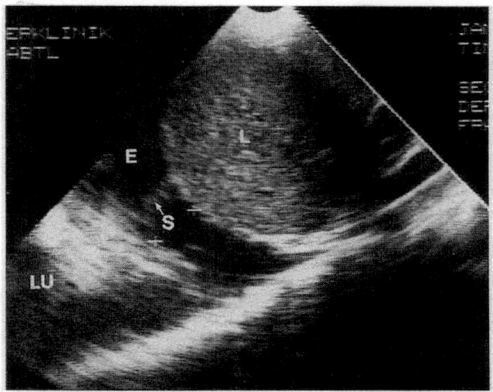

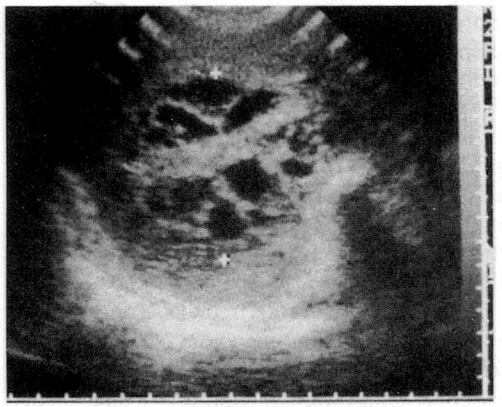

Abb. 4.19. Multipel gekammerter Pleuraerguß bei Pilzpneumonie (nach kranial gekippter Oberbauchquerschnitt)

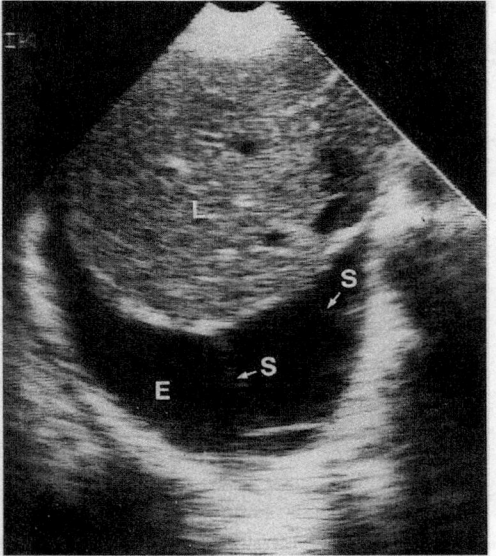

Abb. 4.20 a, b. Septierter Pleuraerguß. **a** Längsschnitt in Höhe der mittleren Axillarlinie. Echofreie Raumforderung (*E*) oberhalb des Zwerchfells, die von einzelnen Septen (*S*) durchzogen ist. **b** Nach kranial gekippter Querschnitt. Der Erguß (*E*) erzeugt oberhalb des Zwerchfells ein halbmondförmiges Areal, das durch einzelne Septen (*S*) unterteilt ist. (*L* Leber, *LU* Lunge)

zur Verfügung steht und andererseits Luft im Magenfundus und Querkolon die direkte Darstellung erschwert oder verhindert.

Pleuraergüsse werden bei Rechtsherzinsuffizienz, nach Thorakotomien, bei Pneumonie und Pleuritis (Abb. 4.21 a, b), thorakalen Malignomen sowie nach Strahlentherapie im Thoraxbereich gefunden. Als seltene Komplikation kann bei langdauernder parenteraler Ernährung ein Infusothorax resultieren (Abb. 4.17 b).

Differentialdiagnostisch müssen Perikardergüsse, perihepatisch lokalisierte Aszitesformen sowie subphrenische Abszesse abgegrenzt werden. Während Pleuraergüsse immer von einem echogenen Randsaum umgeben sind, weisen perihepatisch lokalisierte Aszitesformen keine echogene Randbegrenzung auf.

Differentialdiagnostisch abgegrenzt werden müssen weiterhin die seltenen Echinokokkuszysten der Lunge, ein zystisches intrathorakales Lymphangiom, Pleuroperikardzysten (Abb. 4.13) sowie ventrale Meningozelen. Bronchogene Zysten sind von gekammerten Pleuraergüssen nicht immer sicher zu unterscheiden. Sie stellen sich ebenfalls echofrei dar und können multiple Septierungen aufweisen (Abb. 4.22). In seltenen Fällen können sie durch Fetteinlagerungen auch als solide Tumoren erscheinen.

Umschriebene Pleuraerkrankungen sind im Kindesalter sehr selten. Pleuramesotheliome und die Pleurakarzinose stellen sich flächenhaft dar, wobei das Tumorgewebe eine relativ schwache Echogenität besitzt. Beide Tumoren können mit Hilfe sonographischer Kriterien allein nicht voneinander unterschieden werden.

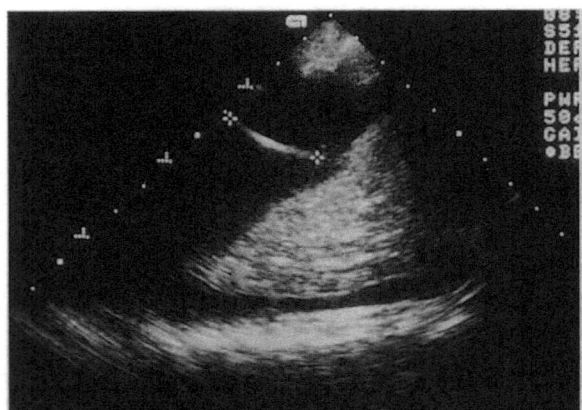

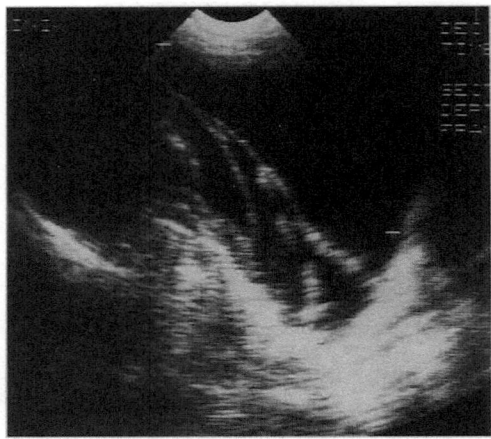

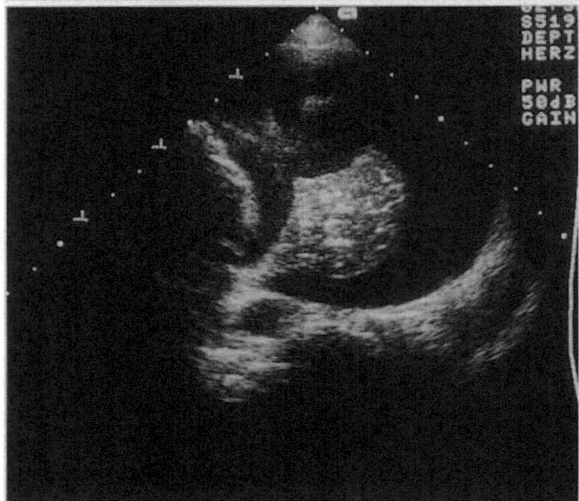

Abb. 4.21a, b. Ausgeprägter Pleuraerguß bei 5jährigem Jungen mit atyischer Pneumonie. a Längsschnitt. Hintere Axillarlinie: Pleuraerguß, der die atelektatische und pneumonisch infiltrierte Lunge völlig umgibt. Die Pleuradrainage stellt sich echogen dar (*Kreuze*). b Querschnitt von interkostal. Ausgeprägter Pleuraerguß, der den gesamten atelektatischen Unterlappen umgibt

Abb. 4.22. Bronchogene Zyste (Längsschnitt durch die rechte Thoraxhälfte in Höhe der mittleren Axillarlinie). Die Zyste ist als echofreies, multipel septiertes Areal erkennbar, das die gesamte rechte Thoraxhälfte ausfüllt. Eine sichere Differenzierung von einem gekammerten Pleuraerguß ist nicht möglich

4.6.4 Pathologische Veränderungen im Bereich des Zwerchfells

Die Sonographie ist heute die diagnostische Methode der ersten Wahl zur Beurteilung der Zwerchfellbeweglichkeit. Im Real-time-Bild kann dabei von subxiphoidal die atemsynchrone rhythmische Bewegung beider Zwerchfelle dargestellt werden. Postoperativ aufgetretene Paresen können mit der Real-time-Technik optimal erfaßt werden. Die Dokumentation sollte mit Hilfe der M-Mode-Technik erfolgen, womit Verlaufskontrollen besonders gut möglich werden (Abb. 4.2 a–c). Die Zwerchfellexkursionen können auch bei Verschwartungen der Pleura, bei tumorösen Infiltrationen und bei Pleuritis eingeschränkt sein. Pathologische Zwerchfellexkursionen werden außerdem bei verschiedenen neuromuskulären Erkrankungen gefunden (Abb. 4.2 d).

Angeborene Zwerchfelldefekte sind die Folge eines fehlerhaften Verschlusses der pleuroperitonealen Kanäle in der 6. Embryonalwoche. Angeborene Hernien sind meist posterolateral links im Bereich der Bochdalek-Lücke lokalisiert. Ventrale Defekte im Bereich der Morgagni- (rechts) (Abb. 4.24b) oder der Larrey-Spalte (links) sind seltener und werden häufig erst im Kleinkindalter diagnostiziert. Da interponiertes Lebergewebe eine Verlagerung weiterer Abdominalorgane in der Regel verhindert, sind ventrale Hernien häufig asymptomatisch. Sie werden oft nur als Zufallsbefund auf der Röntgenübersichtsaufnahme des Thorax diagnostiziert. Zwerchfellhernien können sonographisch unmittelbar nach der Geburt erfaßt werden (Abb. 4.23). Solange der Darm nicht luftgefüllt ist, lassen sich die intrathorakalen Strukturen eindeutig darstellen. Mekoniumgefüllte Darmschlingen stellen sich als multiple, echoarme, runde bis ovale Raumforderungen dar (Abb. 4.23 a). Mit zunehmender Belüftung der Darmschlingen ist eine sichere Diagnosestellung mit Hilfe des Ultraschalls nicht mehr möglich. Hier stellt die Röntgendiagnostik das bildgebende Verfahren der Wahl dar.

Sonographisch können rechtsseitig lokalisierte Zwerchfellhernien, die meist mit einer Verlagerung von Lebergewebe in den Thorax einhergehen und wenig Symptome zeigen, dargestellt werden (Abb. 4.23 b). Das Zwerchfell weist in diesen Fällen eine Konturunterbrechung mit Verlagerung von Abdominalorganen in den Thoraxraum auf (Abb. 4.23 und 4.24 b). Sonographisch können die Größe und Lokalisation der Hernie sowie das Ausmaß und der Inhalt des Bruchsacks dargestellt werden.

Weiterhin läßt sich die konsekutive Verlagerung des Herzens und der großen Gefäße zur kontralateralen Sei-

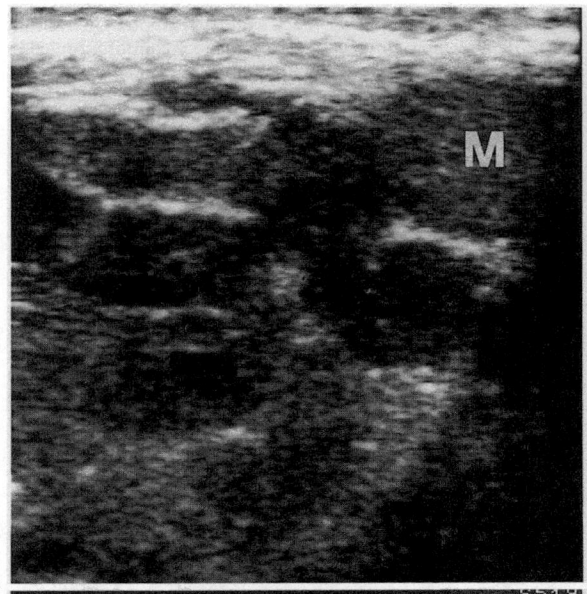
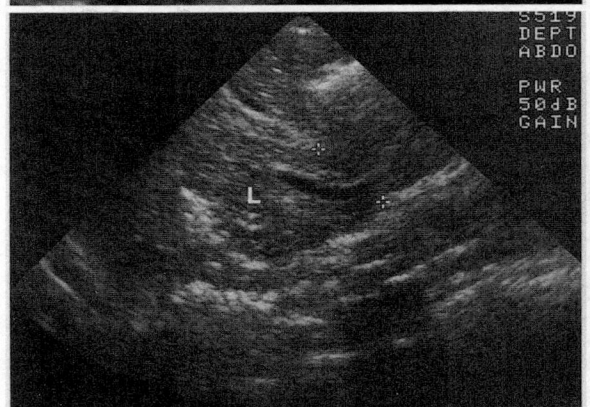
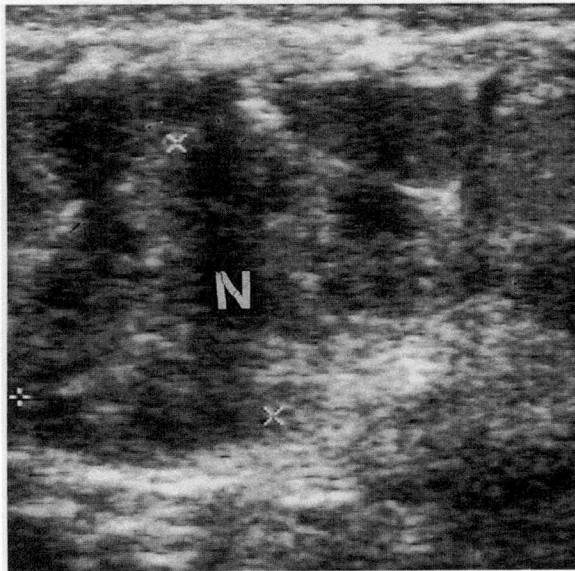

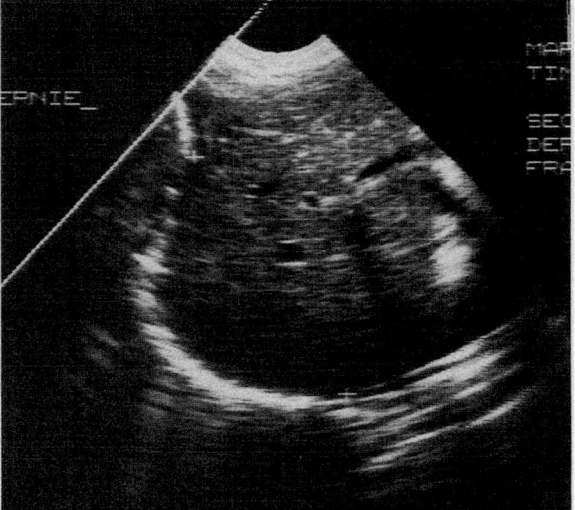
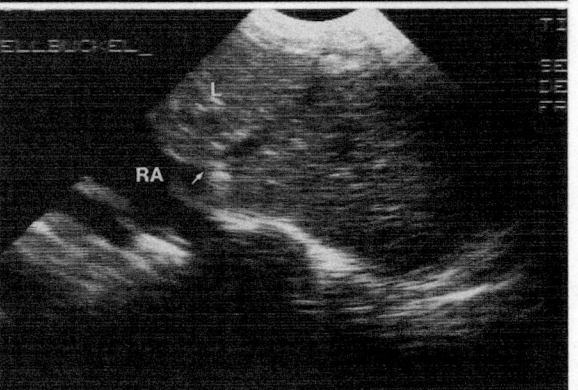

Abb. 4.24. a Relaxatio diaphragmatica mit Zwerchfellbuckel (Längsschnitt durch den mittleren Oberbauch). Die Zwerchfellkontur ist nach kranial verlagert (*Kreuze*). Eine Konturunterbrechung kann jedoch nicht nachgewiesen werden. **b** Morgani-Hernie (Längsschnitt durch den mittleren Oberbauch). Konturunterbrechung des Zwerchfells im ventralen Anteil (*Pfeil*) mit Verlagerung eines Leberlappens (*L*) in den Thorax. (*RA* rechter Vorhof)

◀ **Abb. 4.23 a–c.** Zwerchfellhernie. **a** Längsschnitt durch den linken Hemithorax bei Neugeborenem. Darstellung von multiplen echoarmen rundlichen Raumforderungen im Thorax, wobei es sich um mekoniumgefüllte Darmschlingen handelt. Im unteren Bildabschnitt ist die in den Thorax verlagerte Milz (*M*) dargestellt. **b** Bochdalek-Hernie mit Verlagerung eines Leberlappens (*L*) in den Thorax. Der Zwerchfelldefekt ist durch *Kreuze* markiert und an der Konturunterbrechung des normalen Zwerchfells klar zu erkennen. **c** Zwerchfellehernie mit Verlagerung der linken Niere (*N*) in den Thorax

te sonographisch erfassen, sofern nicht störende Luftüberlagerungen aus überblähten Lungenpartien oder ein Pneumothorax die Abbildung erschweren. Bei der Realtime-Untersuchung kann die paradoxe Bewegung des Bruchsacks im Vergleich zur Zwerchfellbewegung nachgewiesen werden.

Differentialdiagnostisch sind eine Relaxatio diaphragmatica und ein Zwerchfellbuckel (Abb. 4.24a) auszuschließen. Das Zwerchfell ist in diesen Fällen verschmächtigt, jedoch vorhanden, so daß ein normal bewegliches Zwerchfell ohne Konturunterbrechung nachgewiesen werden kann.

4.6.5 Lungensequester

Lungensequester haben keinen Anschluß ans Bronchialsystem; in der Regel werden sie von einer oder mehre-

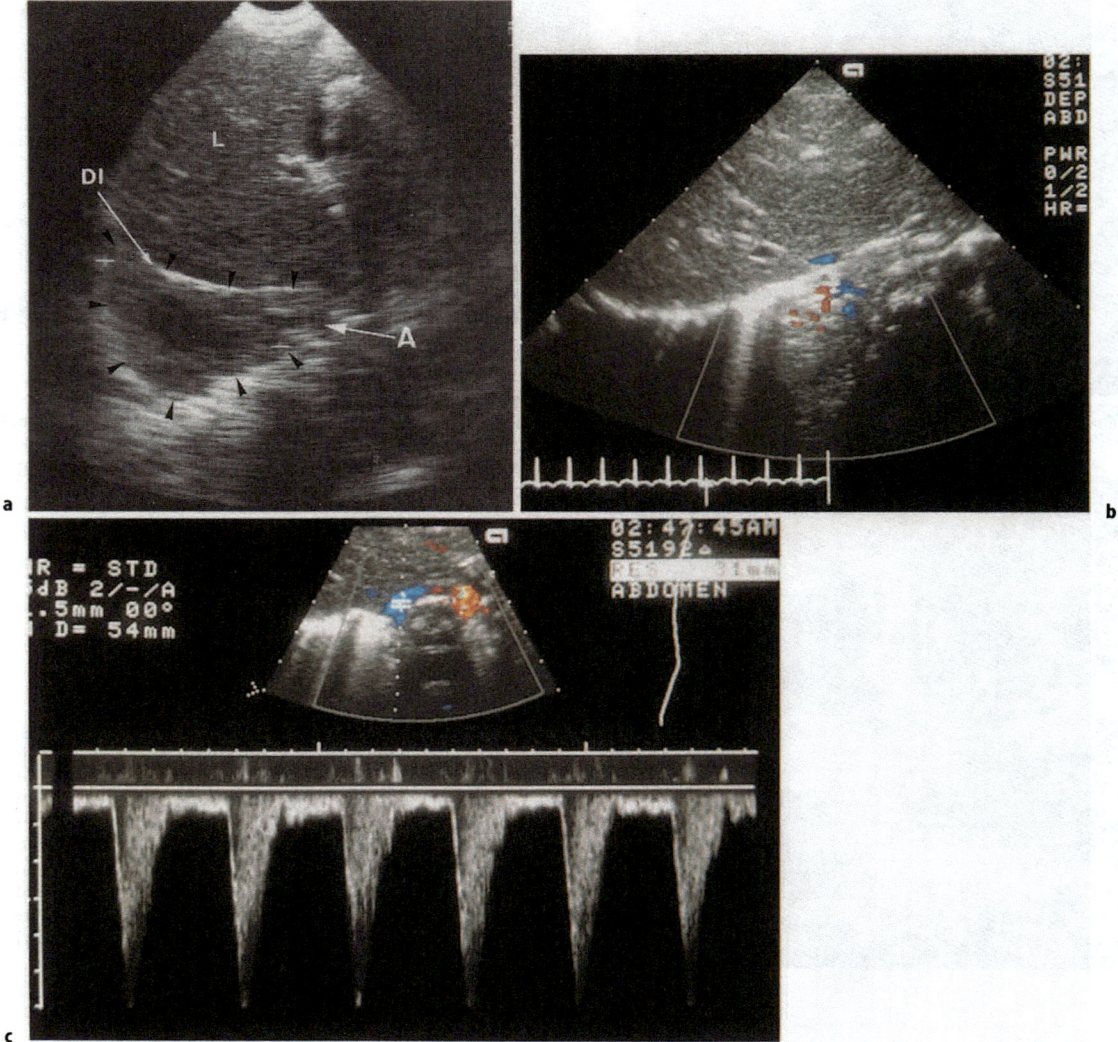

Abb. 4.25. a Lungensequester (nach kranial gekippter Querschnitt durch den rechten Oberbauch). Echoarme Raumforderung mit echofreiem Zentrum oberhalb der rechten Zwerchfellkuppel (*DI*). Das echofreie Zentrum entspricht einem arteriellen Gefäß. Dopplersonographisch konnte ein pulsatiler, arterieller Fluß nachgewiesen werden. Der *weiße Pfeil* markiert eine zuführende Arterie (*A*). (*L* Leber). **b** Farbkodierte dopplersonographische Darstellung einer intralobären Lungensequestration bei 5 Monate altem Mädchen (nach kranial gekippter Oberbauchquerschnitt). Oberhalb des Zwerchfells zeigt sich eine echogene Raumforderung mit einzelnen kleinen zystischen Arealen, die mit der farbkodierten Dopplersonographie als Gefäße identifiziert werden konnten. **c** Gepulste dopplersonographische Flußmessung in einem Gefäß, das unterhalb des Zwerchfells direkt aus der Aorta abdominalis entspringt und nach kranial zu der supradiaphragmalen Raumforderung verläuft. Das Meßvolumen des gepulsten Dopplers ist im Gefäß plaziert. Mit der gepulsten Dopplersonographie läßt sich eine arterielle Blutströmung nachweisen, so daß es sich um die den Lungensequester versorgende Arterie handelt

ren Arterien versorgt, die direkt aus der Aorta descendens entspringen. Lungensequester sind meist im Bereich des rechten Unterlappens lokalisiert. Sie lassen sich sonographisch nachweisen, wenn sie direkt an das Zwerchfell grenzen (Abb. 4.25 a).

Meist haben Lungensequester ein homogenes echoarmes Binnenreflexmuster, das in etwa dem der Leber entspricht. Sie können sich jedoch auch echodicht mit einzelnen zystischen Arealen darstellen. Eine pulmonale Sequestration liegt dann vor, wenn sonographisch die arterielle Versorgung einer supradiaphragmalen Raumforderung aus einer Systemarterie, die aus der Aorta entspringt, nachgewiesen werden kann. Dies ist beim Ursprung der Systemarterie aus der deszendierenden Aorta möglich. Probleme bereitet die Diagnose, wenn die versorgende Arterie aus der thorakalen Aorta hervorgeht. Mit der Dopplersonographie und insbesondere mit der farbkodierten Dopplersonographie läßt sich die Gefäßversorgung am besten beurteilen (Abb. 4.25 b, c). Zystische Strukturen im Sequester können mit der farbkodierten Dopplersonographie als Gefäße identifiziert werden (Abb. 4.25 c). Prinzipiell muß zwischen der intralobären und der extralobären Sequestration unterschieden werden. Dies gelingt durch Darstellung der venösen Drainage. Sie erfolgt bei der intralobären Sequestration über die Lungenvenen, während die extralobäre Sequestration in die Systemvenen (Pfortader oder V. hemiazygos) drainiert. Während die Darstellung des venösen Abflusses in die Systemvenen dopplersonographisch möglich ist, bereitet die Diagnose der intralobären Sequestration Schwierigkeiten. Dies ist jedoch klinisch nicht relevant.

Differentialdiagnostisch müssen zystisch-adenomatoide Lungentransformationen, Zwerchfellhernien, bronchogene Zysten, Mediastinaltumoren, Pneumonien und Atelektasen abgegrenzt werden.

4.6.6 Solide intrathorakale Raumforderungen

Raumforderungen im Thoraxbereich können sonographisch dann nachgewiesen werden, wenn sie dem Zwerchfell oder der Thoraxwand direkt anliegen oder von einem Pleuraerguß umgeben sind. Tumoren, die hinter lufthaltigen Lungenpartien liegen, sind sonographisch nicht darstellbar. Am sichersten werden solide thorakale Raumforderungen, die direkt an das Zwerchfell grenzen, sonographisch erfaßt (Abb. 4.26 und 4.27).

Maligne Tumoren können das Zwerchfell verlagern oder destruieren. Die Lebergefäße können infiltriert oder verlagert werden. Bei der sonographischen Diagnose von Lungentumoren muß beachtet werden, daß auch pneumonisch infiltrierte Lungenareale, Abszesse und Atelektasen durch den fehlenden Luftgehalt sonographisch gut zugänglich werden und wie ein solider Tumor imponieren können (Abb. 4.29 und 4.30).

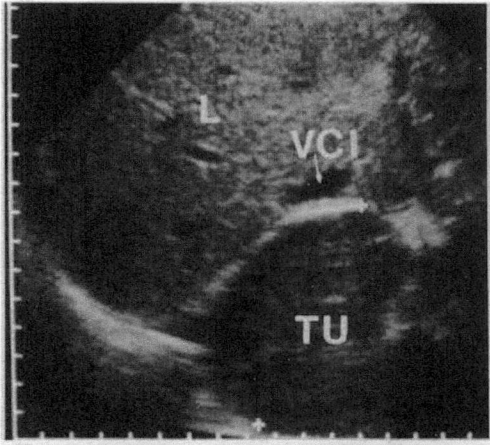

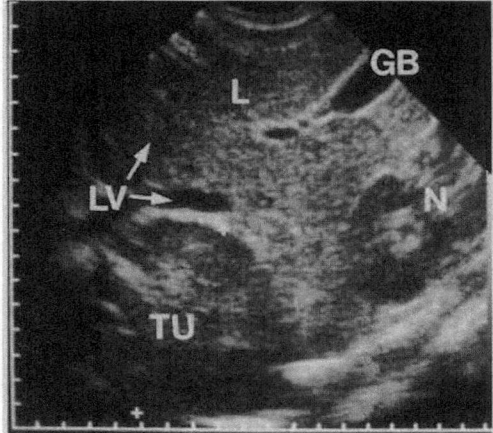

Abb. 4.26. a Thorakaler Riesenzelltumor (nach kranial gekippter Querschnitt durch den rechten Oberbauch). Oberhalb des Zwerchfells liegt der Tumor (*TU*) als homogenes, echoarmes Areal. Die V. cava inferior (*VCI*) ist durch den Tumor nach ventral verlagert. (*L* Leber). **b** Thorakaler Riesenzelltumor, der von kranial durch das Zwerchfell in die Leber eingewachsen ist (Längsschnitt durch den Oberbauch). Durch das infiltrative Tumorwachstum sind die Zwerchfellkonturen unterbrochen und die Lebervenen (*LV*) verlagert. (*GB* Gallenblase, *L* Leber, *N* Niere, *TU* Tumor)

Eine weitere differentialdiagnostische Möglichkeit solider Raumforderungen im Thorakalbereich sind thorakal dystope Nieren. Hierbei kann in seltenen Fällen die Verlagerung der Niere in den Thoraxraum dargestellt werden. Bei nicht nachweisbarer Niere in der Nierenloge und im Beckenbereich sollte sich immer eine Ultraschalluntersuchung des Thorax zum sicheren Ausschluß einer thorakal dystopen Niere anschließen. Das typische Reflexmuster kann hierbei die Diagnose erleichtern.

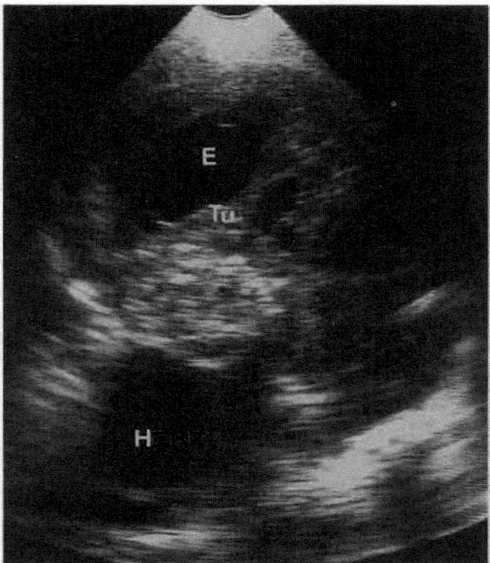

Abb. 4.27. Lungenmetastase beim Osteosarkom (Längsschnitt durch den Thorax). Darstellung eines echogenen Tumors (*Tu*) mit inhomogener Echotextur, der von einem multipel gekammerten Pleuraerguß (*E*) umgeben ist. (*H* Herz)

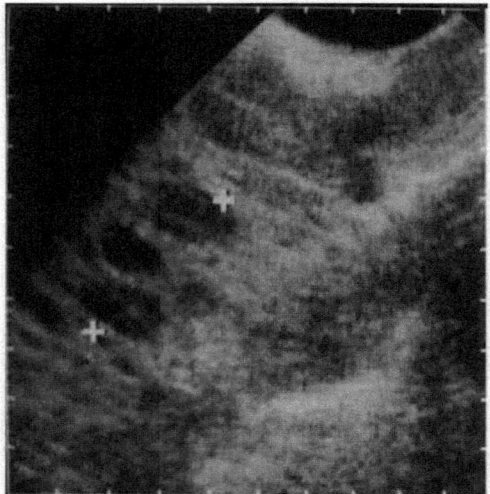

Abb. 4.28. Zystisch-adenomatoide Lungentransformation bei Neugeborenem (Längsschnitt durch die rechte Thoraxhälfte). Echogene Raumforderung mit zystischen Arealen von ca. 1 cm Durchmesser, die durch Septen unterteilt sind

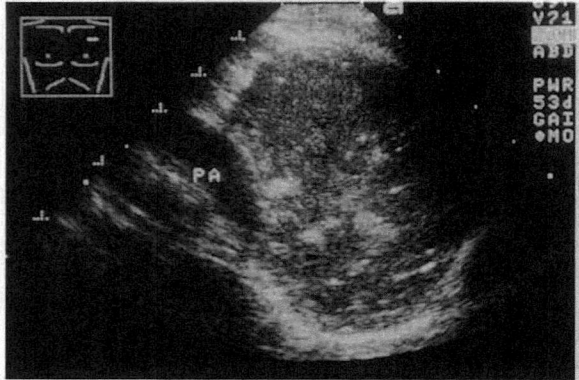

Abb. 4.29. Abszedierende Pneumonie mit Staphylokokkus aureus bei 8 Monate altem Säugling (Transversalschnitt durch den oberen linken Hemithorax). Darstellung einer echoarmen Raumforderung mit multiplen fokalen Echogenitätsvermehrungen, die teilweise Bronchien, teilweise eingeschlossenen Luftbläschen entsprechen. Die Pulmonalarterie (*PA*) ist nach dorsal und zur Gegenseite verdrängt

4.6.7 Zystisch-adenomatoide Lungentransformation

Die zystisch-adenomatoide Lungentransformation ist eine angeborene Fehlbildung der Lunge. Sie betrifft typischerweise nur einen Lungenlappen. Dieser ist erheblich vergrößert und bewirkt eine Kompression und Verlagerung der übrigen Lunge sowie des Herzens und der großen Gefäße.

Das sonographische Bild zeigt zahlreiche unterschiedlich große, teilweise miteinander kommunizierende Zysten. Zusätzlich können die Zysten von soliden Gewebeanteilen umgeben sein (Abb. 4.28).

Die zystisch-adenomatoide Lungentransformation kann pränatal diagnostiziert werden. Neben der lokalen Lungenveränderung besteht zusätzlich ein Hydramnion und ein Hydrops fetalis. In seltenen Fällen wird die zystisch-adenomatoide Lungentransformation unter dem Bild eines schweren Atemnotsyndroms oder einer pulmonalen Infektion überlebt.

Differentialdiagnostisch müssen eine kongenitale Zwerchfellhernie, bronchogene Zysten oder Lungensequester ausgeschlossen werden.

4.6.8 Lungenabszesse

Lungenabszesse können in Abhängigkeit von Zell-. und Luftgehalt unterschiedlich echogene Areale erzeugen. Ähnlich wie Abszesse anderer Körperregionen durchlaufen sie verschiedene Stadien und transformieren letztendlich in ein weitestgehend echofreies Areal. Im Initialstadium imponiert ein Lungenabszeß wie ein solider echoarmer Tumor (Abb. 4.29). Später kommt es zu einer zunehmenden zystischen Transformation, so daß die Unterscheidung von einem zystisch zerfallenden Tumor schwierig sein kann. In diesen Fällen kann die Differenzierung mit Hilfe der ultraschallgezielten Punktion und anschließender zytologischer und bakteriologischer Aufarbeitung vorgenommen werden. Ist die pulmonale Raumforderung bei der Real-time-Untersuchung gut atemverschieblich, so handelt es sich wahrscheinlich nicht um einen Lungenabszeß. Die entzündliche Umgebungsreaktion pleuranaher Lungenabszesse führt häufig zur lokalen Verwachsung von Pleura visceralis und parietalis. Lungentumoren oder Metastasen, die nicht die Pleura parietalis und Thoraxwand infiltriert haben, zeigen demgegenüber eine gute atemsynchrone Verschieblichkeit.

4.6.9 Lobärpneumonie und Atelektase

Lobärpneumonien und Atelektasen eines oder mehrerer Lungenlappen müssen von Lungenmetastasen sowie pleuralen Tumoren abgegrenzt werden. Die sonographische Darstellung gelingt um so besser, je geringer der pulmonale Luftgehalt ist (Abb. 4.30). Bei der Lobärpneumonie kann durch die intraalveoläre Exsudation, bei der Atelektase durch Resorption alveolärer Luft sonographisch eine solide, leberähnliche, keilförmige Strukturtransformation der betroffenen Areale resultieren (Abb. 4.30). Lufthaltige Bronchien stellen sich innerhalb der Infiltration als stark echogene Bänder mit dorsalem Schallschatten und astartiger Verzweigung dar. Bei Atelektasen fehlen die reflexreichen Bänder lufthaltiger Bronchien (Abb. 4.30).

4.7 Differentialdiagnose des Stridors

Ein Stridor kann Leitsymptom verschiedenster Erkrankungen sein. Neben laryngo-tracheobronchialen Erkrankungen müssen vor allem kardiovaskuläre Erkrankungen und ein gastroösophagealer Reflux ausgeschlossen werden. Auf Erkrankungen der Atemwege und den gastroösophagealen Reflux soll hier nicht eingegangen werden, da sie an entsprechender Stelle erwähnt sind. In diesem Zusammenhang sollen nur kardiovaskuläre Erkrankungen, die mit einem Stridor einhergehen können, besprochen werden.

Kardiovaskuläre Erkrankungen mit Stridor können durch Kompression der Trachea und/oder des Ösophagus bedingt sein. Die Sonographie stellt bei der Abklärung des Stridors nur einen Mosaikstein dar. Im Sinne einer Stufendiagnostik sollten zunächst eine Röntgenübersichtsaufnahme des Thorax, dann die Ultraschalluntersuchung des Mediastinums und der großen Gefäße durchgeführt werden. Anschließend muß mittels eines Ösophagusbreischlucks (a.-p. und seitlich) eine Kompression des Ösophagus von ventral oder dorsal ausgeschlossen werden. Bei klinischem Verdacht auf das Vorliegen einer vaskulären Malformation sollte sich dann eine angiographische Darstellung und evtl. eine Bronchoskopie und Bronchographie anschließen.

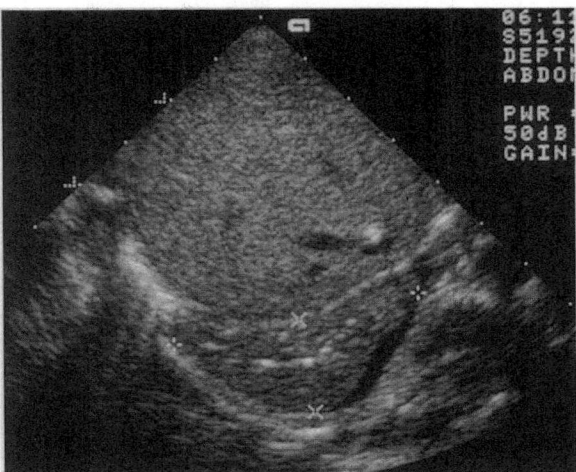

Abb. 4.30. Atelektase des rechten Lungenunterlappens nach operativer Korrektur eines angeborenen Herzfehlers bei Neugeborenem (nach kranial gekippter Oberbauchquerschnitt). Oberhalb der Leber zeigt sich ein halbmondförmiges echoarmes Areal, das dem atelektatischen rechten Unterlappen entspricht (*Kreuze*). Die Atelektase ist von einem kleinen Pleuraerguß umgeben

Tabelle 4.1. Differentialdiagnose vaskulärer Anomalien von Aorta und Pulmonalarterie, die zu Stridor und Dysphagie führen können. (*DAO* deszendierende Aorta, *LPA* linke Pulmonalarterie, *PDA* persistierender Ductus, *TBC* Truncus brachiocephalicus)

Anteriore Tracheal- und posteriore ösophageale Einengung	Doppelter Aortenbogen (evtl. mit Atresie eines Teils) Rechtsaortenbogen mit – A. lusoria und linkem PDA – linksseitigem Ductus von LPA zu DAO
Keine Trachealkompression, jedoch: Ausgeprägte retroösophageale Einengung	Linksaortenbogen bei rechter DAO Zervikaler Aortenbogen
Leichte, schräg verlaufende retroösophageale Einengung	Linksaortenbogen und rechte A. lusoria sowie linker PDA Rechtsaortenbogen und linke A. lusoria sowie rechter PDA Rechtsaortenbogen und linker TBC sowie linker PDA
Anteriore Trachealkompression bei normalem Ösophagus	„Anomalie" des TBC-Ursprungs Ursprung von linker und rechter A. carotis aus TBC
Posteriore Tracheal- und anteriore ösophageale Einengung	Fehlabgang LPA Pulmonalisschlinge

Aufgrund störender Luftüberlagerungen aus angrenzenden Lungenpartien lassen sich nicht alle vaskulären Malformationen, die mit einem Stridor einhergehen, sonographisch sicher differenzieren. Die Trachea und der Ösophagus können komplett von einem vaskulären Ring oder von einer inkompletten Schlinge umgeben sein. Die Kinder können asymptomatisch sein und die Diagnose zufällig bei einer Thoraxaufnahme oder Magen-Darm-Passage gestellt werden. Andererseits können Trachea und/oder Ösophagus so komprimiert werden, daß es zu Stridor, Husten und Apnoen sowie Atemnot kommt. Bei älteren Kindern treten Schluckbeschwerden beim Verzehr von geformten Speisen hinzu. Im wesentlichen gilt es, Aortenbogenanomalien von Anomalien des Ursprungs der Pulmonalarterien abzugrenzen.

Die Erkrankungen, die mit einer Trachealkompression und einem Stridor einhergehen, sind in Tabelle 4.1 zusammengefaßt. Eine sichere Differenzierung der genannten Erkrankungen gelingt sonographisch häufig nicht. Allerdings lassen sich bei subtiler Untersuchungstechnik die wesentlichen vaskulären Fehlbildungen wie ein doppelter Aortenbogen und die Pulmonalisschlinge nachweisen.

Doppelter Aortenbogen. Er läßt sich in der suprasternalen langen Achse darstellen. Hierbei ist insbesondere auf den Ursprung des Truncus brachiocephalicus, der linken A. carotis communis und der linken A. subclavia zu achten. Beim doppelten Aortenbogen entspringt ein Teil der Gefäße aus dem linken, ein anderer Teil aus dem rechten Aortenbogen. In seltenen Fällen sind beide Aortenbögen durchgängig und etwa gleich stark entwickelt. Häufig liegt eine mehr oder minder ausgeprägte Hypoplasie oder sogar eine Atresie eines Bogens vor, der dann zusammen mit dem Ductus oder Ductusligament einen Gefäßring bildet und die Trachea von ventral und den Ösophagus von dorsal imprimiert.

Zervikaler Aortenbogen. Hierbei läßt sich der Abgang der Arm-Hals-Gefäße nicht an normaler Stelle, sondern im Bereich der Halsweichteile nachweisen.

Pulmonalisschlinge. Diese wichtige, sonographisch zu erfassende Erkrankung führt bereits bei jungen Säuglingen zu Atembeschwerden und insbesondere exspiratorischem Stridor. In der Regel wird der Ösophagus nur geringgradig von ventral imprimiert, so daß keine Dysphagie vorliegt. Bei der genannten Erkrankung entspringt die linke A. pulmonalis nicht aus dem Pulmonalishauptstamm, sondern aus der rechten Pulmonalarterie. Sie verläuft anschließend zwischen Trachea und Ösophagus nach links und komprimiert dabei die distale Trachea und den linken Hauptbronchus. Häufig liegt eine Hypoplasie der Trachea und des linken Hauptbronchus vor.

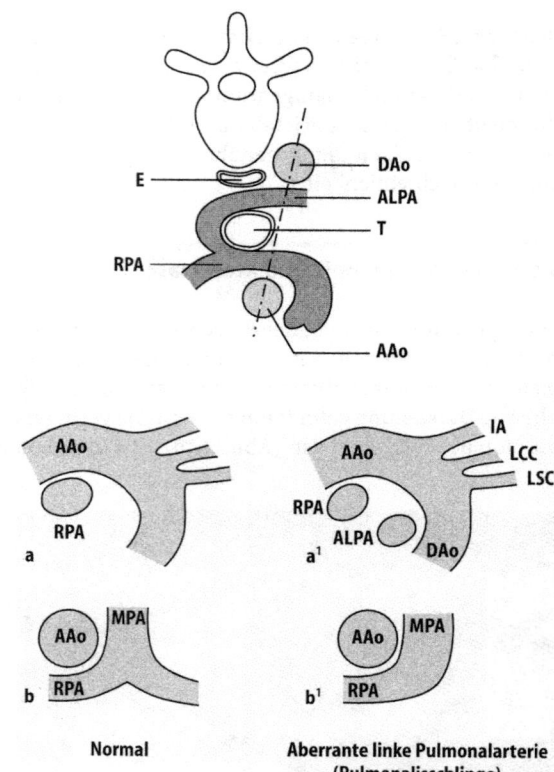

Abb. 4.31. Schematische Darstellung einer Pulmonalisschlinge. Die aberrante linke Pulmonalarterie entspringt aus der rechten Pulmonalarterie und verläuft hinter der Trachea und vor dem Ösophagus nach links. (*AAo* Aorta ascendens, *ALPA* aberrante linke Pulmonalarterie, *DAo* Aorta descendens, *E* Ösophagus, *IA* Truncus brachiocephalicus, *LCC* linke A. carotis communis, *LSC* linke A. subclavia, *MPA* A.-pulmonalis-Hauptstamm, *RPA* rechte Pulmonalarterie, *T* Trachea). (Aus Gaßner 1990)

Bei der sonographischen Darstellung der parasternalen kurzen Achse gelingt es nicht, den Ursprung der linken Pulmonalarterie aus dem Pulmonalarterienstamm darzustellen (Abb. 4.31). Statt dessen läßt sich in der suprasternalen langen Achse durch den Aortenbogen neben der rechten Pulmonalarterie ein zusätzliches Gefäß, die linke Pulmonalarterie, abbilden.

Neben den hier genannten Erkrankungen können noch weitere kardiovaskuläre Malformationen mit einem Stridor und einer Dysphagie einhergehen. Vor geplanten kardiovaskulären Eingriffen sollte immer eine angiographische Abklärung erfolgen.

Kapitel 5

Herz

K.-H. Deeg

> **Untersuchungsindikationen**
>
> - Zyanose
> - Herzinsuffizienz
> - Herzgeräusch
> - Differentialdiagnose des röntgenologisch großen Herzens
>   - Kardiomyopathie
>   - Perikarderguß
>   - Tumor
>   - Perikardzyste
> - Differenzierung bekannter Herzfehler
>   - Unterteilung der Ventrikelseptumdefekte
>   - Unterteilung der Vorhofseptumdefekte
>   - Unterteilung der Endokardkissendefekte
>   - Unterteilung der Klappenstenosen (subvalvulär, valvulär, supravalvulär)
> - Größenbeurteilung der einzelnen Herzhöhlen
> - Beurteilung der Herzfunktion
> - Nachweis von Klappenvegetationen bei Endokarditisverdacht
> - Differenzierung der Kardiomyopathien
>   - hypertroph-obstruktiv
>   - hypertroph-nichtobstruktiv
>   - dilatativ
> - Kardiale Beteiligung bei Stoffwechselerkrankungen
> - Hypertonie
> - Verlaufskontrollen bei kardiotoxischer Medikation
> - Verlaufskontrollen bei bekannten Herzfehlern nach kardiochirurgischen Eingriffen
> - Fehlbildungssyndrome
> - Lokalisation zentraler Katheter

5.1 Untersuchungsvorbereitung

Eine besondere Vorbereitung ist bei der Ultraschalluntersuchung des Herzens nicht erforderlich. Das Kind muß kooperativ genug sein, damit alle Schnittebenen sorgfältig eingestellt und beurteilt werden können. Im späten Säuglingsalter und frühen Kleinkindalter (6 Monate bis 3 Jahre) ist in der Regel eine Sedierung des Kindes mit Chloralhydrat-Rectiolen erforderlich.

Die Untersuchung erfolgt in Rücken- oder leichter Linksseitenlage. Bei den suprasternalen Schnittebenen empfiehlt es sich, den Oberkörper des Kindes hochzulagern und den Hals überstrecken zu lassen. Für diese Körperlage wird dem Kind ein Kissen unter die Schultern gelegt.

5.2 Gerätetechnische Voraussetzungen

Wegen der kleinen Schallfenster ist ein Sektorschallkopf mit kleiner Ankopplungsfläche und einem Sektorwinkel von wenigstens 90° erforderlich. Für die Routineuntersuchung von Kindern sind Untersuchungsfrequenzen von 5 und 3,5 MHz ausreichend. Im Säuglings- und Neugeborenenalter haben sich vor allem 7,5-MHz-Schallköpfe bewährt. Wichtig ist ein schneller, flimmerfreier Bildaufbau von mindestens 20 Bildern pro Sekunde. Außerdem muß der Schallkopf für die Vierkammerblickebenen eine auch bei größeren Kindern ausreichende Eindringtiefe besitzen. Im Einzelfall muß ein niederfrequenter Schallkopf mit größerem Penetrationsvermögen gewählt werden.

Wichtig wie bei keinem anderen Organ ist zusätzlich zur Bilddokumentation die Aufzeichnung der Untersuchung mit einer Videoanlage. Dies ermöglicht die anschließende, vom Untersuchungsstreß abgekoppelte Beurteilung ggf. mit verlangsamter Abspielgeschwindigkeit. Sehr hilfreich ist der sog. Cineloop, womit die letzten Bilder gespeichert werden und in Zeitlupe langsam abgespielt werden können. Für eine exakte Funktionsanalyse ist weiterhin die simultane, evtl. getriggerte EKG-Aufzeichnung erforderlich.

M-Mode

Mit dem eindimensionalen Time-motion-Verfahren (M-Mode) können genaue Bewegungsanalysen von Klappenbewegungen und Muskelkontraktionen durchgeführt und quantifiziert werden. Im Prinzip handelt es sich beim M-Mode um ein eindimensionales Ultraschallbild, wobei die Bewegungen des Herzens dokumentiert werden, indem lichtempfindliches Papier gleichförmig mit einer bekannten Geschwindigkeit an der Bildröhre vorübergeführt wird. Im nachhinein kann aus diesen Aufzeichnungen der genaue Bewegungsablauf des Reflektors analysiert werden, da Maßstab und Papiergeschwindigkeit bekannt sind. Bei modernen Geräten läßt sich das M-Mode auch direkt – ohne den Umweg über eine fotografische Dokumentation – auf dem Bildschirm darstellen und mittels elektronischer Meßkreuze vermessen.

Das Time-motion-Verfahren wird in der kardiologischen Routinediagnostik vor allem zum sicheren Nachweis eines Mitralklappenprolapses, zur Bestimmung der Verkürzungsfraktion des linken Ventrikels (SF, „shortening fraction": > 28%) sowie zur Ermittlung des Quotienten aus der Größe des linken Vorhofs und der Aortenwurzel (Quotient LA:AO: Normwert < 1,3) eingesetzt.

Dopplersonographie

Mit Hilfe des Dopplerverfahrens können intrakardiale Strömungsverhältnisse erfaßt werden. In der pädiatrischen Kardiologie kommen dabei alle drei Dopplerverfahren zur Anwendung: die gepulste Dopplersonographie (PW-Doppler), der Continuous-wave-Doppler (CW-Doppler) und die farbkodierte Dopplersonographie. Das Prinzip der einzelnen Dopplerverfahren mit ihren Vor- und Nachteilen ist in den Kap. 1 und 18 ausführlich dargestellt.

Mit den *gepulsten Dopplersystemen* können vor allem physiologische Blutströmungen in den Herzhöhlen und den großen Gefäßen gemessen werden.

Hohe Flußgeschwindigkeiten, wie sie hinter Klappenstenosen und -insuffizienzen sowie bei Shuntvitien auftreten können, überschreiten den Meßbereich gepulster Dopplersysteme und können nur mit dem *CW-Doppler* erfaßt werden. Mit seiner Hilfe können beschleunigte Blutströmungen nach der modifizierten Bernoulli-Gleichung ($\Delta p = 4 \cdot V^2$) quantifiziert werden.

Bei der *farbkodierten Dopplersonographie* handelt es sich prinzipiell um ein gepulstes Dopplerverfahren, das eine simultane farbige Wiedergabe der Blutströmung im zweidimensionalen Schnittbild ermöglicht. Blutströmungen auf den Schallkopf zu werden definitionsgemäß rot, Blutströmungen vom Schallkopf weg blau wiedergegeben. Da es sich prinzipiell um ein gepulstes Dopplerverfahren handelt, können stark beschleunigte Blutströmungen nicht wie besprochen rot oder blau wiedergegeben werden. Sie überschreiten den Meßbereich und werden je nach Gerätetyp mosaikartig gelbgrün dargestellt.

Mit den verschiedenen dopplersonographischen Verfahren lassen sich laminare von turbulenten Strömungen unterscheiden. Weiterhin ist es möglich, die Flußrichtung und Flußgeschwindigkeit zu bestimmen, so daß die Dopplersonographie eine wertvolle Hilfe zur Quantifizierung von Herzfehlern ist. Neben der Bestimmung von Druckgradienten an Klappenstenosen und -insuffizienzen kann der Druckgradient zwischen dem linken und rechten Herzen beim Vorhof- und Ventrikelseptumdefekt sowie zwischen den Vorhöfen und Kammern bestimmt werden. Weiterhin läßt sich das Blutflußvolumen in der Aorta und Pulmonalarterie berechnen, so daß eine nichtinvasive Bestimmung des Lungenflusses (Qp) und des Systemflusses (Qs) möglich ist.

Kontrastechokardiographie

Eine weitere sonographische Untersuchungstechnik ist die Kontrastechokardiographie, die die Darstellung intrakardialer Strömungsverhältnisse im B-Bild erlaubt. Sie beruht auf der Tatsache, daß Injektionslösungen, wie physiologische Kochsalz- oder Zuckerlösung, oder Ultraschallkontrastmittel (Echovist®) immer feinste Luftbläschen enthalten. Diese bilden sich sonographisch als kräftige, echogene Areale ab. Mit der Kontrastechokardiographie kann vornehmlich ein Rechts-links-Shunt nachgewiesen werden. Neuere Kontrastmittel wie das Lävovist® können das Lungenkapillarbett passieren und eignen sich für die Darstellung eines Links-rechts-Shunts. Mit Hilfe der Kontrastmittelechographie kann weiterhin die Lage eines zentralen Katheters bestimmt werden.

Durch die Einführung der farbkodierten Dopplersonographie hat die Kontrastechokardiographie viel von ihrer früheren Bedeutung verloren. Allerdings sei darauf hingewiesen, daß auch die Abbildungsbedingungen für die farbkodierte Dopplersonographie durch Ultraschallkontrastmittel verbessert werden.

Das Time-motion-Verfahren und die Kontrastechokardiographie werden im folgenden nicht ausführlich abgehandelt. Hierzu sei auf die entsprechenden Fachbücher verwiesen.

5.3 Untersuchungstechnik und normale sonographische Anatomie

Beim Herzen müssen im Vergleich zu anderen Organsystemen bei der Ultraschalluntersuchung folgende Besonderheiten berücksichtigt werden:

- Die komplexe dreidimensionale Anatomie des Herzens; dabei ist zu beachten, daß einzelne Strukturen

nicht in allen, sondern nur in bestimmten Schnittebenen sichtbar sind.
- Die rasche Bewegung des Herzens (vor allem beim Säugling und abwehrenden Kind) mit sich dadurch ändernden anatomischen Verhältnissen.
- Die Vielzahl seltener, manchmal sehr komplexer Herzfehler mit entsprechend schwierig zu verstehender Anatomie.
- Die Lage des Herzens im knöchernen Thoraxskelett mit teilweise überlagernder Lunge und Knochen. Die Untersuchung erfolgt deshalb durch oft sehr kleine akustische Fenster, die Interkostalräume, dort, wo das Herz der Thoraxwand direkt anliegt.

Das Herz und die großen Gefäße können in 2 Schnittebenen dargestellt werden:

- Schnittebene parallel zur anatomischen Längsachse des Herzens und der großen Gefäße (lange Achse),
- Schnittebene senkrecht dazu (kurze Achse).

Diese beiden Basisschnitte können in der Regel von 4 verschiedenen Ankopplungspunkten, an denen das Herz der inneren Thoraxwand anliegt, eingestellt werden (Abb. 5.1):

- von links parasternal im 2., 3. oder 4. Interkostalraum (parasternale Blickrichtung),
- von der Herzspitze aus (apikale Blickrichtung),
- vom Epigastrium aus (subkostale oder subxiphoidale Blickrichtung),
- von der Fossa jugularis aus (suprasternale Blickrichtung).

Von jedem dieser 4 Ankopplungspunkte kann ein Längs- oder Querschnitt durch das Herz dargestellt werden. Daneben lassen sich durch Kippen und Verschieben des Schallkopfs zusätzlich zu diesen sog. Standardebenen vom erfahrenen Untersucher beliebig viele zusätzliche Schnittebenen abbilden. Aus didaktischen Gründen soll jedoch darauf nicht näher eingegangen werden. Die Wiedergabe auf dem Bildschirm erfolgt wie in anderen Anwendungsgebieten: Schallkopfnahe Strukturen werden oben im Bild, schallkopfferne unten im Bild dargestellt.

Für die Seitenorientierung gilt:
- Die kranialen Strukturen des Patienten erscheinen immer auf der rechten Bildseite, als würden sie bei einem liegenden Patienten von der linken Seite aus betrachtet. Diese Darstellung weicht von den abdominellen Abbildungsrichtlinien ab.
- Wie bei der zerebralen und abdominellen Ultraschalldiagnostik werden die linksseitigen anatomischen Strukturen auf der rechten Seite abgebildet, als würden sie von der Herzspitze aus betrachtet (identisch mit anderen Untersuchungsgebieten).

In den letzten Jahren hat es sich im angloamerikanischen Raum eingebürgert, die subkostalen Schnittebenen invertiert, d. h. mit der Spitze des Sektors im unteren Bildabschnitt wiederzugeben. Die Abbildungen entsprechen den angiokardiographischen Bildern. Da sie jedoch allen anderen sonographischen Abbildungskriterien widersprechen und sich das echokardiographische Kapitel in einem pädiatrischen Sonographiebuch vor allem an den Nichtkardiologen wendet, sollen die subkostalen Schnittebenen konventionell wiedergegeben werden.

5.3.1 Parasternale Schnittebenen

Die parasternale lange und kurze Achse wird am besten in einer leichten Linksseitenlage mit angehobenen Kopf eingestellt. Der Schallkopf wird dabei am sternalen Ende der Rippen im 2., 3. und 4. Interkostalraum angelegt.

Parasternale lange Achse (Abb. 5.2 und 5.3)

Zur Darstellung der parasternalen Längsachse wird der Schallkopf entlang der Hauptachse des Herzens, die von der linken Hüfte zur rechten Schulter zeigt, eingestellt.
Im Bereich der Sektorspitze erscheint die Vorderwand des rechten Ventrikels als echogene Struktur. Beim Säugling kann vor dem rechten Ventrikel oft Thymusgewebe mit homogener, feiner Echotextur mittlerer Echogenität nachgewiesen werden. Hinter der Vorderwand des rechten Ventrikels wird als echofreie Zone der Ausflußtrakt des rechten Ventrikels abgebildet, der dorsal vom Interventrikularseptum und von der Vorderwand der Aorta begrenzt wird. Typischerweise ist

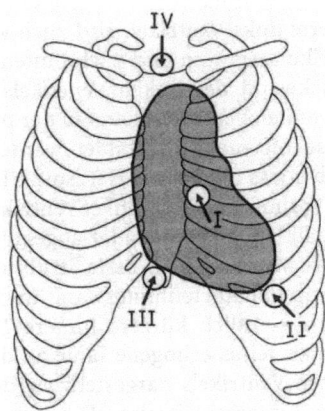

Abb. 5.1. Schematische Darstellung der 4 Ankopplungspunkte für die Echokardiographie

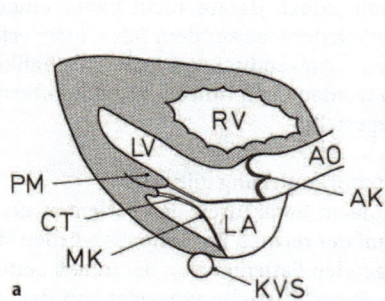
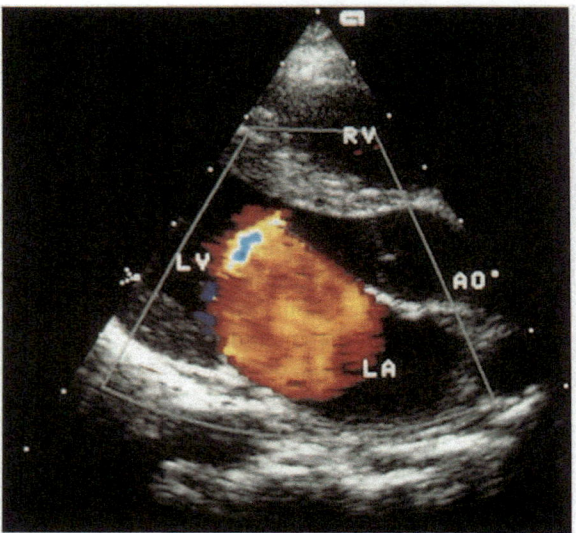
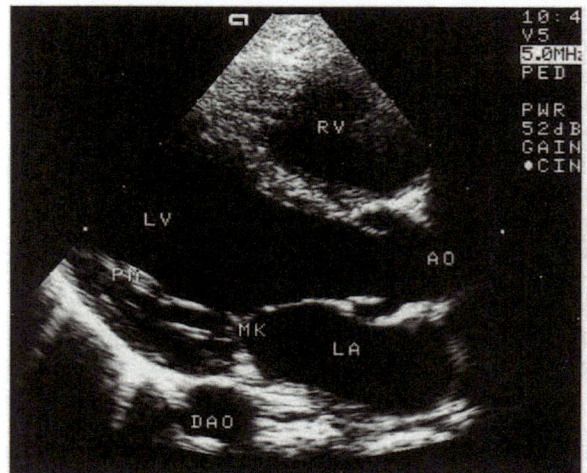
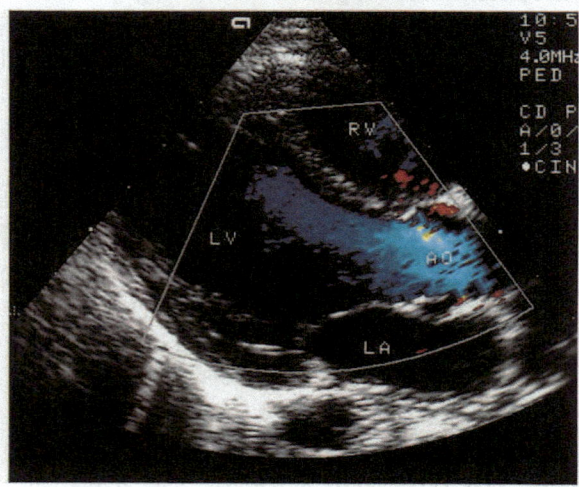

Abb. 5.2 a–d. Parasternale lange Achse. **a** Schematische Darstellung. **b** Zweidimensionales Schnittbild in der Systole bei geöffneter Aortenklappe. **c** Einstrom in den linken Ventrikel, Farbdoppler. Geöffnete Mitralklappe. Breiter Einstrom vom linken Vorhof (*LA*) in den linken Ventrikel (*LV*). Die Blutströmung ist auf den Schallkopf zu gerichtet (rot). **d** Ausstrom aus dem linken Ventrikel bei geöffneter Aortenklappe, Farbdoppler. Die Blutströmung ist vom Schallkopf weg gerichtet (blau). (*AK* Aortenklappe, *AO* Aorta ascendens, *CT* Chordae tendineae, *DAO* Aorta descendens, *KVS* Koronarvenensinus, *LA* linker Vorhof, *LV* linker Ventrikel, *MK* Mitralklappe, *PM* Papillarmuskel, *RV* rechter Ventrikel)

die Kontinuität zwischen dem kranialen Anteil des Ventrikelseptums und der Vorderwand der Aorta sichtbar. Die Aortenklappe stellt sich als feine echogene Struktur an der Basis der Aortenwurzel dar. Oberhalb der Aortenklappe ist die Aorta im Bereich der Sinus Valsalvae etwas weiter als im übrigen Teil der Aorta ascendens.

Hinter der Aorta wird auf der rechten Bildseite als 3. echofreier Raum der linke Vorhof abgebildet. Der linksseitig lokalisierte linke Ventrikel wird nach vorn durch das Interventrikularseptum und nach hinten durch die posteriore Rückwand des linken Ventrikels begrenzt. Die Spitze des linken Ventrikels kann in der parasternalen Längsachse oft nicht abgebildet werden, da der Schallkopf sich etwas medial der Herzspitze befindet.

Der linke Vorhof und der linke Ventrikel werden durch die Mitralklappe voneinander abgegrenzt. Dabei ragt das vordere Mitralsegel als zarte Struktur in direkter Verlängerung der Aortenhinterwand in den linken Ventrikel. Das wesentlich kürzere hintere Mitralsegel kann ebenfalls als feine, echogene Linie an der Hinterwand des linken Ventrikels dargestellt werden. Hinter dem Ansatz des hinteren Mitralsegels kann oft als runde echoarme Struktur der Koronarvenensinus nachgewiesen werden. Dahinter stellt sich ggf. die deszendie-

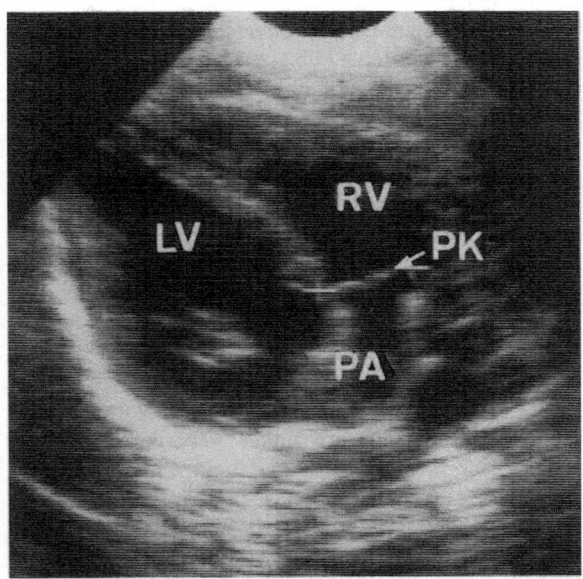

Abb. 5.3. Modifizierte parasternale lange Achse, Normalbefund. Im Vergleich zur klassischen parasternalen langen Achse ist der Schallkopf etwas nach lateral verschoben und um 20° im Uhrzeigersinn gedreht. (*LV* linker Ventrikel, *PA* Pulmonalarterie, *PK* Pulmonalklappe, *RV* rechter Ventrikel)

rende Aorta dar. Vom freien Rand der Mitralklappe gehen als zarte echogene Strukturen die Chordae tendineae aus, die zum hinten gelegenen muralen Papillarmuskel ziehen.

Öffnung und Schluß der Aorten- bzw. Mitralklappe sind gut beobachtbar. Endsystolisch legen sich die Aortenklappensegel der Wand im Bereich der Sinus Valsalvae an und können meist nicht mehr nachgewiesen werden. Beim diastolischen Aortenklappenschluß stellt sich nur das leicht verdickte freie Ende der Klappensegel als punktförmige, echogene Struktur im Bereich der Aortenwurzel dar.

Die geschlossene Mitralklappe besitzt in der Systole eine V-förmige, zum linken Ventrikel hinzeigende Form. In der Diastole führt das vordere Mitralsegel eine doppelschlägige Öffnungsbewegung in Richtung Interventrikularseptum nach vorn aus. Die Bewegung des hinteren Mitralsegels ist weniger ausgeprägt und nach dorsal gerichtet.

Mit der farbkodierten Dopplersonographie läßt sich der diastolische Einstrom in den linken Ventrikel farbkodiert rot darstellen (Abb. 5.2 c). Im Bereich des linksventrikulären Ausflußtrakts läßt sich in der Diastole keine Blutströmung finden. Der systolische Ausstrom aus dem linken Ventrikel stellt sich farbkodiert blau dar. Gleichzeitig läßt sich im linksventrikulären Einflußtrakt keine Blutströmung nachweisen (Abb. 5.2 d).

Wird der Schallkopf aus der parasternalen Längsachse leicht nach medial geneigt, so kann der rechtsventrikuläre Einflußtrakt dargestellt werden. Die Aortenwurzel verschwindet dabei vom Bildschirm und der rechte Vorhof, die Trikuspidalklappe und der rechte Ventrikel können abgebildet werden. Gleichzeitig kommt dabei ein größerer Anteil des membranösen Ventrikelseptums zur Darstellung. Um den rechtsventrikulären Ausflußtrakt, die Pulmonalklappe und den Pulmonalarterienstamm abzubilden, wird der Schallkopf leicht nach lateral verschoben und um ca. 10–20° im Uhrzeigersinn gedreht (Abb. 5.3).

Der Einstrom in den rechten Ventrikel stellt sich farbkodiert rot, der Ausstrom über die Pulmonalarterie blau dar.

Sonographische Kriterien der parasternalen langen Achse

- Ankopplungspunkte: 2., 3., 4. ICR links parasternal
- Äußere Orientierung der Schnittebene: linke Hüfte zur rechten Schulter
- Beurteilbare Strukturen: linker Vorhof, Mitralklappe, linker Ventrikel, Aortenklappe, Aorta, rechter Ventrikel, Interventrikularseptum, Trikuspidalklappe, Pulmonalarterienstamm, Pulmonalklappe

---

Parasternale kurze Achse (Abb. 5.4–5.7)

Zur Darstellung der parasternalen kurzen Achse wird der Schallkopf um ca. 90° aus der langen Achse im Uhrzeigersinn gedreht. Die Schnittebene wird so gewählt, daß sie von der rechten Hüfte zur linken Schulter zeigt. Durch parasternale Verschiebung des Schallkopfs nach kranial oder kaudal sowie durch leichtes Kippen können verschiedene Schnitte in unterschiedlicher Höhe durchgeführt werden. Für den klinischen Gebrauch haben sich 3 Schnitte bewährt:

- durch den linken Ventrikel in Höhe der Mitralklappe (Abb. 5.4),
- durch den linken Ventrikel in Höhe der Papillarmuskeln (Abb. 5.5 a, b),
- durch das rechte Herz in Höhe der Aortenwurzel in Höhe des rechtsventrikulären Ausflußtrakts (Abb. 5.5 a, b) und in Höhe der Koronararterien (Abb. 5.7).

Durch Kippen des Schallkopfs nach kaudal kann die Herzspitze eingestellt und die Kontraktilität in diesem Bereich beurteilt werden.

Wird der Schallkopf etwas mehr nach kranial verschoben oder gekippt, zeigt sich der linke Ventrikel als nahezu kreisrunde Struktur (Abb. 5.4 und 5.5). Beide Papillarmuskeln können im kaudalen Anteil des Ventrikels

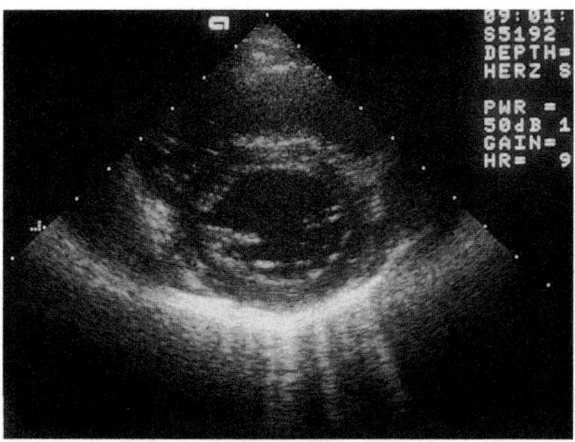

Abb. 5.4. Normalbefund der parasternalen kurzen Achse, Querschnitt durch den linken Ventrikel in Höhe der Mitralklappe. Der linke Ventrikel stellt sich rund dar. Die Mitralklappe kommt unten im Bild geöffnet zur Darstellung. Der rechte Ventrikel sitzt dem linken Ventrikel kappenartig auf

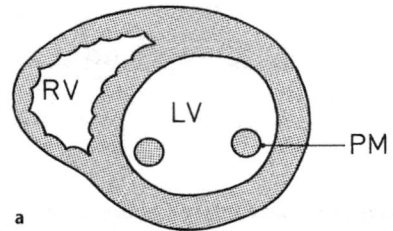

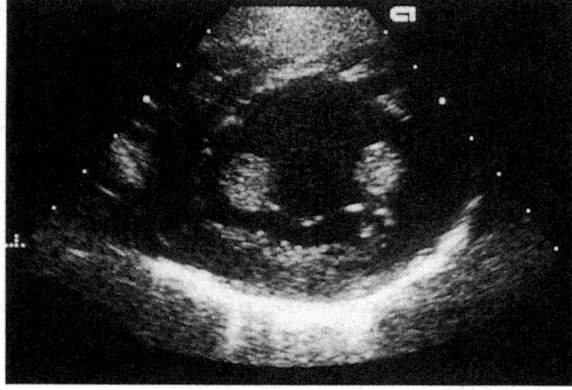

Abb. 5.5 a, b. Parasternale kurze Achse durch den linken Ventrikel in Höhe der Papillarmuskeln. **a** Schematische Darstellung (*LV* linker Ventrikel, *RV* rechter Ventrikel, *PM* Papillarmuskel). **b** Normalbefund. Bei 3 Uhr und 8 Uhr stellen sich die beiden Papillarmuskeln echoarm dar. Zwischen den Papillarmuskeln ist das hintere Mitralsegel noch mit abgebildet

bei ca. 3 Uhr bzw. 8 Uhr im Querschnitt als runde Areale dargestellt werden (Abb. 5.5). Das Ventrikelseptum verläuft bogenförmig von links unten nach rechts oben. Die dabei abgebildeten Teile des Septums bestehen aus dem Einlaßseptum und dem trabekulierten Ventrikelseptum. Oberhalb des Interventrikularseptums sitzt der rechte Ventrikel dem Septum haubenartig auf (Abb. 5.5). Er ist mit Ausnahme der Neugeborenenperiode in der Regel weniger muskelkräftig als der linke Ventrikel. Bei nahezu kreisrunder Darstellung des linken Ventrikels liegt die Schnittrichtung senkrecht zur anatomischen Längsachse des Herzens.

Durch leichtes Kippen des Schallkopfs nach kranial können die Öffnung und der Schluß des vorderen und hinteren Mitralsegels im linken Ventrikel abgebildet werden. Die Mitralklappe hat dabei im geöffneten Zustand das Aussehen eines Fischmauls (Abb. 5.4). Das vordere Mitralsegel erscheint in der Diastole als nach oben konvexbogige Struktur in der Mitte des linken Ventrikels. Das hintere Mitralsegel verläuft nach unten konkav dicht oberhalb der linksventrikulären Hinterwand (Abb. 5.5b).

Wird der Schallkopf etwas weiter nach kranial in Höhe des 2.–3. Interkostalraums links verschoben oder leicht nach oben gekippt, stellt sich der linksventrikuläre Ausflußtrakt dar. Er wird vorne durch das Ventrikelseptum und hinten durch das vordere Mitralsegel begrenzt. Hinter der Mitralklappe liegt der linke Vorhof. Das Ventrikelseptum wird medial vom membranösen Septum und lateral vom Auslaßseptum gebildet. Rechts vor dem linksventrikulären Ausflußtrakt sind Anteile des rechten Vorhofs, der Trikuspidalklappe und des rechten Ventrikels sichtbar. Da das Vorhofseptum in Schallstrahlrichtung liegt, ist es aufgrund von Echoausfällen nur unvollständig abgebildet.

Wird der Schallkopf weiter nach kranial gekippt, sind der rechtsventrikuläre Ausflußtrakt und die großen Gefäße sichtbar (Abb. 5.6). Das Bild wird durch die kreisförmige Struktur der Aortenklappe im Zentrum bestimmt. In der Diastole bilden die 3 Segel der geschlossenen Aortenklappe die Form eines Y (Abb. 5.7a). Alle 3 Segel sind nicht immer gleichzeitig abgebildet; häufig sind nur 2 Segel dargestellt, so daß die geschlossene Aortenklappe eher die Form eines V als die eines Y aufweist. Das rechtskoronare Segel der Aortenklappe kommt zwischen dem septalen Segel der Trikuspidalklappe und der Pulmonalklappe rechts vorne zur Darstellung. Das linkskoronare Segel liegt zwischen der Pulmonalklappe und dem linken Vorhof. Das nichtkoronare oder posteriore Segel wird zwischen dem linken Vorhof und der Trikuspidalklappe abgebildet. Das Vorhofseptum befindet sich auf der Seite des nichtkoronaren Segels.

Während in dieser Schnittebene die Darstellung des Abgangs der linken Koronararterie regelmäßig möglich ist, kann die im Bereich des Trikuspidalklappenrings

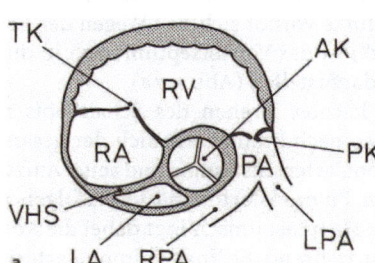
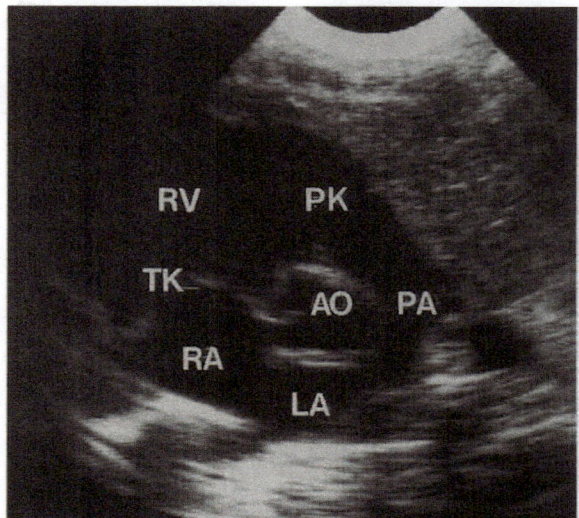
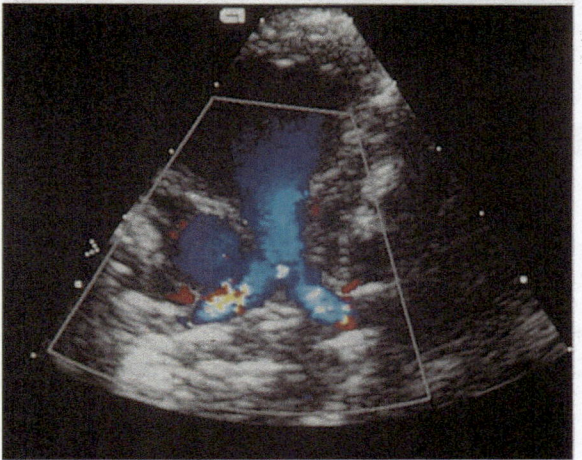
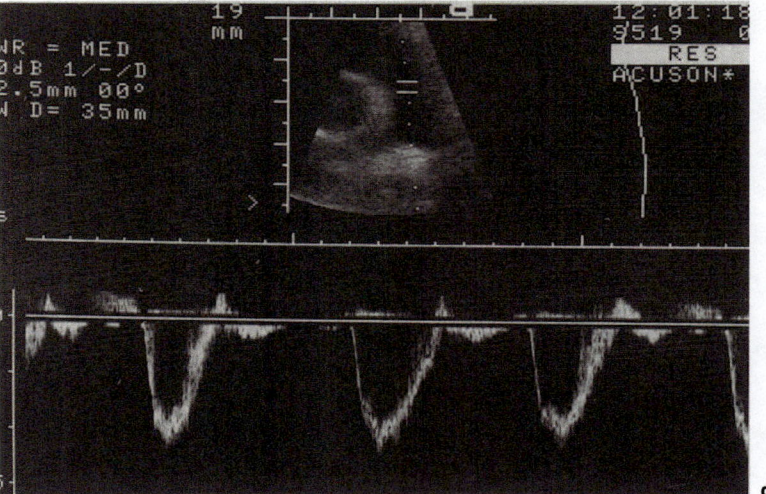

Abb. 5.6. a, b Parasternale kurze Achse in Höhe der Aortenklappe, schematische Darstellung (**a**) und Normalbefund (**b**). (*AK* Aortenklappe, *AO* Aorta, *LA* linker Vorhof, *LPA* linke Pulmonalarterie, *PA* Pulmonalarterienstamm, *PK* Pulmonalklappe, *RA* rechter Vorhof, *RPA* rechte Pulmonalarterie, *RV* rechter Ventrikel, *TK* Trikuspidalklappe, *VHS* Vorhofseptum). **c** Neugeborenes, Blutströmung im rechtsventrikulären Ausflußtrakt und in der Pulmonalarterie (parasternale kurze Achse), Farbdoppler. Die Blutströmung ist vom Schallkopf weg gerichtet, deshalb stellen sich rechtsventrikulärer Ausflußtrakt und Pulmonalarterie und Pulmonalarterienäste blau dar. Im Bereich der beiden Pulmonalarterienäste leichte Flußbeschleunigung (mosaikartig). Blutströmung in der quer getroffenen Aorta ebenfalls blau. **d** Blutströmung in der Pulmonalarterie (parasternale kurze Achse durch die Pulmonalarterie), PW-Doppler. Oben im Bild: Lokalisation des Meßvolumens des gepulsten Dopplers (*Doppelstriche*) im Pulmonalarterienstamm. Unten im Bild: laminarer Vorwärtsfluß mit schmalem Frequenzspektrum, der sich unterhalb der Nullinie darstellt. Maximale systolische Flußgeschwindigkeit ca. 1 m/s. Diastolisch läßt sich kein nennenswerter Vorwärtsfluß finden

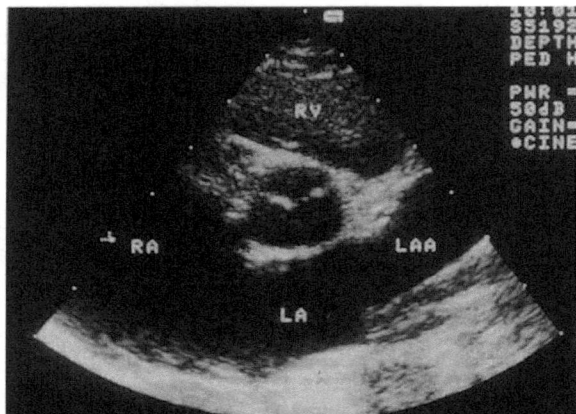

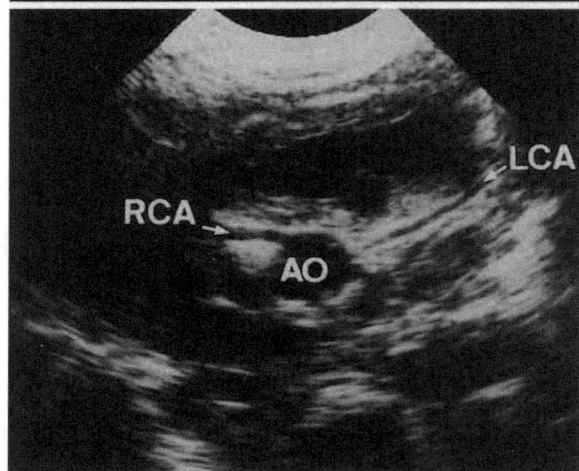

Abb. 5.7. a Parasternale kurze Achse in Höhe der Aortenklappe. Bildmitte: Aortenklappenring; die 3 Segel der geschlossenen Aortenklappe stellen sich Y-förmig dar. (*LA* linker Vorhof, *LAA* linkes Herzohr, *RA* rechter Vorhof, *RV* rechter Ventrikel). **b** Normalbefund der parasternalen kurzen Achse in Höhe der Koronararterien. Beide Koronararterien können als tubuläre Strukturen 1–2 cm weit verfolgt werden. (*AO* Aorta, *LCA* linke Koronararterie, *RCA* rechte Koronararterie)

der Einfluß- und Ausflußtrakt darstellbar. Links der Aortenklappe bildet sich auf der rechten Bildseite die Pulmonalklappe mit dem sich anschließenden Pulmonalarterienstamm ab (Abb. 5.6). Hinter der Aortenklappe ist der linke Vorhof sichtbar. Wegen der Echoausfälle („dropout") ist das Vorhofseptum auch in dieser Ebene nicht gut darzustellen (Abb. 5.7 a).

Durch leichtes Drehen des Schallkopfs nach links und Kippen nach kranial läßt sich der gesamte Verlauf des Pulmonalarterienstamms und seine Aufzweigung in die beiden Pulmonalarterienäste verfolgen (Abb. 5.6). Der rechte Hauptast umschlingt dabei die Aortenwurzel von hinten, während die linke Pulmonalarterie die Richtung des Pulmonalarterienstamms fortsetzt und durch Lungenüberlagerung meist nicht weiter verfolgt werden kann. In der parasternalen kurzen Achse bietet sich die beste Möglichkeit, die Größe der Aortenwurzel und des Pulmonalarterienstamms mit den Pulmonalarterienästen zu messen.

Mit der farbkodierten Dopplersonographie kann der Einstrom in den rechten Ventrikel rot und der Ausstrom aus dem rechten Ventrikel blau dargestellt werden (Abb. 5.6 c). Aufgrund der günstigen Winkelverhältnisse eignet sich die parasternale kurze Achse hervorragend für dopplersonographische Flußmessungen im rechtsventrikulären Ausflußtrakt sowie in der Pulmonalarterie und damit zur Erfassung rechtsventrikulärer Ausflußbahnobstruktionen (subvalvuläre, valvuläre und supravalvuläre Pulmonalstenose). Bei gesunden Kindern findet sich ein laminarer Vorwärtsfluß, der sich unterhalb der Nullinie darstellt, da er vom Schallkopf weg gerichtet ist (Abb. 5.6 b). Die maximale Flußgeschwindigkeit im Pulmonalarterienstamm liegt normalerweise bei ca. 1 m/s.

> **Sonographische Kriterien der parasternalen kurzen Achse**
>
> - Ankopplungspunkte: 2., 3., 4. ICR links parasternal
> - Äußere Orientierung der Schnittebene: rechte Hüfte zur linken Schulter
> - Beurteilbare Strukturen: linker Vorhof, Mitralklappe, Papillarmuskeln, linker Ventrikel, Aortenklappe, Koronarien, Interventrikularseptum, Papillarmuskeln, rechter Vorhof, rechter Ventrikel, Trikuspidalklappe, Pulmonalklappe, Pulmonalarterienstamm

verlaufende rechte Koronararterie nicht immer sicher nachgewiesen werden. Zur Darstellung der Koronararterien muß der Schallkopf von der Aortenklappe aus geringgradig nach kranial verschoben werden (Abb. 5.7 b). Da die Schallwellen senkrecht auf der Wand der Koronarien auftreffen, ist selbst bei Neugeborenen der Nachweis bei sorgfältiger Untersuchungstechnik möglich. Die Koronarien stellen sich als tubuläre Strukturen mit einem Durchmesser von 1–3 mm dar. Sie können im Idealfall ca. 1–2 cm lang verfolgt werden (Abb. 5.7 b).

Über der zentralen Struktur der Aorta liegt bogenförmig das rechte Herz; zusammen bilden sie die „Circle-and-sausage-Formation" (Abb. 5.6). Der rechte Vorhof liegt rechts der Aortenklappe auf der linken Bildseite. Er wird vom rechten Ventrikel durch die Trikuspidalklappe abgegrenzt. Vom rechten Ventrikel sind

5.3.2 Apikale Schnittebenen (Abb. 5.8 und 5.9)

Wird der Schallkopf über der Herzspitze aufgesetzt, so können prinzipiell 2 Schnittebenen eingestellt werden:

- apikaler Vierkammerblick (Abb. 5.8 a–c),
- apikale lange Achse (Abb. 5.9).

Die optimale Ankopplungsstelle ist am Herzspitzenstoß, der am besten in Linksseitenlage palpiert werden kann. Der Schallkopf wird über der Herzspitze aufgesetzt und nach kranial gekippt.

Apikaler Vierkammerblick (Abb. 5.8)

Zur Darstellung des apikalen Vierkammerblicks wird eine Schnittebene, die zwischen der linken Schulter und der rechten Brustwarze verläuft, gewählt. Die Herzspitze und beide Kammern werden im oberen Anteil des Sektors, die Herzbasis im unteren Bildabschnitt abgebildet.

Im apikalen Vierkammerblick werden die 4 Herzhöhlen dargestellt. Sie werden durch das Kreuz von Vorhof- und Ventrikelseptum einerseits und den beiden Atrioventrikularklappen andererseits gebildet und voneinander abgegrenzt. Der linke Ventrikel stellt sich dabei mit Ausnahme der Neugeborenenperiode größer dar als der rechte Ventrikel und reicht bis zur Herzspitze (Abb. 5.8). Der linke Ventrikel ist durch seine glatte endokardiale Begrenzung gekennzeichnet, während der rechte Ventrikel stärker trabekuliert ist und im Bereich der Herzspitze ein sich echogen darstellendes septoparietales Muskelbündel, das sog. Moderatorband, aufweist. Eine weitere Differenzierungsmöglichkeit zwischen beiden Ventrikeln stellt die Lokalisation der AV-Klappenebene dar.

Das anteriore und septale Segel der Trikuspidalklappe und das anteriore (mediane) und posteriore (laterale) Segel der Mitralklappe können im apikalen Vierkammerblick nachgewiesen werden. Dabei ist die Trikuspidalklappenebene immer etwas näher an der Herzspitze lokalisiert als die Mitralklappe (Abb. 5.8a,b). Da der Typ der AV-Klappe den zugehörigen Ventrikel bestimmt, d. h. immer einer Mitralklappe ein morphologisch linker Ventrikel und einer Trikuspidalklappe ein morphologisch rechter Ventrikel zugeordnet ist, können beide Kammern korrekt identifiziert werden.

Die Charakterisierung der Vorhöfe ist echokardiographisch nicht immer sicher möglich. Jedoch kann der linke Vorhof häufig durch Einmündung der Lungenvenen (Abb. 5.8a,b) und der rechte Vorhof durch die Eustachische Klappe an der Einmündungsstelle der V. cava inferior in den rechten Vorhof erkannt werden. Die Darstellung des Vorhofseptums ist im apikalen Vierkammerblick nicht immer möglich, da es parallel zu den

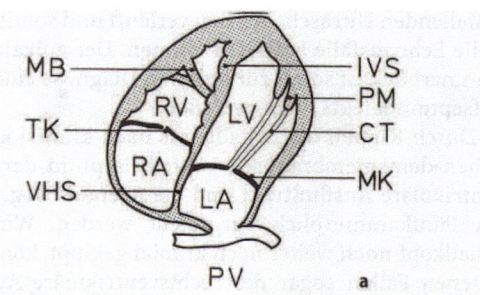

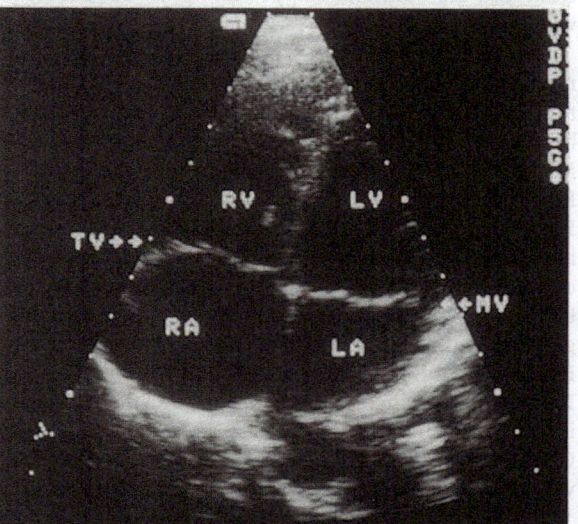

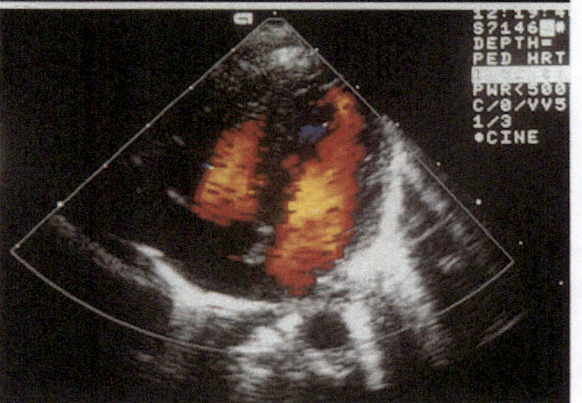

Abb. 5.8. a Apikaler Vierkammerblick, schematische Darstellung (*CT* Chordae tendineae, *IVS* Interventrikularseptum, *LA* linker Vorhof, *LV* linker Ventrikel, *MB* Moderatorband, *MK* Mitralklappe, *PM* Papillarmuskel, *PV* Pulmonalvene, *RA* rechter Vorhof, *RV* rechter Ventrikel, *TK* Trikuspidalklappe, *VHS* Vorhofseptum). **b** Zweidimensionales Schnittbild bei gesundem 12jährigem Mädchen (*LA* linker Vorhof, *LV* linker Ventrikel, *MV* Mitralklappe, *RA* rechter Vorhof, *RV* rechter Ventrikel, *TV* Trikuspidalklappe). **c** Farbkodierte Darstellung des Einstroms in die beiden Ventrikel im apikalen Vierkammerblick. Die auf den Schallkopf zu gerichtete Blutströmung stellt sich rot dar

einfallenden Ultraschallwellen verläuft und somit artifizielle Echoausfälle auftreten können. Der apikale Vierkammerblick ist somit zur sicheren Diagnose eines Vorhofseptumdefekts nicht geeignet.

Durch Kippen des Schallkopfs nach kranial können neben dem membranösen Ventrikelseptum der linksventrikuläre Ausflußtrakt und die Aorta im sog. apikalen Fünfkammerblick dargestellt werden. Wird der Schallkopf noch weiter nach kranial gekippt, können in seltenen Fällen sogar der rechtsventrikuläre Ausflußtrakt und die Pulmonalklappe von apikal her beurteilt werden.

Der apikale Vierkammerblick gestattet einen optimalen Überblick über alle vier Herzhöhlen. Er ist weiterhin zur zuverlässigen Dimensions- und Funktionsbestimmung vorwiegend des linken Ventrikels geeignet. Mit der farbkodierten Dopplersonographie läßt sich der Einstrom in beide Ventrikel rot darstellen (Abb. 5.8c). Beim Kippen des Schallkopfs nach kranial kann weiterhin der linksventrikuläre Ausflußtrakt abgebildet werden. Im Normalfall stellt sich der systolische Ausstrom über den linksventrikulären Ausflußtrakt blau dar. Aufgrund der günstigen Winkelverhältnisse ist der apikale Fünfkammerblick ideal für dopplersonographische Flußmessungen im linksventrikulären Ausflußtrakt und im proximalen Anteil der Aorta ascendens. Mit dem CW-Doppler läßt sich ein Gradient im Bereich des linksventrikulären Ausflußtrakts optimal quantifizieren.

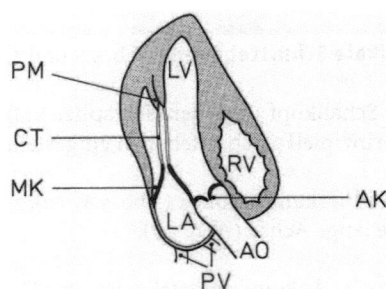

Abb. 5.9. Apikale lange Achse (*AK* Aortenklappe, *AO* Aorta, *CT* Chordae tendineae, *LA* linker Vorhof, *LV* linker Ventrikel, *MK* Mitralklappe, *PM* Papillarmuskel, *PV* Pulmonalvenen, *RV* rechter Ventrikel)

Aortenklappe und die aszendierende Aorta abgebildet, so daß sich diese Schnittebene vor allem zur Beurteilung von Subaortenstenosen eignet. Hinter der Mitralklappe ist der linke Vorhof lokalisiert. Im Gegensatz zur parasternalen langen Achse läßt sich in der apikalen langen Achse die Herzspitze abbilden. Weiterhin können der linksventrikuläre Ausflußtrakt und die Vorderwand des linken Vorhofs oft besser beurteilt werden. Durch leichtes Drehen des Schallkopfs nach medial kann die deszendierende Aorta hinter dem linken Vorhof und Ventrikel dargestellt werden.

> **Sonographische Kriterien des apikalen Vierkammerblicks**
>
> - Ankopplungspunkt: Herzspitze
> - Äußere Orientierung der Schnittebene: linke Schulter zu rechter Mamille
> - Beurteilbare Strukturen: linker Vorhof, Mitralklappe, linker Ventrikel, rechter Vorhof, Trikuspidalklappe, rechter Ventrikel, Interventrikularseptum, Pulmonalveneneinmündung, linksventrikulärer Ausflußtrakt und proximale Aorta ascendens

> **Sonographische Kriterien der apikalen langen Achse**
>
> - Ankopplungspunkt: Herzspitze
> - Äußere Orientierung der Schnittebene: Herzspitze zur rechten Schulter
> - Beurteilbare Strukturen: linker Vorhof, Mitralklappe, linker Ventrikel mit Herzspitze, Interventrikularseptum, linksventrikulärer Ausflußtrakt, Aortenklappe, Aorta ascendens

Apikale lange Achse (Abb. 5.9)

Wird der Schallkopf um 90° im Uhrzeigersinn aus dem apikalen Vierkammerblick gedreht, so erhält man die apikale lange Achse. Die Schnittebene ist dabei von der Herzspitze zur rechten Schulter gerichtet und verläuft in der anatomischen Hauptachse des linken Ventrikels durch die Mitral- und Aortenklappe. In dieser Schnittebene werden vom Ventrikelseptum vor allem der trabekulierte Anteil und das Auslaßseptum dargestellt. Weiterhin werden der linksventrikuläre Ausflußtrakt, die

5.3.3 Subkostale Schnittebenen (Abb. 5.10–5.13)

Der subkostale Zugang ermöglicht eine Vielzahl von Darstellungsmöglichkeiten.

Für die Untersuchung sollte der Patient in leicht überstreckter Rückenlage (Kissen unter den Schultern) gelagert werden. Entspannte Bauchdecken sind für eine optimale Darstellung sehr hilfreich, so daß das Kind mit in Hüft- und Kniegelenk gebeugten Beinen untersucht werden sollte. Bei der Untersuchung muß beachtet werden, daß zu starker Druck auf das Abdomen, insbesondere nach operativen Eingriffen und bei vergrößerter Leber, vor allem im Säuglings- und Kleinkindalter zu erheblicher Mißempfindung und damit Abwehrhaltung führen kann. Aus diesem Grund sollten die subkostalen Schnittebenen am Ende einer jeden Untersuchung durchgeführt werden. Weiterhin kann zu starker Druck auf die Bauchdecken vor allem bei kleinen Kindern die Thoraxexkursionen behindern und die V. cava inferior komprimieren, so daß ein verminderter venöser Rückfluß und damit eine verminderte Auswurfleistung des Herzens resultiert.

Bei der Darstellung von subkostal wird die Leber als akustisches Fenster und Vorlaufstrecke benutzt. Dies hat sich vor allem beim Früh- und Neugeborenen bewährt, da wichtige anatomische Strukturen außerhalb des Nahfeldes abgebildet werden. Von subkostal müssen die Lage der Oberbauchorgane (Bestimmung des Situs) ermittelt und die Lage der Aorta und V. cava inferior beurteilt werden. Insbesondere muß der venöse Rückfluß über die V. cava inferior, die V. azygos oder hemiazygos (venöses Systemgefäß auf der gleichen Seite wie die Aorta und hinter der Aorta) dargestellt werden.

Die Abbildung des Herzens von subkostal erfolgt prinzipiell in 2 Schnittebenen:

- kurze Achse (Sagittalschnitte) (Abb. 5.10–5.12),
- subkostaler Vierkammerblick (Kornarschnitte) (Abb. 5.13).

Im angloamerikanischen Schrifttum hat sich in den letzten Jahren zunehmend eingebürgert, die subkostalen Schnittebenen invertiert (mit der Spitze des Sektors im unteren Bildabschnitt) wiederzugeben. Diese Darstellung entspricht den aus der Angiokardiographie bekannten Schnittebenen und kann vom Kardiochirurgen am besten nachvollzogen werden. Da diese Darstellung jedoch allen anderen sonographischen Abbildungskriterien widerspricht und sich im deutschsprachigen Raum bisher noch nicht allgemein durchgesetzt hat, sollen die subkostalen Schnittebenen in konventioneller Weise besprochen werden.

Sonographische Kriterien der subkostalen kurzen Achse (Sagittalschnitte)

- Ankopplungspunkt: subxiphoidal
- Äußere Orientierung der Schnittebene: rechte Mamille zur linken Schulter
- Beurteilbare Strukturen: linker Vorhof, linker Ventrikel, rechter Vorhof, rechter Ventrikel, rechtsventrikulärer Ausflußtrakt, Vorhofseptum, V. cava inferior, V. cava superior, Pulmonalarterienstamm, Aortenklappe

---

Subkostale kurze Achse (Sagittalschnitte)
(Abb. 5.10 und 5.11)

Zuerst wird die V. cava inferior in der Längsachse im Sternallinienschnitt dargestellt und anschließend der Schallkopf nach kranial gekippt. Hierbei kann die Einmündungsstelle der V. cava inferior in den rechten Vorhof mit der Eustachischen Klappe gesehen werden. Das Vorhofseptum verläuft quer zur Schallstrahlrichtung und läßt sich gut darstellen (Abb. 5.10a).

Durch Kippen des Schallkopfs nach kranial kann zusätzlich die Einmündung der V. cava superior in den rechten Vorhof abgebildet werden (Abb. 5.10a). Diese Schnittebene ist besonders hilfreich zur Erfassung von hochsitzenden Vorhofseptumdefekten vom Sinus-venosus-Typ, die im Bereich der Einmündung der V. cava superior lokalisiert sind.

Kippt man den Schallkopf nach links, kommen zusätzlich zu den Vorhöfen der linksventrikuläre Ein- und Ausflußtrakt sowie die Aorta ascendens. zur Darstellung (Abb. 5.10b).

Durch weiteres Kippen des Schallkopfs nach links können der rechtsventrikuläre Ausflußtrakt, die Pulmonalklappe und die Pulmonalarterie beurteilt werden (Abb. 5.10c). Diese Schnittebene eignet sich besonders gut zur Diagnose des Double-chambered right ventricle und einer infundibulären Pulmonalstenose (Abb. 5.34b).

Die Zona trabecularis des rechten und des linken Ventrikels bilden sich im Querschnitt ab (Abb. 5.11), wenn man den Schallkopf weiter nach links kippt. Diese Schnittebenen ähneln der parasternalen kurzen Achse durch den linken Ventrikel.

Subkostaler Vierkammerblick (Koronarschnitte)
(Abb. 5.12 und 5.13)

Für den subkostalen Vierkammerblick wird der Schallkopf aus der subkostalen kurzen Achse um 90° im Uhrzeigersinn gedreht. Die Schnittebene verläuft dabei in etwa von der rechten Hüfte zur linken Schulter. Im Prinzip können hierbei nacheinander 4 Schnittebenen dargestellt werden:

- Schnittebene durch die Vorhöfe und den Koronarvenensinus,
- subkostaler Vierkammerblick,
- subkostale lange Achse durch den linksventrikulären Ausflußtrakt,
- subkostale lange Achse durch den rechtsventrikulären Ausflußtrakt.

Alle 4 Schnittebenen erhält man durch kontinuierliches Kippen des Schallkopfs von posterior nach anterior. Die subkostalen Schnittebenen eignen sich besonders gut

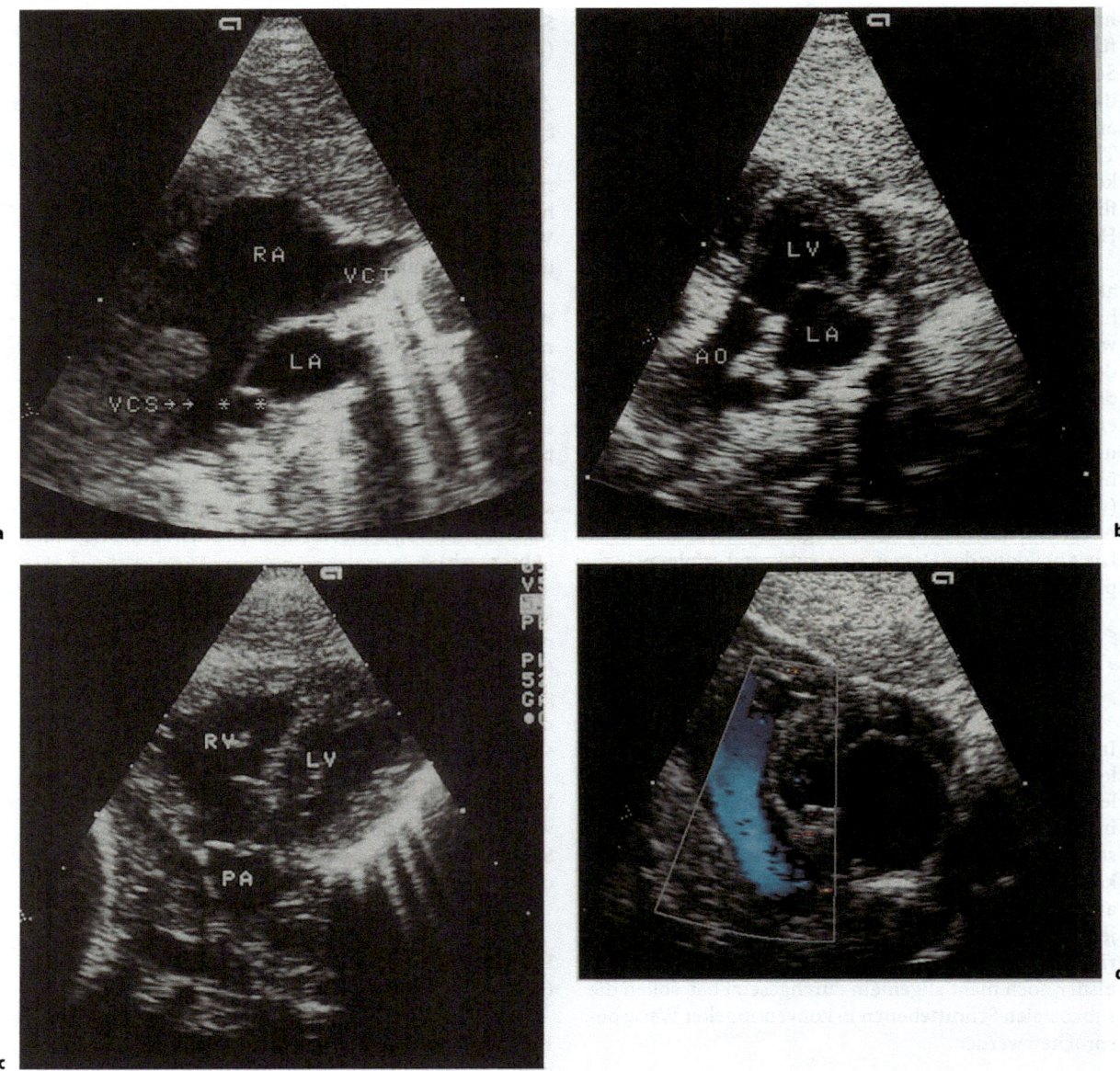

Abb. 5.10 a–d. Subkostale Sagittalschnitte. **a** Subkostale kurze Achse (Sagittalschnitt) durch die Vorhöfe. Schallkopfnah der rechte Vorhof (*RA*), schallkopffern der linke Vorhof (*LA*). Vorhofseptum zur rechten Seite vorgewölbt; kranial die Einmündung der V. cava superior (*VCS*), kaudal die Einmündung der V. cava inferior (*VCI*) in den rechten Vorhof. (*Sterne* rechte Pulmonalarterie). **b** Subkostale kurze Achse (Sagittalschnitt) durch den linken Ventrikel. In dieser Schnittebene ist sowohl der linksventrikuläre Einflußtrakt als auch der Ausflußtrakt dargestellt, während die Zona trabecularis nicht mit abgebildet ist. Neben der Mitralklappe kommt auch die Aortenklappe zur Darstellung. (*AO* Aorta ascendens, *LA* linker Vorhof, *LV* linker Ventrikel). **c** Subkostale kurze Achse (Sagittalschnitt) durch den rechtsventrikulären Ausflußtrakt: Zona trabecularis des rechten Ventrikels (*RV*) sowie rechtsventrikulärer Ausflußtrakt, Pulmonalklappe und proximaler Anteil der Pulmonalarterie (*PA*). Rechts im Bild die Zona trabecularis des linken Ventrikels (*LV*) und ein Teil des Ventrikelseptums. **d** Blutströmung im rechtsventrikulären Ausflußtrakt und in der Pulmonalarterie (subkostaler Sagittalschnitt durch den rechtsventrikulären Ausflußtrakt), Farbdoppler. Die Blutströmung ist vom Schallkopf weg gerichtet, somit homogen blau

5.3 · Untersuchungstechnik und normale sonographische Anatomie

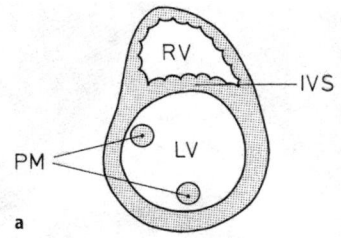

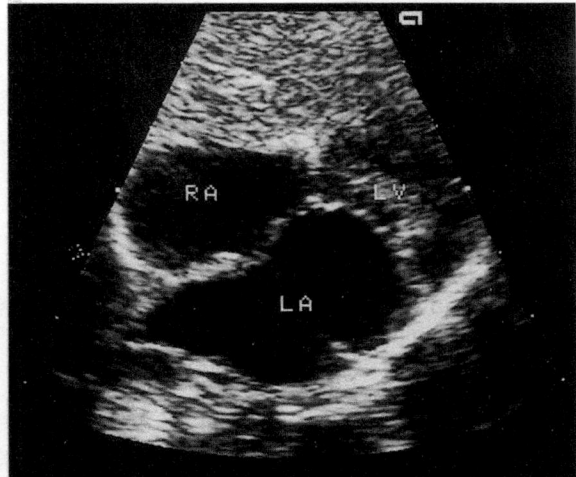

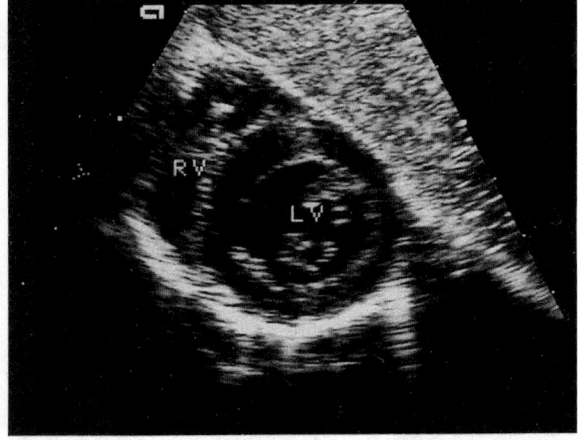

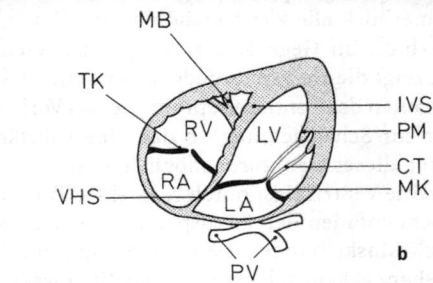

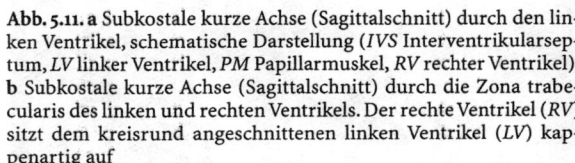

Abb. 5.11. a Subkostale kurze Achse (Sagittalschnitt) durch den linken Ventrikel, schematische Darstellung (*IVS* Interventrikularseptum, *LV* linker Ventrikel, *PM* Papillarmuskel, *RV* rechter Ventrikel). **b** Subkostale kurze Achse (Sagittalschnitt) durch die Zona trabecularis des linken und rechten Ventrikels. Der rechte Ventrikel (*RV*) sitzt dem kreisrund angeschnittenen linken Ventrikel (*LV*) kappenartig auf

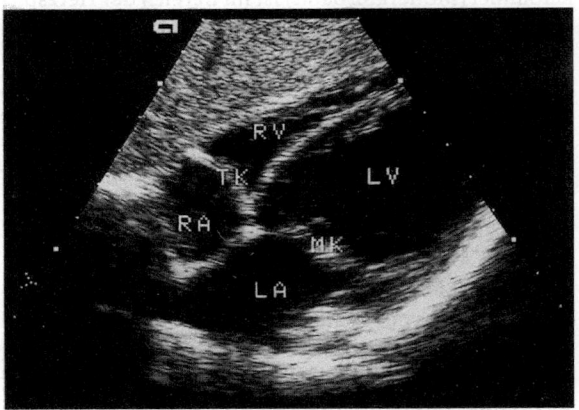

Abb. 5.12 a–c. Subkostale Koronarschnitte. **a** Subkostaler Koronarschnitt durch das Vorhofseptum bei 7 Wochen altem Säugling (*LA* linker Vorhof, *LV* linker Ventrikel, *RA* rechter Vorhof). **b** Subkostaler Vierkammerblick, schematische Darstellung (*CT* Chordae tendineae, *IVS* Interventrikularseptum, *LA* linker Vorhof, *LV* linker Ventrikel, *MB* Moderatorband, *MK* Mitralklappe, *PM* Papillarmuskel, *PV* Pulmonalvenen, *RA* rechter Vorhof, *RV* rechter Ventrikel, *TK* Trikuspidalklappe, *VHS* Vorhofseptum). **c** Subkostaler Vierkammerblick bei 5jährigem Jungen. Die Mitralklappe (*MK*) steht etwas höher als die Trikuspidalklappe (*TK*). (*LA* linker Vorhof, *LV* linker Ventrikel, *RA* rechter Vorhof, *RV* rechter Ventrikel)

zur Darstellung der atrioventrikulären und ventrikuloarteriellen Konnektionen.

Schnittebene durch die Vorhöfe. So kann vor allem das Vorhofseptum besonders gut beurteilt werden, da es senkrecht zur Ausbreitungsrichtung der Ultraschallwellen verläuft. Diese Schnittebene eignet sich besonders gut zur Differentialdiagnose der Vorhofseptumdefekte. Hierbei kommen vor allem die hinteren Anteile der Vorhöfe und des Vorhofseptums sowie der AV-Klappen zur Darstellung. Im rechten Vorhof bildet sich im Bereich der Einmündung der V. cava inferior die Eustachische Klappe, im Bereich des linken Vorhofs die Einmündung der Pulmonalvenen ab (Abb. 5.12a).

Subkostaler Vierkammerblick. Wird der Schallkopf etwas nach ventral gekippt, so kommen im subkostalen Vierkammerblick alle vier Herzhöhlen zur Darstellung (Abb. 5.12b,c). Im Gegensatz zum apikalen Vierkammerblick zeigt die Herzspitze jedoch zur Seite. Des weiteren verlaufen das Ventrikelseptum wie das Vorhofseptum quer zur Schallrichtung, so daß eine vollständige Darstellung dieser Strukturen möglich wird.

Der rechte Ventrikel ist durch vermehrte Trabekel, in die die Sehnenfäden der Trikuspidalklappe inserieren, und durch Muskelbündel, die vom Septum zur freien Wand ziehen, gekennzeichnet. Das größte dieser Muskelbündel (Moderatorband) ist im Bereich der Herzspitze lokalisiert. Die zum rechten Ventrikel gehörende Trikuspidalklappe ist näher an der Herzspitze lokalisiert als die Mitralklappe. Die septale Wand des linken Ventrikels ist glatt und weist weder Trabekel noch die Einmündung von Sehnenfäden auf. Die zum linken Ventrikel gehörende AV-Klappe (Mitralklappe) ist höher lokalisiert.

Im subkostalen Vierkammerblick können die trabekulierten Anteile des linken Ventrikels sowie die posterolaterale Wand besonders gut beurteilt werden. Weiterhin kommen vom Ventrikelseptum die unteren zwei Drittel, die dem muskulären oder trabekulierten Septum entsprechen, und das obere Drittel unterhalb der AV-Klappe, das dem Einlaßseptum entspricht, zur Darstellung. Das Ventrikelseptum zwischen Trikuspidal- und Mitralklappe entspricht der Pars atrioventricularis des membranösen Kammerseptums.

Im subkostalen Vierkammerblick kann häufig oberhalb der AV-Klappenebene der Koronarvenensinus dargestellt werden. Er darf nicht mit einem tiefsitzenden Vorhofseptumdefekt verwechselt werden.

Subkostale lange Achse durch den linksventrikulären Ausflußtrakt. Wird der Schallkopf vom Vierkammerblick weiter nach ventral gekippt, so kommt der gesamte linksventrikuläre Ausflußtrakt zur Darstellung (Abb. 5.13 a). Diese Schnittebene wird auch als subkostale lange Achse des linksventrikulären Ausflußtrakts be-

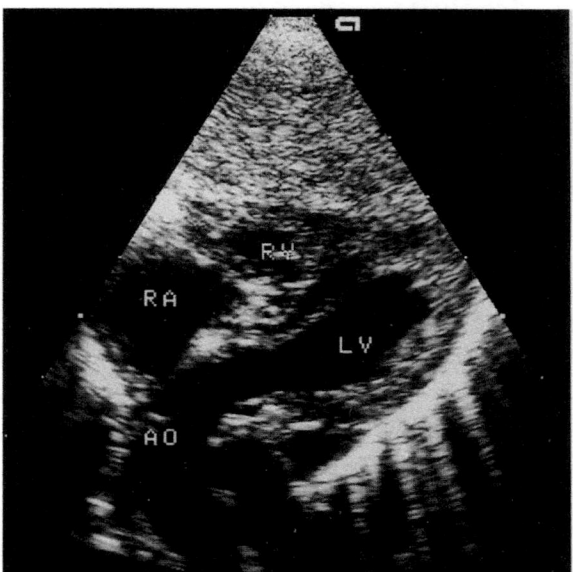

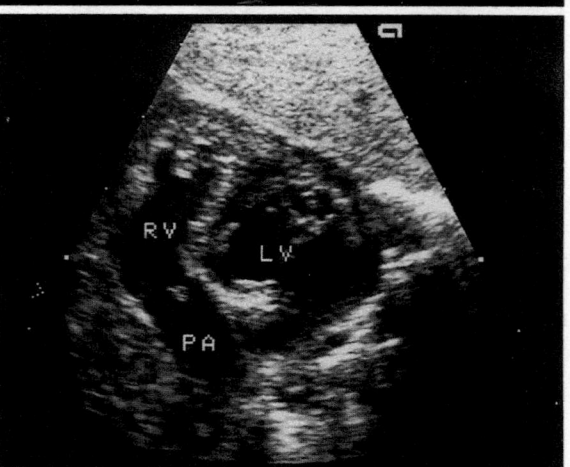

Abb. 5.13. Subkostale Koronarschnitte durch den **a** linksventrikulären, **b** rechtsventrikulären Ausflußtrakt (*AO* Aorta ascendens, *LV* linker Ventrikel, *PA* Pulmonalarterie, *RA* rechter Vorhof, *RV* rechter Ventrikel)

zeichnet, verläuft jedoch tatsächlich 90° orthogonal zur eigentlichen apikalen langen Achse.

In dieser Schnittebene können nur der trabekulierte Anteil und und der Ausflußtrakt des linken Ventrikels dargestellt werden, nicht jedoch die Mitralklappe und der Einflußtrakt. Neben der Aortenklappe kommt auch die Aorta ascendens bis hin zum Aortenbogen zur Darstellung. Links neben der Aorta ascendens lassen sich der Pulmonalarterienstamm und das linke Herzohr abbilden.

Subkostale lange Achse durch den rechtsventrikulären Ausflußtrakt. Wird der Schallkopf noch weiter nach ventral gekippt, so kommt der rechtsventrikuläre Einflußtrakt und Ausflußtrakt zur Darstellung

(Abb. 5.13b). Neben der Pulmonalklappe lassen sich subvalvuläre, septale und parietale Muskelbündel abbilden. Die subkostale lange Achse durch den rechtsventrikulären Ausflußtrakt ist besonders gut zur Beurteilung eines Double-chambered right ventricle und einer Infundibulumstenose geeignet.

Besonderheiten der subkostalen Koronarschnitte

Da der Schallstrahl von dorsal nach ventral gerichtet ist, kommen in den dorsalen Schnittebenen vor allem die Vorhöfe und Einflußtrakte in den mittleren Ebenen der linke Ventrikel und der linksventrikuläre Ausflußtrakt sowie in den ventralen Ebenen vor allem der rechte Ventrikel und der rechtsventrikuläre Ausflußtrakt zur Darstellung.

> **Sonographische Kriterien des subkostalen Vierkammerblicks (Koronarschnitt)**
>
> - Ankopplungspunkt: subxiphoidal
> - Äußere Orientierung der Schnittebene: rechte Hüfte zur linken Schulter. Der Schallkopf wird dabei sukzessive von posterior nach anterior gekippt
> - Beurteilbare Strukturen: linker Vorhof, Mitralklappe, linker Ventrikel, rechter Vorhof, Trikuspidalklappe, rechter Ventrikel, linksventrikulärer Ausflußtrakt, rechtsventrikulärer Ausflußtrakt, Vorhofseptum, Pulmonalarterienstamm, Aortenklappe, Aorta ascendens, atrioventrikuläre Konnektion, ventrikuloarterielle Konnektion

5.3.4 Suprasternale Schnittebenen
(Abb. 5.14 und 5.15)

Der Schallkopf wird in der Fossa jugularis oder, bei Frühgeborenen, Neugeborenen und Säuglingen, im 2. Interkostalraum rechts parasternal aufgesetzt. Die Untersuchung erfolgt in Rückenlage mit überstrecktem Hals (Kissen unter den Schultern). Beim Früh- und Neugeborenen kann weiterhin der Zugang durch das knorpelig angelegte Manubrium sterni gewählt werden.

Der suprasternale Zugang eignet sich vor allem zur Darstellung des Aortenbogens, der rechten Pulmonalarterie und der oberen Hohlvene. Die großen Gefäße können dabei prinzipiell in 2 Ebenen abgebildet werden:

- suprasternale lange Achse zur Darstellung des Aortenbogens (Abb. 5.14 a, b),
- suprasternale kurze Achse zur Abbildung der V. cava superior und der rechten Pulmonalarterie (Abb. 5.15).

Suprasternale lange Achse (Abb. 5.14)

Der Schallkopf wird jugulär – bei jungen Säuglingen im 2. Interkostalraum rechts – angelegt und eine Schnittebene zwischen der rechten Brustwarze und der linken Schulter eingestellt. Im Längsschnitt wird die Aorta mit Abgang der Arm-Hals-Gefäße sichtbar (Abb. 5.14): der Truncus brachiocephalicus, die linke A. carotis communis und die linke A. subclavia. Unterhalb des Aortenbogens sind im Querschnitt die rechte Pulmonalarterie als echofreies und der rechte Hauptbronchus als echogenes rundes Areal sichtbar (Abb. 5.14). Hinter der Pulmonalarterie wird der linke Vorhof abgebildet.

Oberhalb des Aortenbogens kann die V. anonyma im Querschnitt als echofreies ovaläres Areal dargestellt werden (Abb. 5.14). Durch Drehen des Schallkopfs nach links können die linke Pulmonalarterie und die deszendierende Aorta nachgewiesen werden. Der Pulmonalarterienstamm und die linke Pulmonalarterie werden dabei tangential getroffen und bilden sich kommaförmig ab. Der Aortenisthmus ist auf der Gegenseite des Abgangs der linken A. subclavia sichtbar (Abb. 5.14). Auch beim gesunden Kind ist er immer durch eine geringfügige Einschnürung in diesem Bereich gekennzeichnet. Die deszendierende Aorta kann jenseits des Aortenisthmus und des Abgangs der A. subclavia wegen Lungenüberlagerung in der Regel nicht weiter verfolgt werden.

> **Sonographische Kriterien der suprasternalen lange Achse**
>
> - Ankopplungspunkte: Jugulum; bei Säuglingen und Neugeborenen: 2. ICR rechts, Manubrium sterni
> - Äußere Orientierung der Schnittebene: rechte Mamille zur linken Schulter
> - Beurteilbare Strukturen: Aorta ascendens, Aortenbogen, Aorta descendens, Arm-Hals-Gefäße, rechte Pulmonalarterie, linker Vorhof, V. anonyma

Suprasternale kurze Achse (Abb. 5.15)

Die suprasternale kurze Achse kann durch Drehen des Schallkopfs in die Sagittalebene eingestellt werden. Dabei erscheint die Aorta im Querschnitt als kreisrunde anteriore Struktur (Abb. 5.15). Vor der Aorta können die V. anonyma und die rechte V. brachiocephalica dargestellt werden, die sich zur V. cava superior vereinigen und rechts der Aorta verlaufen (Abb. 5.15). Hinter der Aorta wird die rechte Pulmonalarterie im Längsschnitt dargestellt. Sie kann von ihrem Ursprung aus dem Pulmonalarterienstamm bis zu ihrer Verzweigung in die

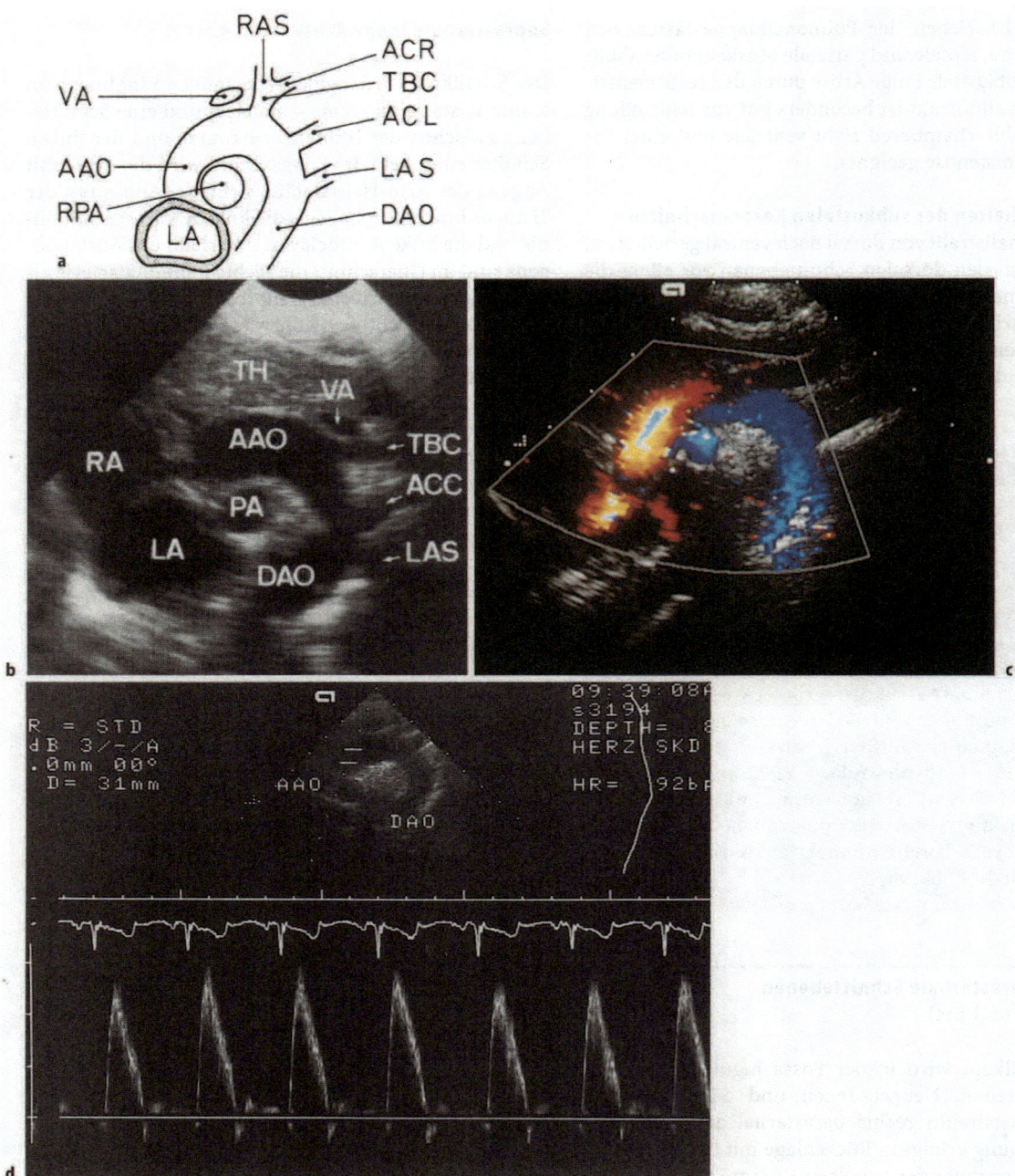

Abb. 5.14. a Suprasternale lange Achse durch den Aortenbogen, schematische Darstellung (*AAO* Aorta ascendens, *ACL* A. carotis communis links, *ACR* A. carotis communis rechts, *DAO* Aorta descendens, *LA* linker Vorhof, *LAS* linke A. subclavia, *RAS* rechte A. subclavia, *RPA* rechte Pulmonalarterie, *TBC* Truncus brachiocephalicus, *VA* V. anonyma). **b** Zweidimensionales Schnittbild der suprasternalen langen Achse (*ACC* A. carotis communis, *PA* rechte Pulmonalarterie, *RA* rechter Vorhof, *TH* Thymus). **c** Blutströmung im Aortenbogen bei Neugeborenem (suprasternale lange Achse), Farbdoppler. Die Blutströmung in der Aorta ascendens ist auf den Schallkopf zu gerichtet (rot), im distalen Aortenbogen und in der Aorta descendens vom Schallkopf weg gerichtet (blau). Unterhalb des Aortenbogens die rechte Pulmonalarterie (blau). **d** Gepulste dopplersonographische Flußmessung in der Aorta ascendens (suprasternale lange Achse). Oben im Bild: Lokalisation des Meßvolumens (*Doppelstriche*) in der Aorta ascendens (*AAO*). (*DAO* Aorta descendens). Unten im Bild: Laminarer Vorwärtsfluß mit schmalem Frequenzspektrum und typischem Fenster unter der Flußkurve. Maximale systolische Flußgeschwindigkeit ca. 1,2–1,3 m/s, diastolisch kein nennenswerter Vorwärtsfluß

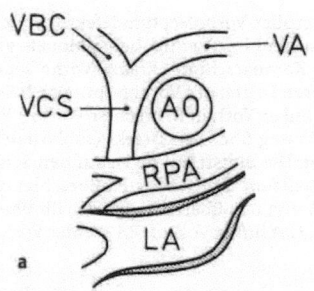
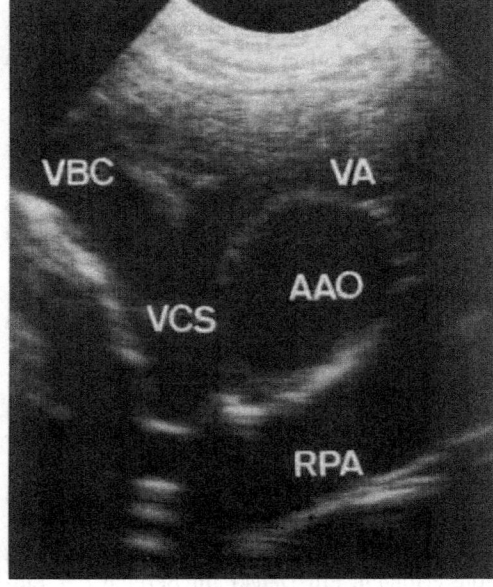

Abb. 5.15a, b. Suprasternale kurze Achse. a Schematische Darstellung (*AO* Aorta, *LA* linker Vorhof, *RPA* rechte Pulmonalarterie, *VA* V. anonyma, *VBC* V. brachiocephalica, *VCS* V. cava superior).
b Zweidimensionales Schnittbild (*AAO* Aorta ascendens)

Pulmonalarterienäste dargestellt werden. Unterhalb der Pulmonalarterie wird der linke Vorhof abgebildet.

**Sonographische Kriterien
der suprasternalen kurzen Achse**

- Ankopplungspunkte: Jugulum; bei Säuglingen und Neugeborenen: 2. ICR rechts, Manubrium sterni
- Äußere Orientierung der Schnittebene: Sagittalebene rechts parasternal
- Beurteilbare Strukturen: Aorta ascendens, rechte Pulmonalarterie, linker Vorhof, V. anonyma, V. cava superior, V. brachiocephalica

---

5.3.5 Untersuchungsablauf

Die echokardiographische Untersuchung sollte immer eine sequentielle Analyse der kardialen Strukturen beinhalten. Zunächst erfolgt die Bestimmung des Situs (Situs solitus, Situs inversus, Dextrokardie). Anschließend werden der systemvenöse und pulmonalvenöse Rückfluß in die beiden Vorhöfe, die atrioventrikulären Verbindungen und die Ventrikelmorphologie untersucht. Außerdem müssen die ventrikuloarteriellen Konnektionen beschrieben werden. Dazu sollten unter Verwendung der beschriebenen Schnittebenen die einzelnen Anteile des Herzens schrittweise abgebildet und beurteilt werden.

5.4 Krankheitsbilder

Nachfolgend soll nur eine Auswahl der klinisch relevanten pathologischen Veränderungen vorgestellt werden. Zunächst werden einfache kardiale Fehlbildungen erklärt. Anschließend wird dann auf komplexe kardiale Fehlbildungen, die in der Regel mit einer ausgeprägten Zyanose oder Herzinsuffizienz bereits in der Neugeborenenperiode oder im frühen Säuglingsalter einhergehen und einen kardiologischen Notfall darstellen, eingegangen. In den weiteren Kapiteln werden die Differentialdiagnose der verschiedenen Kardiomyopathien einschließlich der Koronaranomalien besprochen. Die Häufigkeit der einzelnen Fehlbildungen ist in Prozent aller Herzfehler hinter jedem Krankheitsbild angegeben.

5.4.1 Einfache kardiale Fehlbildungen

Herzfehler mit Links-rechts-Shunt

Vorhofseptumdefekte (8,5 %) (Abb. 5.16 und 5.17)
Die Einteilung der Vorhofseptumdefekte erfolgt nach ihrer Lokalisation: Der Defekt kann im unteren Drittel des Vorhofseptums in der Nähe der Atrioventrikularklappenebene lokalisiert sein (Ostium-primum-Defekt) (Abb. 5.17a), im mittleren Teil des Vorhofseptums (Ostium-secundum-Defekt) (Abb. 5.17b) oder im oberen Anteil im Bereich der Einmündung der oberen Hohlvene (Sinus-venosus-Defekt) (Abb. 5.17d). In Ostium-primum-Position sind 20% aller Vorhofseptumdefekte lokalisiert, in Ostium-secundum-Position 80%. Kleine Defekte in Ostium-secundum-Position entsprechen einem offenen Foramen ovale. Die Darstellung des Defekts erfolgt am besten im subkostalen Sagittalschnitt und Koronarschnitt. Diese Darstellung in 2 senkrecht aufeinander stehenden Ebenen ermöglicht eine dreidimensionale Vorstellung der Größe des Defekts

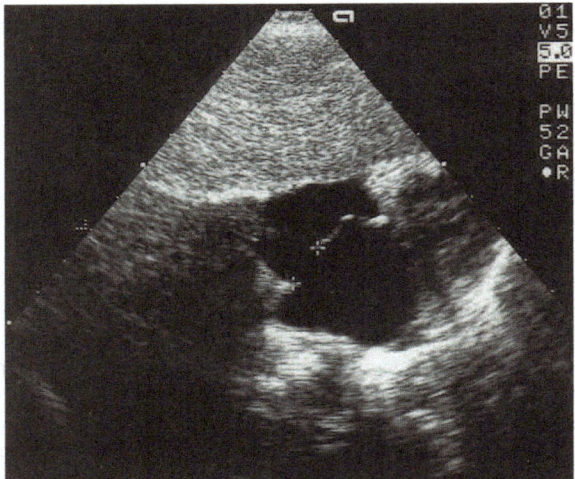
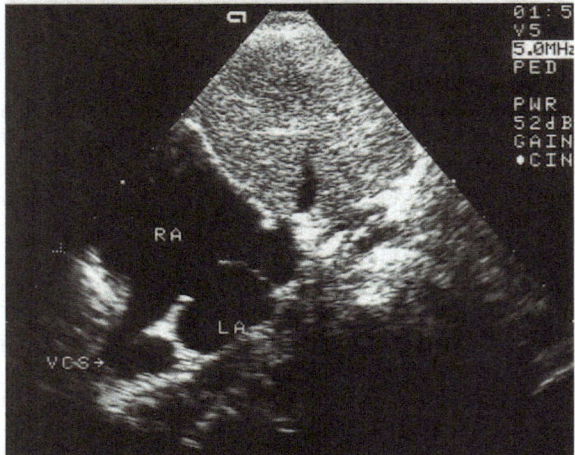
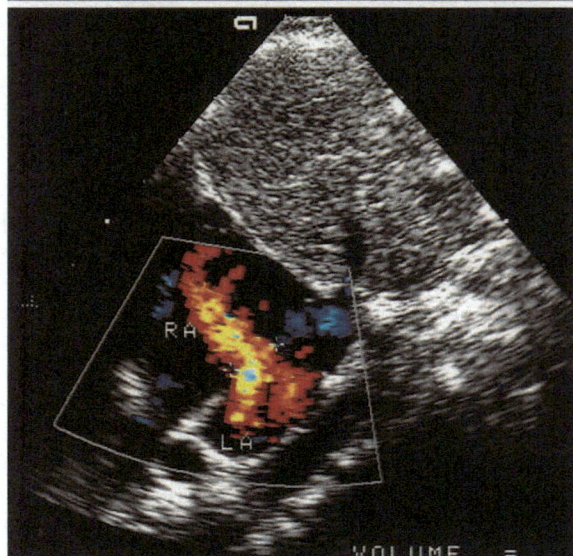

◀ **Abb. 5.16 a–c.** Mittelgroßer Vorhofseptumdefekt (ca. 1 cm Durchmesser) in Ostium-secundum-Position bei 16 Monate altem Mädchen. **a** Subkostaler Koronarschnitt (*Kreuze* Vorhofseptumdefekt im oberen bis mittleren Drittel des Vorhofseptums). **b** Subkostaler Sagittalschnitt. (*LA* linker Vorhof, *RA* rechter Vorhof, *VCS* V. cava superior). **c** Blutströmung über den Defekt (subkostaler Sagittalschnitt), Farbdoppler. Die Blutströmung ist auf den Schallkopf zu gerichtet (rot). Im Zentrum des Defekts Flußbeschleunigung, die den Meßbereich von 0,53 m/s überschreitet, dehalb Blutströmung dort gelb abgebildet. (*LA* linker Vorhof, *RA* rechter Vorhof)

(Abb. 5.16 a, b). Er erscheint als Echoausfall, wobei die freien Enden des Vorhofseptums sich sonographisch echodicht darstellen ("Matchstick"- oder T-Phänomen).

Die echokardiographische Beurteilung der Größe des Defekts sollte enddiastolisch mittels EKG-Triggerung erfolgen, da der Defekt sich in dieser Phase des Herzzyklus bei maximaler Vorhoffüllung am größten darstellt.

Während die Darstellung von Ostium-primum-Defekten (Abb. 5.17 a) und Ostium-secundum-Defekten (Abb. 5.17 b) meist keine Schwierigkeiten bereitet, gelingt die Abbildung eines hochsitzenden Sinus-venosus-Defekts (Abb. 5.17 d), der oft mit einer partiellen Lungenvenenfehleinmündung einhergeht, nicht immer. Die Einmündung der oberen Hohlvene in den rechten Vorhof bildet sich auf dem subkostalen Vierkammerblick in der Regel nicht ab. Die Darstellung kann jedoch im subkostalen Sagittalschnitt durch die V. cava superior und die Vorhöfe erfolgen. Ein Defekt im Bereich der Einmündung der V. cava superior in den rechten Vorhof entspricht einem Sinus-venosus-Defekt. Die partielle Fehleinmündung einer Lungenvene in den rechten Vorhof kann aufgrund von Luftüberlagerungen aus vorgeschalteten Lungenpartien häufig ebenfalls nicht dargestellt werden. Beim „Common atrium" kann echokardiographisch überhaupt kein Vorhofseptum gefunden werden (Abb. 5.17 c).

Beurteilung der hämodynamischen Relevanz. Als Faustregel kann gelten, daß Vorhofseptumdefekte mit einer Größe über 1,5 cm hämodynamisch relevant sind und operativ verschlossen werden müssen. Indirekte Zeichen eines großen Vorhofseptumdefekts mit hämodynamisch wirksamem Links-rechts-Shunt sind ein vergrößerter rechter Vorhof, rechter Ventrikel und Pulmonalarterienstamm (Abb. 5.17 a, b). Da selbst große Vorhofseptumdefekte im Kindesalter nur selten zu einer pulmonalen Hypertonie führen, ist die Vorderwand des rechten Ventrikels meist nicht hypertrophiert. Der linke Vorhof zeigt eine normale Größe (Abb. 5.17 b). Bei vergrößertem linkem Vorhof sollte nach zusätzlichen Shuntvitien (z. B. Ventrikelseptumdefekt oder Ductus arteriosus Botalli) mit ausgeprägtem Links-rechts-Shunt gesucht werden.

5.4 · Krankheitsbilder

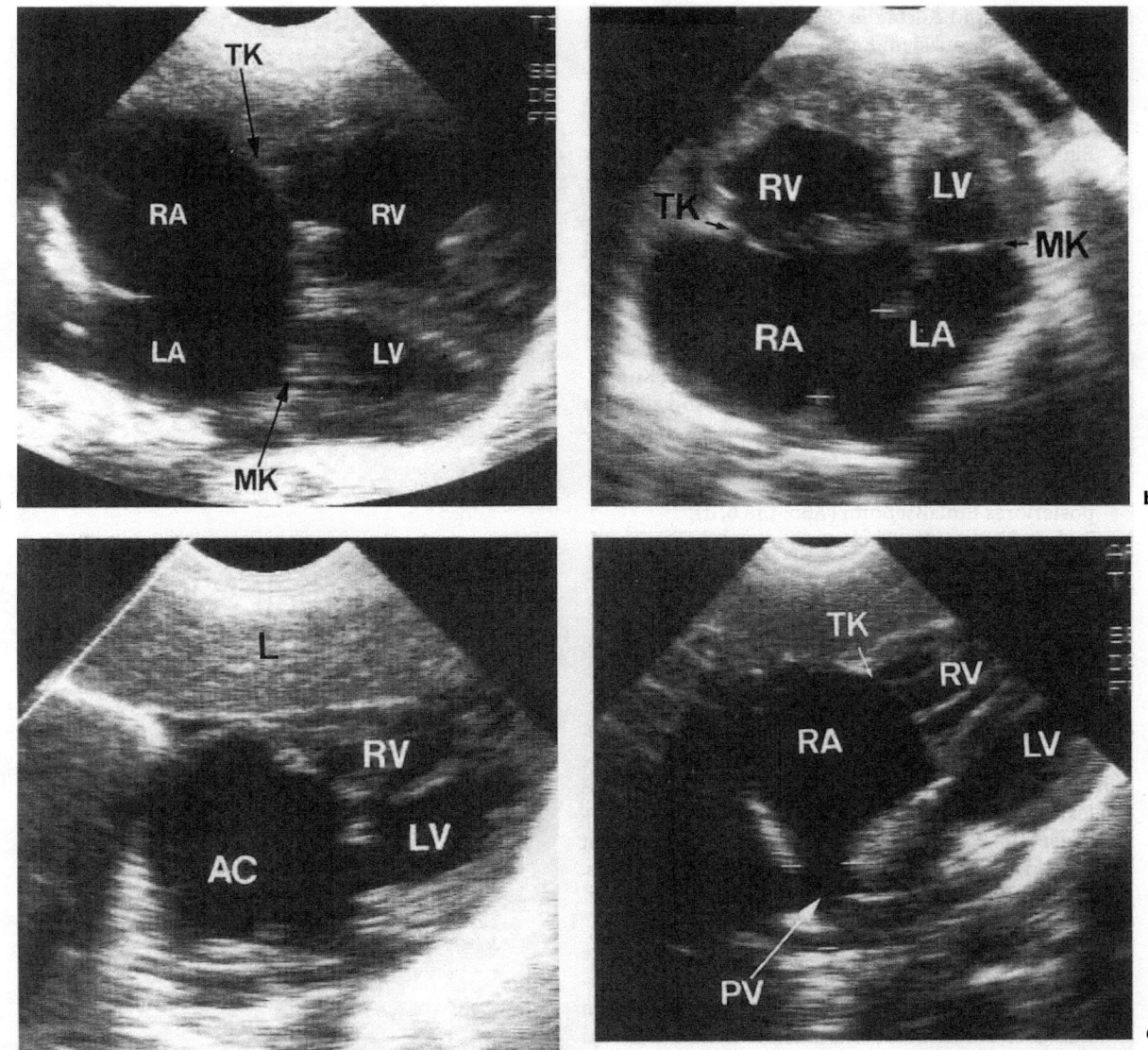

Abb. 5.17 a–d. Vorhofseptumdefekte. **a** Vorhofseptumdefekt in Ostium-primum-Position (ASD-I) (subkostaler Vierkammerblick). Lokalisation des Defekts im unteren Anteil des Vorhofseptums (AV-klappennah). **b** Vorhofseptumdefekt in Ostium-secundum-Position (ASD-II) (apikaler Vierkammerblick). Lokalisation des Defekts im mittleren Anteil des Vorhofseptums. Deutliche Vergrößerung des rechten Vorhofs und Ventrikels. **c** Atrium commune (subkostaler Vierkammerblick). Vollständiges Fehlen des Vorhofseptums. **d** Sinus-venosus-Defekt mit partieller Lungenvenenfehleinmündung (subkostaler Vierkammerblick). Darstellung eines hochsitzenden Vorhofseptumdefekts an der Einmündungsstelle der V. cava superior in den rechten Vorhof (oberes Drittel des Vorhofseptums). (*AC* Atrium commune, *L* Leber, *LA* linker Vorhof, *LV* linker Ventrikel, *MK* Mitralklappe, *PV* Pulmonalvene, *RA* rechter Vorhof, *RV* rechter Ventrikel, *TK* Trikuspidalklappe)

Stellenwert der Dopplersonographie. Mit der *farbkodierten Dopplersonographie* (und der gepulsten Dopplersonographie) kann die Shuntrichtung dargestellt werden. Normalerweise liegt ein Links-rechts-Shunt vor, der sich mit der farbkodierten Dopplersonographie von subkostal rot darstellt (Abb. 5.16 c). Ein Rechts-links-Shunt bei zyanotischen Vitien (z. B. Trikuspidalatresie) stellt sich demgegenüber blau dar (Abb. 5.49 b).

Bei der *gepulsten Dopplersonographie* läßt sich die hämodynamische Relevanz eines Vorhofseptumdefekts ähnlich wie beim Ventrikelseptumdefekt durch dopplersonographische Ermittlung des Flowverhältnisses Qp:Qs bestimmen (s. Ventrikelseptumdefekte). Hierzu muß neben der mittleren Flußgeschwindigkeit in Pulmonalarterie und Aorta die Querschnittsfläche der genannten Gefäße aus dem Radius berechnet werden. Aus der mittleren Flußgeschwindigkeit und der Querschnittsfläche in Pulmonalarterie und Aorta lassen sich der Lungenfluß Qp und der Systemfluß Qs ermitteln.

Ein hämodynamisch relevanter Vorhofseptumdefekt liegt dann vor, wenn das Flowverhältnis Qp:Qs größer als 2:1 ist. In diesem Fall liegt ein Shuntvolumen von mehr als 50 % des Kleinkreislaufminutenvolumens vor, so daß der Defekt im Kleinkindalter verschlossen werden muß.

Ventrikelseptumdefekte (22 %) (Abb. 5.18 und 5.19)
Ein Ventrikelseptumdefekt kann isoliert oder in Kombination mit anderen, meist komplexen Vitien gefunden werden. Das Ventrikelseptum besteht aus 4 verschiedenen Anteilen (Abb. 5.18):

- posteriores Einlaßseptum (Abb. 5.18 b, d),
- Trabekelseptum (muskuläres Septum) (Abb. 5.18 a–e),
- membranöses Septum (Abb. 5.18 a, c, e),
- Auslaßseptum (infundibuläres Septum) (Abb. 5.18 a, c).

Nach ihrem anatomischen Sitz werden posteriore Einlaßseptumdefekte oder AV-Kanal-Ventrikelseptum-Defekte, zentral anterior oder posterior apikal gelegenene muskuläre Defekte, membranöse bzw. perimembranöse Defekte und schließlich infundibuläre Defekte unterschieden. Die Ventrikelseptumdefekte treten dabei nicht isoliert in einem der 4 Anteile des Ventrikelseptums, sondern entlang der Verschmelzungslinie der verschiedenen Teile auf.

Echokardiographisch sind Ventrikelseptumdefekte mit hinreichender Sicherheit nachweisbar, wenn in ausreichend vielen Schnittebenen untersucht wird. Um Fehldiagnosen auf Grund künstlicher Echoausfälle zu vermeiden, sollte der Defekt zumindest in 2 unterschiedlichen Ebenen dargestellt werden können. Die Abbildung von AV-Kanaldefekten, membranösen und infundibulären Defekten bereitet in der Regel keine Schwierigkeiten. Kleine muskuläre Defekte sind die häufigsten Ventrikelseptumdefekte überhaupt; sie verlaufen oft mehrfach gewunden und können im Bereich des rechten Ventrikels durch starke septoparietale Trabekulierung verdeckt werden. Aus diesem Grund werden sie am leichtesten übersehen. Mit Hilfe der farbkodierten Dopplersonographie können jedoch auch kleine muskuläre Defekte erfaßt und exakt lokalisiert werden.

Direkte Darstellung des Defekts. Ventrikelseptumdefekte können direkt durch einen Echoausfall („dropout") (Abb. 5.19) im entsprechenden Anteil des Ventrikelseptums nachgewiesen werden. Häufig erscheinen dabei die freien Enden des Ventrikelseptums besonders

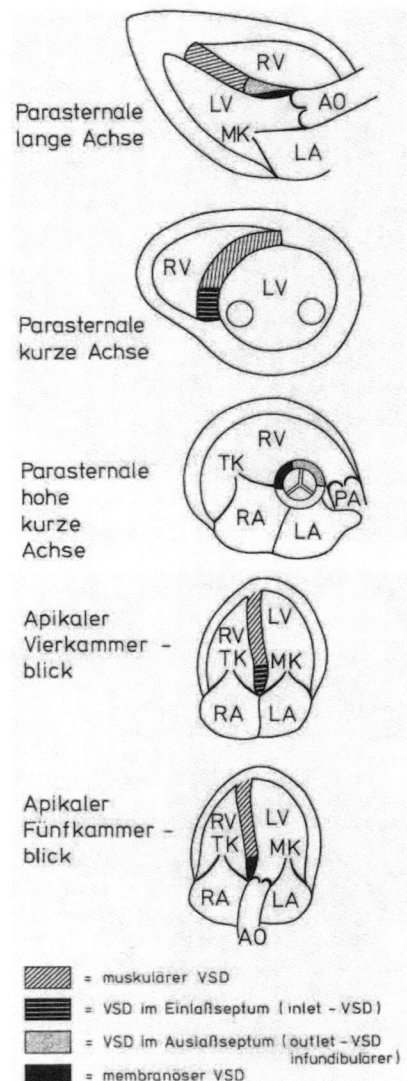

Abb. 5.18. Schematische Darstellung der Ventrikelseptumdefekte in den einzelnen Schnittebenen (*AO* Aorta, *LA* linker Vorhof, *LV* linker Ventrikel, *MK* Mitralklappe, *PA* Pulmonalarterie, *RA* rechter Vorhof, *RV* rechter Ventrikel, *TK* Trikuspidalklappe)

echodicht und erzeugen das "Matchstick"- oder T-Phänomen. Diese Artefakte kommen durch Streuung der Ultraschallwellen an den freien Enden des Ventrikelseptums zustande und begünstigen den direkten Nachweis des Defekts.

Ventrikelseptumdefekte sind in der Diastole besser sichtbar als in der Systole. Schwierigkeiten in der Darstellung von Ventrikelseptumdefekten ergeben sich aufgrund der Lokalisation und Größe des Defekts. Artifizielle Echoausfälle können im Bereich des dünnen membranösen Ventrikelseptums durch ungenügende Verstärkung auftreten. Weiterhin können künstliche

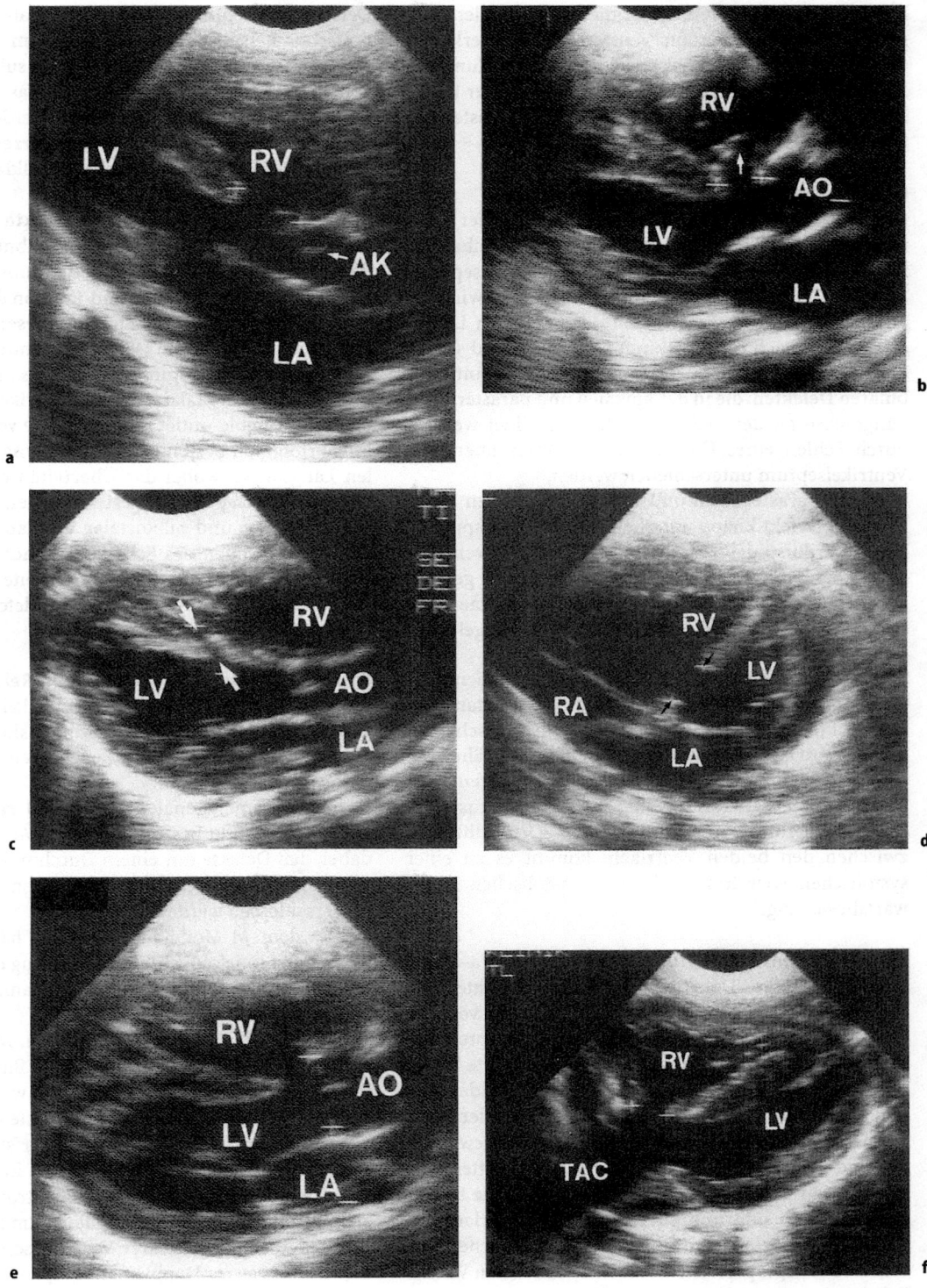

Abb. 5.19 a–f. Ventrikelseptumdefekte. **a** Membranöser Ventrikelseptumdefekt (parasternale lange Achse). Vergrößerter linker Vorhof als Ausdruck eines großen Links-rechts-Shunts über den Ventrikelseptumdefekt. **b** Membranöser Ventrikelseptumdefekt mit aneurysmatischer Transformation (parasternale lange Achse). Darstellung eines sackförmigen Gebildes (*Pfeil*), das sich von den freien Rändern des Ventrikelseptumdefekts in den rechten Ventrikel vorwölbt. **c** Muskulärer Ventrikelseptumdefekt (*Pfeile*) (parasternale lange Achse). Kleiner linker Vorhof als Ausdruck eines kleinen Links-rechts- Shunts über den Ventrikelseptumdefekt. **d** Partieller AV-Kanal: Ventrikelseptumdefekt im Einlaßseptum (apikaler Vierkammerblick). Unterhalb der AV-Klappenebene lokalisierter Ventrikelseptumdefekt (*Pfeile*). **e** Infundibulärer Ventrikelseptumdefekt im Auslaßseptum mit überreitender Aorta bei Fallot-Tetralogie (parasternale lange Achse). **f** Infundibulärer Ventrikelseptumdefekt mit überreitender Systemarterie beim Truncus arteriosus communis (*TAC*) (subkostaler Vierkammerblick). (*AK* Aortenklappe, *AO* Aorta, *LA* linker Vorhof, *LV* linker Ventrikel, *RA* rechter Vorhof, *RV* rechter Ventrikel)

Echoausfälle resultieren, wenn die Schallstrahlen tangential bzw. parallel zum Ventrikelseptum verlaufen (apikaler Vierkammerblick). Die beste Darstellung des Septums erfolgt beim senkrechten Auftreffen der Ultraschallstrahlen auf das Ventrikelseptum (parasternale lange Achse, subkostaler Vierkammerblick).

Membranöse Ventrikelseptumdefekte
(Abb. 5.18 a, c, e und 5.19 a, b). Membranöse oder perimembranöse Ventrikelseptumdefekte sind im subaortalen Bereich des Ventrikelseptums neben dem septalen Segel der Trikuspidalklappe gut sichtbar. Dazu wird der Schallkopf in der parasternalen oder apikalen Längsachse leicht nach rechts gekippt (Abb. 5.18 a und 5.19 a). Große membranöse Defekte können von infundibulären Defekten, die in der apikalen und parasternalen Längsachse an der gleichen Stelle abgebildet werden, durch Fehlen eines Überreitens der Aorta über dem Ventrikelseptum unterschieden werden.

In der parasternalen und subkostalen kurzen Achse kann der Defekt knapp unterhalb der Aortenklappe neben der Trikuspidalklappe dargestellt werden, wenn der Schallkopf von der Herzspitze zur Herzbasis gekippt wird. Im apikalen oder subkostalen Vierkammerblick können kleine membranöse Defekte in der Regel nicht erfaßt werden.

Membranöse Ventrikelseptumdefekte können sich durch *aneurysmatische Transformation* spontan verkleinern (Abb. 5.19 b). Echokardiographisch erscheinen diese Ventrikelseptumaneurysmen als sackähnliche Strukturen, die sich in den rechtsventrikulären Ausflußtrakt unterhalb des septalen Segels der Trikuspidalklappe hineinwölben. Aufgrund der Druckdifferenz zwischen den beiden Ventrikeln kommt es zu einer systolischen Vorwärts- und einer diastolischen Rückwärtsbewegung.

Muskuläre Ventrikelseptumdefekte (Abb. 5.18 a–e und 5.19 c). Muskuläre Defekte sind im unteren Anteil des Ventrikelseptums (Trabekelseptum), das sich von der Herzspitze bis zum membranösen Ventrikelseptum erstreckt, lokalisiert. Obwohl einige dieser Defekte in der parasternalen und apikalen Längsachse abgebildet werden können (Abb. 5.19 c), werden sie besser in der parasternalen und subkostalen kurzen Achse nachgewiesen. Sie sind in der Regel in den unteren zwei Dritteln des muskulären Ventrikelseptums lokalisiert. Kleine Defekte lassen sich aufgrund ihres gewundenen Verlaufs im zweidimensionalen Schnittbild nicht immer sicher darstellen. Die septoparietalen Trabekel des rechten Ventrikels können die Einmündungsstelle des Defekts in den rechten Ventrikel häufig verdecken.

Defekte im Einlaßseptum (Abb. 5.18 b, d und 5.19 d). Das Einlaß- oder Sinusseptum ist der posteriore Teil des Ventrikelseptums, der an die beiden AV-Klappen grenzt.

Der Ventrikelseptumdefekt in AV-Kanal-Position ist ein typisches Beispiel für einen Defekt im Einlaßseptum. Die Darstellung erfolgt am besten im subkostalen oder apikalen Vierkammerblick, wobei das Einlaßseptum und beide AV-Klappen abgebildet werden können. In der parasternalen und subkostalen kurzen Achse stellen sich die Defekte neben der Trikuspidalklappe dar.

Infundibuläre Ventrikelseptumdefekte (Abb. 5.18 a, e und 5.19 e, f). Das Auslaß- oder infundibuläre Septum ist der anteriore Anteil des Ventrikelseptums, das unmittelbar unterhalb der Aorten- und Pulmonalklappe lokalisiert ist. Ventrikelseptumdefekte in diesem Bereich werden auch konotrunkale Defekte genannt und kommen bei der Fallot-Tetralogie, dem Truncus arteriosus communis, der Pulmonalatresie mit Ventrikelseptumdefekt und dem Double-outlet right ventricle vor. Die Darstellung erfolgt am besten in der parasternalen und apikalen Längsachse, wobei das Überreiten der Aorta über dem Ventrikelseptum dargestellt werden kann.

Im apikalen und subkostalen Vierkammerblick können durch Kippen des Schallkopfs nach kranial ebenfalls die über dem Ventrikelseptum reitende Aorta und der infundibuläre Ventrikelseptumdefekt dargestellt werden (Abb. 5.19 f).

Beurteilung der hämodynamischen Relevanz. Die hämodynamische Relevanz eines Ventrikelseptumdefekts kann einerseits aus dem zweidimensionalen Schnittbild, andererseits durch die verschiedenen Dopplerverfahren beurteilt werden.

Im zweidimensionalen Schnittbild kann die Größe des Defekts direkt bestimmt werden. Als Faustregel gilt dabei, daß Defekte mit einem Durchmesser über 5 mm zur pulmonalen Hypertonie führen können und operativ verschlossen werden müssen.

Mit dem M-Mode läßt sich bei hämodynamisch wirksamen Defekten eine Vergrößerung des linken Vorhofs finden. Der Quotient LA:AO ist dann größer als 1,3.

Stellenwert der Dopplersonographie. Mit der *farbkodierten Dopplersonographie* kann die Blutströmung im Bereich des Defekts direkt dargestellt werden, wodurch sich vor allem kleine muskuläre Defekte sicher erfassen lassen. Kleine Defekte führen zu einer starken Flußbeschleunigung. Der Meßbereich wird in diesen Fällen überschritten, so daß sich die Blutströmung mosaikartig gelb-grün abbildet. Vor allem zum Nachweis multipler kleinerer muskulärer Ventrikelseptumdefekte ist die farbkodierte Dopplersonographie unentbehrlich (Abb. 5.20 a). Große Ventrikelseptumdefekte führen häufig zu einem Druckangleich zwischen beiden Ventrikeln, so daß sich die Blutströmung im Bereich des Defekts je nach der gewählten Schnittebene rot oder blau darstellt (Abb. 5.20 b).

5.4 · Krankheitsbilder

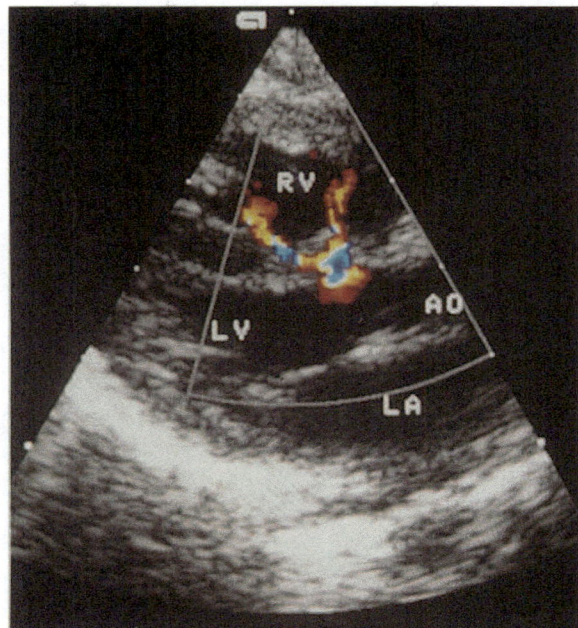
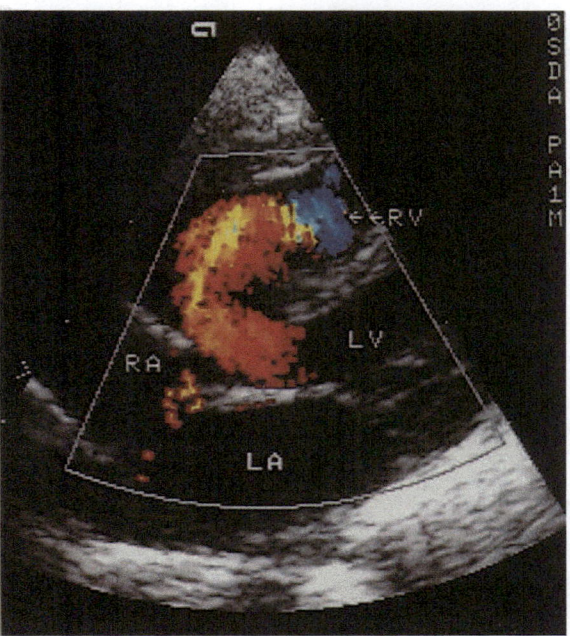

Abb. 5.20 a, b. Farbkodierte Dopplersonographie bei Ventrikelseptumdefekt. **a** Zwei kleine Ventrikelseptumdefekte im Bereich des perimembranösen Anteils des Ventrikelseptums (parasternale lange Achse). Ausgehend vom linksventrikulären Ausflußtrakt 2 schmale Jets in den rechten Ventrikel, durch Überschreitung des Meßbereichs mosaikartig. **b** Großer Ventrikelseptumdefekt im Einlaßseptum (apikaler Vierkammerblick). Der Defekt stellt sich unterhalb der AV-Klappenebene dar. Links-rechts-Shunt über den Defekt (rot). Der Meßbereich wird in diesem Fall nicht überschritten, was auf einen deutlichen Anstieg des Drucks im rechten Ventrikel hindeutet. (*AO* Aorta, *LA* linker Vorhof, *LV* linker Ventrikel, *RA* rechter Vorhof, *RV* rechter Ventrikel)

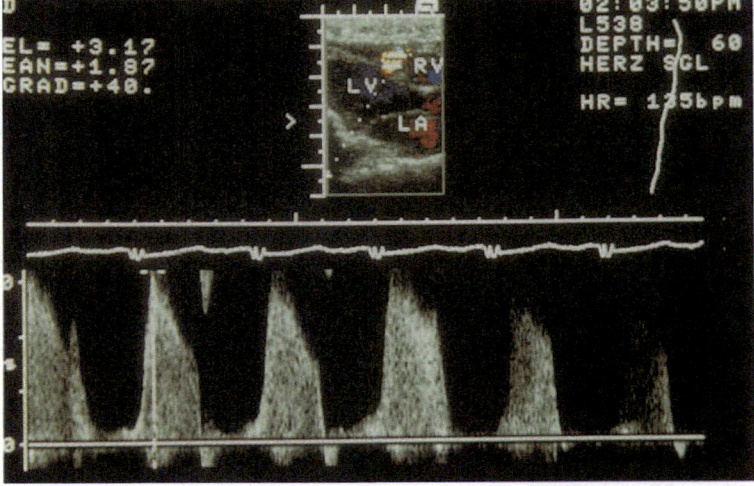

Abb. 5.21. Bestimmung des Druckgradienten über einem kleinen muskulären Ventrikelseptumdefekt bei Neugeborenem. Oben im Bild (Farbdoppler): kleiner muskulärer Defekt in der Mitte des Kammerseptums; die Dopplerlinie des CW-Dopplers ist durch den Defekt gelegt. Unten im Bild: turbulenter Vorwärtsfluß mit einer maximalen Flußgeschwindigkeit von 3,17 m/s (entspr. einem Druckgradienten von 40 mm Hg). Dies entspricht bei einem Neugeborenen einem drucktrennenden Defekt

Die farbkodierte Dopplersonographie ist weiterhin ein wichtiges Hilfsmittel zur optimalen Plazierung der Dopplerlinie ohne nennenswerten Einfallswinkel.
Mit der Dopplersonographie läßt sich die hämodynamische Relevanz eines Ventrikelseptumdefekts am besten beurteilen. Hierbei können das Flowverhältnis Qp:Qs und der Druckgradient zwischen beiden Ventrikeln bestimmt werden.

Bestimmung des Druckgradienten zwischen beiden Ventrikeln (Abb. 5.21). Mit dem *CW-Doppler* kann der Druckgradient zwischen beiden Ventrikeln gemessen werden. Die Dopplerlinie wird zunächst durch den Defekt bzw. den Jet des Farbdopplers gelegt, um die maximale Flußgeschwindigkeit im Bereich des Defekts zu erfassen. Nach der modifizierten Bernoulli-Gleichung ($\Delta p = 4 \cdot V^2$) kann hieraus der Druckgradient zwischen

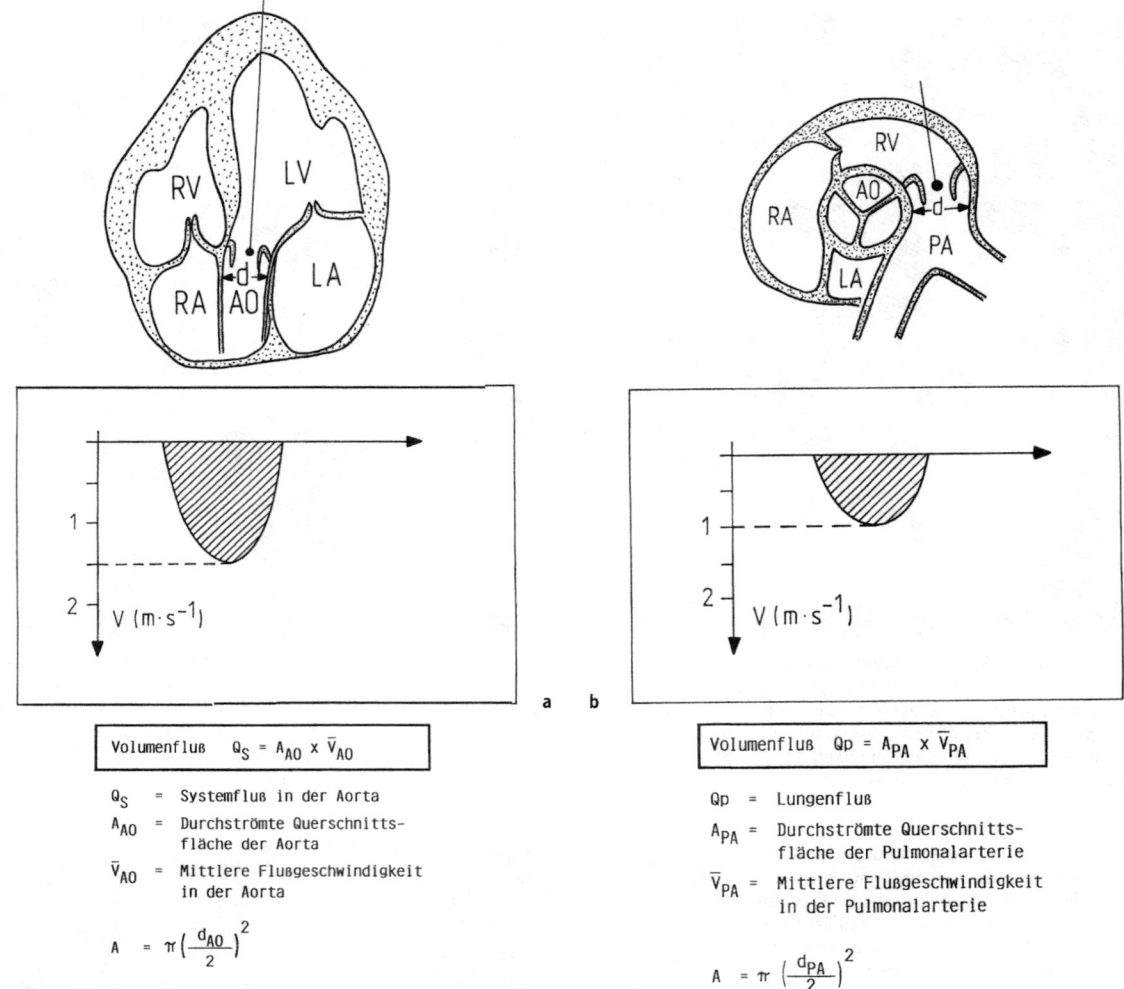

beiden Ventrikeln bestimmt werden. Hohe Flußgeschwindigkeiten treten bei kleinen Defekten auf und entsprechen einem großen Druckgradienten, große Defekte gehen mit niedrigen Flußgeschwindigkeiten und einem geringen Druckgradienten einher. Aus dem dopplersonographisch ermittelten Druckgradienten (Δp) und dem oszillographisch ermittelten Blutdruck (R_{RS}) kann der systolische Druck im rechten Ventrikel (P_{RV}) nach folgender Formel berechnet werden: ($P_{RV} = RR_S - \Delta p$).

Bestimmung des Flowverhältnisses Qp:Qs (Abb. 5.22). Mit der *gepulsten Dopplersonographie* läßt sich weiterhin das Flowverhältnis Qp:Qs durch Flußmessungen im Pulmonalarterienstamm und in der Aorta ermitteln. Neben der mittleren Flußgeschwindigkeit in den entsprechenden Gefäßen ist hierzu die Bestimmung der Querschnittsfläche A der Aorta und der Pulmonalarterie erforderlich. Der Durchmesser von Aorta und Pulmonalarterie wird in der parasternalen langen bzw.

Abb. 5.22a, b. Schematische Darstellung der Bestimmung des Flußverhältnisses Qp:Qs. **a** Bestimmung des Systemflusses Qs. Zur Bestimmung müssen die Querschnittsfläche der Aorta (A_{AO}) in Höhe der Aortenklappe und die mittlere Flußgeschwindigkeit (V_{AO}) im Bereich der Aortenklappe gemessen werden. **b** Bestimmung des Pulmonalflusses Qp. Zur Bestimmung müssen die Querschnittsfläche der Pulmonalarterie (A_{PA}) in Höhe der Pulmonalklappe und die mittlere Flußgeschwindigkeit (V_{PA}) im Bereich der Pulmonalklappe bestimmt werden. (*AO* Aorta, *LA* linker Vorhof, *LV* linker Ventrikel, *RA* rechter Vorhof, *RV* rechter Ventrikel)

kurzen Achse im M-Mode oder aus dem zweidimensionalen Schnittbild bestimmt. Die Querschnittsfläche (A) läßt sich aus dem Durchmesser (d) nach folgender Formel errechnen:

$$A = \left(\frac{d}{2}\right)^2 \cdot \pi$$

Die mittlere Flußgeschwindigkeit in der Pulmonalarterie wird in der parasternalen kurzen oder langen Achse, die mittlere Flußgeschwindigkeit in der Aorta im apikalen Vierkammerblick oder in der suprasternalen langen Achse bestimmt (Abb. 5.22). Aus der Flußkurve wird die mittlere Flußgeschwindigkeit als Velocity-time-Integral (VTI) durch Integration der Flußkurve berechnet.

Aus der Querschnittsfläche A und dem Velocity-time-Integral (VTI) kann der Volumenfluß Q nach folgender Formel ermittelt werden: $Q = A \cdot VTI$.

Aus dem Lungenfluß Qp und dem Systemfluß Qs läßt sich das Flowverhältnis Qp:Qs bestimmen. Es gilt folgende Beziehung:

$$Qp:Qs = (A_{PA} \cdot VTI_{PA}) : (A_{AO} \cdot VTI_{AO}).$$

Normalerweise entspricht der Lungenfluß dem Systemfluß, so daß das Verhältnis Qp:Qs 1:1 ist. Ein hämodynamisch wirksamer Defekt liegt dann vor, wenn das Verhältnis Qp:Qs mehr als 2:1 beträgt. Dies entspricht einem Shuntvolumen von mehr als 50 % des Kleinkreislaufminutenvolumens. Einschränkend muß jedoch erwähnt werden, daß die Formel nur bei fehlender Rechtsobstruktion und nur für kleine Ventrikelseptumdefekte sowie große Ventrikelseptumdefekte in den ersten Lebensmonaten gilt. Bei großen Defekten kann sich schnell eine widerstandsbedingte pulmonale Hypertonie entwickeln, so daß der Links-rechts-Shunt abnimmt.

AV-Kanaldefekte (3 %) (Abb. 5.17 a, 5.19 d, 5.23)

Die mangelnde Verschmelzung des embryonalen Endokardkissengewebes führt zu einer Vielzahl von anatomischen Defekten, die sowohl das Ventrikelseptum als auch das Vorhofseptum und die Atrioventrikularklappen betreffen können. Dabei muß zwischen kompletten und partiellen atrioventrikulären Septumdefekten unterschieden werden.

Partieller AV-Septumdefekt (2 %). Die häufigste Form des partiellen AV-Septumdefekts stellt der *Vorhofseptumdefekt in Ostium-primum-Position* (Abb. 5.17 a) dar. Der Defekt ist meist mit einem Spalt im anterioren Mitralsegel verknüpft („mitral cleft").

Die Darstellung des Defekts erfolgt am besten im subkostalen Vierkammerblick (Abb. 5.17). Dabei können der untere Teil des Vorhofseptums und die angrenzende AV-Klappenregion optimal beurteilt werden. Der freie Rand des verbliebenen Vorhofseptums stellt sich verdickt dar (T-Phänomen). Der Spalt im vorderen Mitralsegel kann am besten in einer parasternalen kurzen Achse durch den linken Ventrikel nachgewiesen werden, wobei der anteriore Anteil des Mitralsegels zweigeteilt abgebildet wird. In der parasternalen Längsachse kann in der Diastole eine pathologische Vorwölbung des anterioren Mitralsegels in den linksventrikulären Ausflußtrakt dargestellt werden, der dadurch elongiert und eingeengt erscheint. Indirekte Zeichen eines großen Vorhofseptumdefekts in Ostium-primum-Position mit nennenswertem Links-rechts-Shunt sind ein vergrößerter rechter Vorhof und Ventrikel, die am besten im Vierkammerblick dargestellt werden.

Ventrikelseptumdefekte im Einlaßseptum (Abb. 5.19) werden am besten im apikalen Vierkammerblick bei geschlossenen Atrioventrikularklappen in der Systole nachgewiesen (Abb. 5.19).

Kompletter AV-Septumdefekt (1 %) (Abb. 5.23). Beim kompletten AV-Septumdefekt findet man einen Defekt im unteren Anteil des Vorhofseptums (Ostium-primum-Defekt) und einen Defekt im oberen Anteil des Ventrikelseptums (Ventrikelseptumdefekt in AV-Kanal-Position). Anstelle zweier getrennter AV-Klappen mit unterschiedlichen Ansatzpunkten am Ventrikelseptum kann nur eine gemeinsame, anteriore Klappe dargestellt werden.

Apikaler und subkostaler Vierkammerblick haben sich als die beste Möglichkeit zum Nachweis der septalen Defekte und der gemeinsamen AV-Klappe bewährt. Beim Schluß der AV-Klappen ist die Größenausdehnung der Defekte im Bereich des Vorhof- und Ventrikelseptums am besten beurteilbar (Abb. 5.23). Besonderes Augenmerk muß auf die Morphologie der gemeinsamen AV-Klappe, die Anheftung der Sehnenfäden sowie die Größe der beiden Ventrikel gelegt werden:

- **AV-Klappe:** Die gemeinsame AV-Klappe kann aus 5 Segeln bestehen und in einen trikuspidalen und einen mitralen Anteil unterteilt sein. In Extremfällen kann eine Aufteilung der überreitenden AV-Klappe völlig fehlen. Zwischen den beiden Extremvarianten lassen sich alle anderen Übergangsformen finden.
- **Anheftung der Sehnenfäden:** Besonderes Augenmerk ist der Anheftung der Sehnenfäden zu widmen. Die Sehnenfäden des entsprechenden Klappenanteils können im ipsilateralen Ventrikel angeheftet sein. Inserieren sie im kontralateralen Ventrikel, so spricht man von einer „straddling valve". Besondere operationstechnische Probleme bereiten Klappen, deren Sehnenfäden im kontralateralen Ventrikel inserieren. Die Sehnenfäden können dabei an der Spitze des Ventrikelseptums (Typ A), auf der kontralateralen Seite des Ventrikelseptums (Typ B) und im Extremfall sogar an der freien Wand des kontralateralen Ventrikels (Typ C) inserieren, was eine operative Trennung unmöglich macht.
- **Größe der Ventrikel:** Die Kenntnis der Größe der beiden Ventrikel ist für die operative Trennung ebenfalls wichtig. Anhand der Größe der beiden Ventrikel kann die rechtsdominante Form von der linksdominanten Form und einer balancierten Form unterschieden werden. Bei der balancierten Form sind beide Ventrikel etwa gleich groß. Bei der linksdominanten Form überwiegt die Größe des linken, bei der rechtsdominanten Form die Größe des rechten Ven-

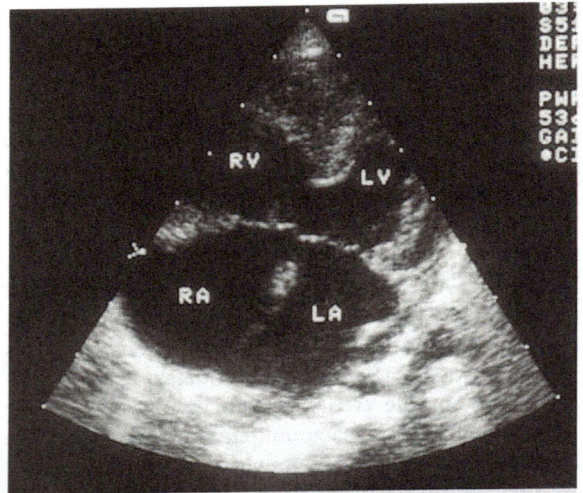
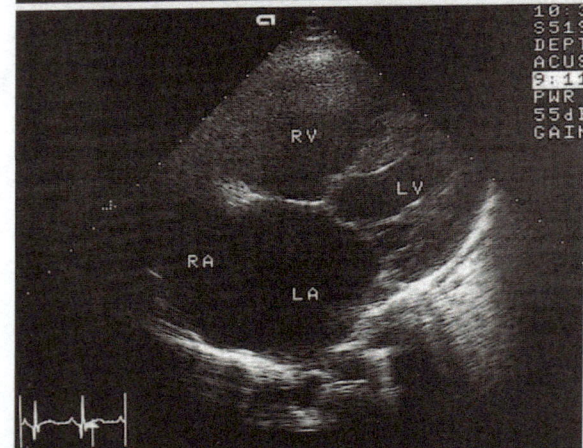
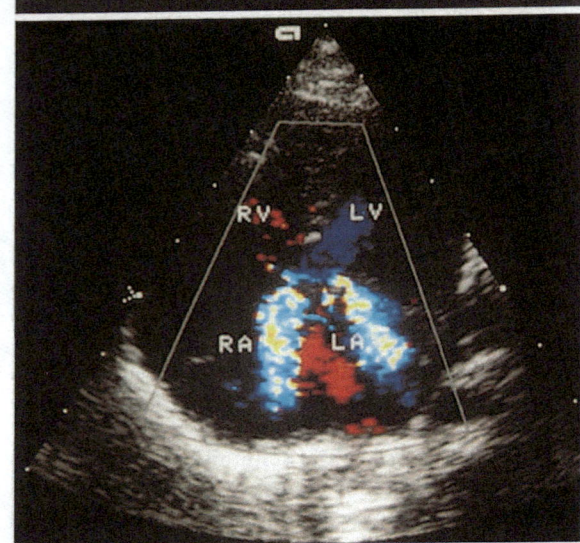
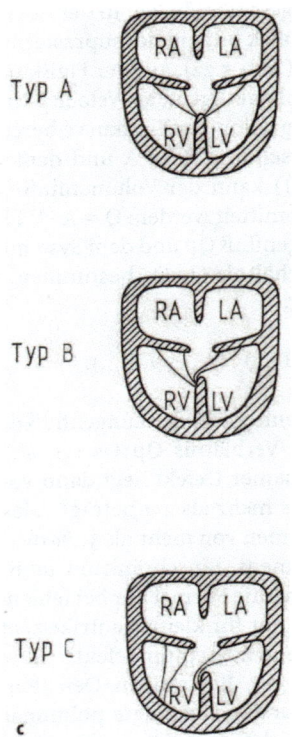

Abb. 5.23a–d. Kompletter AV-Kanaldefekt. a Balancierte Form eines kompletten AV-Kanaldefekts (apikaler Vierkammerblick; systolisch bei geschlossener AV-Klappe). Kennzeichnend die in etwa gleich großen Ventrikel. Sonographisch: kleiner Vorhofseptumdefekt in Ostium-primum-Position sowie großer Ventrikelseptumdefekt im Einlaßseptum; beide Defekte durch die gemeinsame AV-Klappe voneinander abgegrenzt. **b** Rechtsdominante Form mit sog. „straddling valve". Rechter Ventrikel (*RV*) größer als der linke (*LV*). Die Sehnenfäden des mitralen Anteils der gemeinsamen AV-Klappe inserieren im linken Ventrikel, die des rechtsseitigen Anteils der gemeinsamen AV-Klappe im Bereich der Spitze des Kammerseptums. Mittelgroßer Ventrikelseptumdefekt im Einlaßseptum, vollkommenes Fehlen des Vorhofseptums („common atrium"). (*LA* linker Vorhof, *LV* linker Ventrikel, *RA* rechter Vorhof, *RV* rechter Ventrikel). **c** Schematische Darstellung des Aufhängungsapparats der gemeinsamen AV-Klappe bei sog. „straddling valve". Die Sehnenfäden können einerseits im entsprechenden Ventrikel oder im Bereich der Spitze des Ventrikelseptums inserieren (Typ A). Andererseits ist eine Anheftung der Sehnenfäden des mitralen und trikuspidalen Anteils der gemeinsamen AV-Klappe in einem Ventrikel möglich, was eine operative Trennung verhindern kann (Typ B und C). **d** Farbkodierte dopplersonographische Darstellung (apikaler Vierkammerblick). Mäßiggradige AV-Klappeninsuffizienz mit 2 Insuffizienzjets, die in den linken (*LA*) und rechten Vorhof (*RA*) gerichtet sind und den Vorhof zur Hälfte ausfüllen. AV-Klappeninsuffizienz durch die starke Flußbeschleunigung mosaikartig. (*LA* linker Ventrikel, *RV* rechter Ventrikel)

trikels. Besonders problematisch ist die rechtsdominante Form, die mit einem zu kleinen linken Ventrikel und meist mit einem hypoplastischen mitralen Anteil der gemeinsamen AV-Klappe einhergeht, zusätzlich häufig mit einer linksventrikulären Ausflußbahnobstruktion assoziiert ist.

Beurteilung der hämodynamischen Relevanz. Die hämodynamische Relevanz kann bei den atrioventrikulären Septumdefekten wie beim Vorhof- und Ventrikelseptumdefekt mit der Dopplersonographie bestimmt werden. Aufgrund der großen Kurzschlußverbindung zwischen beiden Vorhöfen und Ventrikeln liegt in der Regel ein Druckangleich mit Systemdruck im rechten Ventrikel vor, so daß von einer pulmonalen Hypertonie ausgegangen werden muß.

Farbkodierte Dopplersonographie. Mit der farbkodierten Dopplersonographie läßt sich der Links-rechts-Shunt ebenso wie die meist assoziierte Insuffizienz der gemeinsamen AV-Klappe nachweisen. Hierbei ist einerseits auf die Richtung des Insuffizienzjets, andererseits auf dessen Größe zu achten. Durch Planimetrieren der Rückflußfläche kann der Schweregrad der AV-Klappeninsuffizienz semiquantitativ beurteilt werden.

Postoperative Verlaufskontrollen. Ventrikelseptumdefekte, die mit einem Patch verschlossen sind, stellen sich postoperativ echogen dar. Postoperativ beurteilt wird das Ausmaß der Rückbildung vormals vergrößerter Anteile des rechten Herzens, die Suche nach Restdefekten und die Beurteilung der AV-Klappen. Die Naht im Spalt des vorderen Mitralsegels kann zur Verdickung der genannten Strukturen und zu pathologischen, ruckartigen Bewegungsmustern führen. Mit der farbkodierten Dopplersonographie läßt sich eine postoperative Mitralinsuffizienz oder Trikuspidalklappeninsuffizienz nachweisen und im weiteren Verlauf verfolgen.

Ductus arteriosus Botalli (12 % jenseits der Neugeborenenperiode) (Abb. 5.24 und 5.25)

Ein offener Ductus arteriosus Botalli wird vor allem bei sehr unreifen Frühgeborenen mit schwerem Atemnotsyndrom gefunden. Jenseits der Neugeborenenperiode stellt der offene Ductus den zweithäufigsten Herzfehler überhaupt dar. Er kann isoliert oder in Kombination mit komplexen Vitien auftreten.

Die direkte Abbildung eines offenen Ductus arteriosus gelingt bei Luftüberlagerung des rechten Hauptbronchus nicht immer. Beim Frühgeborenen mit Atemnotsyndrom kann außerdem eine überblähte Lunge die direkte Darstellung unmöglich machen. Weiterhin erschwert ein oft geschlängelter Ductus dessen Darstellung in seinem gesamten Verlauf (Abb. 5.24a). Die zuverlässigste Schnittebene zum direkten Nachweis ist die suprasternale lange Achse. Meist gelingt es nicht, den Ductus in seinem gesamten Verlauf zweidimensional darzustellen. Bei zyanostischen Herzfehlern kann ein mit Prostaglandinen eröffneter Ductus gelegentlich geschlängelt in seiner gesamten Länge zwischen dem Aortenisthmus und dem Pulmonalarterienstamm abgebildet werden (Abb. 5.24a). In der parasternalen kurzen Achse ist der Ductus neben den beiden Pulmonalarterien als 3. Gefäß („3. Hosenbein") sichtbar (Abb. 5.24b).

Beurteilung der hämodynamischen Relevanz. Gelingt die direkte Darstellung nicht, muß nach indirekten Zeichen gesucht werden: Ein vergrößerter linker Vorhof sowie linker Ventrikel und eine Vorwölbung des Vorhofseptums zur rechten Seite sind Zeichen eines bedeutsamen Links-rechts-Shunts. Die Bestimmung des Quotienten aus dem Durchmesser des linken Vorhofs (LA) und der Aortenwurzel (AO) im M-Mode ermöglicht die Beurteilung der hämodynamischen Relevanz eines offenen Ductus arteriosus Botalli. So spricht ein Quotient LA:AO über 1,3 im M-Mode für einen hämodynamisch wirksamen Ductus. Differentialdiagnostisch müssen andere Herzfehler mit nennenswertem Links-rechts-Shunt, die ebenfalls mit einer Vergrößerung des linken Vorhofs einhergehen, ausgeschlossen werden.

Dopplersonographie. Die Dopplersonographie ist eine zuverlässige Methode zur Beurteilung der hämodynamischen Relevanz des Ductus.

Die sensitivste Methode zum Nachweis eines offenen Ductus arteriosus Botalli ist die *farbkodierte Dopplersonographie*. Mit ihrer Hilfe läßt sich in der parasternalen kurzen Achse im Bereich der Pulmonalisbifurkation der diastolische Einstrom als rote Farbwolke darstellen (Abb. 5.24c). Anhand der Größe der Farbwolke kann die hämodynamische Relevanz semiquantitativ durch Planimetrieren beurteilt werden.

Ein großer Links-rechts-Shunt führt in der deszendierenden Aorta zu einem diastolischen Abstrom des Bluts ins Niederdrucksystem des Pulmonalkreislaufs. In der Pulmonalarterie spricht ein turbulenter systolisch-diastolischer Einstrom ebenfalls für das Vorliegen einer aortopulmonalen Kurzschlußverbindung (Abb. 5.24d). Mit dem *CW-Doppler* kann der Druckgradient zwischen Aorta und Pulmonalarterie nach der modifizierten Bernoulli-Gleichung bestimmt werden. Aus dem Blutdruck und dem Druckgradienten läßt sich nichtinvasiv der Pulmonalarteriendruck bestimmen. Ein kleiner Ductus geht mit einem hohen Druckgradienten, ein großer mit einem niedrigen Gradienten einher.

Die beste Methode zur Beurteilung der hämodynamischen Relevanz eines offenen Ductus arteriosus Botalli sind dopplersonographische Flußmessungen in peripheren Körperarterien mit niederem peripherem Widerstand. Normalerweise findet sich in den Hirn- und Abdominalarterien ein systolisch-diastolischer Vorwärtsfluß. Der diastolische Vorwärtsfluß ist Aus-

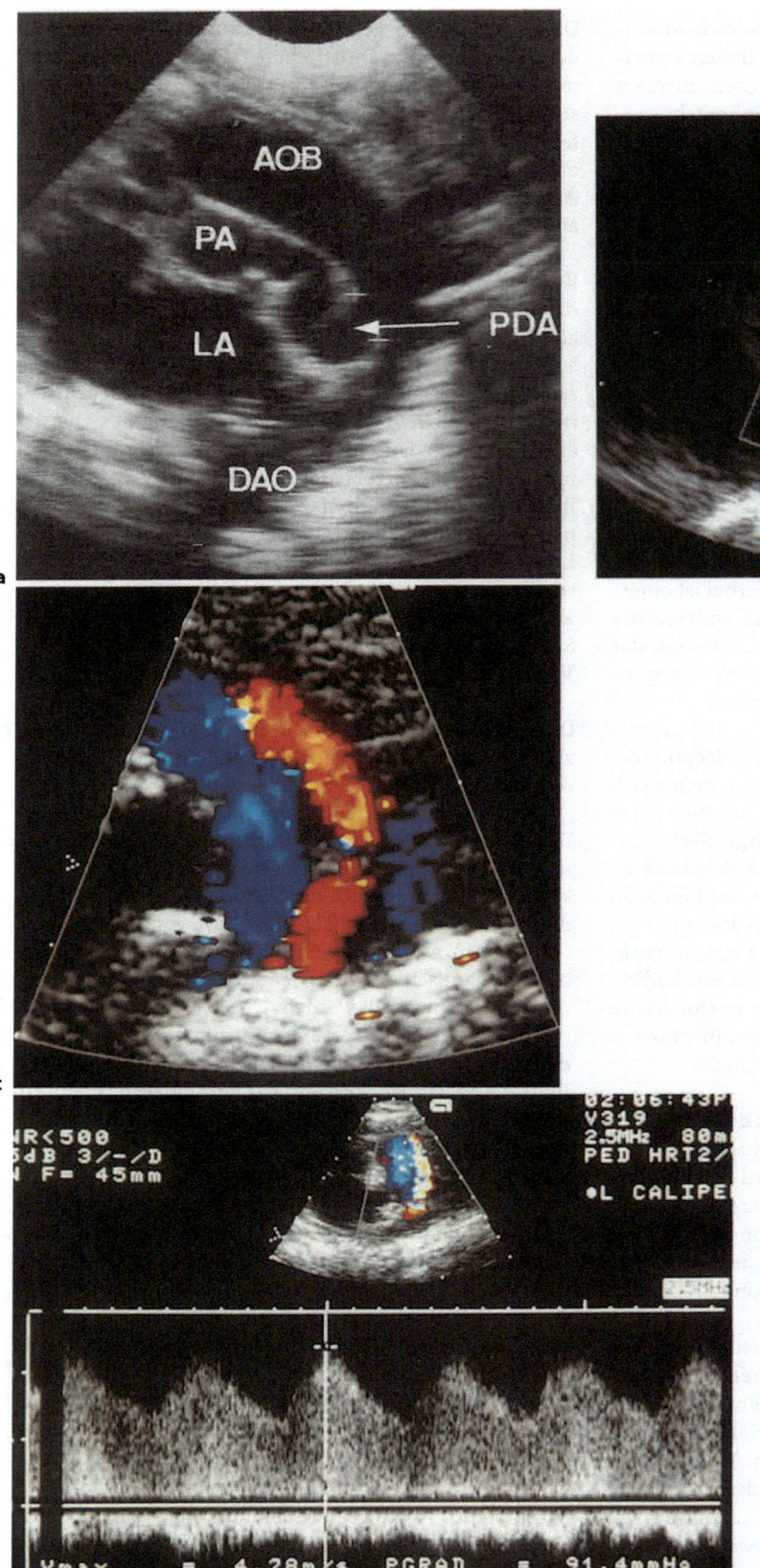

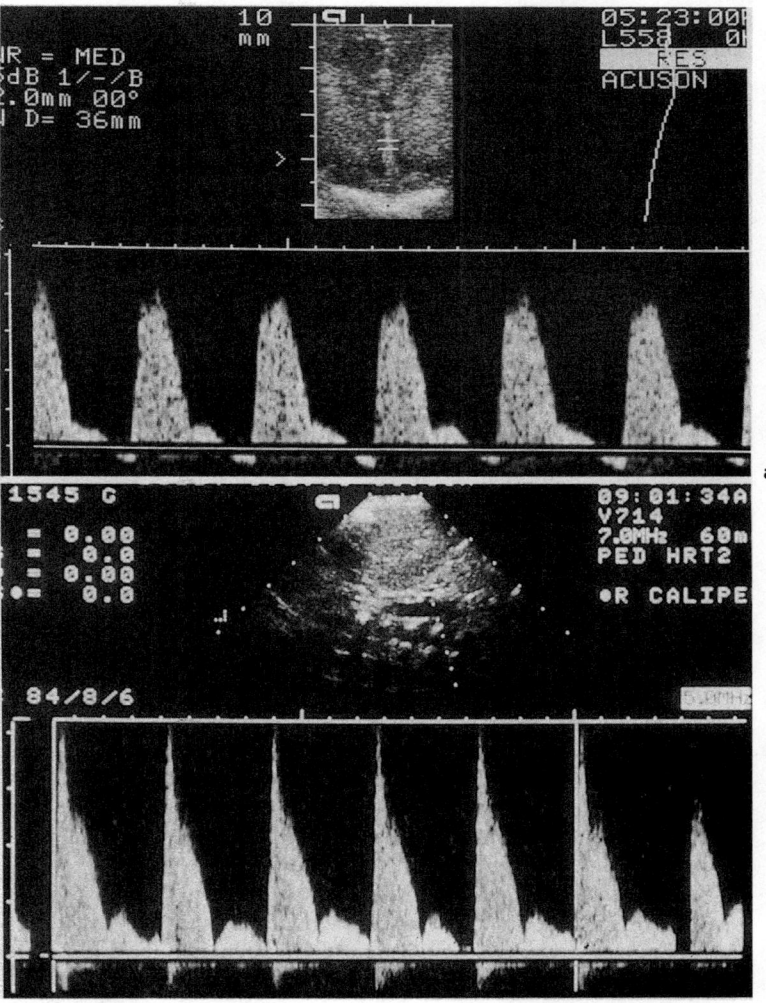

◀ **Abb. 5.24 a–d.** Ductus arteriosus Botalli. **a** Offener Ductus arteriosus Botalli bei Pulmonalatresie (suprasternale lange Achse). Großer, multipel geschlängelter Ductus, der den Aortenbogen mit der hypoplastischen Pulmonalarterie verbindet (*AOB* Aortenbogen, *DAO* Aorta descendens, *LA* linker Vorhof, *PA* Pulmonalarterienstamm, *PDA* persistierender Ductus arteriosus). **b** Großer Ductus arteriosus Botalli bei Neugeborenem (parasternale kurze Achse durch den Pulmonalarterienstamm). Aus dem Pulmonalarterienstamm (*PA*) gehen 3 in etwa gleich große Äste ab. Kranialer Ast: großer Ductus arteriosus Botalli (*PDA*), der den Pulmonalarterienstamm (*PA*) mit der deszendierenden Aorta (*DAO*) verbindet. **c** Großer Ductus arteriosus Botalli (parasternale lange Achse durch den Pulmonalarterienstamm), Farbdoppler. Ausgehend von der Pulmonalisbifurkation retrograder diastolischer Einstrom (rot), der bis zur Pulmonalklappenebene reicht und an der Vorderwand der Pulmonalarterie entlang gerichtet ist. Er füllt ca. 50 % des Pulmonalarterienstamms aus. Im hinteren Abschnitt der Pulmonalarterie normale Blutströmung (blau). **d** Quantifizierung der Einstromgeschwindigkeit über den offenen Ductus arteriosus Botalli bei 2jährigem Kind mit kleinem Ductus. Oben im Bild: farbkodierte Wiedergabe der Blutströmung im Pulmonalarterienstamm. Durch Überschreiten des Meßbereichs wird der Ductus mosaikartig abgebildet. Die Dopplerlinie des CW-Dopplers ist im Ductus plaziert. Unten im Bild: turbulenter Einstrom systolisch und diastolisch. Maximale Einstromgeschwindigkeit ca. 4,78 m/s (entspr. einem Druckgradienten von 91 mm Hg), also drucktrennender kleiner Ductus

Abb. 5.25 a, b. Dopplersonographische Flußmessung in peripheren Körperarterien bei Ductus arteriosus Botalli. **a** Flußmessung in der A. cerebri anterior (vorderer Koronarschnitt durch das Gehirn). Oben im Bild: Meßvolumen des gepulsten Dopplers in der A. cerebri anterior plaziert. Unten im Bild: deutliche Verringerung der diastolischen Amplitude mit retrograder enddiastolischer Blutströmung. **b** Flußmessung im Truncus coeliacus bei Frühgeborenem (Längsschnitt durch den Oberbauch). Das Meßvolumen des gepulsten Dopplers ist im Truncus coeliacus unmittelbar nach seinem Ursprung aus der deszendierenden Aorta plaziert. Das Dopplerfrequenzspektrum (unten im Bild) zeigt einen verminderten diastolischen Vorwärtsfluß. Dies spricht für einen kleinen bis mittelgroßen Ductus arteriosus Botalli

druck der Windkesselfunktion der Aorta. Ein Leck im Windkessel der Aorta führt somit zu einer Verringerung der diastolischen Amplitude. Ein hämodynamisch relevanter Ductus liegt vor, wenn in peripheren Körperarterien ein fehlender oder negativer Fluß resultiert (Abb. 5.25).

Aortenseptumdefekt
(aortopulmonales Fenster) (< 1 %) (Abb. 5.26)

Als Aortenseptumdefekt oder aortopulmonales Fenster bezeichnet man eine fehlerhafte Entwicklung des Truncusseptums, das entwicklungsgeschichtlich den gemeinsamen arteriellen Truncus in die Aorta ascendens einerseits und die Pulmonalarterie andererseits unterteilt. Oberhalb der Koronarostien findet sich ein runder bis ovalärer Defekt zwischen der linken Vorderwand der Aorta und der rechten Hinterwand des Pulmonalarterienstamms direkt vor dem Abgang der rechten Pulmonalarterie (Abb. 5.26). Im Gegensatz zum Truncus arteriosus communis sind jedoch die Semilunarklappen und die Ausflußbahnen beider Ventrikel normal entwickelt. Die Hämodynamik und Klinik ähnelt der eines offenen Ductus arteriosus Botalli.

Echokardiographisch kann die Diagnose durch Darstellung einer mehr oder minder breiten Kommunikation zwischen den beiden großen arteriellen Gefäßen in der parasternalen kurzen Achse nachgewiesen werden. Unterhalb des Defekts können zwei unauffällige Semilunarklappen und Ausflußbahnen dargestellt werden, oberhalb des Defekts lassen sich beide Gefäße getrennt voneinander verfolgen. Die Differenzierung zwischen Aortenseptumdefekt einerseits sowie Ductus arteriosus Botalli und Truncus arteriosus communis andererseits erfolgt dopplersonographisch. Im Gegensatz zum offenen Ductus läßt sich dopplersonographisch beim Aortenseptumdefekt bereits in der Aorta ascendens ein diastolischer Rückfluß finden. Die hämodynamische Relevanz eines Aortenseptumdefekts kann wie beim offenen Ductus arteriosus durch dopplersonographische Flußmessungen in peripheren Körperarterien mit niedrigem peripherem Widerstand erfolgen.

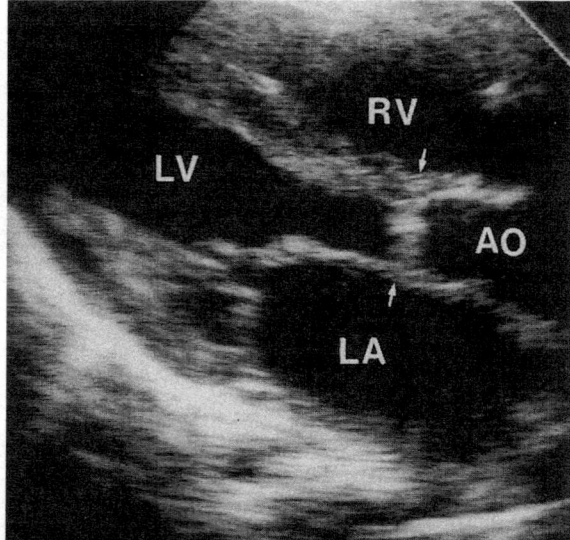

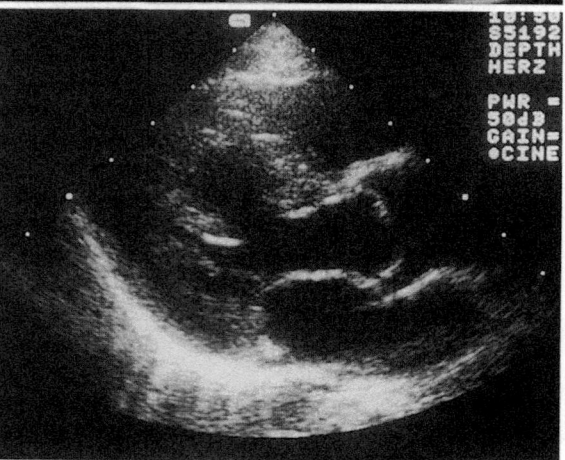

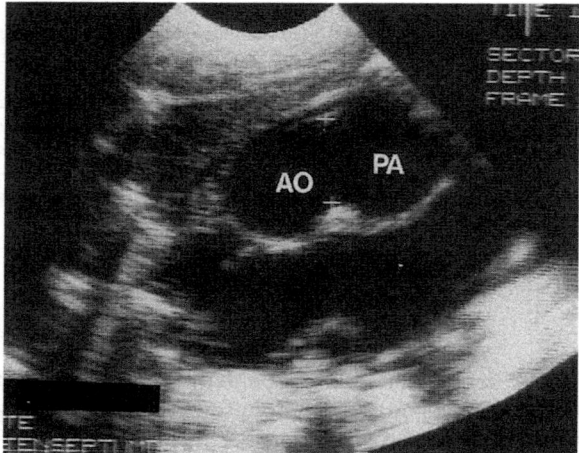

Abb. 5.26. Aortopulmonales Fenster (parasternale kurze Achse). Breite Kommunikation der Aorta ascendens (*AO*) und des Pulmonalarterienstamms (*PA*) in Höhe des Defekts

Abb. 5.27 a–f. Aortenstenose. **a** Valvuläre Aortenstenose (parasternale lange Achse). Erheblich verdickte Aortenklappe enddiastolisch (*Pfeile*). Linker Vorhof vergrößert. (*AO* Aorta, *LA* linker Vorhof, *LV* linker Ventrikel, *RV* rechter Ventrikel). **b** Valvuläre Aortenstenose (parasternale lange Achse). Konzentrische Hypertrophie des linken Ventrikels, unvollständige Öffnung der Aortenklappensegel mit typischer Domstellung. **c** Valvuläre Aortenstenose bei bikuspidaler Aortenklappe (parasternale kurze Achse durch die Aortenwurzel). Geschlossene Klappensegel diastolisch. Nur eine senkrecht verlaufende Schlußlinie mit 2 in etwa gleich großen Klappensegeln mit verdickten Rändern sichtbar. (*LA* linker Vorhof, *RA* rechter Vorhof, *RV* rechter Ventrikel). **d** Valvuläre Aortenstenose (parasternale kurze Achse durch die Aortenwurzel, Ausschnittsvergrößerung). Geöffnete Aortenklappe systolisch. Innerhalb des Aortenklappenrings (*Kreuze*) ein 2. exzentrischer Ring, der unregelmäßig begrenzt ist: die unvollständig geöffneten Aortenklappensegel. **e** Hochgradig valvuläre Aortenstenose bei 15jährigem Mädchen, M-Mode durch den konzentrisch hypertrophierten linken Ventrikel. Geschlossene Aortenklappe diastolisch. Oben im Bild: parasternale lange Achse durch den hypertrophierten linken Ventrikel. Das Schlußecho der Aortenklappe stellt sich als Echogenitätsvermehrung dar. Unten im Bild: M-Mode der Kontraktilität des hypertrophierten linken Ventrikels. **f** M-Mode durch die Aortenklappe bei hochgradiger Aortenklappenstenose (gleiche Patientin wie in e). Oben im Bild: parasternale lange Achse durch den linken Ventrikel systolisch. Die M-Mode-Linie ist durch die Aortenklappe gelegt. Verdickte Aortenklappensegel sowie exzentrischer Klappenschluß

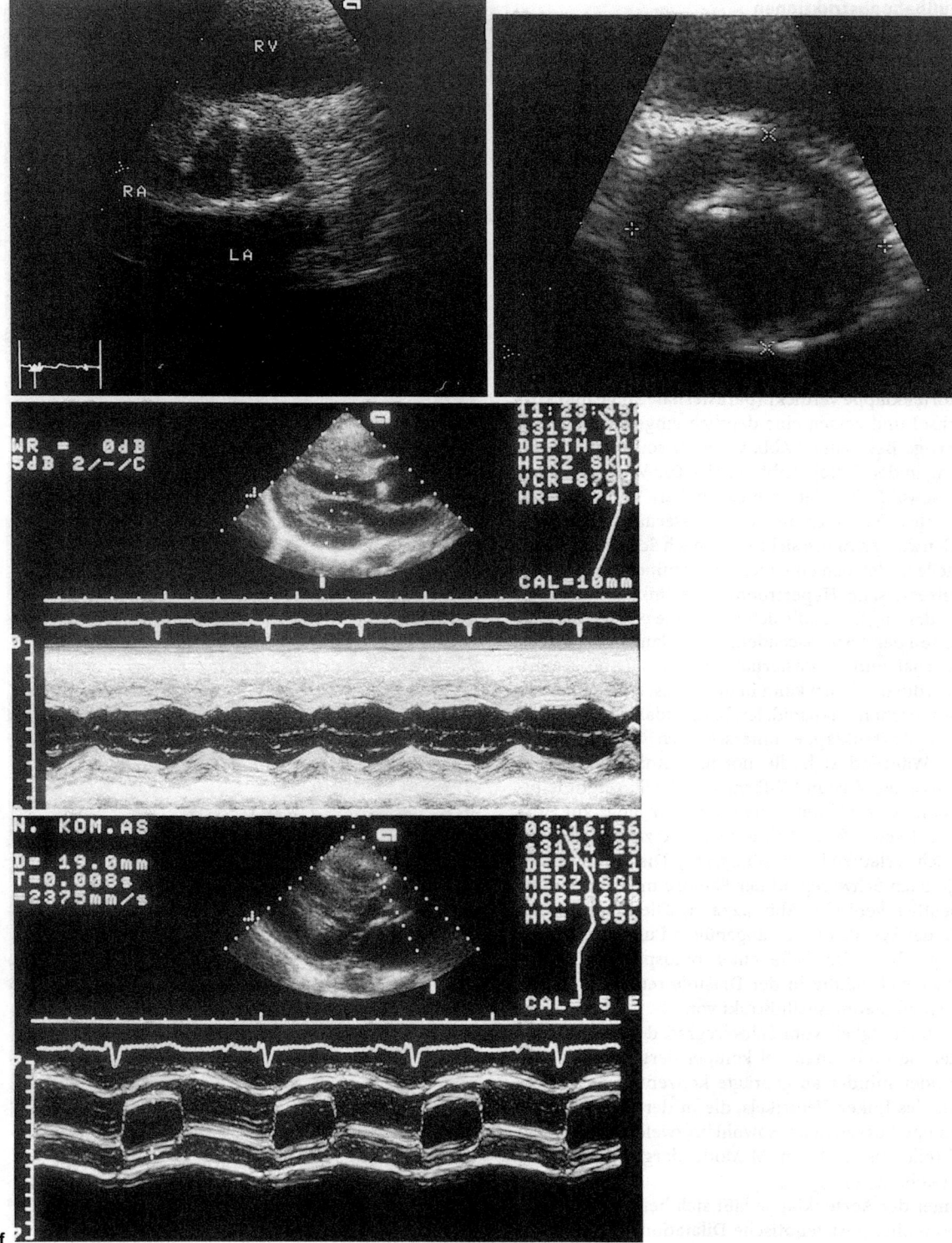

Ausflußbahnobstruktionen

Aortenstenosen (5,7 %) (Abb. 5.27 und 5.28)
Linksventrikuläre Ausflußbahnobstruktionen reichen von geringgradig obstruktiven bikuspidalen Aortenklappen bis zur kritischen Aortenklappenstenose des Neugeborenen. Differentialdiagnostisch müssen Engstellen im Bereich der Aortenklappe, subvalvuläre und supravalvuläre Stenosen voneinander abgegrenzt werden. Echokardiographisch können Lokalisation und Schweregrad der linksventrikulären Ausflußbahnobstruktion sowie assoziierte Defekte erfaßt werden.

Valvuläre Aortenstenosen (5 %) (Abb. 5.27). Die Segel der Aortenklappe sind als dünne, freibewegliche Linien sichtbar. Bei der valvulären Aortenstenose sind die Segel der Aortenklappe verdickt (parasternale lange und kurze Achse) und zeigen eine deutlich eingeschränkte, oft ruckartige Bewegung (Abb. 5.27a–d) sowie eine Domstellung in der Systole (Abb. 5.27b). Die Veränderungen sind sowohl in der parasternalen und apikalen Längsachse wie auch in der parasternalen und subkostalen kurzen Achse sichtbar. Je nach Schweregrad der Engstelle findet sich eine mehr oder minder ausgeprägte konzentrische Hypertrophie des linken Ventrikels. Hinter der Engstelle läßt sich meist eine poststenotische Dilatation der Aorta ascendens in der langen Achse von parasternal und suprasternal darstellen (Abb. 5.27b). Echokardiographisch kann in der parasternalen kurzen Achse zwischen trikuspidaler, bikuspidaler und unikuspidaler Aortenklappe unterschieden werden (Abb. 5.27c). Während sich die normale Aortenklappe im geschlossenen Zustand Y-förmig darstellt, zeigt die bikuspidale Aortenklappe eine quer oder längs zur Aortenwurzel verlaufende Schlußlinie, die zentral und exzentrisch verlaufen kann (Abb. 5.27c). Die Schlußränder sind je nach Schweregrad der Stenose mehr oder minder deutlich verdickt (Abb. 5.27a–d). Die Klappe öffnet sich in der Systole oft nur ungenügend und exzentrisch (Abb. 5.27b,d). Im Falle einer bikuspidalen Klappe wölbt sie sich häufig in der Diastole retrograd in den linksventrikulären Ausflußtrakt vor.

In Abhängigkeit vom Schweregrad der Aortenklappenstenose findet man bei kompensierten Fällen eine mehr oder minder ausgeprägte konzentrische Hypertrophie des linken Ventrikels, die in der parasternalen langen und kurzen Achse sowohl im zweidimensionalen Schnittbild als auch im M-Mode dargestellt werden kann (Abb. 5.27e).

Hinter der Aortenklappe läßt sich bei hochgradigen Stenosen eine poststenotische Dilatation der Aorta ascendens in der parasternalen und suprasternalen langen Achse nachweisen.

Das M-Mode durch die Aortenwurzel zeigt einen exzentrischen Klappenschluß mit ungenügender Separation der verdickten Klappensegel (Abb. 5.27f).

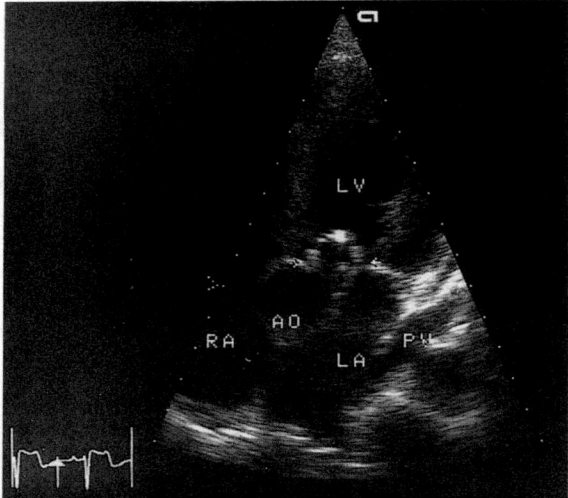

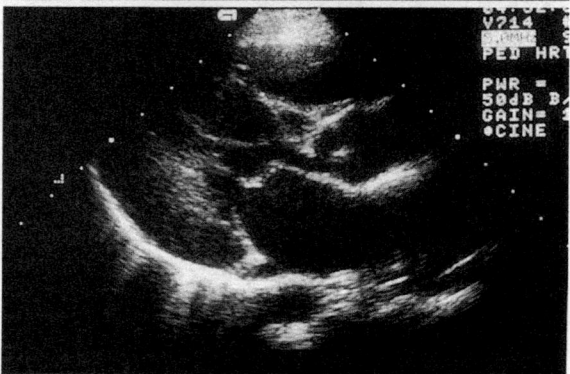

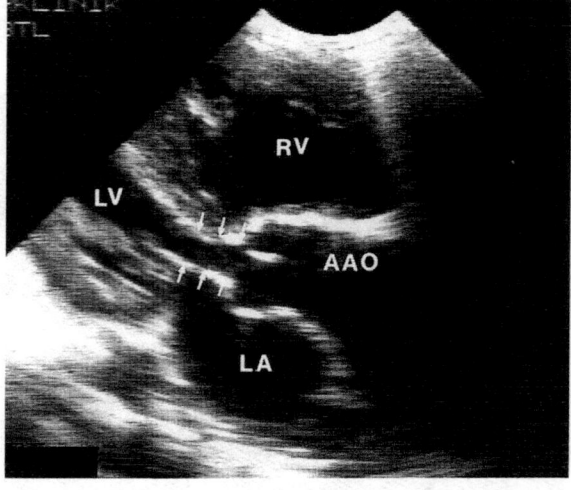

Abb. 5.28 a–c. Subvalvuläre Aortenstenosen. **a** Subvalvuläre Ringstenose bei 15jährigem Jungen (apikaler Fünfkammerblick). Unterhalb der Aorta ascendens (*AO*) ringförmige Einschnürung des linksventrikulären Ausflußtrakts (*Pfeile*). (*LA* linker Vorhof, *LV* linker Ventrikel, *PV* Pulmonalvene, *RA* rechter Vorhof). **b** Subvalvuläre membranöse Aortenstenose bei 8jährigem Jungen (parasternale lange Achse). Konzentrische Hypertrophie des linken Ventrikels mit Darstellung einer subvalvulären Membran, die den linksventrikulären Ausflußtrakt einengt. Unauffällige Aortenklappe. **c** Subvalvuläre fibromuskuläre Tunnelstenose bei 3 Monate altem Säugling (parasternale lange Achse). Unterhalb der verdickten Aortenklappe eine ca. 1 cm lange tunnelförmige Engstelle (*Pfeile*), die echogen begrenzt ist. (*AAO* Aorta ascendens, *LA* linker Vorhof, *LV* linker Ventrikel, *RV* rechter Ventrikel)

Ein Sonderfall ist die kritische Aortenstenose des Neugeborenen und jungen Säuglings: Eine oft unikuspidale Aortenklappe mit extrem dysplastischem und verdicktem Segel bei eingeengtem Aortenklappenring (5–8 mm) und schmaler Aorta ascendens. Bei Diagnosestellung liegt häufig ein konzentrisch hypertrophierter, englumiger linker Ventrikel vor. Die Querschnittsfläche des linken Ventrikels mißt in der parasternalen langen Achse oft nur etwas mehr als 1,7 cm². Beide Maße können zur Abgrenzung vom hypoplastischen Linksherzsyndrom verwendet werden (Querschnittsfläche < 1,7 cm²; Aortenklappenring < 5 mm).

Gelegentlich läßt sich das Endokard echogen darstellen als Hinweis auf eine gleichzeitig bestehende Endokardfibroelastose. Die Echogenitätsvermehrung ist häufig nur an der Basis der Papillarmuskeln nachweisbar. Nach kardialer Dekompensation kann auch ein dilatierter linker Ventrikel mit schlechter Kontraktilität gefunden werden. Bei der Mehrzahl dieser Patienten hat die nichtinvasive Diagnostik die präoperative Herzkatheteruntersuchung ersetzt. Aufgrund der eingeschränkten linksventrikulären Funktion werden zudem Kontrastmittelinjektionen vom linken Ventrikel besonders schlecht toleriert.

Subvalvuläre Aortenstenosen (0,2 %) (Abb. 5.28). Subvalvuläre Aortenstenosen machen 10–20 % aller linksventrikulären Ausflußbahnobstruktionen aus. Echokardiographisch lassen sich 3 Typen voneinander abgrenzen:

- Diskrete membranöse Subaortenstenose: Hierbei kann ein dünnes fibröses Diaphragma, das den linksventrikulären Ausflußtrakt ringförmig einengt, nachgewiesen werden (Abb. 5.28 a). Die subaortale Membran steht in Verbindung mit dem Ventrikelseptum und mit dem anterioren Mitralsegel.
- Dicke fibromuskuläre Subaortenstenose: Hierbei findet sich eine dicke fibromuskuläre Leiste unterhalb der Aortenklappe (Abb. 5.28 b).
- Fibromuskuläre Tunnelstenose: Hierbei ist der linksventrikuläre Ausflußtrakt durch einen langstreckigen subaortalen Tunnel eingeengt (Abb. 5.28 c). Sie ist die schwerste Form der Subaortenstenose.

Subaortenstenosen lassen sich am besten von links parasternal oder apikal darstellen. Im Gegensatz zur valvulären Aortenstenose findet man in der Regel keine poststenotische Dilatation der Aorta ascendens. Der von der Subaortenstenose ausgehende Jet ist auf die Aortenklappensegel gerichtet und kann sekundär zu einer mehr oder minder ausgeprägten Verdickung der Aortenklappe führen (Abb. 5.28 b, c).

Differentialdiagnostisch muß die idiopathisch hypertrophe Subaortenstenose (IHSS) abgegrenzt werden. Hierbei liegt eine asymmetrische Hypertrophie des Ventrikelseptums vor, die zu einer Einengung des linksventrikulären Ausflußtrakts in der Systole führt

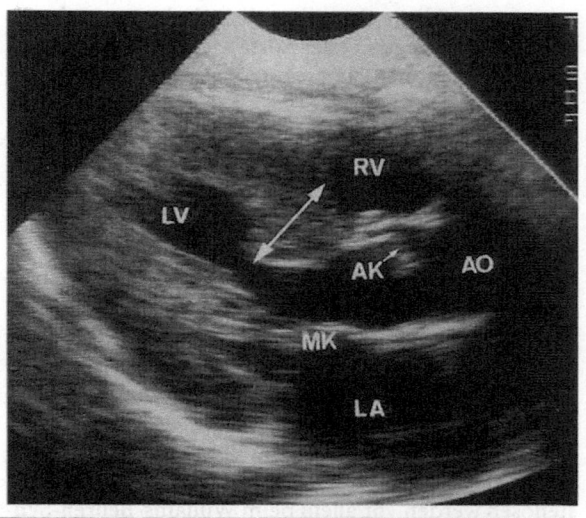

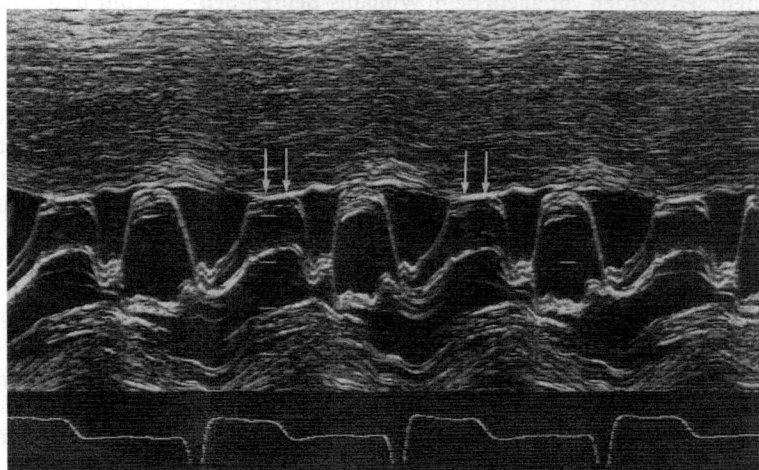

Abb. 5.29 a, b. Idiopathische hypertrophe Subaortenstenose (IHSS). a IHSS und valvuläre Aortenstenose (parasternale lange Achse). Deutliche Verdickung des Interventrikularseptums im Bereich des linksventrikulären Ausflußtrakts (*Pfeil*), unvollständige Öffnung der verdickten Aortenklappe, die sich in der Systole dem Sinus Valsalvae nicht anlegt. (*AK* Aortenklappe, *AO* Aorta, *LA* linker Vorhof, *LV* linker Ventrikel, *MK* Mitralklappe, *RV* rechter Ventrikel). b Pathologische Bewegung der Mitralklappe bei IHSS, M-Mode. Typisch für die IHSS die systolische Vorwärtsbewegung des anterioren Mitralsegels (*Pfeile*), auch als SAM-Phänomen („systolic anterior movement") bezeichnet. Das anteriore Mitralsegel schlägt dabei am verdickten Kammerseptum an und führt zur systolischen Einengung des linksventrikulären Ausflußtrakts

(Abb. 5.29 a). Die Erkrankung gehört zu den obstruktiven hypertrophen Kardiomyopathien und kann am besten in der parasternalen langen und kurzen Achse durch den linken Ventrikel dargestellt werden (Abb. 5.29 a). Das verdickte Kammerseptum kann eine deutliche Texturstörung mit punktförmigen Echogenitätsvermehrungen aufweisen.

Mit dem M-Mode läßt sich die systolische Vorwärtsbewegung des anterioren Mitralsegels (SAM-Phänomen = „systolic anterior movement") nachweisen, die pathognomonisch für die IHSS ist (Abb. 5.29 b).

Supravalvuläre Aortenstenose (0,5 %). Auch bei den supravalvulären Aortenstenosen lassen sich 3 verschiedene Typen voneinander abgrenzen:

- Beim membranösen Typ liegt ein fibröses Diaphragma vor, das das innere Lumen der Aorta ascendens einengt, während die Aorta von außen unauffällig erscheint.
- Sanduhrförmige Einschnürung.
- Bei der schwersten Form der supravalvulären Aortenstenose liegt ein mehr oder minder langes hypoplastisches Segment der Aorta ascendens vor, das unmittelbar hinter dem Sinus Valsalvae beginnt und sich bis zum Ursprung des Truncus brachiocephalicus erstrecken kann.

Die Darstellung der supravalvulären Aortenstenosen erfolgt am besten in der parasternalen und apikalen langen Achse und vor allem in der suprasternalen langen und kurzen Achse. Schwere supravalvuläre Aortenstenosen führen sekundär ebenfalls zu einer Verdickung der Aortenklappensegel, die in der Systole gelegentlich in den linksventrikulären Ausflußtrakt prolabieren können. Hochgradige Obstruktionen gehen mit einer Dilatation der Koronararterien einher. Gelegentlich können die Ostien der Koronararterien durch Intimahyperplasie auch stenosiv verändert sein. Supravalvuläre Aortenstenosen werden vor allem beim Williams-Beuren-Syndrom gefunden. Die Kinder fallen durch ein typisches Gnomen- und Elfengesicht auf. Sie sind geistig retardiert und weisen häufig zusätzlich periphere Pulmonalstenosen auf.

Beurteilung der hämodynamischen Relevanz. Die hämodynamische Relevanz einer Aortenstenose läßt sich aus dem zweidimensionalen Schnittbild nur qualitativ abschätzen.

Hochgradige Stenosen gehen mit einer ausgeprägten konzentrischen Hypertrophie des linken Ventrikels einher. Eine Vergrößerung des linken Vorhofs ist ein Frühzeichen einer beginnenden kardialen Dekompensation. Die hämodynamische Relevanz von Obstruktionen im Bereich des linksventrikulären Ausflußtrakts kann zuverlässig mit der Dopplersonographie erfolgen.

Stellenwert der Dopplersonographie (Abb. 5.30). Mit der *farbkodierten Dopplersonographie* läßt sich die Blutströmung im linksventrikulären Ausflußtrakt von parasternal, apikal, subkostal und suprasternal darstellen. In Abhängigkeit von der Ankopplungsstelle wird die normale Blutströmung in der Aorta ascendens rot oder blau wiedergegeben. In der parasternalen und suprasternalen langen Achse und von apikal wird die Blutströmung im linksventrikulären Ausflußtrakt und der Aorta ascendens blau wiedergegeben. In der suprasternalen langen Achse durch den Aortenbogen ist die Blutströmung in der Aorta ascendens auf den Schallkopf gerichtet, so daß sie sich rot abbildet.

Im Falle einer Aortenstenose kommt es zu einer pathologisch beschleunigten Blutströmung, die den Meßbereich überschreitet und sich mosaikartig darstellt (Abb. 5.30). Mit Hilfe des Farbdopplers läßt sich die Lokalisation einer pathologischen Blutströmung zuverlässig ermitteln. Bei subvalvulären Aortenstenosen kann bereits im linksventrikulären Ausflußtrakt eine pathologische Blutströmung gefunden werden (Abb. 5.30 b). Bei valvulären Aortenstenosen geht die pathologische Blutströmung von der Aortenklappe, bei supravalvulären von jenseits der Aortenklappe aus.
Eine weitere Möglichkeit der farbkodierten Dopplersonographie ist der Nachweis einer gleichzeitig bestehenden Aortenklappeninsuffizienz, deren Schweregrad anhand der Rückflußfläche semiquantitativ abgeschätzt werden kann.

Nach der modifizierten Bernoulli-Gleichung ($\Delta p = 4 \cdot V^2$) kann mit dem CW-Doppler der Druckgradient über dem linksventrikulären Ausflußtrakt bestimmt werden. Die dopplersonographische Flußmessung kann einerseits von suprasternal, andererseits von apikal erfolgen. In beiden Schnittebenen ist der Einfallswinkel zwischen dem Dopplerstrahl und der Blutflußrichtung gering.

Im apikalen Vierkammerblick ist die Blutströmung vom Schallkopf weg gerichtet, so daß das Frequenzspektrum unterhalb der Nullinie dargestellt wird. Demgegenüber ist die Blutströmung in der suprasternalen langen Achse auf den Schallkopf zu gerichtet und kommt oberhalb der Nullinie zur Darstellung (Abb. 5.30 a). Bei gesunden Kindern kann eine laminare Blutströmung, charakterisiert durch das schmale Frequenzspektrum, gefunden werden. Die maximale Flußgeschwindigkeit liegt dabei zwischen 0,7 und 1,2 m/s. Bei Vorliegen einer Aortenstenose muß die Blutströmung einerseits von suprasternal, rechts parasternal und apikal gemessen werden. Hierbei ist die stiftförmige CW-Dopplersonde („pencil probe") besonders handlich, um den maximalen Jet durch die Stenose optimal zu erfassen. Bei Vorliegen einer Aortenstenose kommt es zu einer starken Flußbeschleunigung, die den Meßbereich des gepulsten Dopplers überschreitet, so daß die maximale Flußgeschwindigkeit nur mit dem CW-Doppler gemessen wer-

Abb. 5.30. a Quantifizierung des Druckgradienten über der Aortenklappe bei valvulärer Aortenstenose (suprasternale lange Achse durch den Aortenbogen). Oben im Bild: farbkodierte Wiedergabe der pathologisch beschleunigten Blutströmung in der Aorta ascendens. Die Linie des CW-Dopplers ist durch den linksventrikulären Ausflußtrakt gelegt. Unten im Bild: pathologisch beschleunigte Blutströmung mit einer maximalen Flußgeschwindigkeit von 4,13 m/s (entspr. einem Druckgradienten von 68 mm Hg). b Blutströmung im linksventrikulären Ausflußtrakt bei subvalvulärer Aortenstenose, gleicher Patient wie in a (apikaler Vierkammerblick), Farbdoppler. Pathologisch beschleunigte Blutströmung im linksventrikulären Ausflußtrakt (mosaikartig). (*AO* Aorta ascendens, *LA* linker Vorhof, *LV* linker Ventrikel, *RA* rechter Vorhof, *RV* rechter Ventrikel)

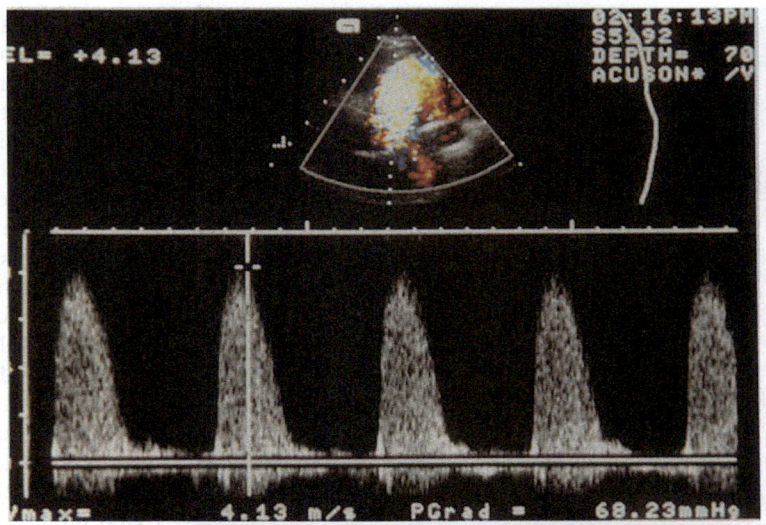

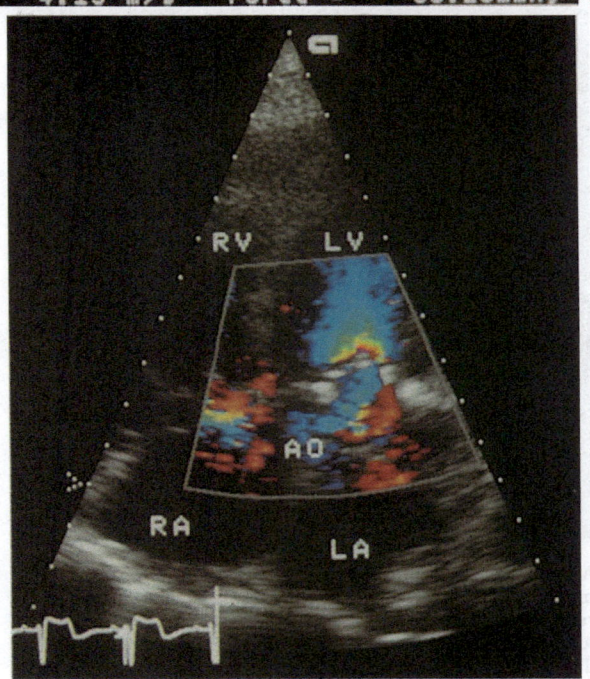

den kann. Zunächst kann mit Hilfe der gepulsten Dopplersonographie die genaue Lokalisation der Engstelle durch langsames Vorwärtsbewegen des Meßvolumens durch den linksventrikulären Ausflußtrakt in die A. ascendens ermittelt werden. Im Bereich der Stenose kommt es zu einer ausgeprägten Flußbeschleunigung. Nach der modifizierten Bernoulli-Gleichung kann aus der maximalen Flußgeschwindigkeit der maximale instantane Druckgradient über der Engstelle berechnet werden. Mehrere Studien haben eine gute Übereinstimmung zwischen dem invasiv mit dem Herzkatheter gemessenen Druckgradienten und den dopplersonographisch ermittelten Druckgradienten gefunden.

Im Falle einer subvalvulären oder supravalvulären Stenose läßt sich der Druckgradient über der Engstelle ebenfalls dopplerechokardiographisch abschätzen. Wenn die Membran bei einer subvalvulären Aortenstenose weit genug von der Aortenklappe entfernt ist, kann das Meßvolumen des gepulsten Dopplers unterhalb der Aortenklappe plaziert werden und der Druckgradient über der subvalvulären Membran durch Wahl einer hohen Pulsrepetitionsfrequenz gemessen werden. Ist die subvalvuläre Engstelle jedoch direkt unter der Aortenklappe plaziert, muß der Schweregrad der subvalvulären Stenose durch Flußmessung in der Aorta ascendens abgeschätzt werden.

Bei langstreckigen supravalvulären Aortenstenosen wird der Druckgradient mit Hilfe der Dopplersonographie häufig unterschätzt. Probleme ergeben sich weiterhin, wenn mehrere Obstruktionen hintereinandergeschaltet sind. In diesem Fall wird der dopplersonographisch ermittelte Druckgradient häufig unterschätzt.

Aortenisthmusstenose (Koarktationssyndrom) (8,8 %) (Abb. 5.31 und 5.32)

Als Aortenisthmus wird der physiologisch gering eingeengte Abschnitt zwischen dem Abgang der linken A. subclavia und dem Beginn der deszendierenden Aorta bezeichnet. Die Stenose liegt häufig präduktal, selten juxtaduktal und sehr selten postduktal. Im Falle zusätzlicher kardialer Fehlbildungen (Ventrikelseptumdefekt, Aortenklappenstenose usw.) spricht man vom Koarktationssyndrom.

Die Darstellung der Aortenisthmusregion erfolgt in der langen Achse von suprasternal. Sie gelingt wegen der Überlagerung durch den rechten Hauptbronchus und

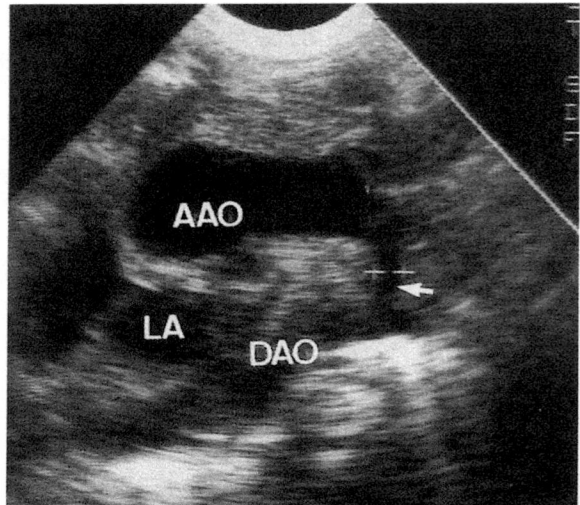

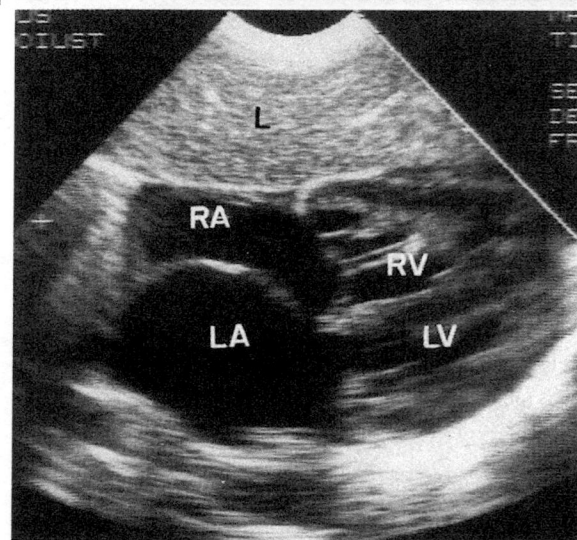

im Bereich des linksventrikulären Ausflußtrakts (Aortenklappenstenose) kann zur Hypoplasie des gesamten Aortenbogens führen.

Indirekte Zeichen für eine Aortenisthmusstenose im Säuglingsalter ist ein deutlich vergrößerter und hypertrophierter rechter Ventrikel (Abb. 5.31b). Seltener kann ein konzentrisch hypertrophierter linker Ventrikel mit eingeschränkter Kontraktilität nachgewiesen werden. Der linke Vorhof ist vergrößert, das Vorhofseptum aufgrund eines erhöhten linksatrialen Druckes zur rechten Seite vorgewölbt (Abb. 5.31b). Die Pulmonalarterie, der rechte Ventrikel und der rechte Vorhof können aufgrund einer pulmonalen Hypertonie dilatiert sein. Beim Vorliegen einer Aortenisthmusstenose im Säuglingsalter muß immer nach weiteren Begleitfehlbildungen wie einer Aortenklappenstenose, einer Mitralstenose und einem Ventrikelseptumdefekt gesucht werden. Das Auftreten multipler Stenosen im Bereich des linken Herzens wird als Morbus Shone bezeichnet.

Beurteilung der hämodynamischen Relevanz einer Aortenisthmusstenose. Die hämodynamische Relevanz einer Aortenisthmusstenose erfolgt mit der Dopplersonographie. Hierbei können einerseits dopplersonographische Flußmessungen im Bereich der Stenose mit dem CW-Doppler, andererseits Flußmessungen in prä- und poststenotischen Referenzgefäßen erfolgen.

Abb. 5.31 a, b. Aortenisthmusstenose. a Hochgradige Aortenisthmusstenose (suprasternale lange Achse). Prästenotische Erweiterung der Aorta ascendens (AAO). Hochgradige Einengung des Aortenisthmus auf 4 mm (Pfeil). Langstreckige Hypoplasie des distalen Aortenbogens. (DAO Aorta descendens, LA linker Vorhof). b Aortenisthmusstenose (subkostaler Vierkammerblick). Konzentrische Hypertrophie beider Ventrikel. Das Vorhofseptum wölbt sich aufgrund des erhöhten linksatrialen Drucks in den rechten Vorhof. (L Leber, LA linker Vorhof, LV linker Ventrikel, RA rechter Vorhof, RV rechter Ventrikel)

Abb. 5.32 a–e. Dopplersonographische Flußmessung bei hochgradiger Aortenisthmusstenose. a Oben im Bild: Blutströmung in einer hochgradigen Aortenisthmusstenose (AOIST), Farbdoppler. Die Dopplerlinie des CW-Dopplers ist durch die Stenose gelegt. Unten im Bild: turbulenter systolisch-diastolischer Fluß mit einer maximalen Flußbeschleunigung auf 3,7 m/s (entspr. einem maximalen Druckgradienten von 55 mm Hg). Vor allem der diastolische Gradient spricht für eine hämodynamisch relevante Aortenisthmusstenose. b Dopplersonographische Flußmessung in der A. cerebri anterior bei hochgradiger Aortenisthmusstenose. Oben im Bild: medianer Sagittalschnitt mit Lokalisation des Meßvolumens des gepulsten Dopplers in der A. cerebri anterior. Unten im Bild: normaler pulsatiler Fluß. c Dopplersonographische Flußmessung im Truncus coeliacus bei hochgradiger Aortenisthmusstenose (gleiches Kind wie in b). Meßvolumen des gepulsten Dopplers im Truncus coeliacus im Bereich der Leberpforte (Längsschnitt durch den Oberbauch). Das Dopplerfrequenzspektrum zeigt einen nahezu kontinuierlichen, nivellierten, venös anmutenden Fluß mit einer maximalen Flußgeschwindigkeit von 27 cm/s. d Dopplersonographische Flußmessung im Truncus coeliacus bei hochgradiger Aortenisthmusstenose nach Eröffnung des Ductus arteriosus Botalli durch Prostaglandin (gleiches Kind in b, c). Meßvolumen des gepulsten Dopplers im Truncus coeliacus im Oberbauchquerschnitt. Das Dopplerfrequenzspektrum zeigt einen pulsatilen Fluß mit hoher diastolischer Amplitude und einer maximalen systolischen Flußgeschwindigkeit von 64 cm/s. Im Vergleich zur Blutströmung vor der Prostaglandininfusion (s. c) ist es damit zu einer deutlichen Verbesserung der Perfusion der Abdominalarterien gekommen. e Blutströmung in der Aorta bei hochgradiger Aortenisthmusstenose (suprasternale lange Achse), Farbdoppler. Prästenotische Dilatation der Aorta ascendens (rot) und des proximalen Aortenbogens (blau). Im Bereich des Aortenisthmus tubuläre Einengung mit starker Flußbeschleunigung (mosaikartig)

durch überblähte Lungenpartien nicht immer. Eine Einschnürung um mehr als die Hälfte des Durchmessers vor dem Aortenisthmus spricht für eine hämodynamisch wirksame Aortenisthmusstenose. Häufig ist der prästenotische Anteil des Aortenbogens mit den Arm-Hals-Gefäßen deutlich erweitert und pulsiert auffällig intensiv (Abb. 5.31 a). Der poststenotische Anteil der deszendierenden Aorta ist ebenfalls weitlumig und allenfalls schwach pulsierend. Eine gleichzeitige Obstruktion

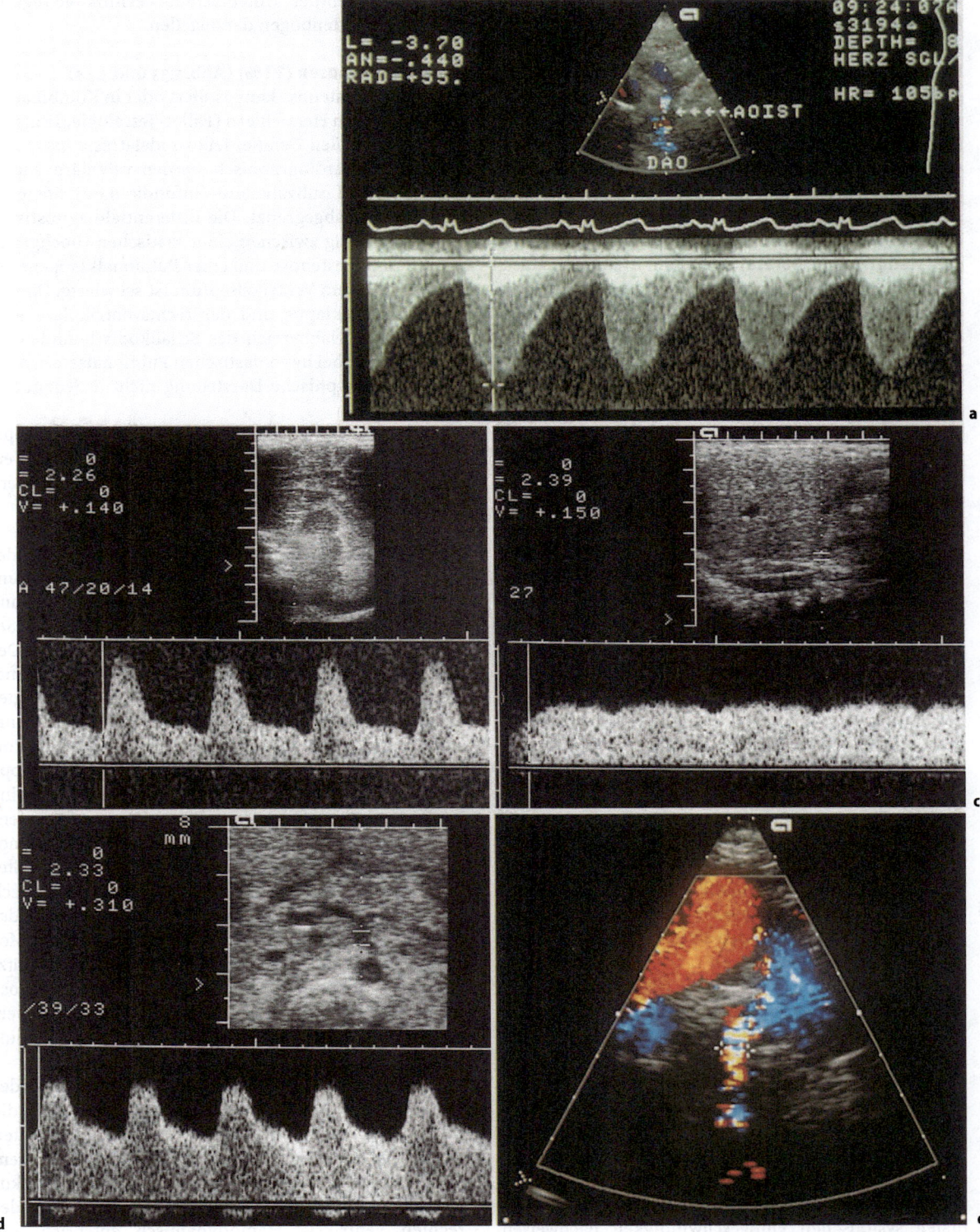

Bestimmung des Druckgradienten über der Aortenisthmusstenose. Hierzu wird der Aortenbogen in der suprasternalen langen Achse dargestellt und die Dopplerlinie des CW-Dopplers durch den Aortisthmus gelegt. Während bei leichten Aortenisthmusstenosen nur ein systolischer Gradient gefunden wird, sind hämodynamisch relevante Stenosen zusätzlich durch einen systolisch-diastolischen Gradienten charakterisiert (Abb. 5.32a).

Dopplersonographische Flußmessungen in prä- und poststenotischen Referenzgefäßen. Hämodynamisch relevante Stenosen führen bereits in der Neonatalperiode und/oder im frühen Säuglingsalter zu einer arteriellen Hypertonie an der oberen Extremität, während der Blutdruck an den Beinen vermindert ist. Entsprechend findet man in prästenotischen Referenzgefäßen wie z. B. der A. cerebri anterior einen überhöhten pulsatilen Fluß, während in poststenotischen Referenzgefäßen wie z. B. dem Truncus coeliacus ein verminderter, nivellierter Fluß typisch ist (Abb. 5.32b, c). Bei hochgradigen Stenosen läßt sich nach Ductusverschluß ein weitgehend kontinuierlicher systolisch-diastolischer Vorwärtsfluß ohne nennenswerte Amplitudenschwankungen nachweisen (Abb. 5.32c). Weiterhin kann der Einfluß therapeutischer Maßnahmen wie die Wiedereröffnung des Ductus mittels Prostaglandininfusionen anhand des Anstiegs der systolischen Amplitude objektiviert werden (Abb. 5.32d). Nach operativer Korrektur der Isthmusstenose kommt es im Idealfall zur Normalisierung der Flußprofile und Flußgeschwindigkeiten in prä- und poststenotischen Referenzgefäßen. Die Flußgeschwindigkeiten in der A. cerebri anterior sind dabei immer niedriger als die Flußgeschwindigkeiten im Truncus coeliacus.

Mit der *farbkodierten Dopplersonographie* findet sich im Bereich der Engstelle eine ausgeprägte Flußbeschleunigung, die sich mosaikartig abbildet. Ausmaß und Länge der Obstruktion können mit dem Farbdoppler besser abgeschätzt werden als im zweidimensionalen Schnittbild allein (Abb. 5.32e).

Postoperative Kontrolluntersuchungen. Nach Patcherweiterung einer Aortenisthmusstenose läßt sich der Patch als echodichte Struktur nachweisen. Der Operationserfolg kann durch deutlich nachweisbare Pulsationen in der deszendierenden Aorta sowie durch dopplersonographische Flußmessungen objektiviert werden. Während im Bereich des Aortenisthmus der Druckgradient deutlich abnimmt, läßt sich im Truncus coelicus postoperativ ein pulsatiler Fluß mit Anstieg der maximalen systolischen Flußgeschwindigkeit nachweisen. Im Idealfall sind die Flußgeschwindigkeiten im Truncus coeliacus postoperativ höher als in der A. cerebri anterior. Die Extremvariante einer Obstruktion im Bereich des Aortenbogens stellt der *unterbrochene Aortenbogen* dar: Trotz subtiler Untersuchungstechnik gelingt es nicht, den Aortenbogen darzustellen.

Pulmonalstenosen (12 %) (Abb. 5.33 und 5.34)
Die Pulmonalstenose kann isoliert oder in Kombination mit komplexen Herzfehlern (Fallot-Tetralogie, Transposition der großen Gefäße, Trikuspidalatresie usw.) auftreten. Echokardiographisch werden valvuläre, supravalvuläre und subvalvuläre (infundibuläre) Stenosen voneinander abgegrenzt. Die differentialdiagnostische Unterscheidung zwischen einer kritischen (hochgradigen) Pulmonalstenose und einer Pulmonalklappenatresie mit intaktem Ventrikelseptum ist schwierig. Da sich die Pulmonalklappe und der rechtsventrikuläre Ausflußtrakt im Nahbereich des Schallkopfs befinden, ist insbesondere bei hypoplastischen Pulmonalarterien die echokardiographische Darstellung nicht in jedem Fall möglich.

Mit Hilfe hochauflösender Linearschallköpfe (7 Mhz), die einen breiten Bildausschnitt im Nahfeld ermöglichen, läßt sich beim Neugeborenen der rechtsventrikuläre Ausflußtrakt oft besser darstellen.

Valvuläre Pulmonalstenosen (Abb. 5.33). Die Segel der Pulmonalklappe stellen sich echogen verdickt mit ungenügender Öffnung und endsystolischer Domstellung dar (Abb. 5.33a). Bei dysplastischer Klappe sind die Segel der Pulmonalklappe blumenkohlartig verdickt. Der Durchmesser des Pulmonalklappenrings kann normal oder extrem hypoplastisch sein. Bei ausgeprägter Pulmonalklappenstenose kann endsystolisch oft keine oder nur eine punktförmige Öffnung in der zum Pulmonalarterienstamm hin gewölbten Pulmonalklappe nachgewiesen werden (Abb. 5.33a). Weiterhin ist eine poststenotische Dilatation des Pulmonalarterienstamms parasternal nachweisbar; die beiden Pulmonalarterienäste sind normal weit. Bei hochgradigen Stenosen kann die Pulmonalarterie auch hypoplastisch sein. Der Schweregrad der Stenose kann anhand der rechtsventrikulären Hypertrophie mit verdicktem Moderatorband und septoparietalen Trabekeln geschätzt werden (Abb. 5.33b). Bei hochgradiger Pulmonalstenose wölbt sich im subkostalen Vierkammerblick bei vergrößertem rechtem Vorhof das Vorhofseptum zur linken Seite.

Ein Sonderfall ist die kritische Pulmonalstenose des Neugeborenen und jungen Säuglings (Abb. 5.33b), die oft mit einer ausgeprägten Hypertrophie des rechten Ventrikels und hypoplastischem rechtsventrikulärem Cavum einhergeht. Die Größe und Funktion der Trikuspidalklappe korreliert dabei eng mit der Größe des rechten Ventrikels. Hämodynamisch entspricht die kritische Pulmonalstenose mit kleinem rechtsventrikulärem Cavum der Pulmonalatresie mit intaktem Ventrikelseptum. Die Unterscheidung erfolgt dopplersonographisch.

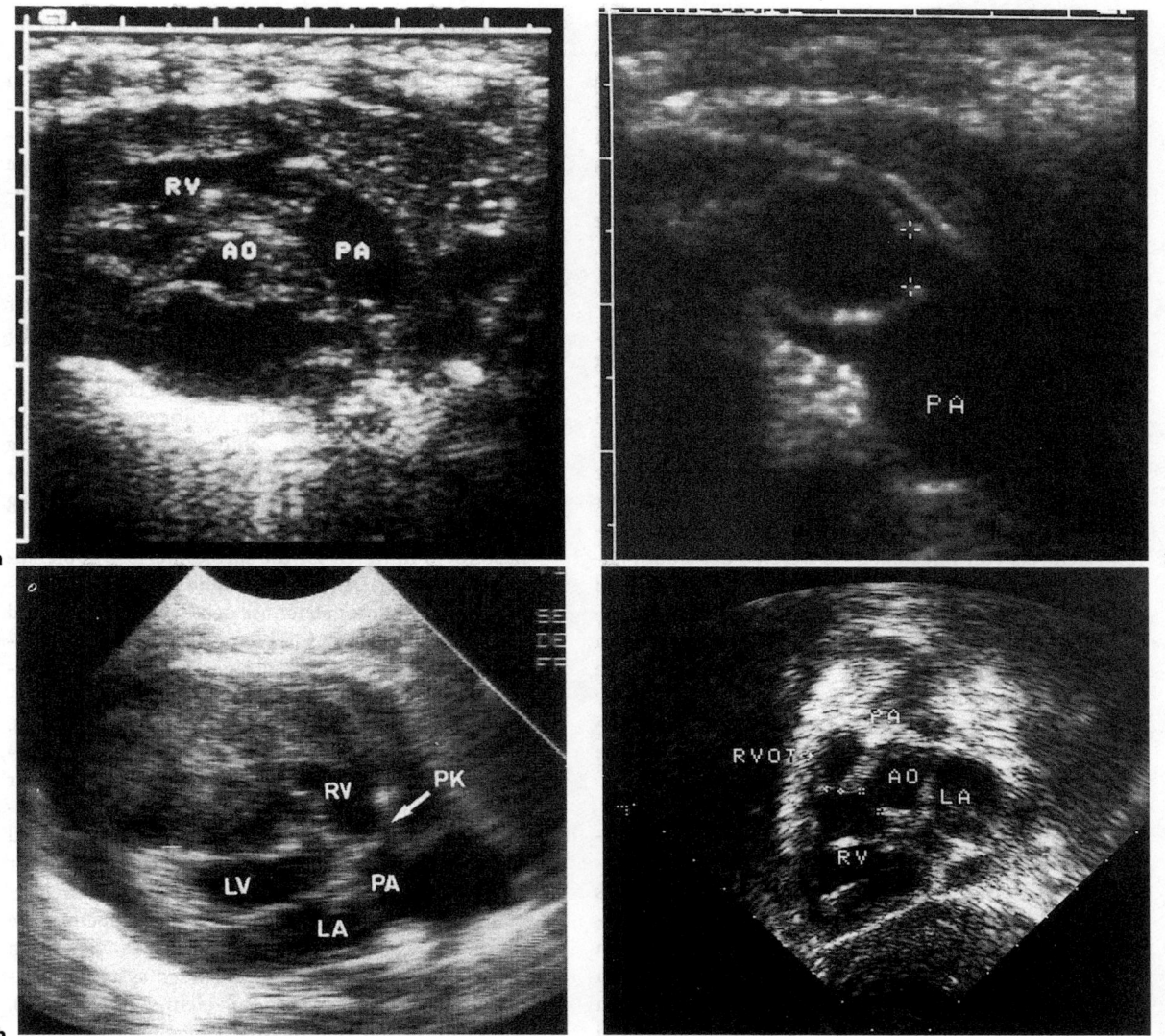

Abb. 5.33 a, b. Valvuläre Pulmonalstenose. a Hochgradige valvuläre Pulmonalstenose (parasternale lange Achse durch den rechtsventrikulären Ausflußtrakt). Konzentrische Hypertrophie des rechten Ventrikels (*RV*). Verdickte Pulmonalklappe mit deutlicher Domstellung, die sich in der Systole nicht vollständig öffnet. (*AO* Aorta, *PA* Pulmonalarterie). b Kritische Pulmonalstenose (parasternale lange Achse durch den rechtsventrikulären Ausflußtrakt). Extrem muskelkräftiger rechter Ventrikel mit schmalem rechtsventrikulärem Cavum („peach without stone"). Verdickte Pulmonalklappe (*PK*), deren Segel sich in der Systole nur ungenügend öffnen. Die Unterscheidung von einer Pulmonalatresie ohne Ventrikelseptumdefekt ist nur mit Hilfe der Dopplersonographie oder Kontrastechokardiographie möglich. (*LA* linker Vorhof, *LV* linker Ventrikel, *PA* Pulmonalarterienstamm, *PK* Pulmonalklappe, *RV* rechter Ventrikel)

Abb. 5.34. a Infundibuläre und valvuläre Pulmonalstenose bei Fallot-Tetralogie (parasternale lange Achse durch rechtsventrikulären Ausflußtrakt und Pulmonalarterie). Erhebliche muskuläre Hypertrophie des Infundibulums sowie verdickte Pulmonalklappensegel, die sich nur ungenügend öffnen (*Kreuze*). (*PA* Pulmonalarterie). **b** Subvalvuläre Pulmonalstenose bei Double-chambered right ventricle (invertierter subkostaler Sagittalschnitt durch den rechtsventrikulären Ausflußtrakt). Akzessorisches Muskelbündel (*Kreuze*), das den rechtsventrikulären Ausflußtrakt durchzieht und den rechten Ventrikel in einen Hochdruckteil (*RV*) und einen Niederdruckteil (*RVOT*) unterteilt. Gleichzeitig mittelgroßer Ventrikelseptumdefekt, der in den Hochdruckteil des rechten Ventrikels mündet. (*AO* Aorta, *LA* linker Vorhof, *PA* Pulmonalarterie)

Subvalvuläre und infundibuläre Pulmonalstenosen

(Abb. 5.34). Subvalvuläre und infundibuläre Pulmonalstenosen kommen vor allem bei der Fallot-Tetralogie vor. Die Darstellung erfolgt in einer parasternalen langen bzw. kurzen Achse. Der rechtsventrikuläre Ausflußtrakt ist dabei sanduhrförmig durch die hypertrophierte Muskulatur des Infundibulums eingeengt. Bei Neugeborenen und Säuglingen läßt sich mit hochauflösenden Linearschallköpfen eine Infundibulumstenose wesentlich besser abbilden als mit Sektorschallköpfen

(Abb. 5.34a). Beim Double-chambered right ventricle durchzieht ein akzessorisches Muskelbündel den rechtsventrikulären Ausflußtrakt und unterteilt ihn in einen Hochdruckteil und einen Niederdruckteil. Meist liegt gleichzeitig ein Ventrikelseptumdefekt vor, der in den Hochdruckteil mündet. Die Darstellung erfolgt am besten im subkostalen Sagittalschnitt durch den rechtsventrikulären Ausflußtrakt, wobei das hypertrophierte Muskelbündel direkt dargestellt werden kann (Abb. 5.34b).

Supravalvuläre Pulmonalstenosen. Supravalvuläre Einengungen des Pulmonalarterienstamms gehen meist mit peripheren Pulmonalstenosen einher. Stenosen der rechten Pulmonalarterie können in der suprasternalen kurzen Achse nachgewiesen werden. Stenosen der linken Pulmonalarterie sowie weiter peripher gelegene Pulmonalstenosen sind wegen Luftüberlagerungen der Lunge echokardiographisch nicht erfaßbar. Zum sicheren Nachweis von Engstellen im Bereich der Pulmonalisbifurkation ist das zweidimensionale Schnittbild allein nicht ausreichend. Mit der farbkodierten Dopplersonographie lassen sich jedoch Bifurkationsstenosen sicher darstellen (Abb. 5.35c). Eine iatrogen angelegte supravalvuläre Pulmonalstenose stellt das „pulmonary banding" dar. Zwischen Pulmonalklappe und Pulmonalis Bifurkation findet sich dann eine sanduhrförmige Einschnürung des Pulmonalarterienstamms.

Beurteilung der hämodynamischen Relevanz. Die exakte Beurteilung des Schweregrads einer Pulmonalstenose läßt sich nur dopplersonographisch mit Hilfe des CW-Dopplers beurteilen. Hierbei wird der Dopplerstrahl bei valvulären, supravalvulären und Stenosen im Bifurkationsbereich durch die Pulmonalklappe und den Pulmonalarterienstamm in der parasternalen langen oder kurzen Achse gelegt. Beim Double-chambered right ventricle muß die Dopplerlinie im subkostalen Sagittalschnitt durch den rechtsventrikulären Ausflußtrakt gelegt werden.

Normalerweise findet sich im rechtsventrikulären Ausflußtrakt und der Pulmonalarterie ein laminarer Fluß mit einem schmalem Frequenspektrum und dem typischen Fenster unter der Dopplerkurve. Die maximale Blutflußgeschwindigkeit liegt bei ca. 1 m/s.

Bei Vorliegen einer Pulmonalstenose kommt es in Abhängigkeit vom Schweregrad zu einer mehr oder minder ausgeprägten Flußbeschleunigung.

Nach der modifizierten Bernoulli-Gleichung ($\Delta p = 4 \cdot V^2$) kann aus der maximalen Flußbeschleunigung im Bereich der Engstelle der Druckgradient nichtinvasiv bestimmt werden (Abb. 5.35a).

Vergleiche zwischen invasivem im Herzkatheterlabor gemessenen Druckgradienten und echokardiographisch ermittelten Werten zeigten eine sehr gute Übereinstimmung.

Bei Vorliegen einer valvulären Stenose ist die Therapie der Wahl die Ballondilatation der Pulmonalarterie, die bei einem Druckgradienten über 50 mm Hg im Herzkatheterlabor durchgeführt wird. Beim Double-chambered right ventricle muß das akzessorische Muskelbündel reseziert werden. Die Infundibulumstenose bei Fallot-Tetralogie muß bei mit Hilfe eines Ausflußtrakt-Patchs ebenfalls operativ erweitert werden.

Farbkodierte Dopplersonographie. Mit der farbkodierten Dopplersonographie läßt sich die Lokalisation einer Obstruktion im Bereich des rechtsventrikulären Ausflußtrakts und der Pulmonalarterie sicher darstellen. Pulmonalstenosen sind durch eine starke Flußbeschleunigung gekennzeichnet, die den Meßbereich des Farbdopplers überschreitet und sich deswegen mosaikartig abbildet. Vor allem periphere Pulmonalstenosen im Bereich der Pulmonalisbifurkation lassen sich zuverlässig erfassen (Abb. 5.35c).

Besonders hilfreich ist die farbkodierte Dopplersonographie bei der Differentialdiagnose der hochgradigen kritischen Pulmonalstenose des Neugeborenen und der Pulmonalatresie mit intaktem Ventrikelseptum. Beide Erkrankungen sind durch eine ausgeprägte rechtsventrikuläre Hypertrophie bei hypoplastischem rechtsventrikulärem Cavum gekennzeichnet (Abb. 5.33b). Hämodynamisch entspricht die kritische Pulmonalstenose mit kleinem rechtsventrikulärem Cavum einer Pulmonalatresie mit intaktem Ventrikelseptum. Die Unterscheidung erfolgt dopplersonographisch. Während bei der kritischen Pulmonalstenose ein transvalvulärer Fluß, der sich mosaikartig gelb-grün darstellt, nachgewiesen werden kann, ist die Pulmonalklappenatresie durch die retrograde Perfusion des Gefäßes über einen offenen Ductus arteriosus Botalli oder systemikopulmonale Kollateralarterien gekennzeichnet (Abb. 5.42b).

Weiterhin lassen sich Stenosen im Bereich der Pulmonalisbifurkation sicher erfassen (Abb. 5.35c): In den ersten Lebensmonaten finden sich häufig physiologische Bifurkationsstenosen, die sich ohne weitere Maßnahmen bis zum 6. Lebensmonat normalisieren.

Pulmonalstenose bei komplexen Herzfehlern. Neben der isolierten Pulmonalstenose wird eine infundibuläre und valvuläre Pulmonalstenose mit Hypoplasie des Pulmonalarterienstamms vor allem bei der Fallot-Tetralogie gefunden. Weiterhin treten Pulmonalstenosen beim Ventrikelseptumdefekt und beim Vorhofseptumdefekt sowie bei komplexen Herzfehlern wie der Transposition der großen Arterien, der Trikuspidalatresie und dem singulären Ventrikel auf.

Postoperative Kontrolluntersuchung. Nach Ballondilatation oder Kommissurotomie einer valvulären Pulmonalstenose sowie der Erweiterung des rechtsventrikulären Ausflußtrakts mittels Ausflußtrakt-Patchs kann

5.4 · Krankheitsbilder   179

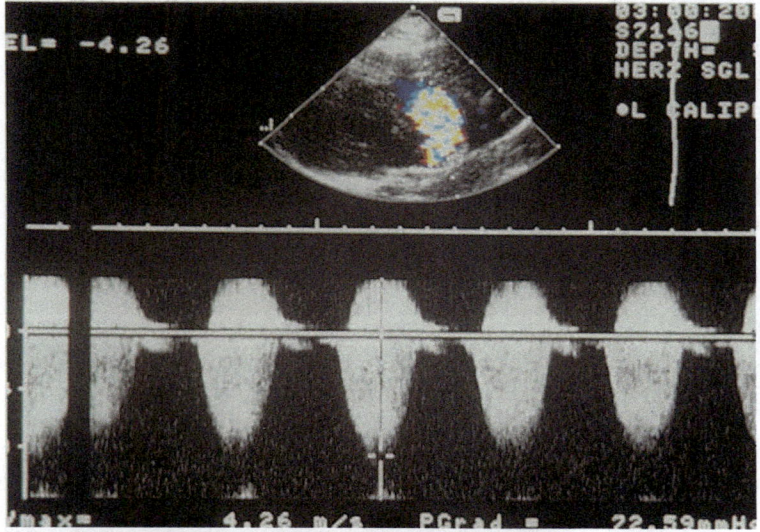

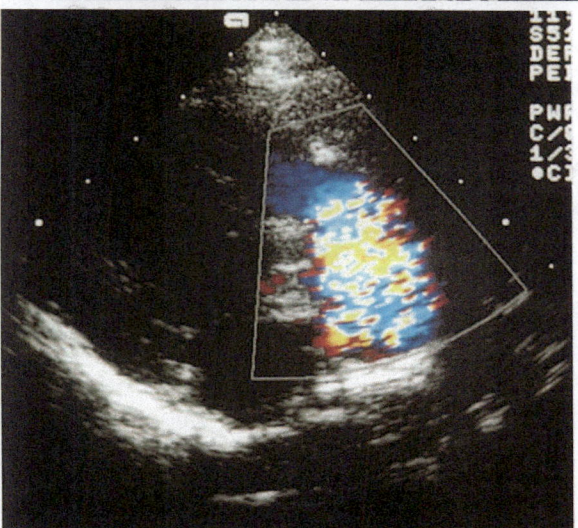

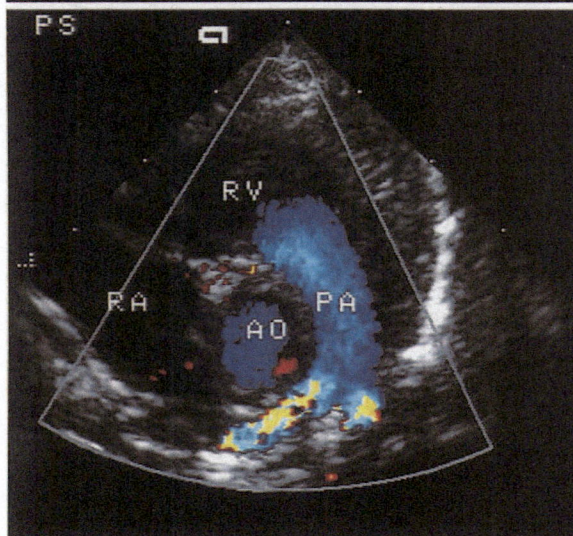

Abb. 5.35. a Dopplersonographische Flußmessung im Pulmonalarterienstamm bei hochgradiger valvulärer Pulmonalstenose (gleicher Patient wie in 5.33a). Oben im Bild: pathologisch beschleunigte Blutströmung im Pulmonalarterienstamm, farbkodiert. Die CW-Dopplerlinie ist durch Pulmonalklappe und Pulmonalarterienstamm gelegt. Mit dem CW-Doppler findet sich ein beschleunigter turbulenter Fluß mit einer maximalen Flußbeschleunigung auf 4,26 m/s (entspr. Druckgradienten von 72 mm Hg). **b** Blutströmung im rechtsventrikulären Ausflußtrakt und Pulmonalarterienstamm bei valvulärer Pulmonalstenose (parasternale lange Achse durch den rechtsventrikulären Ausflußtrakt), Farbdoppler. Normale Blutströmung im rechtsventrikulären Ausflußtrakt (blau). Pathologisch beschleunigte Blutströmung, ausgehend von der Pulmonalklappe (mosaikartig). **c** Blutströmung bei peripherer Pulmonalstenose bei 4 Wochen altem Säugling (parasternale kurze Achse durch die Pulmonalarterie), Farbdoppler. Normale Blutströmung im rechtsventrikulären Ausflußtrakt und im Pulmonalarterienstamm. Pathologisch beschleunigte Blutströmung im Bereich der Pulmonalisbifurkation sowie der rechten und linken Pulmonalarterie, die sich mosaikartig darstellt. (*AO* Aorta, *RA* rechter Vorhof, *RV* rechter Ventrikel)

mit der Dopplersonographie ein fortbestehender Gradient oder eine auftretende Pulmonalinsuffizienz beurteilt werden. Die Schwere der Insuffizienz ist anhand der Größe des rechten Ventrikels und der mit dem Farbdoppler erfaßbaren Rückflußfläche semiquantitativ zu beurteilen.

Einflußbahnobstruktionen

Mitralstenose (0,3–0,5 %) (Abb. 5.36)
Mitralstenosen können durch unterschiedliche Fehlbildungen – isoliert oder kombiniert – verursacht sein:

- supravalvuläre Ringstenose im linken Vorhof,
- Membranen im Bereich des linken Vorhofs,

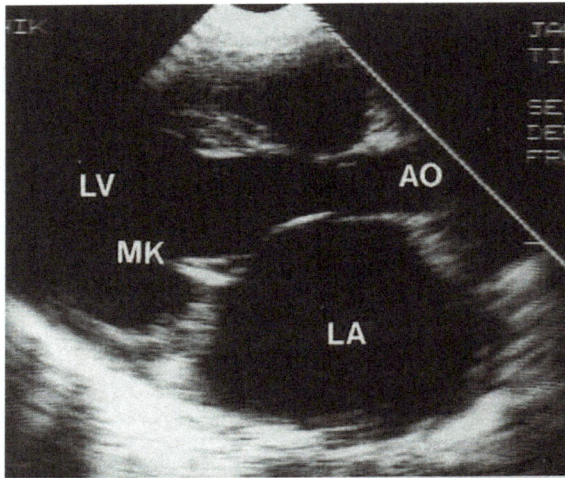
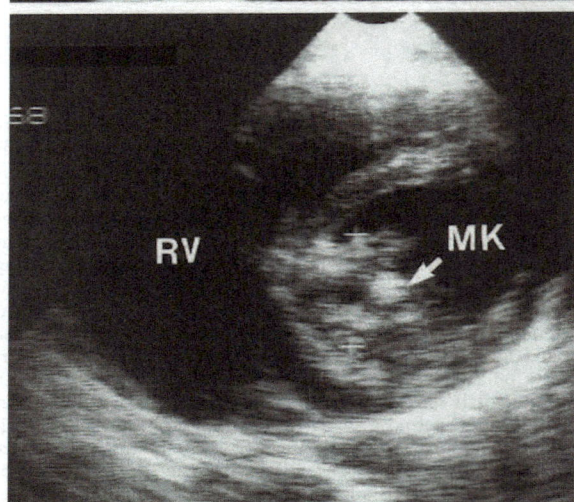
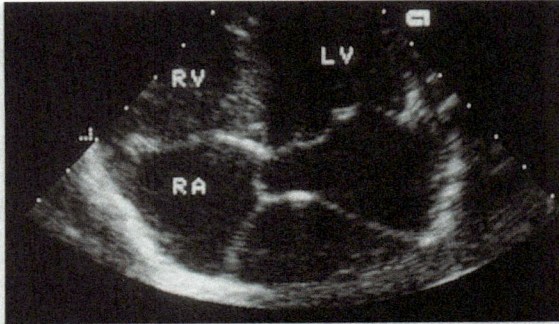
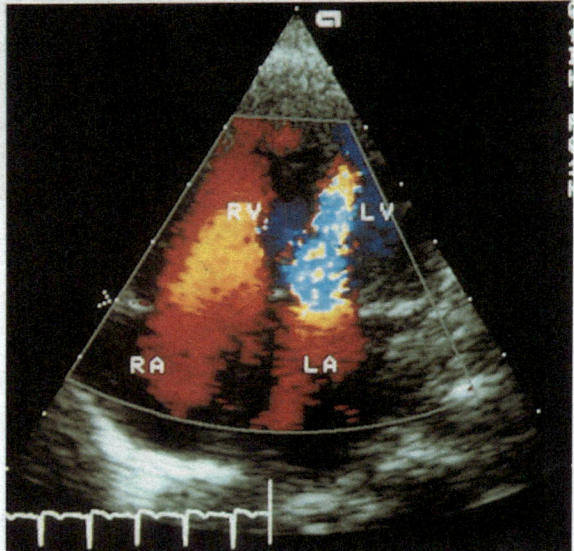

- akzessorisches Mitralklappengewebe,
- Verdopplung des Mitralostiums,
- deformierte, wulstig verdickte und verwachsene Klappensegel,
- verkürzte Sehnenfäden,
- enger Klappenring,
- anormale Position der Papillarmuskeln.

Mitralklappenstenose (Abb. 5.36). Angeborene Stenosen der Mitralklappe sind selten. Meist kommt es im Gefolge eines rheumatischen Fiebers (vor allem bei Patienten aus der 3. Welt) zu Mitralstenosen. Die Klappensegel sind echodicht und verdickt in allen Schnittebenen und weisen in der Diastole ruckartige eingeschränkte Bewegungen auf (Abb. 5.36a). Je nach Schweregrad der Stenose ist der linke Vorhof unterschiedlich dilatiert. Bei erhöhtem linksatrialen Druck wölbt sich das Vorhofseptum nach rechts. Teilweise kann bei angeborenen Formen anstelle zweier normaler Papillarmuskeln nur ein

Abb. 5.36a–d. Mitralstenosen. **a** Parasternale lange Achse: Verdickte Klappensegel der Mitralklappe, vergrößerter linker Vorhof. (*AO* Aorta, *LA* linker Vorhof, *LV* linker Ventrikel, *MK* Mitralklappe). **b** Mitralstenose nach rheumatischem Fieber (parasternale kurze Achse in Höhe der Mitralklappe). Anstelle einer normalen Mitralklappe ist ein unregelmäßig konturiertes Areal mit inhomogener, grober Schalltextur mittlerer bis hoher Echogenität erkennbar. (*MK* Mitralklappe, *RV* rechter Ventrikel). **c** Supravalvuläre Mitralstenose bei Cor triatriatum sinistrum (apikaler Vierkammerblick). Oberhalb der Mitralklappe echogene Membran, die den linken Vorhof unterteilt. (*LV* linker Ventrikel, *RA* rechter Vorhof, *RV* rechter Ventrikel). **d** Blutströmung im Bereich des atrioventrikulären Übergangs bei hochgradiger Mitralstenose bei 9 Monate altem Säugling (apikaler Vierkammerblick), Farbdoppler. Normaler Einstrom vom rechten Vorhof (*RA*) in den rechten Ventrikel (*RV*) (rot). Pathologisch beschleunigte Blutströmung am Übergang vom linken Vorhof (*LA*) in den linken Ventrikel (*LV*). Hochgradig eingeengter Mitralklappenring. Pathologisch beschleunigte Blutströmung mosaikartig

einziger großer Papillarmuskel vorhanden sein, zu dem die Sehnenfäden der Mitralsegel ziehen: Parachute-Mitralklappe. Sie ist häufig assoziiert mit zusätzlichen Obstruktionen des linken Herzens (Morbus Shone). Die Anzahl der Papillarmuskeln kann am besten in einer parasternalen kurzen Achse durch den linken Ventrikel festgestellt werden. Der singuläre Papillarmuskel entspringt der Hinterwand des linken Ventrikels.

Membranen im Bereich des linken Vorhofs. Bei der supravalvulären Mitralstenose und beim Cor triatriatum sinistrum ziehen oberhalb der Mitralklappe dünne Membranen durch das linksventrikuläre Cavum. Sie können in der parasternalen und apikalen langen Achse sowie im apikalen und subkostalen Vierkammerblick nachgewiesen werden (Abb. 5.36c). In der Diastole ist eine zur Mitralklappe hin gerichtete und in der Systole eine von ihr weg gerichtete Bewegung sichtbar. In der langen Achse erstreckt sich die Membran von der Hinterwand der Aortenwurzel zur Hinterwand des linken Vorhofs. Im Vierkammerblick ist die Membran rechts am Vorhofseptum und links an der lateralen Wand des linken Vorhofs angeheftet.

Bei der supravalvulären Ringstenose ist die Membran unmittelbar oberhalb der Mitralklappe lokalisiert.

Beim Cor triatriatum unterteilt die Membran den linken Vorhof in zwei Kammern: eine hintere obere Kammer, in die die Pulmonalvenen münden, und eine vordere untere Kammer, die mit der Mitralklappe und dem linken Herzohr in Verbindung steht. Diese Unterteilung ist im subkostalen und apikalen Vierkammerblick gut darstellbar (Abb. 5.36c).

Beurteilung der hämodynamischen Relevanz. Der Schweregrad der Mitralstenose kann aus der Mitralöffnungsfläche in der parasternalen kurzen Achse und durch dopplersonographische Bestimmung des Druckgradienten beurteilt werden. Aufgrund der Seltenheit von Mitralstenosen im Kindesalter in Mitteleuropa soll hierauf aus Platzgründen nicht näher eingegangen werden.

Farbkodierte Dopplersonographie. Mit der farbkodierten Dopplersonographie läßt sich die pathologisch beschleunigte Blutströmung mosaikartig abbilden (Abb. 5.36d). Die farbkodierte Dopplersonographie ermöglicht zudem eine exaktere Bestimmung der Mitralöffnungsfläche.

Trikuspidalklappenstenosen

Angeborene Stenosen der Trikuspidalklappe sind extrem selten. Echokardiographisch kann die verdickte Trikuspidalklappe vor allem im apikalen und subkostalen Vierkammerblick nachgewiesen werden. Der rechte Vorhof ist vergrößert, das Vorhofseptum zum linken Vorhof vorgewölbt.

AV-Klappenprolaps

Mitralklappenprolaps (Abb. 5.37). Der Mitralklappenprolaps kann isoliert oder in Kombination mit anderen Herzfehlern, bei Bindegewebserkrankungen und beim Marfan-Syndrom auftreten. Er ist die häufigste Normvariante des Herzens und tritt in der Normalbevölkerung mit einer Inzidenz von 5–10% auf. Sofern keine Rhythmusstörungen und keine Mitralklappeninsuffizienz vorliegen, hat er keine krankhafte Bedeutung.

In der parasternalen und apikalen langen Achse zeigen beim gesunden Kind beide Mitralklappensegel in Form einer V-förmigen Schlußfigur zur Herzspitze (Abb. 5.2b). Dabei kann das vordere Mitralsegel sich auch leicht nach posterior wölben. Beim Mitralklappenprolaps ist diese V-Form weitgehend aufgehoben. Ein Mitralsegel oder beide können dabei konvexbogig zum linken Vorhof vorgewölbt sein (Abb. 5.37a). In der Diastole können deutliche Flatterbewegungen eines oder beider sich öffnenden Mitralklappensegel nachgewiesen werden. Weiterhin ist häufig die Mitralklappe myxödematös degeneriert und bildet sich verdickt ab. Besser gelingt die Differenzierung mit dem M-Mode (Abb. 5.37b). Eine zusätzlich bestehende Mitralinsuffizienz kann dopplersonographisch erfaßt werden. Mit der farbkodierten Dopplersonographie läßt sich der Schweregrad der Mitralinsuffizienz aus der Größe der Rückflußfläche beurteilen (Abb. 5.37c). Bei ausgeprägtem systolischem Rückfluß sind linker Vorhof und Ventrikel vergrößert.

Trikuspidalklappenprolaps – Trikuspidalinsuffizienz (Abb. 5.38). Bei 20–50% aller Kinder mit Mitralklappenprolaps kann gleichzeitig ein Prolaps der Trikuspidalklappe in der langen Achse des rechten Ventrikels und im apikalen Vierkammerblick gefunden werden. Die Segel der Trikuspidalklappe sind dabei konvexbogig oberhalb des Trikuspidalklappenrings in Richtung des rechten Vorhofs vorgewölbt. Bei hämodynamisch bedeutsamer Trikuspidalinsuffizienz können rechter Vorhof und Ventrikel ebenfalls vergrößert sein. Die Beurteilung des Schweregrads einer Trikuspidalinsuffizienz erfolgt farbdopplersonographisch anhand der Größe des Insuffizienzjets (Abb. 5.38a,b). Minimale Trikuspidalinsuffizienzen sind sehr viel häufiger als Mitralklappeninsuffizienzen. Aus dem Trikuspidalinsuffizienzjet läßt sich nichtinvasiv der Druckgradient zwischen rechtem Vorhof und rechtem Ventrikel bestimmen. Vor allem in der Neonatologie kann hiermit bei fehlender rechtsventrikulärer Ausflußbahnobstruktion nichtinvasiv auf den Pulmonalarteriendruck geschlossen und eine pulmonale Hypertonie diagnostiziert werden (Abb. 5.38c).

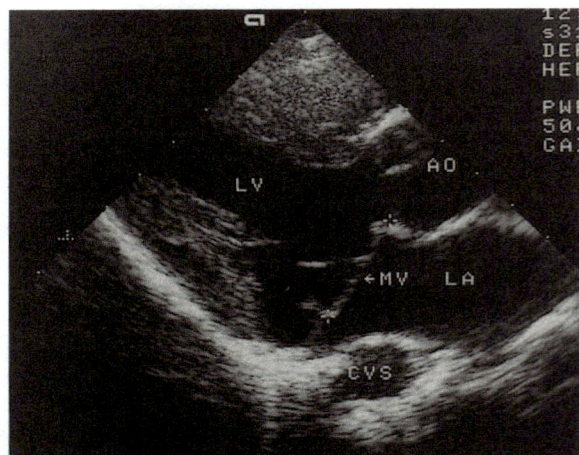
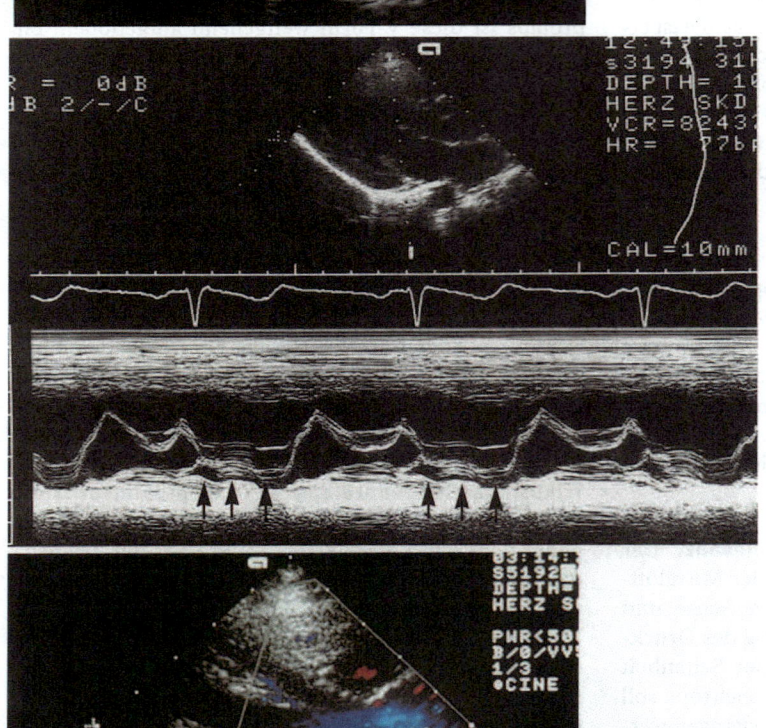

Abb. 5.37 a–c. Mitralklappenprolaps. **a** Holosystolischer Prolaps des anterioren Mitralklappensegels bei 9jährigem Mädchen (parasternale lange Achse durch den linken Ventrikel). Ausgeprägte Rückwölbung des anterioren Mitralsegels (*MV*) in den linken Vorhof (*LA*). (*AO* Aorta, *CVS* Koronarvenensinus, *LV* linker Ventrikel). **b** M-Mode durch die Mitralklappe (gleicher Patient wie in a). Zweidimensionales Schnittbild (oben im Bild) und M-Mode (unten im Bild). *Pfeile*: holosystolischrn Mitralklappenprolaps. **c** Mitralklappenprolaps mit leichter Mitralinsuffizienz (parasternale lange Achse), Farbdoppler. Ausgehend von der Mitralklappe ein zur Hinterwand des linken Vorhofs (*LA*) gerichteter Mitralinsuffizienzjet, der hämodynamisch bedeutungslos ist. Der normale Ausstrom aus dem linksventrikulären Ausflußtrakt in die Aorta (*AO*) stellt sich blau dar. (*LV* linker Ventrikel)

Abb. 5.38 a–c. Dopplersonographie bei Trikuspidalklappeninsuffizienz. **a** Leichte Trikuspidalklappeninsuffizienz bei einem Kind mit Pulmonalklappenatresie und Ventrikelseptumdefekt (apikaler Vierkammerblick), Farbdoppler. Ausgehend von der Trikuspidalklappe ist eine leichte Trikuspidalklappeninsuffizienz erkennbar. (*LA* linker Vorhof, *LV* linker Ventrikel, *RA* vergrößerter rechter Vorhof, *RV* vergrößerter rechter Ventrikel). **b** Ausgeprägte hämodynamisch relevante Trikuspidalklappeninsuffizienz (apikaler Vierkammerblick), Farbdoppler. Die Trikuspidalklappeninsuffizienz (mosaikartig) füllt den gesamten vergrößerten rechten Vorhof (*RA*). Vorhofseptum zur linken Seite vorgewölbt. (*LA* linker Vorhof, *LV* linker Ventrikel, *RV* rechter Ventrikel). **c** Bestimmung des Druckgradienten zwischen rechtem Ventrikel und rechtem Vorhof bei leichter Trikuspidalklappeninsuffizienz (apikaler Vierkammerblick). Oben im Bild: Lokalisation der Dopplerlinie des CW-Dopplers im Bereich des Trikuspidalklappeninsuffizienzjets. Unten im Bild: Dopplerfrequenzspektrum: oberhalb der Nullinie normaler Einstrom über die Trikuspidalklappe, unterhalb der Nullinie systolischer Rückfluß mit einer maximalen Flußgeschwindigkeit von 3,13 m/s (entspr. einem Druckgradienten zwischen dem rechten Vorhof und rechten Ventrikel von 39 mm Hg), also erhöhter rechtsventrikulärer Druck. Bei fehlender rechtsventrikulärer Ausflußbahnobstruktion läßt sich auf einen erhöhten pulmonal arteriellen Druck von 45–50 mm Hg schließen. (Pulmonalarterieller Druck $P_{PA} = \Delta p_{RV-RA}$ + geschätzter Druck im rechten Vorhof [5–10 mmHg])

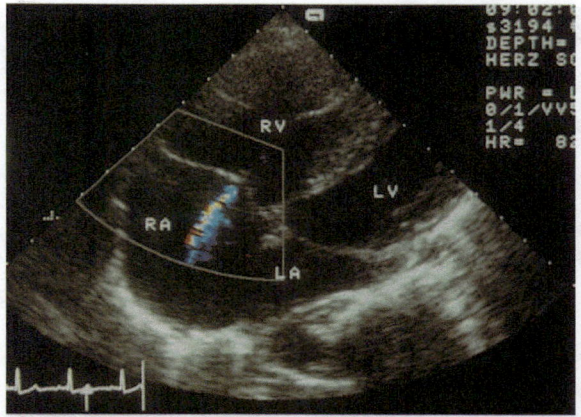

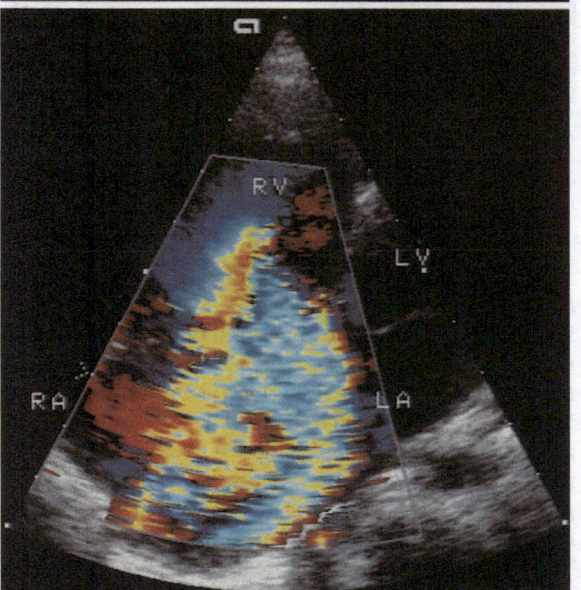

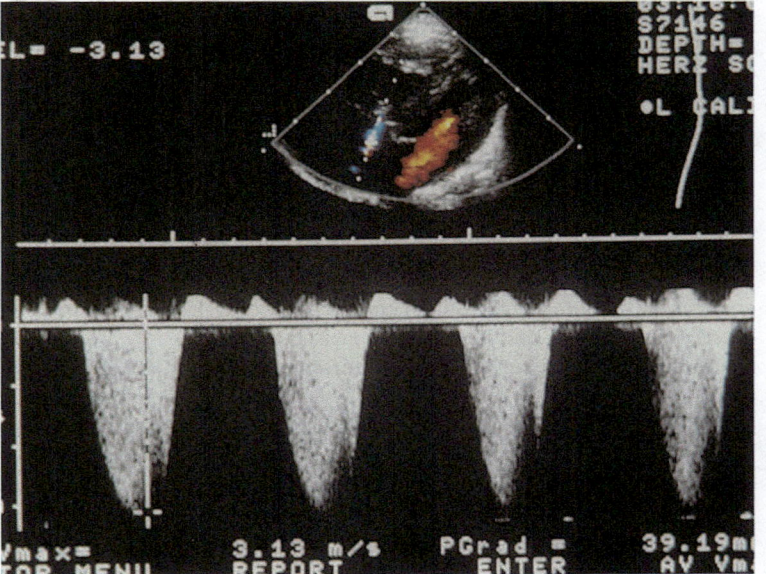

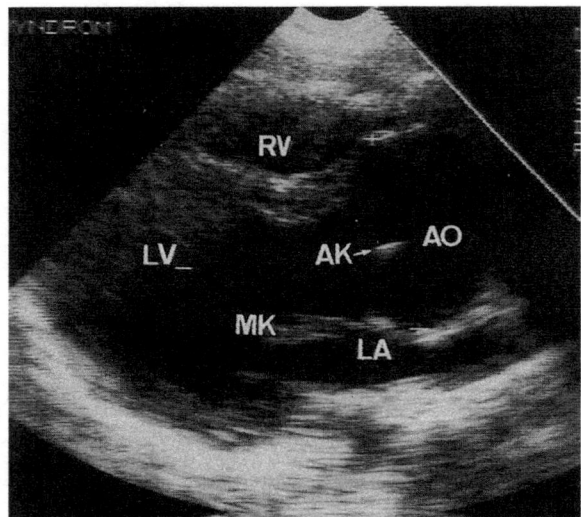

Abb. 5.39. Aortenektasie bei Marfan-Syndrom (parasternale lange Achse). Massive Erweiterung von Sinus Valsalvae und Aorta ascendens. (*AO* Aorta, *AK* Aortenklappe, *LA* linker Vorhof, *LV* linker Ventrikel, *MK* Mitralklappe, *RV* rechter Ventrikel)

Marfan-Syndrom (Abb. 5.39)

Kinder mit Marfan-Syndrom weisen häufig einen Mitraklappenprolaps auf. Zusätzlich sind infolge einer Texturstörung der Aortenwand die Aortenwurzel und der Sinus Valsalvae erheblich dilatiert. Dies kann vor allem in der parasternalen und apikalen langen Achse sowie in einer kurzen Achse durch die Aortenwurzel nachgewiesen werden (Abb. 5.39). Je nach Schweregrad der daraus resultierenden Aorteninsuffizienz ist der linke Ventrikel erweitert. Die Klappeninsuffizienz wird farbdopplersonographisch diagnostiziert. Der Schweregrad der Aorteninsuffizienz kann durch Integration der Rückflußfläche beurteilt werden. Bei einem Teil der Kinder ist auch die Pulmonalarterie erweitert.

5.4.2 Komplexe kardiale Fehlbildungen

Komplexe kardiale Fehlbildungen gehen meist mit einer Zyanose oder Herzinsuffizienz einher. Sie stellen fast immer eine kardiale Notfallsituation dar und erfordern eine rasche diagnostische Abklärung. Echokardiographisch kann schnell und nichtinvasiv zwischen kardialen und extrakardialen Ursachen unterschieden werden.

Transposition der großen Gefäße (3 %) (Abb. 5.40)

Bei der Transposition der großen Gefäße entspringt die Aorta aus dem morphologisch rechten, grob trabekulierten Ventrikel und die Pulmonalarterie aus dem morphologisch linken Ventrikel mit glatter Endokardbegrenzung. Beide Gefäße überkreuzen sich nicht wie im Normalfall, sondern verlaufen parallel (Abb. 5.40 a,b). Im Falle der D-Transposition (D-TGA) verläuft die Aorta unmittelbar vor und rechts der Pulmonalarterie. Bei der selteneren L-Transposition (L-TGA) liegt der anatomisch rechte Ventrikel links vom anatomisch linken Ventrikel, die Aorta verläuft vorne links. Für das Überleben der Kinder mit D-TGA ist ein offenes Foramen ovale erforderlich. Als assoziierte Fehlbildungen können ein offener Ductus arteriosus Botalli, ein Ventrikelseptumdefekt sowie eine links- oder rechtsventrikuläre Ausflußbahnobstruktion vorkommen.

Normalerweise erscheint in der parasternalen kurzen Achse durch die Herzbasis die Aorta als zirkuläre, zentral gelegene Struktur, über der der rechtsventrikuläre Ausflußtrakt bogenförmig von rechts nach links verläuft („circle and sausage"). Die Pulmonalarterie ist links der Aortenklappe zu sehen.

Bei der Transposition der großen Gefäße bilden sich Aorta und Pulmonalarterie in der parasternalen kurzen Achse gleichzeitig als zwei Kreise ab (Abb. 5.40 c). Dabei liegt die Aorta bei der D-Transposition rechts vor und bei der L-Transposition links vor der Pulmonalarterie. Oft jedoch stehen beide Gefäße unmittelbar hintereinander, die Aorta vorn und die Pulmonalarterie hinten (Abb. 5.40 c). Die Pulmonalarterie wird wie in der parasternalen Längsachse an ihrer Aufteilung in die beiden Pulmonalarterienäste erkannt (Abb. 5.40 b). Die Aorta wird am Abgang der Koronararterien identifiziert (Abb. 5.40 d). In der parasternalen Längsachse kann der parallele Abgang beider großen Gefäße dargestellt werden (Abb. 5.40 a). Er ist für die Transpositionsstellung typisch. Normalerweise kann wegen des Überkreuzens von Aorta und Pulmonalarterie in der parasternalen langen Achse immer nur ein Gefäß abgebildet werden. Die vorn gelegene Aortenklappe ist bei der Transposition der großen Gefäße etwas mehr kranial lokalisiert als die hinten gelegene Pulmonalklappe. Im Gegensatz zum Normalbefund, bei dem die Aorta als das hinten entspringende Gefäß nach vorn orientiert ist, verläuft bei der Transposition die nun hinten gelegene Pulmonalarterie mit scharfem Knick nach dorsal (Abb. 5.40 a,b). Der Übergang des vorn entspringenden Gefäßes in einen Bogen mit Abgang der Arm-Hals-Gefäße ist für die Aorta beweisend (Abb. 5.40 b).

Bei vergrößertem linkem Vorhof muß nach zusätzlichen Fehlbildungen wie einer Pulmonalstenose, einem offenen Ductus arteriosus Botalli, einem Ventrikelseptumdefekt und einer persistierenden pulmonalen Hypertonie gesucht werden.

Nach Durchführung der Ballonatrioseptostomie nach Rashkind kann die Größe des iatrogen geschaffenen Vorhofseptumdefekts im subkostalen Vierkammerblick beurteilt werden. Dabei können die freien Enden des Vorhofseptums hin- und herflattern. Das

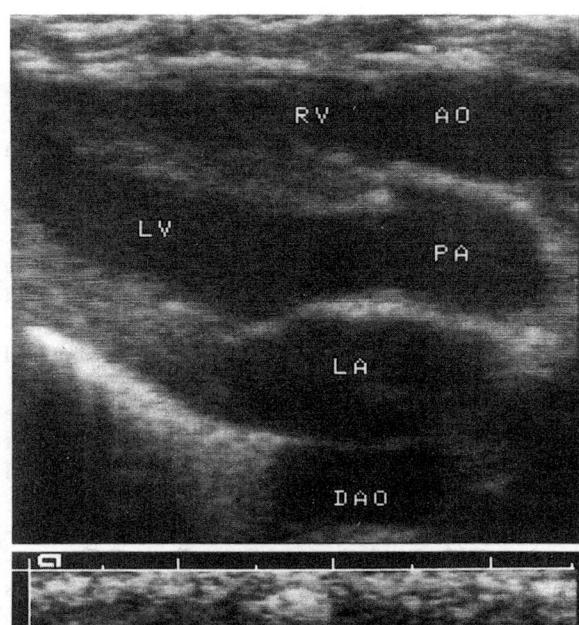
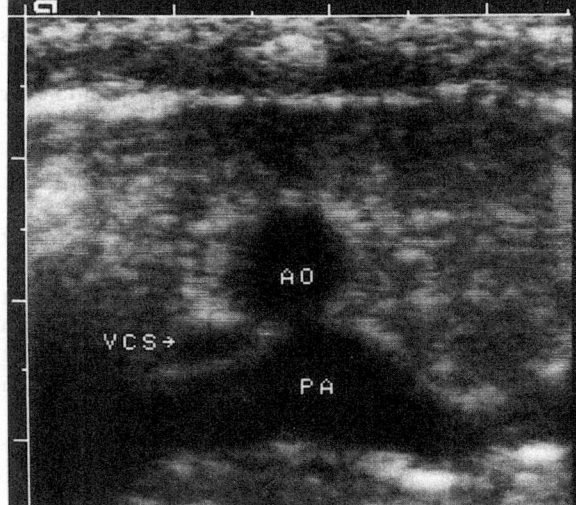
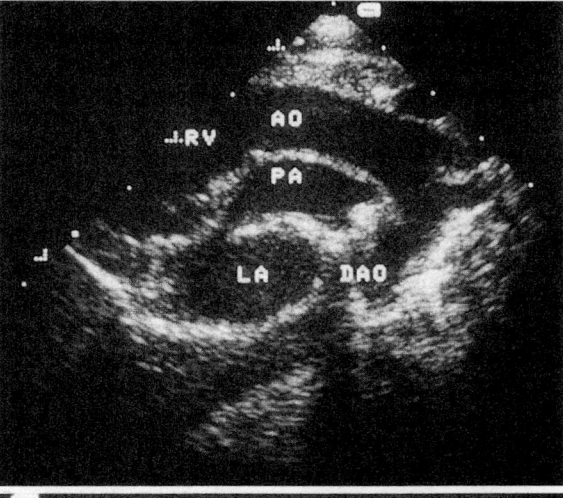
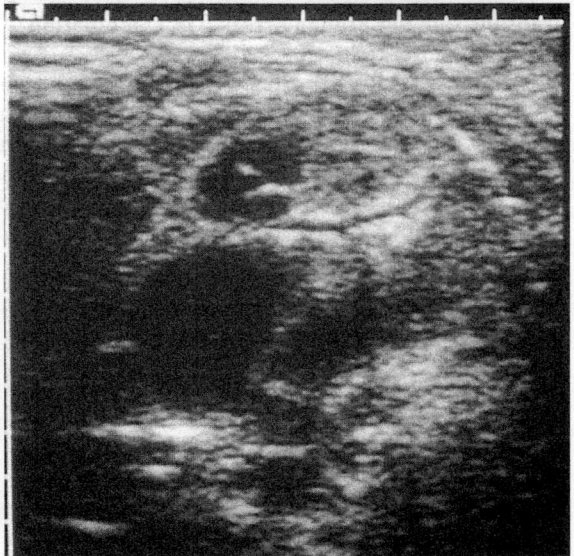
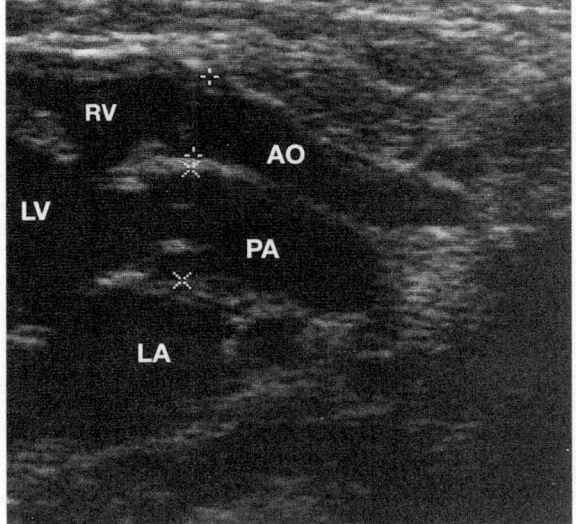

Abb. 5.40 a–e. D-Transposition der großen Arterien. **a** Parasternale lange Achse durch den linken Ventrikel. Paralleler Ursprung der beiden großen Arterien aus dem Herzen. Die Aorta (*AO*) entspringt dabei aus dem rechten Ventrikel (*RV*), die Pulmonalarterie (*PA*) aus dem linken Ventrikel (*LV*). (*DAO* deszendierte Aorta, *LA* linker Vorhof). **b** Hohe parasternale Längsachse durch die großen Arterien. Paralleler Ursprung beider großen Gefäße. Das vorne entspringende Gefäß geht in einen Bogen über, aus dem die Arm-Hals-Gefäße entspringen und ist somit die Aorta (*AO*). Das hinten entspringende Gefäß teilt sich in 2 Äste auf und ist somit die Pulmonalarterie (*PA*). (*DAO* Aorta descendens, *LA* linker Vorhof, *LV* linker Ventrikel, *RV* rechter Ventrikel). **c** Hohe parasternale kurze Achse durch die großen Gefäße. Die Aorta (*AO*) verläuft rechts vor der Pulmonalarterie (*PA*), so daß es sich um eine D-Transposition handelt. (*VCS* V. cava superior). **d** Hohe parasternale kurze Achse durch die großen Gefäße bei Trikuspidalatresie und Transpositionsstellung der großen Arterien. Aus dem vorne entspringenden kleineren Gefäß geht eine Koronararterie ab, so daß es sich um die Aorta handelt. **e** D-Transposition der großen Arterien bei Trikuspidalklappenatresie, Ventrikelseptumdefekt, hypoplastischem rechtem Ventrikel und hypoplastischer Aorta (parasternale Längsachse durch die großen Arterien) (gleicher Patient wie in **d**). Paralleler Ursprung der beiden großen Arterien, wobei die hypoplastische Aorta ascendens (*AO*) aus einem rudimentären rechten Ventrikel (*RV*) entspringt. Der rechte Ventrikel ist über einen Ventrikelseptumdefekt mit dem linken Ventrikel (*LV*) verbunden, aus dem die Pulmonalarterie (*PA*) hervorgeht. (*LA* linker Vorhof)

Ausmaß des Vorhofshunts kann kontrast- und dopplersonographisch bestimmt werden. Der Schweregrad assoziierter Klappenstenosen läßt sich dopplersonographisch beurteilen.

Postoperative Kontrollen. Nach arterieller Switchoperation muß nach supravalvulären Pulmonal- und Aortenstenosen, Aortenklappeninsuffizienzen sowie fortbestehenden Shuntverbindungen auf Vorhof- und Ventrikelebene gefahndet werden. Supravalvuläre Pulmonalstenosen findet man fast regelmäßig nach arterieller Switchoperation. Ihre hämodynamische Relevanz kann dopplersonographisch erfaßt werden.

Nach einer Vorhofumkehr nach Senning oder Mustard müssen system- und pulmonalvenöse Obstruktionen ausgeschlossen werden.

Transposition der großen Arterien in Kombination mit anderen Herzfehlern

Die D-Transposition der großen Gefäße kann mit einer Pulmonalstenose und/oder einem Ventrikelseptumdefekt kombiniert sein. Des weiteren kann sie mit komplexen Herzfehlern, wie z. B. der Trikuspidalatresie (Abb. 5.40 d, e), dem Double-outlet right ventricle oder dem Single ventricle vergesellschaftet sein.

**Sonographische Zeichen
der D-Transposition der großen Gefäße**

- Paralleler Abgang der großen Gefäße (lange Achse)
- Ursprung der Aorta aus dem vorn gelegenen rechten Ventrikel
- Ursprung der Pulmonalarterie aus dem hinten gelegenen linken Ventrikel
- Kennzeichen der Aorta:
  - nach vorn orientiert (lange Achse)
  - Übergang in Bogen mit Abgang der Arm-Hals-Gefäße (lange Achse)
  - Semilunarklappe (Aortenklappe) mehr kranial (herzbasiswärts) lokalisiert (lange Achse)
  - Ursprung der Koronararterien
- Kennzeichen der Pulmonalarterie:
  - nach hinten orientiert (lange Achse)
  - Aufteilung in die beiden Pulmonalarterienäste (lange und kurze Achse)
  - Semilunarklappe (Pulmonalklappe) mehr kaudal (herzspitzenwärts) lokalisiert (lange Achse)

Besonderheiten bei der L-Transposition oder anatomisch korrigierten Transposition (1,5 %)

Die anatomische Differenzierung zwischen L- und D-Transposition ist nur über die Beurteilung der Ventrikelmorphologie möglich. Der rechte Ventrikel wird im apikalen Vierkammerblick durch seine mehr zur Herzspitze lokalisierte Trikuspidalklappe, sein Moderatorband und seine grobe Trabekulierung identifiziert.

Bei der D-Transposition liegt der anatomisch rechte Ventrikel rechts vom anatomisch linken Ventrikel und ist mit dem rechten Vorhof verbunden. Bei der D-Transposition sind der rechte Vorhof und der rechte Ventrikel in der Regel größer als die Anteile des linken Herzens.

Bei der L-Transposition liegt der anatomisch rechte Ventrikel links vom anatomisch linken Ventrikel und ist mit dem linken Vorhof verbunden. Der rechte Ventrikel kann an der mehr herzspitzenwärts lokalisierten Trikuspidalklappe und an seiner groben Trabekulierung erkannt werden. Der linke Ventrikel weist eine glatte endokardiale Begrenzung und eine mehr herzbasiswärts lokalisierte Mitralklappe auf.

Der klinische Verdacht auf eine L-Transposition der großen Arterien besteht immer dann, wenn es nicht gelingt, eine parasternale Längsachse echokardiographisch darzustellen. Insbesondere kann die Kontinuität zwischen Ventrikelseptum und Vorderwand der Pulmonalarterie nicht dargestellt werden. Da der rechte Vorhof über eine Mitralklappe mit dem linken Ventrikel verbunden ist, aus dem die Pulmonalarterie entspringt, ist der Blutfluß funktionell normal, so daß die L-TGA auch als anatomisch korrigierte Transposition bezeichnet wird. Das pulmonalvenöse Blut fließt aus dem linken Vorhof über eine Trikuspidalklappe in den rechten Ventrikel, aus dem die Aorta entspringt, so daß der arterielle Blutfluß ebenfalls normal ist.

Fehlbildungen mit überreitender Systemarterie

Die über einem Ventrikelseptumdefekt reitende Systemarterie ist das Leitsymptom der Fallot-Tetralogie, der Pulmonalatresie mit Ventrikelseptumdefekt und des Truncus arteriosus communis.

Fallot-Tetralogie (10 %) (Abb. 5.41)

Die Fallot-Tetralogie besteht aus folgenden Fehlbildungskomponenten:

- Pulmonalstenose bzw. Obstruktion im Bereich des rechtsventrikulären Ausflußtrakts,
- rechtsventrikuläre Hypertrophie,
- Ventrikelseptumdefekt,
- über dem Ventrikelseptum reitende Aorta.

Die echokardiographische Verdachtsdiagnose kann bereits in der parasternalen Längsachse durch Nachweis

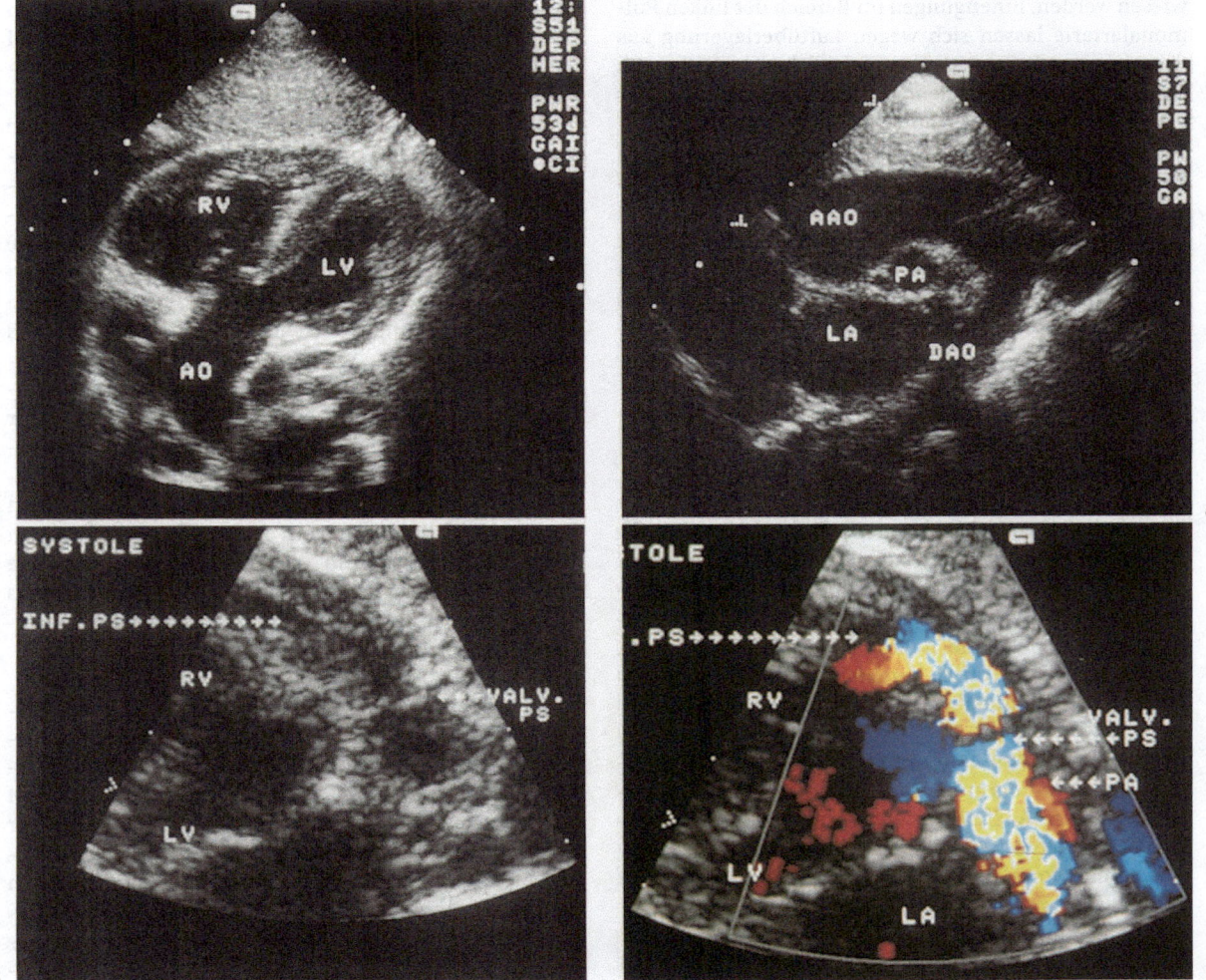

Abb. 5.41a–d. Fallot-Tetralogie. **a** Subkostaler Vierkammerblick: Überreiten der Aorta ascendens (*AAO*), die zu gleichen Teilen aus dem linken Ventrikel (*LV*) und dem rechten Ventrikel (*RV*) entspringt. **b** Valvuläre und infundibuläre Pulmonalstenose bei hypoplastischer Pulmonalarterie und Fallot-Tetralogie (parasternale Längsachse durch den rechtsventrikulären Ausflußtrakt). Langstreckige infundibuläre Pulmonalstenose sowie valvuläre Pulmonalstenose bei hypoplastischer Pulmonalarterie. Systolisch klappt der rechtsventrikuläre Ausflußtrakt faßt vollkommen zusammen. (*LV* linker Ventrikel, *RV* rechter Ventrikel). **c** Hypoplastische rechte Pulmonalarterie (*PA*) bei Fallot-Tetralogie. Die suprasternale lange Achse durch den Aortenbogen zeigt eine dilatierte Aorta ascendens (*AAO*) bei normal weiter deszendierender Aorta (*DAO*). Rechte Pulmonalarterie (*PA*) hypoplastisch. (*LA* linker Vorhof). **d** Blutströmung in rechtsventrikulärem Ausflußtrakt und Pulmonalarterie (gleicher Patient wie in **a–c**), Farbdoppler. Pathologisch beschleunigte Blutströmung bereits im rechtsventrikulären Ausflußtrakt, bedingt durch die infundibuläre Pulmonalstenose. Die valvuläre Pulmonalstenose zeigt sich als zirkuläre Einschnürung des Pulmonalarterienstamms. Pathologisch beschleunigte Blutströmung auch im Pulmonalarterienstamm (*PA*). (*LA* linker Vorhof, *LV* linker Ventrikel, *RV* rechter Ventrikel)

der über dem Ventrikelseptum reitenden Aorta gestellt werden (Abb. 5.19e). Die Aorta ist meist dilatiert, die Aortenklappensegel zeigen vermehrte Exkursionen. Der rechtsventrikuläre Ausflußtrakt muß in der parasternalen kurzen und subkostalen Achse untersucht werden, um infundibuläre (subvalvuläre), valvuläre und/oder supravalvuläre Pulmonalstenosen nachzuweisen (Abb. 5.34a und 5.41b). Hierzu eignen sich vor allem hochauflösende Linearschallköpfe, mit deren Hilfe exzellente Abbildungen im Nahbereich möglich werden. Meist ist die subvalvuläre Region (Infundibulum) hypertrophiert und deutlich eingeengt (Abb. 5.41b). Die Pulmonalklappe kann in der Regel verdickt mit eingeengtem Klappenring dargestellt werden. In der Systole zeigt die Pulmonalklappe eine Domstellung (Abb. 5.41b). Stenosen im Bereich des Pulmonalarterienstamms können in der parasternalen kurzen Achse, Einengungen der rechten Pulmonalarterie in der parasternalen und suprasternalen kurzen Achse nachgewiesen werden. Einengungen im Bereich der linken Pulmonalarterie lassen sich wegen Luftüberlagerung aus vorgelagerten Lungenarealen nicht sicher darstellen. Im apikalen und subkostalen Vierkammerblick kann der vergrößerte und hypertrophierte rechte Ventrikel untersucht werden (Abb. 5.41 a). Weiterhin ist die über dem Ventrikelseptumdefekt reitende Aorta im sog. Fünfkammerblick sichtbar (Abb. 5.41 a).

Differentialdiagnostisch müssen andere Herzfehler mit überreitender Systemarterie wie die Pulmonalatresie mit Ventrikelseptumdefekt, der Truncus arteriosus communis und der Double-outlet right ventricle abgegrenzt werden.

Beurteilung der hämodynamischen Relevanz. Die Beurteilung der hämodynamischen Relevanz einer Fallot-Tetralogie erfolgt mit der Dopplersonographie.

Mit dem CW-Doppler läßt sich der Druckgradient über dem rechtsventrikulären Ausflußtrakt bestimmen (s. Pulmonalstenose). Beim sog. „Pink Fallot" findet sich nur ein geringer Druckgradient über dem rechtsventrikulären Ausflußtrakt. Bei der eigentlichen Fallot-Tetralogie liegt jedoch eine hochgradige Obstruktion vor, deren Progredienz durch regelmäßige dopplersonographische Kontrolluntersuchungen erfaßt werden kann.

Farbkodierte Dopplersonographie. Mit der farbkodierten Dopplersonographie läßt sich bereits im rechtsventrikulären Ausflußtrakt eine pathologische Blutströmung nachweisen, die sich bis in den Pulmonalarterienstamm fortsetzt und sich mosaikartig abbildet (Abb. 5.41 d).

Pulmonalatresie mit Ventrikelseptumdefekt (1 %)
(Abb. 5.42)
Die Pulmonalatresie mit Ventrikelseptumdefekt kann auch als Extremvariante der Fallot-Tetralogie verstanden werden; sie muß von der Pulmonalatresie mit intaktem Ventrikelseptum (1,3 %) abgegrenzt werden. Während der rechte Ventrikel bei der Pulmonalklappenatresie mit Ventrikelseptumdefekt in der Regel gut ausgebildet ist (Abb. 5.42 a), liegt bei der Pulmonalatresie mit intaktem Ventrikelseptum eine hochgradige Hypoplasie des rechten Ventrikels vor (Abb. 5.50).

Das echokardiographische Leitsymptom der Pulmonalatresie mit Ventrikelseptumdefekt ist die über dem Ventrikelseptum reitende große Aorta, die in der parasternalen langen Achse und im Vierkammerblick dargestellt werden kann (Abb. 5.42 a). Die Pulmonalklappe kann als nichtperforierte Membran mit verwachsenen Klappensegeln vorliegen, die sich in Form eines echodichten Bandes darstellt. Weiterhin kann die Klappe vollständig fehlen, so daß der rechtsventrikuläre Ausflußtrakt blind endet. Im Exremfall kann auch der Pulmonalarterienstamm vollständig fehlen. Die echokardiographische Untersuchung des rechtsventrikulären Ausflußtrakts und Pulmonalarterienstamms sollte am besten mit einem hochauflösenden Linearschallkopf (7,5 MHz) in der parasternalen langen und kurzen Achse erfolgen.

Die Größe des rechten Ventrikels hängt in erster Linie von der Größe des Ventrikelseptumdefekts ab. Die Beurteilung von Ventrikelgröße, Morphologie und Hypertrophie kann am besten im subkostalen bzw. apikalen Vierkammerblick und in der parasternalen Längsachse erfolgen (Abb. 5.42 a).

Die Differenzierung zwischen hochgradiger Stenose des rechtsventrikulären Ausflußtrakts und Pulmonalklappenatresie kann aus dem zweidimensionalen Schnittbild allein oft nicht erfolgen. Zur Abgrenzung beider Krankheitsbilder sind die verschiedenen dopplersonographischen Techniken und die Kontrastechokardiographie hilfreich. Bei der Pulmonalatresie kann kein Kontrastmittelübertritt vom rechten Ventrikel in den Pulmonalarterienstamm nachgewiesen werden. Die Perfusion erfolgt retrograd über einen offenen Ductus arteriosus Botalli oder systemikopulmonale Kollateralarterien (Abb. 5.42 b, c).

Dopplersonographie. Die Differentialdiagnose zwischen Fallot-Tetralogie und Pulmonalatresie mit Ventrikelseptumdefekt erfolgt am besten mit der *farbkodierten Dopplersonographie*. Bei der Fallot-Tetralogie stellt sich der transvalvuläre Fluß mosaikartig gelb-grün dar (Abb. 5.41 d). Demgegenüber kann bei der Pulmonalklappenatresie kein transvalvulärer Fluß gefunden werden. In Abhängigkeit von der Strömungsgeschwindigkeit in der Pulmonalarterie stellt sich der Pulmonalarterienstamm rot (Abb. 5.42 b) dar. In seltenen Fällen kann es jedoch bei kleinem Ductus arteriosus Botalli oder systemikopulmonalen Kollateralarterien zu einem stark beschleunigten retrograden Einstrom kommen, der den Meßbereich überschreitet und sich ebenfalls mosaikartig abbildet. Die Differenzierung zwischen Stenose und Atresie muß in diesem Fall mit dem CW-Doppler erfolgen.

Die Dopplerlinie des *CW-Dopplers oder gepulsten Dopplers* wird dabei durch den rechtsventrikulären Ausflußtrakt und den Pulmonalarterienstamm gelegt. Während bei der Fallot-Tetralogie eine stark beschleunigte antegrade Blutströmung unterhalb der Nullinie typisch ist, findet man bei der Pulmonalklappenatresie einen typischen „Hin- und Herfluß" (Abb. 5.42 c) oder eine retrograde Perfusion, die sich oberhalb der Nullinie abbildet.

Die Perfusion der Pulmonalarterien erfolgt über einen offenen Ductus arteriosus Botalli, der sich am besten von suprasternal abbilden läßt. Er entspringt in der Regel aus dem Aortenbogen und kann oft in seinem gesamten Verlauf verfolgt werden (Abb. 5.24 a). Bei nichtkonfluenten Pulmonalarterien muß nach einem beid-

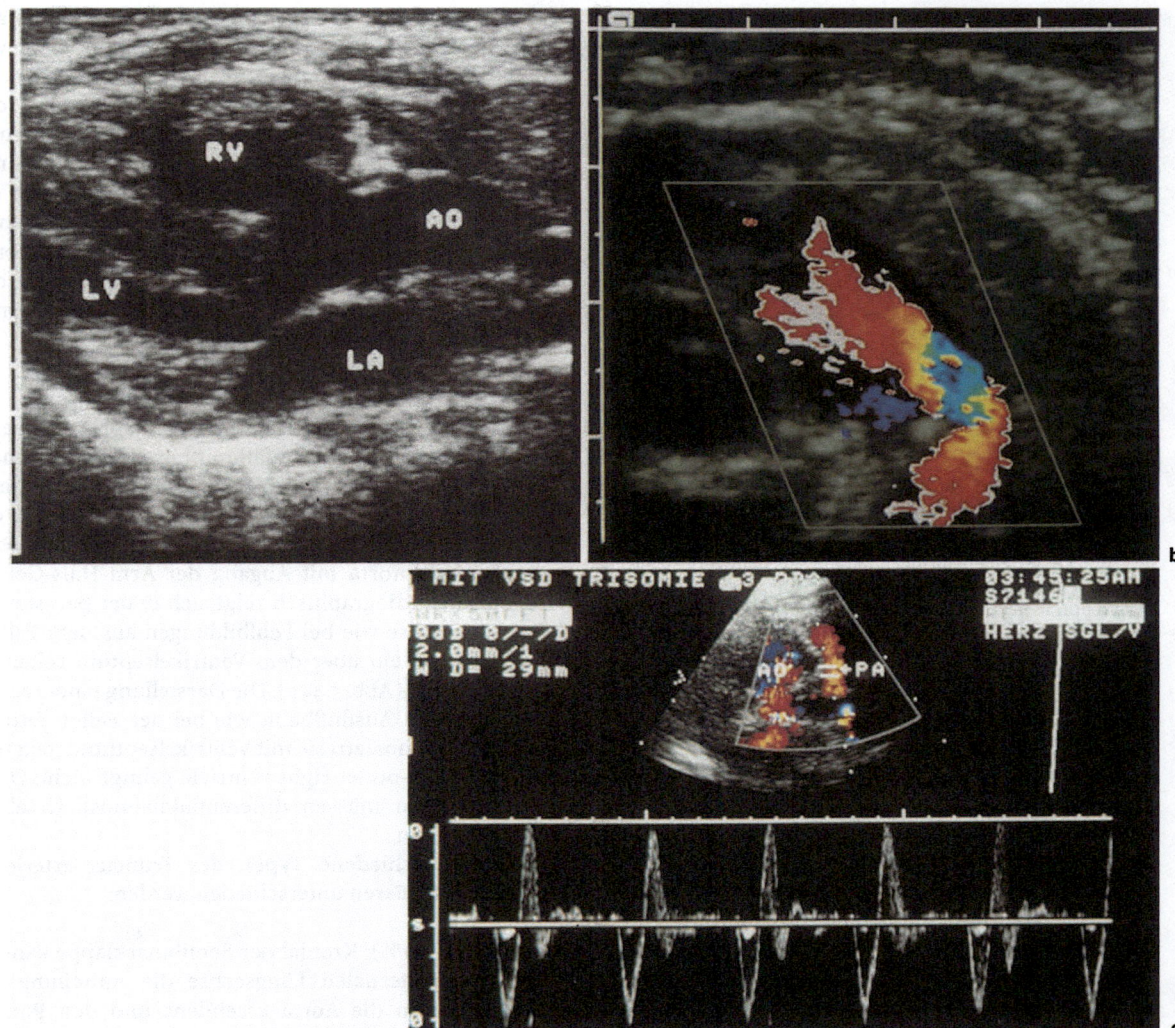

Abb. 5.42. a Pulmonalatresie mit Ventrikelseptumdefekt. In der parasternalen langen Achse eine über dem Ventrikelseptum reitende Aorta ascendens (*AO*), die zu gleichen Teilen aus dem linken Ventrikel (*LV*) und dem weitgehend normal entwickelten rechten Ventrikel (*RV*) entspringt. (*LA* linker Vorhof). **b** Blutströmung im Pulmonalarterienstamm bei valvulärer Pulmonalklappenatresie (parasternale lange Achse durch den Pulmonalarterienstamm), Farbdoppler. Retrograde Perfusion des Pulmonalarterienstamms (rot, normalerweise blau). Die Blutströmung reicht bis zur atretischen Pulmonalklappe und bricht dann plötzlich ab. Die Perfusion erfolgt über systemicopulmonale Kollateralarterien, deren Einmündung sich gelb-blau darstellt. **c** Gepulste dopplersonographische Bestimmung der Blutströmung im Pulmonalarterienstamm bei Pulmonalatresie (gleicher Patient wie in **b**). Oben im Bild: retrograde Blutströmung im hypoplastischen Pulmonalarterienstamm, farbkodiert rot. Das Meßvolumen des gepulsten Dopplers ist in der Pulmonalarterie (*PA*) plaziert. Unten im Bild: pathologischer Hin- und Herfluß, der der retrograden Perfusion der Pulmonalarterie über die systemikopulmonalen Kollateralarterien entspricht

seitigen Ductus gefahndet werden. Die Darstellung von aortopulmonalen Kollateralarterien ist sehr schwierig. Verdächtig auf ihr Vorliegen ist ein Durchmesser der großen Pulmonalarterienäste unter 2–3 mm sowie ein fehlender Ductus arteriosus Botalli. Aortopulmonale Kollateralarterien sind unwahrscheinlich, wenn die Pulmonalarterienbifurkation dargestellt werden kann und die Pulmonalarterienäste einen Durchmesser über 3–4 mm haben und von einem offenen Ductus arteriosus Botalli versorgt werden. Der sichere Nachweis von aortopulmonalen Kollateralarterien muß mit der Angiokardiographie oder zukünftig mit der MR-Angiographie erfolgen.

Double-outlet right ventricle (0,2 %) (Abb. 5.43)

Beim Double-outlet right ventricle entspringen beide großen Gefäße seitlich nebeneinander aus dem rechten Ventrikel (Abb. 5.43). Gleichzeitig besteht ein Ventrikel-

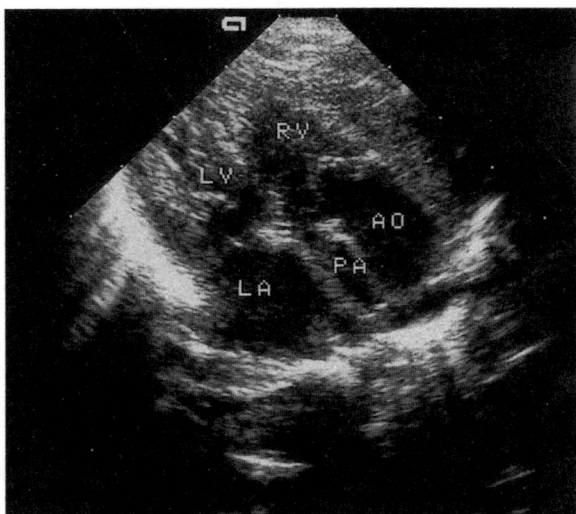

Abb. 5.43. Double-outlet right ventricle (apikale lange Achse). Beide großen Arterien entspringen parallel aus dem vorne gelegenen rechten Ventrikel, beide Ventrikel sind über einen großen Ventrikelseptumdefekt miteinander verbunden. Die beiden großen Gefäße verlaufen parallel, wobei die Aorta (*AO*) vorne, die hypoplastische Pulmonalarterie (*PA*) hinten im Sinne einer Malpositionsstellung entspringen. Hypoplastische Pulmonalarterie aufgrund einer subvalvulären Tunnelstenose. (*LA* linker Vorhof, *LV* linker Ventrikel, *RV* rechter Ventrikel)

septumdefekt. Aorta und Pulmonalarterie können normal, D- oder L-transponiert aus dem rechten Ventrikel abgehen. Weiterhin kann der Double-outlet right ventricle mit oder ohne Pulmonalstenose auftreten. In der parasternalen langen Achse läßt sich die vollständig aus dem rechten Ventrikel entspringende Aorta am besten darstellen. Je nach Lokalisation der Pulmonalarterie zur Aorta sind beide Gefäße gleichzeitig in der langen Achse sichtbar.

Beim Double-outlet right ventricle mit Transpositionsstellung der großen Gefäße gehen Pulmonalarterien und Aorta parallel aus dem rechten Ventrikel ab, wobei die hinten gelegene Pulmonalarterie teilweise über dem Ventrikelseptum reitet. Die Pulmonalarterie wird durch ihren scharfen Knick nach hinten und die Aufteilung in die beiden Pulmonalarterienäste identifiziert. In der kurzen Achse durch die Basis des Herzens können beide großen Gefäße in Form zweier Kreise meist seitlich nebeneinander dargestellt werden, während normalerweise der rechtsventrikuläre Ausflußtrakt bogenförmig über der zentral gelegenen Aorta verläuft („circle and sausage").

Die Aorta ist rechts neben der Pulmonalarterie gelegen. Durch Kippen nach kranial kann die Pulmonalarterie durch ihre Aufteilung in die beiden Pulmonalarterienäste identifiziert werden. Im Falle einer Pulmonalstenose ist die verdickte Klappe mit deutlicher Domstellung in der Systole darstellbar. Wird der Schallkopf in der kurzen Achse von der Herzbasis zur Herzspitze gekippt, so können beide großen Gefäße vor dem Ventrikelseptum entspringend gesehen werden.

Die differentialdiagnostische Abgrenzung des Double-outlet right ventricle mit normalem Ursprung der großen Gefäße und Pulmonalstenose von einer schweren Fallot-Tetralogie ist echokardiographisch oft schwierig. Andererseits kann die Differenzierung zwischen Double-outlet right ventricle mit Transpositionsstellung der großen Gefäße und D-Transposition der großen Gefäße mit Ventrikelseptumdefekt und überreitender Pulmonalarterie Probleme bereiten.

Truncus arteriosus communis (0,8 %) (Abb. 5.44)
Beim Truncus arteriosus communis entspringt ein einziges großes arterielles Gefäß mit nur einer Semilunarklappe, das sog. Truncusgefäß, aus der Herzbasis (Abb. 5.44a–c). Es gibt oberhalb der Truncusklappe ein oder zwei Pulmonalarterien ab und setzt sich in die aszendierende Aorta mit Abgang der Arm-Hals-Gefäße fort. Echokardiographisch zeigt sich in der parasternalen Längsachse wie bei Fehlbildungen aus dem Fallot-Formenkreis ein über dem Ventrikelseptum reitendes großes Gefäß (Abb. 5.44a). Die Darstellung einer rechtsventrikulären Ausflußbahn wie bei der Fallot-Tetralogie, der Pulmonalatresie mit Ventrikelseptumdefekt und beim Double-outlet right ventricle gelingt nicht. Diese Fehlbildungen müssen differentialdiagnostisch abgegrenzt werden.

Vier verschiedene Typen des Truncus arteriosus communis müssen unterschieden werden:

- **Typ A1** (50 %): Kranial der Semilunarklappe kann in der parasternalen Längsachse die Aufteilung des Truncus in die Aorta ascendens und den Pulmonalarterienhauptstamm dargestellt werden (Abb. 5.44a, b).
- **Typ A2** (21 %): Beide Pulmonalarterien entspringen ohne Pulmonalarterienhauptstamm voneinander getrennt aus dem Truncusgefäß (Abb. 5.44c).
- **Typ A3** (8 %): Eine Pulmonalarterie entspringt aus dem Truncus, während die 2. Pulmonalarterie aus dem Aortenbogen oder der deszendierenden Aorta abgeht.
- **Typ A4** (12 %): Zusätzlich liegt eine Obstruktion im Bereich des Aortenbogens (unterbrochener Aortenbogen, Hypoplasie oder Atresie des Aortenbogens sowie präduktale Aortenisthmusstenose) vor.

Die echokardiographischen Leitsymptome sind der Nachweis des über dem Ventrikelseptum reitenden Systemgefäßes sowie die trotz subtiler Untersuchungstechnik fehlende Darstellung des rechtsventrikulären Ausflußtrakts und der Pulmonalklappe. Ziele der Echokardiographie sind in erster Linie die Darstellung des Ursprungs der beiden Pulmonalarterienäste, die Beur-

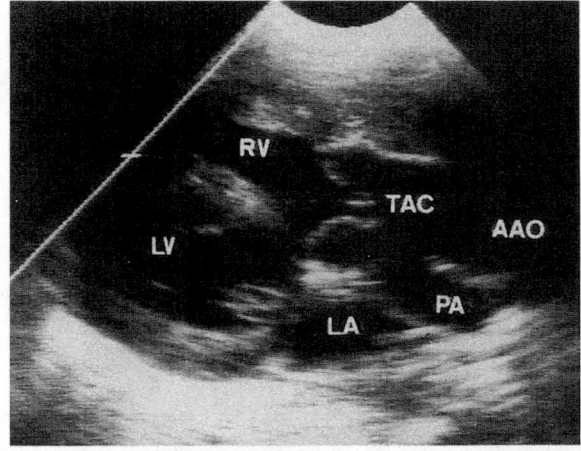
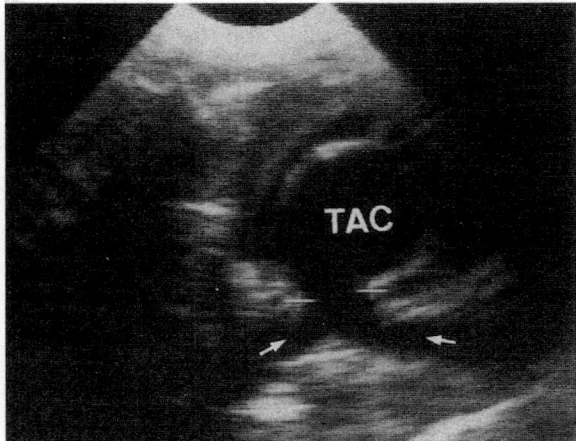
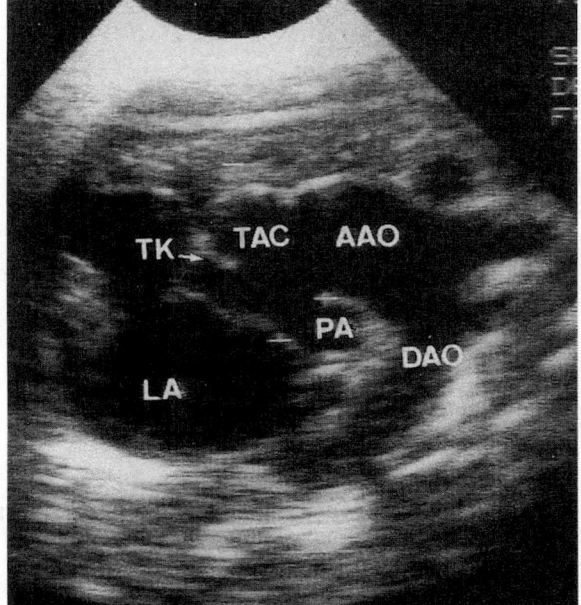

Abb. 5.44. a Truncus arteriosus communis, Typ A1 (parasternale lange Achse). Großer infundibulärer Ventrikelseptumdefekt mit überreitender Systemarterie (Truncus arteriosus communis, *TAC*). Aufteilung des Truncus in den Pulmonalarterienstamm (*PA*) und in die Aorta ascendens (*AAO*). (*LA* linker Vorhof, *LV* linker Ventrikel, *RV* rechter Ventrikel). **b** Truncus arteriosus communis, Typ A1 (suprasternale Längsachse). Aufteilung des Truncus arteriosus communis (*TAC*) in die Aorta ascendens (*AAO*) und in den Pulmonalarterienstamm (*PA*). (*DAO* Aorta descendens, *LA* linker Vorhof, *TK* Truncusklappe). **c** Truncus arteriosus, Typ A2 (parasternale kurze Achse). Darstellung nur einer großen Systemarterie (*TAC*), aus der beide Pulmonalarterien getrennt ohne Nachweis eines Pulmonalarterienstamms entspringen (*Pfeile*)

teilung der Morphologie und Zahl der Klappensegel sowie der Nachweis einer Truncusklappeninsuffizienz, die Beurteilung der Größe des Ventrikelseptumdefekts und des Ursprungs des großen Systemgefäßes sowie der Nachweis oder Ausschluß einer Aortenbogenobstruktion.

Die Untersuchung sollte in der parasternalen langen und kurzen Achse im Vierkammerblick sowie in der suprasternalen langen Achse erfolgen.

Der Ventrikelseptumdefekt läßt sich am besten in der parasternalen langen Achse und im apikalen Vierkammerblick nachweisen (Abb. 5.44a). In den genannten Schnittebenen kann einerseits die Größe des Ventrikelseptumdefekts, andererseits der prozentuale Anteil des Ursprungs des Truncus arteriosus communis aus dem linken oder rechten Ventrikel beurteilt werden. In der Regel handelt es sich um einen großen Ventrikelseptumdefekt. In seltenen Fällen ist der Ventrikelseptumdefekt restriktiv oder fehlt vollständig. In zwei Drittel aller Fälle hat der Truncus arteriosus communis einen biventrikulären Ursprung. In ca. 20–30% entspringt er vorwiegend aus dem rechten und nur in seltenen Fällen vorwiegend aus dem linken Ventrikel. In den Fällen mit asymmetrischem Ursprung des Truncus muß die Größe der Ventrikel sorgfältig auf eine Ventrikelhypoplasie hin untersucht werden.

Die Truncusklappe läßt sich am besten in der parasternalen kurzen Achse beurteilen. Die Klappensegel sind häufig verdickt und weisen noduläre, polypoide und myxödematöse Auflagerungen auf. Meist liegt eine trikuspidale (69%) oder quadruspidale (22%) Klappe vor. Zwei Klappensegel oder fünf oder mehr Klappensegel sowie eine unikuspidale Klappe findet man nur in Ausnahmefällen. Nicht selten liegt eine mehr oder minder ausgerägte Insuffizienz der fehlgebildeten Truncusklappe vor, die sich vor allem mit der farbkodierten Dopplersonographie in der parasternalen langen Achse oder noch besser im subkostalen und apikalen Vierkammerblick nachweisen läßt. Die Klappeninsuffizienz hängt einerseits von der Zahl und Morphologie der Klappensegel, andererseits von der Größe des Klappenrings und der Größe der einzelnen Segel ab. Der Schweregrad der Insuffizienz der Truncusklappe kann ähnlich wie der Schweregrad einer Aortenklappeninsuffizienz durch Planimetrieren der Rückflußfläche beurteilt werden.

Der exakte Ursprung der Pulmonalarterien ist für die Einteilung der verschiedenen Truncustypen wichtig. Die Abbildung erfolgt in der parasternalen langen oder besser kurzen Achse sowie von suprasternal. Die Pulmonalarterien entspringen dabei im posterolateralen Aspekt des Truncus arteriosus communis.

Beim häufigsten *Typ A1* entspringt ein kurzer Pulmonalarterienstamm, der sich anschließend in die beiden Pulmonalarterienäste aufteilt (Abb. 5.44a,b). Demgegenüber gehen beide Pulmonalarterien beim *Typ A2* getrennt aus der Hinterwand in Form von zwei nebeneinander liegenden separaten Öffnungen ab. Beim *Typ A3* läßt sich nur der Ursprung einer Pulmonalarterie in der parasternalen kurzen Achse nachweisen. In diesem Fall sollte der Aortenbogen sorgfältig auf das Vorhandensein eines offenen Ductus arteriosus Botalli oder systemikopulmonaler Kollateralarterien untersucht werden, aus denen die andere Pulmonalarterie in der Regel abgeht. Zum sicheren Ausschluß des seltenen *Typs A4* sollte der Aortenbogen sorgfältig in der suprasternalen langen Achse dargestellt und eine Obstruktion ausgeschlossen werden.

Dopplersonographie (Abb. 5.45). Kinder mit Truncus arteriosus communis sind durch die pulmonale Hypertonie wesentlich stärker bedroht als Kinder mit Ventrikelseptumdefekt. Innerhalb der ersten Lebensmonate können sich irreversible Lungengefäßveränderungen ausbilden. Aus diesem Grund sind engmaschige dopplerechokardiographische Kontrolluntersuchungen angezeigt.

Eine einfache Methode zur Früherkennung der sich entwickelnden pulmonalen Hypertonie sind dopplersonographische Flußmessungen in großen Körperarterien mit niedrigem peripherem Gefäßwiderstand, wie in Hirn- und Abdominalarterien. Normalerweise findet sich in den genannten Arterien ein systolisch-diastolischer Vorwärtsfluß, der einerseits durch die Windkesselfunktion der Aorta, andererseits durch den niederen peripheren Gefäßwiderstand bedingt ist. Beim Truncus arteriosus communis liegt ein Leck im Windkessel der Aorta vor, so daß bei niedrigem Lungengefäßwider-

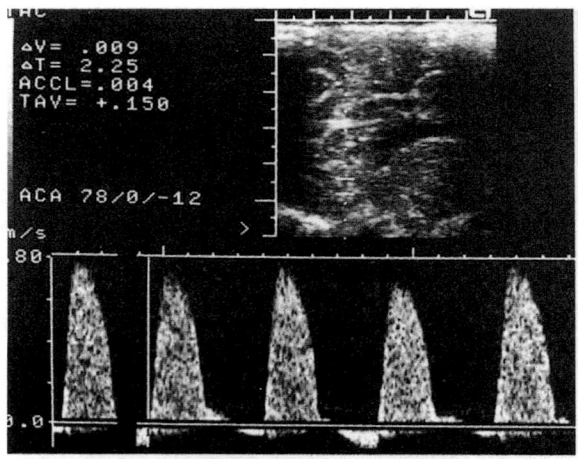

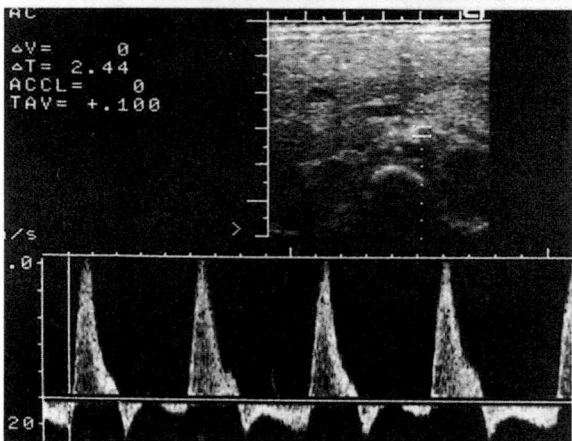

Abb. 5.45 a–c. Dopplersonographische Flußmessung in peripheren Körperarterien beim Truncus arteriosus communis. **a** Flußmessung in der A. cerebri anterior (*oben im Bild*) und im Truncus coeliacus (*unten im Bild*) in der Neonatalperiode. In beiden Gefäßen verminderte diastolische Blutströmung, im Truncus coeliacus stärker ausgeprägt. Enddiastolisch ein Rückfluß, der einer Strömungsumkehr entspricht und durch den zu diesem Zeitpunkt noch niedrigen Lungengefäßwiderstand bedingt ist. **b** Flußmessung in der A. cerebri anterior im Alter von einem Monat (*oben im Bild*) und 8 Monaten (*unten im Bild*). Im Alter von einem Monat: retrograder enddiastolischer Fluß, der einem niedrigen pulmonalen Gefäßwiderstand entspricht. Im Alter von 8 Monaten: Flußprofil „normalisiert", bedingt durch eine drastische Erhöhung des Lungengefäßwiderstands und eine Abnahme des Links-rechts-Shunts. **c** Einfluß der Inhalation von reinem Sauerstoff auf die Flußgeschwindigkeiten in der A. cerebri anterior bei Truncus arteriosus communis und flowbedingter pulmonaler Hypertonie. Flußprofil vor Sauerstoffinhalation (*oben im Bild*) und nach Sauerstoffinhalation (*unten im Bild*). Unter Sauerstoffinhalation kommt es zu einem Abfall der diastolischen Amplitude, bedingt durch eine Zunahme des Links-rechts- Shunts im Pulmonalkreislauf. Dies ist Ausdruck einer zumindest teilweise flowbedingten pulmonalen Hypertonie

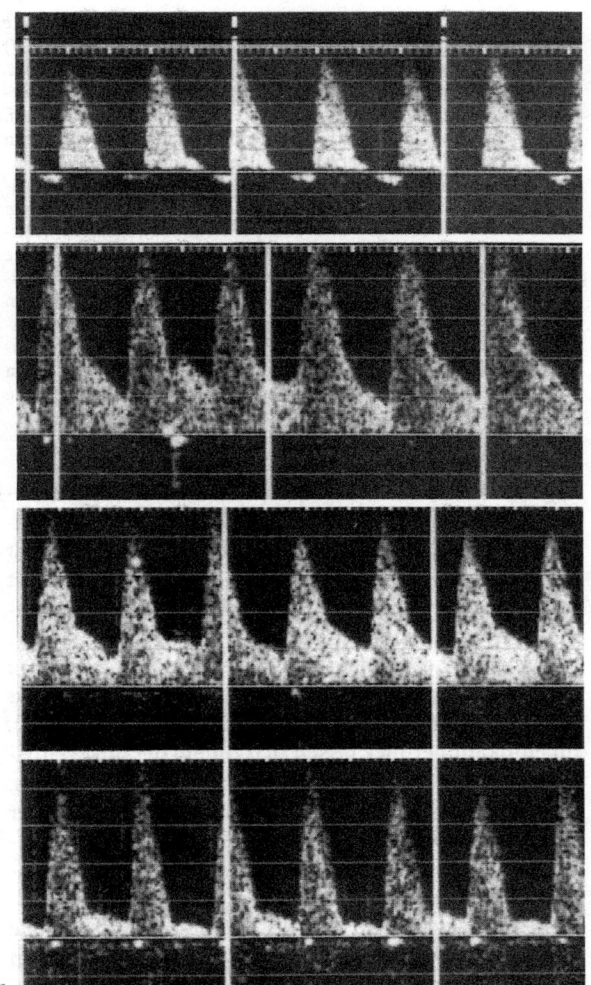

stand in den ersten Lebensmonaten das Blut aus der Aorta ins Niederdrucksystem des Pulmonalkreislaufs abströmt. Dies führt zu einer Verringerung der diastolischen Amplitude in den genannten Gefäßen (Abb. 5.45a). In der Neonatalperiode läßt sich bei Kindern mit Truncus arteriosus communis oft eine fehlende oder sogar negative enddiastolische Blutströmung finden (Abb. 5.45a). Mit zunehmendem Anstieg des Lungengefäßwiderstands kommt es zum Absinken des Shuntvolumens und zum Anstieg der diastolischen Amplitude (Abb. 5.45 b). Engmaschige Verlaufskontrollen in monatlichen Abständen ermöglichen die frühzeitige nichtinvasive Diagnose der sich abzeichnenden pulmonalen Hypertonie. Weiterhin läßt sich durch dopplersonographische Flußmessungen zwischen fixierter und reversibler, vorwiegend flowbedingter pulmonaler Hypertonie unterscheiden. Unter Inhalation von reinem Sauerstoff kommt es bei der reversiblen, flowbedingten pulmonalen Hypertonie zu einer Abnahme des Lungengefäßwiderstands; die gleichzeitige Zunahme des Links-rechts-Shunts führt zu einem Abfall der diastolischen Amplitude (Abb. 5.45c). Bei fixierter pulmonaler Hypertonie und Eisenmenger-Reaktion kann keine Veränderung der Blutströmung gefunden werden.

Herzfehler mit Ventrikelhypoplasie

Diese schwerwiegenden kardialen Fehlbildungen gehen mit einer Atresie der Atrioventrikularklappen und/oder der Semilunarklappen einher. Atresien im Bereich des linken Herzens sind prognostisch stets ungünstiger, da es außer der Herztransplantation bis heute noch keine befriedigende Therapie gibt. Atresien des rechten Herzens sind jedoch durch Palliativmaßnahmen zur Verbesserung der Lungenblutung (aortopulmonaler Shunt) und durch die Fontansche Operation behandelbar.

Hypoplastisches Linksherz (1 %) (Abb. 5.46)

Der Fehlbildungskomplex, der mit einer hochgradigen Hypoplasie des linken Ventrikels einhergeht, wird unter dem Begriff hypoplastisches Linksherzsyndrom zusammengefaßt. Hierunter versteht man einen Komplex verschiedener Fehlbildungen, die neben der Hypoplasie des linken Ventrikels auch eine mehr oder minder ausgeprägte Hypoplasie des Ein- und Ausflußtrakts beinhalten. Meist findet man gleichzeitig eine hochgradige Mitral- und Aortenklappenstenose bis hin zur Mitral- und Aortenklappenatresie. Aufgrund der reduzierten Blutströmung über die Aortenklappe ist die Aorta ascendens hypoplastisch. Die Größe des linken Ventrikels hängt einerseits von der Durchgängigkeit der Mitral- und Aortenklappe, andererseits vom Vorhandensein eines Ventrikelseptumdefekts ab. Beim hypoplastischen Linksherzsyndrom sind sowohl der Einflußtrakt und der apikale Anteil als auch der Ausflußtrakt mehr oder minder hypoplastisch.

Die echokardiographische Untersuchung erfolgt in der parasternalen langen und kurzen Achse sowie im apikalen und subkostalen Vierkammerblick. Hierbei findet sich ein erheblich vergrößerter und hypertrophierter rechter Ventrikel mit prominentem rechtsventrikulärem Ausflußtrakt und kaliberkräftiger Pulmonalarterie. Der Durchmesser der Pulmonalarterie ist dabei oft 4- bis 5mal größer als der der Aorta ascendens (Abb. 5.46c). In Abhängigkeit vom Ausmaß der Hypoplasie können der linke Ventrikel und die Aorta ascendens leicht übersehen werden. Der rudimentäre linke Ventrikel läßt sich oft im Myokard des hypertrophierten rechten Ventrikels eingebettet darstellen. Die Mitralklappe kann hochgradig stenosiv oder atretisch sein. Häufig findet sich eine echogene Membran mit ruckartigen Klappenbewegungen. Bei Vorliegen einer Mitralstenose lassen sich die verdickten Klappensegel darstellen. Die Aorta ascendens ist meist mehr oder minder

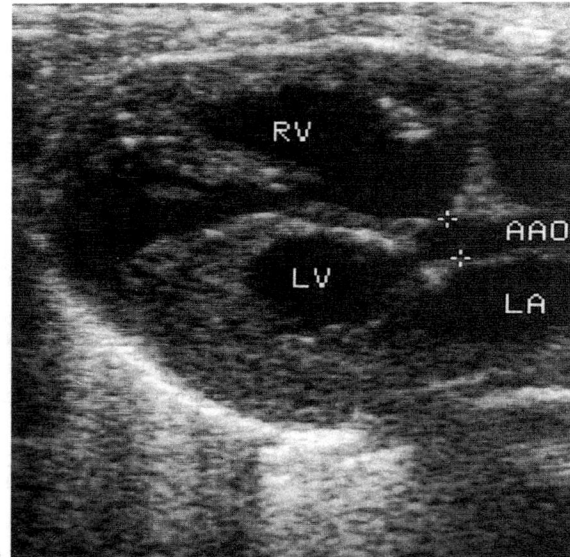
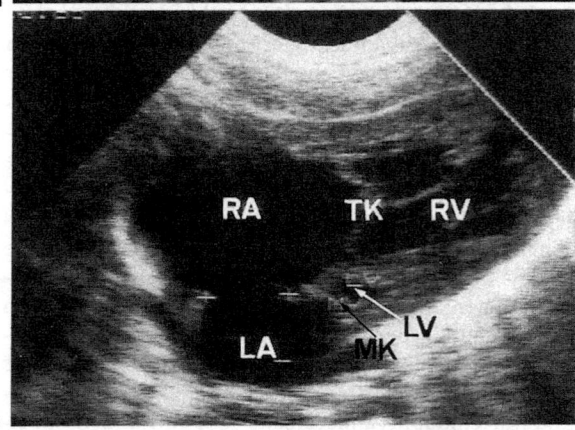
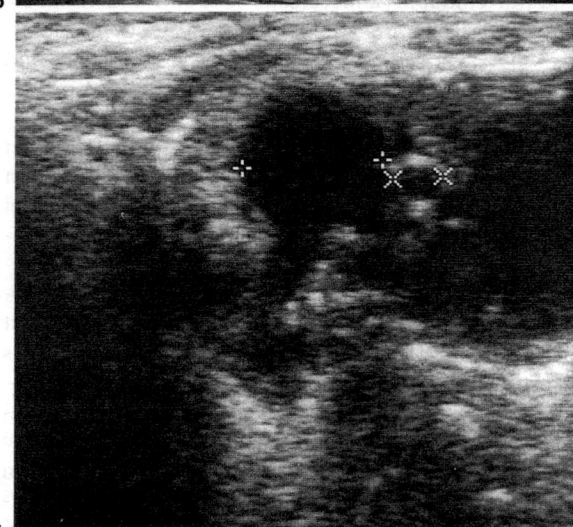

Abb. 5.46 a–c. Hypoplastisches Linksherzsyndrom. **a** Parasternale lange Achse: Muskelkräftiger hypoplastischer linker Ventrikel (*LV*) mit schmalem Cavum, das einen Durchmesser von ca. 1 cm hat. Hochgradige Aortenstenose sowie hypoplastische Aorta ascendens (*AAO*) mit einem Durchmesser von 4,3 mm. *LA* linker Vorhof. Prominenter rechter Ventrikel (*RV*), der beim hypoplastischen Linksherzsyndrom die Herzspitze bildet. **b** Subkostaler Vierkammerblick: Kleiner linker Vorhof (*LA*) und Ventrikel (*RV*); Mitralklappe (*MK*) durch Membran ersetzt. Real-time-Untersuchung: keine Klappenöffnungs- und Klappenschlußbewegungen (Mitralatresie). Rechter Vorhof (*RA*) und rechter Ventrikel (*RV*) sowie Trikuspidalklappe (*TK*) vergrößert. Vorhofseptumdefekt in Ostium-secundum-Position (*Kreuze*). **c** Parasternale kurze Achse in Höhe der großen Gefäße beim hypoplastischen Linksherzsyndrom und hypoplastischer Aorta ascendens. Prominente Pulmonalarterie (*kleine Kreuze*), die rechts neben der hypoplastischen Aorta ascendens (*große Kreuze*) plaziert ist. Die Pulmonalarterie hat einen Durchmesser von 14,1 mm, die Aorta von 4,9 mm

hypoplastisch. Von einer Hypoplasie sollte dann gesprochen werden, wenn der Durchmesser der Aorta ascendens weniger als 5 mm beträgt. Die Aortenklappe läßt sich dabei als echogene Membran darstellen und weist in Abhängigkeit von den Herzaktionen ruckartige kraniokaudale Bewegungen auf.

Die Größe des linken Ventrikels kann am besten im apikalen Vierkammerblick bestimmt werden, wobei vor allem der Einflußtrakt gut beurteilbar ist (Abb. 5.46 b). Im Fünfkammerblick lassen sich zudem der linksventrikuläre Ausflußtrakt und die Aorta ascendens darstellen. Weiterhin können die Größe des linken Vorhofs und der pulmonalvenöse Rückfluß (assoziierte Lungenvenenfehleinmündung?) sowie die Größe des Vorhofseptumdefekts beurteilt werden. Oft liegt nur ein kleiner Vorhofseptumdefekt vom Typ des offenen Foramen ovale vor. Restriktive Vorhofseptumdefekte führen durch den Anstieg des linksatrialen Druckes zu einer Vorwölbung des Vorhofseptums zur rechten Seite.

In der suprasternalen langen Achse lassen sich der Aortenbogen und die Hypoplasie der aszendierenden Aorta darstellen. Deren Hypoplasie hängt im wesentlichen von der Durchgängigkeit der Aortenklappe ab. Im Falle einer Aortenklappenatresie hat die Aorta ascendens einen Durchmesser von weniger als 5 mm. Im Bereich des Abgangs der Arm-Hals-Gefäße kommt es zu einer Größenzunahme des Aortenbogens, bedingt durch die retrograde Perfusion über den offenen Ductus arteriosus Botalli. Im Bereich der Einmündung des Ductus arteriosus nimmt die deszendierende Aorta ein normales Kaliber an.

Dopplersonographie (Abb. 5.47). Mit der Dopplersonographie kann die Durchgängigkeit der Mitral- und Aortenklappe dargestellt werden. Die sensitivste Methode ist hierbei die *farbkodierte Dopplersonographie*, mit deren Hilfe zwischen hochgradiger Stenose und Atresie differenziert werden kann (Abb. 5.47 a,b). Die Differenzierung zwischen Mitralstenose und Mitralatresie erfolgt am besten im apikalen Vierkammerblick oder in

5.4 · Krankheitsbilder

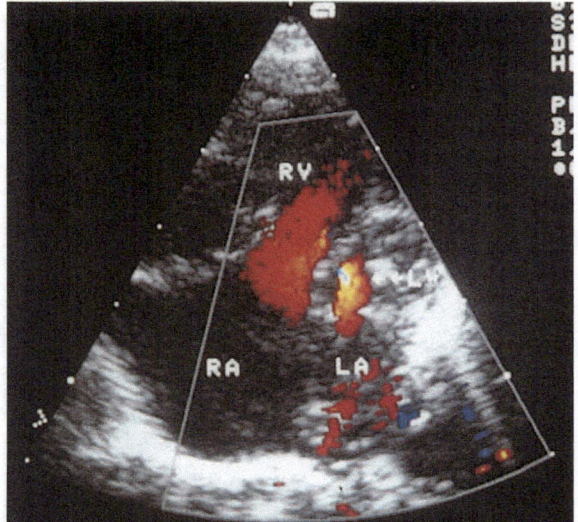

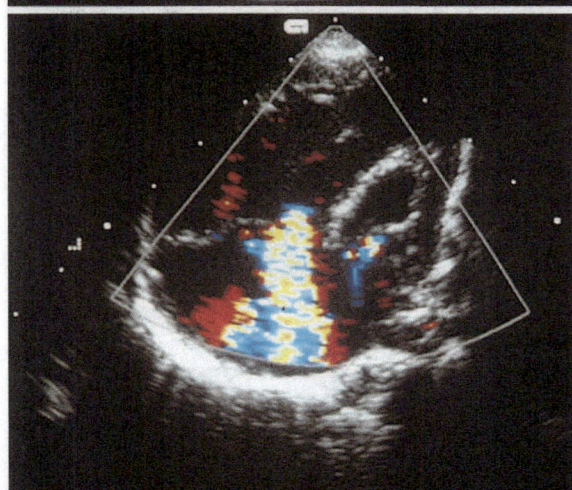

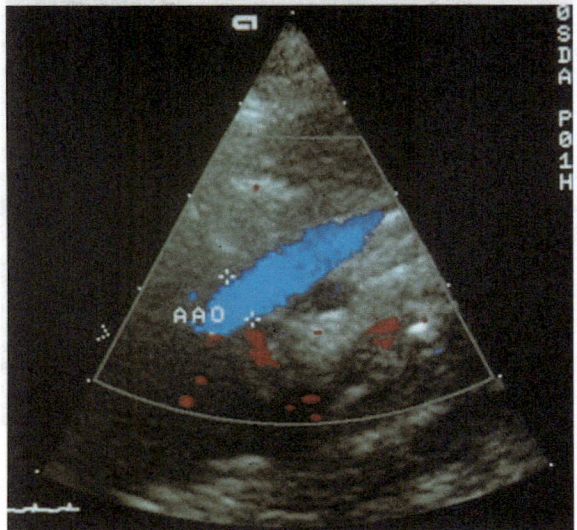

Abb. 5.47 a–c. Farbkodierte Dopplersonographie bei hypoplastischem Linksherzsyndrom. **a** Apikaler Vierkammerblick. Neben dem normalem Einstrom vom rechten Vorhof (*RA*) in den rechten Ventrikel (*RV*) auch ein minimaler Einstrom vom linken Vorhof (*LA*) in den hypoplastischen linken Ventrikel (*LV*). Somit hochgradige Mitralstenose, keine Mitralklappenatresie. **b** Apikaler Vierkammerblick bei hypoplastischem Linksherzsyndrom und Endokardfibrose des hypoplastischen linken Ventrikels, systolisch. Neben einer ausgeprägten Trikuspidalklappeninsuffizienz, die die Hälfte des vergrößerten rechten Vorhofs ausfüllt, zeigt sich auch eine leichte Mitralklappeninsuffizienz. Somit hochgradige Mitralstenose, keine Mitralklappenatresie. **c** Blutströmung in der Aorta ascendens (*AAO*) bei hypoplastischem Linksherzsyndrom und Aortenklappenatresie (suprasternale lange Achse). Retrograde Perfusion der hypoplastischen Aorta ascendens (blau, normalerweise rot)

der parasternalen langen Achse. Im Falle einer Mitralstenose findet sich ein beschleunigter transvalvulärer Fluß, der sich mosaikartig darstellt. Gelegentlich kann trotz Vorliegens einer Mitralstenose mit dem Farbdoppler kein eindeutiger diastolischer Einstrom nachgewiesen werden. In diesem Fall kann ein systolischer Mitralinsuffizienzjet bei der Differenzierung zwischen Mitralstenose und -atresie helfen. Diese Differenzierung ist jedoch klinisch bedeutungslos.

Mit der farbkodierten Dopplersonographie läßt sich weiterhin über den assoziierten Vorhofseptumdefekt ein Links-rechts-Shunt nachweisen, über den das pulmonalvenöse Blut aus dem linken Vorhof abfließen kann.

Die Differenzierung zwischen hochgradiger Aortenklappenstenose und Aortenatresie kann einerseits im apikalen Vierkammerblick, andererseits von suprasternal erfolgen. In der suprasternalen langen Achse stellt sich die Blutströmung in der Aorta ascendens mit der farbkodierten Dopplersonographie normalerweise rot dar. Im Falle einer Aortenklappenatresie bildet sich das Gefäß blau ab (Abb. 5.47 c). Bei einer kritischen Aortenklappenstenose stellt sich der transvalvuläre Fluß mosaikartig dar.

Mit dem *CW-Doppler* kann der Druckgradient über der Mitralklappe, im apikalen Vierkammerblick und über der Aortenklappe im Falle einer kritischen Aortenstenose von suprasternal oder apikal nach der modifizierten Bernoulli-Gleichung bestimmt werden. Weiterhin läßt sich der Druckgradient zwischen dem rechten und linken Vorhof im subkostalen Vierkammerblick ermitteln.

In *peripheren Körperarterien* (Hirnarterien, Abdominalarterien) kommt es zu einer Nivellierung des Flußprofils mit verzögertem Anstieg und Abfall der Flußkurve und damit zu einer deutlichen Einschränkung der peripheren Perfusion.

Die Diagnose des hypoplastischen Linksherzens kann heute ausschließlich echokardiographisch erfolgen. Weiterführende invasive diagnostische Eingriffe erübrigen sich.

Trikuspidalatresie (1,5 %) (Abb. 5.48)
Die Trikuspidalatresie ist durch das Fehlen oder die rudimentäre Anlage der Trikuspidalklappe gekennzeichnet. An ihrer Stelle ist ein fibromuskuläres Diaphragma mit zentralem Grübchen oder seltener eine glatte fibröse Membran sichtbar (Abb. 5.48 a, b). Mit dem Herzfehler verknüpft ist ein Vorhofseptumdefekt mit Rechts-links-Shunt auf Vorhofebene, über den der rechte Vorhof entlastet wird, sowie ein Ventrikelseptumdefekt mit Links-rechts-Shunt auf Ventrikelebene (Abb. 5.48 a). Die Größe des Ventrikelseptumdefekts bestimmt dabei die Größe des rechten Ventrikels. Je kleiner der Defekt ist, um so ausgeprägter ist die Hypoplasie des rechten Ventrikels und um so relevanter die rechtsventrikuläre Ausflußbahnobstruktion. Die beiden großen Arterien können auf normalem Wege aus den beiden Ventrikeln entspringen oder in Transpositionsstellung abgehen (Abb. 5.40 d, e). Assoziierte Fehlbildungen sind infundibuläre und valvuläre Pulmonalstenosen mit hypoplastischen Pulmonalarterien sowie ein offener Ductus arteriosus Botalli.

Ziel der echokardiographischen Untersuchung ist es, einerseits die Atresie der Trikuspidalklappe zu erfassen, andererseits das Ausmaß der Hypoplasie des rechten Ventrikels, die Größe des Ventrikelseptumdefekts und den Ursprung der beiden großen Systemarterien nachzuweisen. Weiterhin gilt es assoziierte links- oder rechtsventrikuläre Ausflußbahnobstruktionen zu erfassen und Shuntverbindungen auf Vorhof- und Ventrikelebene sowie im Bereich der großen Arterien (Ductus) nachzuweisen.

Die echokardiographische Diagnose erfolgt durch den fehlenden Nachweis einer funktionsfähigen Trikuspidalklappe (Abb. 5.48 a, b). Als bester Zugang hat sich der apikale oder subkostale Vierkammerblick bewährt. Anstelle der Trikuspidalklappe kann meist nur eine echodichte Membran zwischen dem rechten Vorhof und rechten Ventrikel dargestellt werden (Abb. 5.48 a). Die

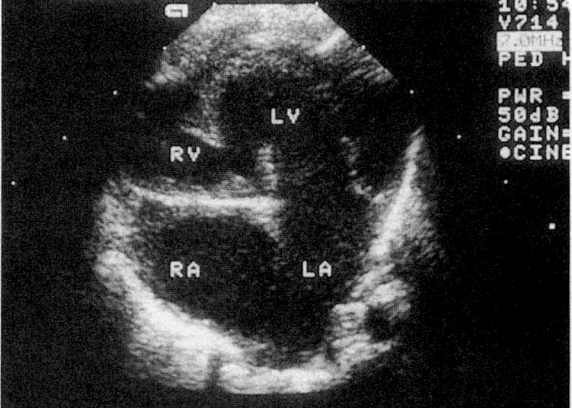

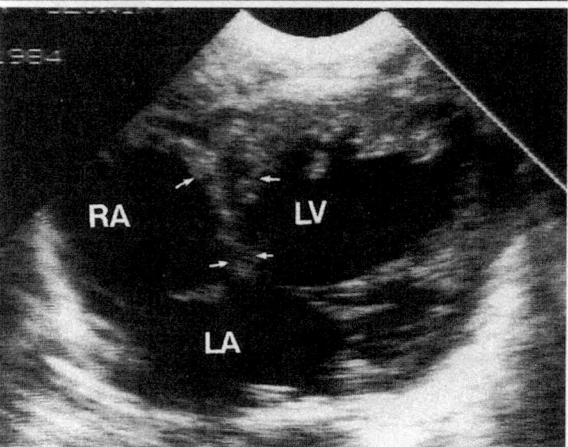

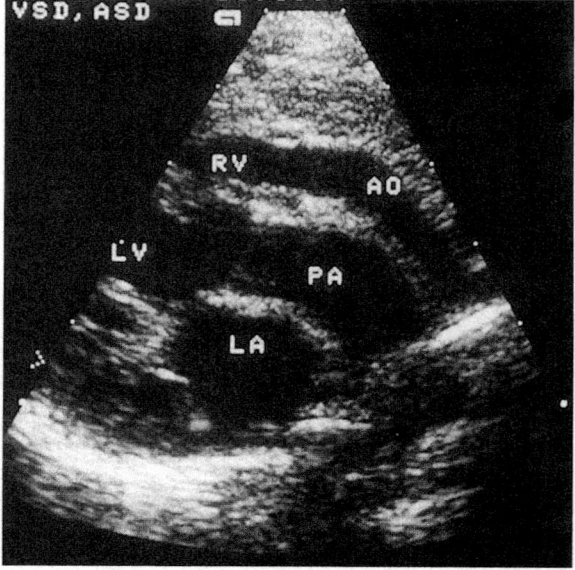

Abb. 5.48 a–c. Trikuspidalklappenatresie. **a** Apikaler Vierkammerblick. Trikuspidalklappe durch eine echogene Membran ersetzt. Rechter Ventrikel (*RV*) hypoplastisch und über einen Ventrikelseptumdefekt mit dem linken Ventrikel (*LV*) verbunden. Rechter Vorhof (*RA*) vergrößert; er steht über einen großen Vorhofseptumdefekt mit dem linken Vorhof (*LA*) in Verbindung. **b** Trikuspidalatresie mit Ventrikelseptumdefekt (subkostaler Vierkammerblick). Atresie der rechtsseitigen Atrioventrikularklappe, die durch ein fibromuskuläres Diaphragma ersetzt ist (*Pfeile*). Rechts-links-Shunt auf Vorhofebene über einen kleinen Vorhofseptumdefekt, Links-rechts-Shunt auf Ventrikelebene über einen Ventrikelseptumdefekt. (*LA* linker Vorhof, *LV* linker Ventrikel, *RA* rechter Vorhof). **c** Trikuspidalklappenatresie mit D-Transpositionsstellung der großen Arterien (parasternale lange Achse in Höhe der großen Gefäße). Die Pulmonalarterie (*PA*) entspringt aus dem hinten gelegenen linken Ventrikel (*LV*), die hypoplastische Aorta (*AO*) aus einer hypoplastischen, vorne gelegenen rechtsventrikulären Auslaßkammer, die über einen mittelgroßen Ventrikelseptumdefekt mit dem linken Ventrikel verbunden ist. (*LA* linker Vorhof, *RV* rechter Ventrikel)

Größe des rechten Ventrikels kann extrem hypoplastisch (Abb. 5.48 b) bis nahezu normal sein. Die absolute Größe ist vom Ausmaß des Links-rechts-Shunts auf Ventrikelebene und damit von der Größe des Ventrikelseptumdefekts abhängig (Abb. 5.48 a). Die Größe des rechten Ventrikels wird am besten im apikalen Vierkammerblick und in der parasternalen kurzen Achse beurteilt (Abb. 5.48). Der meist große linke Ventrikel kann sowohl in der langen Achse als auch im Vierkammerblick abgebildet werden. Im Vierkammerblick ist der vergrößerte rechte Vorhof mit einer Vorwölbung des Vorhofseptums nach links bei kleinem, restriktivem Vorhofseptumdefekt darstellbar (Abb. 5.48 b).

Die weitere Unterteilung der Trikuspidalatresie in verschiedene Typen erfolgt durch Beurteilung von:

- ventrikuloarteriellen Konnektionen (TGA?),
- Pulmonalklappe (Stenose? Atresie?),
- Ventrikelseptum (VSD?).

Bei der Beurteilung der *ventrikuloarteriellen Konnektionen* wird in der parasternalen langen und kurzen Achse zwischen normalem Abgang der Aorta und der Pulmonalarterie und Transpositionsstellung der großen Gefäße unterschieden. Bei Transpositionsstellung kann der parallele Abgang der sich normalerweise überkreuzenden großen Gefäße in der langen Achse nachgewiesen werden. In der kurzen Achse ist bei normalem Abgang der großen Gefäße die Pulmonalklappe links von der Aortenklappe sichtbar. Der rechtsventrikuläre Ausflußtrakt und die Pulmonalarterie verlaufen bogenförmig über die zentral liegende Aorta. Bei Transpositionsstellung der großen Gefäße sind Aorta und A. pulmonalis in der kurzen Achse in Form zweier Kreise sichtbar (Abb. 5.40 d). Die Pulmonalarterie wird an ihrer Aufteilung in die beiden Pulmonalarterienäste erkannt, die Aorta am Ursprung der Koronararterien und am Abgang der Arm-Hals-Gefäße.

Eine *Pulmonalstenose* oder *Pulmonalatresie* kann in der kurzen parasternalen und subkostalen Achse nachgewiesen werden. Bei Vorhandensein einer Pulmonalstenose ist der sonst gleich weite Pulmonalklappenring erheblich kleiner als der Aortenklappenring. Weiterhin sind der Pulmonalarterienhauptstamm und seine Äste schmal. Eventuell kann jedoch auch eine poststenotische Dilatation des Pulmonalarterienstamms vorliegen. Bei Kombination mit einer Pulmonalatresie ist die Pulmonalklappe durch eine echodichte Membran ersetzt. Die Beurteilung der Größe eines evtl. vorhandenen *Ventrikelseptumdefekts* erfolgt am besten im subkostalen oder apikalen Vierkammerblick. Patienten mit kleinem Ventrikelseptumdefekt haben in der Regel einen extrem hypoplastischen rechten Ventrikel (Abb. 5.48 a), dagegen findet man beim Vorhandensein eines großen Ventrikelseptumdefekts oft einen normal großen rechten Ventrikel.

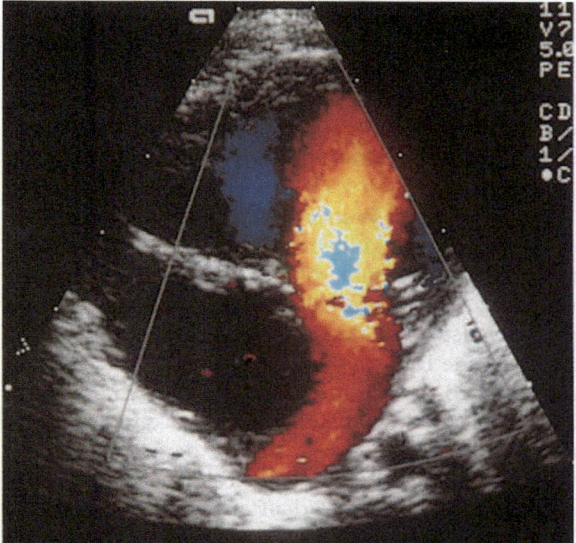
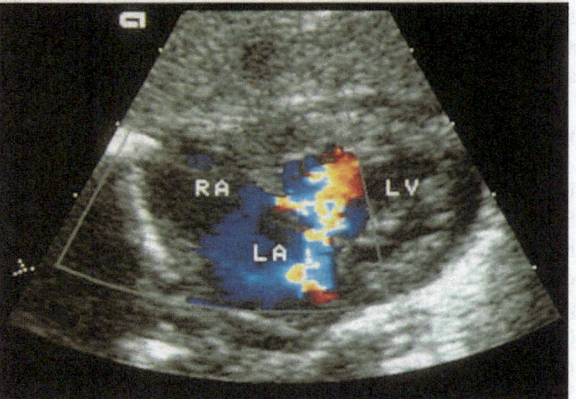

Abb. 5.49 a, b. Farbkodierte Dopplersonographie bei Trikuspidalklappenatresie. **a** Apikaler Vierkammerblick (gleicher Patient wie in 5.48 a). Fehlender Einstrom über die atretische Trikuspidalklappe, normaler Einstrom (rot) über die geöffnete Mitralklappe. Vorwölbung des Vorhofseptums von rechts nach links aufgrund des erhöhten rechtsatrialen Drucks. **b** Rechts-links-Shunt über den Vorhofseptumdefekt bei Trikuspidalatresie (subkostaler Vierkammerblick). Über den Vorhofseptumdefekt in Ostium-secundum-Position zeigt sich ein Rechts-links-Shunt auf Vorhofebene, über den der rechte Vorhof (*RA*) sich entlastet. Gleichzeitig kleiner Ventrikelseptumdefekt (mosaikartig). (*LA* linker Vorhof, *LV* linker Ventrikel)

Dopplersonographie (Abb. 5.49). Indikationen für die Dopplersonographie sind der Nachweis bestehender Shuntverbindungen auf Vorhof- und Ventrikelebene sowie die Erfassung des Schweregrades der rechtsventrikulären Ausflußbahnobstruktion. Mit der *farbkodierten Dopplersonographie* läßt sich sicher zwischen einer hochgradigen Trikuspidalstenose und einer Trikuspidalatresie unterscheiden. Während sich bei der Trikuspidalstenose ein beschleunigter transvalvulärer Fluß mosaikartig abbildet, kann bei der Trikuspidalklappenatresie kein transvalvulärer Fluß dargestellt werden (Abb. 5.49 a).

Die Drainage des rechten Vorhofes erfolgt über einen bestehenden *Vorhofseptumdefekt*. Im subkostalen Vierkammerblick findet sich ein Rechts-links-Shunt, der sich in dieser Schnittebene farbkodiert blau abbildet (Abb. 5.49 b).

Im Falle eines *Ventrikelseptumdefekts* besteht auf Ventrikelebene ein Links-rechts-Shunt, der ebenfalls im subkostalen Vierkammerblick oder in der parasternalen langen Achse dargestellt werden kann. Große Ventrikelseptumdefekte bilden sich in beiden Schnittebenen rot ab. Kleine Defekte führen zu einer Flußbeschleunigung, so daß sie sich mosaikartig darstellen. Mit dem CW-Doppler läßt sich dabei der Druckgradient zwischen beiden Ventrikeln nichtinvasiv berechnen (s. Ventrikelseptumdefekt). Bei kleinen Ventrikelseptumdefekten ist im weiteren Verlauf auf eine Zunahme des Gradienten und damit eine Abnahme der Größe des Defekts zu achten. Im Extremfall kann es zum Spontanverschluß des Defekts mit akuter lebensbedrohlicher Verschlechterung des Zustands des Kindes kommen.

Je kleiner der Ventrikelseptumefekt ist, um so wahrscheinlicher liegt eine schwere *rechtsventrikuläre Ausflußbahnobstruktion* vor. Mit der farbkodierten Dopplersonographie läßt sich in den parasternalen Schnittebenen und von subkostal die Obstruktion anhand der pathologisch beschleunigten Blutströmung, die sich mosaikartig abbildet, nachweisen. Der Schweregrad der Obstruktion kann mit dem CW-Doppler (s. Pulmonalstenose) erfaßt werden. Liegt eine Pulmonalatresie vor, so findet sich kein transvalvulärer Fluß. Statt dessen erfolgt die retrograde Perfusion über einen offenen Ductus arteriosus Botalli oder systemikopulmonale Kollateralarterien (s. Pulmonalatresie).

Pulmonalatresie mit intaktem Ventrikelseptum (1,3 %) (Abb. 5.50)

Nach klinischen Gesichtspunkten sind die kritische Pulmonalklappenstenose und die Pulmonalklappenatresie mit intaktem Ventrikelseptum als einheitliches Krankheitsbild zu betrachten. Vereinfacht stellt die Pulmonalklappenatresie mit intaktem Ventrikelseptum die Extremvariante der kritischen Pulmonalstenose dar. Beide Krankheitsbilder sind gekennzeichnet durch einen extrem muskelkräftigen rechten Ventrikel mit schmalem Cavum (Abb. 5.50 a). Die Pulmonalatresie mit intaktem Ventrikelseptum unterscheidet sich somit von der Pulmoalatresie mit Ventrikelseptumdefekt durch die Größe des rechten Ventrikels. Während der rechte Ventrikel bei Pulmonalatresie mit großem Ventrikelseptumdefekt in der Regel normal dimensioniert ist, weist die Pulmonalatresie mit intaktem Ventrikelseptum einen extrem hypoplastischen rechten Ventrikel auf. In der parasternalen langen Achse und im subkostalen sowie apikalen Vierkammerblick stellen sich die extreme muskuläre Hypertrophie des rechten Ventrikels und das schmale rechtsventrikuläre Cavum ("peach without stone") dar (Abb. 5.50 a). Durchmesser und Funktion der Trikuspidalklappe korrelieren sehr gut mit der Größe des rechtsventrikulären Cavums. Bei Vorliegen einer Trikuspidalklappeninsuffizienz ist der rechte Ventrikel meist besser entwickelt (Abb. 5.50 d), da er sich bereits pränatal darüber entlasten kann.

Die Darstellung des rechtsventrikulären Ausflußtrakts erfolgt in der parasternalen langen oder kurzen Achse durch den Pulmonalarterienstamm. Der Klappenring und die A. pulmonalis sind im Gegensatz zu ausgeprägten Formen der Fallot-Tetralogie und der Pulmonalklappenatresie mit Ventrikelseptumdefekt normal weit, selten hypoplastisch (Abb. 5.50 b). Der rechtsventrikuläre Ausflußtrakt ist durch abnorme Muskelbündel eingeengt, hypoplastisch und in seltenen Fällen in seiner ganzen Länge atretisch. Die Pulmonalklappe selbst stellt sich häufig als echogene Membran mit ruckartigen Hin- und Herbewegungen ohne eindeutige Separation der Klappensegel dar.

Anhand des zweidimensionalen Schnittbildes läßt sich nicht sicher zwischen hochgradiger Pulmonalstenose und Atresie unterscheiden. Dies ist eine Domäne der Dopplersonographie. Neben dem Durchmesser des Pulmonalarterienstamms sollte in den parasternalen und suprasternalen Schnittebenen das Kaliber der linken und rechten Pulmonalarterie bestimmt werden.

Abb. 5.50. a Pulmonalatresie ohne Ventrikelseptumdefekt (parasternale lange Achse durch den rechtsventrikulären Ausflußtrakt). Muskelkräftiger rechter Ventrikel mit schmalem rechtsventrikulären Cavum ("peach without stone"). Fehlende Öffnung der Pulmonalklappe in der Systole mit deutlicher Domstellung. Die echodichten Einlagerungen im Myokard des rechten Ventrikels entsprechen einer rechtsventrikulären Texturstörung. (*LV* linker Ventrikel, *PA* Pulmonalarterienstamm, *PK* Pulmonalklappe, *RV* rechter Ventrikel) b Parasternale kurze Achse durch den rechten Ventrikel und die Pulmonalarterie bei valvulärer Pulmonalklappenatresie. Hypoplastischer und extrem muskelkräftiger rechter Ventrikel (*RV*) mit schmalem Cavum. Atretische Pulmonalklappe, die nur in ihrem dorsalen Anteil dargestellt werden kann. Hypoplastischer Pulmonalarterienstamm (*PA*). (*AO* Aorta, *LA* linker Vorhof, *RA* rechter Vorhof). c Blutströmung im Pulmonalarterienstamm bei valvulärer Pulmonalklappenatresie mit intaktem Ventrikelseptum, Farbdoppler. Pathologisch beschleunigte Blutströmung, die den Meßbereich überschritten hat im gesamten Pulmonalarterienstamm, der sich mosaikartig darstellt. Im rechtsventrikulären Ausflußtrakt (*RVOT*) keine Blutströmung, bedingt durch die valvuläre Pulmonalklappenatresie. Die Konturen der atretischen Pulmonalklappe sind im oberen Bildabschnitt eindeutig zu erkennen. d Bestimmung des rechtsventrikulären Druckes aus dem Trikuspidalklappeninsuffizienzjet bei Pulmonalklappenatresie mit intaktem Ventrikelseptum. Oben im Bild (Farbdopppler): mäßiggradige Trikuspidalklappeninsuffizienz. Die Dopplerlinie des CW-Dopplers ist durch den Insuffizienzjet gelegt. Unten im Bild: retrograder systolischer Fluß mit einer maximalen Flußgeschwindigkeit von 6 m/s (entspr. einem Druckgradienten zwischen dem rechten Ventrikel und rechten Vorhof von 148 mm Hg). Damit liegt ein suprasystemischer Druck im rechten Ventrikel vor

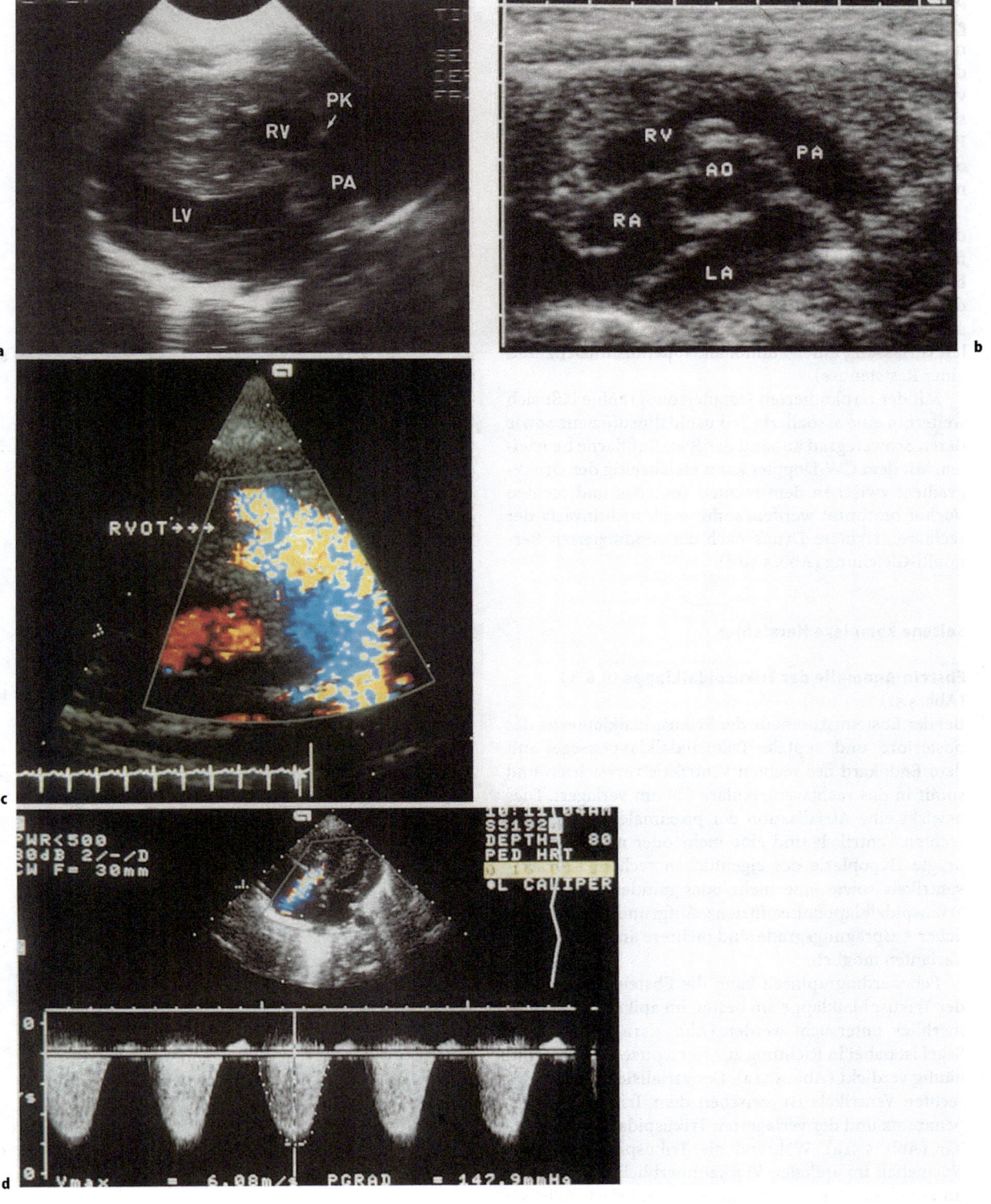

Dopplersonographie. Die Domäne der Dopplersonographie ist die Differenzierung zwischen kritischer Pulmonalstenose und Pulmonalklappenatresie. Während die kritische Pulmonalstenose durch einen transvalvulären Fluß, der sich im Farbdoppler mosaikartig darstellt (Abb. 5.35 b), gekennzeichnet ist, findet man bei der Pulmonalatresie eine retrograde Perfusion über einen offenen Ductus arteriosus Botalli oder systemikopulmonale Kollateralarterien (Abb. 5.50 c).

Im Falle einer kritischen Pulmonalstenose läßt sich der Druckgradient über dem rechtsventrikulären Ausflußtrakt nach der modifizierten Bernoulli-Gleichung bestimmen (s. Pulmonalstenose). Weiterhin eignet sich der CW-Doppler nach Brockscher Klappensprengung sowie Valvulotomie für postoperative Verlaufskontrollen (Erfassung einer Pulmonalklappeninsuffizienz und einer Reststenose).

Mit der farbkodierten Dopplersonographie läßt sich weiterhin eine assoziierte Trikuspidalinsuffizienz sowie deren Schweregrad anhand der Rückflußfläche beurteilen. Mit dem CW-Doppler kann gleichzeitig der Druckgradient zwischen dem rechten Ventrikel und rechten Vorhof bestimmt werden, somit auch nichtinvasiv der rechtsventrikuläre Druck nach der modifizierten Bernoulli-Gleichung (Abb. 5.50 d).

Seltene komplexe Herzfehler

Ebstein-Anomalie der Trikuspidalklappe (0,8 %)
(Abb. 5.51)
Bei der Ebstein-Anomalie der Trikuspidalklappe ist das posteriore und septale Trikuspidalklappensegel mit dem Endokard des rechten Ventrikels verwachsen und somit in das rechtsventrikuläre Cavum verlagert. Dies bewirkt eine Atrialisation der proximalen Anteile des rechten Ventrikels und eine mehr oder minder ausgeprägte Hypoplasie des eigentlichen rechten Antriebsventrikels sowie eine mehr oder minder ausgeprägte Trikuspidalklappeninsuffizienz. Aufgrund unterschiedlicher Ausprägungsgrade sind mehrere anatomische Varianten möglich.

Echokardiographisch kann die Ebstein-Fehlbildung der Trikuspidalklappe am besten im apikalen Vierkammerblick untersucht werden (Abb. 5.51 a). Das septale Segel ist dabei in Richtung zur Herzspitze verlagert und häufig verdickt (Abb. 5.51 a). Der atrialisierte Anteil des rechten Ventrikels ist zwischen dem Trikuspidalklappenansatz und der verlagerten Trikuspidalklappe sichtbar (Abb. 5.51 a). Während die Trikuspidalklappe im Normalfall im apikalen Vierkammerblick nur minimal unterhalb der Mitralklappenebene lokalisiert ist, ist sie bei der Ebstein-Anomalie oft mehrere Zentimeter herzspitzenwärts verlagert (Abb. 5.51 a). Der vergrößerte rechte Vorhof und der atrialisierte Teil des rechten Ventrikels führen manchmal beim älteren Kind mit Eb-

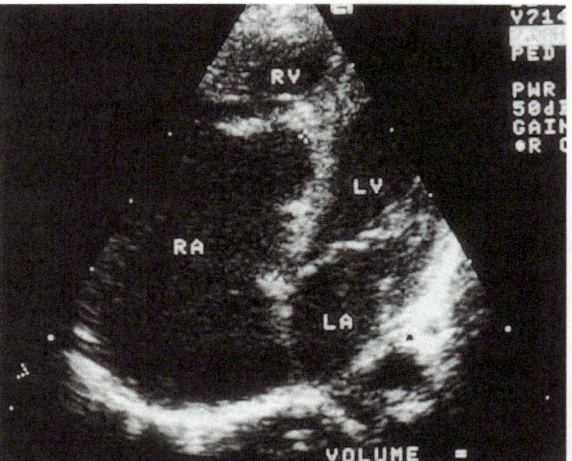
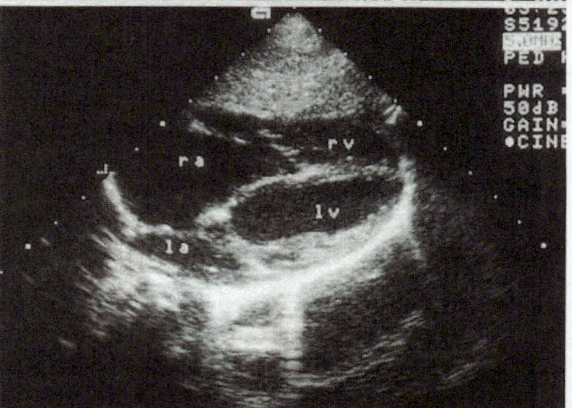
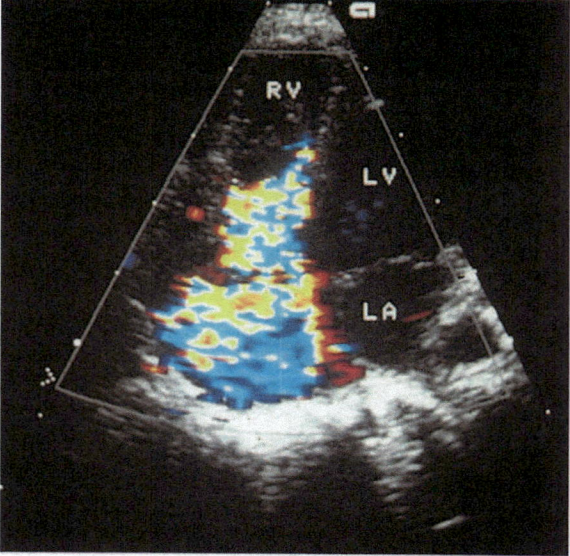

◀ Abb. 5.51 a–c. Ebstein-Anomalie der Trikuspidalklappe. a Apikaler Vierkammerblick: Die Trikuspidalklappe ist herzspitzenwärts verlagert. Vor allem das septale Segel ist am Ventrikelseptum adhärent; dadurch erhebliche Vergrößerung des rechten Vorhofs (*RA*), der aus dem eigentlichen Vorhof und dem atrialisierten Anteil des rechten Ventrikels besteht. Der eigentliche Antriebsventrikel auf der rechten Seite (*RV*) ist jedoch sehr klein. Die Trikuspidalklappenebene ist im Vergleich zur Mitralklappenebene 2 cm (!) herzspitzenwärts verlagert. (*LA* linker Vorhof, *LV* linker Ventrikel). b Subkostaler Vierkammerblick. Deutliche Verlagerung der Trikuspidalklappe zur Herzspitze. Dadurch Vergrößerung des rechten Vorhofs (*ra*). (*la* linker Vorhof, *lv* linker Ventrikel, *rv* rechter Ventrikel). c Ausgeprägte Trikuspidalklappeninsuffizienz bei Ebstein-Anomalie der Trikuspidalklappe (apikaler Vierkammerblick), Farbdoppler. Ausgehend von der verlagerten Trikuspidalklappe zeigt sich ein ausgeprägter Insuffizienzjet, der den gesamten rechten Vorhof ausfüllt und sich mosaikartig darstellt. (*LA* linker Vorhof, *LV* linker Ventrikel, *RV* rechter Ventrikel)

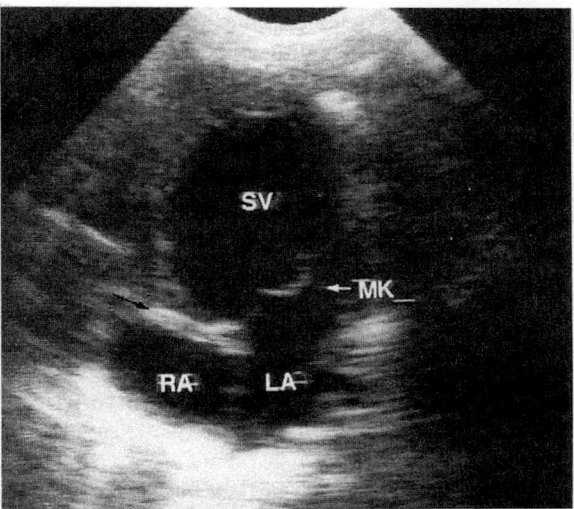

stein-Anomalie zur Verlagerung des linken Ventrikels nach posterolateral. In der langen Achse wirkt der linke Ventrikel komprimiert, der linksventrikuläre Ausflußtrakt ist eingeengt. Das Ventrikelseptum ist nach links vorgewölbt. In der Regel besteht gleichzeitig ein Vorhofseptumdefekt, meist in Ostium-secundum-Position mit Rechts-links-Shunt. Daneben können Ventrikelseptumdefekte und rechtsventrikuläre Ausflußbahnobstruktionen gefunden werden.

Dopplersonographie. Die Ebstein-Anomalie geht in der Regel mit einer mehr oder minder ausgeprägten Trikuspidalklappeninsuffizienz einher, die sich dopplersonographisch von apikal erfassen läßt. Anhand der Größe der Rückflußfläche im Farbdoppler kann der Schweregrad der Trikuspidalklappeninsuffizienz beurteilt werden (Abb. 5.51 c). Der Druckgradient zwischen rechtem Vorhof und Ventrikel kann von apikal mit dem CW-Doppler ermittelt werden. Weiterhin muß nach rechtsventrikulären Ausflußbahnobstruktionen, die durch das verdickte anteriore Trikuspidalklappensegel bedingt sein können, von parasternal und subkostal gefahndet werden. Der Schweregrad einer rechtsventrikulären Ausflußbahnobstruktion läßt sich mit dem CW-Doppler ermitteln (s. Pulmonalstenose).

Singulärer Ventrikel (1 %) (Abb. 5.52)

Beim Fehlbildungskomplex des singulären Ventrikels oder univentrikulären Herzens fließt das Blut aus zwei oder einem gemeinsamen Vorhof über zwei oder eine gemeinsame Atrioventrikularklappe in eine einzige große Kammer. Aus der gemeinsamen Kammer entspringt ein großes arterielles Gefäß direkt und das zweite über eine rudimentäre Auslaßkammer oder über ein offenes Foramen bulboventriculare. Als zweite Möglichkeit können beide großen Gefäße in Double-outlet-Position aus der gemeinsamen Kammer abgehen.

Die echokardiographische Untersuchung erfolgt am besten im apikalen oder subkostalen Vierkammerblick, wobei kein Einlaßventrikelseptum gefunden wird

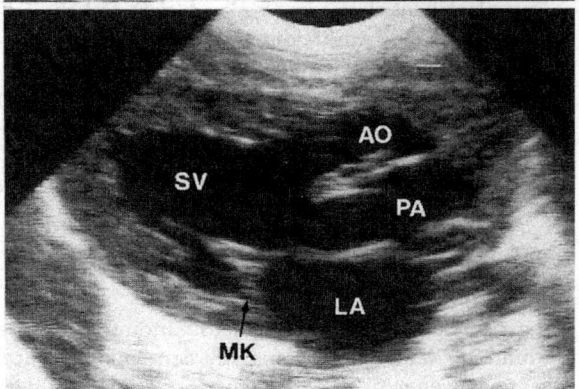

Abb. 5.52 a, b. Singulärer Ventrikel. a Typ A mit Trikuspidalatresie (apikaler Vierkammerblick). Nur ein Ventrikel mit glatter endokardialer Begrenzung (linksventrikuläres Myokard). Trikuspidalklappe durch echogene Membran ersetzt (*Pfeil*). Auf Vorhofebene über einen kleinen Vorhofseptumdefekt Rechts-links-Shunt. (*LA* linker Vorhof, *MK* Mitralklappe, *RA* rechter Vorhof, *SV* singulärer Ventrikel). b Typ A mit Transpositionsstellung der großen Arterien (parasternale lange Achse). Beide großen Gefäße entspringen aus einem gemeinsamen Ventrikel mit glatter endokardialer Begrenzung (linksventrikuläres Myokard). Paralleler Abgang der großen Gefäße in D-Transpositionsstellung. Die Aorta nimmt ihren Ursprung von einer rudimentären rechtsventrikulären Ausflußkammer, die mit dem linken Ventrikel über ein offenes Foramen bulboventriculare verbunden ist. (*AO* Aorta, *LA* Linker Vorhof, *MK* Mitralklappe, *PA* Pulmonalarterienstamm, *SV* singulärer Ventrikel)

(Abb. 5.52 a). Häufig sind Reste des trabekulierten und infundibulären Septums in anderen Schnittebenen darstellbar. Im apikalen Vierkammerblick täuscht bei einigen Kindern ein großer, von der Herzspitze entspringender Papillarmuskel das Vorhandensein eines Ventrikelseptums vor. Die atrioventrikuläre Verbindung erfolgt in der Regel über zwei getrennte AV-Klappen. In seltenen Fällen kann eine gemeinsame AV-Klappe oder die Atresie der linken oder rechten AV-Klappe im Vierkammerblick gefunden werden (Abb. 5.52 a). Meist entspringt ein großes Gefäß aus einer anterior lokalisierten rudimentären Auslaßkammer, die in der parasternalen langen und kurzen Achse dargestellt werden kann (Abb. 5.52 b): eine in Transpositionsstellung abgehende Aorta. Als weitere Möglichkeit können beide Gefäße in Double-outlet-Position abgehen. Eine seltene Variante ist das gleichzeitige Vorhandensein eines Truncus arteriosus communis, einer Pulmonal- oder Aortenklappenatresie.

Die weitere Unterteilung des singulären Ventrikels erfolgt nach der Ventrikelmorphologie in 4 verschiedene Typen:

- **Typ A:** Der singuläre Ventrikel besteht vorwiegend aus linksventrikulärem Myokard (glatte endokardiale Auskleidung).
- **Typ B:** Der singuläre Ventrikel besteht vorwiegend aus rechtsventrikulärem Myokard (grob trabekulierte endokardiale Auskleidung).
- **Typ C:** Der singuläre Ventrikel besteht aus rechts- und linksventrikulärem Myokard zu gleichen Teilen (enthält sowohl glatte als auch grob trabekulierte Anteile).
- **Typ D:** Die Herkunft des Myokards ist nicht sicher zu bestimmen.

Totale Lungenvenenfehleinmündung (0,4%)
(Abb. 5.53)
Bei der totalen Lungenvenenfehleinmündung fehlt eine Verbindung der 4 Lungenvenen mit dem linken Vorhof. Die Lungenvenen fließen in einem dorsal an der Hinterwand des linken Vorhofs gelegenen Pulmonalvenensinus zusammen, der Anschluß an die Systemvenen hat. Nach Form und Lage der persistierenden Verbindung zwischen dem Pulmonalvenensinus und den Systemvenen bzw. dem rechten Vorhof unterscheidet man 4 Formen:

- suprakardiale Lungenvenenfehleinmündung (45%),
- kardiale Lungenvenenfehleinmündung (26%) (Abb. 5.53 a, b),
- infrakardiale Lungenvenenfehleinmündung (24%) (Abb. 5.53 c),
- gemischte Formen (5%).

Echokardiographisch besteht eine erhebliche Volumenbelastung des rechten Vorhofs und Ventrikels sowie der Pulmonalarterien. Meist besteht eine ausgeprägte pulmonale Hypertension. Der linke Vorhof und der linke Ventrikel sind demgegenüber klein, in seltenen Fällen normal groß. Häufig läßt sich bei der kardialen Form der Lungenvenenfehleinmündung, hinter und etwas oberhalb des linken Vorhofs der Pulmonalvenensinus durch eine dünne Wand vom linken Vorhof abgetrennt darstellen (Abb. 5.53 a). Bei der kardialen Form kann im apikalen Vierkammerblick und in der parasternalen

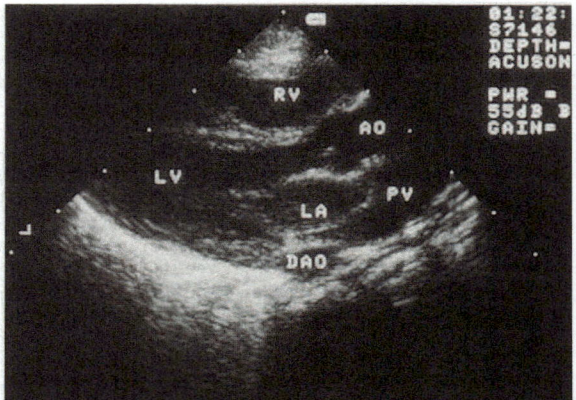

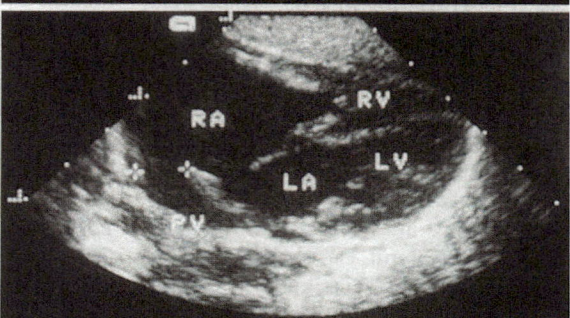

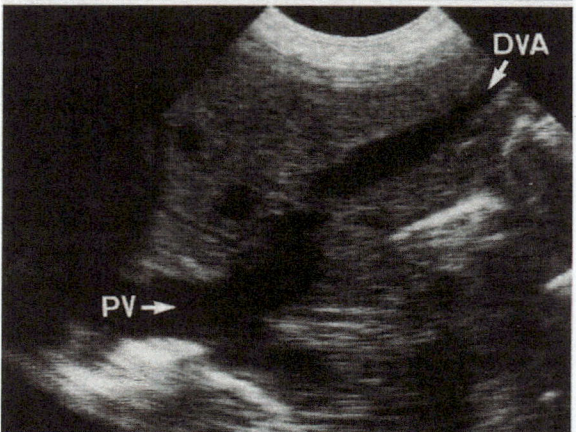

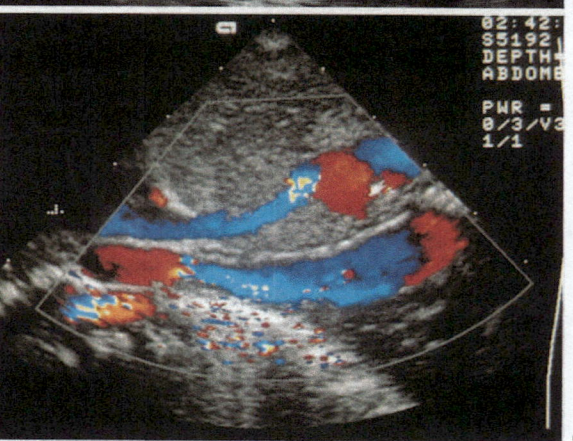

◀ Abb. 5.53a–d. Totale Lungenvenenfehleinmündung. a Kardialer Typ (parasternale lange Achse). Hinter dem linken Vorhof (*LA*) ein großes pulmonal-venöses Sammelgefäß (*PV*), das keinen Anschluß an den linken Vorhof hat. Relativ kleiner linker Vorhof und linker Ventrikel (*LV*). (*AO* Aorta ascendens, *DAO* Aorta descendens, *RV* rechter Ventrikel). b Totale Lungenvenenfehleinmündung vom kardialen Typ (gleicher Patient wie in a) (subkostaler Vierkammerblick). Hinter dem linken Vorhof das pulmonalvenöse Sammelgefäß (*PV*), das in den rechten Vorhof (*RA*) einmündet. Rechter Vorhof über einen Vorhofseptumdefekt in Ostium-secundum-Position mit dem linken Vorhof (*LA*) verbunden. (*LV* linker Ventrikel, *RV* rechter Ventrikel). c Totale Lungenvenenfehleinmündung vom infrakardialen Typ (medialer Oberbauchlängsschnitt). Darstellung eines atypischen weitlumigen Gefäßes (Pulmonalvenenstamm, *PV*), das in den Ductus venosus Arantii (*DVA*) einmündet. Dopplersonographischer Nachweis eines beschleunigten, turbulenten, venösen Flusses. d Blutströmung bei totaler Lungenvenenfehleinmündung vom infradiaphragmalen Typ (Längsschnitt durch den rechten Oberbauch), Farbdoppler. Hinter der V. cava inferior (blau) ein 2. großes venöses Gefäß: das pulmonalvenöse Sammelgefäß, das in die Pfortader mündet

kurzen Achse oft die direkte Einmündung des Pulmonalvenensinus über den Koronarvenensinus in den rechten Vorhof nachgewiesen werden (Abb. 5.53b). Der entsprechend dilatierte Koronarvenensinus ist auch in der parasternalen langen Achse hinter dem linken Vorhof sichtbar (Abb. 5.53a).

Bei der suprakardialen Form fließt der Pulmonalvenensinus über eine links persistierende obere Hohlvene in die V. anonyma, die in der suprasternalen kurzen Achse dilatiert abgebildet wird. Der venöse Abfluß über die links persistierende obere Hohlvene zur V. anonyma und von dort in die V. cava superior ist als vaskulärer Ring, der die quer getroffene Aorta umschlingt, in der suprasternalen kurzen Achse darstellbar.

Bei der infrakardialen Form (Abb. 5.53c) kann der Abfluß der Pulmonalvenen ins Pfortadersystem auf den subkostalen Schnitten und in den Oberbauchlängs- und -querschnitten nachgewiesen werden. Dabei ist die Pfortader deutlich erweitert. Weiterhin kann der Pulmonalvenensinus in den Ductus venosus Arantii (Abb. 5.53c) oder direkt in die Lebervenen drainieren.

Dopplersonographie. Mit der *farbkodierten Dopplersonographie* läßt sich der pulmonalvenöse Abstrom sehr viel besser erfassen als mit der zweidimensionalen Echokardiographie allein. Vor allem die supra- und infrakardiale Form der Lungenvenenfehleinmündung geht häufig mit Obstruktionen im Bereich des pulmonalvenösen Abstroms einher, die anhand der typischen Flußbeschleunigung im Farbdoppler erkannt werden (Abb. 5.53d). Mit dem gepulsten Doppler läßt sich hierbei in Abhängigkeit von der Schwere der Obstruktion eine Flußbeschleunigung bis 2 m/s. nachweisen. Bei der suprakardialen Form liegt die Obstruktion meist zwischen der linken Pulmonalarterie und dem linken Hauptbronchus sowie am Zusammenfluß zwischen V. anonyma und V. cava superior.

Die häufigste Lokalisation der Obstruktion bei der infrakardialen Form der Lungenvenenfehleinmündung ist der Durchtritt durch das Zwerchfell.

Weitere Indikationen für die farbkodierte Dopplersonographie sind der Nachweis eines offenen Ductus arteriosus Botalli mit Rechts-links-Shunt (pulmonale Hypertension!) sowie ein Rechts-links-Shunt über einen Vorhofseptumdefekt.

Erkrankungen der Koronararterien

Bland-White-Garland-Syndrom (Abb. 5.54)

Beim Bland-White-Garland-Syndrom liegt ein Fehlabgang der linken Koronararterie aus der A. pulmonalis vor. Normalerweise kann in der parasternalen kurzen Achse der Abgang beider Koronararterien aus der Aortenwurzel echokardiographisch dargestellt werden (s. Abb. 5.7). Gelingt ein sicherer Nachweis des Ursprungs beider Koronararterien nicht, liegt gleichzeitig ein dilatierter linker Ventrikel mit deutlich eingeschränkter Kontraktilität vor und stellen sich die Papillarmuskeln echodicht dar, so muß zum sicheren Ausschluß eines Bland-White-Garland-Syndroms eine Herzkatheteruntersuchung mit Darstellung der Koronararterien angeschlossen werden.

Bei jeder dilatativen Kardiomyopathie des Säuglings und Kleinkindes muß ein Bland-White-Garland-Syndrom ausgeschlossen werden. Aufgrund abgelaufener Vorderseitenwandinfarkte stellen sich die Papillarmuskeln des linken Ventrikels echogen dar (Abb. 5.54a). Die Kontraktilität des linken Ventrikels ist deutlich eingeschränkt. Bei sorgfältiger Inspektion der Pulmonalarterie in der parasternalen langen und kurzen Achse läßt sich manchmal der fehlerhafte Ursprung der Pulmonalarterie aus dem dorsalen Aspekt des Pulmonalarterienstamms darstellen (Abb. 5.54b).

Dopplersonographie. Mit der farbkodierten Dopplersonographie kann gelegentlich der Ursprung der Koronararterie noch besser nachgewiesen werden. Mit der gepulsten Dopplersonographie findet sich ein diastolischer Einstrom im Bereich der Hinterwand der Pulmonalarterie. Er ist bedingt durch Anastomosen zwischen der linken und rechten Koronararterie. Durch den Druckgradienten zwischen Aorta und Pulmonalarterie kommt es ähnlich wie beim Ductus arteriosus Botalli zum Links-rechts-Shunt.

Kawasaki-Syndrom (Abb. 5.55)

Eine Komplikation des Kawasaki-Syndroms sind Koronaraneurysmen, die bei bis zu 20% aller Kinder mit dieser Erkrankung ca. 3 Wochen nach Erkrankungsbeginn beobachtet werden. Sie sind echokardiographisch nahezu ebenso zuverlässig nachweisbar wie mit der Angiokardiographie.

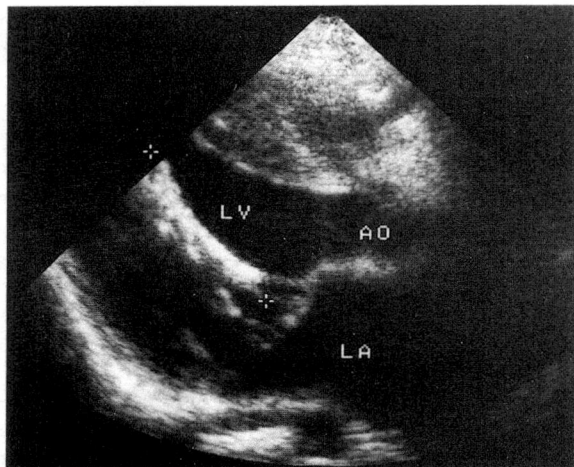

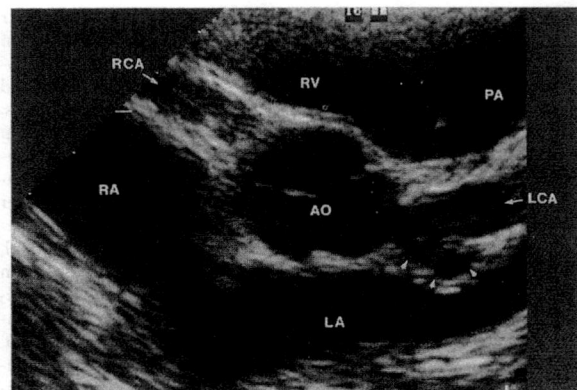

Abb. 5.55. Kawasaki-Syndrom (parasternale kurze Achse durch die Aortenwurzel). Dilatation beider Koronararterien. Am Abgang der linken Koronararterie (*LCA*) eine sackförmige zusätzliche aneurysmatische Erweiterung (*Pfeilspitzen*). (*AO* Aorta ascendens, *LA* linker Vorhof, *PA* Pulmonalarterienstamm, *RA* rechter Vorhof, *RCA* rechte Koronararterie, *RV* rechter Ventrikel)

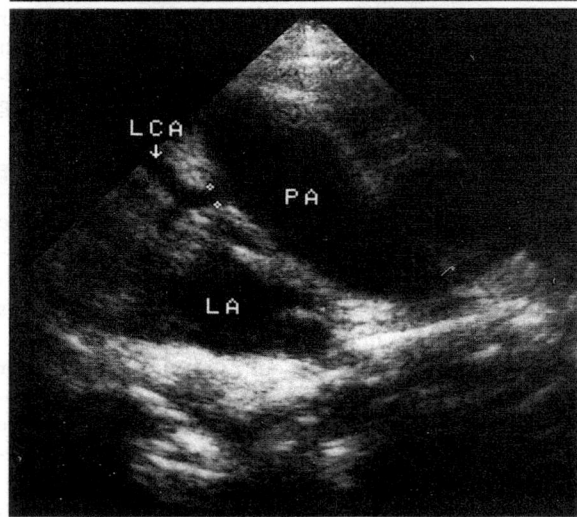

Abb. 5.54 a, b. Bland-White-Garland-Syndrom. **a** Parasternale lange Achse durch den linken Ventrikel. Dilatierter linker Ventrikel (*LV*) mit schlechter Kontraktilität. Als Ausdruck abgelaufener Herzinfarkte stellen sich die Papillarmuskeln des linken Ventrikels echogen dar (*Kreuze*). (*AO* Aorta, *LA* vergrößerter linker Vorhof). **b** Parasternale lange Achse durch die Pulmonalarterie. Im dorsalen Aspekt der Pulmonalarterie zeigt sich der Ursprung der linken Koronararterie (*Kreuze*), die sich in den R. circumflexus und den R. descendens anterior aufteilt. (*LA* linker Vorhof, *LCA* linke Koronararterie, *PA* Pulmonalarterienstamm)

Die Untersuchung erfolgt in der parasternalen kurzen Achse durch die Aortenwurzel, wo sich beide Koronararterien normalerweise 1–2 cm weit als bis zu 3 mm starke tubuläre Strukturen mit glatter Wandbegrenzung darstellen lassen (s. Abb. 5.7). Zur Abbildung der linken Koronararterie wird der Schallkopf aus der parasteralen kurzen Achse durch die Aortenwurzel leicht zur Herzspitze gekippt. In dieser Schnittebene kann die linke Koronararterie bis zu ihrer Aufzweigung in den Ramus descendens anterior und circumflexus verfolgt werden. Zur Darstellung der rechten Koronararterie muß der Schallkopf aus der parasternalen kurzen Achse leicht nach kranial gekippt werden. Im Sulcus atrioventricularis stellt sich die rechte Koronararterie anterior der Trikuspidalklappe dar.

Die Aneurysmen besitzen – neben einer unregelmäßigen Wandbegrenzung und Zunahme des Koronararteriendurchmessers über 3 mm – häufig aufgrund einer thrombotischer Wandauflagerung eine echogene Begrenzung (Abb. 5.55). Einschränkend sei allerdings erwähnt, daß nur die proximalen Anteile der Koronararterien eingesehen werden können. Distale Aneurysmen und Stenosen lassen sich nicht mit hinreichender Sicherheit erfassen. In diesem Fall muß eine Koronarangiographie durchgeführt werden.

5.4.3 Kardiomyopathien

Unter Kardiomyopathien versteht man Erkrankungen des Myokards, die mit einer Vermehrung oder Reduktion der Muskelmasse und einer veränderten Kontraktilität einhergehen können. Prinzipiell werden dilatative (kongestive) Kardiomyopathien von hypertrophen Kardiomyopathien unterschieden. Bei dilatativen Kardiomyopathien müssen differentialdiagnostisch immer ein Bland-White-Garland-Syndrom sowie eine Myokarditis ausgeschlossen werden.

Hypertrophe Kardiomyopathie (Abb. 5.56)

Die hypertrophe Kardiomyopathie wird in 2 Formen unterteilt:

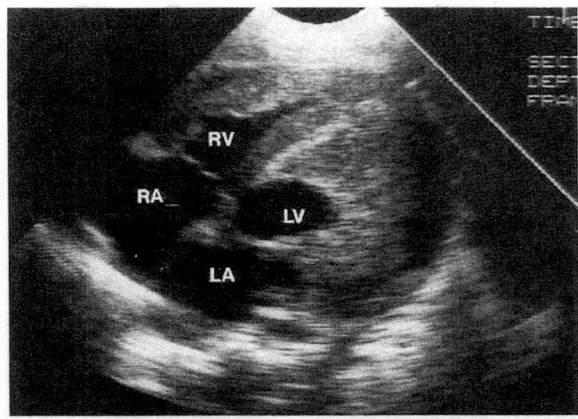
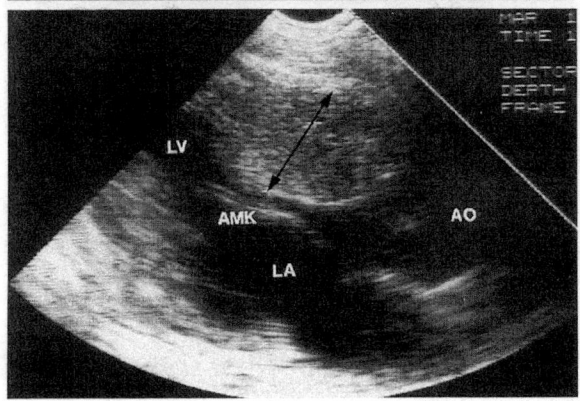
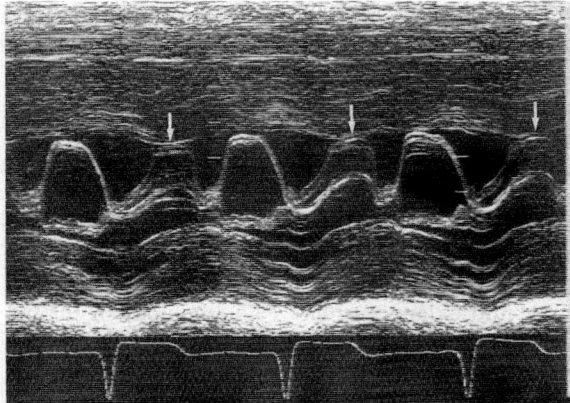
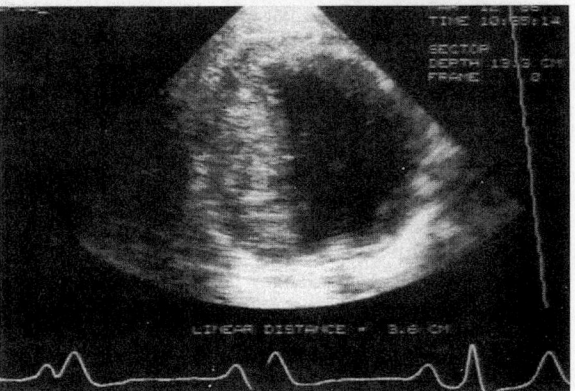

- Nichtobstruktive hypertrophe Kardiomyopathie: konzentrische Hypertrophie des linken Venrikels ohne Obstruktion (Abb. 5.56 a).
- Obstruktive hypertrophe Kardiomyopathie: asymmetrische Hypertrophie des Ventrikelseptums, die zu einer Einengung des linksventrikulären Ausflußtrakts in der Systole mit Ausbildung einer Subaortenstenose führt (Abb. 5.56 b, d).

Hypertrophe Kardiomyopathien ohne Obstruktion werden bei der Fetopathia diabetica, bei langdauernder Kortikoidmedikation, bei verschiedenen Stoffwechselstörungen (Glykogenosen, Zytochrom-C-Oxidasemangel) und bei neuromuskulären Erkrankungen wie der Friedreich-Ataxie und der Muskeldystrophie Duchenne usw. gefunden. Während die Hypertrophie des Myokards bei der Fetopathia diabetica und nach Kortikoidmedikation reversibel ist, handelt es sich bei den Stoffwechselstörungen und neuromuskulären Erkrankungen um progrediente Prozesse. Bei der Glykogenose Typ Pompe ist die Hypertrophie des linken Ventrikels durch eine vermehrte Glykogeneinlagerung im Herzmuskel bedingt (Abb. 5.56 a).

Die Darstellung erfolgt in der parasternalen langen bzw. kurzen Achse sowie im apikalen bzw. subkostalen Vierkammerblick. Hierbei kann die konzentrische

Abb. 5.56 a–d. Hypertrophe Kardiomyopathien. **a** Hypertrophe Kardiomyopathie bei Glykogenose Typ Pompe (apikaler Vierkammerblick). Konzentrische Hypertrophie des linken Ventrikels (*LV*) und mäßige Hypertrophie des rechten Ventrikels (*RV*) durch Glykogeneinlagerung. (*LA* linker Vorhof, *RA* rechter Vorhof). **b** Idiopathisch hypertrophe Subaortenstenose (IHSS) (parasternale lange Achse). Massiv verdicktes Interventrikularseptum (*Pfeil*), das den linksventrikulären Ausflußtrakt einengt. Systolische Vorwärtsbewegung des anterioren Mitralklappensegels (*AMK*), das dem SAM-Phänomen im M-Mode entspricht. (*AO* Aorta, *LA* linker Vorhof, *LV* linker Ventrikel). **c** M-Mode durch die Mitralklappe bei idiopathisch hypertropher Subaortenstenose (IHSS). Oben im Bild das extrem verdickte Ventrikelseptum, in Bildmitte die pathologische Bewegung des verdickten anterioren Mitralsegels, das in der Systole eine pathologische anteriore Bewegung („systolic anterior movement" = SAM-Phänomen, *Pfeile*) aufweist, die pathognomonisch für die IHSS ist. **d** Idiopathisch hypertrophe Subaortenstenose (IHSS) (parasternale kurze Achse durch den linken Ventrikel). Ausgeprägte asymmetrische Hypertrophie des Ventrikelseptums. Inhomogenes Binnenreflexmuster mit vermehrten Binnenreflexen (durch Bindegewebseinlagerungen)

Hypertrophie des linken Ventrikels (Abb. 5.56 a) oder die asymmetrische Verdickung des Ventrikelseptums (Abb. 5.56 b, d), die zur idiopathischen hypertrophen Subaortenstenose (IHSS) führt, nachgewiesen werden.

Aufgrund vermehrter Bindegewebseinlagerungen weist das verdickte Interventrikularseptum bei der idiopathisch hypertrophen Subaortenstenose eine inhomogene Echotextur vermehrter Echogenität auf. Das Ventrikelseptum zeigt im Bereich des linksventrikulären Ausflußtrakts eine erhebliche Verdickung mit schlechter Beweglichkeit. Das Verhältnis vom Durchmesser des Septums zu dem der Hinterwand des linken Ventrikels beträgt > 1,3. Der linksventrikuläre Innendurchmesser ist verringert. Die Aortenklappe weist einen mitsystolischen Schluß mit anschließender Wiedereröffnung auf. Auch die Mitralklappe ist in den Fehlbildungsprozeß eingeschlossen, so findet sich ein verzögerter diastolischer Mitralklappenschluß. Pathognomonisch für die hypertrophe obstruktive Kardiomyopathie ist die systolische Vorwärtsbewegung des anterioren Mitralsegels (SAM-Phänomen, „systolic anterior movement"), die im M-Mode in der parasternalen langen Achse nachgewiesen werden kann (Abb. 5.56 c). Das SAM-Phänomen des anterioren Mitralsegels führt zusammen mit der asymmetrischen Septumhypertrophie zur systolischen Einengung des linksventrikulären Ausflußtrakts.

Dopplersonographie. Mit der farbkodierten Dopplersonographie kann die pathologisch beschleunigte Blutströmung im Bereich des linksventrikulären Ausflußtrakts mosaikartig nachgewiesen werden (parasternale lange Achse, apikaler Vierkammerblick).

Mit dem gepulsten und dem CW-Doppler läßt sich der Druckgradient über dem linksventrikulären Ausflußtrakt vor allem von apikal und subkostal nachweisen (s. Aortenstenose) und die Progredienz der Erkrankung sowie der Einfluß therapeutischer Maßnahmen (Kalziumantagonisten, ß-Blocker) beurteilen. Patienten mit einem Druckgradienten unter 50 mm Hg sollten konservativ medikamentös behandelt werden. Patienten mit einem Druckgradienten über 50 mm Hg sollten der operativen Korrektur zugeführt werden.

Dilatative Kardiomyopathie (Abb. 5.57)

Bei der ätiologisch unklaren dilatativen oder kongestiven Kardiomyopathie von linkem, rechtem oder beiden Ventrikeln müssen in erster Linie Koronaranomalien (Bland-White-Garland-Syndrom), Myokarditiden und die Endokardfibroelastose abgegrenzt werden. Zum sicheren Ausschluß eines Fehlabgangs der linken Koronararterie aus der A. pulmonalis muß der regelrechte Abgang beider Koronararterien aus der Aortenwurzel in einer parasternalen kurzen Achse dargestellt werden (s. Abb. 5.7).

Differentialdiagnostisch ist eine akute Virusmyokarditis laborchemisch auszuschließen. Bei der Endokardfibroelastose zeigt sich ein dilatierter linker Ventrikel mit eingeschränkter Kontraktilität. Die Endokardbegrenzung stellt sich im Gegensatz zu den übrigen dilatativen Kardiomyopathien durch fibrotische Umwandlung echogen dar. Bei der kritischen Aortenstenose des

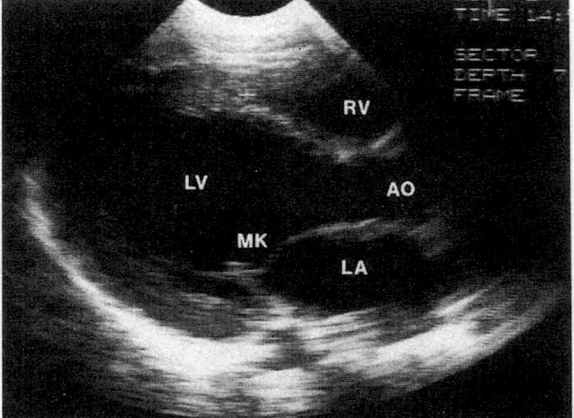
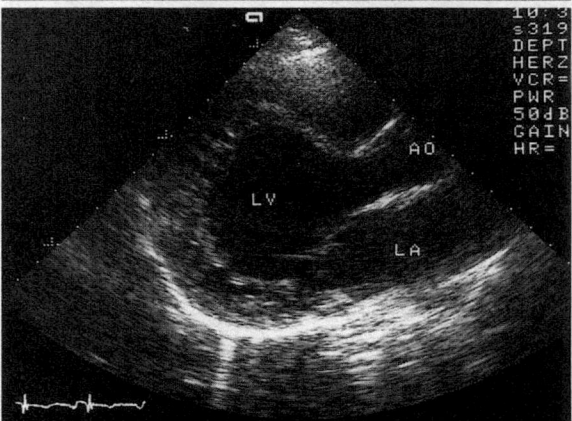
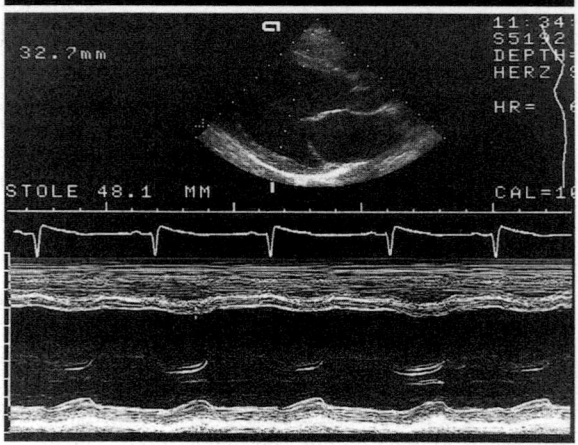

Abb. 5.57 a–c. Dilatative Kardiomyopathie. **a** Dilatative Kardiomyopathie (parasternale lange Achse). Dilatierter linker Ventrikel (*LV*) mit deutlich eingeschränkter Kontraktilität im Real-time-Verfahren und einer Verkürzungsfraktion von 10 % im M-Mode. (*AO* Aorta, *LA* linker Vorhof, *MK* Mitralklappe, *RV* rechter Ventrikel). **b** Dilatative Kardiomyopathie bei „spongy myocard" (parasternale lange Achse). Texturstörung des linken Ventrikels (*LV*) mit Persistenz von embryonalem Myokard. Es zeigt sich ein konzentrisch dilatierter linker Ventrikel mit schlechter Kontraktilität und vermehrter Trabekulierung. (*AO* Aorta ascendens, *LA* linker Vorhof). **c** M-Mode durch den linken Ventrikel bei dilatativer Kardiomyopathie bei einem onkologischen Patienten nach Adriamycintherapie. Oben im Bild dilatierter linker Ventrikel, unten im Bild deutlich eingeschränkte Kontraktilität des linken Ventrikels mit einer Verkürzungsfraktion unter 10 %

Neugeborenen und Säuglings kann häufig eine Fibroelastose des linken Ventrikels nachgewiesen werden. Ähnliche echodichte Veränderungen im Bereich des Endokards wie bei der Endokardfibrose können auch beim Bland-White-Garland-Syndrom vor allem im Bereich der Papillarmuskeln als Folge multipler Myokardinfarkte gefunden werden (Abb. 5.54a). Bei der Real-time-Untersuchung zeigen sich ein dilatierter linker Vorhof und linker Ventrikel mit deutlich eingeschränkter Kontraktiliät (Abb. 5.57a,b). Durch die Dilatation des linken Ventrikels können der Mitral- und Aortenklappenring ebenfalls dilatiert sein, was zur Mitral- und Aortenklappeninsuffizienz führen kann und dopplersonographisch nachweisbar ist. Die Verkürzungsfraktion des linken Ventrikels ist deutlich eingeschränkt, wobei Werte unter 10% keine Seltenheit sind (Abb. 5.57c).

Dilatative Kardiomyopathien können bei systemischen Karnitinmangel und bei ca. 10% aller Kinder mit Friedreich-Ataxie auftreten. Eine besondere Form der dilatativen Kardiomyopathie stellt das sog. spongiöse Myokard dar (Abb. 5.57b). Hierbei hat das Myokard seine fetale Form beibehalten. Echokardiographisch finden sich dilatierte, vermehrt trabekulierte Ventrikel mit schlechter Kontraktilität (Abb. 5.57b).

Dilatative Kardiomyopathien können auch nach kardiotoxischer Medikation (Adriamycin) in der pädiatrischen Onkologie auftreten (Abb. 5.57c). Hierbei kann durch engmaschige Bestimmung der kumulativen Adriamycindosis und der Verkürzungsfraktion das Auftreten einer eingeschränkten Kontraktilität des linken Ventrikels rechtzeitig erkannt und eine dilatative Kardiomyopathie verhindert werden.

5.4.4 Herztumoren (Abb. 5.58)

Herztumoren sind selten. Der häufigste Herztumor beim Erwachsenen ist das Myxom des linken Vorhofs. Echokardiographisch kann im linken Vorhof eine unregelmäßig begrenzte echodichte Raumforderung hinter der Mitralklappe nachgewiesen werden, die sich mit dem Blutfluß hin- und herbewegt (Abb. 5.58a). In der Diastole kommt es häufig zum Prolaps des Vorhofmyxoms durch die Mitralklappe in den linken Ventrikel (Abb. 5.58a). Im Kindesalter überwiegen solide, nichtmobile Tumoren, wobei es sich vorwiegend um Sarkome, Lipome, Rhabdomyome und Fibrome handelt. Meist kann eine umschriebene Verdickung der Herzwand nachgewiesen werden, die zu einer Obliteration des Cavums führen kann (Abb. 5.58d). Vor allem Fibrome können in das Cavum des Ventrikels hineinragen (Abb. 5.58d).

Der häufigste Herztumor im Kindesalter ist das *Rhabdomyom*, das vor allem bei tuberöser Hirnsklerose (30–50%) bereits pränatal gefunden wird. Rhabdomyome bilden sich sonographisch echodicht ab (Abb. 5.58b,c). Sie sind vorwiegend in der Wand des linken Ventrikels und der Papillarmuskeln lokalisiert. Seltener können Rhabdomyome im rechten Ventrikel und im Bereich der AV- und Semilunarklappen gefunden werden (Abb. 5.58c), wo sie zur Behinderung der Blutströmung führen können.

Differentialdiagnostisch müssen extrakardiale Tumoren des Mediastinums, meist Lymphome, abgegrenzt werden (Abb. 4.7 und 4.8). Sie können zu einer Kompression des rechtsventrikulären Ausflußtrakts und der Pulmonalarterie führen. Eine weitere differentialdiagnostische Möglichkeit sind intrakardiale Thromben.

Dopplersonographie
Mit der farbkodierten Dopplersonographie kann eine pathologische Blutströmung im Bereich der AV- und Semilunarklappen nachgewiesen und mit der gepulsten oder CW-Dopplersonographie quantifiziert werden.

5.4.5 Intrakardiale Thromben (Abb. 5.59a)

Thromben stellen sich sonographisch echodicht dar (Abb. 5.59a). Sie können der Wand des Herzens und der Klappen fest anhaften oder frei flottierend nachgewiesen werden (Abb. 5.59a). Thromben im Bereich des rechten Herzens treten vor allem nach langdauernder parenteraler Ernährung und nach zentralen Venenkathetern auf (Abb. 5.59a). Thromben im Bereich des linken Herzens werden vor allem bei vergrößertem linkem Vorhof aufgrund einer Mitralstenose, bei Vorhofflattern oder bei dilatativer Kardiomyopathie gefunden. Sie sind die wichtigste Differentialdiagnose von echogenen Herztumoren.

5.4.6 Vegetationen der Herzklappen (Abb. 5.59b,c)

Klappenvegetationen nach bakterieller Endokarditis stellen sich echodicht mit unregelmäßiger Begrenzung dar (Abb. 5.59b). Sie treten im Bereich der AV-Klappen (Abb. 5.59b) bzw. Semilunarklappen an den Rändern eines Ventrikelseptumdefekts bzw. nach Patchverschluß eines Defekts auf. Kleine Vegetationen sind sonographisch nicht immer sichtbar. Dopplersonographisch lassen sich assoziierte Klappeninsuffizienzen nachweisen und ihr Schweregrad beurteilen.

5.4.7 Intrakardiale Fremdkörper

Die häufigsten Fremdkörper im Bereich des Herzens sind zentrale Venenkatheter oder das atriale Ende eines ventrikuloatrialen Shunts bei drainiertem Hydrocephalus internus. Echokardiographisch zeigen sich die Katheter als kräftige echogene Linien, vorausgesetzt, die

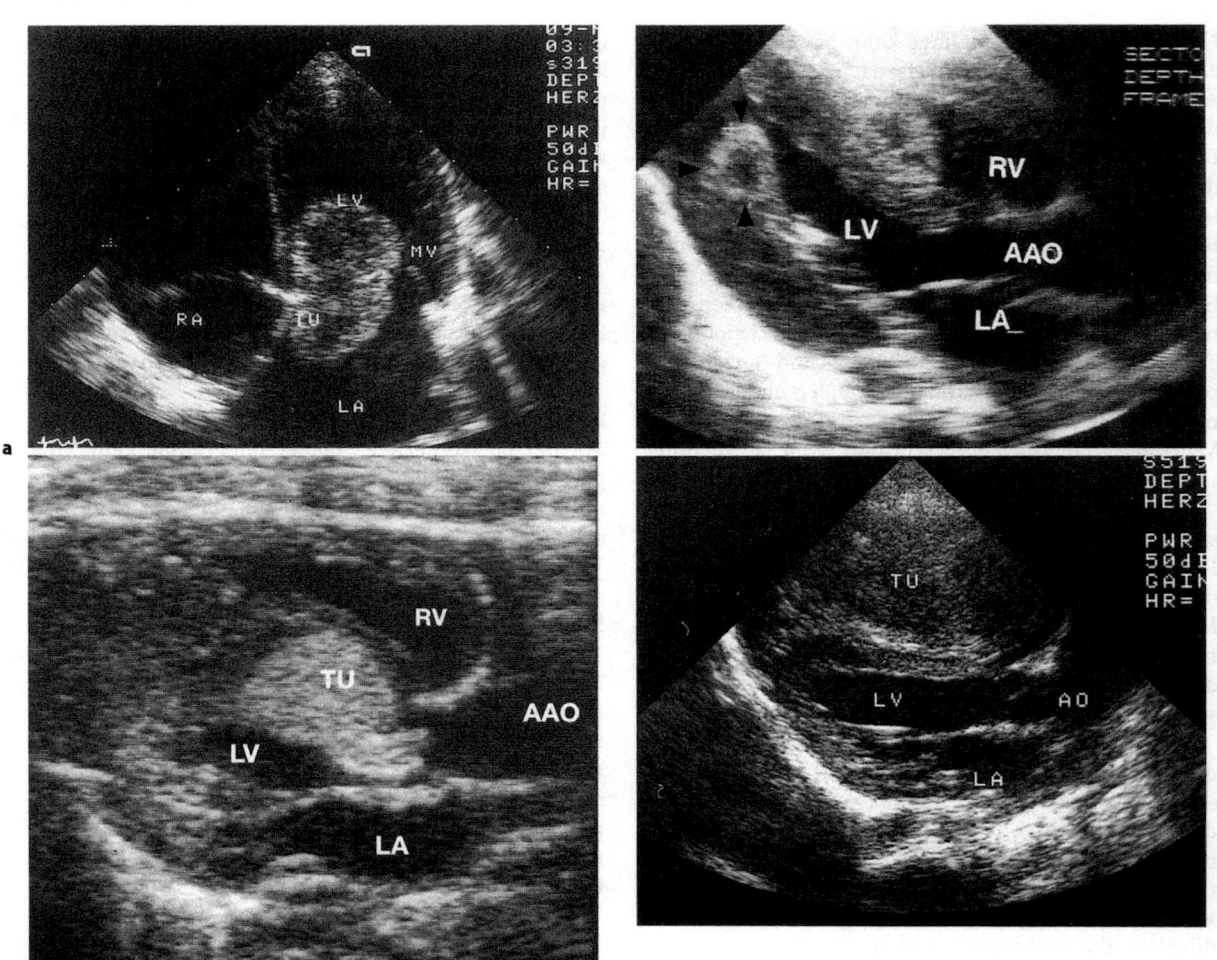

Abb. 5.58 a–d. Herztumoren. a Vorhofmyxom (apikaler Vierkammerblick). Am Übergang des linken Vorhofs (*LA*) zum linken Ventrikel (*LV*) zeigt sich ein 4 · 3 cm großer Tumor (*TU*) mit inhomogener Echotextur, der dem septalen Mitralsegel aufgelagert ist und sich mit der Blutströmung vom linken Vorhof in den linken Ventrikel vor und zurück bewegt. (*MV* Mitralklappe, *RA* rechter Vorhof). **b** Rhabdomyom des linken Ventrikels bei tuberöser Hirnsklerose (parasternale lange Achse). Darstellung eines runden, im Myokard des linken Ventrikels eingebetteten, echogenen Tumors (*Pfeile*) an der Herzspitze. (*AAO* Aorta ascendens, *LA* linker Vorhof, *LV* linker Ventrikel, *RV* rechter Ventrikel). **c** Rhabdomyom im Bereich des Kammerseptums und des linksventrikulären Ausflußtrakts bei Neugeborenem mit tuberöser Hirnsklerose (parasternale lange Achse durch den linken Ventrikel). Echogene Raumforderung (*TU*) im Bereich des Auslaßseptums mit Vorwölbung und Obstruktion des linksventrikulären Ausflußtrakts. (*AAO* Aorta ascendens, *LA* linker Vorhof, *LV* linker Ventrikel, *RV* rechter Ventrikel). **d** Großer Tumor des Myokards des rechten Ventrikels (Fibrom), der das Lumen des rechten Ventrikels fast vollständig verlegt hat (*TU*) (parasternale lange Achse durch den linken Ventrikel). (*AO* Aorta ascendens, *LA* linker Vorhof, *LV* linker Ventrikel)

Abb. 5.59. a Pilzthrombus auf der Trikuspidalklappe bei Pilzsepsis ▶ durch Candida albicans (subkostaler Vierkammerblick). Echogene Raumforderung im Bereich der Trikuspidalklappe mit unregelmäßiger Randbegrenzung (*Pfeile*). Bei der Real-time Untersuchung kann die pulssynchrone Hin- und Herbewegung des Thrombus dargestellt werden. (*LA* linker Vorhof, *LV* linker Ventrikel, *RA* rechter Vorhof). **b** Intraatrialer Thrombus bei 2 Monate altem Säugling nach parenteraler Langzeiternährung über einen zentralen Venenkatheter (invertierter Sagittalschnitt durch die Vorhöfe). Gestielter Thrombus an der Einmündung der V. cava superior (*SVC*) in den rechten Vorhof (*RA*). (*LA* linker Vorhof). (Abbildung: Priv.-Doz. Dr. M. Hofbeck, Universitätskinderklinik Erlangen). **c** Vegetationen auf der Mitralklappe bei Endocarditis lenta (parasternale lange Achse). Echogene Auflagerungen (*Pfeile*) auf dem anterioren Mitralsegel, die Klappenvegetationen entsprechen. (*AO* Aorta, *LA* linker Vorhof, *LV* linker Ventrikel, *MK* Mitralklappe)

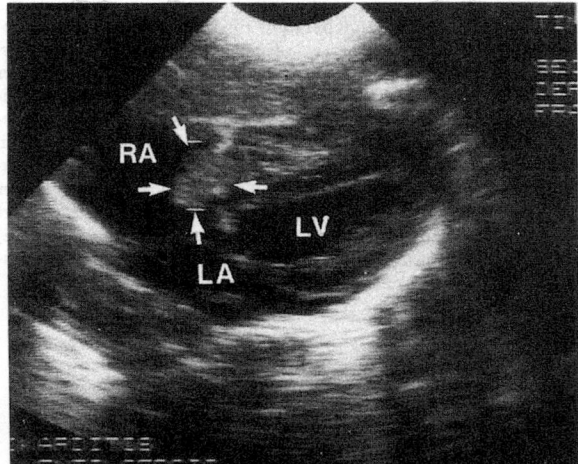
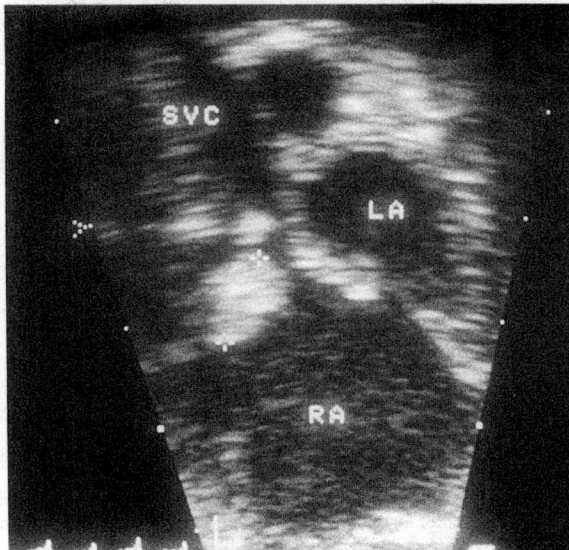
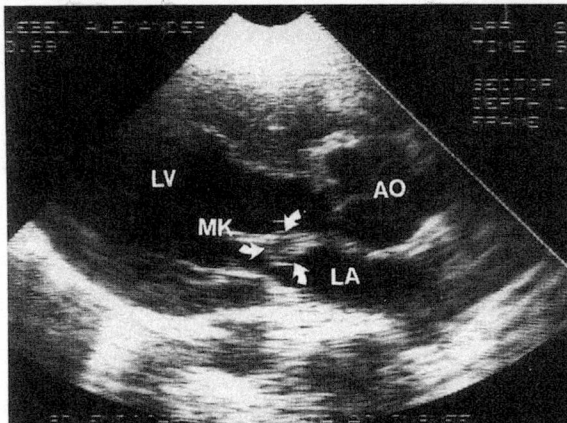

Schallstrahlrichtung liegt senkrecht zur Katheteroberfläche. Hinter dem Katheter können häufig Wiederholungsechos oder ein Schallschatten entstehen. Die Echokardiographie eignet sich zur Lokalisationsdiagnostik: Katheterfehllagen im rechten Ventrikel und im Bereich der Trikuspidalklappe können frühzeitig erkannt und durch Zurückziehen korrigiert werden.

5.4.8 Perikardergüsse (Abb. 5.60)

Perikardergüsse können aufgrund mehrerer Ursachen entstehen:

- Herzoperationen,
- chronische Niereninsuffizienz,
- rheumatische Erkrankungen,
- Infektionen,
- Thoraxtraumen,
- Hypothyreose,
- Herzinsuffizienz.

Echokardiographisch ist im subkostalen und apikalen Vierkammerblick ein echofreier Saum zwischen dem Epikard und dem Perikard erkennbar. Während große Perikardergüsse das Herz zirkulär umgeben (Abb. 5.60a), sind kleinere Ergüsse vor allem hinter dem Herz nachweisbar. Um einen Überblick über die Größe des Perikardgusses zu erhalten, sollten jedoch alle anderen Schnittebenen ebenfalls durchgeführt werden. Eitrige Perikardergüsse sind nicht echofrei, sondern besitzen feinste Binnenreflexe. Weiterhin können gekammerte Perikardergüsse sonographisch erkannt werden. Frei in der Ergußflüssigkeit flottierende Fibrinfäden sind als echogene Linien, Blutkoagel als echogene Raumforderungen (Abb. 5.60b) echokardiographisch sicher darstellbar.

5.4.9 Akzessorische Sehnenfäden (Abb. 5.61)

Akzessorische Sehnenfäden (Abb. 5.61) werden vor allem im linken Ventrikel gefunden. Sonographisch sind sie als fadenförmige echogene Linien sichtbar, die das Cavum von der Hinterwand zum Ventrikelseptum durchziehen. Selten sind akzessorische Sehnenfäden auch im Bereich der Hinterwand oder im Bereich des Kammerseptums allein angeheftet. Gelegentlich können auch akzessorische Sehnenfäden im rechten Ventrikel echokardiographisch nachgewiesen werden. Ein musikalisches akzidentelles Herzgeräusch sollte immer Anlaß zu einer sorgfältigen echokardiographischen Untersuchung des Herzens sein. Bei etwa 50 % aller akzidentellen Herzgeräusche können akzessorische Sehnenfäden gefunden werden. Häufig liegt gleichzeitig ein Mitralklappenprolaps vor.

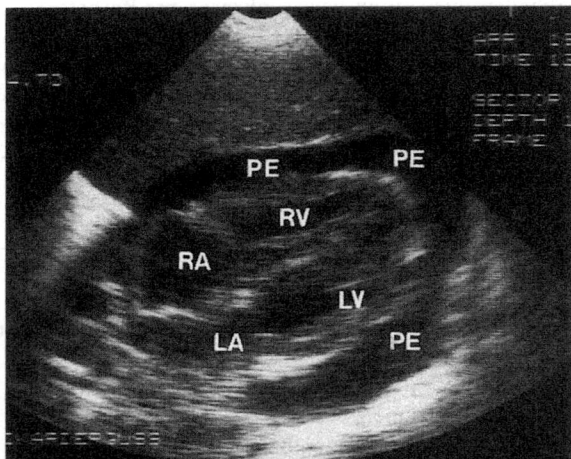
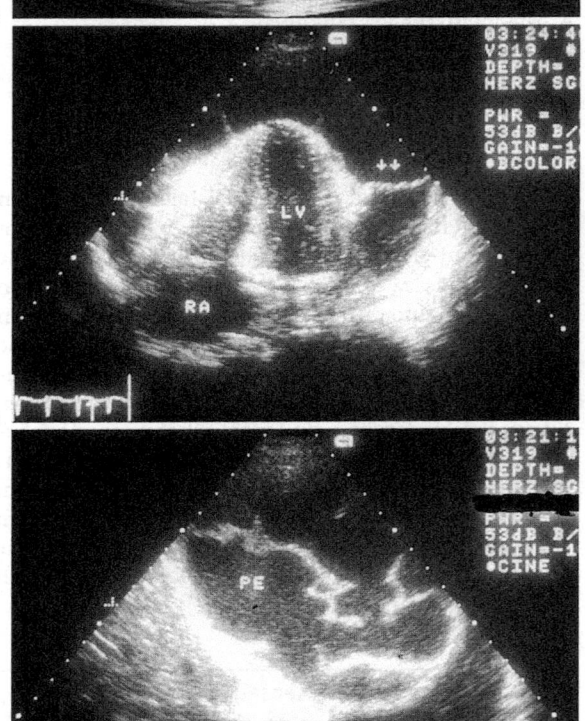
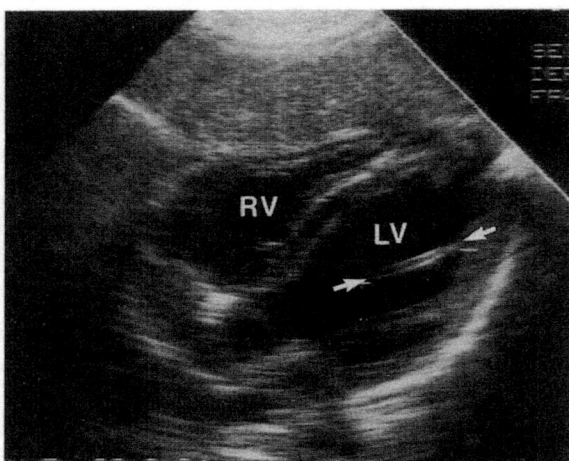

◀ **Abb. 5.60. a** Perikarderguß bei idiopathischer Lungenfibrose (subkostaler Vierkammerblick). Echofreier Saum (ca. 1 cm Durchmesser), der das Herz zirkulär umgibt. (*LA* linker Vorhof, *LV* linker Ventrikel, *PE* Perikarderguß, *RA* rechter Vorhof, *RV* rechter Ventrikel). **b** Echogener Perikarderguß bei 15jährigem Jungen mit Polyserositis (apikaler Vierkammerblick). Echogene Auflagerungen auf dem Epikard sowie Fibrinfäden (*Pfeile*), die den Erguß durchziehen. (*LV* linker Ventrikel, *RA* rechter Vorhof). **c** Tangentialer Schnitt durch den Erguß, der durch multiple Fibrinfäden septiert wirkt. Neben dem Perikarderguß (*PE*) auch ein Pleuraerguß (*PLE*) links. (Abbildungen b, c: Priv.-Doz. Dr. M. Hofbeck, Universitätskinderklinik Erlangen)

Abb. 5.61. Akzessorischer Sehnenfaden (subkostaler Vierkammerblick). Fadenförmige echogene Struktur (*Pfeile*), die den linken Ventrikel (*LV*) durchzieht. (*RV* rechter Ventrikel)

5.5 Grenzen der Echokardiographie

Folgende Strukturen und Veränderungen des Herzens sind sonographisch nicht oder nicht regelmäßig darstellbar:

- linke Pulmonalarterie und periphere Pulmonalstenosen im Bereich beider Pulmonalarterien,
- Stenosen im Bereich der Pulmonalvenen,
- partielle Lungenvenenfehleinmündung,
- deszendierende Aorta,
- Aortenisthmusstenose (vor allem beim beatmeten Neugeborenen),
- Fehlabgang der rechten A. subclavia aus der deszendierenden Aorta,
- pathologische Gefäßringe, die zur Kompression der Trachea und des Ösophagus führen können,
- hochsitzender Sinus-venosus-Defekt,
- Abbildung der rechten Koronararterie sowie der peripheren Koronararterien,
- Fehlabgang der linken Koronararterie aus der A. pulmonalis.

Die zweidimensionale Echokardiographie ist heute das bildgebende Verfahren der ersten Wahl in der kardiologischen Diagnostik; mit ihrer Hilfe können nahezu alle morphologischen Abnormalitäten erfaßt werden. Mit der Dopplersonographie können die meisten Herzfehler zuverlässig quantifiziert werden. Die farbkodierte Dopplersonographie hat die Diagnostik und Quantifizierung noch erheblich verbessert. Mit ihrer Hilfe lassen sich auch Herzfehler quantifizieren, die ansonsten dem echokardiographischen Nachweis entgehen können, wie z. B. multiple kleine Ventrikelseptumdefekte oder Stenosen im Bereich der Pulmonalisbifurkation.

Die Dopplerechokardiographie erlaubt zudem eine schnelle Differentialdiagnose zwischen kardialen und extrakardialen Erkrankungen. Insbesondere beim kritisch kranken, zyanotischen Neugeborenen kann schnell zwischen kardialen und extrakardialen Erkrankungen differenziert werden. Beim Nachweis einer kardialen Fehlbildung können die invasive Katheterdiagnostik und Therapie gezielt zum optimalen Zeitpunkt durchgeführt werden. Beispielsweise wird nach sonographischer Diagnose einer D-Transposition der großen Arterien unmittelbar die Ballon-Atrioseptostomie nach Rashkind durchgeführt. Bei Pulmonalatresie wird der Ductusverschluß mittels Prostaglandininfusion verhindert, bis der rechtsventrikuläre Ausflußtrakt interventionell oder operativ rekonstruiert oder eine aortopulmonale Anastomose angelegt wurde.

Ferner erlaubt der Echokardiographiebefund die bessere Planung einer Herzkatheteruntersuchung, z. B. wird bei einer sonographisch nicht darstellbaren V. cava inferior und Azygos- oder Hemiazygoskonnektion auf den inguinalen Zugang verzichtet.

Auch jenseits des Säuglingsalters hat die Echokardiographie einen wichtigen Stellenwert insbesondere bei der Differentialdiagnose von Systemerkrankungen, die mit einer Herzbeteiligung einhergehen können. Bei chronisch niereninsuffizienten Kindern kann oft eine erhebliche Hypertrophie des linken Ventrikels und gelegentlich ein Perikarderguß gefunden werden. Bei zytostatisch behandelten Kindern kann eine medikamentöse Einschränkung der Herzfunktion durch regelmäßige echokardiographische Untersuchungen rechtzeitig erkannt und die zytostatische Therapie modifiziert werden.

Kapitel 6

Sonographische Anatomie der Abdominalgefäße

R. Schumacher

6.1 Vorbemerkung

Zur Durchführung einer Ultraschalluntersuchung des Abdomens ist die genaue Kenntnis seiner Gefäßanatomie unbedingte Voraussetzung. Dies ist gerade für den in der Sonographie wenig erfahrenen Untersucher anfangs schwierig und verwirrend. Zusätzlich der komplexen Gefäßanatomie bestehen auch noch zahlreiche Gefäßaufteilungsvarianten. Häufig läßt sich außerdem ein Gefäß nicht vollständig in einer Schnittebene darstellen, sondern es muß durch kontinuierliches Verschieben und – wegen der Atemverschiebungen – durch ständiges Nachjustieren des Schallkopfs in seinem Verlauf verfolgt werden. Andererseits wird derselbe Untersucher aber sehr rasch lernen, welche wertvolle Orientierungshilfe das Gefäßsystem ist. Dies gilt in besonderem Maße, wenn pathologische Veränderungen lokalisiert, beschrieben oder wieder aufgefunden sein wollen. Weitere für die anatomische Orientierung hilfreiche Strukturen sind neben den Gefäßen und den Abdominalorganen noch die Wirbelsäule, der Verlauf des Zwerchfells und die Psoasmuskeln.

Die Darstellung dieser komplexen anatomischen Strukturen bereitet ähnliche Schwierigkeiten wie ihr grundsätzliches Verständnis. Es empfiehlt sich an dieser Stelle erneut das Studium anatomischer Atlanten. Die anatomischen Verhältnisse des menschlichen Körpers sind einer der wenigen konstanten Faktoren, deren Kenntnis ungeachtet des stürmischen Fortschritts in der Humanmedizin erfreulicherweise ihre Gültigkeit bewahrt haben.

Ein Teil der topographischen Gefäßanatomie wird im Rahmen anderer Organkapitel beschrieben (Leber, Gallenwege, Pankreas etc.).

6.2 Aorta abdominalis

Die Aorta abdominalis ist im Sternallinienschnitt längs darstellbar. Sie zieht als ein paralleles echofreies bis echoarmes Band dorsal der Leber und ventral der Wirbelsäule nach kaudal und, bedingt durch die Lendenlordose, etwas nach ventral, d. h., der kaudale Teil der Aorta nähert sich der Bauchwand. Die größte Nähe ist ungefähr in Nabelhöhe, im Bereich der Aortenbifurkation erreicht (Abb. 6.1, 7.1 und 7.3).

Im Abdomenquerschnitt ist die ebenfalls im Querschnitt abgebildete Aorta links ventral der echoreichen Wirbelsäulenvorderkante und links der V. cava inferior erkennbar. Im Lumen der Aorta abdominalis sind häufig feine Strömungsechos sichtbar, eine weitere Differenzierungsmöglichkeit zur V. cava inferior. Sowohl im Längsschnitt als auch im Querschnitt ist die Aorta abdominalis an ihren harten, herzschlagsynchronen Pulsationen gut erkennbar und von der V. cava allein durch dieses Pulsationsphänomen gut differenzierbar. Im Querschnitt ist die Aorta abdominalis nahezu kreisrund und somit von der sich meist queroval bis dreieckig darstellenden V. cava inferior gut zu unterscheiden. Dies ist wichtig für die Differenzierung beim Situs inversus abdominalis.

Aus der Aorta abdominalis gehen folgende Arterien ab:

- Truncus coeliacus (Abb. 6.1, 6.2),
- A. mesenterica superior (Abb. 6.1),
- Aa. renales (Abb. 6.4),
- A. mesenterica inferior (Abb. 6.5),
- Aufzweigung in die Aa. iliacae.

Mit den neusten Farbdopplergeräten sind vereinzelt auch die Abgänge der Arterien zu erkennen, die der Blutversorgung des Zwerchfells, der Nebennieren, der Wirbelsäule und des Rückenmarks dienen.

Die Darstellbarkeit der Aorta abdominalis nach kaudal ist sehr variabel und abhängig vom Ausmaß der Darmgasüberlagerung. Die Aortenaufteilung in die Iliakalarterien, ungefähr in Nabelhöhe zu finden, und der Abgang der A. mesenterica inferior sind in der Regel nicht darstellbar (Abb. 6.5). Fast ausnahmslos ist es jedoch möglich, die ersten Gefäßabgänge der Aorta abdominalis, d. h. den Truncus coeliacus, die A. mesenterica superior sowie die Aa. renales, sonographisch abzubilden.

6.2.1 Truncus coeliacus

Der Truncus coeliacus steigt auf verläuft in Höhe des Pankreas senkrecht oder schräg in einem Winkel von meist 70–90° nach rechts oben auf (Abb. 6.1). Seine erste Verzweigungsstelle ist sonographisch besser im Abdomenquerschnitt als im Längsschnitt zu erkennen (Abb. 6.2):

- A. hepatica communis,
- A. lienalis,
- A. gastrica sinistra.

Von diesen drei Gefäßen sind die A. hepatica communis und die A. lienalis in unterschiedlicher Länge sicher darstellbar.

Im Abdomenquerschnitt läßt sich die A. hepatica communis nach rechts bis zur Pfortader verfolgen. Ihre weiteren Abzweigungen sind die A. gastroduodenalis und die A. gastrica dextra. Sie sind in der Regel sonographisch nicht sichtbar.

Die A. lienalis zieht im Abdomenquerschnitt vom Truncus coeliacus nach links hinter der Pankreasunterfläche zur Milz.

Wenn sich der Truncus coeliacus mit seinen Ästen in der oben beschriebenen Weise nicht darstellen läßt, kann eine der zahlreichen Gefäßaufzweigungsvarianten vorliegen:

- Truncus coeliacus und A. mesenterica superior entspringen mit einem gemeinsamen Truncus aus der Aorta abdominalis (Abb. 6.3),
- Die A. lienalis und die A. hepatica communis verlaufen erst ein Stück vor ihrer Verzweigung zunächst gemeinsam in Form einer A. hepatolienalis,
- Die A. hepatica communis entspringt aus der A. mesenterica superior (Abb. 6.4).

Auch der Verlauf der Arterien selbst ist sehr variantenreich und erschwert die sonographische Beurteilung.

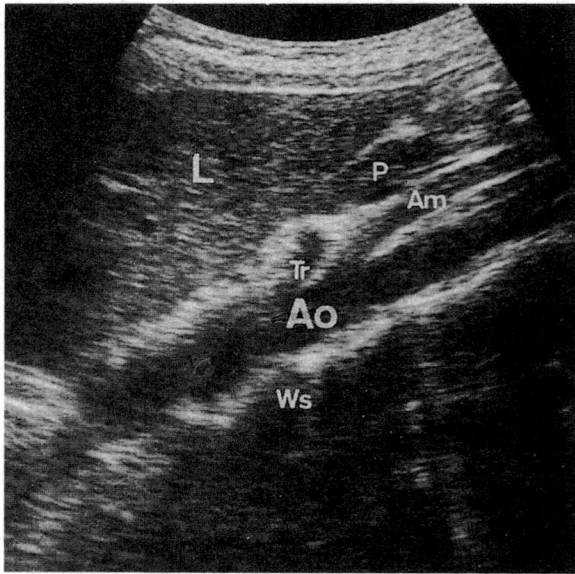

Abb. 6.1. Aorta mit Gefäßabgängen (Abdomenlängsschnitt in der Sternallinie). (*Am* A. mesenterica superior, *Ao* Aorta, *L* Leber, *P* Pankreas, *Tr* Truncus coeliacus, *Ws* Wirbelsäule)

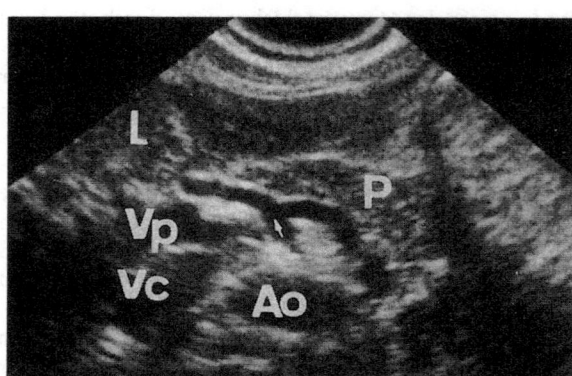

Abb. 6.2. Oberbauchquerschnitt in Höhe des Truncus coeliacus (*Pfeil*) mit Aufzweigung des Truncus in die A. lienalis, die unterhalb des Pankreas (*P*) verläuft, und A. hepatica communis, die bis über die Pfortader (*Vp*) verfolgt werden kann. (*Ao* Aorta, *L* Leber, *Vc* V. cava inferior)

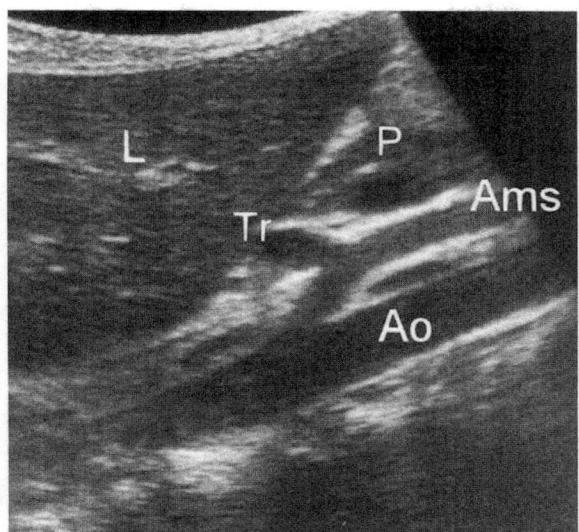

Abb. 6.3. Oberbauchlängsschnitt mit Abgang des Truncus coeliacus (*Tr*) aus der A. mesenterica superior (*Ams*) als Gefäßvariante. (*Ao* Aorta, *L* Leber, *P* Pankreas)

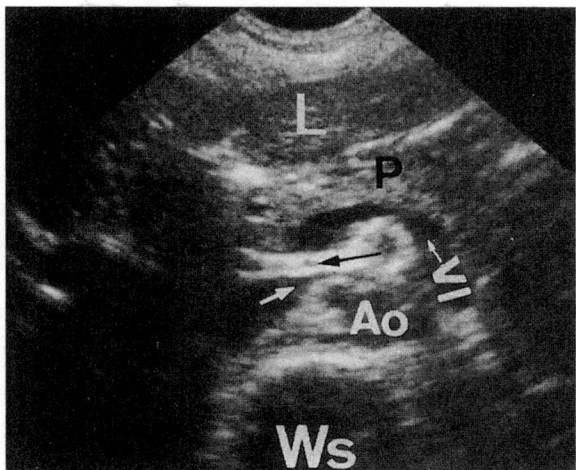

Abb. 6.4. Oberbauchquerschnitt in Höhe der V. lienalis, die unterhalb des Pankreas verläuft und die quergetroffene A. mesenterica superior überquert. Aus der A. mesenterica superior entspringt als Gefäßvariante die A. hepatica communis (*schwarzer Pfeil*) anstatt aus dem Truncus coeliacus. Aus der quergetroffenen V. cava inferior ist der Abgang der linken V. renalis erkennbar (*weißer Pfeil*), ferner ist der Abgang der rechten A. renalis zu erkennen, der über der Wirbelsäule (*Ws*) verlaufend die V. cava inferior unterquert. (*Ao* Aorta, *L* Leber, *P* Pankreas, *Vl* V. lienalis)

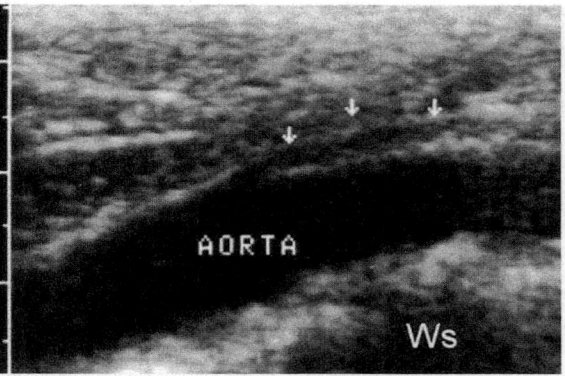

Abb. 6.5. Längsschnitt in Nabelhöhe. Abgang der A. mesenterica inferior (*Pfeile*) aus der Aorta. (*Ws* Wirbelsäule)

6.2.2 Arteria mesenterica superior

Die A. mesenterica superior entspringt kaudal des Truncus coeliacus. Im Längsschnitt entspringt sie in einem spitzen Winkel von 30–40° aus der Aorta nach kaudal und verläuft dann parallel zu ihr (Abb. 6.1). Im Querschnitt ist sie als kreisrundes, pulsierendes, echofreies Areal mit sehr echoreichem Rand erkennbar, das unmittelbar ventral der Aorta und dorsal des Pankreas bzw. der V. lienalis liegt (Abb. 6.4). Die weiteren Verzweigungen der A. mesenterica superior, die A. pancreaticoduodenalis und die Arterien zur Blutversorgungen des Darmes sind sonographisch in der Regel nicht sichtbar. Eine häufige Gefäßvariante ist der Abgang des Truncus coeliacus aus der A. mesenterica superior (Abb. 6.3).

6.2.3 Arteriae renales, Venae renales

Die Nierenarterien entspringen kaudal der A. mesenterica superior seitlich aus der Aorta. Sie können dort am besten im Abdomenquerschnitt (Abb. 6.4) dargestellt werden. Die Aa. renales verlaufen dorsal der Vv. renales. Meist ist die rechte Nierenarterie sonographisch besser darstellbar. Die linke Nierenarterie ist häufig in ihrem Verlauf durch störende lufthaltige Darmschlingen überlagert. Im Längsschnitt durch die V. cava inferior kann die rechte, quergetroffene Nierenarterie manchmal als kreisrundes, die Hinterwand der V. cava inferior imprimierendes, pulsierende Struktur dargestellt werden (Abb. 6.8). Als Gefäßvariante können retrokaval auch 2 rechte Nierenarterien beobachtet werden (Abb. 6.6). Auf der linken Seite ist diese Beobachtung wegen der Überlagerung durch Darmgase kaum möglich.

Die rechte Nierenvene mündet nach kurzem, schräg nach medial gerichtetem Verlauf in die benachbarte V. cava inferior. Die linke Nierenvene hat zwischen Nie-

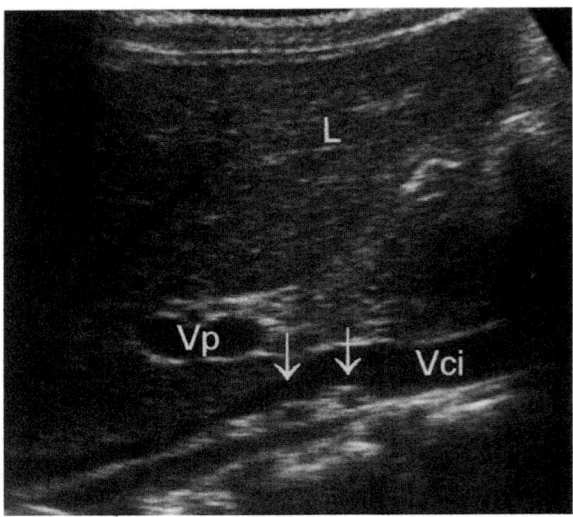

Abb. 6.6. Parasternaler Längsschnitt. Dorsal der V. cava inferior (*Vci*) kreuzen zwei rechte Nierenarterien (*Pfeile*). (*Vp* V. portae, *L* Leber)

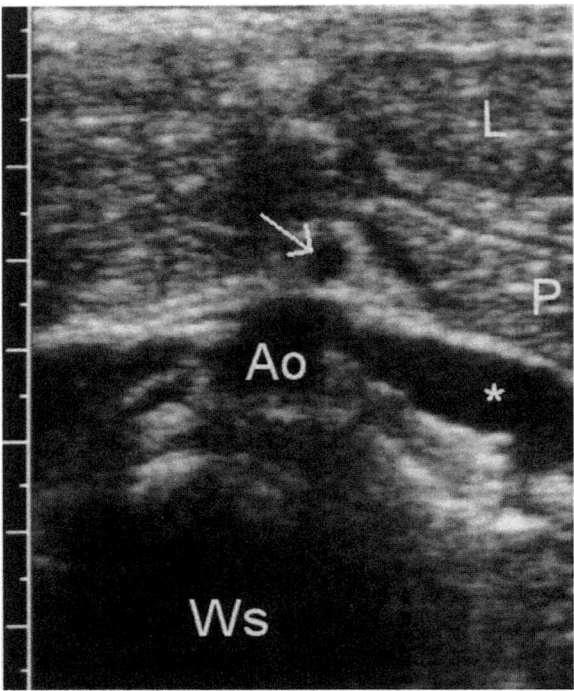

Abb. 6.7. Oberbauchtransversalschnitt. Die erweiterte linke V. renalis (*Stern*) kreuzt nach rechts zwischen Aorta (*Ao*) und A. mesenterica superior (*Pfeil*). Nußknackerphänomen. (*L* Leber, *P* Pankreas, *Ws* Wirbelsäule)

re und V. cava einen deutlich längeren Weg zurückzulegen. Sie verläuft von links kommend zwischen A. mesenterica superior und Aorta nach rechts. Zwischen diesen beiden Gefäßen scheint die V. renalis eingeklemmt, so daß auch eine Dilatation des nierennahen Teils der Vene beobachtet werden kann. Sie scheint aufgestaut. Dieser Befund wird „Nußknackerphänomen" genannt (Abb. 6.7).

6.3 Vena cava inferior

Die V. cava inferior verläuft parallel und rechts der Aorta (Abb. 6.2). Entsprechend muß zu ihrer Beurteilung im Längsschnitt der Schallkopf nach Darstellung der Aorta etwas nach rechts verschoben werden. Sonographisch ist die V. cava inferior als ein paralleles Band am Unterrand der Leber zu erkennen (Abb. 6.8). Im Bereich der Leberpforte verläuft die V. cava inferior S-förmig nach ventral. Dorsal der V. cava inferior sind häufig noch Leberparenchymanteile sonographisch darstellbar. Im Gegensatz zu den harten Pulsationen der Aorta besitzt sie entsprechend dem Venenpuls eine charakteristische weiche Doppelpulsation (Kontraktion des rechten Vorhofs und Trikuspidalklappenschluß). Diese kann bei Herzinsuffizienz vermindert bis aufgehoben und bei Trikuspidalinsuffizienz verstärkt sein. Die Weite der V. cava inferior ist abhängig von der Respiration: am größten ist sie beim Valsalva-Preßmanöver; zu Beginn der Inspiration kann die Vena cava völlig kollabieren. Weiterhin kann die Weite der V. cava durch den Auflagedruck des Schallkopfs auf die Bauchdecke geändert werden, wogegen der Durchmesser der Aorta auch bei stark wechselndem Druck unverändert bleibt. Die Einmündung in den rechten Vorhof und der Zufluß der Lebervenen können bei herzgesunden Kindern regelmäßig im Längsschnitt am kranialen Ende der V. cava inferior dargestellt werden. Die zufließenden Nierenvenen sind am besten im Querschnitt nachzuweisen (s. Kap. 12); dies ist aber bei Kindern nicht immer möglich. Im Längsschnitt kann im Lumen der V. cava inferior die unterquerende rechte A. renalis als kreisrundes pulsierendes Areal dargestellt werden (Abb. 6.6, 6.8). Im Querschnitt liegt die V. cava im sonographischen Bild links der Aorta. Sie ist dort häufig nicht so gut abzugrenzen wie die Aorta selbst. Ein weiterer Unterschied zur Aorta sind die fehlenden Strömungsechos in der V. cava inferior.

6.4 Pfortader

Zur Beschreibung der Gefäßanatomie am Leberhilus, der Pfortader (Abb. 6.9, 6.10, 7.5, 7.9, 8.3, 8.11), der Lebervenen (Abb. 6.12, 7.6, 7.17) siehe auch die Kapitel Leber, Gallenwege und Pankreas.

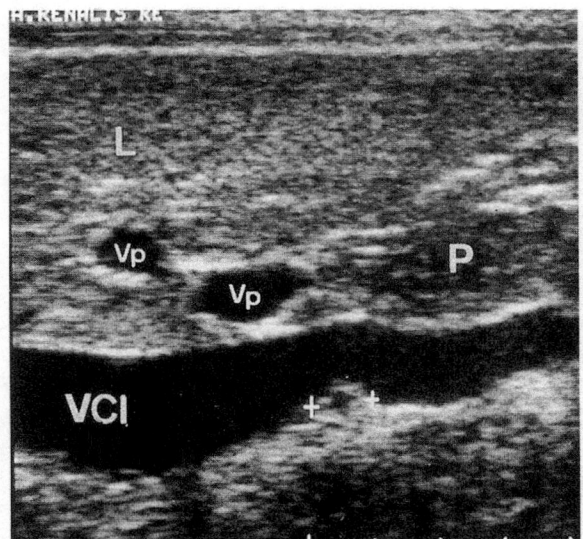

Abb. 6.8. Oberbauchlängsschnitt in Höhe der V. cava inferior. Die V. cava inferior (*VCI*) besitzt im Gegensatz zur Aorta einen leicht geschwungenen Verlauf. Sie wird von der quergetroffenen rechten A. renalis von dorsal imprimiert. Die Pfortader (*Vp*) ist nur angeschnitten abgebildet. Kranial des Pfortaderstamms ist der rechte Pfortaderast bereits quergetroffen als rundes echofreies Areal sichtbar. (*L* Leber, *P* Pankreas)

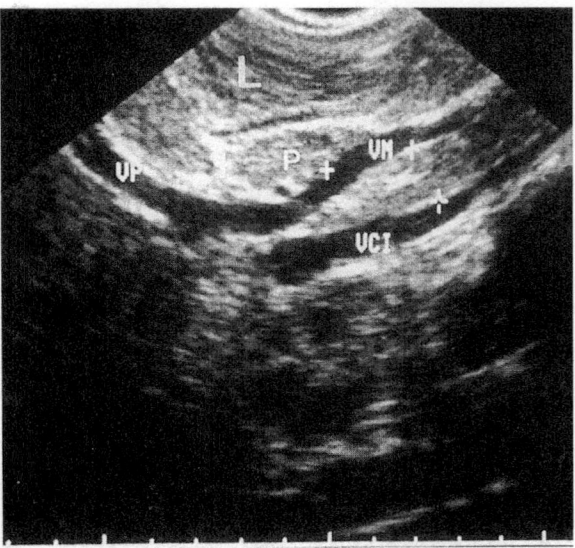

Abb. 6.9. Modifizierter Oberbauchlängsschnitt zur Darstellung der V. portae (*VP*) und der V. mesenterica superior (*VM*). Die Schallschnittebene verläuft kaudalwärts etwas nach links gedreht. Die V. mesenterica superior läßt sich weit nach kaudal abbilden. Die V. cava inferior (*VCI*) ist angeschnitten mitabgebildet (*L* Leber, *P* Pankreas)

Die Pfortader entsteht aus dem Zusammenfluß der V. lienalis und der V. mesenterica superior (Abb. 6.9 und 6.10). Dieser splenoportale Konfluens liegt dorsal des Pankreaskopfs. Von hier aus zieht die Pfortader in den Leberhilus und gabelt sich dort in den rechten und linken Pfortaderast auf (Abb. 6.11). Sonographisch ist die Pfortader an ihrer echoreichen Wand, der „Uferbegrenzung", gut erkennbar. Lebervenen haben nicht diese starken Wandechos. Wegen des völlig anderen Verlaufs von Pfortaderästen und Lebervenen sind diese auch ohne das Kriterium der Wandechogenität voneinander unterscheidbar. Die Längsdarstellung der V. portae geschieht vom Leberhilus ausgehend. Die Schnittrichtung steht dabei nahezu senkrecht auf dem Subkostalschnitt. Wegen der topographischen Nähe ist in diesen Schnittbildern fast immer auch die V. cava inferior mitabgebildet (Abb. 6.10). Hier muß noch einmal erwähnt werden, daß V. cava und Pfortader nicht parallel zueinander verlaufen, sondern daß die Pfortader etwas schräg nach kranial zur Leberpforte zieht. Um die Pfortader streng im Längsverlauf darzustellen, muß der Schallkopf entsprechend aus der Sagittalachse herausgedreht werden. Wegen dieses divergenten Verlaufs können beide Gefäße nicht gleichzeitig in einer Bildebene optimal abgebildet werden. Entweder wird nur eines der beiden Gefäße gut erfaßt, oder es muß für beide Gefäße ein Kompromiß eingegangen werden (Abb. 6.10). Der Untersucher sollte bei der Dokumentation der Pfortader trotzdem versuchen, die Vena cava immer möglichst gut mit darzustellen.

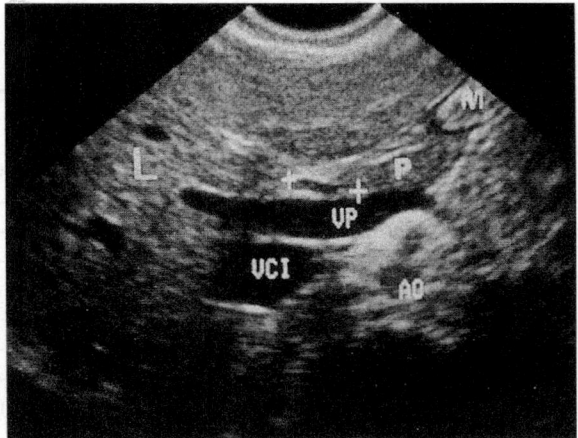

Abb. 6.10. Längsschnitt im Leberhilus. Dorsal der Pfortader (*VP*) liegt die angeschnitten dargestellte V. cava inferior (*VCI*), ventral der Pfortader der Ductus choledochus (*Markierungskreuze*), der sich bis in das Pankreas (*P*) verfolgen läßt. (*Ao* Aorta, *L* Leber, *M* Magen)

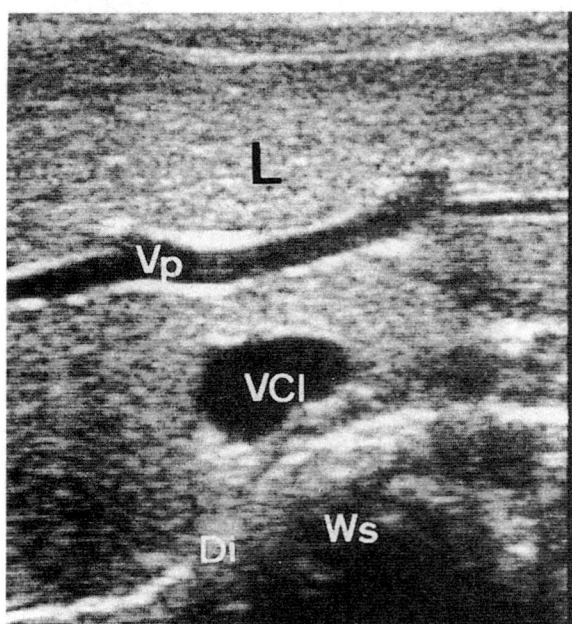

Abb. 6.11. Subkostalschnitt. Die Pfortader (*Vp*) und ihre Verzweigung in den rechten und linken Pfortaderast ist an ihrem typischen Verlauf und an den echogenen Wandechos gut erkennbar. (*Di* Zwerchfell, *L* Leber, *VCI* V. cava inferior, *Ws* Wirbelsäule)

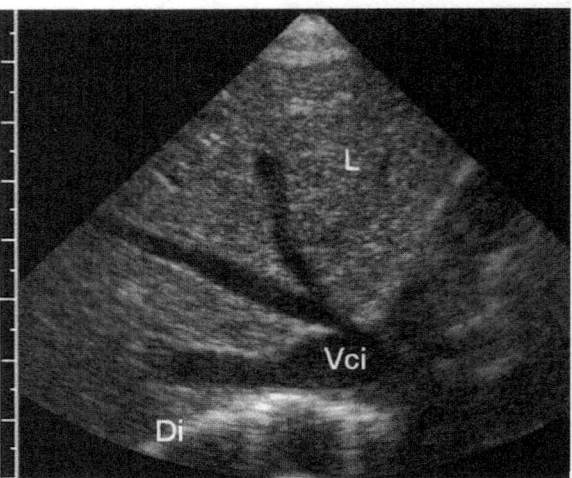

Abb. 6.12. Hoher Subkostalschnitt zur Darstellung der Mündung der Lebervenen in die V. cava inferior (*Vci*) am Unterrand der Leber (*L*). (*Di* Zwerchfell)

6.5 Vena lienalis und Vena mesenterica superior

Die V. lienalis ist am besten im Abdomenquerschnitt beurteilbar und dient vornehmlich bei der sonographischen Untersuchung des Pankreas als anatomische Leitstruktur zur Orientierung. Sie zieht von der Milz unterhalb des Pankreas bis zum splenoportalen Konfluens in Höhe des Pankreaskopfs (Abb. 6.4, 10,1b). Der splenoportale Konfluens ist an der Kaliberzunahme der V. lienalis und seiner Lokalisation im Bereich des Pankreaskopfs eindeutig zu erkennen. Dort vereinigt sie sich mit der V. mesenterica superior zur Pfortader. Die V. mesenterica superior verläuft vom splenoportalen Konfluens nach kaudal (Abb. 6.9). Häufig kann sie wegen Darmgasüberlagerung nur über eine kurze Strecke verfolgt werden.

6.6 Lebervenen

Die Lebervenen ziehen von peripher in radiärer Anordnung zur V. cava inferior (Abb. 6.12). Der rechte, der mittlere und der linke Lebervenenast können einzeln durch kontinuierliches Verschieben von der Einmündungsstelle bis in das periphere Leberparenchym verfolgt werden. Häufig sind aber nur zwei Lebervenen in einer Schnittebene darstellbar. Die Lebervenen erzeugen sonographisch im Gegensatz zu den Pfortaderästen schwächere Wandechos. Dies ist auch durch den unterschiedlichen Einfallswinkel der Ultraschallwellen (mehr tangential) bedingt. Zur Peripherie verjüngen sich die Lebervenen. Bei Rechtsherzinsuffizienz verlaufen sie breit ins Parenchym und brechen dann plötzlich ab (Abb. 7.17).

6.7 Standardebenen

Durch die im einzelnen beschriebenen Gefäßverläufe sind nun standardisierte Schnittebenen definierbar, da die Gefäße topographisch-anatomisch in charakteristischer Beziehung zueinander stehen. Diese Ebenen dienen dem Untersucher zur besseren Orientierung. Er sollte versuchen, bei der Dokumentation pathologische Befunde so weit wie möglich in einer dieser Ebenen abzubilden. Dazu stehen u. a. folgende Schnittebenen zur Verfügung:

- Schnittebenen im Abdomenlängsschnitt:
  - längs der Aorta (Abb. 6.1 und 6.13a),
  - längs der V. cava inferior (Abb. 6.8 und 6.13b),
  - längs der Pfortader.
- Schnittebenen im Abdomenquerschnitt:
  - Ebene in Höhe des Zusammenflusses der Lebervenen (Abb. 6.12 und 6.13c),
  - Ebene in Höhe der Pfortaderteilung in den rechten und linken Pfortaderast (Abb. 6.11 und 6.13d),
  - Ebene in Höhe des Truncus coeliacus (Abb. 6.2 und 6.13e),
  - Ebene längs der V. lienalis (Abb. 10.1b und 6.13f),
  - Ebene in Höhe des Abgangs der Nierenarterien.

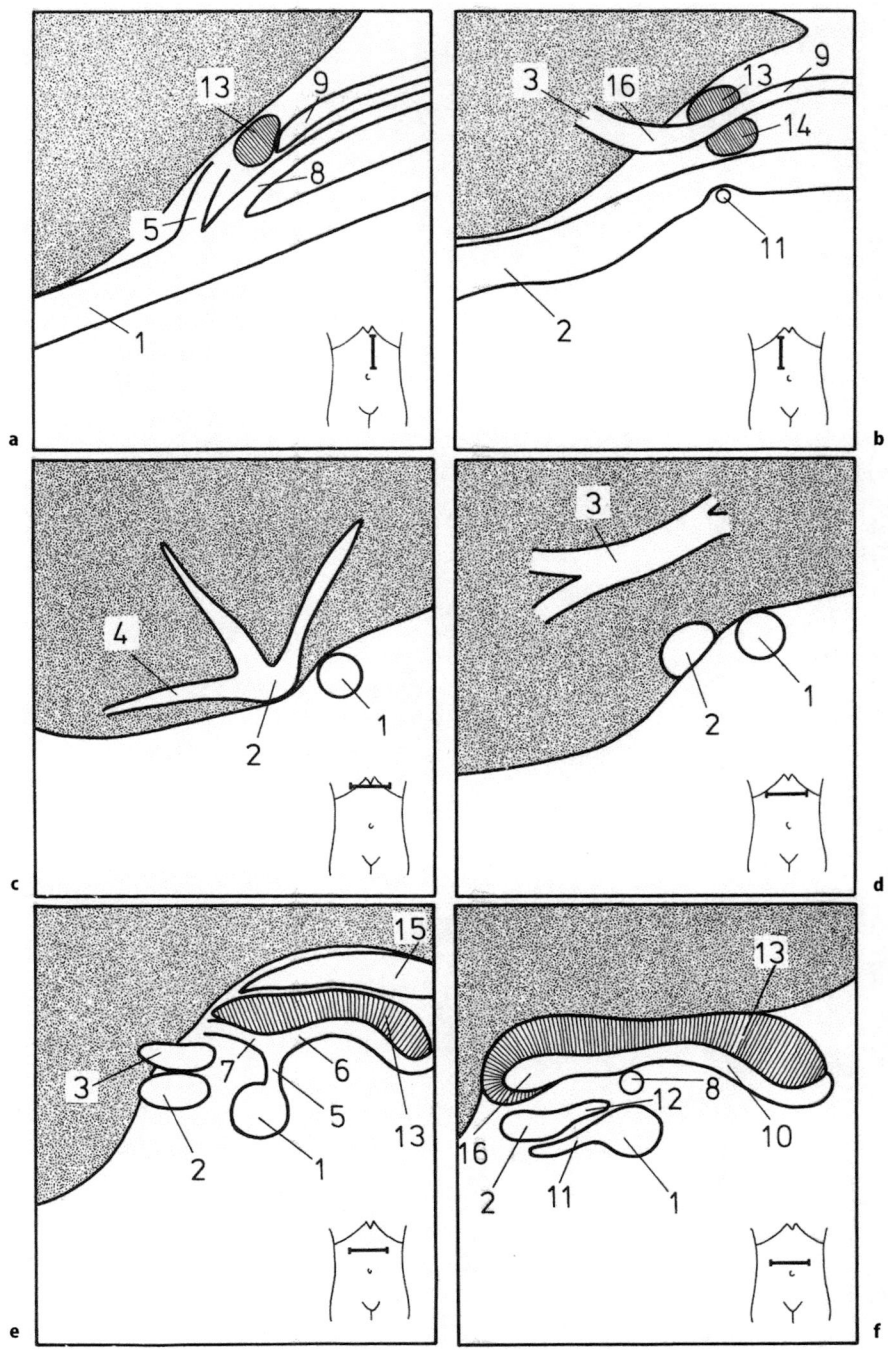

Abb. 6.13. a Abdomenlängsschnitt längs der Aorta, **b** Abdomenlängsschnitt längs der V. cava inferior, **c** Abdomenquerschnitt in Höhe des Zusammenflusses der Lebervenen, **d** Abdomenquerschnitt in Höhe der Pfortaderteilung in den rechten und linken Pfortaderast, **e** Abdomenquerschnitt in Höhe des Truncus coeliacus, **f** Abdomenquerschnitt längs der V. lienalis. (*1* Aorta, *2* V. cava inferior, *3* V. portae, *4* V. hepatica, *5* Truncus coeliacus, *6* A. lienalis, *7* A. hepatica, *8* A. mesenterica superior, *9* V. mesenterica superior, *10* V. lienalis, *11* A. renalis, *12* V. renalis, *13* Pankreas, *14* Processus uncinatus, *15* Magenausgang, *16* splenoportaler Konfluens)

Leber

R. Schumacher

> **Untersuchungsindikationen**
>
> - Hepatomegalie
> - Tumorsuche bzw. Abklärung einer Leberbeteiligung bei nachgewiesenen Malignomen und malignen Systemerkrankungen
> - Cholestase
> - Akute und chronische Hepatitiden
> - Unklares Fieber
> - Bestimmung der Lebergröße bei
>   - kardialen Erkrankungen
>   - hämatologischen Erkankungen
>   - onkologischen Erkrankungen
>   - Infektionen
> - Vor Leberpunktionen und -biopsien zur Klärung der anatomischen Situation

7.1 Technische Voraussetzungen

Zur sonographischen Beurteilung der Leber können sowohl Sektor- als auch Linear-array-Schallköpfe verwendet werden. Linearschallköpfe sind wegen ihrer breitbasigen Auflagefläche vorteilhaft, da sie größere Strecken der bauchdeckennahen Leberregion zusammenhängend darstellen und u. a. das Vermessen der Leber erleichtern. Nachteilig ist bei Kindern jenseits der Früh- und Neugeborenenperiode jedoch, daß bei Linear-array-Schallköpfen der enge Rippenwinkel im Angulus costalis die Ankopplung behindert. Dies ist mit Sektorschallköpfen einfacher. Mit ihnen kann bei älteren Kindern die Leber, wenn sie hoch unter dem Rippenbogen liegt, durch die Interkostalräume hindurch dargestellt werden. Gerade bei diesen Kindern ist aber wiederum die Vermessung der Leberhöhe mit dem Sektorschallkopf schlecht möglich, da dieser im Nahbereich nur schmale Ausschnitte der Leber darstellt.

7.2 Patientenbedingte Voraussetzungen

Grundsätzlich kann bei jedem Kind die Leber sonographisch untersucht werden. Die Untersuchung behindernde oder gar verhindernde Faktoren sind:

- übermäßige Adipositas,
- Fehlbildungen wie größere Omphalozelen oder die Gastroschisis,
- Interposition des Kolons zwischen Leber und Bauchdecke (Chilaiditi-Syndrom).

7.3 Untersuchungsvorbereitung

Eine Untersuchungsvorbereitung für die Leber ist nicht erforderlich. Da bei vielen Fragestellungen die gleichzeitige Beurteilung der Gallenwege wichtig ist, sollte das Kind zur Untersuchung nüchtern sein. Während der Untersuchung kann dann ggf. eine Milchmahlzeit gefüttert werden. Neben dem beruhigenden Effekt erzeugt dies eine Kontraktion der Gallenblase und erlaubt die grobe Beurteilung der biliären Abflußverhältnisse.

7.4 Untersuchungstechnik

Das Kind liegt zur sonographischen Beurteilung der Leber in Rückenlage. Durch Hochlagern der Arme unter den Kopf kann ggf. der Rippenwinkel, der Interkostalabstand und der Abstand der Rippen zum Becken vergrößert werden. Eine weitere, die Untersuchung verbessernde Maßnahme ist die tiefe Inspiration, bei der die Leber durch die Zwerchfellkuppel nach kaudal verlagert wird (bei Kindern im Vorschulalter „dicken Bauch" machen lassen). Durch Ein- und Ausatmen kann die Leber unter dem Rippenschatten hin- und herbewegt werden, so daß alle Anteile der Leber untersucht werden können. Eine aufgehobene Atemverschieblichkeit der Leber weist auf eine Phrenikusparese oder eine entzündlich bedingte Fixierung beispielsweise durch einen subphrenischen Abszeß hin.

Tabelle 7.1. Standardisierte Schnittebenen der Leber

Schnittebene	Auflagelinie	Mitdargestellte Strukturen
Sternalschnitt (Abb. 7.1, 7.3.)	Sternallinie (STL)	Aorta mit Truncus coeliacus und A. mesenterica superior, Ösophagus, Pankreas V. cava, Pankreas
Medioklavikularschnitt (Abb. 7.4)	Medioklavikularlinie (MCL)	Niere, ggf. Gallenblase
Vorderer Axillarschnitt	Rechte vordere Axillarlinie (VAL)	Niere, Nebenniere
Subkostalschnitt (Abb. 7.5, 7.6.)	Parallel zum Rippenbogen	Obere Ebene: Lebervenen Untere Ebene: Pfortader

Zur Erleichterung der Untersuchung und Fotodokumentation der Leber wurden mehrere standardisierte Schnittebenen definiert (Tabelle 7.1). Wichtig ist dabei das Prinzip, daß die Schnittebene 2 Komponenten besitzt:

- die Orientierung bezüglich der Auflagerichtung des Schallkopfs auf der Körperoberfläche,
- der Einfallwinkel der Ultraschallwellen in den Körper.

Dies soll an einem Beispiel verdeutlicht werden. Wenn die Lage eines Linear-array-Schallkopfs – beispielsweise in der Sternallinie – definiert ist, so gibt es dennoch eine Vielfalt von Schnittebenen, da der Schallkopf mit unterschiedlichen Winkeln gehalten werden kann. Die Möglichkeit aller dieser Winkel ergibt einen Keil. Im Falle eines Sektorschallkopfs ergibt sich dann noch die zusätzliche Möglichkeit unterschiedlicher Drehungen. Anstatt die Schnittebene über einen Winkel zu definieren, ist es günstiger, die anatomischen Strukturen festzulegen, die in dieser standardisierten Schnittebene dargestellt werden sollen. Dabei wird dem Prinzip gefolgt, möglichst viele und eindeutig erkennbare Strukturen mitzudokumentieren.

Diese Schnittebenen können nun, je nach Bevorzugung des betreffenden Untersuchers, in unterschiedlicher Reihenfolge angewandt werden. Günstig ist dabei, zuerst die Leber in einem Subkostalschnitt durch den Leberhilus orientierend zu überblicken und mit dem Schallkopf einen sektorförmigen Sweep durch das Lebergewebe durchzuführen. Zum genauen Fixieren feiner Strukturen soll dabei das Kind, sofern es zu dieser Kooperation bereit und fähig ist, vorübergehend den Atem anhalten.

Anschließend wird das Leberparenchym durch ein kontinuierliches Parallelverschieben im Körperlängsschnitt durchgemustert. Bei Verwendung eines Sektorschallkopfs wird dieser auf die Interkostalräume aufgesetzt. Bei Linearschallköpfen wird durch tiefere Atmung die Leber vermehrt hin- und herbewegt, damit auch die Parenchymanteile, die im Bereich des Schallschattens der Leber liegen, mitdargestellt werden können.

Beurteilt werden folgende Parameter:
- Gefäße (Pfortader, Lebervenen, Leberarterien),
- Leberparenchym (Grundtextur, herdförmige Veränderungen),
- Form und Kontur der Leber,
- Größe der Leber,
- Gallenwege (s. Kap. 8),
- Zwerchfell (Diskontinuität, aufgehobene oder paradoxe Atembewegungen).

7.5 Normale sonographische Anatomie

Das Lebergewebe selbst zeigt eine feine, homogene Echotextur mittlerer Echogenität. Lediglich der Lobus caudatus und quadratus besitzen häufig aufgrund ihrer schallkopffernen Position eine niedrigere Echogenität als das übrige Lebergewebe. Von diesem Leberparenchym können die gefäßbedingten Strukturkomponenten gut abgegrenzt werden, die Lebervenen sind in Form von echofreien Bändern ohne Wandechos, die Pfortaderäste als echofreie Bänder mit echogenen Wandechos sichtbar. (Weitere Einzelheiten s. Kap. 8.)

Im Längsschnitt besitzt die Leber die Form eines kaudal spitzen und kranial runden Keiles. Der Winkel am Leberunterrand beträgt meist weniger als 45°. Er ist im Bereich des rechten Leberlappens stumpfer. Die Kontur der Leber ist glatt und folgt dem Verlauf der Abdomenvorderwand sowie der Zwerchfellkuppel, welche als ein echogenes Band gut von der Leber abgegrenzt werden kann. Die freie Leberunterfläche ist meist geradlinig und zieht nach oben schräg zum Leberunterrand.

Die Leberhöhe ist die Strecke der Leberkontur, die zwischen Zwerchfellkuppel und Leberunterrand der Abdomenwand anliegt. Sie ist in der rechten vorderen Axillarlinie am größten und nimmt nach links kontinuierlich ab. Der rechte und der linke Leberlappen können sonographisch nicht direkt voneinander abgegrenzt werden. Dies geschieht mit indirekten Orientierungshilfen wie der Aufzweigung der Lebergefäße und anhand des Verlaufs des Lig. falciforme, das an der Leberunterfläche als stark echogenes Band sichtbar ist.

Bei der Untersuchung der Leber sollte immer auch das Zwerchfell mitbeurteilt werden. Es stellt sich im Längschnitt als echogenes Band kranial der Leber dar. Im Transversalschnitt begrenzt das Zwerchfell die Leber von dorsal. Gesucht wird nach Diskontinuitäten des Zwerchfells (Abb. 4.24) und nach Veränderungen der Beweglichkeit. Diese kann vermindert oder aufgehoben sein. Gegebenenfalls kann die Zwerchfellbewegung mit dem M-Mode dokumentiert werden (Abb. 4.2). Bei Diskontinuitäten des Zwerchfellechobandes muß zwischen Zwerchfellhernien (Abb. 4.23) (Extremfall: Enterothorax) und dem Upside-down-stomach (Abb. 7.6) sowie artifiziellen Unterbrechungen infolge Schallschattens (Abb. 7.31 a, b) unterschieden werden.

Sternallinienschnitt (Abb. 7.1 und 7.3)

Die Sternalebene wird so eingestellt, daß die Aorta längs auf möglichst langer Strecke erfaßt wird. Sie zieht dorsal der Leber als echofreies bis echoarmes Band schräg nach kaudal und ventral und ist wegen ihrer kräftigen rhythmischen Pulsationen leicht erkennbar. Weitere regelmäßig erkennbare Strukturen sind der Ösophagus, die muskulären Zwerchfellschenkel und die von der Aorta abgehenden Gefäße, der Truncus coeliacus und die A. mesenterica superior Abb. 7.3). Sie werden ebenfalls im Längsschnitt abgebildet.

Zwischen Aorta und Leber sind das Pankreas mit feiner, homogener Echotextur mittlerer Echogenität und die oft quergetroffene V. lienalis gelegen. Kranial davon liegt auf Höhe des Truncus coeliacus das Omentum minus mit mittlerer bis kräftiger Echogenität. Wird der Schallkopf aus dieser Ebene leicht nach rechts verschoben oder leicht gekippt, wird die V. cava im Längsschnitt als echofreies Band abgebildet. Sie zeigt charakteristische Doppelpulsationen, die im Gegensatz zur Aorta nicht so hart, sondern eher weich sind. Ein weiterer Unterschied zur Aorta ist, daß die V. cava atemabhängig Kaliberschwankungen aufweist. In Exspiration, insbesondere beim Preßmanöver nach Valsalva, ist der Durchmesser am größten. Häufig kann die V. cava bis in den rechten Vorhof dargestellt werden. Ihr kranialer Teil liegt im Vergleich zur Aorta ventraler und zieht durch den dorsalen Teil der Leber. Die dorsal der V. cava gelegenenen Teile der Leber sind mit niedrigerer Echogenität als das übrige Lebergewebe sichtbar. In dieser Region kann teilweise die Mündung der mittleren Lebervene abgebildet werden. Ventral der V. cava ist im Bereich der Leberpforte in der Regel auch der Pfortaderstamm als echofreies Band erkennbar, das in die Leber zieht und ab der Bifurkation in dieser Schnittebene

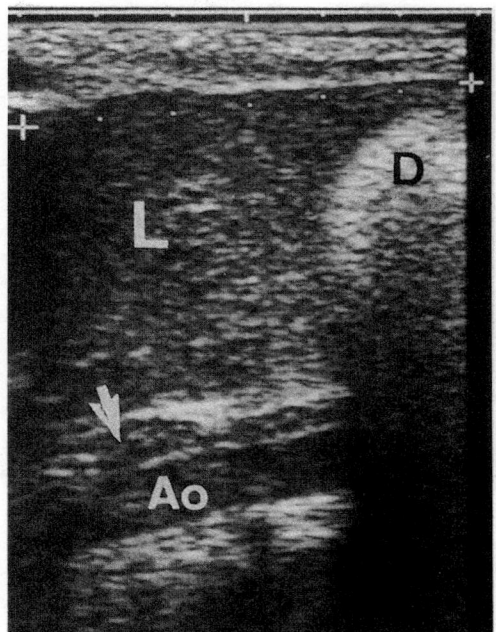

Abb. 7.1. Normale Leber im Sternalschnitt mit eingetragener Meßstrecke (*Kreuze*). Zwischen Leber (*L*) und Aorta (*Ao*) ist der Ösophagus (*Pfeil*) gut erkennbar. (*D* Darm)

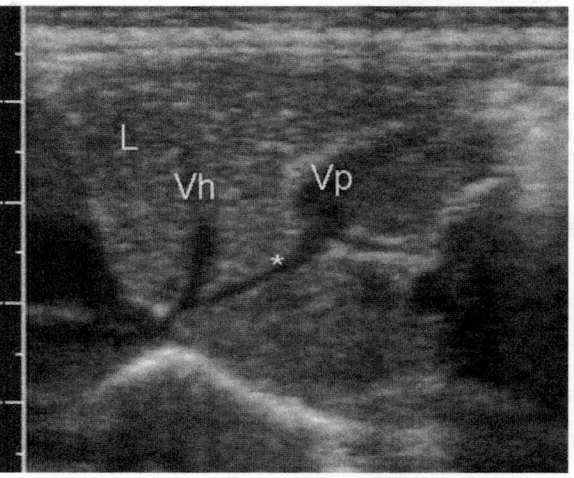

Abb. 7.2. Normale Leber bei Neugeborenem (Parasternalschnitt). Noch offener Ductus venosus Arantii (*Stern*) zwischen linkem Pfortaderast (*Vp*) und Lebervene (*Vh*)

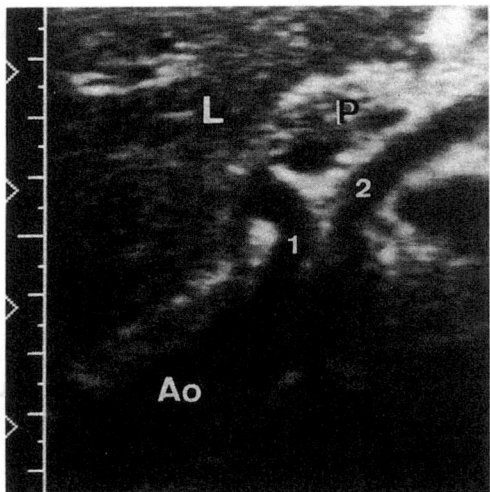

Abb. 7.3. Sternalschnitt durch die Aorta (*Ao*) mit den abgehenden Ästen Truncus coeliacus (*1*) und A. mesenterica superior (*2*). (*L* Leber, *P* Pankreas)

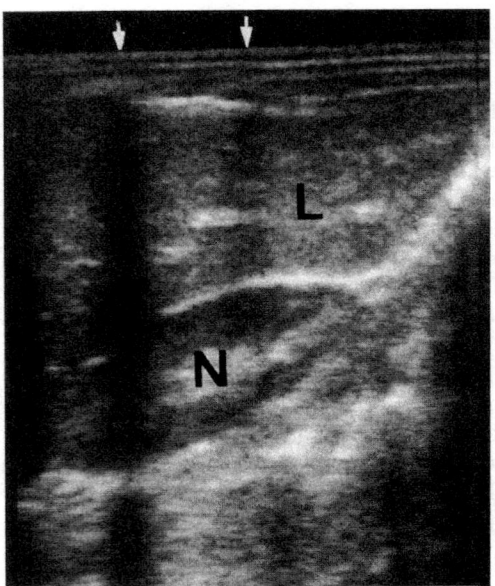

Abb. 7.4. Leber (*L*) im Medioklavikularschnitt bei einem Kind mit Mukopolysaccharidose III. Gleichmäßig erhöhte Echogenität des Parenchyms, stumpfer Winkel des Leberunterrandes. (*N* Nieren, *Pfeil* Rippen mit sich anschließendem Schallschatten)

nicht mehr darstellbar ist. Gelegentlich kann die V. portae nach kaudal bis in die V. mesenterica, die parallel zur V. cava inferior verläuft, verfolgt werden (Abb. 6.9).

Beim Neugeborenen ist in der leicht nach rechts gekippten Sternalebene der zu diesem Zeitpunkt noch offene Ductus venosus Arantii erkennbar. Er verbindet den tubulär erweiterten Teil des linken Pfortaderastes (Recessus umbilicalis), in den die Nabelvene von kaudal kommend mündet, mit der mittleren Lebervene (Abb. 7.2).

Medioklavikularlinienschnitt (Abb. 7.4)

Die Medioklavikularlinienebene dient vorwiegend der Vermessung der Leberhöhe. Meist werden in dieser Region andere Schnittebenen bevorzugt, deren Verlauf sich mehr an der Anatomie des Leberhilus orientiert. In dieser Schnittebene ist dorsal der Leber die rechte Niere mit angeschnitten.

Vorderer Axillarlinienschnitt, Flankenschnitt

Hier ist die Ausdehnung der Leber am größten. Häufig kann die Leber in dieser Schnittebene nicht vollständig dargestellt werden. Dorsal der Leber sind die rechte Niere und ggf. die Nebenniere und das echogene Band des Diaphragmas mitabgebildet.

Subkostalschnittebene (Abb. 7.5, 7.6, 7.8)

Wird der parallel zum rechten Rippenbogen aufgesetzte Schallkopf stark nach kranial gekippt, kann die Mündung der rechten, der mittleren oder auch der linken Lebervene in die V. cava inferior eingesehen werden (Abb. 7.6). Sie sind als echofreie, sich in die Peripherie verzweigende und verjüngende Bänder sichtbar (Abb. 7.8). Im Gegensatz zu den Pfortaderästen besitzen sie keine echogenen Wandechos. Dorsal dieser Mündung wird die Leber durch das echoreiche Band des Diaphragmas abgegrenzt.

Wird der Schallkopf weiter nach krandal gekippt, dann stellt sich die sich in ihren linken und rechten Ast aufzweigende Pfortader als querverlaufendes, echofreies Band mit kräftigen Wandechos dar (Abb. 7.5). Peripher ist meist die nächste Verzweigung noch erkennbar, die sog. Hirschgeweihkonfiguration. Die dorsale Begrenzung der Leber ist in dieser Ebene mehr als in der Ebene der Lebervenenmündung durch die Wirbelsäule konvex konfiguriert. Zwischen Wirbelsäule und Leber liegen im Querschnitt Aorta und V. cava.

7.5 · Normale sonographische Anatomie

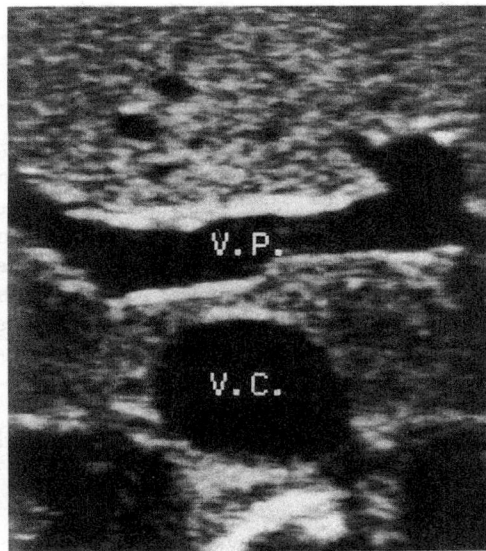

Abb. 7.5. Lebersubkostalschnitt in Höhe der Aufzweigung der Pfortader in den rechten und linken Pfortaderast.(*V.C.* V. cava inferior, *V.P.* V. portae)

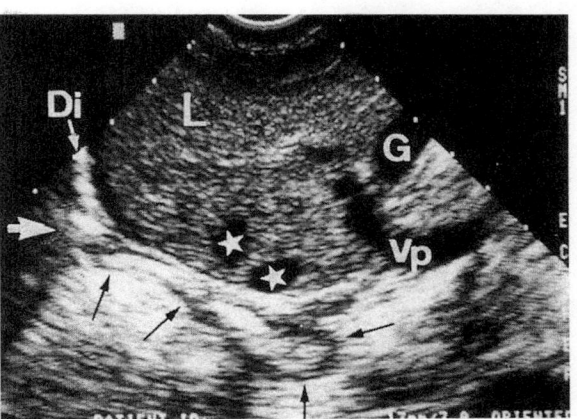

Abb. 7.7. Zwerchfellhernie bei Upside-down-stomach (Schrägschnitt im Leberhilus). Diskontinuität des Zwerchfellverlaufs (*Di*). Der hernierte Magen ist als echoarme bandförmige Struktur mit echogenem Zentrum erkennbar (*schwarze Pfeile*). (*G* Gallenblase, *L* Leber, *Vp* Pfortader, *Sterne* quergetroffene Lebervenen)

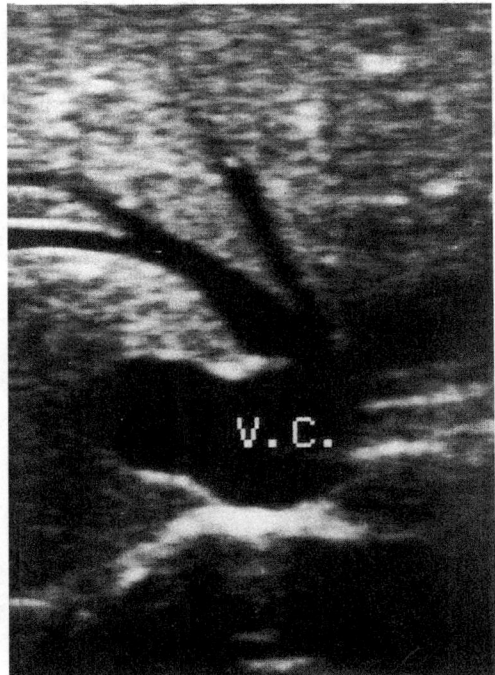

Abb. 7.6. Nach kranial gekippter Subkostalschnitt auf Höhe der Mündung der Lebervenen in die V. cava inferior (*V.C.*)

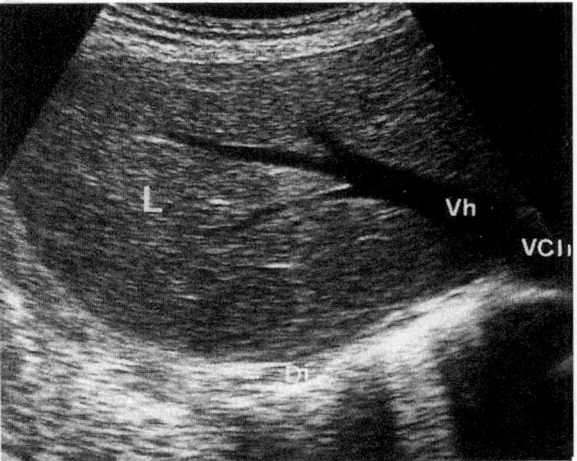

Abb. 7.8. Normale rechte Lebervene (Subkostalschnitt). Die Lebervene (*Vh*) verjüngt sich bis in die Peripherie und mündet am Zwerchfell (*Di*) in die V. cava inferior (*VCI*). (*L* Leber)

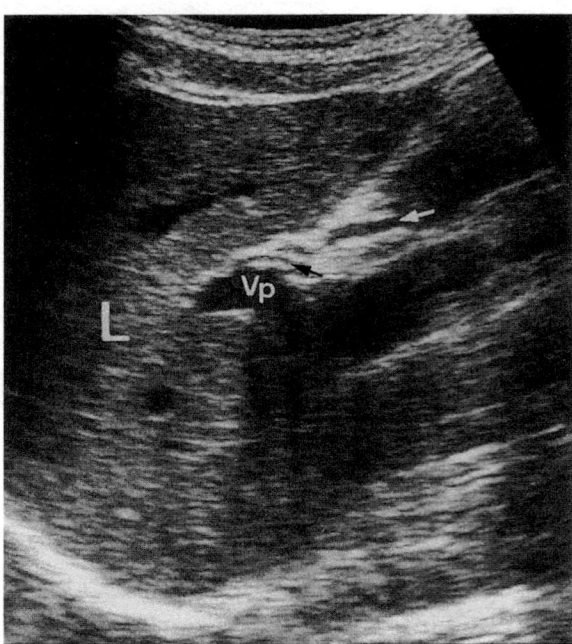

Abb. 7.9. Normaler Leberhilus bei einem Schulkind (Schnittebene senkrecht zum Subkostalschnitt). (*L* Leber, *Vp* Pfortader, *weißer Pfeil* A. hepatica, *schwarzer Pfeil* Ductus choledochus)

Längsschnitt im Leberhilus (Abb. 7.9)

Dieser Schnitt steht senkrecht zum Subkostalschnitt und zeigt den Pfortaderstamm im Längsschnitt. Dieses Gefäß ist als echofreies, mit kräftigen Wandechos versehenes Band sichtbar, das – bedingt durch die fast rechtwinklige Aufzweigung – mitten im Leberparenchym endet. Ventral der Pfortader können mit guten, hochauflösenden Ultraschallgeräten die A. hepatica als feine tubuläre, pulsierende Struktur mit kräftigen Wandechos und der Ductus hepaticus abgegrenzt werden (Abb. 7.9).

Lagevarianten der Leber

Der linke Leberlappen ist in seiner Lage am variabelsten. Er kann ganz rechts der Mittellinie liegen und andererseits bis weit nach links zwischen Bauchwand und Milz ragen. Lagevarianten bestehen ebenfalls beim Situs inversus. Beim Situs ambiguus ist die Leber weitgehend mittelständig. Je nach Vorliegen einer Links- oder Rechts-Isomerie besteht eine Polysplenie oder Asplenie (s. Kap. 9).

7.6 Krankheitsbilder

7.6.1 Diffuse Leberparenchymerkrankungen

Die sonographischen Zeichen sind bei Erkrankungen mit einer diffusen Leberparenchymbeteiligung für eine ätiologische Differenzierung zu unspezifisch. Zudem bestehen große, interindividuelle Unterschiede. Eine differentialdiagnostische Abklärung ist sonographisch somit meist nicht möglich. Selbst bei bekannter Ursache muß die Beurteilung der Schwere der Erkrankung anhand der Ultraschalluntersuchung mit großem Vorbehalt gesehen werden. Erkrankungen mit Leberbeteiligung führen häufig auch zu einer Splenomegalie und ggf. sonographisch sichtbaren Pankreasbeteiligung.

Akute und chronische Hepatitis (Abb. 7.10 und 7.11)

Bei der akuten Hepatitis ist die Leber meßbar vergrößert. Die Volumenzunahme bewirkt aufgrund der – sonographisch nicht sichtbaren – Leberkapsel eine stumpf abgerundete Verbreiterung des Leberunterrandes.

Die Echogenität des Leberparenchyms ist leicht vermindert. Dies ist jedoch schwer erkennbar, da meist ein Ausgangsbefund vor Ausbruch der Erkrankung als Ver-

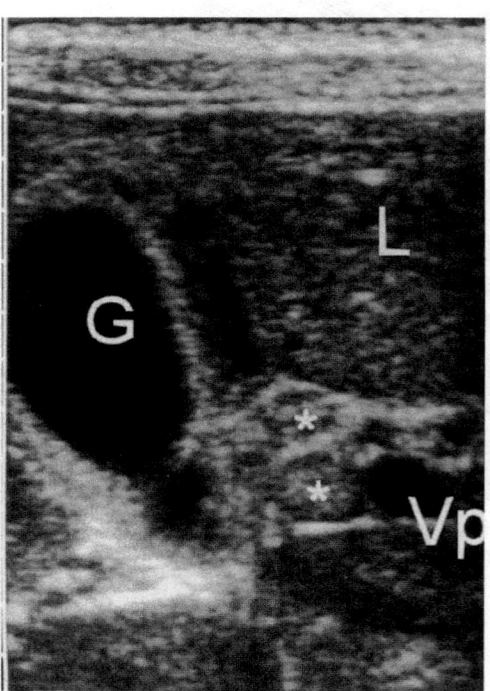

Abb. 7.10. Akute Hepatitis, Transversalschnitt durch den Leberhilus. Gallenblasenbett aufgelockert. Vergrößerte echoreiche Lymphknoten (*Sterne*) (*G* Gallenblase, *L* Leber, *Vp* V. portae)

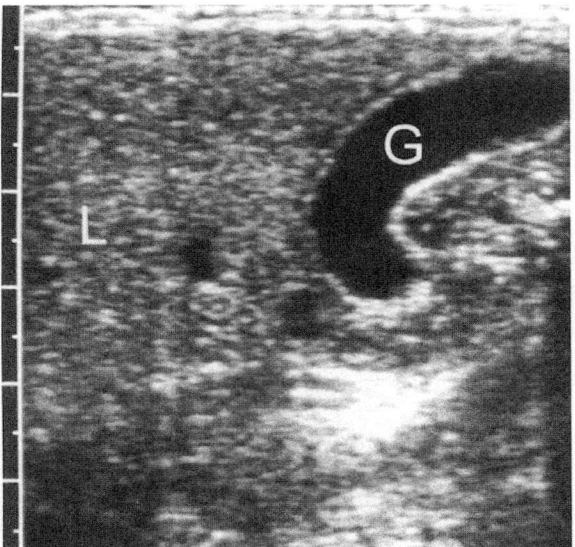

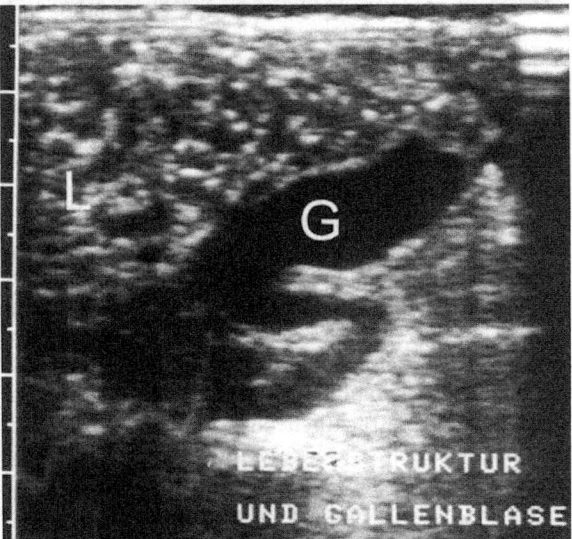

Abb. 7.11 a, b. Konnatale nekrotisierende Herpes-simplex-Hepatitis. a Zum Erkrankungsbeginn (4 Wochen) zarter echoarmer Saum um die Gallenblase (G) (L Leber). b Innerhalb von 6 Wochen ausgeprägte Vergröberung der Parenchymstruktur, fleckige dystrophische Verkalkungen (echoreiche Flecken) ohne Schallschatten. (G Gallenblase, L Leber)

gleich fehlt. Gefäße und Gallenwege sind meist weitlumig mit einer periportalen Echogenitätsvermehrung. Insbesondere die Gallenblase kann massiv dilatiert sein und sie besitzt eine deutlich verdickte Wand (s. Abb. 8.7).

Ein für die Hepatitis A charakteristisches Zeichen ist die Lymphknotenvergrößerung im Leberhilus, Omentum minus und Pankreaskopfbereich. Die Lymphknoten erscheinen zentral etwas echoreicher mit echoarmem Randsaum (Abb. 7.10).

Eine konnatale nekrotisierende Herpes-simplex-Hepatitis zeigt innerhalb weniger Wochen neben einer ausgesprochen inhomogenen, groben Echogenität feinfleckige Verkalkungen des Parenchyms auf. Pränatale Infektionen mit Toxoplasmose, Rubella und Zytomegalievirus führen zu ähnlichen Veränderungen (Abb. 7.11 a, b).

Chronische Hepatitiden sind gekennzeichnet durch eine Tendenz zu erhöhter Echogenität des Parenchyms infolge der vorliegenden Fibrosierung des Lebergewebes. Zusätzlich kann die Echotextur inhomogener und vergröbert erscheinen. Die Variationsbreite ist diesbezüglich aber zu groß, um anhand von sonographischen Kriterien allein den Verlauf der Erkrankung einschätzen zu können.

Leberzirrhose, Leberfibrose (Abb. 7.12–7.14, 7.18)

Die sonographischen Befunde sind im Falle einer Leberzirrhose abhängig von Art und Ausprägung der Strukturveränderungen der Leber. Die sonographischen Veränderungen geben keinen Hinweis auf die Ätiologie der Zirrhose.

Der rechte Leberlappen ist relativ verkleinert. Grobknotige Zirrhosen sind dagegen wegen der unregelmäßigen, teilweise höckrigen Kontur leicht zu erkennen. Der Leberunterrand ist stark abgerundet, der Winkel zwischen Leberober- und Leberunterfläche vergrößert. Die Leberoberfläche verliert in ihrem Verlauf u. U. den Kontakt zur Abdominalwand. Der bindegewebige Umbau des Leberparenchyms und Fetteinlagerungen erzeugen eine vergröberte Echotextur mit erhöhter Echogenität und Schalldämpfung. Diese können so hoch sein, daß die transhepatische Darstellung der Niere nicht mehr gelingt. Bei Kindern mit einer Leberzirrhose muß gleichzeitig immer, sofern der Befund nicht schon augenscheinlich ist, gezielt Aszites nachgewiesen werden (Abb. 7.14). Dieser ist bereits in kleinen Mengen unterhalb von 50 cm^3 bei gefüllter Harnblase paravesikal im Douglas-Raum in Beckentieflage oder subphrenisch in Kopftieflage erfaßbar.

Im Verlauf einer Leberzirrhose ändert sich das Gefäßbild im Hilus. Die Kaliber der hilusnahen Leberarterien- und Pfortaderäste gleichen sich an. Die Arterien werden deutlich prominenter und lassen sich über eine längere Strecke parallel zu den Pfortaderästen verfolgen, sog. Doppelflintenphänomen. Gleichzeitig scheint die Zahl der erkennbaren Arterienäste im Hilus zuzunehmen, was zu einem unruhigen Muster führt. Diese beiden Zeichen werden als „Arterialisation des Hilus" zusammengefaßt (Abb. 7.13).

Die seltene *konnatale Leberfibrose* wird bei der autosomal rezessiven Form der polyzystischen Nierenerkrankung beobachtet. Die Echogenität der Leber ist erst jenseits des Säuglingsalters vermehrt. Gelegentlich stellen sich aber schon bei Geburt zystisch erweiterte Gallengänge dar (s. Kap. 8).

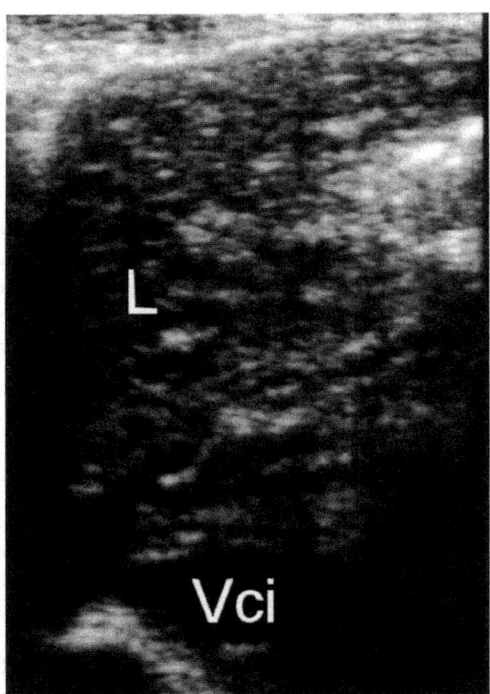

Abb. 7.12. Grobe Parenchymstruktur bei Leberzirrhose (10jähriges Kind). Schlechte Abgrenzbarkeit der intrahepatischen Gefäße. (*L* Leber, *Vci* V. cava inferior)

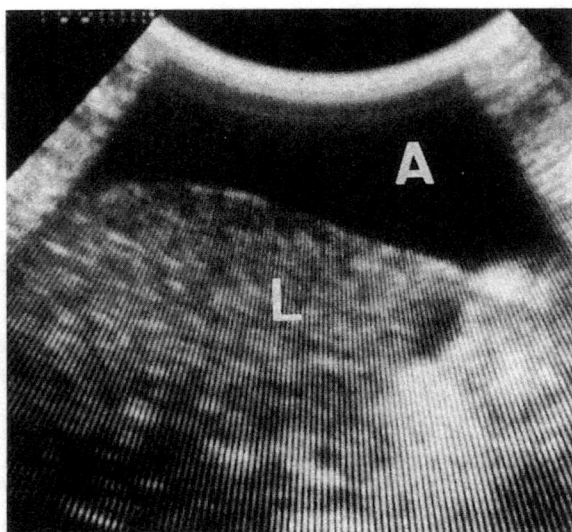

Abb. 7.14. Leberzirrhose und Aszites (Abdomenlängsschnitt) bei einem Säugling mit extrahepatischer Gallengangsatresie. Die Leber (*L*) besitzt eine erhöhte Echogenität des Parenchyms und einen stumpfen Unterrand. Zwischen Abdomenvorderwand und Leberoberfläche ist Aszites (*A*) als breiter echofreier Saum erkennbar

Stoffwechselerkrankungen

Stoffwechselerkrankungen mit einer strukturellen Beteiligung der Leber (Speicherung von Stoffwechselprodukten, vorwiegend Fett und Glykogen) können sowohl zu diffusen als auch zu herdförmigen Veränderungen der Leber führen. Dies sind in erster Linie Mukoviszidose, Glykogenosen, Tyrosinose, Mukopolysaccharidosen (Abb. 7.4) etc. Auffälligster Befund ist die Hepatosplenomegalie, die beträchtliche Ausmaße annehmen kann (teilweise lassen sich die exzessiv vergrößerten Organe ohne Hilfstechniken wie Zerlegen der Leberhöhe in Teilstrecken nicht vermessen). Wenn sich die vergrößerte Leber und Milz im Mittel- oder Oberbauch berühren, kann das als Kissing-Phänomen dargestellt werden.

Die sonographischen Veränderungen des Leberparenchyms entsprechen bei Stoffwechselerkrankungen im wesentlichen denen chronisch entzündlicher Lebererkrankungen: Die Textur ist eher inhomogen und vergröbert, bei gleichzeitig erhöhter Echogenität. Glykogenosen erzeugen dabei bisweilen zusätzliche fokale Veränderungen in Form von Adenomen, die aufgrund ihrer peripher verminderten Echogenität leicht abgrenzbar sind. Ferner kann bei Glykogenosen eine sonographische Zuordnung zum vorliegenden Typ erfolgen. Bei einer Vergrößerung der Nieren liegt Typ I vor (Abb. 7.41), bei einer Myokardbeteiligung Typ II oder III. Fokale Fettinfiltrationen können auf ein Segment begrenzt sein oder umschriebene multiple Herde aufweisen. Im Unterschied zu echoreichen Tumoren haben sie keinen raumfordernden Charakter und verdrängen die Lebergefäße nicht.

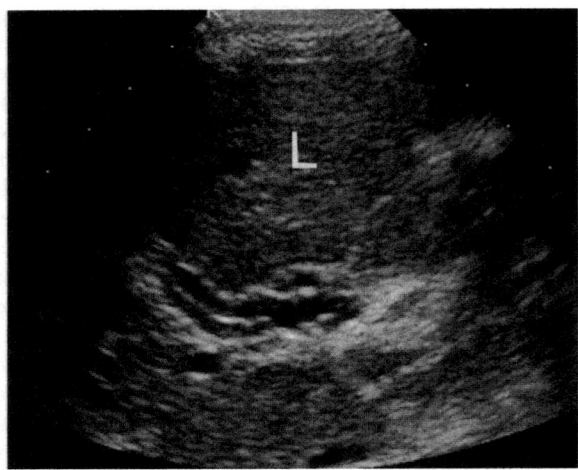

Abb. 7.13. Doppelflintenphänomen bei Leberzirrhose (8jähriges Kind). Die gleich großen Hauptäste von A. hepatica propria und rechtem Ast der V. portae verlaufen über eine längere Strecke erkennbar parallel. (*L* Leber)

Leberinfiltration durch maligne Systemerkrankungen
(Abb. 7.15 und 7.16)

Diese meist hämotologischen Erkrankungen wie Leukosen etc. führen oft zu einer Hepatosplenomegalie. Die Veränderungen der Lebertextur sind dabei für eine sonographische Differenzierung hinsichtlich Art und Schwere der Erkrankungen zu vielfältig.

Vereinzelt stellen sich bei der Monozytenleukämie echoarme, baumartige periportale Infiltrationen dar. Maligne Lymphome fallen durch ihre Echoarmut auf.

Erkrankungen der Leber aufgrund von Zirkulationsstörungen und Gefäßfehlbildungen

Stauungsleber
Die akute, kardial verursachte Stauungsleber hat ähnliche sonographische Zeichen wie die akute Hepatitis: eine teilweise sehr ausgeprägte Hepatosplenomegalie mit abgerundetem Leberunterrand sowie eine Verminderung der Echogenität des Leberparenchyms. Im Gegensatz dazu fehlen bei der Stauungsleber die bei der akuten Hepatitis vorhandenen Veränderungen der Gallenblase. Bei der Differenzierung gegenüber den genannten Erkrankungen und hinweisend auf stauungsbedingte Veränderungen fallen regelmäßig die deutlich erweiterten Lumina der V. cava und der Lebervenen auf. Die erweiterten Lebervenen lassen sich, ggf. ohne sich zu verjüngen, bis in die Peripherie verfolgen und brechen dann plötzlich in ihrer Darstellbarkeit ab (Abb. 7.17). Die atembedingten Kaliberschwankungen der V. cava können komplett aufgehoben oder stark vermindert sein.

Pfortaderhochdruck
Sonographische Zeichen der portalen Hypertension sind eine kaliberkräftige Pfortader, eine erweiterte, geschlängelte Milzvene und ein verbreitertes Omentum minus (Abb. 7.18), das sowohl in der Sternallinienebene als auch im Subkostalschnitt mit erhöhter Echogenität sichtbar ist. Gegebenenfalls sind auch die erweiterten Gefäße von Umgehungskreisläufen z. B. in Form einer erweiterten V. umbilicalis im Lig. falciforme oder im Antrumbereich des Magens erkennbar (Abb. 7.18). Zusätzlich bestehen dann evtl. die sonographischen Zeichen der die portale Hypertension erzeugenden Grunderkrankung.

Budd-Chiari-Syndrom und Pfortaderthrombose
Die Abflußbehinderung der Lebervenen kennzeichnet das Budd-Chiari-Syndrom. Neben einer akuten kann eine chronische Form abgegrenzt werden. Charakteristisch für das Budd-Chiari-Syndrom sind – neben dem Befund eines Pfortaderhochdrucks – die verengten oder nicht darstellbaren Mündungen der Lebervenen in die V. cava. Die Lebervenen selbst können sehr weitlumig und verlagert sein. Bei der Lebervenenthrombose bzw. der akuten Verlegung der Lebervenen durch Tumoren weist die Leber die Zeichen einer akuten Lebervergrößerung auf, gleichzeitig kann die Echotextur unre-

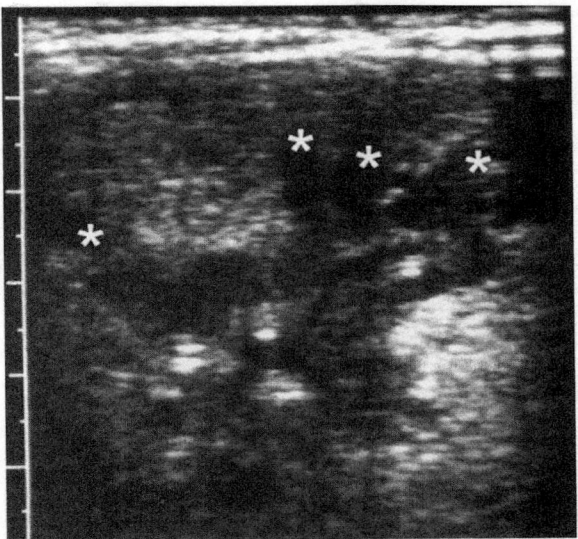

Abb. 7.15. Akute monozytäre myeloische Leukämie (8 M). Astartig geformte echoarme leukämische Infiltrate (*Stern*) entlang den großen Pfortaderästen

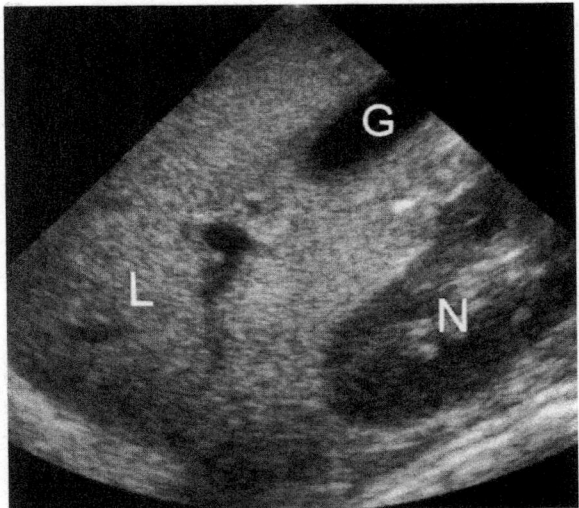

Abb. 7.16. Chediak-Higashi-Syndrom (5jähriges Kind) (vordere Axillarlinie) in der malignen lymphoproliferativen Phase. Echoarmer Saum um die Gallenblase, stark vermehrte Parenchymechogenität bei lymphozytären Infiltraten. (*L* Leber, *N* Niere)

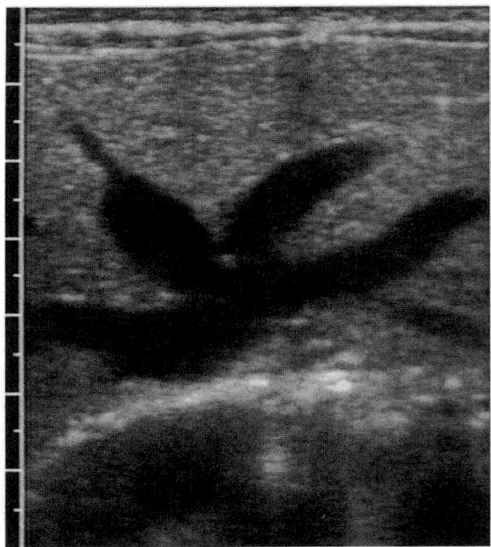

Abb. 7.17. Erweiterte Lebervenenmündung bei Neugeborenem mit Rechtsherzinsuffizienz. Die Lebervenen sind als prall erweiterte echofreie Bänder erkennbar, die in der Peripherie charakteristischerweise abrupt abbrechen

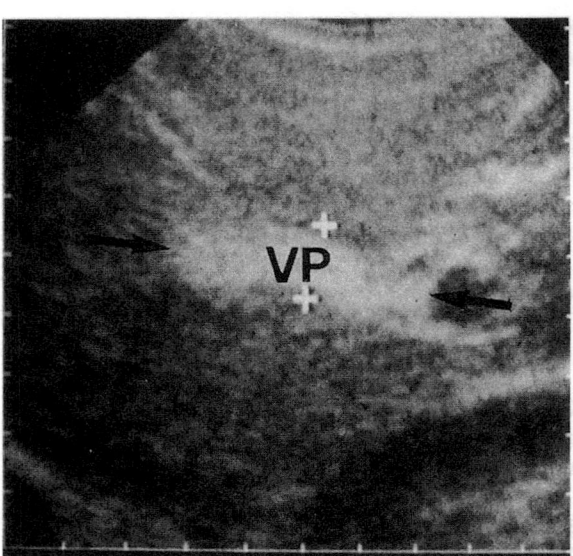

Abb. 7.19. Pfortaderthrombose (Querschnitt durch den rechten Oberbauch). Echogene Raumforderung im Bereich der Pfortader (*VP*), die einem intraluminalen Thrombus (*Kreuze*) entspricht

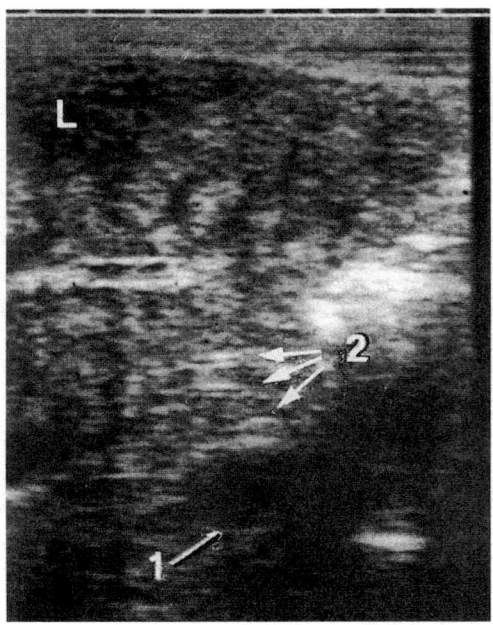

Abb. 7.18. Leberzirrhose mit portaler Hypertension bei Mukoviszidose als Grunderkrankung. Die Leber besitzt eine inhomogene, vergröberte Schalltextur erhöhter Echogenität. Stumpfer Leberunterrand, der sich bereits von der Abdomenvorderwand abhebt; das Omentum minus ist verbreitert. (*1* Aorta, *2* erweiterte Gefäße im Omentum minus, *L* Leber)

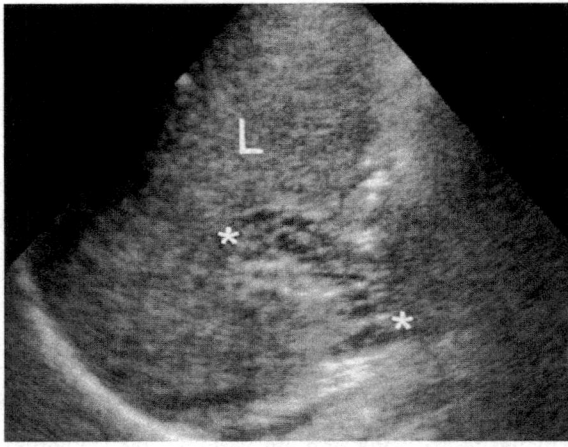

Abb. 7.20. Kavernöse Transformation der Pfortader nach Thrombose aufgrund partieller Rekanalisation (2jähriges Kind). Schwammartige V. portae (*Sterne*). (*L* Leber)

gelmäßig sein. Der dorsal der V. cava gelegene Lobus quadratus kann kompensatorisch vergrößert sein, da er aufgrund eigener, direkt in die V. cava ziehender Venen von der Abflußbehinderung nicht betroffen sein muß.

Als Nebenwirkung einer Chemotherapie wird die akute *Lebervenenverschlußkrankheit* („veno-occlusive disease") gefürchtet. Hierbei sind die kleinkalibrigen Lebervenen verschlossen, während die großen Venen komprimiert sind und einen verlangsamten Fluß zeigen. Das Leberparenchym ist inhomogen echoreich. Es besteht ein portalvenöser Hochdruck mit Flußumkehr und Aszites.

Im Vergleich zur Lebervenenthrombose läßt sich die *Pfortaderthrombose* sonographisch besser darstellen, da der Pfortaderstamm gut beurteilt werden kann. Anstelle des echofreien Bandes der Pfortader mit ihren echogenen Wandbegrenzungen ist der Thrombus intraluminal als echogenes Areal sichtbar (Abb. 7.19). Eröffnen und vergrößern sich im Leberhilus periportale Kollateralen, so entsteht das sonographische Bild eines großkalibrigen Gefäßkonvoluts an dieser Stelle: kavernöse Transformation der V. portae mit hepatopetalem Blutfluß (Abb. 7.20). Die Diagnostik der vaskulären Erkrankungen der Leber erfolgt am besten mit Hilfe der Dopplersonographie (s. Kap. 18.3.2).

Gefäßfehlbildungen

Beim infradiaphragmalen Typ der totalen Lungenvenenfehlmündung besteht beim Neugeborenen eine ausgeprägte pulmonalvenöse Abflußbehinderung. Die fehlmündenden Lungenvenen ziehen mit einem großen drainierenden Gefäß durch den Hiatus aortae und bekommen Anschluß an die V. portae oder den Ductus venosus Arantii. Sonographisch findet sich das große pathologische Gefäß im rechten Leberlappen (s. Abb. 5.23 d).

Die seltene arteriovenöse Fistel zwischen A. hepatica propria und Pfortader führt zu einer Druck- und Volumenbelastung der V. portae (Abb. 7.21). Sie ist deutlich dilatiert und weist dopplersonographisch ein aufgepfropftes arterielles Flußmuster auf. Bei sehr großer Fistel besteht ein portalvenöser Hochdruck mit Aszites und Ausbildung eines Kollateralkreislaufs. Nach Unterbindung der Fistel ist der Blutfluß in den weiten Portalgefäßen verlangsamt und es besteht die Gefahr einer Pfortaderthrombose.

Pneumoportogramm

Früh- und Neugeborene sind durch eine nekrotisierende Enterokolitis gefährdet. Im Rahmen dieser Erkrankung kommt es zu einer Durchwanderungsperitonitis, so daß sich Gasbläschen unter der Serosa ansammeln. Diese treten in die den Darm drainierenden Venen ein und werden über die V. mesenterica superior in die Pfortader und in die Leber gebracht, wo sie sich im Kapillarsystem ansammeln. Im Leberparenchym sind sonographisch sehr fokale punktförmige Echogenitätsansammlungen erkennbar, die mit den Portalästen streifig angeordnet sind (Abb. 7.22). Die über die V. portae in die Leber einströmenden Gasbläschen lassen sich sonographisch früher und besser als röntgenologisch erfassen.

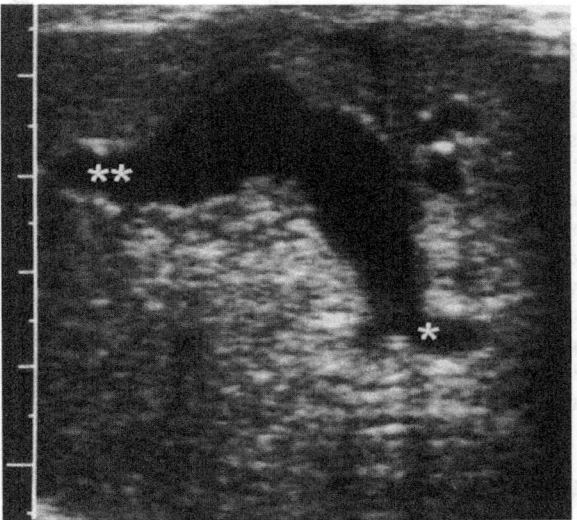

Abb. 7.21. Große ektatische AV-Fehlbildung (4 W) zwischen A. hepatica propria und rechtem Pfortaderast (Transversalschnitt). Seite des arteriellen Zuflusses (*Stern*), Seite des venösen Abflusses (*2 Sterne*)

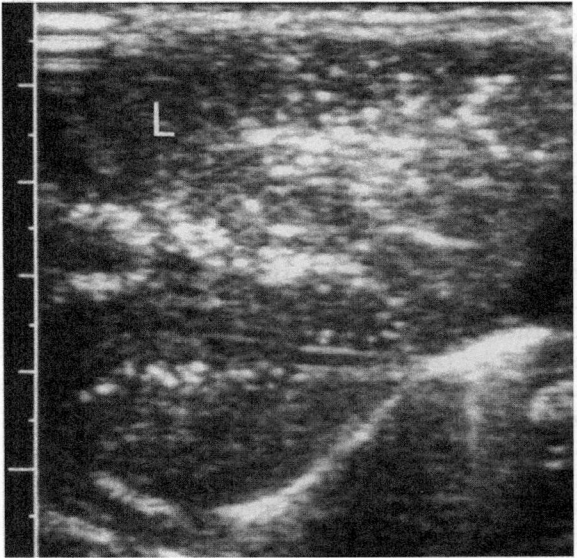

Abb. 7.22. Pneumoportogramm (parasternaler Längsschnitt). Sehr echoreiche feinfleckige Strukturen, eingestreut in den rechten Leberlappen mit Ausrichtung entlang der Portalgefäße. (*L* Leber)

7.6.2 Fokale Lebererkrankungen

Herdförmige Erkrankungen der Leber sind im Gegensatz zu den diffusen Leberparenchymerkrankungen leichter erkennbar, da hier oft normales Lebergewebe als Texturreferenz vorliegt. Voraussetzung zum Erkennen einer fokalen Veränderung ist allerdings eine veränderte Textur und vor allem Echogenität. Andernfalls wird die sonographische Diagnostik extrem problematisch und muß sich auf unsichere Zeichen wie die Verlagerung von Gefäßen stützen. Hochauflösende Geräte können mittlerweile Veränderungen von 5 mm Durchmesser und weniger erfassen.

Leberzysten (Abb. 7.23 und 7.24)

Kongenitale Zysten der Leber gehen häufig mit einer zystischen Veränderung anderer Organe, z. B. mit der polyzystischen Nierenerkrankung vom adulten Typ (autosomal dominant) (Abb. 7.24) oder mit Pankreaszysten einher. Deshalb muß beim Nachweis einer Leberzyste das gesamte Abdomen gründlich nach zystischen Veränderungen durchgemustert werden. Sonographisch sind die Zysten echofrei, meist rund und glatt begrenzt und haben keine oder nur eine schwach echogene Wandbegrenzung zum umgebenden Leberparenchym (Abb. 7.23). Größere Zysten erzeugen eine dorsale Schallverstärkung.

Leberzysten müssen hinsichtlich ihrer Größe, Lokalisation und Zahl beurteilt werden. Zystische Raumforderungen im Bereich der Leberpforte sind meist den Gallenwegen zuzuordnen. Bei gleichzeitig nachweisbaren erweiterten intrahepatischen Gallengängen entspricht eine an der Leberpforte lokalisierte Zyste einer Choledochuszyste. Beim Kawasaki-Syndrom sowie bei langzeitparenteralernährten Kindern ist weiterhin eine Gallenblasenektasie, die als große, zystische Raumforderung im Bereich der Leberpforte imponiert, abzugrenzen (s. Abb. 8.4). Hämatome, Abszesse sowie Echinokokkuszysten können sich ebenfalls echofrei darstellen. In seltenen Fällen können maligne Lebertumoren sowie Lebermetastasen, insbesondere die sehr echoarmen malignen Lymphome, zystisch imponieren. Weiterhin können mesenchymale Hamartome der Leber das sonographische Bild multipler Leberzysten erzeugen.

Echinokokkuszysten der Leber

Der Echinococcus cysticus erzeugt große, mitunter gekammerte, echofreie Areale mit im Gegensatz zu kongenitalen Leberzysten echogenen Wandgrenzen (Abb. 7.25). Wenn diese Zysten verkalken, verursachen sie einen Schallschatten. Da auch andere Organe befallen sein können, muß auch hier das gesamte Abdomen

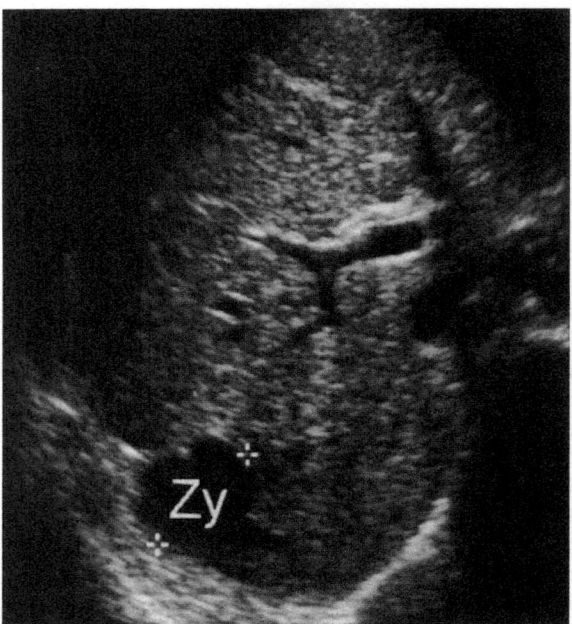

Abb. 7.23. Solitäre Leberzyste (*Zy*) im zwerchfellnahen Teil des rechten Leberlappens

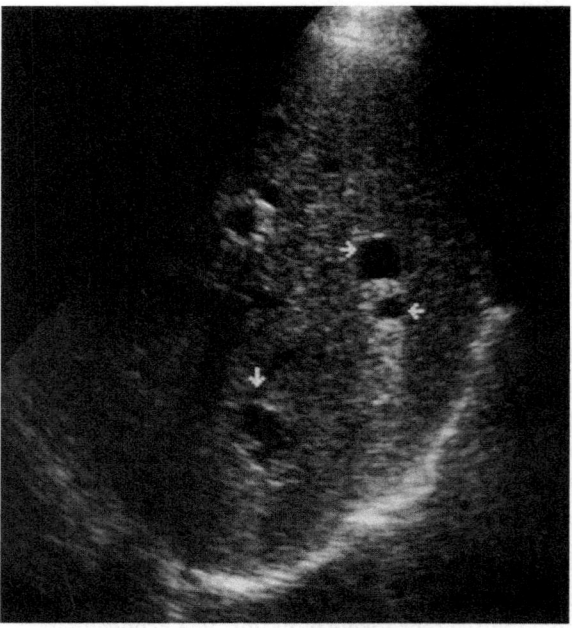

Abb. 7.24. Multiple Leberzysten (*Pfeil*) unterschiedlicher Größe bei autosomal dominanter polyzystischer Nierenerkrankung im Bereich des rechten Leberlappens (Transversalschnitt)

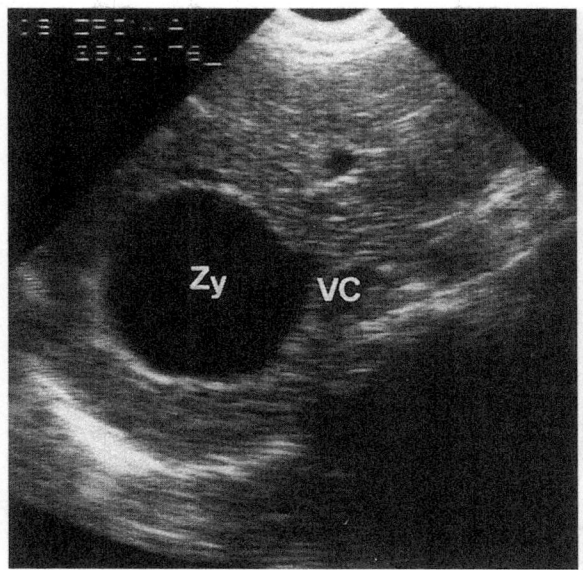

Abb. 7.25. Echinococcus-cysticus-Zyste (*Zy*) von 5 cm Durchmesser im Bereich des rechten Leberlappens. (*Vc* V. cava)

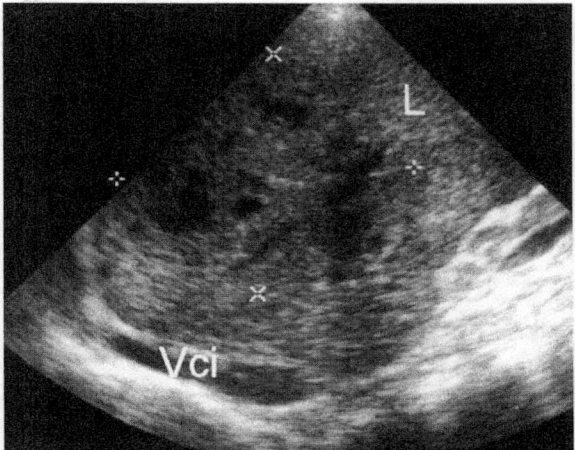

Abb. 7.26. Multiple echoarme Leberabszesse bei septischer Granulomatose (12jähriges Kind), Parasternalschnitt. *Kreuze*: betroffenes Areal. (*L* Leber, *Vci* V. cava inferior)

sorgfältig auf zystische Veränderungen hin durchgemustert werden.

Der seltene Echinococcus alveolaris führt zu weniger charakteristischen Veränderungen und kann differentialdiagnostische Abgrenzungsschwierigkeiten von verkalkenden Lebertumoren erzeugen.

Leberabszesse

Leberabszesse können sehr unterschiedliche sonographische Zeichen besitzen. Frisch eingeschmolzene eitrige Abszesse und Amöbenabszesse sind als echoarme bis echofreie Areale sichtbar (Abb. 7.26, s. Abb. 11.37). Eitrige Abszesse entwickeln im weiteren Verlauf eine echogene Kapsel. Der Abszeß kann in ein echogenes oder komplex strukturiertes Areal transformieren und ist deshalb differentialdiagnostisch nur schwer von teilweise anderen Erkrankungen wie Lebertumoren abzugrenzen. Bei diesen Kindern muß ggf. die diagnostische Abklärung mittels ultraschallgezielter Punktion erfolgen. Multiple bis zu 2 cm große Abszesse werden bei Tuberkulose, Katzenkratzkrankheit, Brucellose, Toxoplasmose und Mononukleose beobachtet. Leberabszesse bei der septischen Granulomatose hinterlassen fokale Parenchymverkalkungen.

Immunsupprimierte Patienten sind für Pilzinfektionen anfällig. Candidaabszesse sind am häufigsten. Sie haben eine Größe von maximal 2 cm und sind sonographisch oft nur schwer erkennbar. Sie können charakteristische Muster aufweisen: einen echoarmen Ring mit echoreichem Zentrum (Kokarde), einen echoreichen Ring mit zentralem Speichenmuster und einen echorei-

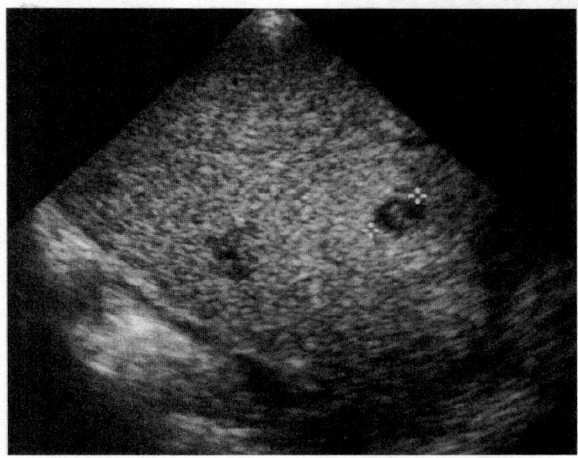

Abb. 7.27. Candidaabzeß der Leber mit typischer Kokardenform (echoreiches Zentrum, echoarmer äußerer Ring)

chen Herd mit zentraler Verkalkung. Diese Veränderungen sind abhängig vom Alter der Abszesse (Abb. 7.27).

Leberhämatome und Leberverkalkungen

Nach stumpfen Oberbauchtraumen werden Leberverletzungen unterschiedlichen Grades beobachtet. Die leichteste Form besteht in einer fokalen Leberkontusion. Hierbei ist die Parenchymechogenität fokal angehoben. Es besteht ein fließender Übergang in das umgebende Parenchym (Abb. 7.28 a, b). Leberhämatome sind, sofern die Leberkapsel nicht mitrupturiert ist, anfäng-

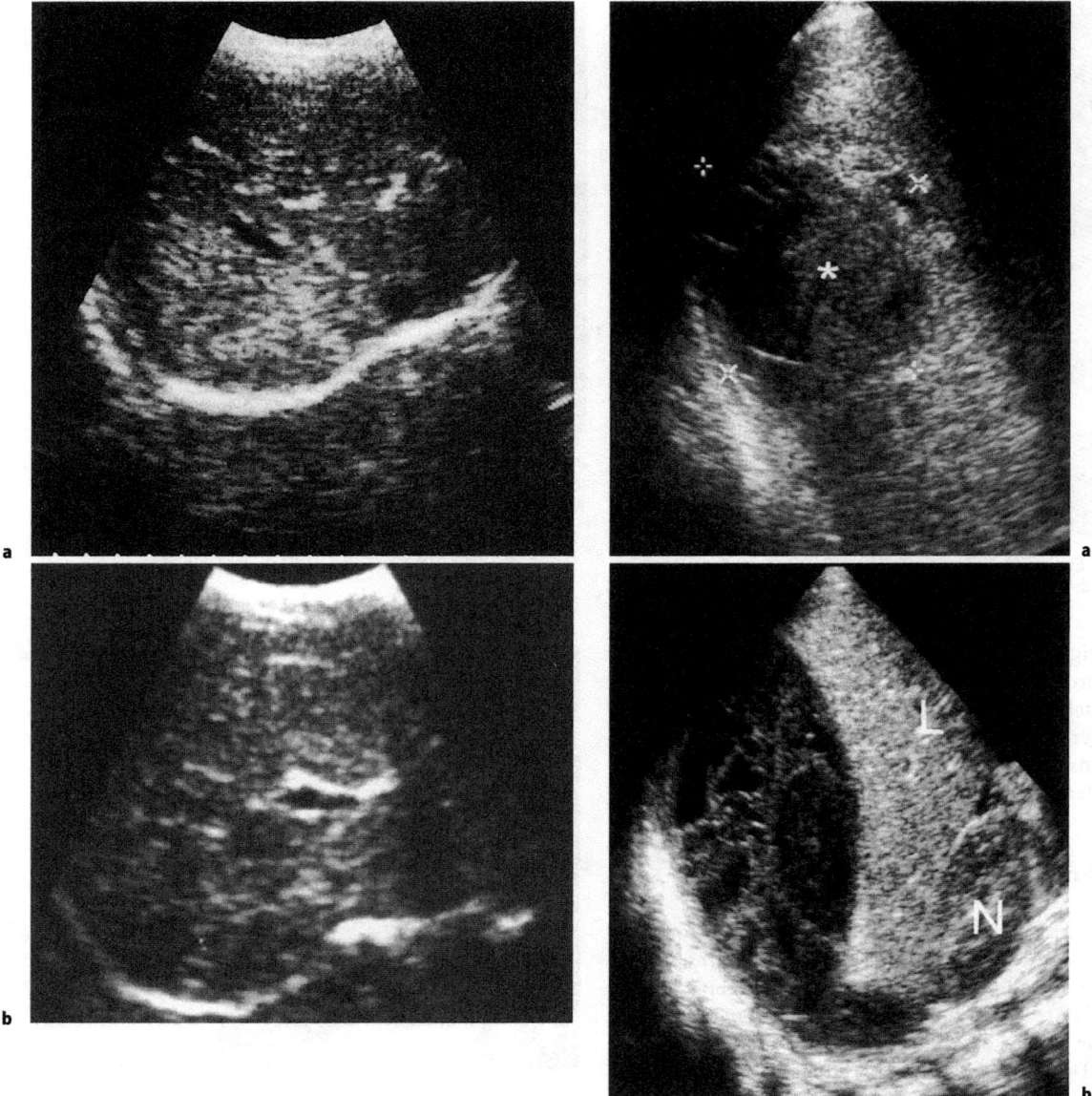

Abb. 7.28 a, b. Leberkontusion des dorsalen rechten Leberlappens (5jähriges Kind), Transversalschnitt. **a** Die Kontusionszone stellt sich echoreich und unscharf begrenzt zum normalen Parenchym hin dar. **b** Normalisierung des Schallbefundes 3 Wochen später

Abb. 7.29 a, b. Subkapsuläres Leberhämatom nach stumpfem Bauchtrauma (16 Jahre), nach rechts gekippter Transversalschnitt. **a** Echoarmes frisches Hämatom (*Stern*). **b** Nach 4 Wochen schwammartige Schallstruktur des teilorganisierten, eiweißreichen Hämatoms. (*N* Niere, *L* Leber)

lich als echofreie bis echoarme Areale subkapsulär oder intraparenchymatös (Abb. 7.29 a) erkennbar. Später können diese Areale im Rahmen der Organisation erst echodicht, bei hohem Eiweißgehalt auch schwammartig und evtl. echofrei werden (Abb. 7.29 b). Im weiteren Verlauf können die Blutungsherde auch verkalken (Abb. 7.30). Diese Verkalkungen sind sonographisch als echoreiche teilweise inhomogene Areale mit sich anschließendem Schallschatten erkennbar.

Abb. 7.31 a, b. Ätiologisch unklarer Verkalkungsherd bei 3 Tage altem Neugeborenen im ventralen Längsschnitt (**a**) und im Subkostalschnitt (**b**). In der Leber liegt zwerchfellnah ein echogenes Areal mit sich anschließendem Schallschatten, der im Längsschnitt die Kontinuität des Zwerchfells (*Pfeil*) unterbricht. Dieser Herd erzeugt in der Abdomenleeraufnahme in 2 Ebenen jeweils einen röntgendichten Herd. (Abbildung Dr. Wesseler)

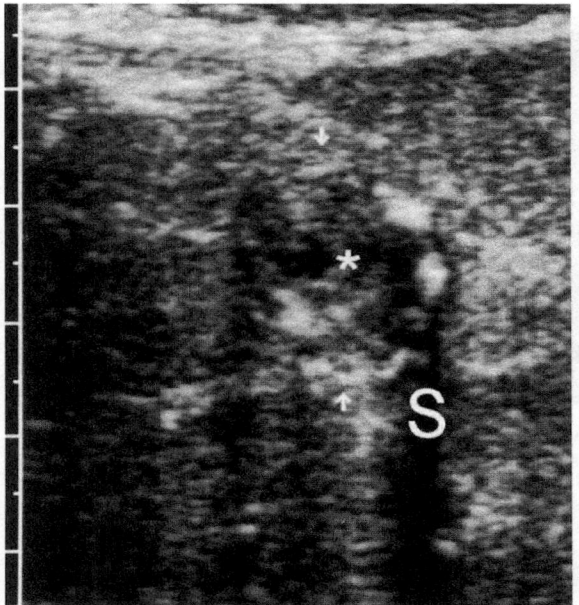

◄ **Abb. 7.30.** Organisierter Thrombus(*Stern*) in einem erweiterten rechten Pfortaderast (5 M). Partielle Verkalkung des Thrombus mit Schallschatten (*S*)

Bei Leberhämatomen muß wie bei jedem stumpfen Bauchtrauma auch nach freier Flüssigkeit im Abdomen gesucht werden. Beim Durchmustern der Leber sollte immer auch gleich das Zwerchfell sorgfältig nach möglichen Diskontinuitäten als Hinweis auf eine Zwerchfellruptur mit nachfolgender Herniation in den Thoraxraum beurteilt werden. Die Zwerchfellbeweglichkeit kann dabei schmerzbedingt vermindert sein.

Leberparenchymverkalkungen werden darüber hinaus auch bei Infektionen (Tbc, Katzenkratzkrankheit, nekrotisierende Hepatitis), Abszessen (septische Granulomatose, Candidamykose) Parasiten, thrombosierten Hämangiomen und Tumoren (Hepatoblastom, Neuroblastommetastasen) beobachtet. In seltenen Fällen können auch Verkalkungsherde unklarer Genese bei Neugeborenen bestehen (Abb. 7.31 a, b).

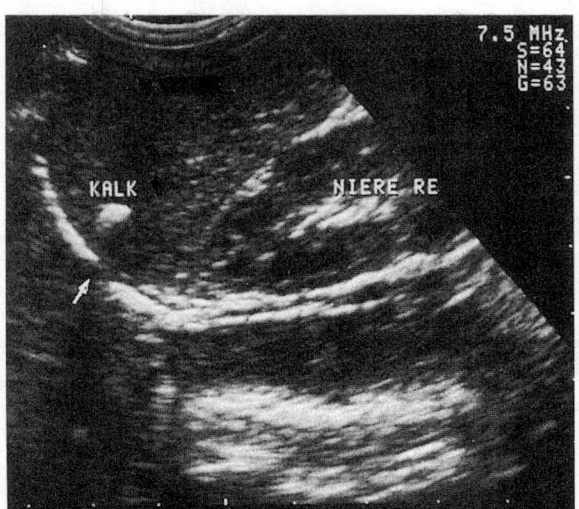

7.6.3 Lebertumoren und Lebermetastasen

Raumforderungen der Leber sind besonders aufmerksam und sorgfältig zu untersuchen, da zwei Drittel aller Tumoren maligne sind. Sie werden in zystische und solide Tumoren unterteilt. Daneben kann ein Lebertumor auch eine komplexe Echotextur mit fokalen echofreien Arealen aufweisen. Solide Tumoren besitzen eine unterschiedliche Echotextur mit im Vergleich zum gesunden Leberparenchym vermehrter oder verminderter Echogenität. Die Echotextur kann homogen oder inhomogen sein.

Besonders schwierig ist die Abgrenzung von Raumforderungen, die sich in ihrer Echotextur fast nicht vom gesunden Organparenchym unterscheiden.

Eine weitere Möglichkeit ist die diffuse Organinfiltration, die mit einer Größenzunahme der Leber und Abrundung der äußeren Konturen einhergeht. Ursachen diffuser Organinfiltrationen sind maligne Systemerkrankungen aus dem lymphatischen Formenkreis und das Neuroblastom (Abb. 7.39).

Solide Lebertumoren

Solide Lebertumoren sind primär immer malignomverdächtig. Im Vergleich zum gesunden Lebergewebe kann ihre Echogenität vermindert oder erhöht sein.

Echoarme Lebertumoren

Hämangiomatose der Leber

Der häufigste Lebertumor im Kindesalter ist die Hämangiomatose der Leber. Neben einer Vergrößerung der Leber mit vorgebuckelter Kontur können sonographisch multiple, echoarme Rundherde dargestellt werden (Abb. 7.32). Der Truncus coeliacus und die Lebervenen sind deutlich erweitert und zeigen dopplersonographisch einen erheblich beschleunigten Blutfluß. Aufgrund der arteriovenösen Fisteln läßt sich auch in den Lebervenen ein arterielles Flußmuster ableiten. Mit zunehmender Thrombosierung der Angiome nimmt deren Echogenität zu. In einzelnen Fällen treten Verkalkungen mit sonographisch nachweisbarem Schallschatten auf. Charakteristisch für das benigne Hämangioendotheliom ist die Verlagerung der Lebervenen sowie der V. cava inferior durch die echoarmen Rundherde, die wie die Früchte an einem Baum imponieren. Infiltrationen der Lebervenen werden niemals gefunden. Die Diagnose der Leberhämangiome und der Hämangiomatose der Leber wird durch die farbkodierte Dopplersonographie verbessert (s. Kap. 18.3.2).

Intrahepatisch lokalisierte Lymphome

Intrahepatisch lokalisierte Lymphome stellen sich sonographisch meist deutlich echoärmer als das umgebende Leberparenchym dar (Abb. 7.33). In seltenen Fällen können sie jedoch auch ein echodichtes, grobes Binnenreflexmuster aufweisen.

Echoreiche Lebertumoren

Thrombosiertes kavernöses Hämangiom

Meist ist es ein Zufallsbefund bei älteren Kindern. Bei Involution neigt es zur Verkalkung.

Angiomyolipom der Leber

Es handelt sich um einen sehr echoreichen Tumor unterschiedlicher Größe im Rahmen der tuberösen Sklerose. Er tritt in den Nieren wesentlich häufiger auf.

Hepatoblastom

Dies ist der häufigste maligne Lebertumor bei Kindern (1–2% aller Malignome des Kindesalters) mit einem Häufigkeitsgipfel vor dem 3. Lebensjahr. Es tritt wie der Wilms-Tumor und das extraadrenale Neuroblastom auch im Rahmen des Beckwith-Wiedemann-Syndroms auf. Bei der Diagnosestellung liegt meist bereits ein sehr

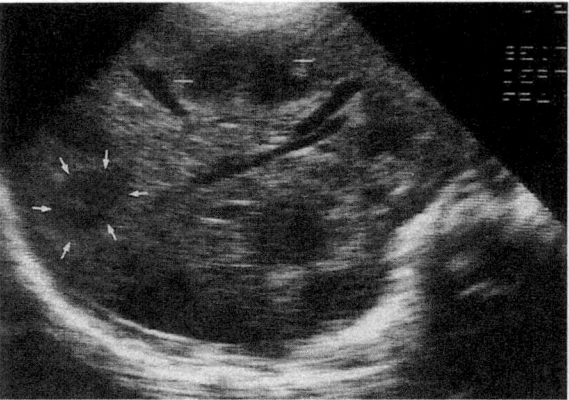

Abb. 7.32. Leberangiomatose (Querschnitt durch die Leber). Zahlreiche echoarme rundliche Raumforderungen von 1–2 cm Größe, die über das gesamte Leberparenchym verteilt sind. Ein Angiom ist zur Demonstration mit *Pfeilen* gekennzeichnet

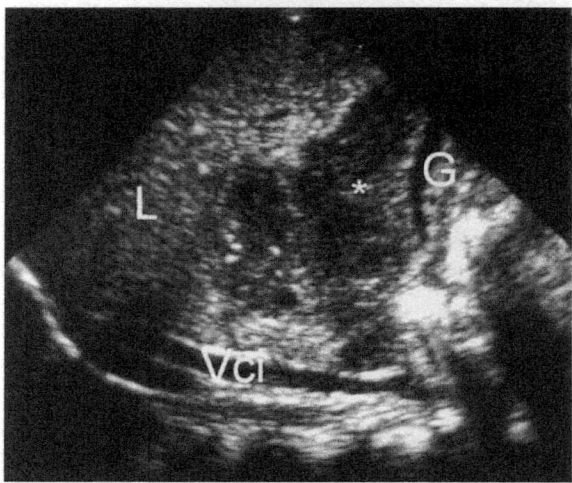

Abb. 7.33. Morbus Hodgkin (8jähriges Kind) (Parasternalschnitt). Echoarme Tumorinfiltrate (*Stern*) im kaudalen Teil des rechten Leberlappens. (*G* Gallenblase, *L* Leber, *Vci* V. cava inferior)

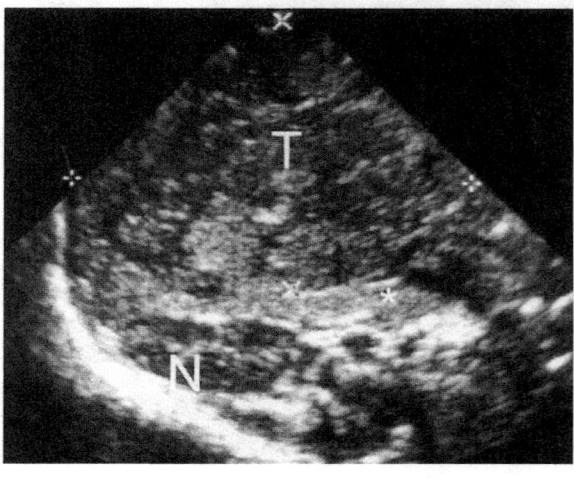

Abb. 7.34. Hepatoblastom (6M) (Parasternalschnitt). Riesige ▶ Raumforderung (*T*) zentral, die von normalem Leberparenchym (*Stern*) umgeben ist. Sie weist eine inhomogene, teils echoreiche, teils echoarme Echotextur auf. (*N* Niere)

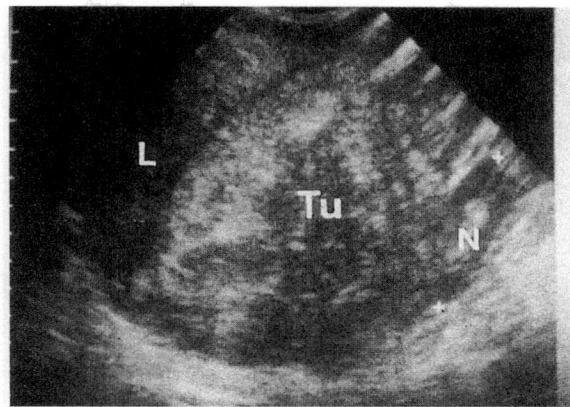

Abb. 7.35. Hepatoblastom bei 8 Monate altem weiblichem Säugling (Längsschnitt durch den rechten Oberbauch). Riesige Raumforderung (*Tu*) oberhalb der rechten Niere (*N*), die vom Leberparenchym nicht sicher abgrenzbar ist und eine inhomogene, teils echoreiche, teils echoarme Struktur mit echoarmem Saum aufweist. (*L* Leber)

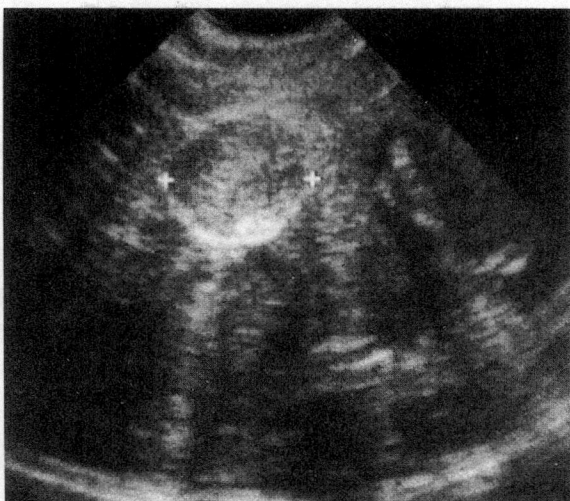

Abb. 7.36. Hepatoblastom bei 8 Monate altem weiblichem Säugling (Querschnitt durch das Abdomen). Inhomogene Echotextur mit zirkulärer Verkalkung

großer, das Leberparenchym diffus infiltrierender Tumor vor (Abb. 7.34 und 7.35). Er besitzt eine sehr komplexe Echotextur, bestehend aus einzelnen echoarmen und teilweise echoreichen Arealen. 50% der Tumoren haben einzelne Verkalkungen (Abb. 7.36) mit typischem Schallschatten neben echofreien Arealen, bei denen es sich um Tumornekrosen oder Einblutungen handelt. In seiner Echotextur ähnelt das Hepatoblastom dem Neuroblastom. Eine sichere Abgrenzung von einem diffus-infiltrierend wachsenden Neuroblastom kann mitunter sehr schwierig sein.

Die Untersuchung der Lebergefäße ist besonders wichtig. Das Hepatoblastom verdrängt und infiltriert die Lebervenen sowie die Pfortaderäste. Die Pfortaderbifurkation ist meist zur gesunden Seite hin verlagert. Mitunter kann eine Pfortaderthrombose (Abb. 7.19) nachgewiesen werden. Dabei stellt sich der Thrombus als echodichte Struktur im Pfortaderlumen dar. Meist kann die Thrombose durch die fehlende Darstellbarkeit mit der farbkodierten Dopplersonographie eines Pfortaderastes im Tumorbereich vermutet werden.

Hepatozelluläres Karzinom

Das hepatozelluläre Karzinom entsteht meist auf dem Boden einer Leberzirrhose, nach einer Hepatitis B oder bei Stoffwechselerkrankungen (Glykogenose Typ I, Zystinose, Tyrosinose, Morbus Wilson, α-1-Antitrypsinmangel). Im Gegensatz zum Hepatoblastom wird es vorwiegend bei Kindern jenseits des 10. Lebensjahres gefunden. Ein sichere Unterscheidung vom Hepatoblastom ist nach sonographischen Kriterien nicht möglich.

Hepatozelluläre Karzinome stellen sich sonographisch mit inhomogener Echotextur und hoher Echogenität mit zusätzlich einzelnen Verkalkungen dar. In Einzelfällen kann sich die Echogenität kaum vom normalen Lebergewebe unterscheiden, so daß indirekte Zeichen, wie die Verdrängung der Lebergefäße, zur Diagnose herangezogen werden müssen. Die Lebergefäße, die V. cava inferior und der rechte Vorhof müssen nach Tumorinfiltrationen abgesucht werden. Einen histologischen Sondertyp stellt das *fibrolamelläre Karzinom* dar. Es zeichnet sich durch eine bessere Prognose aus, ist jedoch sonographisch nicht vom hepatozellulären Karzinom zu unterscheiden.

Lebermetastasen

Lebermetastasen sind im Kindesalter nicht so häufig wie im Erwachsenenalter. Sie finden sich beim Wilms-Tumor, beim Neuroblastom und bei den sehr seltenen Pankreastumoren des Kindesalters. Eine Zuordnung zu Tumortypen ist aufgrund des Schallmusters nicht möglich. Lebermetastasen können 7 verschiedene sonographische Aspekte besitzen.

Sonographische Typen der Lebermetastasen

- Typ 1: Echofrei
- Typ 2: Echoarm (Abb. 7.37)
- Typ 3: Homogen echodicht (Abb. 7.38)
- Typ 4: Homogen echodicht mit echoarmem Randsaum
- Typ 5: Homogen echoarm mit echogenem Randsaum
- Typ 6: Homogen echodicht mit dorsalem Schallschatten
- Typ 7: Inhomogene, komplexe Echotextur mit umschriebenen echodichten und isolierten echoarmen Arealen

Metastasen eines Wilms-Tumors

Metastasen eines Wilms-Tumors stellen sich meist echoarm dar, können jedoch in seltenen Fällen auch echogen sein.

Metastasen eines Neuroblastoms (Abb. 7.39)

Metastasen eines Neuroblastoms haben sonographisch ebenfalls eine hohe Echogenität. Neben einem lokalisierten Befall kann auch eine diffuse Infiltration der Leber mit vermehrter Echogenität und Hepatomegalie gefunden werden. Die Echotextur ist inhomogen und weist dabei häufig multiple Rundherde mit echogenem Zentrum und schmalem, echoarmem Randsaum auf. Die Leberkontur ist konvex mit abgerundetem unterem Leberrand. Die Lebergefäße stellen sich unauffällig dar. Zeichen für eine portale Hypertension oder eine Erweiterung der Lebervenen werden nicht gefunden.

Metastasen von Pankreastumoren

Metastasen von Pankreastumoren bilden sich echodicht ab. Sie können über die gesamt Leber verteilt sein. Im Kindesalter sind sie genauso selten wie der Primärtumor.

Leberhamartome

Mit dem Begriff Leberhamartom werden alle gutartigen Lebertumoren bezeichnet, die aus einem oder mehreren Bestandteilen des normalen Lebergewebes bestehen. Sie weisen eine sehr variable inhomogene Echotextur mit außerordentlich unterschiedlicher Echogenität auf. Das Hamartom kann sowohl eine sehr hohe Echogenität als auch den Aspekt einer oft das ganze Abdomen ausfüllenden multizystischen Raumforderung haben (Abb. 7.40).

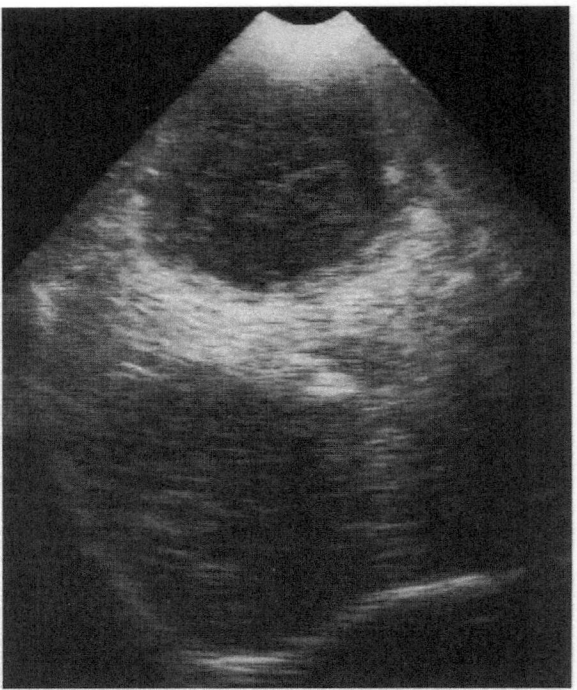

Abb. 7.37. Lebermetastasen bei malignem Schwannom. Zwei echoarme Rundherde (6 cm Durchmesser) mit inhomogener Echotextur in den kraniokaudalen Anteilen des rechten Leberlappens mit Spiegelbildung und echogenem Bodensatz. Oberhalb des Zwerchfells ein traumatisch entstandener Pleuraerguß

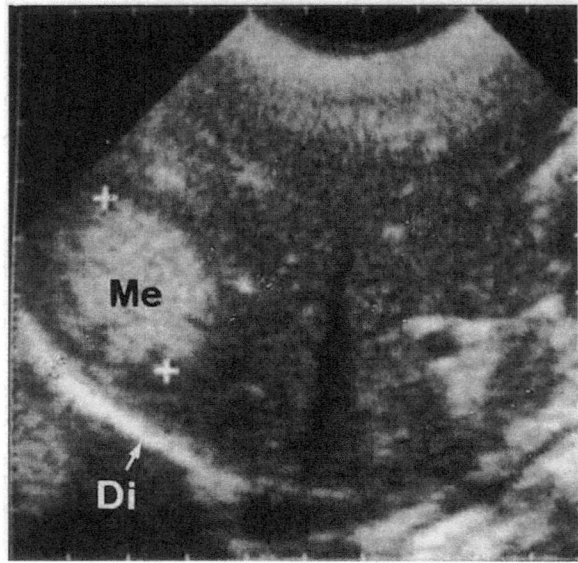

Abb. 7.38. Lebermetastasen bei Zollinger-Ellison-Syndrom (Querschnitt durch die Leber). Im rechten Leberlappen eine große Lebermetastase von 3 cm Durchmesser. Multiple, einige Millimeter im Durchmesser messende Lebermetastasen (*Me*), die über die gesamte Leber verteilt sind. (*Di* Zwerchfell)

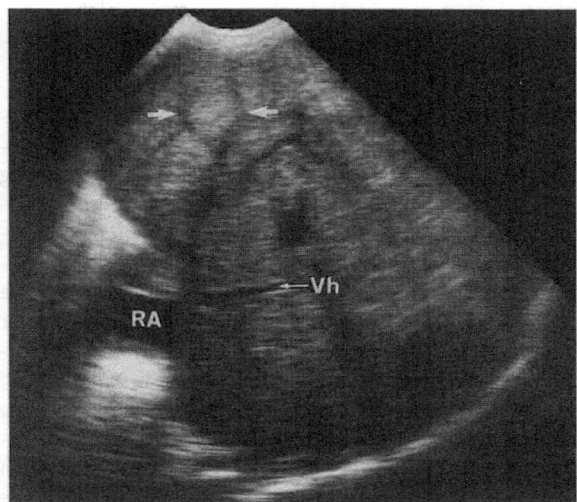

Abb. 7.39. Neuroblastom Stadium 4 bei weiblichem Neugeborenen mit ausgeprägter Hepatomegalie (Oberbauchquerschnitt). Inhomogene Echotextur der Leber mit einzelnen kokardenförmigen Infiltrationen, die ein echogenes Zentrum und einen echoarmen Randsaum aufweisen. (*RA* Rechter Vorhof, *Vh* Lebervene)

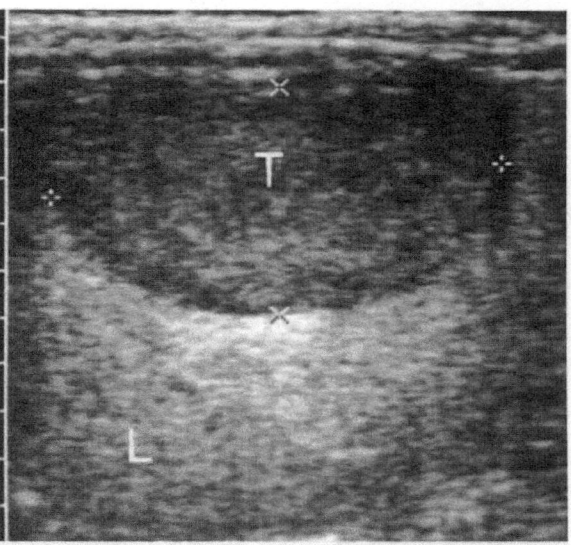

Abb. 7.41. Adenom bei Glykogenose I (10jähriges Kind). Das 5 cm große Adenom (*Kreuze*) wirkt gegenüber dem sehr echoreichen Leberparenchym eher echoarm

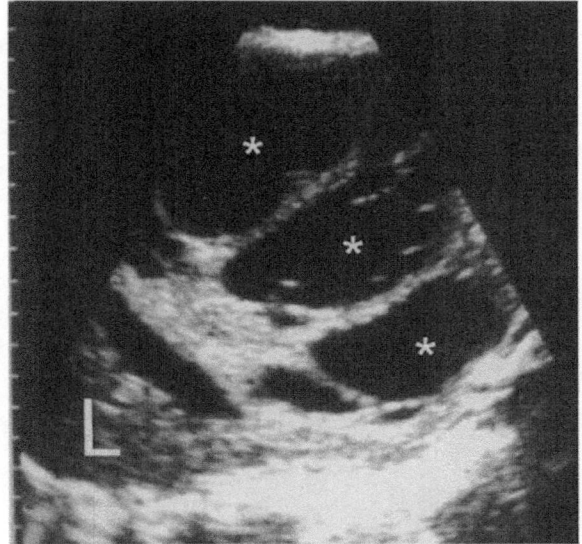

Abb. 7.40. Zystisches Hamartom der Leber, bis in das kleine Becken reichend (18 M). Die echofreien Zysten (*Sterne*) sind von kräftigen Septen umgeben. Kranial noch normales Lebergewebe (*L*)

Leberadenome

Leberadenome werden meist bei Glykogenspeichererkrankungen gefunden (Abb. 7.41). Sie bilden sich als multiple Rundherde, die nicht in das Pfortadersystem infiltrieren, mit unterschiedlicher Echogenität ab. Sonographisch lassen sich 3 verschiedene Typen voneinander abgrenzen.

Sonographische Typen des Leberadenoms

- Typ 1: Homogene Echotextur hoher Echogenität mit echoarmem Randsaum
- Typ 2: Mit der Leber identische Echotextur, echoarmer, sonographisch nur schwierig erfaßbarer Randsaum; zusätzlich in direkte Tumorzeichen in Form einer Verlagerung der Lebergefäße
- Typ 3: Echoarme, zystische Tumoren, die nur schwierig von einer Hämangiomatose der Leber abgegrenzt werden können. Im Gegensatz zur Angiomatose sind bei Leberadenomen die Lebervenen nicht erweitert

Rhabdomyosarkom

Das Rabdomyosarkom der Leber geht meist von den Gallenwegen aus. Sonographisch stellt es sich wie das Hepatoblastom oder das hepatozelluläre Karzinom als solider, unscharf von der Umgebung abgrenzbarer Tumor mit inhomogener Echotextur und unterschiedlicher Echogenität dar.

Fokale noduläre Hyperplasie

Im Unterschied zur regenerativen nodulären Hyperplasie auf dem Boden einer Leberzirrhose handelt es sich bei der fokalen nodulären Hyperplasie um eine als Tumor imponierende Struktur unterschiedlicher Echogenität mit zentraler Narbenbildung. Im Leberszintigramm nimmt sie mehr Nukleid auf als normales Lebergewebe und unterscheidet sich so von Lebertumoren und Metastasen.

7.7 Lebertransplantation

Nach einer homologen Lebertransplantation stehen die Gefäßkomplikationen, die dopplersonographisch erfaßt werden können, im Vordergrund. Eine Thrombose der A. hepatica ist die häufigste Gefäßkomplikation und kann mittels Dopplersonographie rasch erkannt werden. Da sie zur Lebernekrose führt, macht sie eine sofortige Retransplantation nötig. Zum Aufsuchen der intrahepatischen Gefäße eignet sich wegen seiner hohen Empfindlichkeit das Power-Dopplerverfahren.

Eine weitere Komplikation sind Gallengangsstenosen und Strikturen an der Anastomose mit Cholestase. Die erweiterten Gallengänge sind wegen des intraluminalen Sludge oft nur schwer abgrenzbar. Eine Abstoßung läßt sich sonograpisch an einer vermehrten Parenchymechogenität mit eingestreuten großen echoarmen Arealen erkennen. Die Dopplersonographie ist zur Erkennung einer akuten Transplantatabstoßung nicht geeignet.

7.8 Grenzen und Stellenwert der Lebersonographie

Die Leber gehört zu den am besten untersuchten Organen in der Ultraschalldiagnostik, da sie als großes parenchymatöses Organ direkt und ohne Überlagerung von Darmschlingen unter der Bauchdecke dem Schallkopf zugänglich ist. Allerdings läßt sich nicht das gesamte Leberparenchym gleich darstellen, da die Regionen in der Nähe der Zwerchfellkuppel und der linke Leberlappen sind häufig nicht vollständig einsehbar sind. Dies bleibt anderen Untersuchungsmethoden vorbehalten, insbesondere der CT.

Deutlich begrenzt sind ferner die diagnostischen Möglichkeiten der Sonographie bei diffusen Lebererkrankungen. Bei der Erstuntersuchung lassen sich außer der Bestimmung der Lebergröße eigentlich keine eindeutigen weiteren Aussagen treffen. Insbesondere ist sonographisch in der Regel keine Differenzierung der Grunderkrankung möglich.

Kapitel 8

Gallenwege

R. Schumacher

Untersuchungsindikationen

- Cholestase, Ikterus
- Tastbare Raumforderungen im rechten Oberbauch
- Kolikartige Bauchschmerzen
- Hämolysen, Anämien
- Pankreatitis
- Vor Leberbiopsien

8.1 Technische Voraussetzungen

Da es sich bei den Gallenwegen um sehr feine und komplexe anatomische Strukturen handelt, sind nur technisch hochwertige Geräte, mit hervorragendem Auflösungsvermögen für die Untersuchung geeignet. Die Schallköpfe müssen mit einer Frequenz von mindestens 5 MHz ausgestattet sein. Am besten eignen sich Sektorschallköpfe, deren Fokus im Untersuchungsgebiet liegt.

8.2 Patientenbedingte Voraussetzungen

Grundsätzlich sind alle Kinder vom Früh- bis Neugeborenenalter an sonographisch untersuchbar. Probleme können bei Kindern mit Gastroschisis und Omphalozele auftreten, da hier die Ankoppelungsfläche im Untersuchungsgebiet nicht zur Verfügung steht.

8.3 Untersuchungsvorbereitung

Die Gallenwege werden grundsätzlich beim nüchternen Patienten untersucht. Für Routineuntersuchungen genügt eine vorherige Nahrungskarenz von 4 h. Es empfiehlt sich daher, die Kinder morgens vor dem Frühstück zu sonographieren. Während der Untersuchung können kleinere Kinder eine Flaschenmahlzeit erhalten, die sie von der Untersuchung ablenkt und beruhigt. Außerdem kann mituntersucht werden, ob sich die Gallenblase innerhalb der nächsten Stunde verkleinert. Sind die Gallenwege trotzdem nicht ausreichend beurteilbar, kann bei klinischer Indikation wie z. B. beim Verdacht auf eine extrahepatische Gallengangsatresie ein längeres Nüchterninstervall (mehr als 6 h) erforderlich sein. Eine gleichzeitig zur Flüssigkeitssubstitution verabfolgte Infusionsbehandlung hat den zusätzlichen positiven Effekt, daß sie sich erweiternd auf die Gallenwege auswirkt. Trotz der aufwendigen Untersuchungstechnik ist fast nie eine Sedierung vonnöten.

8.4 Untersuchungstechnik

Die Untersuchung erfolgt in Rückenlage, evtl. kann das Kind in eine leichte Rechtsseitenlage gebracht werden. Lagewechsel sind während der Untersuchung eigentlich nur bei Verdacht auf Gallenblasensteine zur Überprüfung der Lageverschieblichkeit notwendig.

Zur ersten Orientierung wird zuerst die Gallenblase im Organlängsschnitt dargestellt. Dazu wird der Schallkopf im rechten Subkostalschnitt aufgesetzt und die Gallenblase durch Kippen, Drehen und Verschieben des Schallkopfs aufgesucht. Nach Einstellen der Gallenblase wird die größte Längsschnittfläche bei gleichzeitiger Abbildung des Fundus und des Gallenblasenhalses angestrebt. Wegen der komplizierten Anatomie und des dreidimensionalen Verlaufs der Gefäße ist die sonographische Dokumentation der Gallenwege schwierig. Letztlich sind sie nur im Rahmen der Videodokumentation durch langsames, kontinuierliches Verschieben des Schallkopfs dokumentierbar. Bei regelrechten anatomischen Verhältnissen genügen bei Fotodokumentation ein Längsschnitt der Gallenblase sowie ein hepatischer Subkostalschnitt, der die Gallenblase, ggf. den Ductus choledochus, die V. portae, die V. cava, die Aorta und die rechte Niere jeweils im Organquerschnitt abbildet. Bei pathologischen Prozessen richtet sich die Dokumentation nach dem vorliegenden Befund.

Die Entleerungsfähigkeit der Gallenblase kann mittels einer Reizmahlzeit geprüft werden. Das Gallenblasenvolumen wird nach der Ellipsoidformel vor und bis zu einer 1/2 h nach der Mahlzeit berechnet. Normal ist eine postprandiale Volumenabnahme um ca. 50%.

Zur Darstellungstechnik der Gallenwege s. 8.5.

8.5 Normale sonographische Anatomie

Beim nüchternen Kind ist die Gallenblase an der Unterfläche des rechten Leberlappens als echofreies Areal sichtbar. Binnenechos in diesem Areal sind in der Regel artefaktbedingt, da die Gallenblase häufig im kritischen Nahfeldbereich des Schallkopfs liegt.

Die Gallenblase kann bei korrekter Untersuchungstechnik regelmäßig dargestellt werden. Gelingt dies nicht, muß die Ultraschalluntersuchung im nüchternen Zustand wiederholt werden. Bei Geräten mit guter optischer Auflösung ist die Gallenblasenwand mit einer Wanddicke von 1-2 mm als echogene Linie erkennbar. Bei hohem Auflösungsvermögen ist u. U. die Gallenblasenwand als echogene Doppelkontur mit echoarmer Zwischenschicht darstellbar (Abb. 8.1). Dies ist am besten bei Gallenblasen im kontrahierten Zustand zu sehen.

Form, Größe und Lage der Längsachse sind bei der Gallenblase sehr variabel. Meist hat sie eine keulen- oder birnenförmige Gestalt. In manchen Fällen ist die Längsachse so abgewinkelt, daß sie nicht in einer Ebene erfaßt werden kann. Möglicherweise wird die Gallenblase mehrfach von der Schallebene „geschnitten", so daß der Eindruck einer Septierung entsteht. Dasselbe Phänomen ist auch im Gallenblasenhals, der sehr geschlängelt verlaufen kann, beobachtbar. Die Gallenblasenlänge beträgt beim nüchternen Neugeborenen 2-4 cm und kann bei ausgewachsenen Kindern physiologisch bei sonst regelrechtem Gallenwegssystem bis über 10 cm groß sein.

Weitere Größenbestimmungen der Gallenblase sind die Volumenmessung und Schnittflächenplanimetrie. Das Volumen errechnet sich nach der Ellipsoidformel aus den Werten der Länge und Tiefe der Gallenblase im Organlängsschnitt sowie dem gemittelten Wert aus Tiefe und Breite im Gallenblasenquerschnitt. Die wichtigste benachbarte Struktur ist die rechte Kolonflexur, die mit stark echogener Sichel dem Gallenblasenboden anliegen kann. Trotzdem ist dieses Phänomen von Gallenblasensteinen leicht zu unterscheiden, wenn die Darstel-

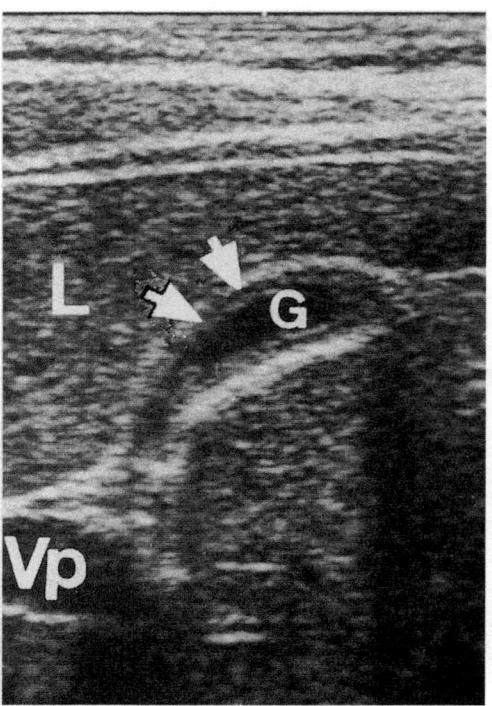

Abb. 8.1. Postprandial kontrahierte Gallenblase (*G* Längsschnitt). Gut sichtbare Gallenblasenwand, typische Dreischichtung mit echoarmer Mittelschicht (*Pfeile*). (*L* Leber, *Vp* Pfortader)

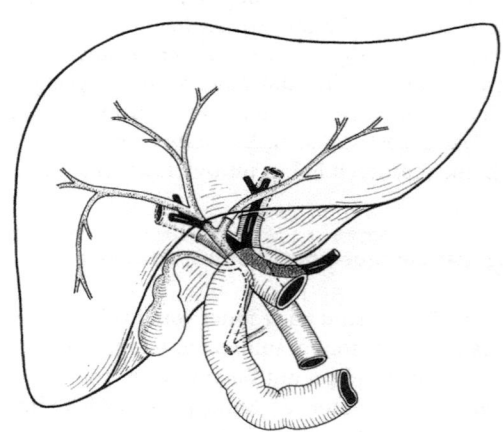

Abb. 8.2. Gefäßanatomie im Leberhilus (Leberrand angehoben; *schwarz* Leberarterien)

lung in weiteren Ebenen erfolgt. Weitere benachbarte anatomische Strukturen sind der Pylorus, die rechte Niere und die Pfortader.

Postprandial kontrahiert sich die Gallenblase, so daß sie manchmal nur noch schwer dargestellt werden kann. Dies ist als ein Zeichen des freien biliären Abflusses zu betrachten. Dabei lassen sich 2 Kontraktionstypen unterscheiden. Meist findet die Verkleinerung in Form einer konzentrischen Kontraktion mit Verkürzung der Längsachse statt. Der andere Kontraktionstyp besteht in einer Verschmälerung der Gallenblase bei erhaltener Gallenblasenlänge. Eine verminderte bis fehlende Gallenblasenkontraktion wird bei der peripher lokalisierten extrahepatischen Gallengangsatresie, bei Hepatitiden, Mukoviszidose, Gallenwegskonkrementen und bei der infektbedingten Gallenblasenektasie beobachtet.

Die Gallenwege verlaufen wie die Leberarterien sonographisch als doppelkonturierte tubuläre Strukturen sichtbar parallel zu den Pfortaderästen (Abb. 8.2) Jenseits der ersten Verzweigungsstelle der Pfortader können nichterweiterte Gallenwege nicht mehr von den Leberarterien unterschieden werden. Aus diesem Grund werden die anatomischen Verhältnisse vorwiegend im Bereich des Leberhilus analysiert (s. 7.9).

Die anatomische Unterteilung in den Ductus choledochus und den Ductus hepaticus communis ist sonographisch wenig sinnvoll. Dazu müßte die Mündungsstelle des Ductus cysticus jedesmal genau bekannt sein. Dies ist bei Querschnittsdarstellungen nicht möglich. Deshalb beinhaltet hier der Begriff Ductus choledochus immer auch den Ductus hepatis communis.

Ductus choledochus und Leberarterien besitzen bei kleineren Kindern ein Kaliber von weniger als 2 mm. Beide Gefäße erzeugen gleichartige sonographische Bilder, so daß die Unterscheidung mit Hilfe anatomischer Kriterien geschehen muß, die allerdings nicht immer sämtlich sichtbar sein müssen: Der Ductus choledochus kann an der Einmündung des Ductus cysticus und dem Verlauf in das Pankreas erkannt werden.

Die wichtigsten sonographischen Merkmale für die A. hepatica sind ihr Ursprung aus dem Truncus coeliacus und die Gefäßeigenpulsationen. Meist hat die Leberarterie im Leberhilus auch einen stärker geschlängelten Verlauf.

Häufig liegt im Subkostalschnitt die Leberarterie der ebenfalls quergetroffenen Pfortader von links ventral, der Ductus choledochus von rechts ventral an, wobei sich in dieser Schnittebene die Form eines Mickymauskopfs ergibt (Abb. 8.3). Allerdings bestehen im Leberhilus mehrere Lagevarianten. Die sichere Unterscheidung zwischen Gallengängen und Leberarterienästen erfolgt mit der Dopplersonographie (s. 18.3.2).

Das Aufsuchen dieser Strukturen gehört zu den schwierigsten Aufgaben der sonographischen Untersuchungstechnik. Die genaue Kenntnis der Oberbauchsonographie ist dazu unerläßlich. Wichtigste Bezugsstrukturen zur Orientierung sind Pfortader, Gallenblase, Aorta und V. cava. Zuerst wird die Pfortader im Längsschnitt eingestellt, danach, durch Verlagern der Schnittebene, die Gallenblase mitdargestellt. Meist ist dann die V. cava ebenfalls, zumindest teilweise angeschnitten, sichtbar. Bei dieser Ebenenverlagerung dient

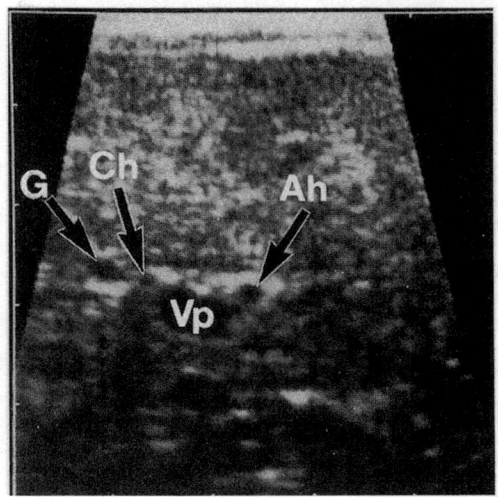

Abb. 8.3. Querschnitt durch den Leberhilus mit darstellbarem Ductus choledochus (*Ch*) und A. hepatica (*Ah*) ventral der Pfortader (*Vp*). (*G* Gallenblase)

die Pfortader also als Rotationsachse. Nun kann der Ductus choledochus aus der Gallenblase heraus über den Ductus cysticus verfolgt werden. Das ist nur möglich, wenn das Kind in dieser Phase sich zumindest nicht gegen die Untersuchung wehrt. Nach distal kann der Ductus choledochus meist bis zur Unterquerung des Duodenums erfaßt werden.

8.6 Krankheitsbilder

8.6.1 Gallenblasenektasie (Gallenblasenhydrops)

Sonographisch ist die Gallenblasenektasie als stark vergrößertes echofreies Areal sichtbar. Bei Exzessivbefunden können erhebliche Probleme entstehen, dieses riesige echofreie Areal, das ggf. bis ins Becken reichen kann, einem Organ zuzuordnen. In diesen Fällen muß man versuchen, die Gallenblase nachzuweisen, um so die Diagnose einer Gallenblasenektasie in Form einer Ausschlußdiagnose zu erhalten. Die intra und extrahepatischen Gallengänge sind nicht erweitert. Die Gallenblasenektasie ist in der Regel ein Begleitphänomen. Sie wird bei total parenteraler Ernährung, insbesondere bei Frühgeborenen und nach Unfällen, sowie bei entzündlichen Erkrankungen wie beim mukokutanen Lymphknotensyndrom (Kawasaki-Syndrom) (Abb. 8.4 a,b), bei Scharlach, Polyarteriitis nodosa, Brucellosen und Leptospirosen sowie beim α-1-Antitrypsinmangel beobachtet. Beim Verdacht auf ein Kawasaki-Syndrom kann der Nachweis eines Gallenblasenhydrops ein wichtiger Mosaikstein für die Diagnose sein.

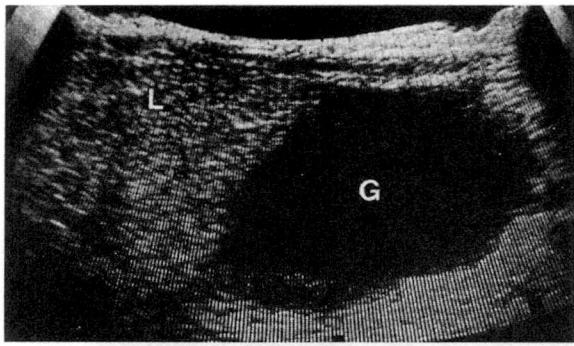

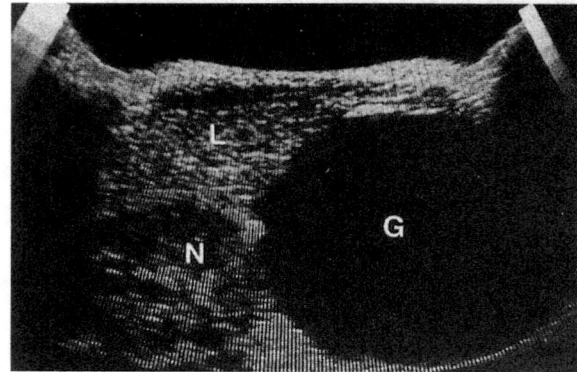

Abb. 8.4. Gallenblasenhydrops bei einem Kawasaki-Syndrom im Längsschnitt (**a**) und im Querschnitt (**b**). Die Gallenblase (*G*) ist massiv erweitert, so daß eine Organzuordnung dieses echofreien Areals nicht mehr möglich ist. (*L* Leber, *N* Niere)

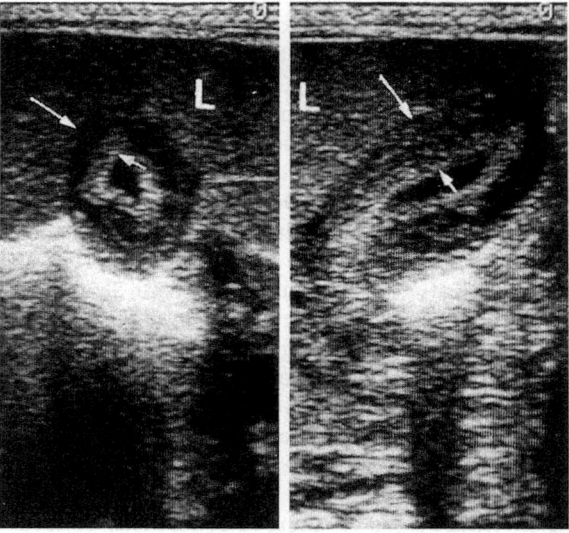

Abb. 8.5. Cholezystitis bei akuter Hepatitis A im Leberhilusschnitt (**a**) und im Subkostalschnitt (**b**)(zweijähriges Kind). Die Gallenblase ist erheblich verdickt, so daß das Gallenblasenlumen deutlich eingeengt ist. Die Innen- und Außenwandgrenze sind durch *Pfeile* markiert. Die Innenschicht besitzt eine erhöhte Echogenität, wohingegen die äußere Wandschicht aufgrund der akuten Entzündung sehr echoarm ist. (Abbildung: Dr. Kehr)

8.6.2 Cholezystitis

Bei der Cholezystitis ist die Gallenblase ebenfalls als vergrößertes Areal, meist jedoch nicht so exzessiv wie bei der Gallenblasenektasie sichtbar. Zusätzliche Zeichen sind die Verdickung der Gallenblasenwand (> 3 mm) und eine vermehrte Druckdolenz (Abb. 8.5 a, b). Weiterhin kann das Leberparenchym um die Gallenblase herum eine verminderte Echogenität aufweisen (Abb. 8.6). Außerdem lassen sich bisweilen Binnenechos als Zeichen für eitriges Sediment nachweisen. Die Extremform hierbei ist das Gallenblasenempyem, bei dem das Gallenblasenlumen keine echofreien Regionen mehr zeigt.

Nach Kreislaufschock mit Laktatazidose können auch im Bereich der Gallenblase Veränderungen beobachtet werden, die denen einer Cholezystitis ähneln. Es kommt zu einer verminderten Echogenität des Gallenblasenbettes. Ob diese Veränderungen Folge des Schocks oder der Notfalltherapie sind, ist nicht geklärt (Abb. 8.7).

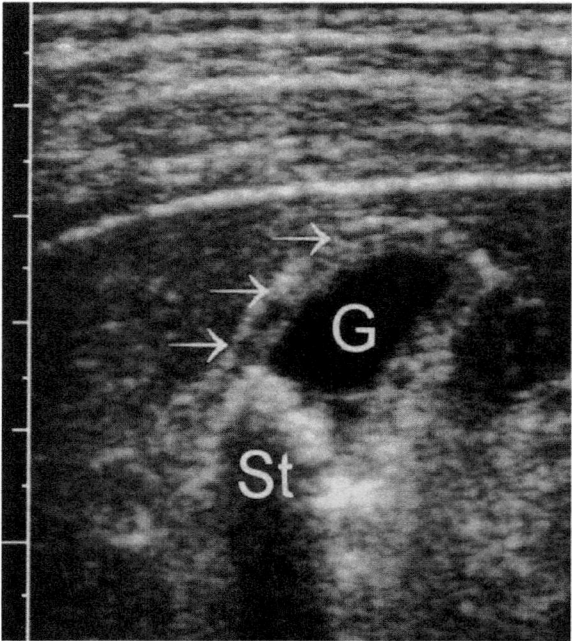

Abb. 8.6. Gallenstein mit Cholezystitis. Die Gallenblasenwand ist verdickt. Als Zeichen der Cholezystitis säumt die Gallenblase (*G*) im Bereich des Leberparenchyms ein Streifen mit verminderter Echogenität (*Pfeile*). Der Gallenblasenstein stellt sich als ein echogenes rundes Areal mit sich anschließendem Schallschatten dar (*St*)

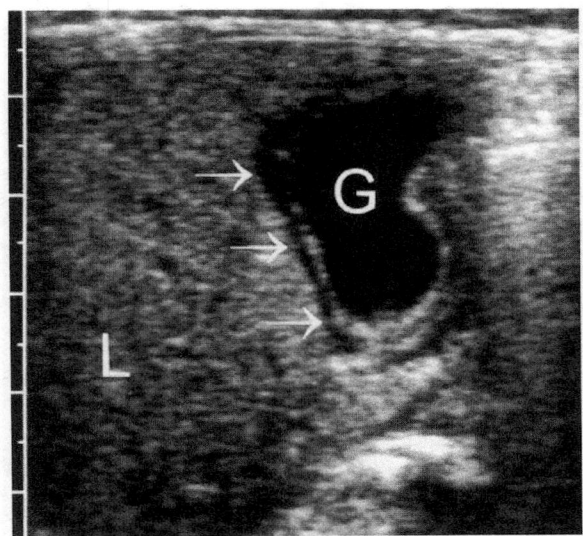

Abb. 8.7. Gallenblasenveränderungen nach Kreislaufschock bei einem Säugling. Das Gallenblasenbett zeigt einen echoarmen Saum (*Pfeile*). Die Gallenblasenwand ist nicht verdickt. (*L Leber, G Gallenblase, L Leber*)

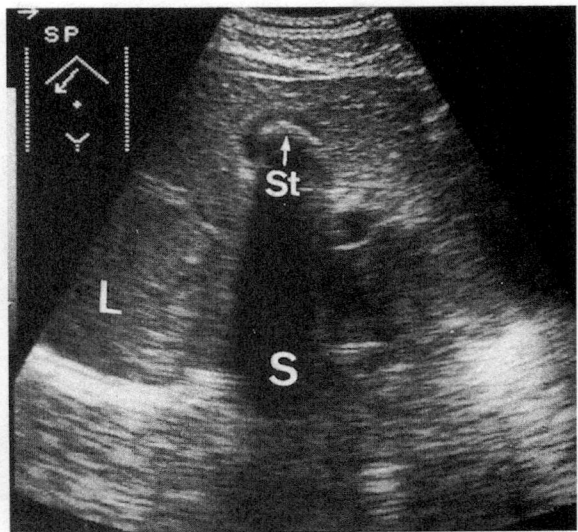

Abb. 8.8. Cholezystolithiasis (Subkostalschnitt). Von dem großen Stein (*St*) ist nur die echogene Vorderkante dargestellt, an die sich der Schallschatten (*S*) anschließt. Ventral des Steins ist die quergetroffene Gallenblase sichelförmig eingeengt erkennbar. (*L Leber*)

8.6.3 Cholezystolithiasis

Gallenblasenkonkremente sind an typischen sonographischen Zeichen erkennbar. Die Vorderseite der Konkremente ist als stark echogene, häufig gekrümmt Linie sichtbar (Abb. 8.8). Größere Konkremente ab einer Größe von 3–4 mm oder ein eng zusammenliegender Steinrasen erzeugen einen Schallschatten im Anschluß an den Steinreflex. Die untere sonographische Nachweisgrenze von Gallenblasensteinen liegt bei 2–3 mm (Abb. 8.9). Durch den Wechsel der Körperlage (Seitenlage, aufrechte Position) während der Untersuchung kann das Phänomen der Lageverschieblichkeit geprüft werden, was die differentialdiagnostische Abgrenzung z. B. gegenüber wandadhärenten Cholesterinkristallen (Abb. 8.10) oder den seltenen Gallenblasentumoren erlaubt. Bei der sog. Steingallenblase ist die Gallenblase komplett durch Konkremente ausgefüllt, so daß es an der Vorderwand zur Totalreflexion des Ultraschalls kommt und kein echofreies Areal mehr abgrenzbar ist.

Gallensteine sind bei Kindern im Gegensatz zu Erwachsenen selten. Sie werden bei chronisch hämolytischen Prozessen wie der Thalassämie, Kugelzellanämie (Abb. 8.11) und der Mukoviszidose etc. beobachtet. Bei Vorliegen dieser Erkrankungen sollte deshalb routinemäßig das Gallenwegssystem auf Konkremente untersucht werden. Häufig kann die Ätiologie von Gallensteinen bei Kindern allerdings nicht geklärt werden.

Nach länger bestehender Gallenblasenektasie, nach total parenteraler Ernährung und bei Neugeborenen

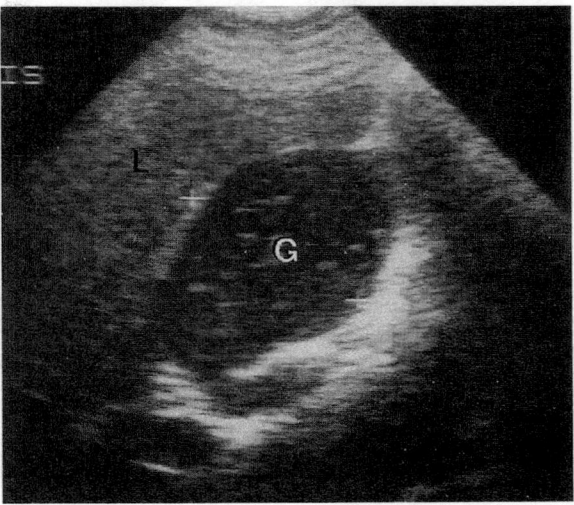

Abb. 8.9. Multiple Gallensteine bei chronisch rezidivierender Pankreatitis. In der plump konfigurierten Gallenblase sind aufgrund kleinster Gallensteine zahlreiche feine echogene Areale ohne Schallschatten sichtbar. (*G Gallenblase, L Leber*)

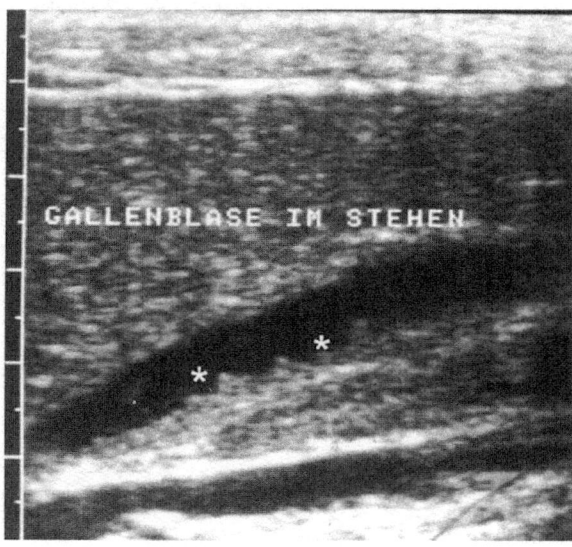

Abb. 8.10. Unregelmäßige wandadhärente Cholesterinablagerungen (*Sterne*) an der Gallenblasenhinterwand. Zum Nachweis, daß die Ablagerungen nicht verlagerbar sind, erfolgt die Untersuchung im Stehen

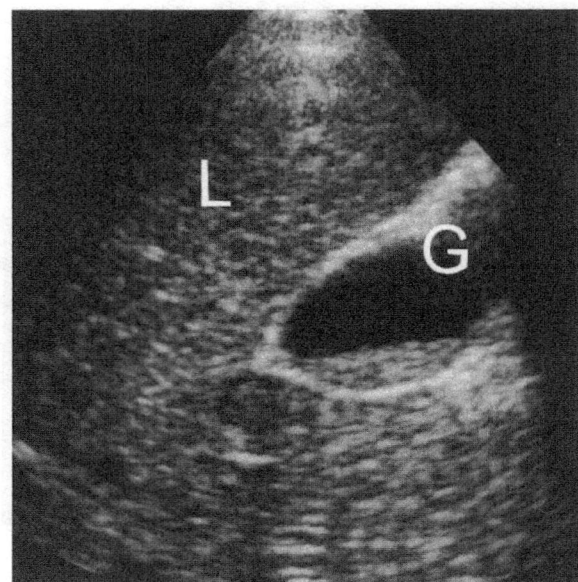

Abb. 8.12. Gallenblasensludge bei Induktionsbehandlung einer lymphatischen Leukämie. Homogener, feiner, mäßig echogener Bodensatz in der Gallenblase (*G*) mit horizontaler Spiegelbildung. (*L* Leber)

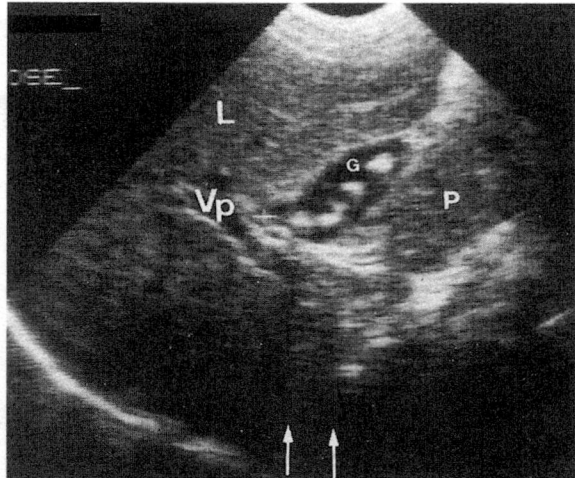

Abb. 8.11. Multiple Gallensteine bei Sphärozytose (Längsschnitt durch den rechten Oberbauch). In der Gallenblase (*G*) sind Gallensteine (< 5 mm Durchmesser) ohne Steinschatten darstellbar. (*L* Leber, *P* Pankreas, *Vp* Pfortader)

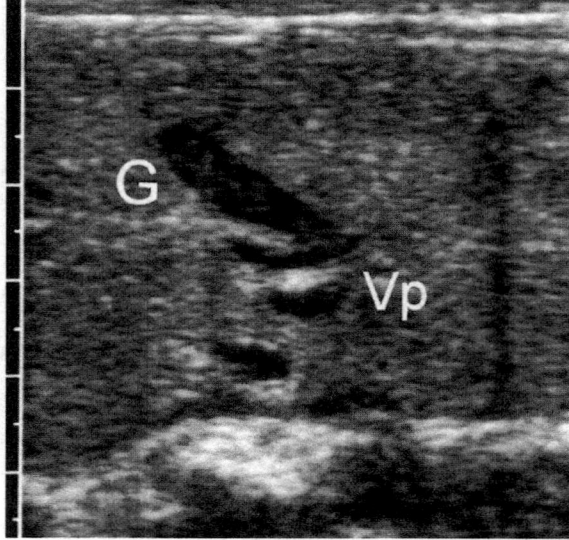

Abb. 8.13. Gallenblasensludge bei Neugeborenem nach totaler parenteraler Ernährung. Gallenblasenwand nicht verdickt. Klinisch: Erhöhung der alkalischen Phosphatase. (*G* Gallenblase, *Vp* V. portae)

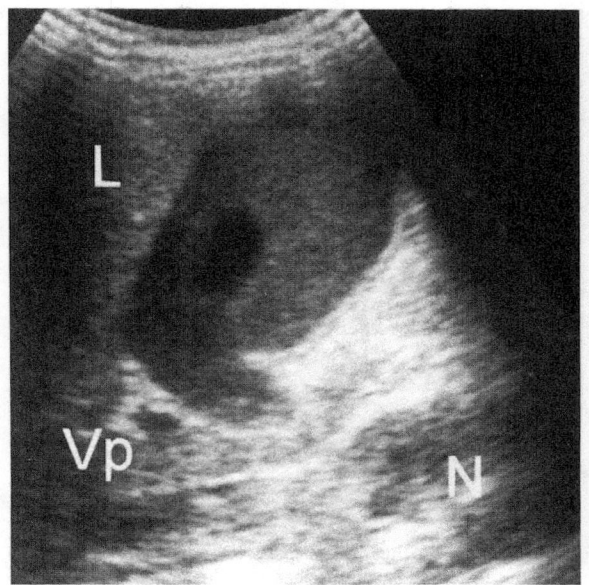

Abb. 8.14. Eindickung der Galle als Nebenwirkung von Ceftriaxon bei jungem Säugling nach Sepsisbehandlung. (*L* Leber, *N* Niere, *Vp* Pfortader)

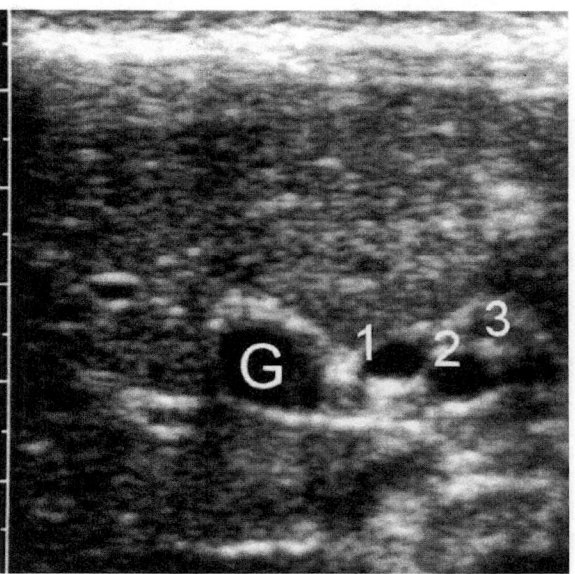

Abb. 8.16. Extrahepatischer Gallengangsverschluß (8jähriges Kind), Querschnitt durch den Leberhilus. Nebeneinander liegen der deutlich erweiterte Ductus choledochus (*1*), die V. portae (*2*) und die A. hepatica propria (*3*). (*G* Gallenblase)

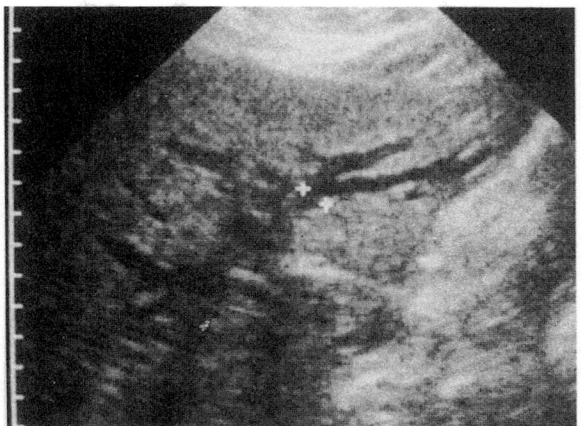

Abb. 8.15. Verschlußikterus bei adipösem sechzehnjährigem Jungen mit Cholestase. Deutlich erweiterte intrahepatische Gallengänge, die baumartig verzweigt sind

kann sonographisch u. U. Gallenblasensludge meist als reversibles Phänomen gefunden werden (Abb. 8.12 und 8.13). Er ist als eine sedimentierte Zone in Form diffus echogener Echos ohne Schallschatten sichtbar. Der Sludge kann ggf. aufgeschüttelt werden.

Ausgeprägte Sludgebildung wird als häufige Nebenwirkung bei Ceftriaxongabe (Rocephin) beobachtet. Die Cholestase bildet sich nach Absetzen des Medikaments in der Regel zurück (Abb. 8.14).

Gallenwegskonkremente selbst können sonographisch häufig nicht nachgewiesen werden, da die Papillenregion oft durch Darmluft überlagert ist bzw. die Konkremente hier sehr klein sind und sich so dem Nachweis entziehen. Als sekundäres Zeichen der distalen Obstruktion kann die konsekutive Erweiterung der proximal gelegenen intra- und extrahepatischen Gallenwege dargestellt werden (Abb. 8.15 und 8.16).

8.6.4 Porzellangallenblase

Sonographisch zeigt sich die Vorderwand der Porzellangallenblase als echogene Sichel mit sich anschließendem Schallschatten, so daß kein eigentliches Gallenblasenlumen sichtbar ist.

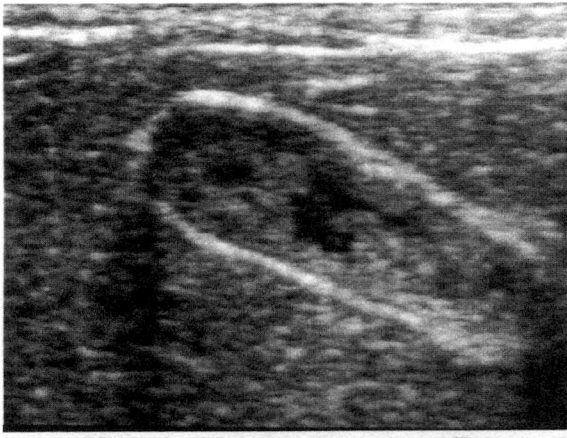

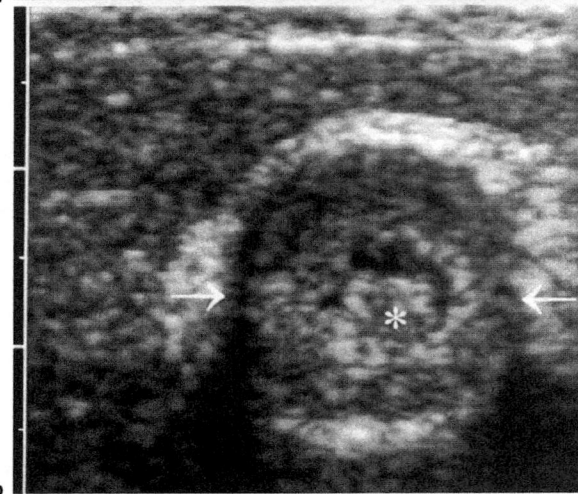

Abb. 8.17a,b. Gallenblasenpolyposis bei metachromatischer Leukodystrophie. **a** Schrägschnitt durch den rechten Oberbauch, **b** Querschnitt durch die Gallenblase. Die Gallenblasenwand ist durch multiple Polypen (*Stern*) stark verdickt, das Blasenlumen eingeengt

8.6.5 Gallenblasentumoren

Bei Tumoren der Gallenblase ist sonographisch die Gallenblasenwand verdickt und/oder in das Lumen vorgewölbt. Die Echogenität dieser umschriebenen Veränderung ist abhängig von der Artdiagnose.

Gallenblasentumoren sind bei Kindern sehr selten. Es kann sich dabei um Papillome, Adenome und Karzinome handeln. Polypen der Gallenblase werden bei Kindern, die an metachromatischer Leukodystrophie erkrankt sind, häufig gefunden (Abb. 8.17a,b). Sie stellen sich sonographisch echodicht dar. Das Gallenblasenlumen kann mit echogenem Material so gefüllt sein, daß eine Steingallenblase vorgetäuscht wird. Die differentialdiagnostische Abgrenzung erfolgt durch den fehlenden Nachweis eines Schallschattens.

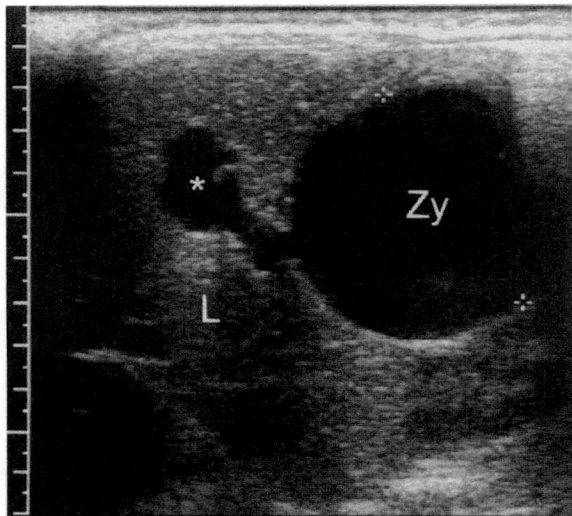

Abb. 8.18. Choledochuszyste Typ IV (Oberbauchlängsschnitt in Höhe des Leberhilus). Unmittelbar anschließend an die Leberunterkante und den Leberhilus stellt sich die echofreie, 5 cm große Choledochuszyste (*Zy*) dar mit Erweiterung der intrahepatischen Gallengänge(*Stern*). (*L* Leber)

8.6.6 Choledochuszyste

Choledochuszysten sind als echofreie Areale im Leberhilus sichtbar (Abb. 8.18). Sie sind durch eine zystische Erweiterung der intra- und extrahepatischen Gallenwege charakterisiert. Nach Todani werden sie in 5 Typen eingeteilt:

- **Typ 1:** Zystische Erweiterung allein des Ductus choledochus,
- **Typ 2:** Divertikel des Ductus choledochus,
- **Typ 3:** Choledochozele, in die auch der Ductus pancreaticus mündet,
- **Typ 4:** multiple, segmentale Erweiterungen oder Divertikel der intra- oder extrahepatischen Gallenwege,
- **Typ 5:** Segmentale intra- und extrahepatische nichtobstruktive Dilatation der Gallenwege verbunden mit Leberfibrose und oft polyzystischer Erkrankung von Leber und Nieren (Caroli-Syndrom).

Die klassische Trias der klinischen Symptome Ikterus, tastbare Raumforderung im rechten Oberbauch und Oberbauchschmerzen kann nur bei einem Drittel der Kinder mit Choledochuszysten festgestellt werden. Choledochuszysten können mit Leberfibrose und der Caroli-Erkrankung assoziiert sein.

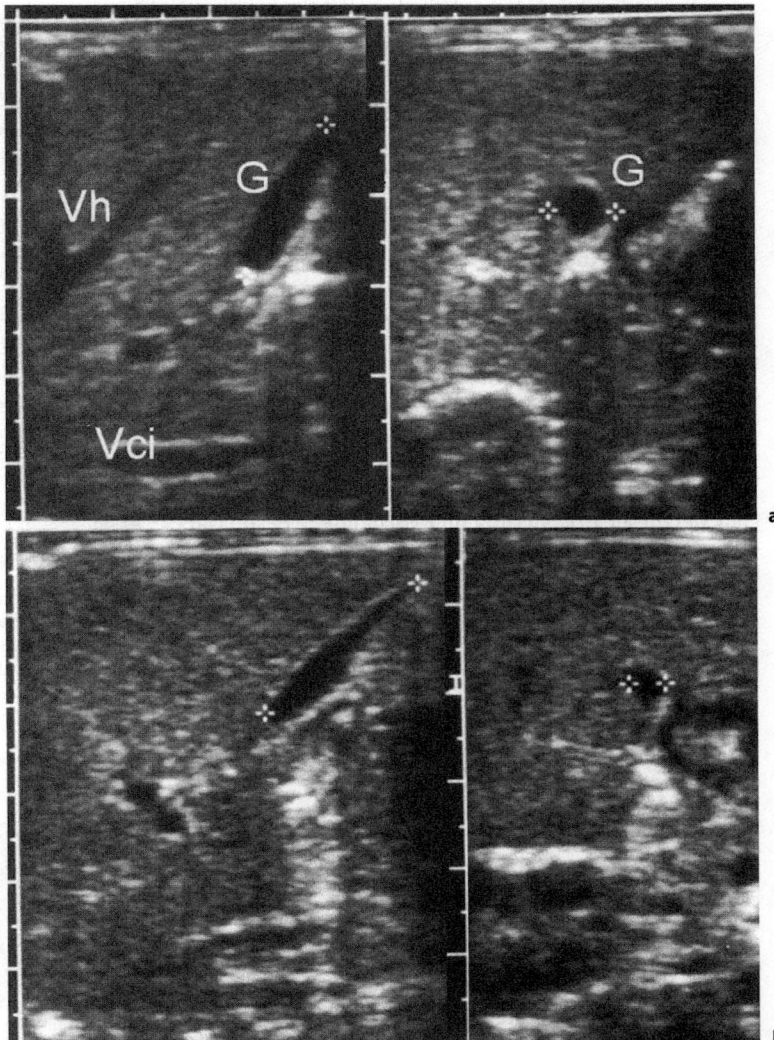

Abb. 8.19a,b. Gallenblasenfunktion postprandial bei konnataler Hepatitis zur Klärung der Differentialdiagnose. Gallenblase im Längs- und Querschnitt. Untersuchung **a** vor der Mahlzeit, **b** 30 min. nach der Mahlzeit. Das Füllungsvolumen der Gallenblase hat um ca. 50 % abgenommen. (*G* Gallenblase, *Vh* V. hepatica, *Vci* V. cava inferior, *Vh* V. hepatica)

8.6.7 Extrahepatische Gallengangsatresie

Bei der extrahepatischen Gallengangsatresie sind sonographisch 2 Befundkonstellationen beobachtbar. Im Falle der klassischen extrahepatischen Gallengangsatresie können im Leberhilus keine erweiterten Gallenwege nachgewiesen werden. Die Gallenblase ist auch nach längerer Nahrungskarenz (> 6 h) nicht oder nur verkleinert (Abb. 8.19), d. h. mit einer Länge von weniger als 2 cm sichtbar. Bei der wichtigsten Differentialdiagnose, der neonatalen Hepatitis hingegen ist die Gallenblase eher weitlumig bei normalen Gallenwegen. In jedem Fall sollte eine sonographische Funktionsprüfung der Gallenblasenkinetik durchgeführt werden mit einer Kontrollzeit bis zu 1 h nach der Mahlzeit (Abb. 8.19).

Bei einer anderen Form der extrahepatischen Gallengangsatresie sind die Gallenwege und die Gallenblase stark erweitert. Die Ursache ist eine periphere Atresie.

Ein kleiner Teil von Patienten hat assoziierte Fehlbildungen wie Choledochuszyste, präduodenale V. portae, Situs ambiguus mit Linksisomerie (Polyspleniesyndrom, s. Kap. 9), Zwerchfellhernie.

8.6.8 Intrahepatische Gallengangshypoplasie

(Synomyme Bezeichnungen: intrahepatische Gallengangsatresie, duktuläre Hypoplasie, „paucity of the interlobular ducts"). Diesem Krankheitsbild liegt eine zahlenmäßige Verminderung und Hypoplasie der Gallenductuli zugrunde. Man unterscheidet dabei eine syndromale und eine nicht syndromale Form. Bei den von uns beobachteten Fällen konnten wir eine normale Gallenblase und – soweit untersucht – eine postprandiale Kontraktion beobachten.

Ein recht sicheres sonographisches Zeichen ist eine in den Leberhilus hineinziehende sehr echoreiche dreieckige Figur mit Spitze zum Hilus, die bis zur Bifurkation der V. portae in den rechten und linken Hauptast reicht. Ihr pathologisch-anatomisches Korrelat ist eine nur bei dieser Erkrankung hier vorhandene derbe Narbenplatte.

Die Diagnosestellung ist dringend, denn der Erfolg der Hepatoenterostomie (Kasai-Operation) nimmt nach dem 2. Lebensmonat stark ab. In allen unklaren Fällen muß eine Leberbiopsie oder eine Probelaparotomie erfolgen.

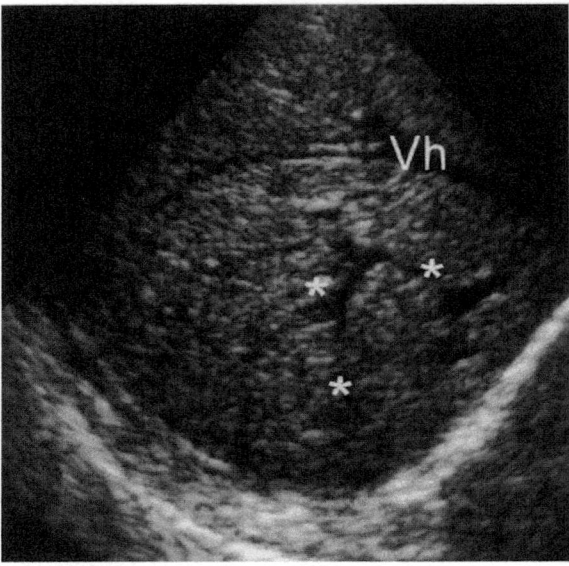

Abb. 8.20. Tubuläre Gallengangserweiterung (*Stern*) bei jungem Säugling mit autosomal rezessiver polyzystischer Nierenerkrankung. Rechtsseitiger Oberbauchquerschnitt mit rechtem Leberlappen (*Vh* V. hepatica dextra)

8.6.9 Caroli-Syndrom, Gallengangsektasie
(Abb. 8.20 und 8.21)

Die Caroli-Erkrankung ist eine segmentale, zystische Dilatation der intrahepatischen Gallenwege. Sonographisch zeigen sich längs der Pfortaderäste rundliche, echofreie Areale. Zusätzlich liegen bei einem Teil der Kinder eine Leberfibrose bzw. später eine Leberzirrhose sowie Choledochuszysten vor. Alle Formen gehen mit Tubulusektasien und Zysten der Nieren einher.

Bei der rezessiven Form der polyzystischen Nierenerkrankung werden auf einzelne Leberlappen beschränkte tubuläre und segmentale Gallengangserweiterungen beobachtet. (Abb. 8.20). Sie ähneln den Veränderungen beim Caroli-Syndrom, wobei zusätzlich die extrahepatischen Gallenwege dilatiert sind. Bei der Unterscheidung der erweiterten Gallengänge von Gefäßen ist die Dopplersonographie hilfreich.

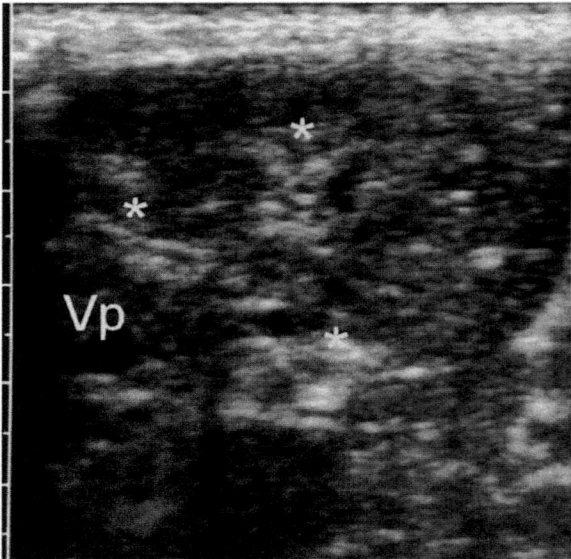

Abb. 8.21. Cholangitis bei Caroli-Syndrom. Transversalschnitt durch den linken Leberlappen. Die periportalen Zonen sind echoreich (*Sterne*) umgewandelt und im Parenchym astartig angeordnet. Kleine eingestreute echoarme Areale. Der kaudale Leberrand ist abgerundet. (*Vp* V. portae)

8.7 Grenzen und Stellenwert der Sonographie der Gallenwege

Die wichtigste Indikation zur Gallenwegssonographie ist im Neugeborenen- und Säuglingsalter die differentialdiagnostische Abklärung der Cholestase. Dabei können die beiden wichtigsten Hauptursachen klinisch und laborchemisch nicht voneinander abgegrenzt werden. Zur morphologischen Abklärung stehen neben der Sonographie vor allem die hepatobiliäre Lebersequenzszintigraphie und die Leberhistologie (Leberbiopsie) zur Verfügung. Für diese Differenzierung gelten sonographisch folgende Kriterien:

- Erweiterte Gallenwege sind im Neugeborenenalter ein dringender Hinweis auf eine operationsbedürftige Cholangiopathie.
- Bei nicht darstellbarer Gallenblase muß nach einer mindestens 6stündigen Nahrungskarenz – eine korrekte Untersuchungstechnik vorausgesetzt – unverzügliche die weitere Diagnostik eingeleitet werden.
- Beim Vorliegen einer normalen Gallenblase, die sich postprandial kontrahiert, und bei nicht erweiterten Gallenwegen ist eine Gallengangsatresie unwahrscheinlich.
- Die Diagnose einer Choledochuszyste oder einer kongenitalen Choledochusstenose ist sonographisch sicher zu stellen. Weitere bildgebende diagnostische Verfahren sind nicht erforderlich.

Bei der Cholezystolithiasis hat sich die Sonographie als äußerst nützlich erwiesen. In vergleichenden Untersuchungen hat sich eine sehr hohe sonographische Erfassungsquote gezeigt, die der oralen Cholezystographie überlegen ist, so daß die Ultraschalluntersuchung zur diagnostischen Methode der ersten Wahl geworden ist.

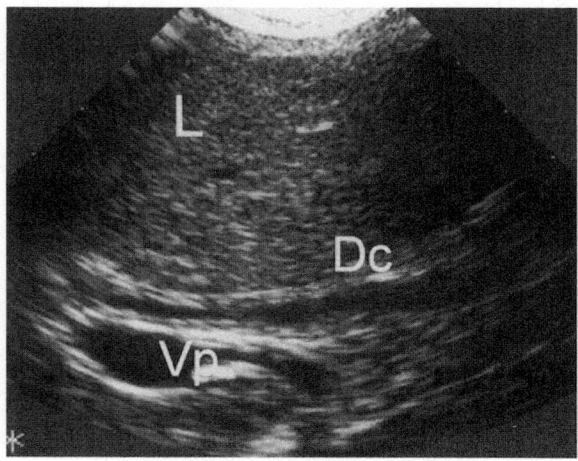

Abb. 8.22. Primär sklerosierende Cholangitis bei 16jährigem. Vor der V. portae (*Vp*) zieht der deutlich wandverdickte Ductus choledochus (*Dc*) zum Pankreas. (*L* Leber)

8.6.10 Primär sklerosierende Cholangitis

Diese chronische Erkrankung ungeklärter Genese betrifft alle Altersklassen. Sie ist meist mit einer chronischen entzündlichen Darmerkrankung vergesellschaftet und geht mit einer chronischen Cholestase, einer diffusen Inflammation und einer Fibrose des biliären Systems einher. Im „Frühstadium" stellen sich wandverdickte Gallengänge dar (Abb. 8.22). Später kann nach intra- und extrahepatischem Gallengangsverschluß eine biliäre Zirrhose auftreten.

KAPITEL 9

Milz

R. SCHUMACHER

> **Untersuchungsindikationen**
>
> - Hämatologische Erkrankungen
> - Rheumatische Erkrankungen
> - Infektiöse Erkrankungen (EBV, Parasiten)
> - Kardiale Erkrankungen
> - Asplenie, Polysplenie
> - Tastbare Raumforderung im Oberbauch
> - Stumpfes Bauchtrauma
> - Quantitative Milzgrößenbestimmung
> - Im Rahmen jeder sonographischen Untersuchung der Leber

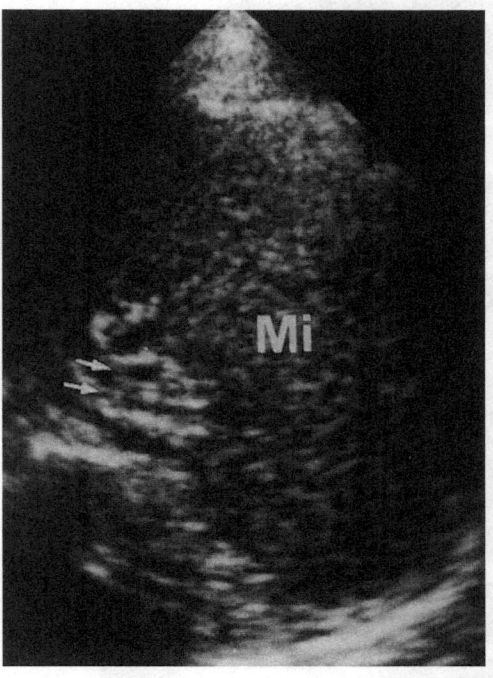

Abb. 9.1. Normale Milz bei einem älteren Mädchen (Darstellung durch den Interkostalraum mit einem Sektorschallkopf). (*Mi* Milz, *Pfeile* Milzgefäße)

9.1 Untersuchungstechnik

Die Milz läßt sich sonographisch am besten in Rechtsseitenlage oder in Rückenlage untersuchen. Erfolgt die Darstellung mit einem Sektorschallkopf durch den 10. Interkostalraum, so können durch Lagerung des linken Armes unter den Kopf die Interkostalräume verbreitert werden (Abb. 9.1). Bei kleineren Kindern kann der Schallkopf jedoch auch unterhalb des Rippenbogens in der vorderen Axillarlinie aufgesetzt werden (Abb. 9.2a,b). Durch kräftiges Einatmen wird die Milz nach unten aus dem Schallschatten des knöchernen Thorax herausverlagert. Kleine Kinder läßt man am besten einen „dicken Bauch" machen.

Die Milz wird am günstigsten zuerst im Längsschnitt dargestellt. Dieser verläuft parallel zur 10. Rippe. Dazu wird der Schallkopf entsprechend dem Subkostalschnitt der Leber längs dem linken Rippenbogen aufgesetzt und die Milzdarstellung durch Kippen des Schallkopfs nach kranial optimiert. Die weitere Orientierung erfolgt anhand der anatomischen Strukturen. Anschließend wird der Schallkopf um 90° gedreht, um die Milz im Querschnitt darzustellen. Es sollte bei dem manchmal mühsamen Unterfangen, die Milz in diesen beiden standardisierten Schnittebenen darzustellen, nicht vergessen werden, die Milz durch Kippen und Verschieben des Schallkopfs komplett durchzumustern. Wenn die Milz sehr hoch innerhalb des Thoraxskeletts liegt, können kleinere Prozesse im Parenchym leicht übersehen werden.

Bei der Milz werden vornehmlich die Größe und die Struktur beurteilt. Die Größe wird am verläßlichsten über das Milzvolumen angegeben. Benötigt werden dazu die Länge und Tiefe im Longitudinalschnitt sowie die Breite und Tiefe der Milz im Querschnitt. Dabei müssen die beiden Schnitte sicher durch den Milzhilus gehen. Aus diesen 4 Meßwerten kann das Volumen mit Hilfe der Ellipsoidformel berechnet werden.

Der ermittelte Wert wird anhand von Nomogrammen (s. Anhang) verglichen. Diese objektive Bestimmung der Milzgröße ist der klinischen Untersuchung überlegen. Sie ist deswegen besonders bei weniger ausgeprägten oder fraglichen Splenomegalien zu empfehlen.

254   Kapitel 9 · Milz

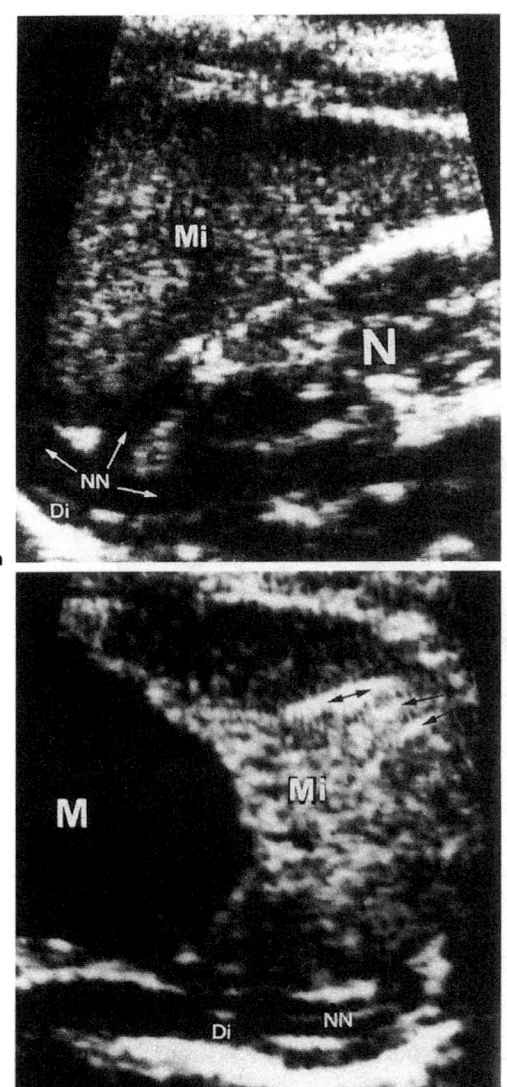

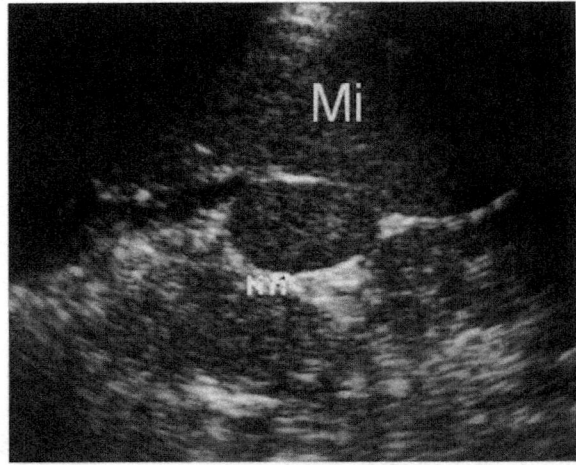

Abb. 9.3. Nebenmilz (*NM*) in der Nähe des Milzhilus. Gleiche Echogenität wie die Milz (*Mi*)

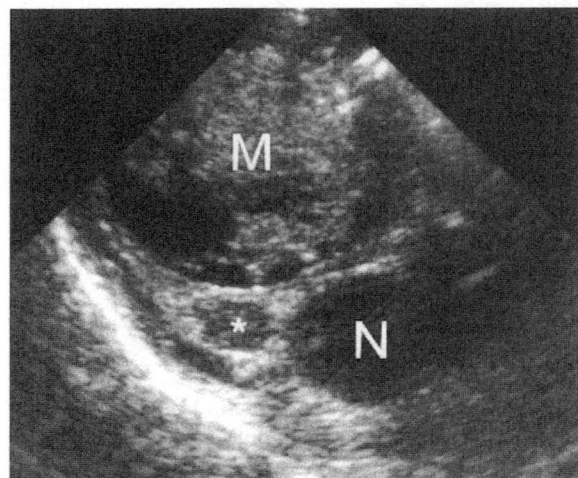

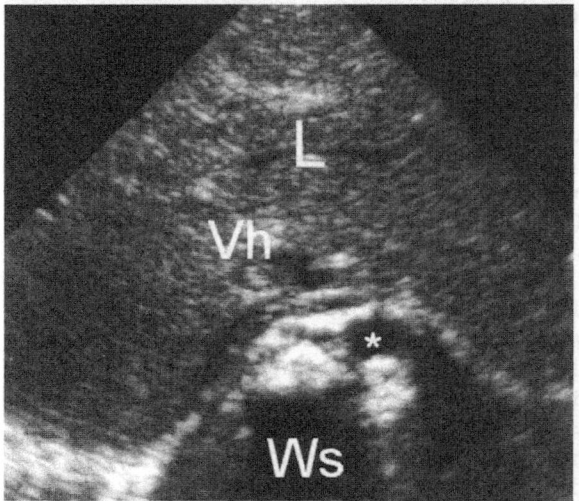

Abb. 9.2. Normale Milz bei Neugeborenem, **a** Längsschnitt, **b** Querschnitt. (*Di* Zwerchfell, *M* Magen, *Mi* Milz, *N* Niere, *NN* Nebenniere, *Pfeile* artefaktbedingte Wiederholungsechos, durch die Wasservorlaufstrecke verursacht)

Abb. 9.4. a Polyspleniesyndrom bei Neugeborenem (rechtsseitiger ▶ Oberbauchquerschnitt). Dorsal des Magens (*M*) kleine Milz (*Stern*). (*N* Niere). **b** Aplasie des hepatischen Teils der V. cava inferior bei Situs ambiguus mit mittelständiger Leber (*L*) (Oberbauchquerschnitt). (*Vh* V. hepatica, *Stern* Aorta, *Ws* Wirbelsäule)

9.2 Normale sonographische Anatomie

Die Milz besitzt eine feine gleichmäßige Schalltextur mittlerer bis niedriger Echogenität. Im Vergleich zur Leber ist die Textur der Milz feiner und echoärmer. Ihre Kontur ist glatt, ihre Form elliptisch bis keilförmig. Im Hilusbereich sind meist die V. lienalis und ggf. die A. lienalis als echofreie, teilweise gewundene tubuläre Strukturen sichtbar (Abb. 9.1). Benachbarte Strukturen sind die Niere und die bei Neugeborenen sonographisch gut sichtbare Nebenniere (Abb. 9.2 a, b). Kranial benachbarte Strukturen sind das echogene Band des Zwerchfells und der Magen. Teilweise kann ein gefüllter Magen die Milz überlagern. Weitere benachbarte Strukturen sind medial der Pankreasschwanz und die linke Kolonflexur.

9.3 Normvarianten

Die Kontur der Milz muß nicht bei allen Kindern geradlinig glatt verlaufen, sondern kann gekerbt sein. Weiterhin können eine oder mehrere Nebenmilzen mit gleicher Schalltextur im Hilusbereich und längs der Gefäße bzw. in der Nähe des kaudalen Milzpols (Abb. 9.3) sichtbar sein (Differentialdiagnose zu dieser Variante: Polyspleniesyndrom). Bei lockerer Fixierung der Milz kann ihre Lage im linken Abdomen sehr variieren.

9.4 Abnorme Zahl

Die seltene Asplenie mit Situs inversus bzw. Rechtsisomerie (Ivemark-Syndrom) geht mit komplexen zyanotischen Herzfehlern, Transposition der großen Gefäße, Lungenvenenfehlmündung, beidseits trilobären Lungen und Gallenblasenaplasie einher.

Das Polyspleniesyndrom oder die linksseitige Isomerie ist mit milderen Herzfehlern (ASD, gemeinsamer Vorhof) kombiniert. Beide Lungen sind bilobär. Entsprechend dem abdominellen Situs inversus finden sich kleine Milzen in der Nähe des Magenfundus (Abb. 9.4 a) im rechten Oberbauch. Der hepatische Teil der V. cava ist aplastisch (Abb. 9.4 b). Der systemvenöse Rückfluß erfolgt über die Vv. lumbales und die V. azygos bzw. hemiazygos. Extrahepatische Gallengangsatresien können mit der Polysplenie assoziiert sein.

9.5 Fehlermöglichkeiten

Der häufigste Fehler ist sicherlich das falsche Vermessen der Milz, da der Longitudinalschnitt teilweise schwierig einzustellen ist. Ein weiterer Fehler ist die Interpretation der Milz als unklare Raumforderung insbesondere bei dystoper Lage. Ferner kann eine kleine Milz schwer darstellbar sein, so daß fälschlicherweise eine Asplenie angenommen wird, die aber, wie beispielsweise beim Ivemark-Syndrom, sehr selten ist.

9.6 Krankheitsbilder

9.6.1 Splenomegalie, diffuse Milzerkrankungen

Die Splenomegalie ist ein häufiger pathologischer sonographischer Milzbefund mit einem weiten differentialdiagnostischen Spektrum. Wie oben bereits erwähnt, sollte die Splenomegalie immer durch Vermessen und Berechnen des Milzvolumens quantifiziert werden. Grundsätzlich besteht Verdacht auf eine Milzvergrößerung, wenn der kaudale Milzpol in gleicher Höhe wie der kaudale Pol der linken Niere steht oder diesen sogar überragt (Abb. 9.9). Gleichzeitig ist zusätzlich häufig die Schalltextur des Milzparenchyms verändert. Infektiöse und kardiale Ursachen bedingen eine Verminderung der Schalltextur. Metabolische (Abb. 9.14) und hämatologische sowie onkologische Erkrankungen können eine erhöhte Echogenität variablen Ausmaßes bewirken. Hier sind besonders maligne Systemerkrankungen wie die akut lymphatische Leukämie, der Morbus Hodgkin und hämatologische Erkrankungen, die mit einer Hämolyse einhergehen, zu erwähnen. Chronische, schon länger bestehende Erkrankungen führen meist zu einer erhöhten Echogenität und Vergröberung der Schalltextur. Im Falle einer portalen Hypertension ist die Milzvene weitlumig und geschlängelt darstellbar (Abb. 9.5). Bei

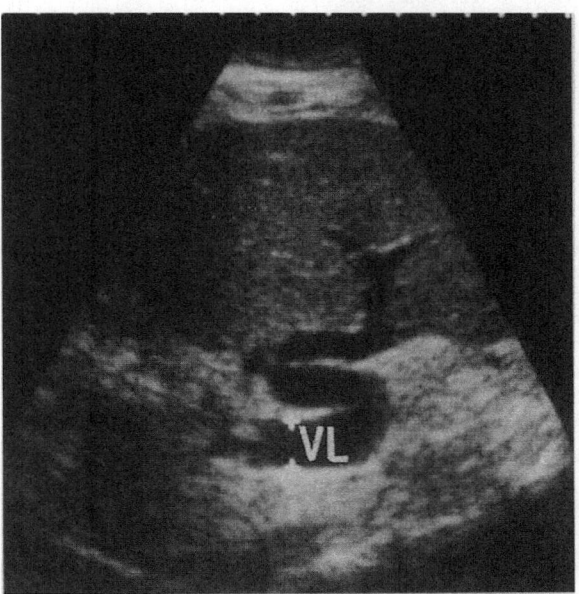

Abb. 9.5. Erweiterte und vermehrt geschlängelte Milzvene (*VL*) bei portaler Hypertension

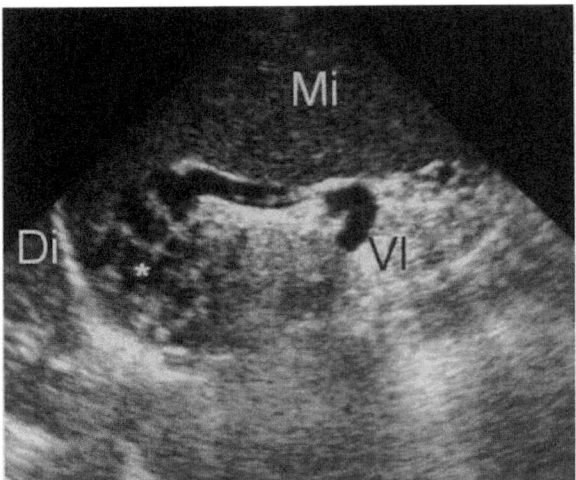

Abb. 9.6. Von der verbreiterten Milzvene (*Vl*) gespeistes Varizenkonvolut (*Stern*) am oberen Milzpol (*Mi*). (*Di* Zwerchfell)

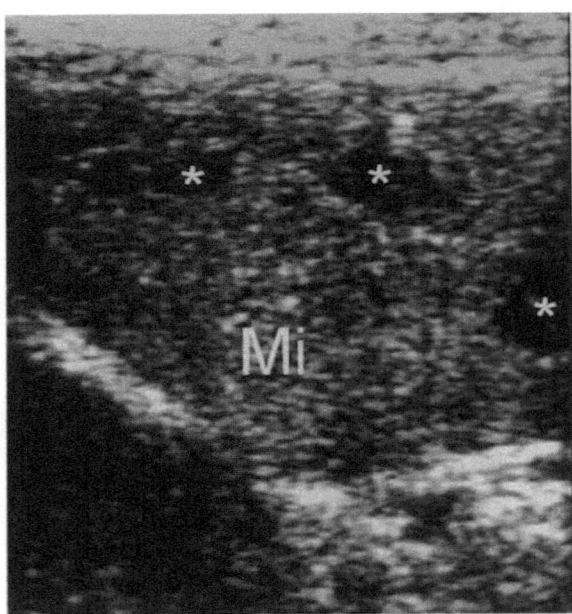

Abb. 9.7. Echoarme Infiltrate (*Sterne*) bei akuter myeloischer Leukämie (5jähriges Kind). (*Mi* Milz)

portalem Umgehungskreislauf stellen sich dann u. a. von der Milzvene gespeiste Varizen im Bereich der Milz dar (Abb. 9.6, Kap. 18.3.3)). Zusätzlich zur diffusen Veränderung können auch fokale Veränderungen wie beispielsweise bei der Monozytenleukämie (Abb. 9.7) oder der Miliartuberkulose (Abb. 9.8) beobachtet werden.

Ursachen der Splenomegalie

- **Inflammatorisch**
  - Virusinfekte: Hepatitiden, Mononukleose, HIV-Infektion (Abb. 9.10) etc.
  - Bakterielle Infekte: Sepsis, Scharlach, Lues connata
  - Parasitäre Erkrankungen
  - Rheumatische Erkrankungen
- **Metabolische Erkrankungen**
  - Mukopolysaccharidosen (Abb. 9.11) etc.
  - Morbus Gaucher, adulte Form (Abb. 9.14)
  - Amyloidose
- **Hämatologische Erkrankungen**
  - maligne Systemerkrankungen (ALL, Morbus Hodgkin) (Abb. 9.9)
  - hämolytische Anämien (Thalassaemia major)
- **Stauungsbedingt**
  - portale Hypertension (Abb. 9.5 und 9.6)
  - Portalvenenthrombose
  - Rechtsherzinsuffizienz

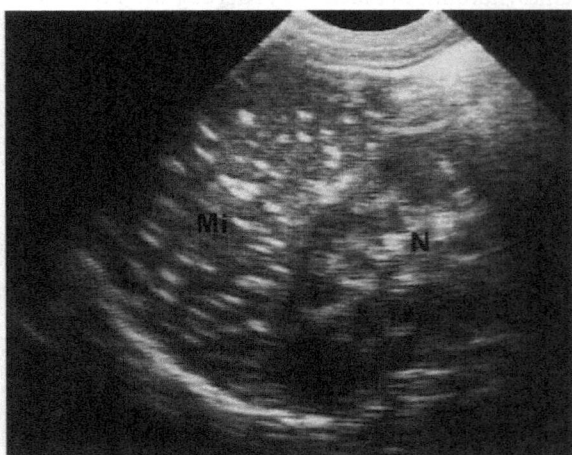

Abb. 9.8. Miliartuberkulose mit multiplen Verkalkungen in der Milz (Längsschnitt durch den linken Oberbauch). Zahlreiche echogene Areale in der Milz (*Mi*). Im Bereich der Markpyramiden der Niere (*N*) können ebenfalls Verkalkungen nachgewiesen werden

Abb. 9.10. HIV-infiziertes Kind mit klinisch nicht palpabler Splenomegalie, **a** Längsschnitt, **b** Querschnitt. Die Milz ist vergrößert, etwas stumpfrandig und besitzt eine normale Schalltextur und Echogenität. (*Di* Zwerchfell, *N* Niere, *RS* Rippenschatten)

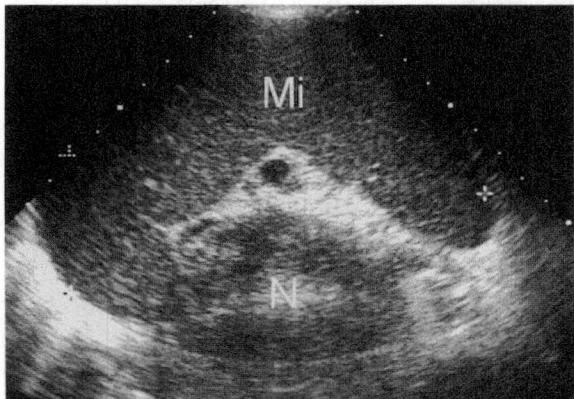

Abb. 9.9. Splenomegalie bei ALL. Die Milz ist plump konfiguriert und überragt die Niere (*N*); sie besitzt eine feine, gleichmäßige Echotextur mittlerer bis niedriger Echogenität und ist von der Struktur her nicht von einer normalen Milz unterscheidbar

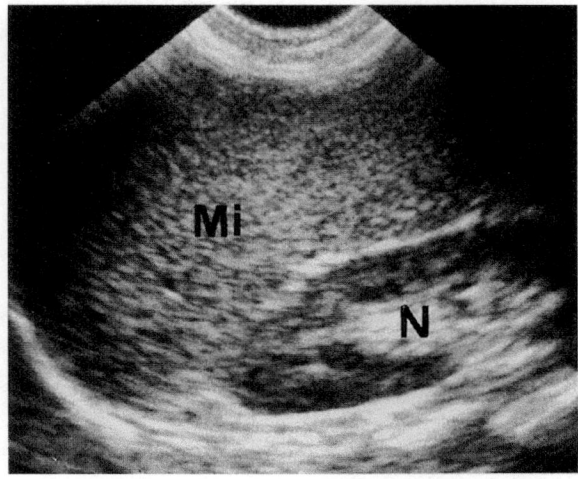

Abb. 9.11. Milz bei einem Kind mit Mukopolysaccharidose Typ III Sanfilippo (Längsschnitt). Gleichmäßig erhöhte Echogenität des Parenchyms. Die vergrößerte Milz (*Mi*) überragt die Niere (*N*)

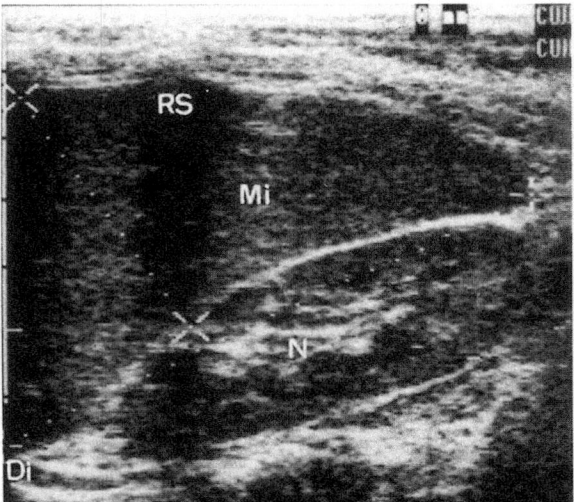

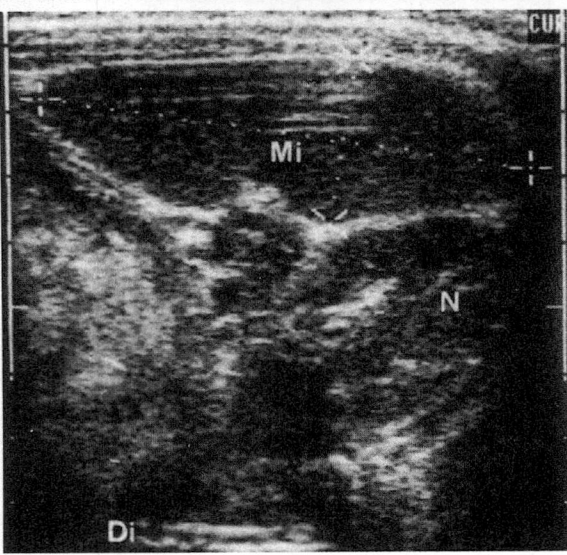

9.6.2 Umschriebene Erkrankungen

Milzzysten

Milzzysten sind als echofreie Areale gut vom übrigen Milzparenchym abgrenzbar. Sie treten solitär auf und können kongenital (primär) und erworben (sekundär) sein. Echinokokkuszysten haben im Gegensatz zu kongenitalen Milzzysten (Abb. 9.12a) eine stark echogene Wand, die teilweise auch einen anschließenden Schallschatten erzeugen kann. Bei Milzkontusionen sind die traumatisch bedingten Blutungszysten als echofreies Areal (Abb. 9.12b) oder aufgrund sedimentierten Blutes geschichtet, vorwiegend subkapsulär gelegen. Insgesamt ist die Echogenität von Zysten von ihrem Inhalt abhängig. Bei Vorhandensein von Cholesterinkristallen oder Hämoglobinabbauprodukten sind sie sonographisch komplex.

Die seltenen Lymphangiome (Abb. 9.13) und Hämangiome bilden sich als echoarme solitäre oder multiple, vom Parenchym gut abgegrenzte Rundherde ab. Ihre Größe ist bei Kontrolluntersuchungen konstant. Eine sichere sonographische Diagnose ist fast nur beim Vorliegen weiterer Hämangiome bzw. Lymphangiome in anderen Körperregionen möglich.

Systematik der Milzzysten

- Primäre Zysten
  - mesothelial
  - epidermoid
  - dermoid
- Sekundäre Zysten
  - Trauma/Blutung
  - Infarkt
  - Abszeß
- Mit Endothel ausgekleidete zystische Befunde
  - Lymphangiome
  - Hämangiome

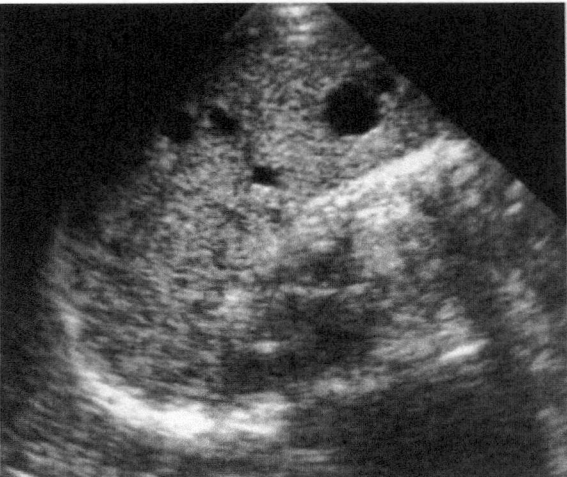

Abb. 9.13. Lymphangiom der Milz mit multiplen echofreien Zysten bei einem Kind mit Lymphangiomen der Extremitäten

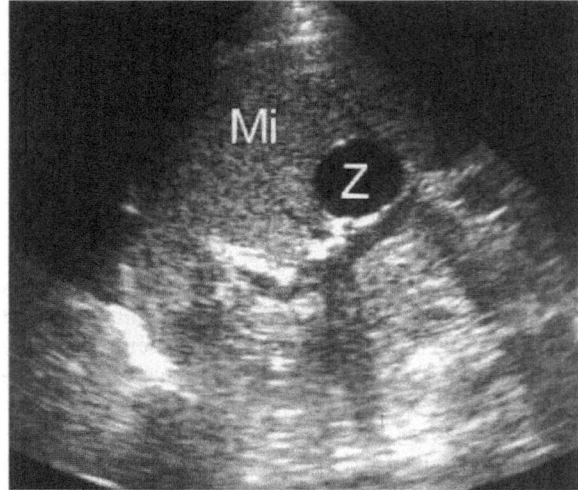
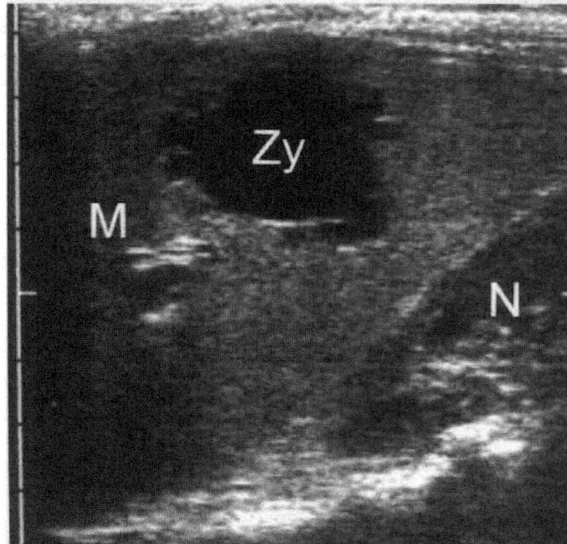

◀ **Abb. 9.12a,b.** Milzzysten. **a** Dysontogenetische Zyste (*Z*) der Milz (*Mi*), subkapsulär gelegen. Sie ist scharf gegen das Parenchym abgesetzt. **b** Posttraumatische, polyzyklisch begrenzte Milzzyste (*Zy*) im Organlängsschnitt. (*M* Milz, *N* Niere)

Milzabszesse

Bakterielle Abszesse sind selten und zeigen dieselben sonographischen Zeichen wie Abszesse anderer parenchymatöser Organe: echoarme, runde, gegen die Umgebung nicht scharf abgrenzbare Herde mit echoarmen Binnenechos (Zelldetritus). Abszesse bei chronischer Granulomatose neigen zu Verkalkungen. Allein Candidaabszesse weisen in der Abszeßmitte diagnostische echoreiche Strukturen wie Ring- oder Radspeichenfiguren auf und sind kleiner als 2 cm.

Milzinfarkte

Milzinfarkte werden meist im Rahmen hämolytischer, hyperregenerativer Anämien beobachtet, jedoch auch beim Morbus Gaucher (Abb. 9.14a,b). Sonographisch sind sie klassischerweise keilförmig, teils mit unregelmäßiger Kontur. Gegenüber normalem Milzgewebe haben sie eine herabgesetzte Echogenität. Die Echogenität kann in Abhängigkeit vom Alter des Milzinfarkts zunehmen. Die Infarkte schrumpfen in der Regel und hinterlassen oft nur eine echoreiche Narbe.

Milzkontusion

Traumabedingte Milzveränderungen sind sonographisch oft schwierig feststellbar. Dieses ohnehin schlecht schallbare Organ ist beim verletzten Kind noch schlechter zu untersuchen. Außerdem kann ein traumatisch bedingtes Milzhämatom unterschiedliche sonographische Aspekte besitzen. Frisch in das Milzparenchym einsickernde Blutungen können zu Beginn nur eine Erhöhung der Echogenität unterschiedlichen Ausmaßes erzeugen (Abb. 9.15), wohingegen größere Blutansammlungen echofreie Areale intra-, peri- und extralienal erzeugen können (Abb. 9.16). Die Entstehung einer blutungsbedingten Splenomegalie ist weniger verläßlich, da bei den zu untersuchenden Kindern in der Regel kein Vorbefund zum Vergleich vorliegt. Bedacht werden müssen ferner die Möglichkeit einer zweizeitigen Milzruptur und die Entwicklung einer u. U. lebensbedrohlichen Blutung in die freie Bauchhöhle. Aus diesem Grund sind engmaschige sonographische Verlaufskontrollen unabdingbar.

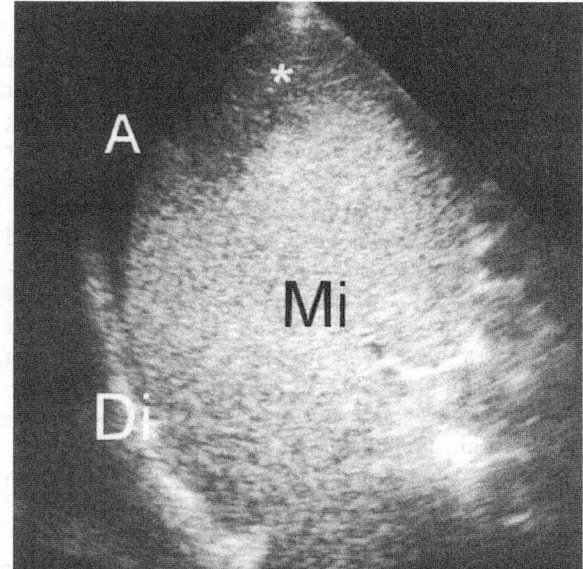

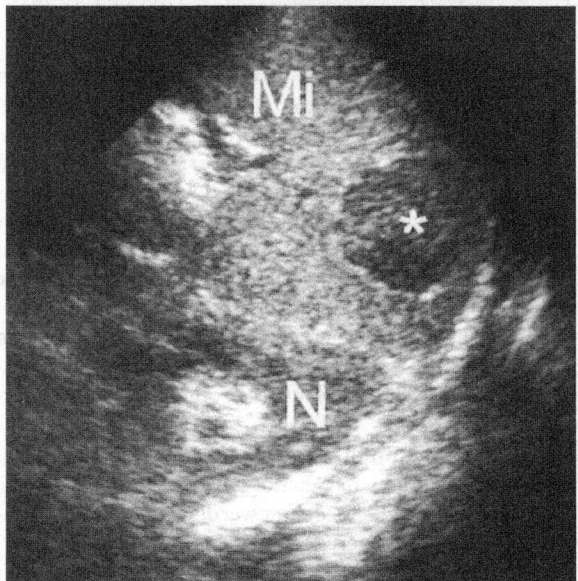

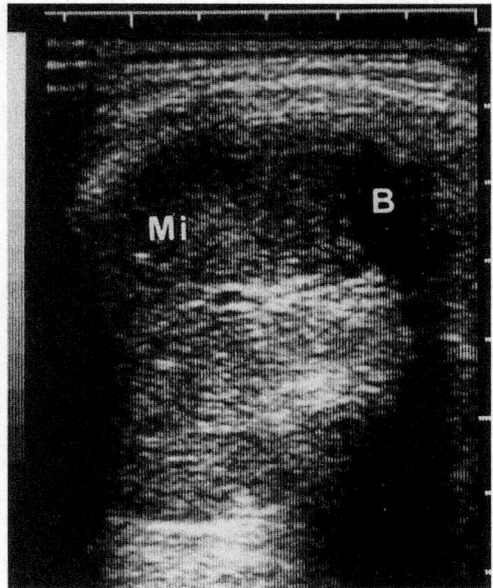

Abb. 9.14 a, b. Frischer und alter Milzinfarkt bei Morbus Gaucher. a Unscharf abgrenzbares echoarmes Areal des frischen Infarkts (*Stern*) (Längsschnitt durch das linke Abdomen). Begleitender Aszites (*A*), deutliche Splenomegalie. (*Di* Zwerchfell). b Scharf durch echoreichen Saum abgegrenzter alter Milzinfarkt (*Stern*) (transversaler Flankenschnitt links). Vergrößerte Milz (*Mi*) überlagert die linke Niere (*N*). In beiden Abbildungen erhöhte Parenchymechogenität

Abb. 9.15. Milzkontusion bei fünfjährigem Knaben nach Autounfall (Flankenlängsschnitt), sehr schwierige Untersuchungsbedingungen. Die Milz (*Mi*) besitzt keine homogene Schalltextur, sondern zeigt aufgrund von Einblutungen Areale erhöhter Echogenität. Am kaudalen Pol ist zusätzlich eine Blutung (*B*) als ein echofreies Areal abgrenzbar. Intraoperativ zeigte sich eine komplexe Milzruptur („zerfetzte" Milz), die exstirpiert werden mußte. (Abbildung: Dr. Kehr)

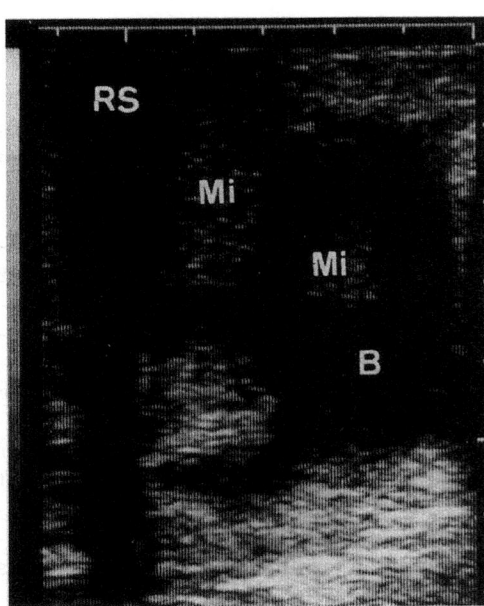

Abb. 9.16. Milzruptur mit Milzhämatom bei 6jährigem polytraumatisiertem Knaben (dorsaler Längsschnitt). Am kaudalen Milzpol ist aufgrund der Blutung (*B*) ein echofreies Areal nachzuweisen, in dessen Zentrum noch rupturiertes Milzgewebe erkennbar ist. (*Mi* Milz, *RS* Rippenschatten).(Abbildung: Dr. Kehr)

Milztumoren und Milzmetastasen

Milztumoren sind bei Kindern selten. Im Kindesalter handelt es sich fast ausschließlich um Lymphome. Meist wird eine diffuse Organvergrößerung mit Abrundung der äußeren Konturen und erhöhter Echogenität der Schalltextur gesehen. Ferner sind gekerbt aussehende Ausbuchtungen der Milzkontur im Sinne von Pseudopodien möglich. Bei ungefähr 20% der Lymphome sind umschriebene Einzelherde abgrenzbar, die meist echoärmer als das übrige Milzparenchym sind. Seltener werden auch echoreiche Areale und Felder mit komplexer Schalltextur, bestehend aus einem Nebeneinander von echogenen und echoarmen Arealen gefunden. Eine sonographische Differenzierung in verschiedene Tumortypen ist nicht möglich.

Neben Lymphomen können echogene Sarkome, echoarme Hamartome und Dermoidzysten auftreten.

9.7 Grenzen der Milzsonographie

Bedingt durch ihre Lage in der unteren knöchernen Thoraxapertur ist die Darstellung der Milz schwierig. Dies ist insbesondere beim stumpfen Bauchtrauma bzw. bei der Untersuchung polytraumatisierter Patienten zu beachten, bei denen eine adäquate Lagerung nicht möglich ist, so daß die Milz allenfalls ausschnittsweise dargestellt werden kann. Hier muß vom klinischen Verlauf bzw. der zu ergreifenden therapeutischen Maßnahme aus eine Untersuchung mittels CT vorgenommen werden. Da das posttraumatische therapeutische Vorgehen heute meist abwartend ist, reicht unter Berücksichtigung des klinischen Verlaufs die sonographische Untersuchung aus.

Diffuse Organinfiltrationen führen in der Regel nicht zu Veränderungen der Echotextur. Bei der Diagnose Splenomegalie sollte beachtet werden, daß der sonographische Befund einer geringen bis mäßigen Milzvergrößerung nicht dem klinisch geprägten Begriff der Splenomegalie entspricht.

Pankreas

R. Schumacher

> **Untersuchungsindikationen**
>
> - Bauchschmerzen
> - Bauchtraumen
> - Bauchtumoren
> - Pankreatitis (erhöhte Amylase, Lipase)
> - Gastroenteritiden

10.1 Untersuchungstechnik

Für die Pankreassonographie sind Sektorschallköpfe am geeignetsten, da sie am besten zwischen den Rippenbogen aufgesetzt werden können. Außerdem können häufig störende Darmgase durch den divergierenden Strahlengang des Sektors unterwandert werden. Die Untersuchungsfrequenz sollte möglichst 5 MHz betragen, um auch feinere Veränderungen erfassen zu können. Bei schlanken Kindern läßt sich das Pankreas am besten darstellen.

10.2 Untersuchungsvorbereitung

Das Kind sollte am besten nüchtern sein, da dann das Abdomen am wenigsten die Untersuchung störende Luft enthält. Wenn nötig kann der Magen mit Flüssigkeit gefüllt werden, damit die Darmschlingen nach kaudal abgedrängt werden. Der Magen dient dann als innere Wasservorlaufstrecke. Neben Tee empfiehlt sich hierbei besonders Orangensaft, da die feinen im Saft vorhandenen Zellulosepartikel den Schallimpuls beim Durchwandern leicht schwächen, so daß das Artefakt der dorsalen Schallverstärkung vermieden werden kann.

10.3 Untersuchungsdurchführung

Zur ersten Orientierung beginnt die Untersuchung mit einem Pankreaslängsschnitt. Dazu wird der Schallkopf im Abdomenquerschnitt im Angulus costalis aufgesetzt. Falls erforderlich kann das Pankreas auch erst im Abdomenlängsschnitt in der Sternallinie unterhalb des Angulus aufgesucht werden. Ist das Pankreas ventral der Aorta als ovales Areal sichtbar, kann durch Drehen des Schallkopfs um 90° die Längsachse optimiert werden. Im Idealfall läßt sich das Pankreas vom Pankreaskopf bis zum Pankreasschwanz darstellen. Im Falle von Darmgasüberlagerung können auch benachbarte Organe als innere Schallfenster zur Abbildung einzelner Pankreasabschnitte verwendet werden (Tabelle 10.1).

Tabelle 10.1. Innere „Organschallfenster" zur sonographischen Darstellung des Pankreas

Linker Leberlappen	Caput, Corpus
Flüssigkeitsgefüllter Magen	Corpus, Cauda
Linke Niere	Cauda
Rechte Niere	Caput

Von diesen Organschallfenstern ist die Darstellung durch den linken Leberlappen am einfachsten. Der Schallkopf wird parallel zum Leberunterrand auf die Leber aufgesetzt, und durch Kippen nach kaudal wird das Pankreas eingestellt.

Wird der flüssigkeitsgefüllte Magen als Schallfenster benutzt, muß der Patient aufgerichtet werden, damit die Luft im Magen aus dem Untersuchungsgebiet in den Magenfundus entweicht. Werden die Nieren als Schallfenster verwendet, geschieht die Darstellung von der Flanke aus.

Bei älteren Kindern kann auch versucht werden, die Darmgasüberlagerung durch vermehrten Druck auf den Schallkopf wegzuschieben. Bei kleineren Kindern kann dies allerdings zum gegenteiligen Erfolg führen.

10.4 Normale sonographische Anatomie und Varianten

Aufgrund seiner retroperitonealen Lage und der dadurch häufig bedingten Darmgasüberlagerung ist das Pankreas das am schwierigsten darstellbare parenchymatöse Organ des Abdomens. Ferner ist es in komplexe anatomische Strukturen eingebettet, die insbesondere dem Anfänger erhebliche Orientierungsschwierigkeit bereiten.

Das Pankreas besitzt eine homogene, feine Echotextur mittlerer Echogenität, die der der Leber ähnelt (Abb. 10.1a,b). Bei Früh- und Neugeborenen seine Echogenität während der ersten Lebenswochen erhöht. In seiner Längsachse verläuft das Pankreas quer ventral der großen Bauchgefäße Aorta und V. cava. Es kann unterschiedliche Konfigurationen besitzen. Am häufigsten ist die Sanduhrform, d.h. der Pankreaskörper ist an der Überkreuzungsstelle der Aorta verschmälert. Weiterhin kann das Pankreas komma- bzw. wurstförmig sein. Im Längsschnitt sind alle Abschnitte sichtbar: Pankreaskopf mit Processus uncinatus, Pankreaskörper und Pankreasschwanz.

Der *Pankreaskopf* liegt ventral der V. cava rechts der Wirbelsäule und ist eingebettet in die duodenale C-Schlinge. Teile des Pankreaskopfs, der Processus uncinatus, liegen dorsal der V. mesenterica. Wichtig ist, daß beim Organlängsschnitt nur Teile des Pankreaskopfs dargestellt werden und deshalb der Schallkopf nach kaudal verschoben werden muß, um alle Abschnitte des Kopfs durchzumustern. Außerdem können sich die kranialen Anteile des Pankreaskopfs infolge einer Überlagerung durch die gasgefüllte Duodenalschlinge der Darstellung entziehen.

Der *Pankreaskörper* verläuft vor der Aorta bzw der A. mesenterica superior (Abb. 10.2a, b; Abb. 6.2 und 6.4). An seiner Unterseite verläuft die V. lienalis, die sich mit der V. mesenterica im Bereich des Pankreaskopfs zur Pfortader vereinigt.

Der *Pankreasschwanz* reicht bis zum linken kranialen Nierenpol, teilweise bis zum Milzhilus. Aufgrund möglicher Lagevarianten und häufiger Luftüberlagerung ist seine Beurteilung schwierig und seine Darstellung häufig nicht vollständig.

Der *Ductus pancreaticus* ist bei Kindern inkonstant darstellbar. Er läßt sich im Längsschnitt nur über kurze Strecken darstellen und muß durch kontinuierliches Verschieben abschnittsweise beurteilt werden. Sonographisch ist der Ductus pancreaticus als tubuläre Struktur mit echofreiem Lumen mit echogenen Wandechos erkennbar (Abb. 10.1b). Lumina über 2 mm Durchmesser sind verdächtig auf pathologische Veränderungen.

Das Vermessen des Pankreas erfolgt im Organlängsschnitt rechtwinklig zum Verlauf des Ductus pancreaticus bzw. der Außenkontur. Das Pankreas weist beim Neugeborenen in allen Abschnitten einen Durchmesser von 7–10 mm, bei älteren Kindern von 2 cm auf. Werte über 2,5 cm sind als pathologisch zu betrachten.

Eine weitere Möglicheit zur Beurteilung der Größe des Pankreas ist die Querschnittsfläche in der Längsachse des Organs, die durch Planimetrieren ermittelt werden kann. Diese Methode eignet sich vor allem für Verlaufsbeobachtungen, z. B. bei Pankreatitis.

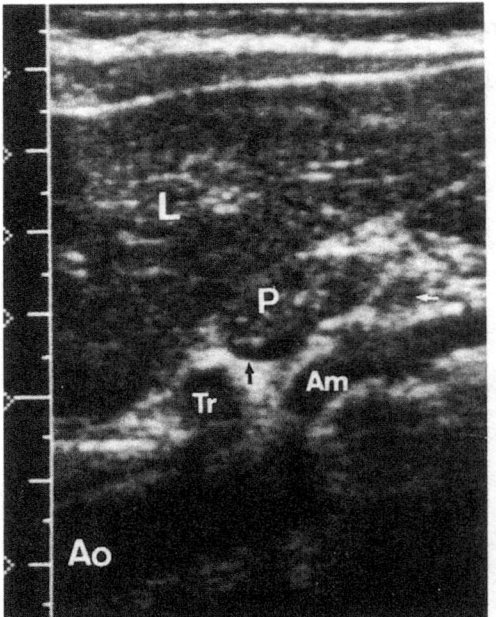

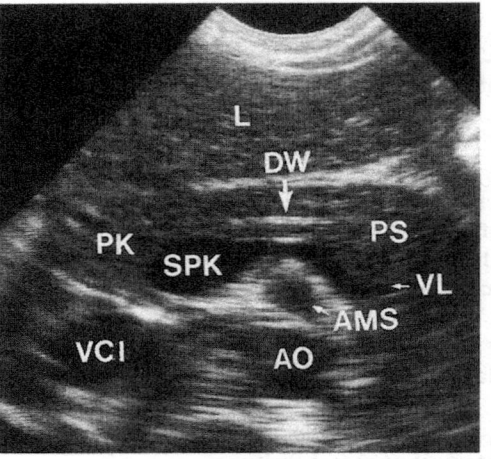

Abb. 10.1a, b. Normales Pankreas. **a** Querschnitt in der Sternallinie. (*Am* A. mesenterica superior, *Ao* Aorta, *L* Leber, *P* Pankreas, *Tr* Truncus coeliacus, *schwarzer Pfeil* A. lienalis, *weißer Pfeil* V. lienalis). **b** Abdomenquerschnitt mit sichtbarem Ductus pancreaticus. (*AMS* A. mesenterica superior, *AO* Aorta, *DW* Ductus pancreaticus, *L* Leber, *PK* Pankreaskopf, *PS* Pankreasschwanz, *SPK* splenoportaler Konfluens, *VCI* V. cava inferior, *VL* V. lienalis)

10.5 · Krankheitsbilder

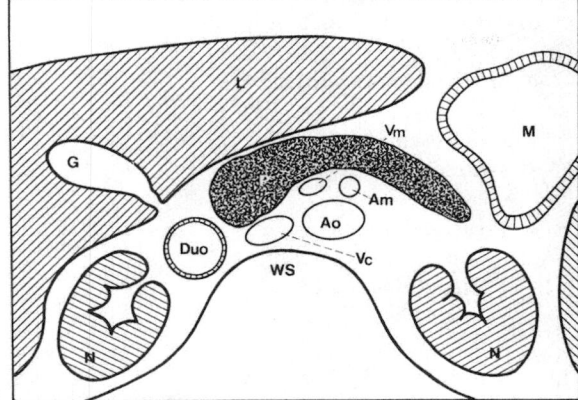

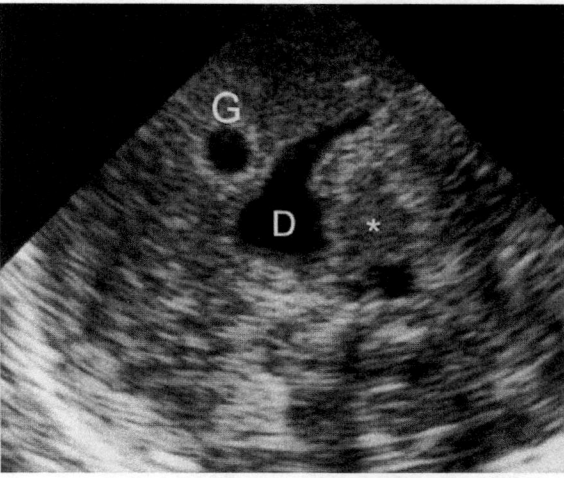

Abb. 10.3. Duodenalstenose bei Neugeborenem mit Pancreas anulare (Oberbauchschnitt rechts in der Medioklavikularlinie). Das Duodenum (*D*) ist deutlich erweitert und dem unregelmäßig geformten Pankreas (*Stern*) benachbart. (*G* Gallenblase)

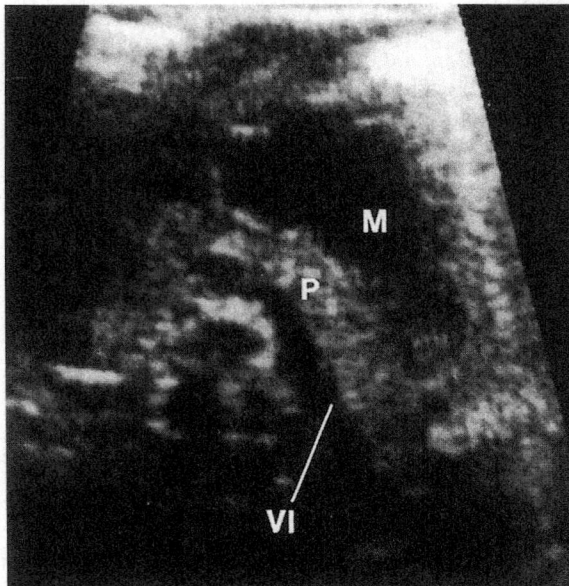

Abb. 10.2a, b. Normales Pankreas. **a** Anatomische Schemazeichnung, **b** Abdomenquerschnitt bei 2 Wochen altem Neugeborenen. Der flüssigkeitsgefüllte Magen dient als Schallfenster und erlaubt die Darstellung des gesamten Pankreas. Lediglich das Ende des Pankreasschwanzes ist infolge der Darmgasüberlagerung nicht komplett sichtbar. (*Am* A. mesenterica superior, *Ao* Aorta, *Duo* Duodenum, *G* Gallenblase, *M* Magen, *N* Niere, *P* Pankreas, *Vc* V. cava inferior, *Vl* V. lienalis, *Vm* V. mesenterica superior)

Entwicklungsanomalien wie ein Pancreas divisum, das seltenere Common-channel-Syndrom sowie das kongenitale kurze Pankreas beim Situs ambiguus (Polyspleniesyndrom) sind sonographisch nicht bzw. schwer zu erkennen. Ein Pancreas anulare entsteht bei Doppelung der ventralen Pankreasanlage, wobei diese nach beiden Seiten mit der dorsalen Anlage verschmelzen und das Duodenum einschnüren. Diese Fehlbildung ist häufig Ursache einer Duodenalobstruktion vor allem bei Trisomie 21. Die radiologischen Zeichen der Duodenalstenose bzw. -atresie beim Neugeborenen sind jedoch so eindeutig, daß selten eine sonographische Diagnostik erfolgt (Abb. 10.3).

10.5 Krankheitsbilder

10.5.1 Akute Pankreatitis (Abb. 10.4–10.6)

Akute Pankreatitiden sind durch eine deutliche Größenzunahme des Organs charakterisiert. Weiterhin besitzt das Parenchym eine oft generalisierte, teils aber auch nur lokalisiert verminderte Echogenität. Dies kann zu einer inhomogenen Echotextur führen (Abb. 10.4a, b). In Ausnahmefällen kann die Echogenität aber auch deutlich vermehrt sein (Abb. 10.5). Der Ductus pancreaticus kann erweitert sein, wobei eine Gangweite über 2 mm pathologisch ist. Besonders auf der Dorsalseite des Pankreas kann ein peripankreatischer Flüssigkeitssaum beobachtet werden. Die Ursachen der Pankreatitis bei Kindern unterscheiden sich von denen bei Erwachsenen.

264 Kapitel 10 · Pankreas

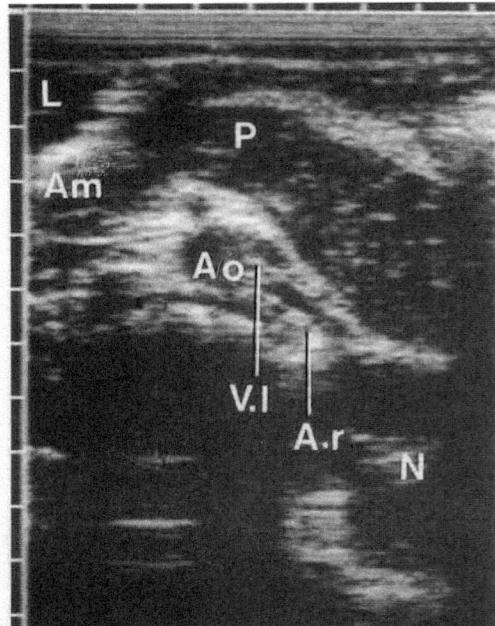

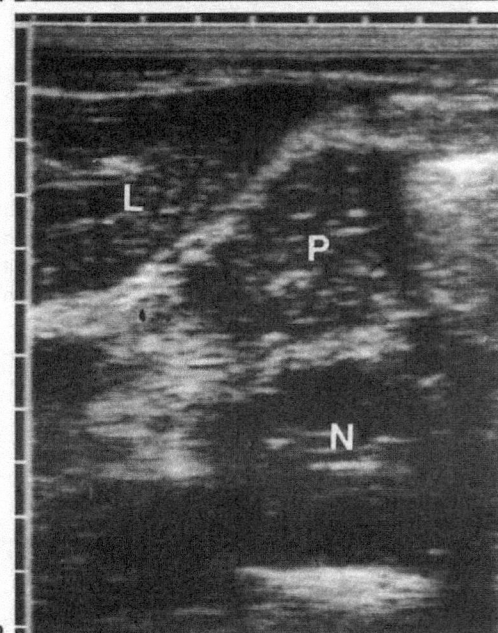

Abb. 10.4a, b. Akute Pankreatitis. **a** Organlängsschnitt, **b** Organquerschnitt. Deutliche Vergrößerung von Corpus und Cauda mit vergröberter, inhomogener Echotextur und verminderter Echogenität. (*Am* A. mesenterica superior, *Ao* Aorta, *L* Leber, *N* Niere, *P* Pankreas, *V.l* V. lienalis, *A.r* A. renalis)

Ursachen der Pankreatitis im Kindesalter

- Medikamente und Toxine
  - Thiazid
  - Furosemid
  - Prednison
  - Alkohol
- Virusinfektionen
  - Mumps
  - Hepatitis A und B
  - Röteln
  - Coxsackie B
  - Influenza A
- Trauma
- Abdominelle Operationen
- Reye Syndrom
- Erkrankungen und Fehlbildungen der Gallen- und Pankreasgänge
  - Askaridenbefall
  - Cholelithiasis
  - Common-channel-Syndrom
  - Pancreas divisum
- Mukoviszidose
- Systemerkrankungen
  - Lupus erythematodes (Abb. 10.5)
  - Periarteriitis nodosa
  - Hyperlipidämien Typ I, IV und V
  - Hyperkalzämien aller Art
- Heriditär (autosomal dominant)
- Idiopathisch (ca. 20 %)

Eine Unterscheidung zwischen den einzelnen Ursachen der Pankreatitis ist – außer bei der Choledocholithiasis – anhand des sonographischen Bildes nicht möglich. Zudem geht die Entwicklung der sonographischen Befunde bei Pankreatitiden nicht streng mit dem klinischen bzw. laborchemischen Verlauf einher: Häufig lassen sich die sonographischen Veränderungen länger als die klinischen Zeichen nachweisen. Aus diesem Grunde sollten beim Vorliegen von Pankreatitiden Verlaufskontrollen erfolgen. Diese sind weiterhin zum Erfassen von Komplikationen wie Entwicklung einer nekrotisierenden Pankreatitis oder eines hämorrhagischen Aszites (Abb. 10.6), von Pankreaspseudozysten (Abb. 10.7), Aneurysmen der A. lienalis oder Begleitaszites erforderlich.

Abb. 10.7. Pankreaspseudozyste nach stumpfem Bauchtrauma ▶ (Organlängsschnitt). Die Zyste (*Z*) ist von einem zarten Parenchymsaum umgeben und liegt vor der anatomischen Leitstruktur: A. lienalis. (*Ao* Aorta, *Stern* Truncus coeliacus)

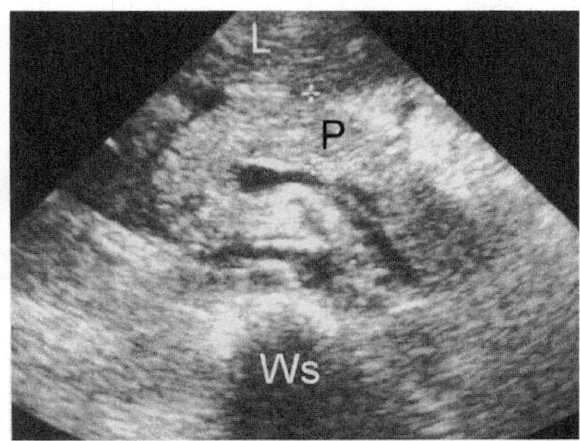

Abb. 10.5. Systemischer Lupus erythematodes im akuten Schub (12jähriges Kind), Organlängsschnitt. Sehr echoreiches, vergrößertes Pankreas (*P*). (*L* Leber, *Ws* Wirbelsäule, *Kreuz* Corpus)

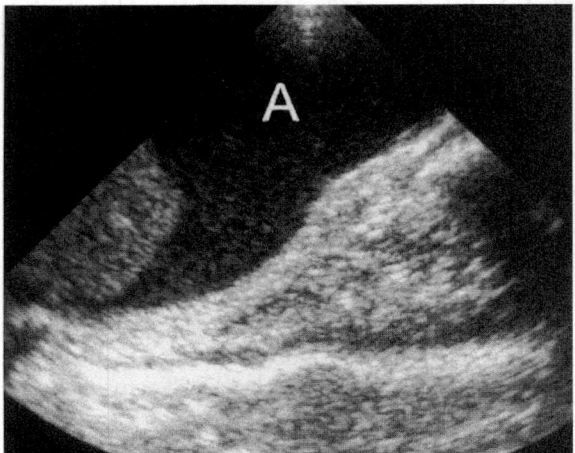

Abb. 10.6. Hämorrhagischer Aszites bei akuter nekrotisierender Pankreatitis im rechten Unterbauch (2jähriges Kind). Die Flüssigkeit ist nicht echofrei, sondern zeigt als Ausdruck der Blutanteile feine echogebende Schwebeteilchen (*A*)

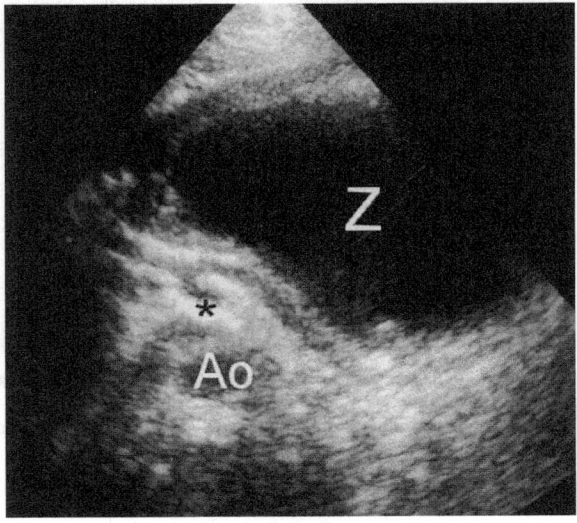

10.5.2 Chronische Pankreatitiden

Chronische Pankreatitiden besitzen sonographisch unterschiedliche Merkmale, die in ihrer Ausprägung und Zusammensetzung sehr variabel auftreten können. Das Pankreas kann sowohl verkleinert (Abb. 10.8) als auch vergrößert oder auch in seiner Größe unverändert sein. Die Größenbestimmung ist hier nur bei regelmäßigen Verlaufskontrollen mit konstant gehaltener Meßtechnik verwendbar, vermag dann aber Auskunft über die Progredienz und über akute Schübe zu geben.

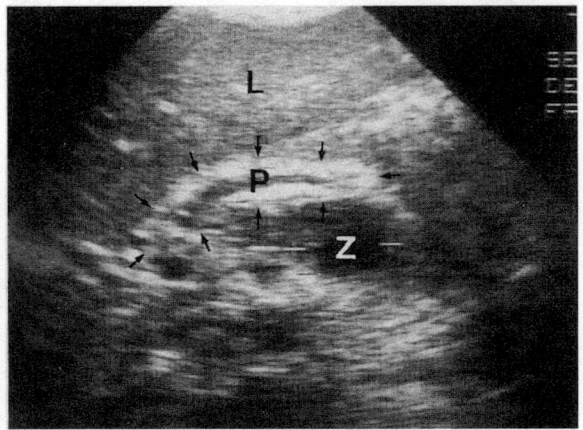

Abb. 10.8. Chronische, hämorrhagische Pankreatitis mit Pankreaspseudozyste (*Z*) im Schwanzbereich. (*L* Leber, *P* Pankreas)

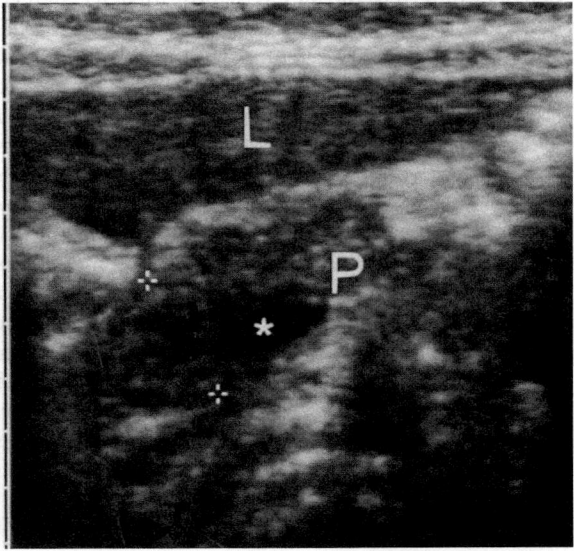

Abb. 10.9. Rezidivierende nekrotisierende Pankreatitis im Organlängsschnitt (3jähriges Kind). Das Pankreas (*P*) ist im Kopf- und Corpusbereich ausgeprägt höckrig. (*L* Leber, *Stern* splenoportaler Konfluens)

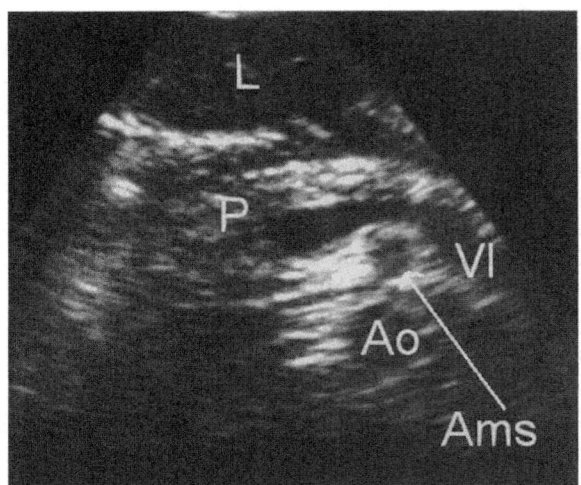

Abb. 10.10. Mukoviszidose bei einem 12jährigem hypotrophen Mädchen (Organlängsschnitt). Das Pankreas (*P*) zeigt eine deutlich erhöhte Echogenität (*Ao* Aorta, *Ams* A. mesenterica superior, *L* Leber, *Vl* V. lienalis)

Auch die Art und das Ausmaß der Texturänderung variieren stark. Da das Drüsenparenchym durch Binde- und Fettgewebe ersetzt wird, ist insgesamt eine Tendenz zur Vergröberung der Textur und Zunahme der Echogenität vorhanden. Die Echogenitätsanhebung kann gleichmäßig oder auch inhomogen sein. Im letzteren Falle besteht häufiger eine unregelmäßige Organkontur (Abb. 10.9). Gut erkennbar sind Komplikationen wie Pseudozysten und Pankreasverkalkungen.

Die häufigste Ursache von chronischen Pankreatitiden bei Kindern ist die Mukoviszidose. In den ersten Lebensjahren erscheint das Pankreas sonographisch unauffällig. Pathologische Veränderungen werden erst ab dem 5.–8. Lebensjahr beobachtet. Das echogene Pankreas ist erheblich schlechter abbildbar als bei gesunden Kindern (Abb. 10.10), da es häufig von durch Malabsorption geblähten Darmschlingen überlagert ist und die veränderte Leber nicht mehr als inneres Schallfenster genutzt werden kann. Zusätzlich liegt das Pankreas aufgrund eines erhöhten sagittalen Abdomendurchmessers noch ungünstiger. Die Beurteilung des Ausmaßes der Pankreasveränderung ist sonographisch unsicher. Auch das Vermessen der Größe ist nicht sehr hilfreich, da untergegangenes Pankreasgewebe durch Fettgewebe ersetzt wird. Ferner können Schübe akuter Pankreatitiden auch Vergrößerungen erzeugen. Da diese meist umschrieben verlaufen, können sie sich dem sonographischen Nachweis entziehen.

10.5.3 Pankreaspseudozysten

Pankreaspseudozysten sind sonographisch als echofreie, in der Regel solitäre, runde bis ovale Areale unterschiedlicher Größe sichtbar. Ab einem Durchmesser von 2 cm können sie mit einer diagnostischen Sicherheit von 96% erkannt werden. Die Zyste kann vollständig echofrei sein (Abb. 10.11). In den Anfangsstadien können jedoch auch inhomogene Strukturechos in der Zyste aufgrund von angedautem, nekrotischem Gewebe, Einblutungen und bakteriellen Infektionen nachweisbar sein. Bedingt durch die Aggressivität des sich in der Peritonealhöhle oder im Retroperitoneum ausbreitenden fermenthaltigen Zysteninhalts kann die Lokalisation sehr unterschiedlich sein und entsprechende differentialdiagnostische Probleme bereiten.

Mögliche Differentialdiagnosen zur Pankreaspseudozyste sind Abszesse und Zysten benachbarter Organe, Choledochuszysten, Mesenterialzysten, weitlumige Gallenblasen, ein flüssigkeitsgefüllter Magen, gekammerter Aszites und paraaortale Lymphknotenvergrößerungen mit niedriger Echogenität.

Auch im Falle sehr ausgedehnter Befunde kann die Organzuordnung der Zyste schwierig sein. Beim Vorliegen von Pankreaspseudozysten sollten wegen unterschiedlicher möglicher Verlaufsformen und Komplikationen regelmäßige sonographische Verlaufskontrollen erfolgen. Die Größe der Zyste kann weiter zunehmen, sich in einem Teil der Fälle aber auch komplett zurückbilden. Komplikationen sind die Gefahr der Ruptur in den Magen-Darm-Trakt oder in die freie Bauchhöhle, Einblutungen infolge tryptischer Gefäßarrosionen, die

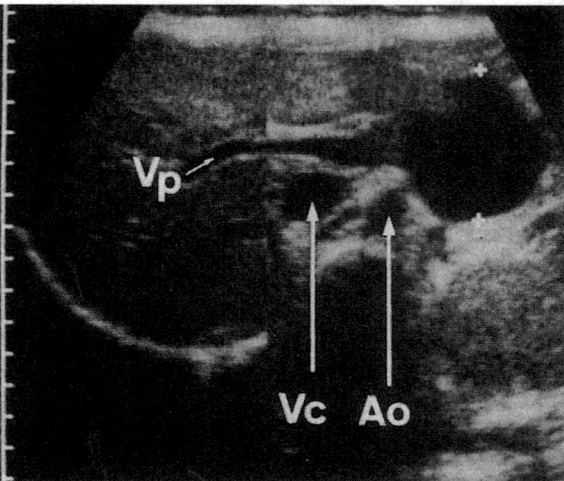

Abb. 10.11. Pankreaspseudozyste nach stumpfem Bauchtrauma (Querschnitt durch das obere Abdomen). Im Bereich des Pankreasschwanzes zystische Raumforderung von 5 cm Durchmesser (*Kreuze*).(*Ao* Aorta, *Vc* V. cava inferior, *Vp* V. portae)

druckbedingte Cholestase, Abszedierungen oder der
Ileus. Innerhalb der folgenden Wochen bildet sich zunehmend
eine membranöse Zystenwand aus, die zusätzlich
verkalken kann und meist eine hohe Echogenität
besitzt.

Hauptursachen für Pankreaspseudozysten sind
Bauchtraumen (Unfälle, Kindesmißhandlungen!) und
Pankreatitiden.

Weiterhin können zystische Veränderungen bei Pankreastumoren
sowie bei Parasiten (Echinokokkuszysten)
und auch in Form von dysontogenetischen Zysten
vorliegen. Die häufigsten Fehleinschätzungen einer
Pankreaspseudozyste entstehen durch einen flüssigkeitsgefüllten
Magen oder einen Gallenblasenhydrops,
insbesondere wenn Kinder nach einem Unfalls sondiert
oder parenteral ernährt werden.

10.5.4 Diffuse Parenchymveränderungen nichtentzündlicher Genese

Diffus echoreich kann das Pankreas bei Neugeborenen
sein. Bei den übrigen Erkrankungen dieser Gruppe
handelt es sich meist um Echogenitätserhöhungen
aufgrund von Fetteinlagerungen ins Gewebe. Hierzu
gehören Pankreasveränderungen bei Adipositas,
M. Cushing oder langdauernder Kortisonbehandlung
(BNS-Leiden, systemischer Lupus erythematodes,
M. Duchenne) (Abb. 10.12) sowie bei Kindern mit
Nesidioblastose. Bei diesen Kindern fällt die Echogenitätsvermehrung
des Pankreas meist bei der Nierensonographie
auf, wenn nach einer medullären Nephrokalzinose
gesucht wird.

Die sonographischen Pankreasveränderungen des
autosomal-rezessiv vererbten Shwachman Syndroms
(exokrine Pankreasinsuffizienz, zyklische Neutropenie,
metaphysäre Skelettdysplasie) bestehen schon bei Geburt
und können von der Mukoviszidose nicht unterschieden
werden. Die Abgrenzung dieser Pankreasinsuffizienz
mit konsekutiver Lipomatose erfolgt allein
durch den negativen Schweißtest bei gleichzeitig bestehender
Neutropenie bzw. negativem molekulargenetischem
Befund. Ein weitere differentialdiagnostische
Möglichkeit ist die Pankreashämosiderose bei transfusionspflichtigen
hämolytischen Anämien. Hier kann
aufgrund der Eiseneinlagerung ebenfalls eine Zunahme
der Echogenität der Parenchymtextur beobachtet werden
(Abb. 10.13). Alle diese Erkrankungen zeigen ein
normal großes Pankreas, während im Verlauf einer Mukoviszidose
und einer chronischen Pankreatitis die Organgröße
abnimmt.

Ein nicht entzündlich bedingtes echoarmes Pankreas
wird seltener im Rahmen leukämischer Infiltrate und
von Lymphomen des Pankreas beobachtet.

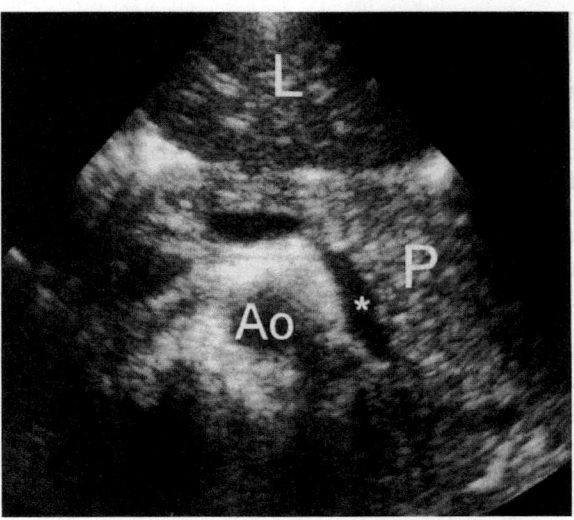

Abb. 10.12. Kortisontherapie bei 8jährigem Kind mit Morbus Duchenne. Normal großes, jedoch im Vergleich zur Leber echoreiches Pankreas (*P*). (*Ao* Aorta, *L* Leber, *Stern* V. lienalis)

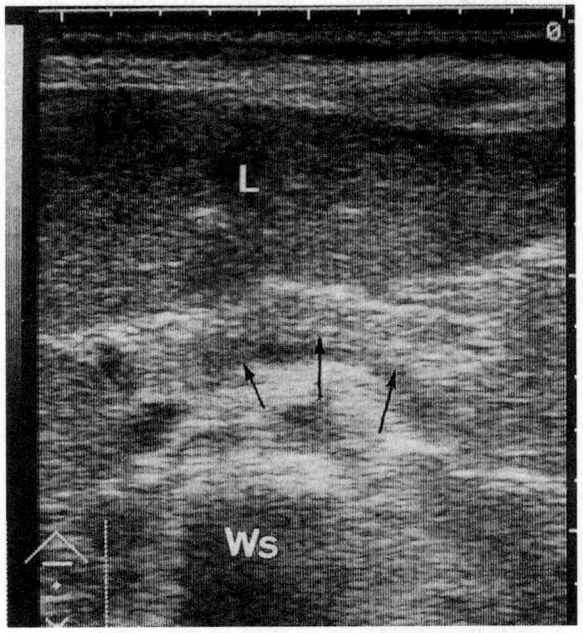

Abb. 10.13. Pankreashämosiderose bei 14jährigem Mädchen mit Thalassaemia major (Abdomenquerschnitt). Aufgrund der vermehrten Eiseneinlagerung besitzen das Pankreas (*Pfeile*) und die Leber (*L*) eine erhöhte Echogenität. (*Ws* Wirbelsäule) (Abbildung: Dr. Kehr)

10.5.5 Pankreastumoren

Pankreastumoren sind bei Kindern eine Rarität. Neben benignen Adenomen kommen Karzinome oder endokrine Tumoren (Insulinome) vor. Am häufigsten wird dabei eine Pankreasvergrößerung im Bereich des Pankreaskopfs, -corpus oder -schwanzes gefunden. Neben Randausbuchtungen treten Konturunregelmäßigkeiten auf. Pankreastumoren lassen sich ab einer Größe von 2 cm Durchmesser sonographisch nachweisen.

Umschriebene Raumforderungen werden vor allem im Pankreaskopf gefunden. Sie führen aufgrund ihrer Nähe zum Ductus choledochus frühzeitig zu einem cholestatischen Ikterus. Hierbei stellen sich die Gallenwege erweitert dar. Bei manchen Pankreastumoren kann die prästenotische Dilatation des Ductus pancreaticus dargestellt werden. Die V. cava kann durch den Tumor seitlich verlagert sein. Ferner kann die V. mesenterica komprimiert sein, während die A. mesenterica superior lange Zeit der Kompression entgeht.

Tumoren des Pankreasschwanzes bleiben lange Zeit klinisch stumm. Wenn sie diagnostiziert werden, haben sie meist schon eine beträchtliche Größe erreicht. Manchmal kann es schwierig sein, eine Raumforderung in dieser Region dem Pankreas oder der Nebenniere zuzuordnen. Hier kann der Lagebezug zur A. und V. lienalis hilfreich sein: Raumforderungen der Nebenniere liegen immer dorsal und Raumforderungen des Pankreasschwanzes immer ventral der Milzgefäße!

Die Kontur des Pankreas ist bei einem Pankreastumor polyzyklisch und unregelmäßiger als bei einer akuten Pankreatitis, die vom sonographischen Aspekt her von einem Tumor differentialdiagnostisch abgegrenzt werden muß.

Pankreaskarzinome sind sonographisch fast immer echoarm und bilden sich mit nur wenigen Binnenreflexen ab. In einzelnen Fällen können sie fast echofrei, aber auch sehr echogen sein.

Seltene Pankreastumoren sind Inselzelltumoren und Zystadenome. Die hormonaktiven *Inselzelladenome* sind mit einem Durchmesser von weniger als 1 cm so klein, daß sie sonographisch nicht nachweisbar sind. Sie stellen sich als runde Raumforderungen mit inhomogener Schalltextur dar. *Zystadenome* bieten ein unterschiedliches Bild. Meist liegt eine echoarme bis echofreie Raumforderung vor, die nur schwer von einer kleinen Pankreaspseudozyste zu unterscheiden ist. Im Gegensatz dazu werden jedoch beim Zystadenom polyploide Strukturen vorgefunden. Bei kleinen Zystadenomen kann durch multiple Schallreflexionen das Bild eines soliden Tumors vorgetäuscht werden.

Bei Vorliegen eines Pankreastumors muß die Leber immer sorgfältig sonographisch nach Metastasen durchgemustert werden. Ferner ist nach einer Peritonealkarzinose mit gekammertem Aszites zu suchen.

Die wichtigste Differentialdiagnose eines Pankreastumors ist die chronische Pankreatitis. Gelegentlich kann aber auch eine Pankreatitis neben einem Karzinom bestehen. Da Gangdilatationen des Ductus pancreaticus neben einer chronischen Pankreatitis auftreten können, wird die differentialdiagnostische Abklärung u. U. sehr schwierig. Eine weitere differentialdiagnostische Möglichkeit sind kleine Pankreaspseudozysten.

10.6 Grenzen der Pankreassonographie

Mit Hilfe der Sonographie ist es zum ersten Mal möglich geworden, mit einer vergleichsweise unaufwendigen diagnostischen Technik das Pankreas morphologisch direkt zu beurteilen. Andererseits sei jedoch darauf hingewiesen, daß das Pankreas aufgrund seiner Größe und Lokalisation zu den am schlechtesten untersuchbaren Abdominalorganen gehört. Es ist wegen der Darmgasüberlagerung nicht regelmäßig darstellbar. Oft können auch nur Teile des Pankreas vornehmlich im Corpus-Kopf-Bereich sichtbar gemacht werden. Teile des Kopf- und Schwanzbereichs sind sehr häufig wegen Luftüberlagerung nicht einzusehen. Auch die Tatsache, daß das Pankreas ein retroperitoneal gelegenes Organ ist und im Fernfeld der Schallköpfe liegt, führt dazu, daß bei diesem Organ größere Schwierigkeiten bestehen, die Echotextur von umschriebenen Befunden einzustufen. Weiterhin ist auch das Auflösungsvermögen geringer, da die laterale Auflösung vieler Geräten in diesem Bereich ca. 1 cm beträgt. Trotzdem ist die Sonographie aber das wichtigste bildgebende Verfahren zur Beurteilung des Pankreas geworden. Es sollte keine weiterführende Untersuchungsmethode veranlaßt werden, solange nicht ein Sonogramm durchgeführt wurde.

Magen-Darm-Trakt

H. Peters

> **Untersuchungsindikationen**
>
> - Akutes Abdomen
> - Analatresie
> - Bauchschmerzen
> - Darmobstruktionsverdacht
> - Erbrechen
> - Gedeihstörungen
> - Ileus
> - Pylorushypertrophie
> - Unklares Fieber
> - Abdominelle Raumforderung

11.1 Patientenbedingte Voraussetzungen

Die Darstellung des Magen-Darm-Trakts ist oft durch störende Darmgasüberlagerungen vor allem im Säuglings- und Kleinkindalter erschwert. Während der unauffällige Magen-Darm-Trakt sich bis auf wenige Ausnahmen der sonographischen Darstellung entzieht, können pathologische Veränderungen mit der Ultraschalldiagnostik dargestellt und die weitere Diagnostik gezielt durchgeführt werden.

11.2 Untersuchungsvorbereitung

Die Untersuchung des Gastrointestinaltrakts sollte im nüchternen Zustand (3–4 Stunden Nahrungskarenz) erfolgen. Andernfalls ist die Beurteilung durch Mageninhalt sowie Luftüberlagerung erschwert. Sogenannte entblähende Medikamente sind meist nicht hilfreich. In besonderen Fällen kann der Magen mittels einer Magensonde entleert und anschließend vorsichtig Tee aufgefüllt werden. In Rechtsseitenlage steigt die im Magen verbliebene Luft in den Magenfundus, wodurch die Antrumregion und der Magenfundus durch das akustische Fenster des flüssigkeitsgefüllten Magens abgebildet werden kann (Abb. 11.2). Eine Sedierung des Kindes ist nicht erforderlich. Zuvor sollte bei dem Kind keine Röntgenuntersuchung mit Bariumkontrastmitteln durchgeführt worden sein.

11.3 Untersuchungstechnik

Die Untersuchung erfolgt in Rückenlage. Die Fragestellung modifiziert den Untersuchungsgang. Zur diagnostischen Abklärung eines gastroösophagealen Refluxes oder einer Pylorusstenose beginnt die Untersuchung im Oberbauch, bei Invagination oder entzündlichen Darmerkrankungen konzentriert sie sich auf den Mittelbauch, bei Obstipation etc. auf den Unterbauch. Bei Routineuntersuchungen und allgemeinen Fragestellungen (z. B. Bauchschmerzen) wird mit der Untersuchung des Ösophagus und des Magens begonnen und der Magen-Darm-Trakt systematisch durch mäanderartiges, kontinuierliches Verschieben des Schallkopfs bis zum Rektum in 2 Ebenen durchgemustert. Pathologische Befunde werden im Längs- und Querschnitt abgebildet.

Sonographische Beurteilungskriterien sind die Dicke der Darmwand, die Weite des Darmlumens und der Gesamtdurchmesser der Darmschlingen im Quer- und Längsschnitt sowie die Darmperistaltik. Zur Beurteilung der Peristaltik sollte der Schallkopf ausreichend lange unbewegt gehalten werden. Dabei ist das Gerät auf eine möglichst hohe Bildaufbaufrequenz einzustellen. Bei Multifokuseinstellungen mit einer niedrigen Bildaufbaurate von wenigen Bildern pro Sekunde ist die Peristaltik nicht mehr richtig zu beurteilen.

Bei der Beurteilung des Darmes wird nach pathologisch verdickten Darmwänden gefahndet, die sich im Querschnitt als Kokarde und im Längsschnitt als tubuläre Struktur darstellen. Eine Kokarde ist ein ringförmiges Gebilde mit echoarmem Randsaum und echogenem Zentrum. Dabei muß zwischen physiologischen Kokarden, wie z. B. der normalen Pyloruskokarde, und pathologischen Kokarden bei der hypertrophen Pylorusstenose unterschieden werden. Weiterhin wird nach dilatierten flüssigkeitsgefüllten Darmschlingen, die für Ileusformen unterschiedlichen Ursprungs typisch sind, gesucht. Eine vermehrte Peristaltik ist dabei typisch für einen mechanischen Darmverschluß; fehlende oder deutlich verminderte Peristaltik findet man beim paralytischen Ileus.

Zusätzlich werden intraluminale und extraluminale Flüssigkeit sowie freie Luft ausgeschlossen. Intraperitoneale Flüssigkeit ist beim liegenden Patienten im tiefgelegenen Spatium hepatorenale (Morrison-Tasche) als echofreier Saum darzustellen. Die Kommunikation der Flüssigkeit mit dem übrigen oberen Abdomen erfolgt über das Foramen epiploicum. Beim Aufrichten fließt die Flüssigkeit längs der rechten parakolischen Rinne in den Douglas-Raum dorsal der Blase.

> **Beurteilungskriterien der Magen-Darm-Sonographie**
>
> - Darstellung der Magen-/Darmwand
> - Differenzierung des Darminhalts
> - Durchmesser des Darmlumens
> - Beurteilung der Peristaltik
> - Intraabdominelle Raumforderungen
> - Intraabdominelle Flüssigkeit (frei, gekammert)
> - Intraabdominelle Luft
> - Topographisch-anatomische Beziehungen des pathologischen Befunds zu benachbarten Strukturen
> - Veränderbarkeit des pathologischen Befunds durch wechselnden Schallkopfauflagedruck

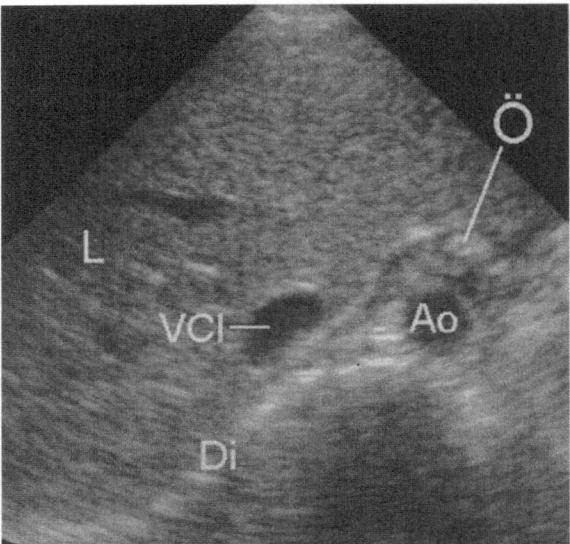

Abb. 11.1. Ösophagus (*Ö*), Darstellung im Querschnitt (Subkostalschnitt). (*Ao* Aorta, *Di* Zwerchfell; *L* Leber, *VCI* V. cava inferior)

11.4 Normale sonographische Anatomie

11.4.1 Magen und Ösophagus

Die Speiseröhre ist sonographisch nur im distalen Segment über eine kurze Strecke bis zur Einmündung in die Kardia einzusehen (Abb. 11.10 a). Für die Längsdarstellung wird der Schallkopf in der Sternallinie aufgesetzt und die tubuläre Doppelstruktur der Speiseröhre unterhalb der Leber in ähnlicher Einstellung wie zur Darstellung der Aorta aufgesucht. Dazu muß der Schallkopf etwas nach links, also gegen den Uhrzeigersinn, gedreht werden. Bei Nahrungs- und Flüssigkeitsgabe während der Untersuchung ist die Passage durch den Ösophagus in den Magen direkt zu beobachten: Die durchtretende Nahrung ist in Form von Echos hoher Echogenität zwischen der echoärmeren Ösophagusvorder- und -hinterwand zu sehen. Selbst vom Kind heruntergeschluckter Speichel ist sichtbar. Wenn das Kind zum Schlucken aufgefordert ist, wird bei im Längsschnitt auf den Ösophagus fixiertem Schallkopf einige Sekunden gewartet, bis schließlich die echogenen, mit Wiederholungsechos einhergehenden Reflexionen durch das Lumen des Öso-

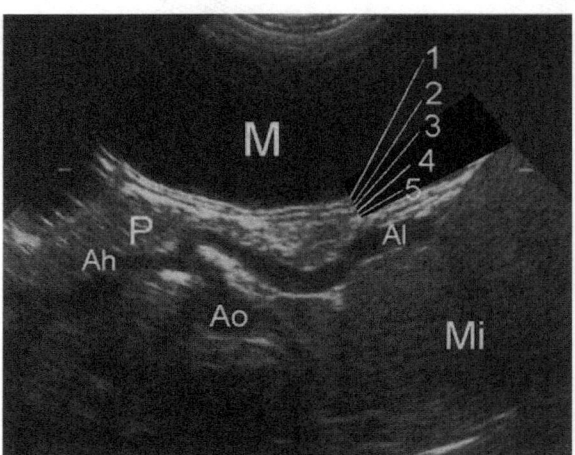

Abb. 11.2. Querschnitt durch den flüssigkeitsgefüllten und deshalb echofreien Magen (5jähriger Knabe). Deutliche erkennbar die 5 Schichten der Magenhinterwand. Gleichzeitig besteht ein guter Überblick über die Oberbauchanatomie. Die A. lienalis (*Al*) ist von ihrer Abzweigung aus dem Truncus coeliacus bis zur Milz durchgängig abgebildet. (*1* Innere Grenzfläche, *2* Mukosa, *3* Submukosa, *4* Muskularis, *5* äußere Grenzschicht; *Ao* Aorta, *Ah* A. hepatica, *M* Magen, *Mi* Milz, *P* Pankreas)

phagus in den Magen sichtbar werden. Noch ausgeprägter sind die Schallphänomene, wenn der Patient eine größere Menge Flüssigkeit unter sonographischer Sicht im Liegen trinkt. Der gastroösophageale Reflux besitzt dieselben sonographischen Zeichen mit dem Unterschied, daß die Echos in die umgekehrte Richtung laufen. Insofern ist das sonographische Sichtbarmachen des verschluckten Speichels im Ösophagus (Abb. 11.10 b) eine gute Vorübung für die Refluxuntersuchung. Im Querschnitt, der subkostal zu erhalten ist, besitzt der Ösophagus eine ringförmige Struktur mit echogenem Zentrum (Abb. 11.1).

Die Magenwand stellt sich echoarm mit einer Dicke von 2–3 mm dar. Die Muskulatur wird echoarm, die Mukosa echogen abgebildet. Bei der Beurteilung der Mukosa ist darauf zu achten, ob das feine, echogene Band der Mukosa gleichmäßig verläuft. Bei Gastroenteritiden und Magenulzera kann die Magenwand und insbesondere die Mukosa erheblich verdickt sein. Da aber die Mukosa ohnehin nicht vollständig eingesehen werden kann, ist die Sonographie zumindest zum Ausschluß einer derartigen Fragestellung nicht geeignet. In diesen Fällen kann es hilfreich sein, den Magen für eine bessere Darstellbarkeit gut mit Flüssigkeit zu füllen. Weitere seltene Erkrankungen mit Wandverdickung sind der Morbus Ménétrier (polypöse Gastritis), Morbus Crohn, die Purpura Schoenlein-Henoch und die chronische Granulomatose, tumoröse Infiltrationen (Lymphome (Abb. 11.40), Fibroxanthome etc.), Lymphangiektasien und Varizenbildung.

Magenwand und Darmwand sind sonographisch in 5 unterschiedlich echogene Schichten zu gliedern (Abb. 11.2):

- die innere Grenzfläche mit hoher Echogenität,
- die Mukosa mit niedriger Echogenität,
- die Submukosa mit hoher Echogenität,
- die Muskularis mit niedriger Echogenität,
- die äußere Grenzschicht mit hoher Echogenität.

Diese Schichtung ist an der schallkopffernen Wand besser zu erkennen. Nicht selten können aber nur 3 Schichten differenziert werden (Abb. 11.3).

In Abhängigkeit von der Nahrung ist der Mageninhalt echoarm (Tee oder Säfte) (Abb. 11.2) oder echoreich (Milch und feste Nahrung) (Abb. 11.3). Weiterhin lassen sich u. U. größere Fremdkörper erkennen (Abb. 11.4a–c). Im Real-time-Verfahren können wellenförmige Magenkontraktionen, die vom Antrum zum Magenausgang gerichtet sind, nachgewiesen werden. Der Übertritt des Mageninhalts aus dem Antrum ins Duodenum ist während der Untersuchung zu beobachten. Die durch die Luft der Magenblase überlagerten Magenanteile sind sonographisch nicht einsehbar. Sie liegen im Schallschatten bzw. in den Reverberationsartefakten unter der echogenen Sichel der Magenblase.

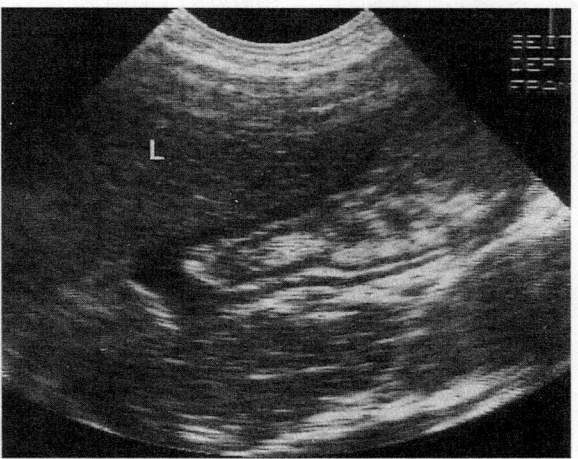

Abb. 11.3. Normaler Magenausgang im Längsschnitt. Der Mageninhalt stellt sich inhomogen echoreich dar. Die Mukosa bildet sich echogen, die Muskulatur von Magen und Pylorus echoarm ab (*L* Leber)

Zeigt sich auch postprandial nur ein kleiner median gelegener Magen, ist eine Mikrogastrie, die mit weiteren gastrointestinalen Fehlbildungen vergesellschaftet sein kann, in Erwägung zu ziehen.

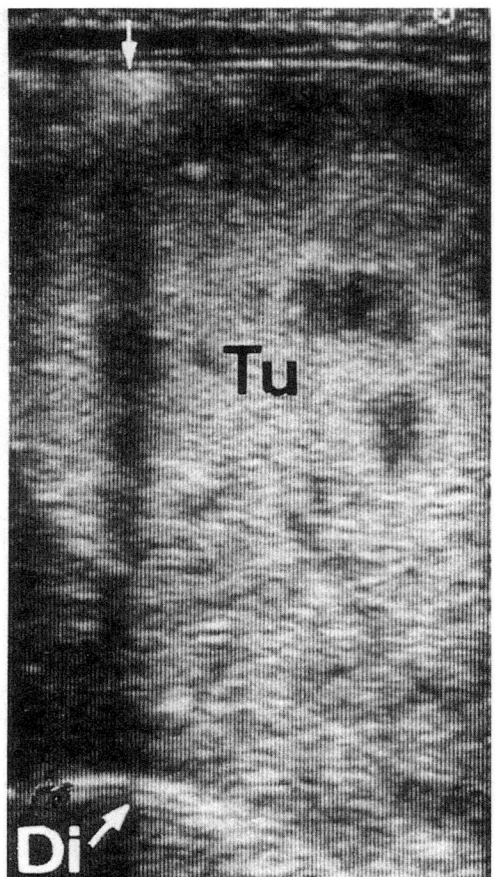
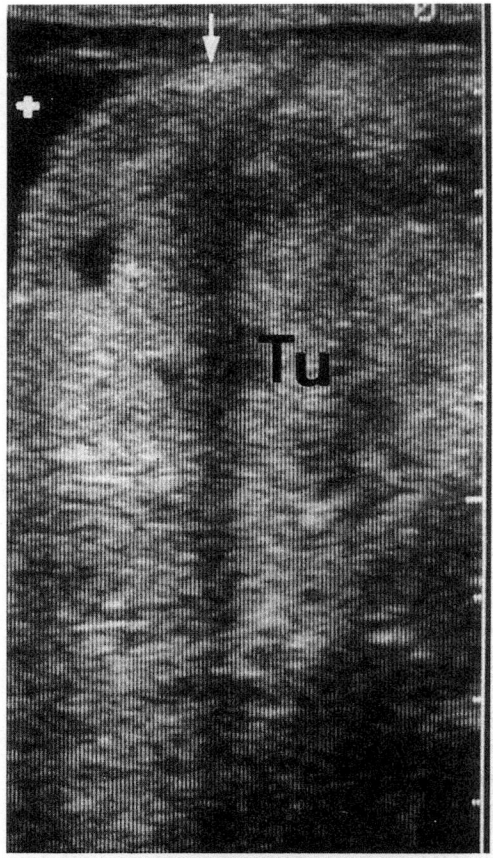
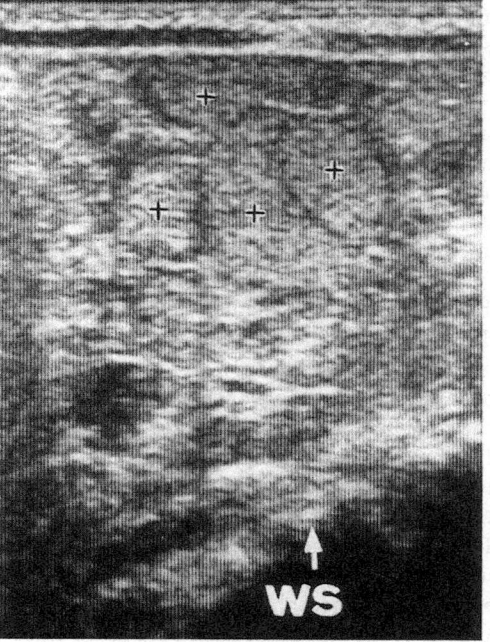

Abb. 11.4 a–c. Papierbezoar im Magen und Darm. 9 Monate alter Säugling, der regelmäßig auf der ausgebreiteten Tageszeitung gewickelt wurde und diese während des Windelwechsels in abgerissenen Stücken konsumierte. **a** Abdomenquerschnitt des linken Oberbauchs. Anstelle eines z. B. flüssigkeitsgefüllten Magens: große, echogene Raumforderung (*Tu*) mit einzelnen eingelagerten echoarmen Arealen sichtbar. Diese Raumforderung wird durch im Magen angesammelte Zeitungsreste verursacht. (*Di* Zwerchfell, *Pfeil* Rippenquerschnitt mit sich anschließendem Schallschatten). **b** Abdomenlängsschnitt des linken Oberbauchs. Oberhalb der durch das Papierbezoar verursachten Raumforderung ist ein keilförmiges Areal (*Kreuz*), bedingt durch Tee, sichtbar. **c** Abdomenlängsschnitt des rechten Mittelbauchs. Die durch die Peristaltik weitertransportierten Papiermassen sind auch im Dünndarm sichtbar. Sie erzeugen sonographisch echogene Areale (*Kreuze*) mit homogener, mittelfeiner Schalltextur, um die die Darmwand mit niedriger Echogenität und einer Wanddicke von ca. 2 mm abgegrenzt werden kann. (*WS* Längsschnitt durch die Vorderkante der Wirbelsäule). (Abbildung: Dr. Kehr)

11.4 · Normale sonographische Anatomie

11.4.3 Darm

Die Dicke der Darmwand beträgt im Mittel 1–2 mm. Durch Luft- und Stuhlüberlagerung können einzelne Darmschlingen häufig nicht oder nur schwer abgegrenzt werden. Bei starker Darmgasüberlagerung erzeugt diese ab einer Tiefe 1–2 cm kräftige Schallreflexionen mit den typischen Reverberationsartefakten, so daß keine weitere sonographische Beurteilung in dieser Re-

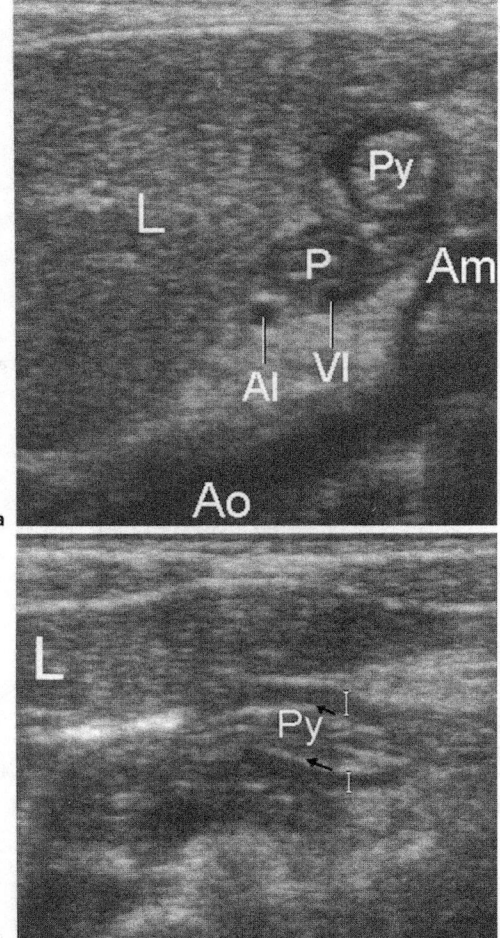

Abb. 11.5 a, b. Pylorus (*Py*). **a** Querschnitt. Normale Pyloruskokarde mit schmalem echoarmem Randsaum (Muskulatur) und breitem echogenem Zentrum. **b** Längsschnitt. Tubuläre Struktur mit schmaler echoarmer Außenzone (*weiße Markierung*) und echogener, durch die Mukosa bedingter Innenschicht (*schwarze Pfeile*). (*Al* A. lienalis, *Am* A. mesenterica superior, *Ao* Aorta, *L* Leber, *P* Pankreas, *Vl* V. lienalis)

11.4.2 Pylorus

Der Pylorus stellt sich im Querschnitt als echoarmer Ring (Abb. 11.5 a) mit einem Gesamtdurchmesser von weniger als 1,5 cm dar. Er weist einen echoarmen Randsaum von ca. 2–3 mm Dicke auf, der von der Pylorusmuskulatur gebildet wird. Der Pylorus wird paramedian rechts, kaudal der Gallenblase und ventral von Pfortader, oberem rechtem Nierenpol und Pankreaskopf aufgesucht. Im Längsschnitt stellt er sich als typische tubuläre Struktur von weniger als 1,6 cm Länge dar (Abb. 11.5 b).

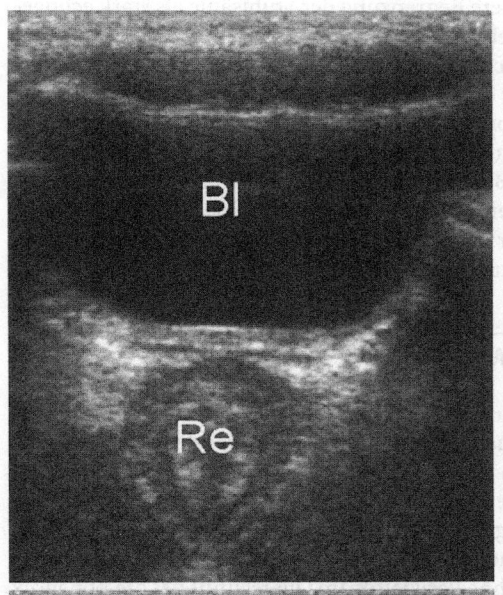

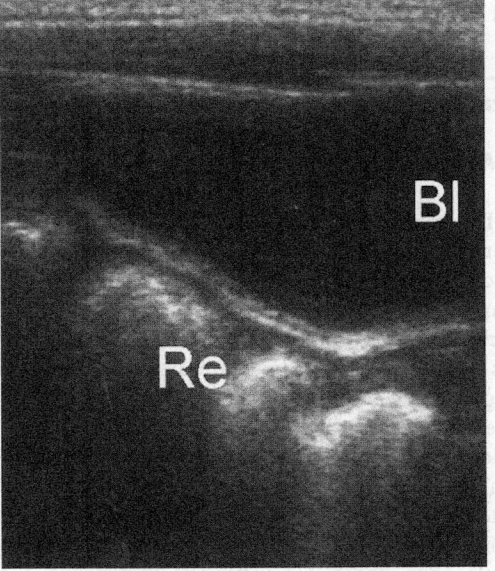

Abb. 11.6 a, b. Rektum. **a** Querschnitt durch das leere Rektum (*Re*), daß sich zirkulär darstellt. **b** Längsschnitt durch die Harnblase (*Bl*) und das stuhlgefüllte Rektum (*Re*). Die haustrierte Rektumvorderwand und die echogene Stuhlfüllung mit Reverberationsartefakten sind deutlich erkennbar

gion möglich ist. Regelhaft und gut einsehbar ist aber das Rektum (Abb. 11.6 a, b). Eine gut gefüllte Harnblase dient hier als Wasservorlaufstrecke und verdrängt die Dünndarmschlingen. Je nach Füllung kann nun das gesamte Rektum oder zumindest die Rektumvorderwand gut beurteilt werden. Außerdem ist das Ausmaß der Stuhlfüllung – beispielsweise zur Klärung einer Obstipation oder zur Erfolgsbeurteilung einer Obstipationsbehandlung – sicher bestimmbar. Der Stuhl ist mit mittlerer Echotextur von relativ hoher Echogenität deutlich sichtbar. Bei ausgeprägten Stuhlfüllungen zeigt sich nur die vordere Begrenzung der Stuhlsäule als stark echogene Sichel. Die dorsal davon gelegenen Strukturen sind dann nicht erkennbar. Auch Colon ascendens und descendens lassen sich aufgrund ihrer vergleichsweise festen anatomischen Lokalisation insbesondere im Bereich der Flexuren ebenfalls sonographisch beurteilen.

Zur Beurteilung der Darmperistaltik sollte der Untersucher den Schallkopf während der Untersuchung über der Dünndarmregion über einen ausreichend langen Zeitraum nicht bewegen.

11.4.4 Appendix

Die normale Appendix (Abb. 11.7) läßt sich mit guten Ultraschallgeräten und entsprechender Erfahrung in 30–70 % der Fälle sonographisch in der Ileozökalregion darstellen. Bei retrozökaler Lage ist sie nicht darstellbar. Im Längsschnitt zeigt sie sich sonographisch als eine blind endende tubuläre Struktur von weniger als 6 mm Breite ohne Peristaltik. Im Querschnitt hat die Appendix das Bild einer Kokarde.

11.5 Krankheitsbilder

11.5.1 Atresien des Gastrointestinaltrakts

Bei der Diagnose der *Ösophagusatresie* ist die Sonographie der Röntgendiagnostik eindeutig unterlegen, da starke Schallreflexionen durch die Lunge weder eine exakte Darstellung der beiden Ösophagusstümpfe noch den Nachweis evtl. vorhandener Fisteln erlauben. Stellt sich das Abdomen luftleer dar, kann dies im Falle einer Ösophagusatresie als ein Hinweis einer fehlenden unteren Fistel gewertet werden.

Bei der membranösen, isolierten *Pylorusatresie*, zeigt sich ein massiv dilatierter Magen. Die Pylorusatresie kann auch mit einer Ösophagusatresie kombiniert sein. Die *Duodenalatresie* wird durch einen membranösen Verschluß oder durch Fibrinstränge verursacht. Sie kann mit weiteren Fehlbildungen (Pancreas anulare insbesondere bei Trisomie 21, zusätzlichen intestinalen Atresien, Herzfehlbildungen) vergesellschaftet sein. Radiologisch ist auf der Abdomennativaufnahme das

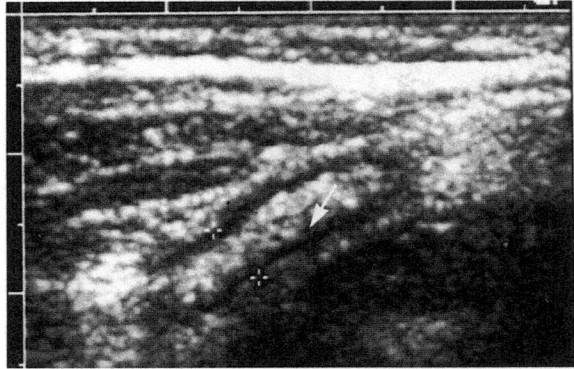
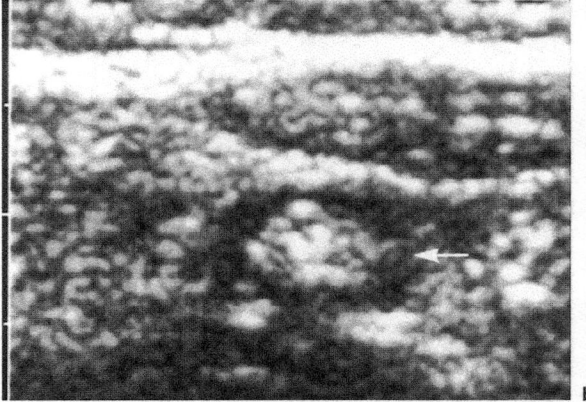

Abb. 11.7. Normale Appendix (*Pfeil*). **a** Längsschnitt, **b** Querschnitt

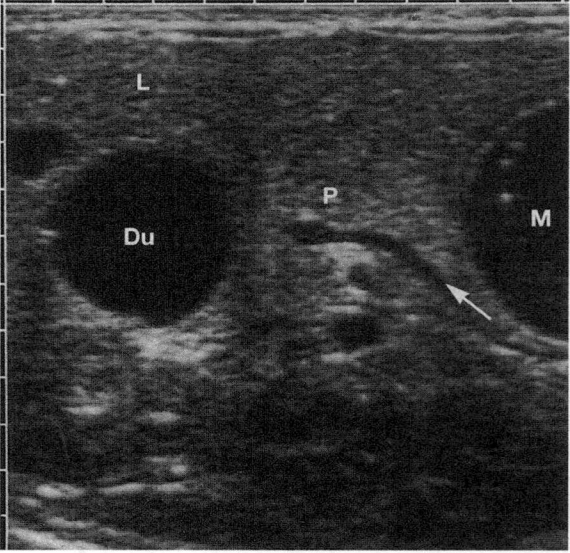

Abb. 11.8. Duodenalatresie bei Pancreas anulare (Oberbauchquerschnitt auf Höhe der A. lienalis (*Pfeil*)). Duodenum (*Du*) und Magen (*M*) sind erweitert („double bubble"). (*L* Leber, *P* Pankreas)

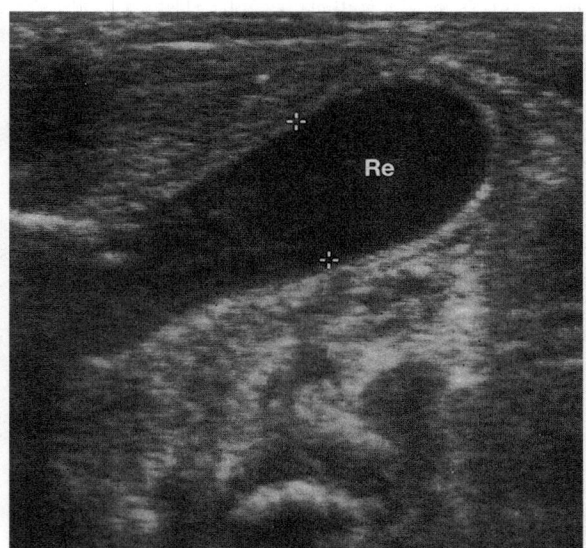

Abb. 11.9. Analatresie bei VACTERL-Syndrom. Blind endender Rektumstumpf (*Re*)

„double bubble sign" das typische Zeichen, d.h. je eine gut sichtbare Erweiterung des Magens und des präatretischen Teil des Duodenums. Sonographisch zeigen sich analog der erweiterte Magen und das dilatierte präatretische Duodenum als weitlumige echofreie Areale (Abb. 11.8).

Atresien im Bereich von *Ileum* und *Kolon* beim Neugeborenen bewirken präatretisch erweiterte Darmschlingen, die sonographisch gut sichtbar sind. Ihr Inhalt ist echofrei, wenn sie flüssigkeitsgefüllt sind, und echogen, wenn sie mekoniumhaltig sind. Gleichzeitig kann das Ausmaß der Peristaltik bestimmt werden. Die bereits pränatal vorhandenen Atresien können bei den Ultraschalluntersuchungen der Schwangerenvorsorge auffallen. Es sollte in diesen Fällen unmittelbar postnatal eine weitere Ultraschalluntersuchung erfolgen, da dann noch keine Darmbegasung erfolgt ist. Da aufgrund der pränatalen Atresie das postatretische Kolon z. B. im Sinne eines Mikrokolon stark verändert sein kann, schließt sich eine weitere bildgebende Abklärung an.

Die *Analatresie* ist sonographisch gut beurteilbar und kann sofort postpartal erfolgen (Abb. 11.9). Für die radiologische Untersuchung (Aufnahme in Kopftieflage nach Wangenstein und Rice) muß dagegen 12 Stunden gewartet werden, bis ausreichend Luft in den Enddarm vorgedrungen ist, damit in Kopftieflage die Distanz zwischen Rektumstumpf und Analgrübchen bestimmbar ist. Für die sonographische Untersuchung wird ein Schallkopf mit möglichst kleiner Ankopplungsfläche im Bereich des Analgrübchens angelegt und die Distanz zwischen dem blind endenden Rektumstumpf und dem Analgrübchen bestimmt. Des weiteren wird im Längsschnitt durch den Unterbauch die Beziehung zwischen Rektumstumpf und Blasenboden geklärt. Das Analgrübchen wird durch leichtes Hin- und Herbewegen durch den Finger des Untersuchers markiert und die Distanz zwischen Rektumstumpf und Analgrübchen ausgemessen sowie die kaudale Ausdehnung des Blindsacks bestimmt. Als Bezugspunkt dient der untere Blasenpol, der auf Höhe der Levatorschlinge liegt. Das blind endende, mekoniumgefüllte Rektum hat unmittelbar nach der Geburt als sackartiges Gebilde eine homogene Echotextur niederer bis mittlerer Echogenität. Eine Distanz zwischen Rektumstumpf und Analgrübchen von über 1,5 cm spricht für eine hohe Atresie, wobei im Unterbauchlängsschnitt die kaudale Ausdehnung des Blindsacks den Blasenboden und somit die Levatorschlinge nicht erreicht. Eine Distanz unter 1,0 cm spricht für eine tiefe Atresie. Werte zwischen 1 und 1,5 cm können als Hinweise auf eine Intermediärform gelten.

Da Fisteln zwischen dem blind endenden Rektumstumpf und Blase, Vagina sowie Urethra sonographisch nicht immer nachweisbar sind, muß für diese Fragestellung ein Miktionszystourethrogramm angeschlossen werden.

11.5.2 Gastroösophagealer Reflux

Zur Darstellung eines gastroösophagealen Refluxes wird der Ösophagus mit der Schallsonde subxiphoidal im Längsschnitt dargestellt. Es ist darauf zu achten, ob nicht sonographische Hinweise auf eine Hiatushernie oder eine Achalasie vorliegen. Dann wird das Kind mit der Flasche gefüttert, ggf. durch eine liegende Nasogastralsonde sondiert. Beim Füttern kann die Passage der geschluckten Nahrung in den Magen sonographisch gut erkannt werden. Im Falle eines Refluxes ist dies an der gegenläufigen Flußrichtung deutlich zu erkennen (Abb. 11.10a,b). Trotz der guten Beurteilbarkeit eines gastroösophagealen Refluxes kann das Kind die sonographische Untersuchung unmöglich machen, wenn es sich gegen die Untersuchung wehrt.

11.5.3 Hypertrophe Pylorusstenose

Diese stark knabenwendige, familiär gehäufte Erkrankung tritt bevorzugt im frühen Säuglingsalter auf. Sie ist sonographisch gut erkennbar. Dazu wird der – oft im Oberbauch olivenförmig palpable – Pylorus im Längs- und Querschnitt dargestellt. Im Querschnitt ist er als eine kräftige ringförmige Kokarde niedriger Echogenität sichtbar, im Längsschnitt in Form von 2 echoarmen Bändern, die durch eine echogene Linie getrennt sind. Hilfreich ist darüber hinaus die Größenbestimmung des Pylorus, wobei der Gesamtdurchmesser, die Muskeldicke und die Gesamtlänge des Pylorus gemessen wer-

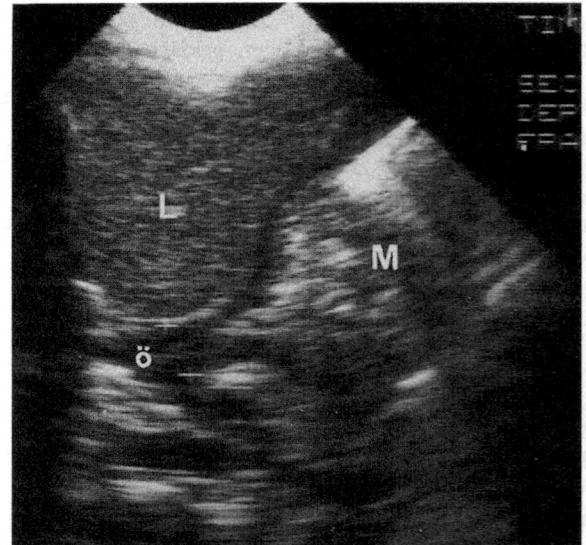
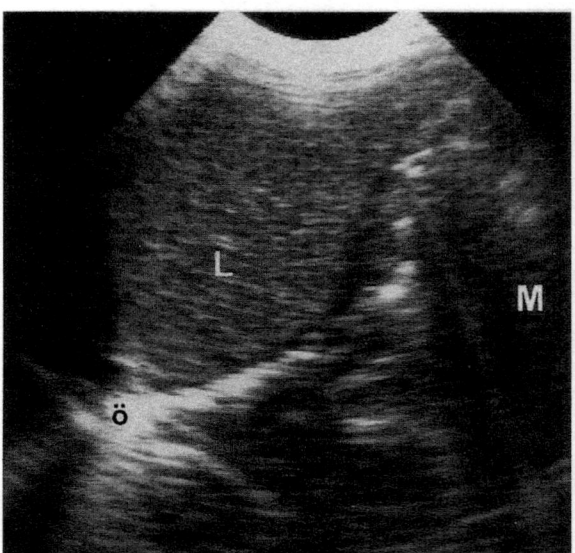

Abb. 11.10 a, b. Gastroösophagealer Reflux (Längsschnitt in der Sternallinie). **a** Dorsal der Leber (*L*) ist der Übergang des Magens (*M*) in den morphologisch unauffälligen Ösophagus als Doppelkontur (*Ö*) gut erkennbar. **b** Refluxphase: Durch einen auftretenden gastroösophagealen Reflux erweitert sich der Ösophagus und wird aufgrund der rückfließenden lufthaltigen Nahrung echogen

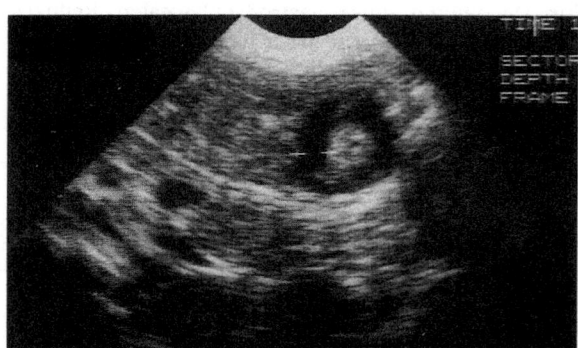
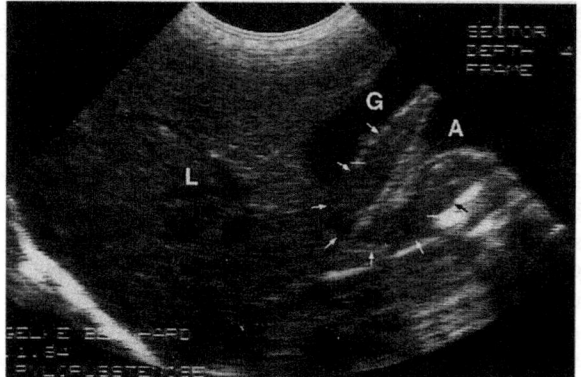
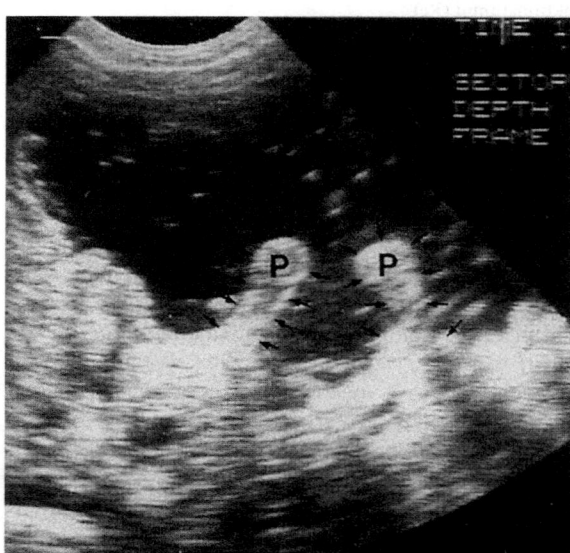

Abb. 11.12. Hypertrophe Pylorusstenose (Querschnitt durch den Magen). Deutlich dilatierter flüssigkeitsgefüllter Magen mit vermehrter Magenperistaltik. Die Peristaltikwellen (*P*) sind durch Pfeile markiert und bewegten sich bei der Real-time-Untersuchung von der linken zur rechten Bildseite in Richtung Magenausgang

◄ **Abb. 11.11 a, b.** Hypertrophe Pylorusstenose. **a** Querschnitt durch den Pylorus in Höhe der Medioklavikularlinie rechts. Pathologische Pyloruskokarde mit auf 0,5 cm deutlich verdickter echoarmer Wand (*Kreuze*) und schmalem echogenem Zentrum, das der Mukosa entspricht. **b** Längsschnitt. Die Dicke der Pylorusmuskulatur, der Quer- und Längsdurchmesser durch *Pfeile* markiert. Deutliche Einengung des Pyloruslumens. Pseudozervixzeichen der hypertrophen Pylorusstenose. (*A* Magenantrum, *G* Gallenblase, *L* Leber)

den (Abb. 11.11a, b). Eine Muskeldicke von über 0,4 cm, eine Gesamtlänge des Pylorus über 1,6 cm und ein Gesamtquerdurchmesser von über 1,5 cm können als morphometrische Werte für eine hypertrophe Pylorusstenose gelten.

Indirekte sonographische Zeichen der hypertrophen Pylorusstenose sind ein dilatierter Magen mit massiver Peristaltik oder Retroperistaltik (Abb. 11.12), ein fehlender Flüssigkeitsübertritt ins Duodenum während der Untersuchung sowie ein luftleerer Unterbauch.

Wegen der guten sonographischen Diagnostizierbarkeit ist die Sonographie die bildgebende Methode der ersten Wahl. Eine Magen-Darm-Passage sollte nur bei eindeutiger klinischer Symptomatik und unauffälligem Ultraschallbefund, die bei früher Diagnosestellung und kurzer Anamnese auftreten können, erfolgen.

11.5.4 Ileus

Beim Ileus werden sonographisch dilatierte, flüssigkeitsgefüllte Darmschlingen als echofreie runde bzw. zylindrische Areale gefunden. In Abhängigkeit von der Ätiologie des Ileus besteht entweder eine vermehrte (mechanischer Ileus) (Abb. 11.13) oder eine verminderte (paralytischer Ileus) (Abb. 11.14a, b) Peristaltik. Die erweiterten Darmschlingen können die typischen sonographischen Zeichen des Klaviertastenphänomens (Abb. 11.15) sowie des Leiterphänomens zeigen. Das Klaviertastenphänomen wird durch die in das Darmlumen hineinragenden Zotten erzeugt. Als Leiterphänomen wird der Aspekt querverlaufender echogener Linien im erweiterten echoarmen Darmlumen bezeichnet.

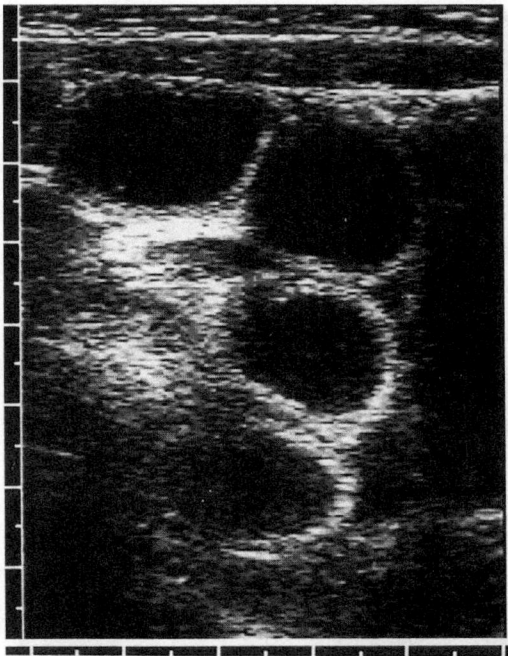

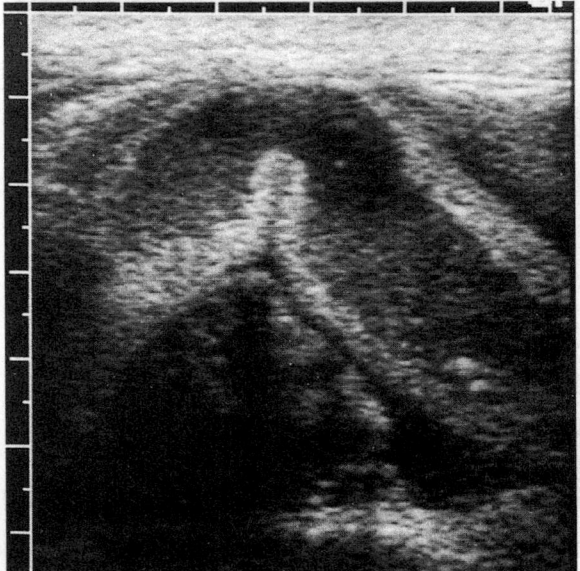

Abb. 11.14a, b. Paralytischer Ileus. Flüssigkeitsgefüllte erweiterte Darmschlingen, **a** im Querschnitt, **b** im Langsschnitt. Gleichzeitig ist zwischen den Darmschlingen freie Flüssigkeit erkennbar

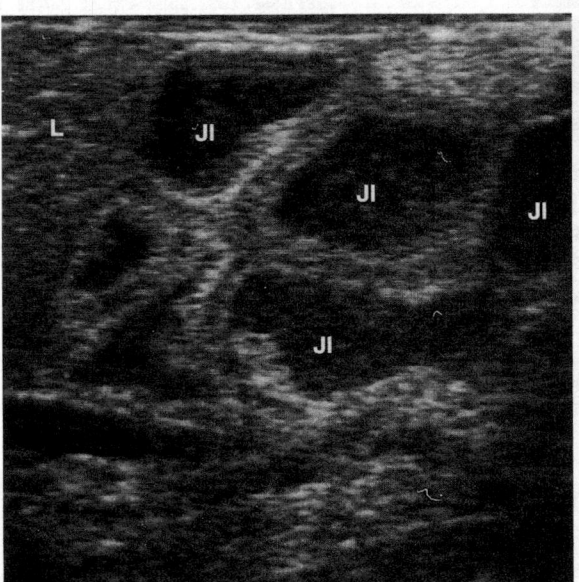

◄ **Abb. 11.13.** Brideniileus, 5 Monate alter Säugling, Abdomenlängsschnitt. (*Il* Erweiterte flüssigkeitsgefüllte Ileumschlingen, *L* Leber)

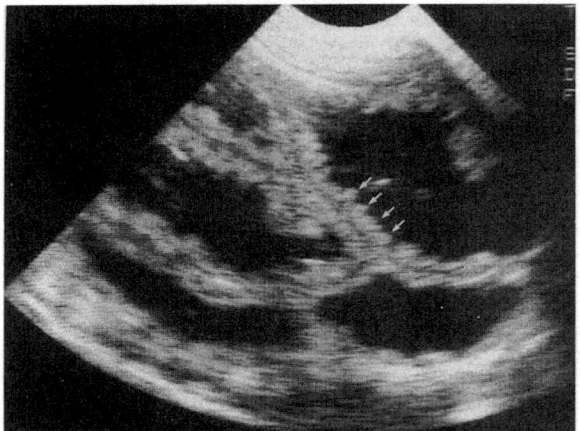

Abb. 11.15. Dünndarmileus. Erweiterte flüssigkeitsgefüllte Darmschlingen, Klaviertastenphänomen (*Pfeile*), das durch die Kerckring-Falten zustande kommt und typisch für erweiterte Dünndarmschlingen ist

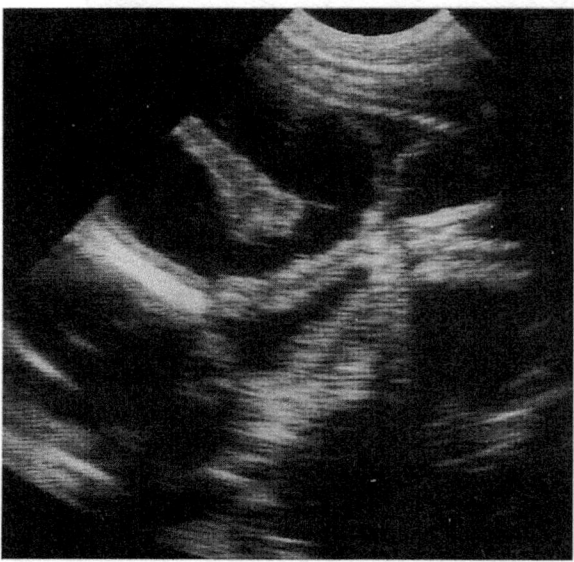

Abb. 11.16. Volvulus bei Malrotation. Radiäre Anordnung der erweiterten flüssigkeitsgefüllten Darmschlingen um ein echogenes Zentrum. Links im Bild eine U- oder kaffeebohnenförmig erweiterte Darmschlinge, die pathognomonisch für den Volvulus ist

Abb. 11.17 a, b. Ileocoecale Invagination. **a** Querschnitt, **b** Längsschnitt. Das Invaginat ist innerhalb der verdickten echoarmen Darmwand des Colon ascendens als Kokarde in der Kokarde sichtbar: „doughnut sign". Im Längsschnitt ist das Invaginat ebenfalls leicht verdickt und erinnert sonographisch an die Niere „pseudo kidney sign"

Beim Volvulus sind die erweiterten Darmschlingen im Querschnitt zirkulär angeordnet, wobei das echogene Zentrum von der medialen Darmwand und vom torquierten Mesenterium gebildet wird (Abb. 11.16). Im Längsschnitt stellen sich die Darmschlingen U-förmig dar.

11.5.5 Invagination

Liegt im Kleinkindalter die klassische klinische Konstellation von plötzlich auftretenden Schmerzen, blutigen Stühlen und tastbarer, abdomineller Raumforderung vor, sollte sofort die sonographische Untersuchung erfolgen. Die Invagination erzeugt sonographisch im Querschnitt ein charakteristisches Bild mit multiplen konzentrischen Ringen (Zielscheibenphänomen „target sign") (Abb. 11.20). Wenn das Intussuszeptum durch die venöse Stauung ödematös geschwollenen ist, sind die Ringe entsprechend verbreitert („doughnut sign"). Das echogene Zentrum, das von der Mukosa des Invaginats gebildet wird, ist von einem echoarmen Ring umgeben,

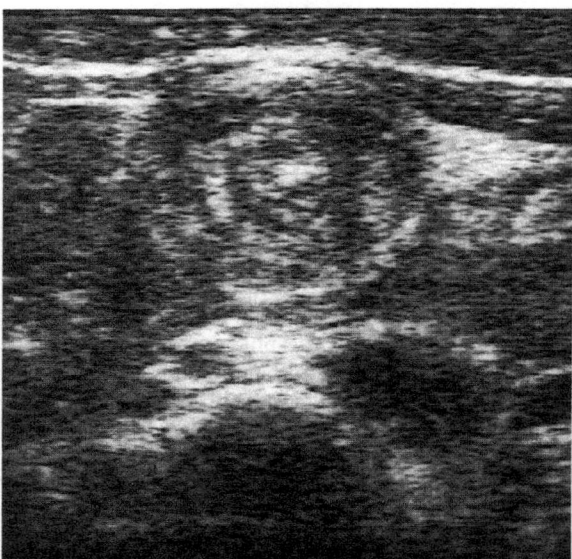

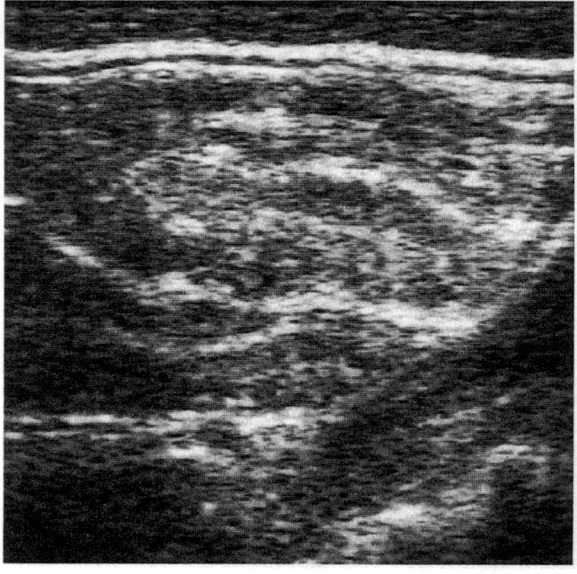

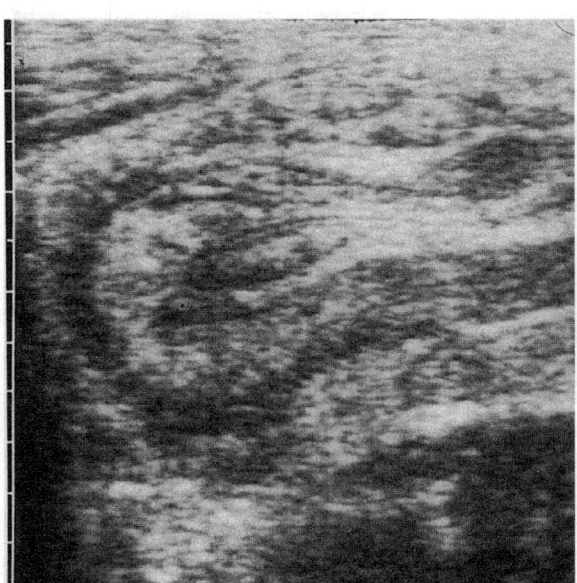

Abb. 11.18. Invagination bei B-Zell-Lymphom. Kolbig aufgetriebener Invaginatskopf im Längsschnitt

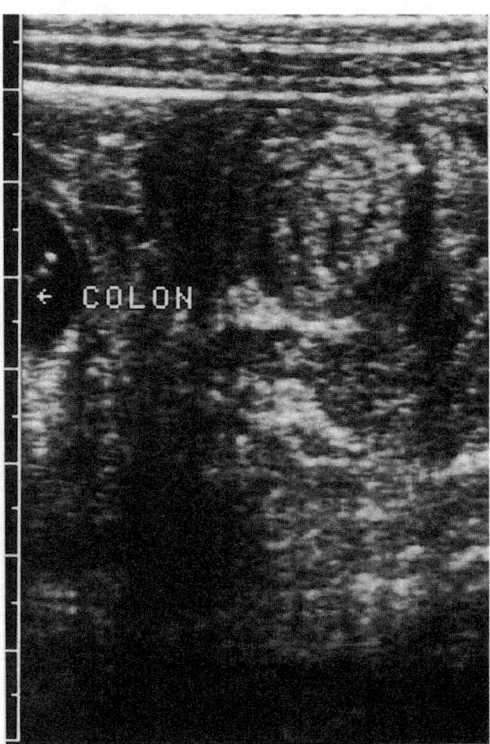

Abb. 11.20. Jejunojejunale Invagination. Die Invagination ist auch nach Füllung des Kolons unverändert sonographisch neben dem echofreien Colon ascendens zu erkennen („target sign")

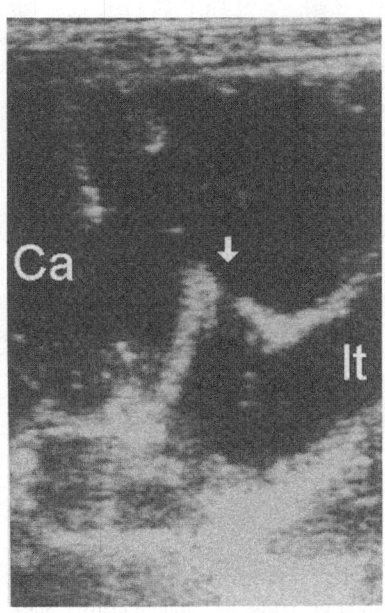

Abb. 11.19. Flüssigkeitsgefülltes Colon ascendens (*Ca*) mit Ileozökalklappe (*Pfeil*) und Ileum terminale (*It*)

der der Wand des Invaginats entspricht. Der echogene äußere Ring stellt die Mukosa, die echoarme Außenzone die Muskulatur des Intussuscipiens dar (Abb. 11.17a). Im Längsschnitt ist die verdickte Darmwand mit verbreitertem echogenem Zentrum erkennbar („pseudokidney sign") (Abb. 11.17b). Prä- und poststenotisch können meist dilatierte, flüssigkeitsgefüllte Darmschlingen dargestellt werden. Weiterhin kann freie intraabdominelle Flüssigkeit sonographisch nachgewiesen werden. Häufig handelt es sich um eine ileozökale Invagination.

Es ist möglich, eine nachgewiesene Invagination oder eine hydrostatische Reposition unter sonographischer Kontrolle vorzunehmen. Dies sollte in operativer Bereitschaft erfolgen, da im Falle gangränöser Darmschlingen und ggf. symptomatisch bedingter Invaginationen durch Polypen, Darmduplikaturen, Meckel-Divertikel, Lymphome (Abb. 11.18) o.ä. eine operative Intervention bzw. eine operative Desinvagination und Beseitigung der Ursache erforderlich werden kann. Nach erfolgreicher Reposition des Invaginats ist die Ileozökalklappe (Bauhin-Klappe) bei flüssigkeitsgefülltem Kolon darstellbar (Abb. 11.19). Bei der ileoilealen und jejunojejunalen Invagination stellt sich das Kolon bis zur Ileozökalklappe echofrei dar. Gleichzeitig ist die Invagination mit unverändertem Bild weiterhin darzustellen (Abb. 11.20).

11.5.6 Entzündliche Darmerkrankungen

Die sonographischen Veränderungen entzündlicher Darmerkrankungen wie beim Morbus Crohn, der Colitis ulcerosa, dem toxischen Megakolon, der nekrotisierenden Enterokolitis und der Darmtuberkulose ähneln sich zu sehr, um eine differentialdiagnostische Abgrenzung dieser Krankheiten zu erlauben. In diesen Fällen stellt sich die pathologische Darmwand mit verdickter echoarmer Wand und reflexreichem Zentrum dar. Im Längsschnitt ist der verdickte Darm als tubuläre Struktur sichtbar („pseudokidney sign") (Abb. 11.21 und 11.22). Die Erkrankungen müssen auch nicht auf das Ileum oder Kolon begrenzt sein. Darüber hinaus können Darmbeteiligungen im Rahmen von Systemerkrankungen (Abb. 11.23) sonographisch nachgewiesen werden. Auch hier ist im Einzelfall bei nachgewiesener Darmverdickung und entsprechend verringerter Peristaltik eine genaue Zuordnung zum Darmabschnitt schwierig.

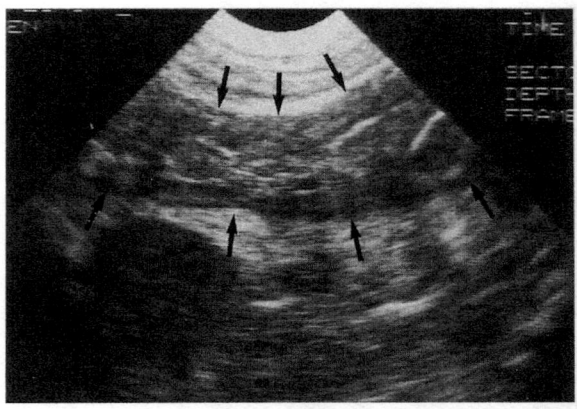

Abb. 11.22. Morbus Crohn (Längsschnitt durch den rechten Oberbauch). Tubuläres Gebilde (*Pfeile*) mit deutlich verdickter echoarmer Wand und auf 1,9 cm vergrößertem Querdurchmesser des betroffenen Darmareals. Eingeengtes Darmlumen. Keine Komprimierbarkeit, Verschieblichkeit und Peristaltik bei der Real-time-Untersuchung

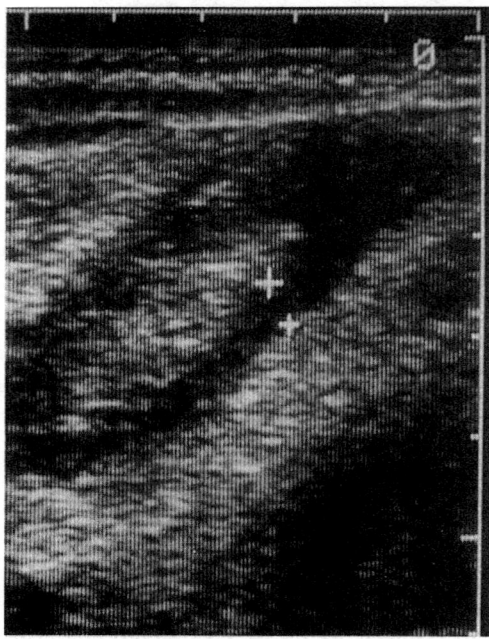

Abb. 11.21. Morbus Crohn, Abdomenlängsschnitt bei 11jährigem Kind. Die längsgetroffene Dünndarmschlinge stellt sich mit verdickter, echoarmer Darmwand (durch zwei *Kreuze* eingegrenzt) dar; die entzündlich verdickte Mukosa erzeugt das echogene Zentrum, so daß das „pseudokidney sign" entsteht. (Abbildung: Dr. Kehr)

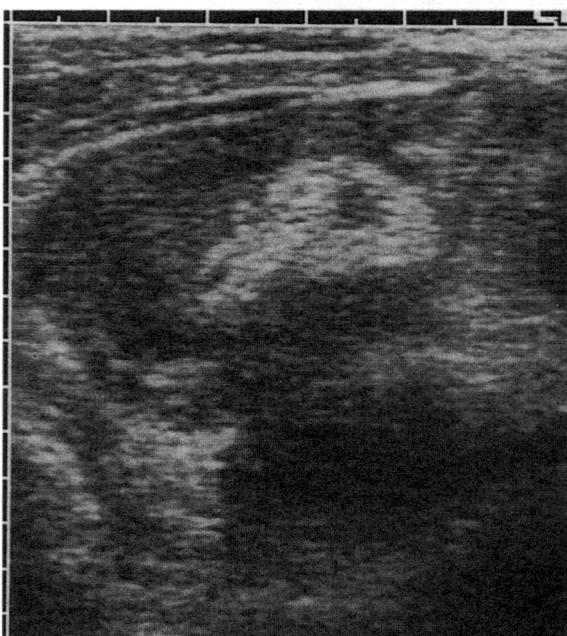

Abb. 11.23. Darminfiltration bei septischer Granulomatose. Stark und unregelmäßig verdickte Darmwand

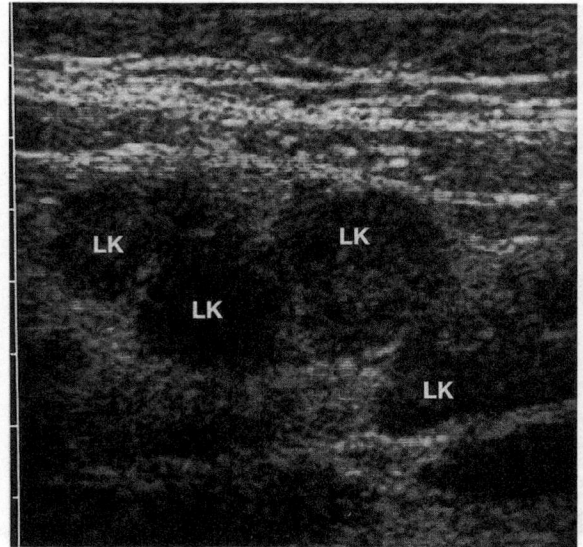

Abb. 11.24. Lymphadenitis mesenterialis bei 8jährigem Knaben (Querschnitt durch den rechten Unterbauch). Mehrere Lymphknoten (*LK*) sind mit einem Durchmesser von 2 cm deutlich vergrößert darstellbar

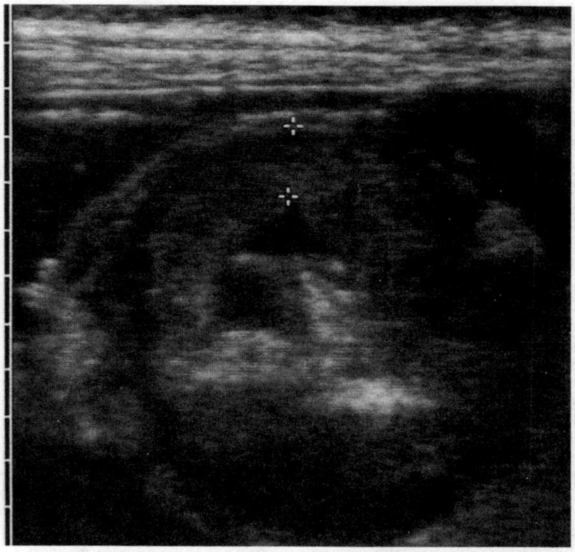

Abb. 11.25. Kolitis bei ALL (6 Jahre altes Mädchen). Die Darmwand ist mit 8 mm erheblich verdickt

Ilitiden

Beim Morbus Crohn stellen sich die entzündlich veränderten Darmareale sonoraphisch verdickt mit echogenem Zentrum dar („pseudokidney sign") dar (Abb. 11.21 und 11.22). Die Komprimierbarkeit ist eingeschränkt und die Peristaltik verringert. Konglomerattumoren stellen sich als echoarme Gebilde mit echogenem Zentrum und unregelmäßiger Begrenzung dar. Fisteln können sonographisch nicht mit hinreichender Sicherheit diagnostiziert werden. Weiterhin sollte eine als Komplikation bestehende Harnabflußstörung ausgeschlossen werden.

Differentialdiagnostisch ist bei ausschließlichem Befall des terminalen Ileums eine durch Yersinia enterocolica hervorgerufene *akute Ileitis terminalis* in Betracht zu ziehen, bei der typischerweise vergößerte Lymphknoten (Abb. 11.24) gefunden werden.

Kolitiden

Bei der *Colitis ulcerosa* stellt sich sonographisch neben der verdickten Mukosa die Darmwand verbreitert und mit niedriger Echogenität dar, die Peristaltik ist vermindert. Zusätzlich können vergrößerte paraaortale Lymphknoten gefunden werden. Dopplersonographisch zeigt sich eine verstärkte Durchblutung. Bei hämatologischen Erkrankungen kann eine *neutropenische Kolitis* (Abb. 11.25) auf das Colon ascendens begrenzt sein. Weitere Ursachen für Kolitiden können Infektionen durch Yersinien, Amöben, Shigellen oder Salmonellen sein.

Toxisches Megakolon

Das toxische Megakolon ist durch die massive Dilatation des prästenotisch lokalisierten Kolonabschnitts und durch die verdickten, ödematös geschwollenen Darmwände gekennzeichnet (Abb. 11.26).

Nekrotisierende Enterokolitis

Die sonographischen Befunde bei nekrotisierender Enterokolitis zeigen eine verdickte Darmwand mit echogenem Zentrum in Form einer pathologischen Kokarde (Abb. 11.27). Es wurden pathologische Kokarden bei nekrotisierender Enterokolitis und Darmwandgangrän gefunden. Als pathognomonisch gelten Luftbläschen, die sich in der Darmwand i. S. einer Pneumatosis intestinalis und in der Pfortader i. S. eines Pneumoportogramms (Abb. 7.22) als echogene Areale darstellen. Weiterhin kann sonographisch intraabdominelle Flüssigkeit im Douglas-Raum sowie in anderen peritonealen Recessus nachgewiesen werden, die verdächtig auf eine Darmperforation sind (s. Aszites).

Appendizitis

Die sonographische Untersuchung bei klinischen Zeichen einer Appendizitis hat sich aus verschiedenen Gründen als hilfreich erwiesen. Bei unklaren Unterbauchschmerzen vermag sie die Diagnose u. U. zu untermauern, oder sie weist auf eine andere Genese wie

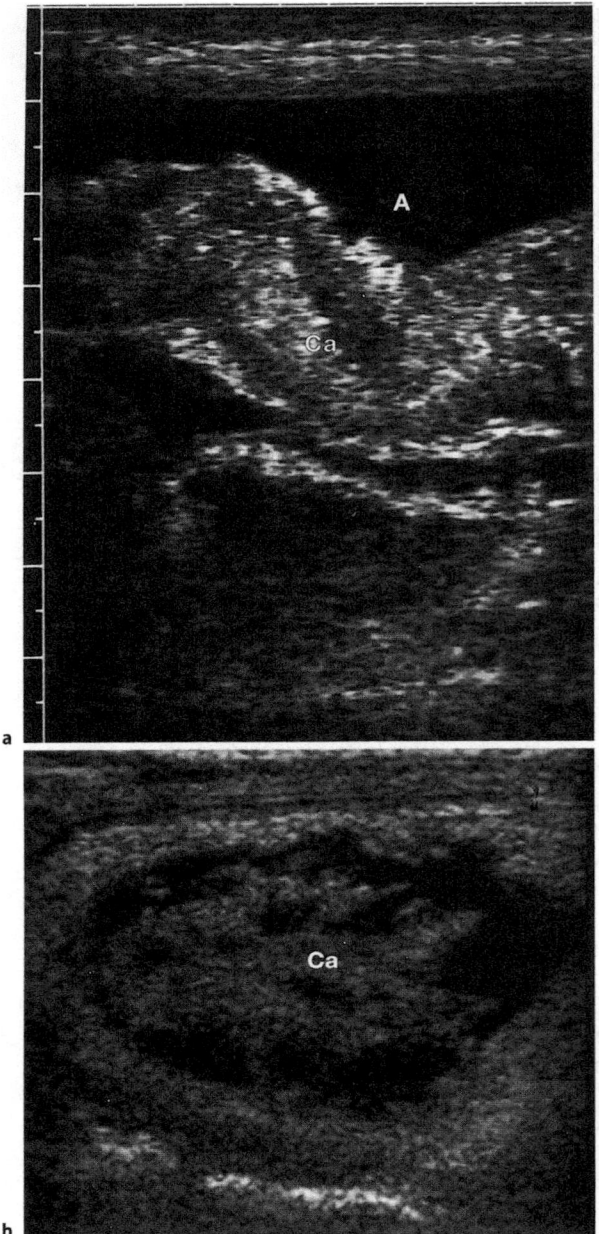

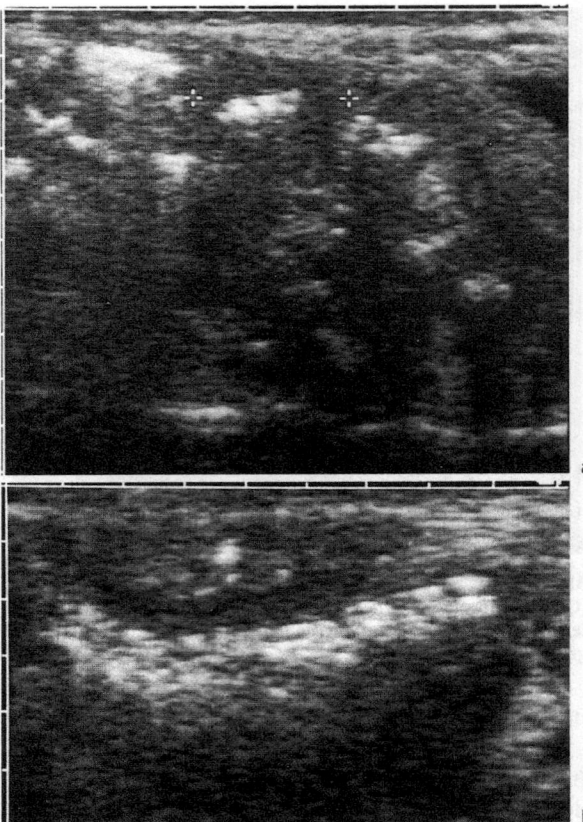

Abb. 11.27a,b. Nekrotisierende Enterokolitis. **a** Querschnitt, **b** Längsschnitt. Die Darmschlingen sind verbreitert, haben ein echogenes Zentrum. Ferner sind feine Echos als Zeichen einer Pneumatosis intestinalis zu erkennen

Abb. 11.26a,b. Morbus Hirschsprung, toxisches Megakolon. **a** Colon ascendens (*Ca*) im Längsschnitt (*A* Aszites). **b** Colon ascendens im Querschnitt; das abgebildete unregelmäßig verbreiterte Kolonsegment zeigt eine unregelmäßige Struktur mit breiter echogener Begrenzung

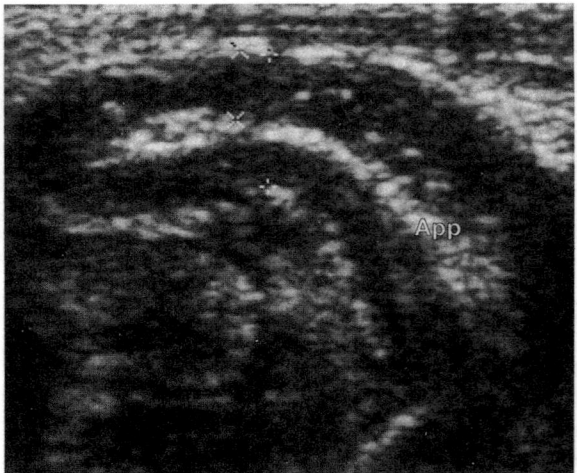

Abb. 11.28. Ulzerophlegmonöse Appendizitis. Die Appendix (*App*) ist mit 1 cm verbreitert

11.5 · Krankheitsbilder

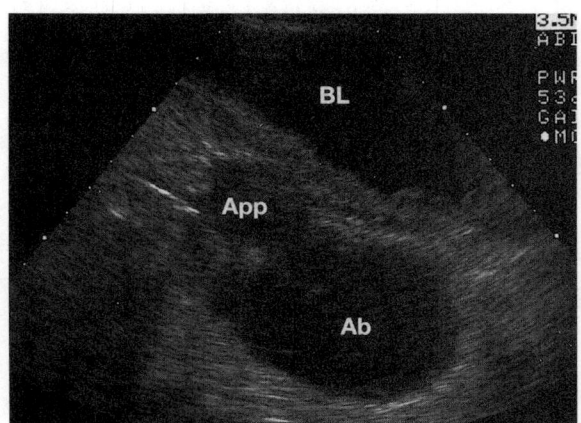

Abb. 11.29. Perforierte Appendizitis. Die Appendix stellt sich verbreitert dar, daneben liegt ein perityphlitischer Abszeß. (*Ab* Abszeß, *App* Appendix, *Bl* Harnblase)

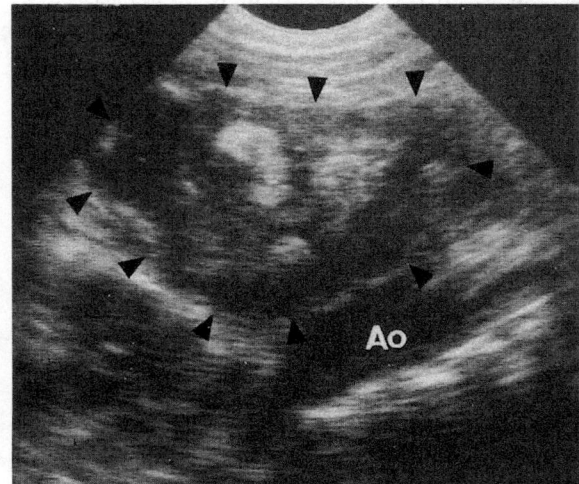

Abb. 11.30. Perityphlitischer Abzeß nach perforierter Appendizitis. Pathologische Kokarde mit echoarmen äußeren Arealen und echogenem Zentrum. Unscharfe Abgrenzung von der Umgebung (*Pfeile*). (*Ao* Aorta)

z. B. eine Adnexitis etc. hin. Bei klaren Fällen kann die sonographische Befunderhebung hilfreich für die operative Planung (Entscheidung über die Schnittführung) sein. Wenn bei der klinischen Symptomatik sich keine zur Appendizitis passenden Ultraschallbefunde erheben lassen, ist die Diagnose zu überdenken.

Sonographisch zeigt sich die entzündlich veränderte Appendix im Querschnitt als eine Kokarde („target sign") mit einem Durchmesser von mehr als 6 mm (Abb. 11.28). Die präoperativ sonographisch erhobenen Meßwerte stimmen dabei gut mit den postoperativen Meßwerten am pathologisch-anatomischen Präparat überein. Im Längsschnitt ist die Appendix als eine blind endende tubuläre Struktur ohne Peristaltik dastellbar. Das sich stark echogen abgrenzende Lumen kann so-

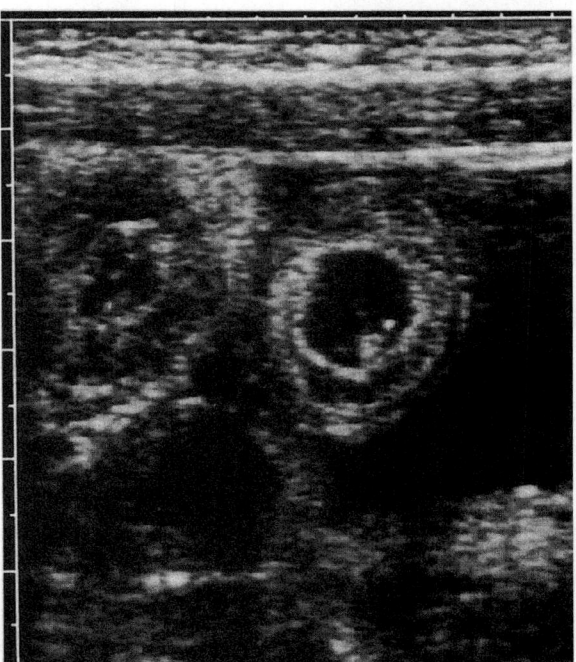

Abb. 11.31. Purpura Schoenlein-Henoch. Verdickte Darmwandschlingen und gleichzeitig Flüssigkeitsansammlungen als Aszites und in den Darmschlingen

wohl erweitert wie auch komprimiert sein. Im Lumen ist ggf. ein Appendikolith als echogenes Areal, ggf. mit Schallschatten, sichtbar. Die Umgebung der Appendix kann eine erhöhte Echogenität zeigen. Außerdem können – wie bei anderen lokalen entzündlichen Darmerkrankungen auch – stark vergrößerte Lymphknoten mit einem Durchmesser von 1–3 cm sichtbar sein. Die umliegenden Darmschlingen können aufgrund eines lokalen paralytischen Ileus eine verminderte bis fehlende Peristaltik haben. Durch sanfte Erhöhung des Schallkopfauflagedrucks über den lokalisierten Schallveränderungen kann gut überprüft werden, ob der vorher festgestellte umschriebene Druckschmerz damit korreliert.

Bei der perforierten Appendizitis (Abb. 11.29) zeigt sich sonographisch ein inhomogener Konglomerattumor ggf. mit Bildung eines perityphlitischen Abszesses (Abb. 11.30). Dieser stellt sich im Ultraschall meist echoarm mit unregelmäßiger Begrenzung und einzelnen echoreichen Arealen dar. Bei einem Teil der Kinder ist der Appendix dann sonographisch nicht mehr zu erkennen. Bei einer noch darstellbaren Appendix ist die Submukosa nicht mehr so echogen. Die Darmwand von Zökum und terminalem Ileum kann zusätzlich verdickt sein. Darüber hinaus kann ein paralytischer Ileus bestehen.

Differentialdiagnostische Möglichkeiten zur sonographischen Befundkonstellation der Appendizitis sind wie beim Morbus Crohn eine Lymphadenitis mesenterialis (Abb. 11.24), eine neutropenische Kolitis, eine Ileitis terminalis, Crohnlike Disease oder DIOS (distales intestinales Obstruktionssyndrom) bei zystischer Fibrose und eine Purpura Schoenlein-Henoch (Abb. 11.31).

Sonographische Zeichen der Appendizitis

- Im Querschnitt Kokarde („target sign") über 6 mm Durchmesser
- Im Längsschnitt blind endende tubuläre Struktur ohne Peristaltik
- Echogene Umgebung der Appendix
- Kompression oder Erweiterung des insgesamt sehr echogenen Lumens
- Appendikolith
- Freie Flüssigkeit
- Lokaler paralytischer Ileus
- Lokaler Druckschmerz im Bereich der Ultraschallveränderungen
- Dopplersonographisch erhöhter Blutfluß der Gefäße (A. appendicularis)

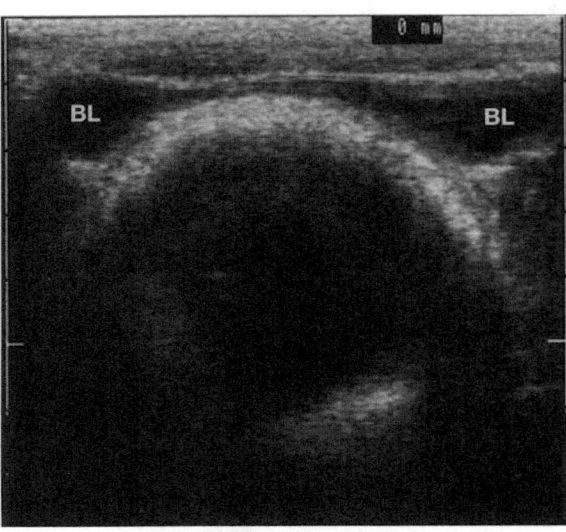

Abb. 11.32. Obstipation (9jähriger Knabe mit zerebraler Bewegungsstörung, Unterbauchquerschnitt). Dorsal der Blase ist das stuhlgefüllte Rektum als eine großbogige echogene Sichel zu erkennen, die die Blase hantelförmig auseinanderdrückt

Sonographische Zeichen der perforierten Appendizitis

- Inhomogener Konglomerattumor ggf. mit Abszeßbildung
- Fehlende Wanddifferenzierung der Appendix
- Wandverdickung von Zökum und/oder Ileum terminale
- Stark echogene Begrenzung der Wand
- Sonographische Zeichen eines paralyischen Ileus
- Freie abdominelle Flüssigkeit

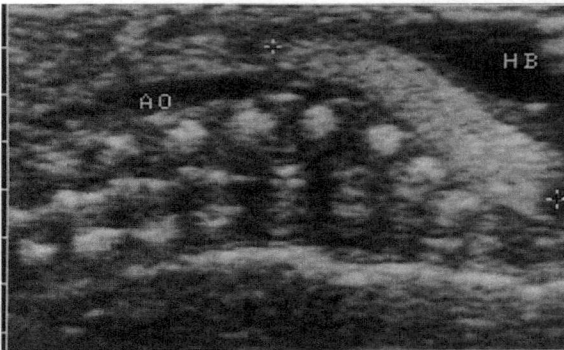

Abb. 11.33. Mekoniumpfropf, Abdomenlängsschnitt. Dorsal der Harnblase (*HB*) und ventral der Sakral- und Lumbalwirbel ist der Mekoniumpfropf als echogener Zapfen (*Kreuze*) zu erkennen. (*AO* Aorta)

11.5.7 Obstipation

Eine der häufigsten sonographischen Diagnosen des Gastrointrestinaltrakts ist die Obstipation (Abb. 11.32). Dorsal der Harnblase zeigen sich u. U. massive Stuhlmassen als eine breit echogene Sichel mit oft sich anschließendem Schallschatten. Ventral dieser Sichel ist die Rektumwand als ein echoarmes Band mit einer Breite von 2–3 mm Breite sichtbar. Durch Verschieben des Schallkopfs nach kranial kann dann ermittelt werden, wie hoch die Stuhlansammlung gehen kann. Weiterhin ist es möglich, in sonographischen Verlaufskontrollen den Erfolg abführender Maßnahmen zu bestimmen.

Eine besondere Form des Obstipation ist beim Neugeborenen der *Mekoniumpfropf*, eine gutartige Passageblockade durch eingedicktes Mekonium. Im Sonogramm kann der Mekoniumpfropf direkt sichtbar gemacht werden (Abb. 11.33).

11.5.8 Freie intraabdominelle Flüssigkeit, Aszites

Bei entzündlichen Darmerkrankungen, beim Ileus, beim stumpfen Bauchtrauma und bei malignen Erkrankungen im Abdominalbereich sollte nach freier intraabdomineller Flüssigkeit gesucht werden. Sonographisch ist freie Flüssigkeit bereits in Kleinen Mengen von wenigen Millilitern nachzuweisen. Kleine Flüssigkeitsmen-

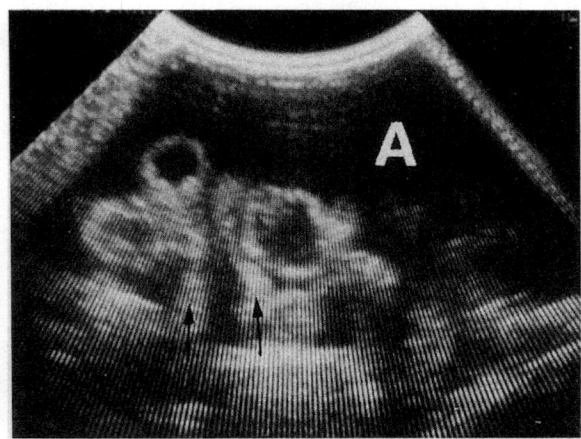

Abb. 11.34. Aszites (*A*) mit flottierenden flüssigkeitsgefüllten Darmschlingen bei einem Säugling mit Leberzirrhose. Die Darmwände sind als echogene Ringe mit echofreiem Zentrum erkennbar. (*Pfeile* Mesenterium)

gen stellen sich am besten bei gut gefüllter Harnblase mit aufgerichtetem Oberkörper dorsal der Blase als echofreier Spalt dar. Ferner kann die Flüssigkeit beim liegenden Kind oder in Kopftieflage zwischen Leber, Niere und Zwerchfell als sichelförmiges echofreies Areal abgegrenzt werden. Größere Flüssigkeitsansammlungen lassen sich im Bereich beider Flanken sowie im gesamten Abdominalbereich nachweisen. Bei sehr großen Mengen sind einzelne, frei in der Flüssigkeit schwimmende luft- oder flüssigkeitsgefüllte Darmschlingen zu erkennen (Abb. 11.34).

Beim Hämoperitoneum ist das Blut in der 1. Phase als echofreies bis echoarmes Areal in ähnlicher Konfiguration wie Aszites sichtbar. Im weiteren Verlauf nimmt die Echogenität im Rahmen der Organisation der Einblutung zu. Tückischerweise müssen selbst frische intraabdominelle Blutansammlungen nicht immer echofrei sein, sondern können eine etwas inhomogene Echotextur erhöhter Echogenität besitzen.

11.5.9 Malrotation

Die Malrotation ist eine Störung der komplizierten embryonalen 270°-Darmdrehung und häufig mit weiteren Fehlbildungen wie Omphalozelen, Darmatresien, Zwerchfellhernien etc. verbunden. Die unterschiedlichen Formen der Malrotation (Nonrotation, Malrotation I und II sowie inverse Rotation) lassen sich sonographisch nicht differenzieren. Allenfalls können bei symptomatischen Formen mit Komplikationen wie Volvulus (Abb. 11.16), intestinale Obstruktion etc. die entsprechenden sonographischen Zeichen vorliegen. Ein wichtiger, allerdings nicht zwingend verläßlicher Hinweis ist die topographisch-anatomische Lage von A. mesenterica superior und V. mesentercia superior zu-

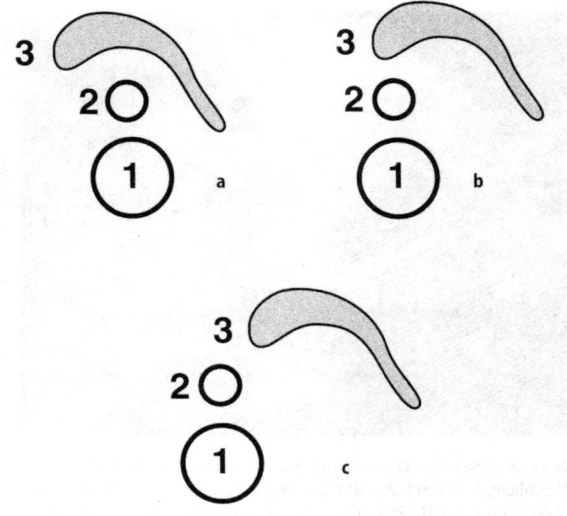

Abb. 11.35. Gefäßverhältnisse bei Malrotation, Abdomenquerschnitt durch den splenoportalen Konfluens (*3*). V. mesenterica superior und V. lienalis fließen zur Pfortader zusammen. (*1* Aorta abdominalis, *2* A. mesenterica superior). **a** Regelrechte topographische Anatomie. Die V. mesenterica superior, die in den splenoportalen Konfluens einmündet, liegt auf der rechten Körperseite zur A. mesenterica superior. **b** Auf eine Malrotation hinweisende topographische Lage: Die V. mesenterica superior liegt oberhalb der A. mesenterica superior. **c** Ebenfalls auf eine Malrotation hinweisende topographische Lage: Die V. mesenterica superior liegt auf der linken Körperseite zur A. mesenterica superior

einander (Abb. 11.35). Die V. mesenterica superior liegt bei normaler topographischer Anatomie rechts der A. mesenterica superior. Wenn sie oberhalb bzw. links von ihr liegt, ist dies ein dringender sonographischer Hinweis auf eine Malrotation. Es gibt allerdings Patienten mit Malrotation ohne diese Gefäßkonstellation und umgekehrt Patienten ohne Malrotation mit dieser Konstellation.

11.5.10 Gastrointestinale Raumforderungen

Darmtumoren im Kindesalter sind selten. Häufig handelt es sich um Zufallsbefunde. Benigne intestinale Raumforderungen im Kindesalter stellen Omentumzysten, Mesenterialzysten und Chyluszysten dar. In seltenen Fällen können diese Tumoren zu einem akuten Abdomen mit Darmverschluß führen. Sonographisch stellen sie sich meist als echofreie, glatt begrenzte, teilweise multipel gekammerte Raumforderungen dar. Nach Einblutung können sie multiple feinste Binnenreflexe aufweisen und so einen soliden Abdominaltumor vortäuschen.

Darmduplikaturen (Abb. 11.36) zeigen sonographisch einen echogenen inneren Ring (Mukosa) und

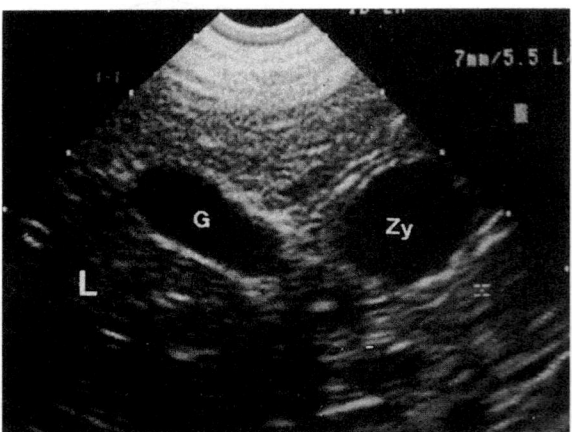

Abb. 11.36. Zystische Darmduplikatur (Oberbauchlängsschnitt) (*G* Gallenblase, *L* Leber). An der Leberunterfläche ist die Duplikatur als echofreies Areal (*Zy*) erkennbar, das an der oberen Genze die charakteristische fünfschichtige Darmwandbegrenzung zeigt

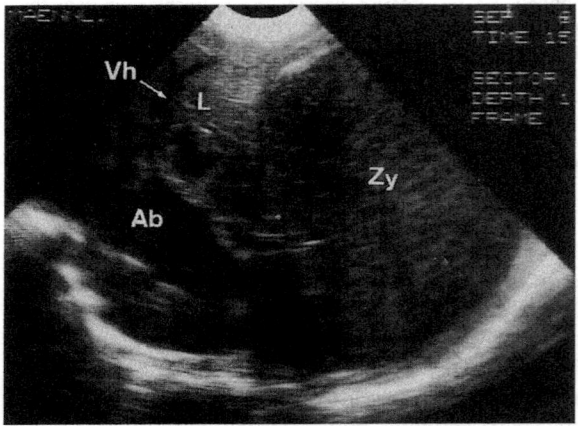

Abb. 11.37. Mekoniumpseudozyste nach pränataler Darmperforation aufgrund eines Mekoniumileus (Oberbauchlängsschnitt). Die Mekoniumpseudozyste (*Zy*) ist als große Raumforderung mit relativ homogener Echotextur niedriger Echogenität sichtbar. Echoarme bis -freie Areale in den kaudalen Anteilen der Leber aufgrund eines gleichzeitig bestehenden Leberabzesses (*Ab*). (*L* Leber, *Vh* V. hepatica)

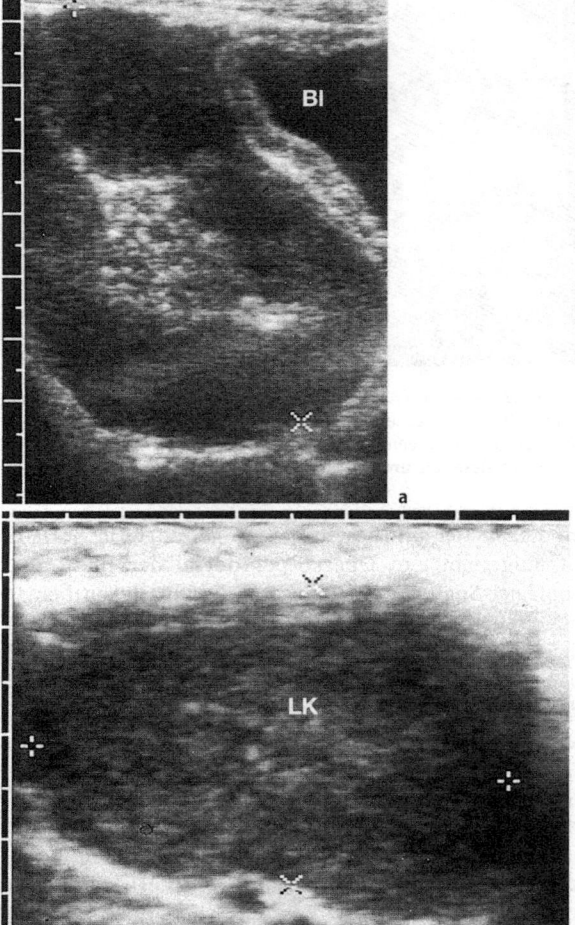

Abb. 11.38 a, b. Ileozökales Lymphom (Unterbauchlängsschnitt). **a** Mit 7 cm massiv verdickte Darmschlinge (*Bl* Harnblase). **b** Mit 3 x 4 cm vergößerter Lymphknoten (*LK*)

eine echoarme Außenzone (Muskulatur). Diese Schichtung ist hilfreich zur Abgrenzung von anderen zystischen Raumforderungen im Abdomen wie Mesenterialzysten, Omentum-majus-Zysten, Ovarialzysten, Choledochuszysten, Pankreaspseudozysten etc. Darmduplikaturen können im gesamten Verlauf des Magen-Darm-Trakts auftreten. Die bevorzugten Lokalisationen sind das terminale Ileum, der distale Ösophagus, Magen und Duodenum. Nach Einblutung oder durch Eindickung des enthaltenen Stuhls kann die Darmduplikatur als echoarmer Pseudotumor zur Darstellung kommen. Bei intraabdominellen Raumforderungen des Neugeborenen muß nach unauffälliger Darstellung beider Nieren und Ausschluß eines Neuroblastoms immer an eine Mekoniumpseudozyste (Abb. 11.37) gedacht werden, die nach pränataler Perforation des Mekoniumileus

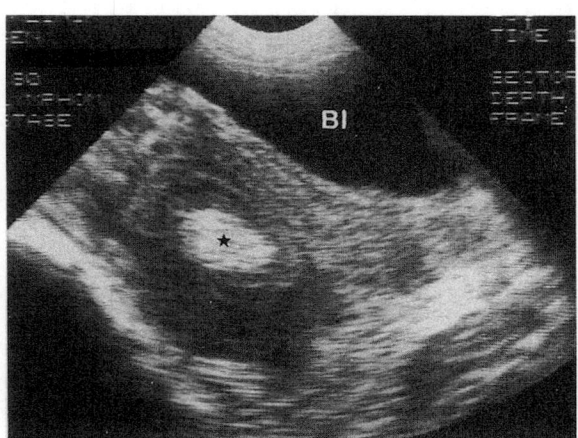

Abb. 11.39. B-Lymphom im Ileozökalbereich bei 5jährigem Jungen (Querschnitt durch die infiltrierte Darmwand). Darstellung einer pathologischen Kokarde mit echogener innerer Begrenzung (*Stern* Darminhalt) und echoarmer Außenzone, die der infiltrierten Darmwand entspricht. (*Bl* Blase)

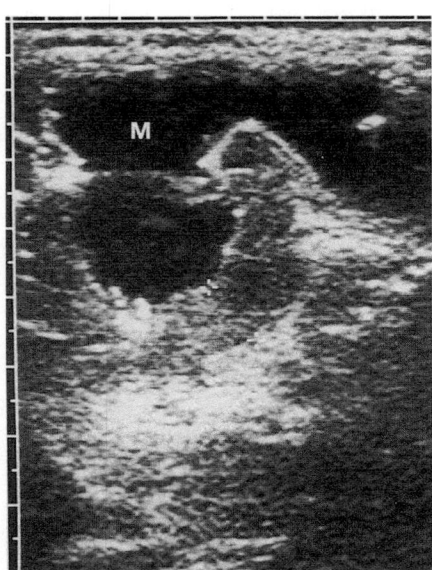

Abb. 11.40. Infiltration der Magenwand (4jähriges Mädchen). Lymphom bei kombiniertem Immundefekt und Dubowitz-Syndrom. Die Magewand ist durch die Infiltration unregelmäßig auf 1 cm verdickt. (*M* Magen)

meist bei Kindern mit Mukoviszidose oder Morbus Hirschsprung gefunden werden kann. Mekoniumpseudozysten zeigen ein sehr variables Echomuster mit echoarmen und echoreichen Arealen, die teilweise mit Schallschatten (Verkalkung) und Aszites einhergehen.

Für den sonographischen Nachweis der Polyposis intestinalis beim Peutz-Jeghers-, Gardner-, und beim Cronkhite-Canada-Syndrom muß der Darm mit Flüssigkeit aufgefüllt sein, so daß sich Darmwand und Darmmukosa sonographisch wesentlich besser abbilden lassen.

Tumorinfiltrationen mit entsprechender Darmwandverdickung können bei lymphatischer und myeloischer Leukämie und malignen Lymphomen (Abb. 11.38) auftreten. Hier ist immer die Möglichkeit einer Darminfiltration mit Ausbildung einer Invagination und/oder eines mechanischen Ileus zu denken (Abb. 11.39). Tumorinfiltrationen der Magenwand führen zu entsprechenden Darmwandverdickungen (Abb. 11.40).

Bei weniger erfahrenen Untersuchern hat eine Obstipation schon zum Tumorverdacht im kleinen Becken geführt. In diesen Fällen ist dorsal der gefüllten Harnblase im Querschnitt der stuhlgefüllte Darm mit echogener Sichel an der Vorderwand sichtbar (s. Obstipation). Im Längsschnitt ist die Stuhlsäule ebenfalls mit echogener Vorderwand erkennbar.

11.6 Grenzen und Stellenwert der Sonographie

Die sonographische Beurteilung des Gastrointestinaltrakts wird oft durch störende Gas- und Stuhlüberlagerungen erschwert. In der gastrointestinalen Notfalldiagnostik hat es sich bewährt, vor Kontrastmitteluntersuchungen ergänzend zur Röntgennativdiagnostik die sonographische Untersuchung durchzuführen. Bei der Analatresie kann bereits unmittelbar nach der Geburt die Diagnose erfolgen, wobei nach unserer Erfahrung die Distanz zwischen dem blind endenden Rektumstumpf und dem Analgrübchen sonographisch besser erfaßt wird als mit der konventionellen Röntgendiagnostik. Die röntgenologische Diagnostik kann jedoch vom Rektumstumpf ausgehende Fisteln besser nachweisen, so daß sich hier beide Methoden ergänzen.

Bei der Differentialdiagnose der verschiedenen Ileusformen kann die Sonographie als Screeningmethode eingesetzt werden und zusätzliche wichtige Informationen liefern, wodurch die weitere Diagnostik und Therapie beschleunigt wird. So wird man beim Nachweis eines Schießscheibenphänomens und der sonographischen Verdachtsdiagnose Invagination unmittelbar anschließend einen Repositionsversuch mit Hilfe eines Kontrasteinlaufs versuchen. Bei der Differentialdiagnose der verschiedenen Ileusformen ergänzen sich Röntgendiagnostik und Sonographie in idealer Weise. Bei Nachweis dilatierter flüssigkeitsgefüllter Darmschlingen und der sonographischen Verdachtsdiagnose auf Darmverschluß sollte anschließend immer eine Röntgenuntersuchung durchgeführt werden. Beim Volvulus ist allerdings zu berücksichtigen, daß eine Spiegelbildung erst in einer relativ späten Phase auftritt.

Auch bei sehr günstigen Untersuchungsbedingungen wird der Magen-Darm-Trakt nie vollständig sonographisch sichtbar sein. Die Darstellung des gesamten Gastrointestinaltrakts und die Feinbeurteilung der

Darmschleimhaut bleibt anderen Verfahren wie der Röntgendiagnostik, CT, MRT und Endoskopie vorbehalten. Der Nachweis der hypertrophen Pylorusstenose kann jedoch mit Hilfe hochauflösender Ultraschallgeräte so sicher erfolgen, daß die Magen-Darm-Passage bei dieser Indikation fast vollständig ersetzt wurde.

Die sonographischen Befunde bei entzündlichen Darmerkrankungen sind oft unspezifisch. Beim Morbus Crohn können sowohl falsch-positive als auch falsch-negative sonographische Befunde erhoben werden. Ein eindeutiger sonographischer Befund sollte jedoch immer eine Dünndarmdoppelkontrastuntersuchung sowie eine Endoskopie nach sich ziehen. Bei bekannter Diagnose können regelmäßige sonographische Verlaufskontrollen zur Früherkennung eines Rezidivs beitragen.

Zum Nachweis freier intraabdomineller Flüssigkeit bei entzündlichen Darmerkrankungen, malignen intraabdominellen Raumforderungen, Ileus sowie stumpfem Bauchtrauma stellt die Sonographie die Untersuchungsmethode der 1. Wahl dar, mit der selbst kleinste Aszitesmengen sicher nachweisbar sind. Intestinale Raumforderungen können sonographisch sowohl hinsichtlich ihrer Größe und Lokalisation als auch ihres Binnenreflexmusters besser erfaßt werden als mit der konventionellen Röntgendiagnostik.

Ultraschalluntersuchungen nach oraler oder rektaler Gabe von Kontrastmitteln sind wenig sinnvoll, da sie zu zahlreichen Fehlbeurteilungen führen können.

Kapitel 12

Nieren und ableitende Harnwege

D. Weitzel

Untersuchungsindikationen

- Ungezielte Diagnostik
  - Fehlbildungssyndrome
  - Ösophagusatresie
  - Genitalfehlbildungen
  - Herzfehler
  - Skelettfehlbildungen
  - Ohrmuscheldysplasie
  - Gesichtsdysmorphien
  - Familiär auftretende Nierenerkrankungen
  - Gedeih- und Wachstumsstörungen
  - Bauchschmerzen
  - Allgemeines Screening auf Fehlbildungen (Neugeborene, Säuglinge)
  - Enuresis

- Gezielte Diagnostik
  - Harnwegsinfektion
  - Hämaturie
  - Blasenentleerungsstörungen
  - Nephrotisches Syndrom
  - Nephritisches Syndrom
  - Analatresie
  - Stoffwechselerkrankungen
  - Steinleiden
  - Abdominelle Raumforderungen
  - Akutes Abdomen
  - Unklare Temperaturen

- Spezielle Diagnostik
  - Refluxdiagnostik zum Nachweis oder Ausschluß eines Refluxes
  - Diuresesonographie zur Abgrenzung der obstruktiven von der nichtobstruktiven dilatativen Uropathie
  - Gefäßdiagnostik bei stumpfen Bauchtraumen, multizystischer Niere, Hypertonie, hämolytisch-urämischem Syndrom, Nierenvenenthrombose, Transplantatabstoßung, Differenzierung dilatativer Uropathien, akutem Nierenversagen
  - Ultraschallgesteuerte Eingriffe wie Blasenpunktion, Zystostomie, Nierenbiopsie, Nephrostomie

- Verlaufsdiagnostik
  - Postoperative Kontrollen nach Eingriffen an Niere, Nierenbecken, Harnleiter, Harnblase, Harnröhre
  - Erkrankungen, die mit Nierengrößenveränderungen verbunden sind wie Pyelonephritiden, Glomerulonephritiden, Leukämie
  - Erkrankungen, die zu Harnblasenwandveränderungen und/oder Restharn führen wie neurogen gestörte Blase, infravesikale Obstruktion, hämorrhagische Zystitis
  - Nicht operationsbedürftige dilatative Uropathien
  - Tumornachsorge/Tumorvorsorge bei erhöhtem Tumorrisiko
  - Transplantatniere

12.1 Apparative und patientenbedingte Voraussetzungen

Zur Ultraschalldiagnostik der Harnwege werden bei Kindern Real-time-Geräte mit Schallkopffrequenzen von 5–7,5 MHz, bei adipösen Jugendlichen gelegentlich auch Schallköpfe mit 3 MHz verwendet. Geeignet sind Linear-array-, Curved-array- und Sektorschallköpfe.

Grundsätzlich kann man bei jedem Kind die Nieren und ableitenden Harnwege unter Berücksichtigung der entsprechenden Vorbereitung beurteilen. Einschränkungen ergeben sich durch frische Operationsnarben, Hautinfektionen und/oder liegende Drainagen über dem zu untersuchenden Gebiet. Auch nach Unfällen kann die Untersuchbarkeit eingeschränkt sein, insbesondere wenn die Kinder infolge von Prellungen und/oder Frakturen nicht umgelagert werden können. Da die Nieren aber sowohl von ventral als auch von dorsal sowie von der Abdominalflanke aus abgebildet werden können, ist eine orientierende Darstellung der Anatomie fast immer möglich.

12.2 Untersuchungsvorbereitung und Untersuchungstechnik

Die Untersuchungsvorbereitung und Untersuchungstechnik müssen der Untersuchungsindikation angepaßt werden.

12.2.1 Ungezielte Untersuchung (Abb. 12.1)

Die ungezielte Untersuchung der Nieren erfordert keine Vorbereitung. Informationsverluste infolge unzureichender Hydrierung werden in Kauf genommen, da die Untersuchung

- dem Nachweis therapeutisch relevanter Harnwegsfehlbildungen bei nephrologisch-urologisch asymptomatischen Kindern dient und
- der Diagnose anatomischer Veränderungen gilt, die durch die Diurese nicht beeinflußt werden.

Untersuchungstechnik
Die Untersuchung beginnt in Rückenlage, um den Füllungszustand der Harnblase zu dokumentieren. Da Säuglinge oft während der Untersuchung die Blase entleeren und eine nicht gefüllte Blase die Aussage der Untersuchung limitiert, ist diese Reihenfolge sinnvoll. Anschließend werden die Nieren von ventral untersucht, wobei Leber und Milz als Schallfenster dienen. Wichtig ist vor allem der Flankenlängsschnitt, da in dieser Schnittebene die einzelnen Nierenbeckenkelche, das Nierenbecken und häufig der Ureterabgang dargestellt

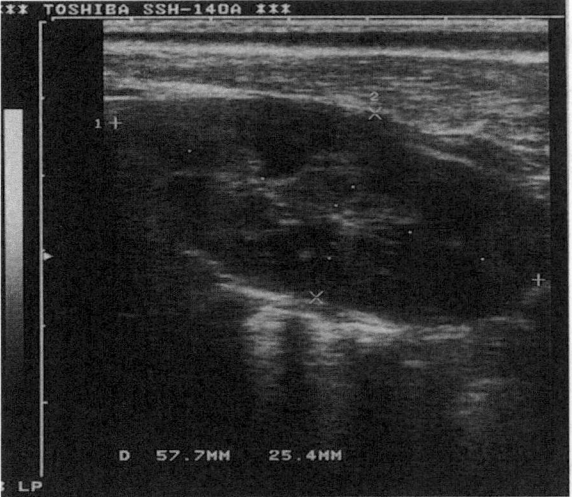

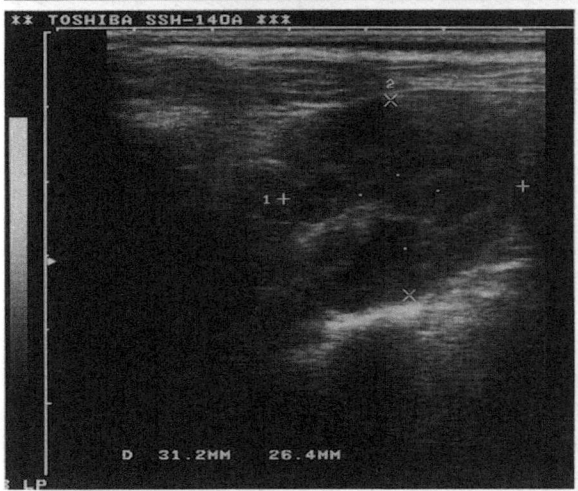

Abb. 12.1. Linke Niere mit gekennzeichneten Meßstrecken. **a** Längsschnitt (1 Länge, 2 Tiefe der Niere). **b** Querschnitt (1 Breite, 2 Tiefe der Niere)

werden können. Darüber hinaus erfordert die Beurteilung der Echogenität der Nierenrinde den Vergleich mit der Echogenität der Leber. Hinzu kommt, daß der obere Nierenpol häufig von lateral besser als von dorsal dargestellt werden kann.

Die Untersuchung wird komplettiert durch Längs- und Querschnitte in Bauchlage. Es ist besonders darauf zu achten, daß alle Abschnitte der Niere durch kontinuierliches Verschieben des Schallkopfs sowohl im Längs- als auch im Querschnitt durchgemustert werden.

Nach der Beschreibung der Form, der Atemverschieblichkeit, der Rinden- und Markechotextur, der Form des Mittelechos, des Nierenbeckens, der Nierenbeckenkelche und des pyeloureteralen Übergangs werden die Nieren im optisch größten Längsschnitt sowie im Querschnitt im Hilusbereich vermessen (Abb. 12.1a, b).

Aus den dreidimensionalen Durchmessern wird über eine Ellipsoidformel das Nierenvolumen berechnet:

Nierenvolumen = Länge · Breite · Mittelwert (von Tiefe längs und quer) · 0,523.

Bei Nachweis einer Nierenbeckenerweiterung wird die Nierenbeckentiefe im Querschnitt am medialen Parenchymrand gemessen. Die Dicke des Parenchyms wird in der Nierenmitte vom Rand des Mittelechos bis zur Nierenkontur, bei Kelcherweiterungen auch vom Kelchrand bis zur Nierenkontur gemessen.

12.2.2 Gezielte Diagnostik
(Abb. 12.2–12.5)

Zur Vorbereitung für die gezielte Diagnostik der Nieren und ableitenden Harnwege gehört eine ausreichende Flüssigkeitszufuhr 1 h vor Untersuchungsbeginn, denn

- Meßwerterhebungen an den ableitenden Harnwegen erfordern standardisierte Bedingungen,
- kompensierte Harntransportstörungen können in dehydriertem Zustand dem Nachweis entgehen,
- die Harnblase und der retrovesikale Raum sind nur bei gut gefüllter Blase beurteilbar,
- durch eine Miktionssonographie der Nieren ist ein dilatierender Reflux leicht nachweisbar,
- die Restharnuntersuchung nach Miktion ist fester Bestandteil der gezielten sonographischen Diagnostik der ableitenden Harnwege.

Untersuchungstechnik

Die Untersuchungstechnik unterscheidet sich nicht von der ungezielten Untersuchung, allerdings ist die Untersuchung umfassender. Obligater Bestandteil der gezielten Untersuchung des Harntrakts ist die Inspektion der vollen Blase vor und nach Miktion. Besonders zu achten ist auf die Darstellung des Trigonum vesicae. Mit hochauflösenden Geräten gelingt in der Regel die Abbildung der normalen Ureteren im Quer- und im Längsschnitt, teilweise auch ihres intramuralen Verlaufs (Abb. 12.2). Bei Megaureteren muß die Peristaltik (Abb. 12.3 a, b) beachtet werden. Sie erlaubt Rückschlüsse auf das Vorliegen einer Infektion oder auf die Art des Megaureters, kann aber auch die Abgrenzung eines Megaureters sehr erschweren. Gelingt es, während der Miktion die Nieren zu untersuchen, so ist ein dilatierender Reflux aufgrund der passageren Erweiterung des Nierenbeckens leicht nachzuweisen (Abb. 12.4 a, b). Die diagnostisch wichtige Miktionsuntersuchung gelingt bei Säuglingen in der Regel, während sie die Flasche bekommen. Bei Kleinkindern und Schulkindern ist man auf deren Kooperation angewiesen.

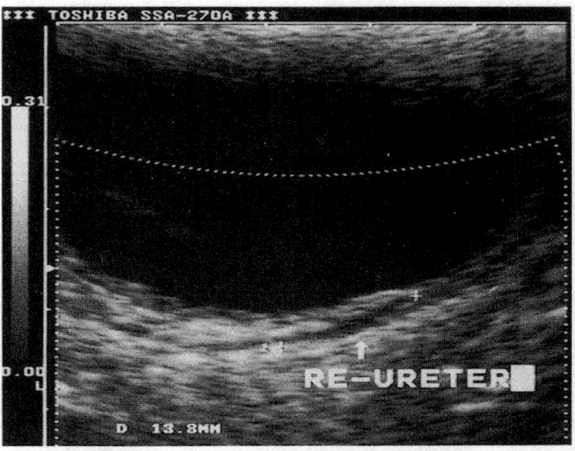

Abb. 12.2. 13,8 mm langer, intramuraler Verlauf des rechten Ureters bei 3jährigem Mädchen. Die sichere Identifikation des intramuralen Harnleiterverlaufs eröffnet neue Perspektiven in der Refluxdiagnostik

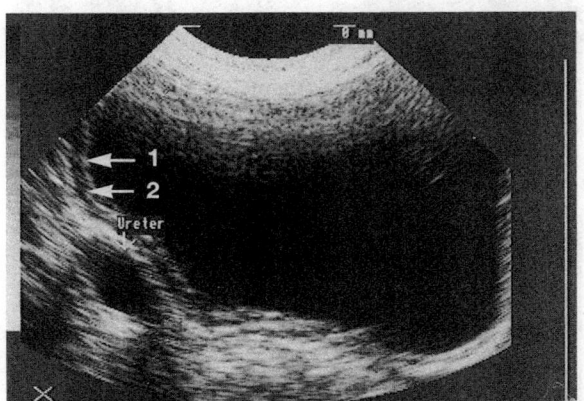

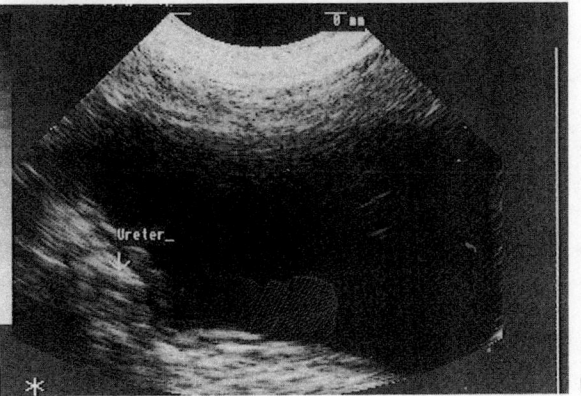

Abb. 12.3 a, b. Peristaltikabhängige Darstellung eines Megaureters bei einem Säugling. a Phase der Dilatation (1 Innere Epithelschicht, 2 Muskelschicht), b Phase der Kontraktion. (1 Innere Epithelschicht, 2 Muskelschicht)

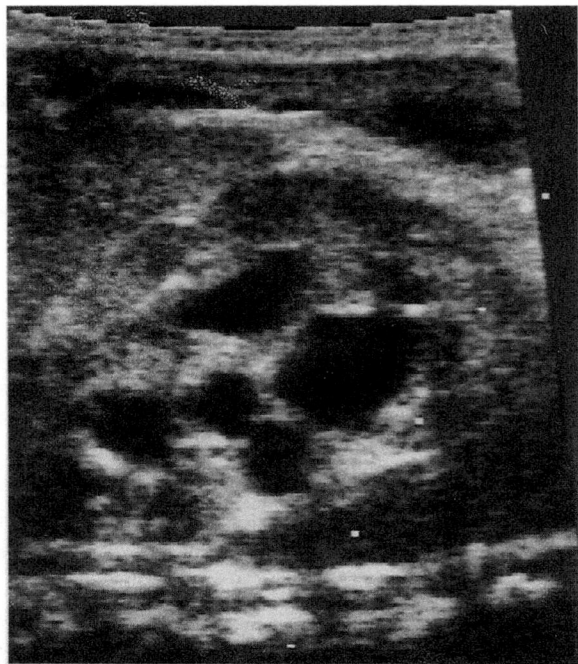

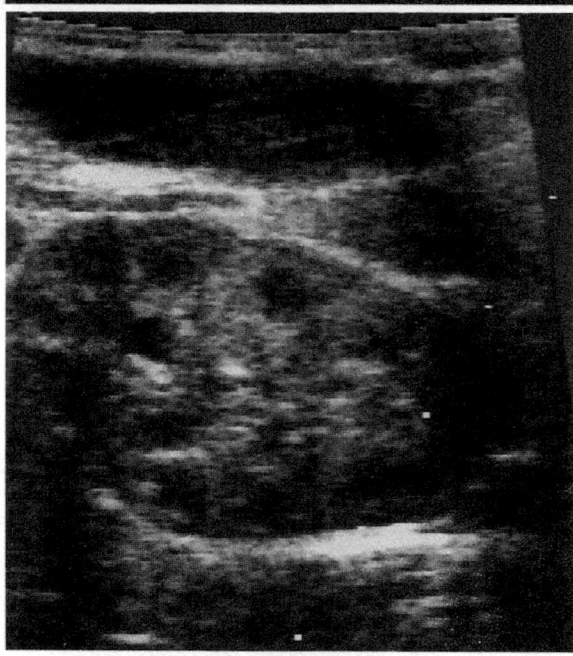

Abb. 12.4. Miktionssonographie der Nieren. **a** Linke Niere von lateral unter Miktion: deutliche Dilatation der Kelche. **b** Linke Niere von dorsal nach Miktion: keine erweiterten Kelche mehr nachweisbar

Unmittelbar nach der Miktion läßt sich bei Jungen in der Regel problemlos die prostatische Harnröhre (Abb. 12.5) darstellen. Die Schnittführung verläuft hier in der Sagittalebene vom Beckenboden bis zur Peniswurzel.

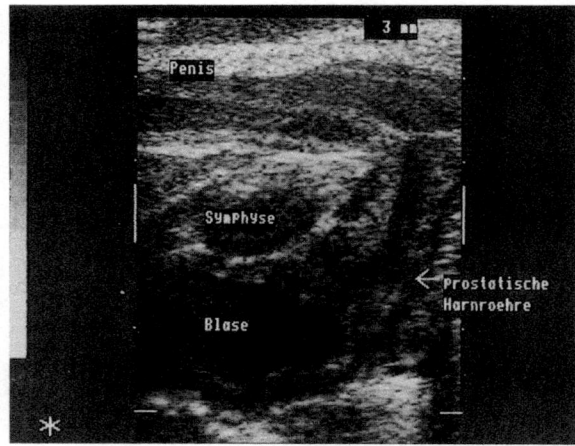

Abb. 12.5. Darstellung der männlichen Harnröhre vom Beckenboden aus. Der prostatische Harnröhrenabschnitt läßt sich auch noch unmittelbar nach Miktion problemlos darstellen

12.2.3 Spezielle Diagnostik

Bei der speziellen Diagnostik handelt es sich um aufwendige sonographische Verfahren zur Klärung differenzierter klinischer Fragestellungen.

Refluxdiagnostik (Abb. 12.6)

Der direkte Refluxnachweis erfordert die Katheterisierung der Harnblase. Die Füllung der Blase kann erfolgen mit

- physiologischer Kochsalzlösung,
- sonographischem Kontrastmittel,
- Luft (Abb. 12.6c).

Durch keines dieser Verfahren kann das radiologische Refluxzystourethrogramm vollständig ersetzt werden, weil das Summationsbild mit der Darstellung des Ausmaßes der retrograden Füllung des Harnleiters, des Nierenbeckenkelchsystems und der Abbildung der Harnröhre während der Miktion dem sonographischen Schnittbild überlegen ist. Die sonographische Refluxdiagnostik ist wegen ihrer Ausdehnbarkeit und ihrer Wiederholbarkeit jedoch als Suchmethode von überragender Bedeutung.

Der Vorteil der Füllung der Blase mit physiologischer Kochsalzlösung ist, daß sowohl der ureterovesikale Harnleiter als auch die Nierenbeckenkelchsysteme detailliert dargestellt werden können. Damit ist eine Stadieneinteilung analog zur Röntgendiagnostik möglich. Liegt bereits vor dem Auffüllen ein erweitertes Nierenbecken vor, so kann die zusätzliche Erweiterung durch

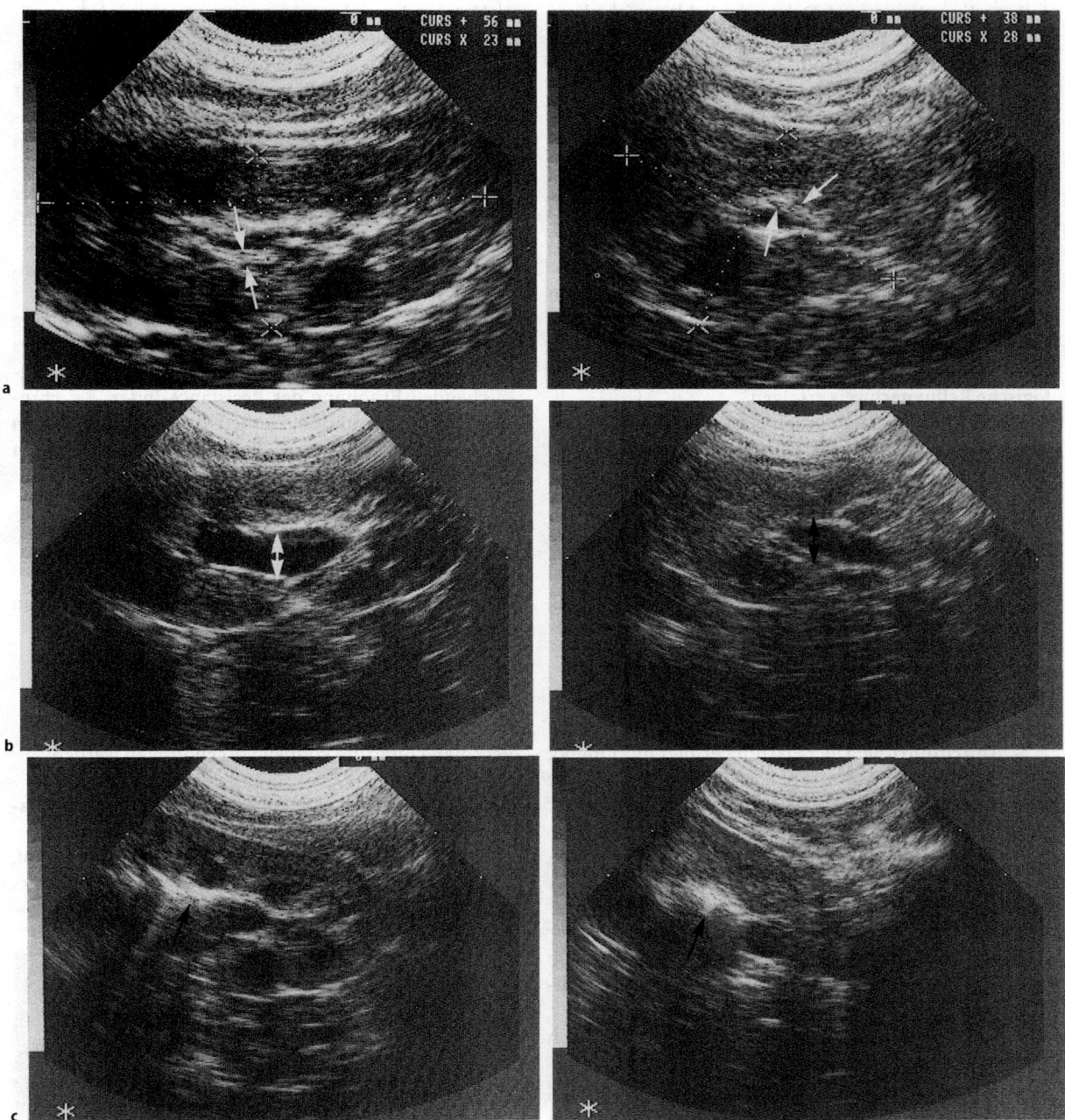

Abb. 12.6a–c. Reflux 3. Grades in die linke Niere. **a** Leichte Verdickung (*Pfeile*) der Pyelonwand der linken Niere (unspezifischer Hinweis auf Reflux). **b** Unter Miktion Dilatation des Nierenbeckens (*Pfeile*)(Beweis für einen dilatierenden Reflux). **c** Während Instillation von 50 ml Luft Luftnachweis (*Pfeile*) im Nierenbecken (Beweis für Reflux)

den Reflux diagnostische Schwierigkeiten bereiten. Durch Verwendung der gegenwärtig noch nicht zugelassenen sonographischen Kontrastmittel läßt sich dieses Problem lösen. Da auch hier Miktionsaufnahmen erfolgen müssen, ist die Untersuchung personell und zeitlich ähnlich aufwendig wie die radiologische Refluxprüfung.

Am einfachsten und sichersten gelingt der Ausschluß oder Nachweis eines Refluxes durch das Auffüllen der Blase mit Luft. Allerdings ist damit eine Stadieneinteilung nicht möglich. Wichtig ist, daß die Blase zuvor vollständig entleert wird. Daher empfiehlt es sich, diese Untersuchung nach einer Miktionssonographie durchzuführen, die überdies ein Quantifizieren höhergradiger Refluxe ermöglicht (Abb. 12.6b). Nach Bestimmung des Restharns wird über den liegenden Katheter die Blase langsam mit einer 50-ml-Spritze bis zum Miktionsreiz mit Luft gefüllt. Bei Säuglingen erkennt man diesen am federnden Widerstand beim Auffüllen. Die Miktion führt zu einem nicht überhörbaren Flatus. Liegt ein Reflux vor, lassen sich im Nierenbeckenkelchsystem lagerungsabhängige Reflexe mit Reverberationen (s. Kap. 1, S. 17) bzw. mit kräftigen Schallschatten nachweisen (Abb. 12.6c). Steht aufgrund der Klinik und des sonographischen Refluxnachweises eine Operation zur Diskussion, so kann in derselben Sitzung der radiologische Refluxnachweis erfolgen.

Die Farbdopplersonographie ist gegenwärtig noch keine Alternative zur direkten sonographischen Refluxdiagnostik (s. Kap. 18, S. 425).

Diuresesonographie

Ziel der Diuresesonographie ist die Differenzierung zwischen obstruktiver und nichtobstruktiver Uropathie. Folgende Methoden werden derzeit durchgeführt:

- Untersuchung des Nierenbeckenkelchsystems nach oraler Lasixbelastung
  - **Durchführung:** Die Belastung erfolgt mit 1 mg/kg KG oral. Die Sonographie der Nieren erfolgt vor Belastung sowie 15, 30, 45 und 60 min nach der Belastung.
  - **Bewertung:** Wird der Ausgangsbefund der Nierenbeckenkelchweite nach 60 min nicht erreicht, so sind weitere Funktionsuntersuchungen erforderlich.
  - **Nachteil:** Der Ablauf der Untersuchung ist nicht so gut standardisierbar wie bei i.v.-Gabe des Medikaments.
- Untersuchung des Nierenbeckenkelchsystems nach intravenöser Lasixbelastung
  - **Durchführung:** Die Belastung erfolgt mit 1 mg/kg KG i.v. Die Untersuchung der Nieren wird in 5minütigen Intervallen bis zu 30 min durchgeführt. Bei fehlender Rückbildung erfolgen weitere Untersuchungen nach 45 und 60 min.
  - **Bewertung:** Eine mechanische Obstruktion ist wahrscheinlich bei fehlender Rückbildung der Nierenbeckenkelcherweiterung nach 30, 45 bzw. 60 min und Zunahme des Nierenvolumen um mehr als 40% gegenüber dem Ausgangswert.
  - **Nachteil:** Die Untersuchung ist zeitaufwendig. Falsch-negative Befunde sind bei schlechter Nierenfunktion möglich.

- Untersuchung des Trigonum vesicae nach intravenöser Lasixbelastung
  Farbkodiert lassen sich die Ureterenjets in der Blase leicht nachweisen. Eine deutliche Verminderung der Anzahl der Jets (normal alle 15–30 s) beim Seitenvergleich läßt auf eine Obstruktion schließen. Bei ureterovesikaler Stenose kann es zu einer im CW-Doppler bestimmbaren deutlichen Erhöhung der Einstromgeschwindigkeit des Urins kommen (normal 20–40 cm/s) (s. Kap. 18, S. 426).
- Untersuchung des intrarenalen Blutflusses nach intravenöser Lasixbelastung
  Bei akuter Obstruktion kommt es durch Erhöhung des Drucks zu einem Abfall des diastolischen Flusses in den intrarenalen Gefäßen und zu einer entsprechenden Erhöhung des Resistance-Index. Bei chronischer Obstruktion können diese Veränderungen auch unter forcierter Diurese beobachtet werden (s. Kap. 18).

Diagnostik bei Gefäßprozessen

Die gefäßbedingten Nierenerkrankungen werden im Kap. 18, S. 419 ff. behandelt.

Ultraschallgesteuerte Eingriffe (Abb. 12.7)

Perkutane Eingriffe können vorgenommen werden:

- Nach vorausgegangener sonographischer Lokalisation
  Vorteile: keine Behinderung durch den Schallkopf, schnell durchführbar. Sinnvoll bei großen Zielobjekten, z. B. Harnblase.

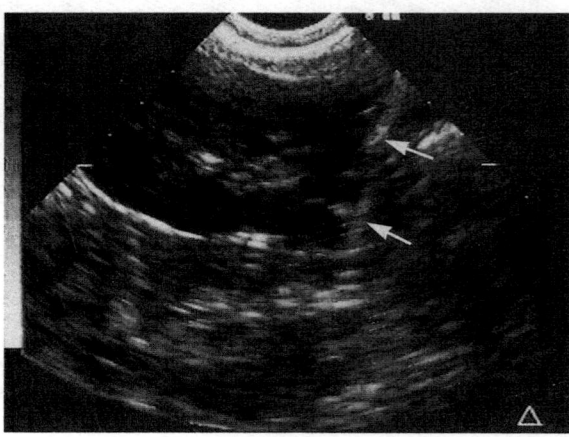

Abb. 12.7. Nierenbiopsie. Am unteren Pol der linken Niere erkennt man einen streifenförmigen Echokomplex (*Pfeile*), der exakt bis zum ventralen Rand der Niere geht (Videoaufnahme während der Biopsie). Durch den Schallschatten der Nadel läßt sich die untere Begrenzung des Nierenpols nicht mehr darstellen. Präzise Lokalisation und Dokumentation der Punktionsstelle

- Unter Ultraschallsicht
 Erforderlich: Halterung der Punktionsnadel am Schallkopf oder Punktionsschallkopf, sichere Darstellbarkeit des Instruments in der Schnittebene, sterile Verpackung des Schallkopfs im Gummischlauch, Punktionshilfe für Biopsie (automatischer Biopsievorgang: Vorschub der Nadel und Abschneiden des Zylinders durch Hohlnadel).
 Vorteile: präzise Lokalisation und Dokumentation der Punktionsstelle (Abb. 12.7), rasche Durchführung der Punktion bei Biopsie.

12.3 Normale sonographische Anatomie

12.3.1 Nieren (Abb. 12.1 und 12.8)

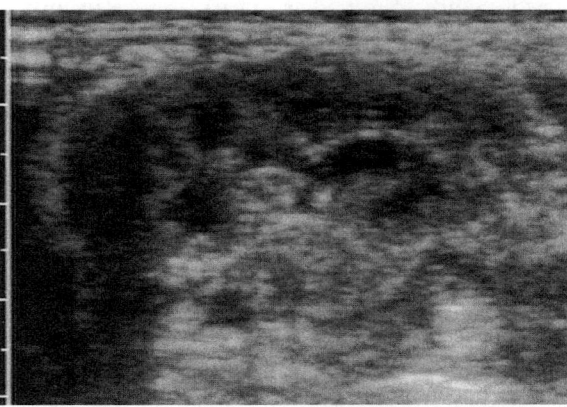

Abb. 12.8 Normale Neugeborenenniere. Echogenität der Nierenrinde ist höher als die des Lebergewebes

Die Nieren liegen paravertebral im Retroperitoneum parallel zu den Psoasmuskeln. Ihre Längsachsen weichen kaudal geringfügig nach lateral von der parasagittalen Ebene ab (um etwa 10°). Die Rotationsachse läßt sich an der Lage des Mittelechokomplexes erkennen. Der Mittelechokomplex liegt im Längsschnitt mittelständig, im Querschnitt zeigt er im Hilusbereich eine Abweichung von der Horizontalen um etwa 30°. Die rechte Niere liegt bedingt durch ihre Position unterhalb des rechten Leberlappens bis zu 2 cm tiefer als die linke. Aus diesem Grund wird die rechte Niere dorsal lediglich von der 12., die linke Niere meist auch von der 11. Rippe teilweise überdeckt. Aufgrund der Atemverschieblichkeit der Nieren können sie bei tiefer Inspiration mit ihrem kranialen Pol aus diesem Rippenschatten hervortreten, so daß sie bei der Untersuchung von dorsal gänzlich beurteilt werden können (Abb. 12.1). Aus den dreidimensionalen Nierendurchmessern wird das Nierenvolumen mit der Ellipsoidformel berechnet:

Nierenlänge · Nierenbreite · mittlere Nierentiefe aus Längs- und Querschnitt · 0,523 (Normwerte des Nierenvolumens und der Nierendurchmesser s. Anhang).

Bei der Untersuchung im Längsschnitt haben die Nieren die Form eines Ellipsoids. Das Nierenparenchym zeigt eine feine homogene Schalltextur mittlerer Echogenität. Im Zentrum der Niere liegt bandförmig der echogene Mittelechokomplex. Er wird durch die im Sinus renalis liegenden Strukturen (Gefäße, Nierenbecken, Fettgewebe) erzeugt. Bei Neugeborenen kann die sonst glatte Nierenkontur aufgrund einer noch bestehenden fetalen Lappung (Renculi) gekerbt sein, wobei die Spitzen der Kerben zwischen die Markpyramiden zeigen. Typisch für die Neugeborenenniere ist die relativ hohe Echogenität im Vergleich zum Lebergewebe (Abb. 12.8). In der Regel sind die Markpyramiden als echoarme dreieckige Areale im Nierenparenchym gut abgrenzbar. Bei Untersuchung von lateral lassen sich Kelche, Kelchhälse und Nierenbecken, gelegentlich auch der proximale Ureter darstellen. Im Querschnitt auf Höhe des Nierenhilus erscheint das Nierenparenchym als eine hufeisenförmige Konfiguration. Das Nierenbecken ist in der Regel kaum abgrenzbar. Häufig wird die Nierenvene für ein leicht aufgeweitetes Nierenbecken gehalten. Die sichere Differenzierung ist dopplersonographisch möglich.

Die rechte Nierenarterie zieht unterhalb der V. cava zur Aorta, die linke Nierenvene verläuft zwischen Aorta und A. mesenterica. Oft kann der Verlauf der Nierengefäße nicht bis zu den großen Oberbauchgefäßen verfolgt werden. Problemlos läßt sich jedoch farbdopplersonographisch die Aufteilung der Nierengefäße in die Aa. und Vv. segmentales, interlobares und arcuatae darstellen. Kleinste Rinden- (Aa. und Vv. interlobulares) und Kapselgefäße sind mit dem Colour-Doppler-Energy-Verfahren nachweisbar.

12.3.2 Harnblase und Ureter (Abb. 12.2, 12.3, 12.5)

Die Harnblase erscheint in Abhängigkeit von ihrem Füllungszustand als rundes bis ovales echofreies Areal. Die Harnblasenwand ist 2–3 mm dick, wobei sich 2 Schichten differenzieren lassen: Die innere Epithelschicht besitzt eine homogene, feine Echotextur mittlerer Echogenität (1 in Abb. 12.3a); die Muskelschicht hingegen ist reflexärmer (2 in Abb. 12.3a). Die Dicke der Harnblasenwand sollte immer bei einer Füllung von mindestens 30–40 ml beurteilt werden, da sie in kontrahiertem Zustand deutlich dicker ist. Die Ureterenmündungen sind erkennbar an den leichten Erhebungen der dorsalen Blasenwandkontur, zudem an Jets – fähnchenartigen, durch Turbulenzen beim Urineinstrom bedingten Echokomplexen.

Bei reichlicher Flüssigkeitszufuhr sind auch normale Ureteren in einer nach kaudal konvergierenden Schnittebene darstellbar, teilweise mit intramuralem Verlauf (Abb. 12.2). Im Querschnitt lassen sich Verwechslungen mit der A. iliaca externa aufgrund des unterschiedlichen Verlaufs vermeiden. Bei Verschiebung der Schnittebene nach kaudal verläuft der Ureter nach dorsal und medial, die A. iliaca hingegen nach ventral und lateral. Wichtig ist, daß man bei der Inspektion der Blase im Querschnitt etwas verweilt, weil sonst infolge der Peristaltik leicht auch Megaureteren übersehen werden können (Abb. 12.3).

Durch starkes Kippen des Schallkopfs nach kaudal läßt sich auch der proximale Anteil der Harnröhre darstellen. Beim Jungen kommt im Bereich des Blaseneingangs die echoarme Prostata zur Darstellung. Mit einem über dem Skrotum liegenden Längsschnitt läßt sich mit einem hochauflösenden 7,5-Mhz-Linearschallkopf die gesamte prostatische Harnröhre (Abb. 12.5) abbilden.

12.4 Krankheitsbilder des oberen Harntrakts

12.4.1 Fehlbildungen der Niere

Nierenagenesie

Kinder mit beidseitiger Nierenagenesie (Potter-Sequenz) sterben als Neugeborene wegen Atemproblemen infolge Lungenhypoplasie. Sonographisch hinweisend sind die fehlende Darstellbarkeit der Nieren und die fehlende Blasenfüllung nach Diuretikagabe. Die beim Neugeborenen großen Nebennieren können als dysplastische Nieren fehlinterpretiert werden. In der Regel sind bei diesem Krankheitsbild auch weitere vom mesonephrischen Gang abgeleitete Strukturen – bei Jungen Vas deferens, Samenblase, beim Mädchen Uterus und obere Vagina – fehlgebildet.

Hinweisend für eine einseitige Nierenagenesie ist, wenn eine Niere sich weder an typischer noch an atypischer Stelle nachweisen läßt. Allerdings läßt sich damit eine dysplastische oder dystope Niere nicht sicher ausschließen. Liegt eine kompensatorische Hypertrophie (Nierenvolumen über 50 % des Mittelwerts) vor, so kann zumindest von einer funktionellen Einzelniere ausgegangen werden. Die fehlende Ureterenknospe auf einer Seite führt zu einer Hemiatrophie des Trigonum vesicae. Mit Begleitfehlbildungen muß gerechnet werden. Sie betreffen:

- Harntrakt (Ektopien, Reflux in die Einzelniere, Ureterknospe etc.),
- Gastrointestinaltrakt (Fistelbildungen),
- Genitaltrakt (beim Mädchen Uterus unicornus, fehlende Tube, beim Jungen fehlender Samenstrang, fehlender Hoden).

Bei sonographischem Nachweis einer Einzelniere sollte eine weiterführende Diagnostik (Miktionszystographie, Zystoskopie, Isotopennephrographie etc.) vom klinischen Befund (Harnwegsinfekte, Hypertonie) abhängig gemacht werden.

Im Neugeborenen-Screening tritt dieser Befund etwa bei einem von 1000 Neugeboren auf. Gezielt sollten bei der Diagnose einer Einzelniere beim weiblichen Neugeborenen der Uterus und die Ovarien untersucht werden, da Genitalfehlbildungen später in der infantilen Phase infolge der fehlenden hormonellen Stimulation schwierig nachzuweisen sind.

Nierenhypoplasie

Bei der Nierenhypoplasie erscheint die Niere proportional verkleinert. Die Parenchym-Mittelecho-Relation ist ebenso erhalten wie die Rinden-Mark-Differenzierung. Sieht man von dystopen Nieren ab, die häufig hypoplastisch sind, so tritt der Befund einer einseitigen Nierenhypoplasie selten auf. Noch seltener sind segmentale Hypoplasien (Ask-upmark-Nieren).

Beidseitige Hypoplasien sind gelegentlich assoziiert mit zentralnervösen Fehlbildungen.

Nierendysplasie

Die Nierendysplasie ist eine Differenzierungsstörung des metanephrogenen Gewebes. Die Niere kann verkleinert, aber auch vergrößert sein. Ihre Form kann regelrecht oder grob verändert sein. Die Echogenität des Nierenparenchyms kann infolge der histologischen Desorganisation des Gewebes vermehrt und mit kleineren oder größeren Zysten durchsetzt sein. Eine Rinden-Mark-Differenzierung fehlt. Dysplastische Nieren weisen somit ein weites Spektrum morphologischer Erscheinungsformen auf. Gemeinsam ist allen Formen eine hohe Rate von assoziierten Harnwegsfehlbildungen. Daher bedürfen sonographisch dysplastische Nieren einer eingehenden nephrologisch-urologischen Diagnostik.

Multizystisch-dysplastische Niere (Abb. 12.9)
Sonographisch stellt sich die multizystisch dysplastische Niere mit unterschiedlich großen, irregulär angeordneten echofreien Arealen in weintraubenförmiger Anordnung dar. Nierenparenchym kann hier nicht festgestellt werden, allenfalls sehr reflexreiches Gewebe (Abb. 12.9). Sie ist assoziiert mit einem fehlenden Nierenbecken und einer Ureteratresie. Da die Zysten nicht miteinander kommunizieren, ist eine Verwechslung mit einer ureteropelvinen Stenose vermeidbar. Farbdopplersonographisch lassen sich im Unterschied zur ausgeprägten ureteropelvinen Stenose bei der multizystischen Niere die intrarenalen Nierengefäße nicht darstellen. Daher ist auch die Entwicklung einer Hypertonie nicht zu erwarten. Häufig kommt es zu einer spon-

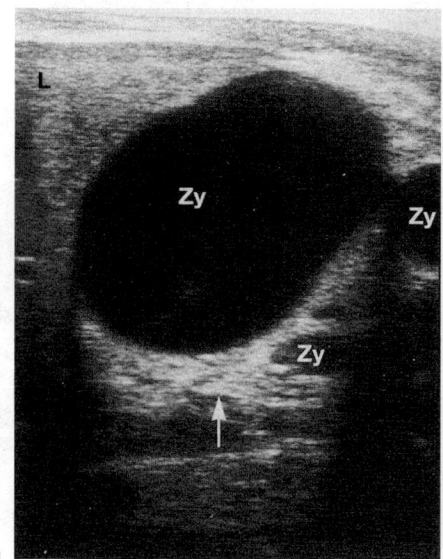
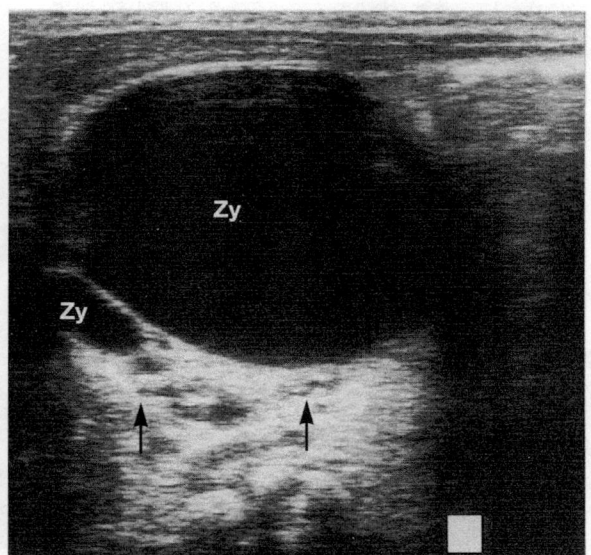

Abb. 12.9 a, b. Multizystische Niere bei einem Säugling, **a** Längsschnitt (*L* Leber), **b** Querschnitt. Multiple Zysten (*Zy*), weintraubenförmig angeordnet, zwischen den Zysten kein reguläres Nierengewebe

tanen Involution. Da die Zysten selten zu Verdrängungserscheinungen führen, ist eine Nephrektomie meist nicht erforderlich.

Diese Form der Nierendysplasie ist fast immer einseitig. Beidseitiges Auftreten führt in der Regel zum intrauterinen Fruchttod. Die kontralaterale Niere weist in 30% der Fälle Begleitfehlbildungen auf (ureteropelvine Stenose, vesikoureterorenaler Reflux oder Dysplasie). Sie ist kompensatorisch vergrößert, weil die multizystische Niere keinerlei Ausscheidungsfunktion hat.

Hypoplastisch-dysplastische Niere (Abb. 12.10–12.12)
Neben den Parenchymveränderungen (Abb. 12.10) findet sich bei dieser Form der Dysplasie in der Regel ein Megaureter, der obstruktiv, refluxiv (Abb. 12.11) oder idiopathisch sein kann. Auch ureteropelvine Stenosen können mit einer hypoplastisch-dysplastischen Niere verbunden sein (Abb. 12.12).

Doppelnieren können mit einer segmentalen Dysplasie des oberen Nierenpols einhergehen, die mit einem ektopen Ureter und mit einer Ureterozele verbunden ist. Liegen bilateral dysplastische Nieren mit beidseitigen Megaureteren vor, so müssen differentialdiagnostisch eine Harnröhrenklappe, ein beidseitiger Reflux und ein Prune-belly-Syndrom in Erwägung gezogen werden. Eine zusätzliche bestehende Harnblasenwandverdickung und/oder Restharn sprechen für eine infravesikale Obstruktion.

Liegt eine Nierendysplasie mit Megaureteren und einer vergrößerten Harnblase mit verdickter Harnblasen-

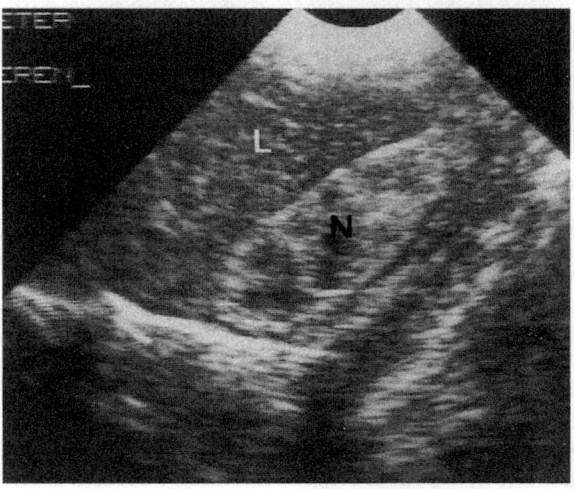

Abb. 12.10. Dysplastische Niere. Deutlich verkleinerte Niere mit vermehrter Echogenität und aufgehobener kortikomedullärer Begrenzung. Nierenparenchym, Pyramiden und Pyelon sind nicht sicher voneinander abgrenzbar. (*L* Leber, *N* Niere)

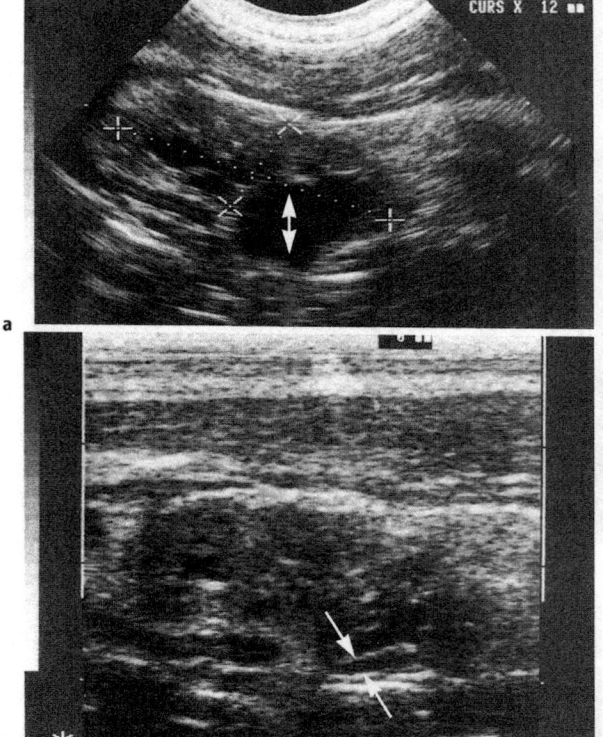

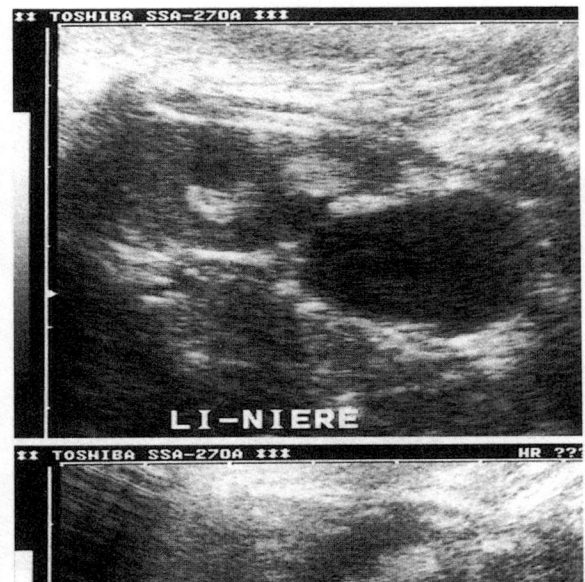

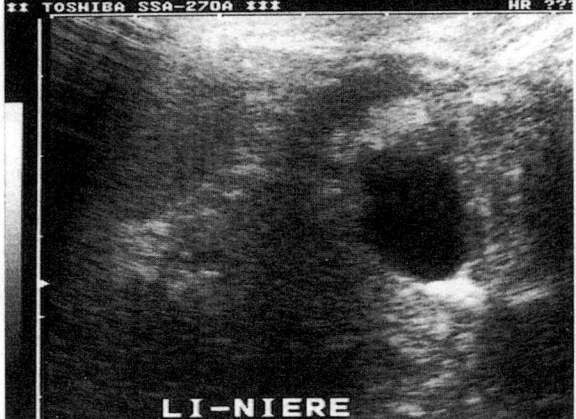

Abb. 12.11 a, b. Dysplastische, refluxive Niere eines Neugeborenen, a Längsschnitt, b Querschnitt. Deutlich verkleinerte Niere mit aufgehobener kortikomedullärer Differenzierung. a Unter Miktion: erweitertes Nierenbecken (*Doppelpfeil*). b Nach Miktion: deutlich verdickte Pyelonwand (*Pfeile*)

Abb. 12.12 a, b. Dysplastische Niere mit ureteropelviner Stenose bei einem Säugling. Trotz deutlicher Dilatation des Nierenbeckens liegt das Nierenvolumen unterhalb der Norm; irreguläres Reflexmuster des Nierengewebes

wand vor, so kommt bei Mädchen ein Megazystis-Megaureter-Syndrom in Frage, wenn andere Zeichen einer infravesikalen Obstruktion fehlen.

Nierendystopie (Abb. 12.13)

Kann bei der Untersuchung von dorsal nur eine Niere nachgewiesen werden, so muß, insbesondere wenn die Einzelniere normal groß ist, eine dystope Niere von ventral gesucht werden. Die häufigste Lokalisation ist im kleinen Becken (Abb. 12.13). Ihre Identifikation ist schwierig, da sie häufig im Schallschatten lufthaltiger Darmschlingen liegt. Zusätzlich kann ihr Schallbild durch die in der Regel gleichzeitig bestehende Malrotation verändert sein. Häufig ist die dystope Niere kleiner als normal. In seltenen Fällen kann sie in den Thorax verlagert sein.

Bei der gekreuzten Dystopie liegen beide Nieren auf einer Seite, während die Ureteren orthotop münden.

Verschmelzungsniere (Abb. 12.14)

Bei der unilateralen Verschmelzungsniere besteht neben der Fehlstellung der Nierenlängsachse meist auch eine Malrotation des unteren Teils, der die dystop verlagerte Niere repräsentiert. Die Länge der Niere ist entsprechend vergrößert: Sie kann doppelt so lang wie normal sein.

Bei einer Hufeisenniere konvergieren die Längsachsen. Bei der Untersuchung von dorsal sind beide Nieren verkleinert und nach kaudal nicht richtig abzugrenzen. Die Verschmelzungsstelle selbst kann aus dieser Schallrichtung nicht dargestellt werden, weil sie im Schallschatten der Wirbelsäule liegt. Die Nierenbecken sind wegen der gleichzeitig bestehenden Malrotation nach ventral verlagert (Abb. 12.14). Bei der Untersuchung von lateral sieht man, wie die Niere über den M. Psoas zur Wirbelsäule zieht; von ventral kann die Parenchymbrücke abgebildet werden, wenn sie ausreichend dick und nicht von gashaltigen Darmschlingen überlagert

12.4 · Krankheitsbilder des oberen Harntrakts

ist. Sie stellt sich als echoarme Raumforderung vor der Aorta dar. Da in Schrägschnitten leicht die Verbindung mit den Nieren nachgewiesen werden kann, ist eine Verwechslung mit Lymphknotenvergrößerungen vermeidbar. Eine bindegewebige Brücke muß nicht sichtbar sein, so daß in diesem Fall nur die indirekten Zeichen bei der Untersuchung von dorsal zur Verfügung stehen. Je nach Form der Verschmelzung lassen sich weitere Differenzierungen, wie z. B. die Sigma-Niere oder die Kuchenniere, die quer vor der Wirbelsäule liegt, vornehmen.

Doppelniere

Kennzeichnend für die Doppelniere ist die sonographische Zweiteilung des Mittelechos im Längsschnitt sowie die zweimalige Darstellung eines Nierenhilus im Querschnitt. Die Diagnose ist insbesondere bei fehlender Harntransportstörung oder bei kleiner oberer Anlage sehr schwierig. Die Zweiteilung des Mittelechokomplexes im Längsschnitt allein reicht zur Diagnosestellung nicht aus, da dieser Befund auch durch ein gespreiztes Nierenbeckenkelchsystem erzeugt werden kann. Ohne klinische Symptomatik sollte man nicht von einer Doppelniere sprechen, sondern sich auf die Beschreibung der Zweiteilung des Mittelechos beschränken.

Doppelniere mit Obstruktion der oberen Anlage
(Abb. 12.15)

Mündet der Harnleiter der oberen Anlage zu weit distal in die Blase, so entsteht eine Obstruktion des Harnleiters, wobei sich zusätzlich die ventrale Ureterwand in

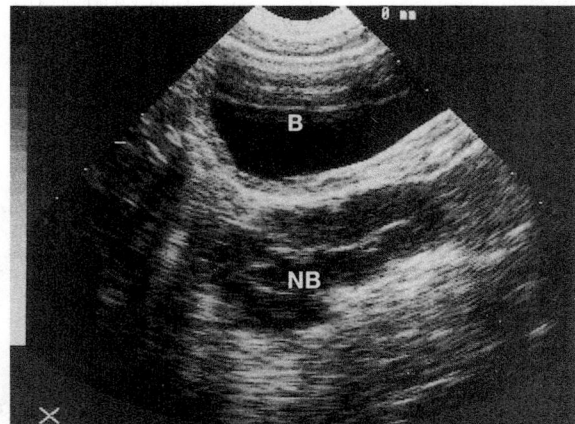

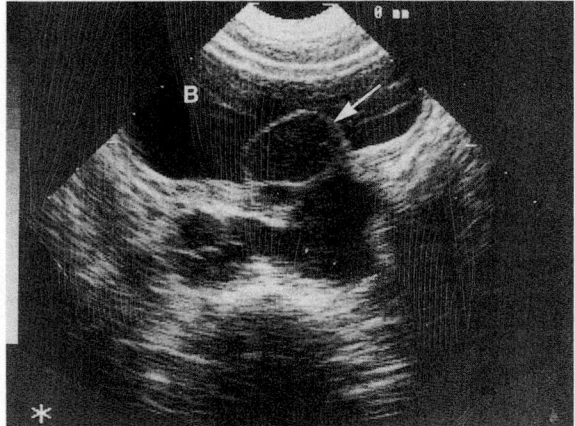

Abb. 12.13 a, b. Dysplastische, pelvin-dystope Niere bei einem Kleinkind. **a** Kleine linke Niere, dorsal der Blase (*B*) gelegen, mit aufgeweitetem Nierenbecken (*NB*) und schmalem Parenchymsaum im Längsschnitt. **b** Querschnitt der Niere mit Megaureter und Ureterozele (*Pfeil*)

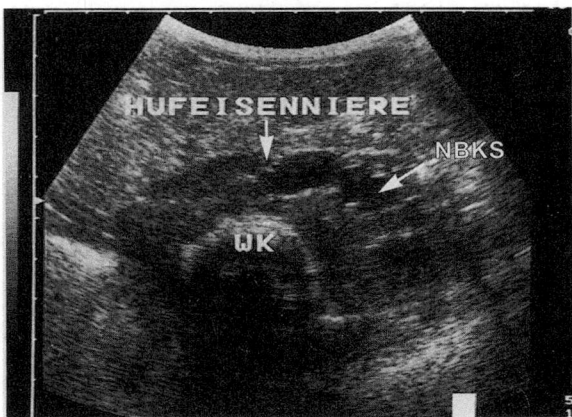

Abb. 12.14. Hufeisenniere (*Pfeil*) bei einem Kleinkind mit deutlicher Nierenbeckendilatation. (*WK* Wirbelkörper, *NBKS* ventral malrotiertes Nierenbeckenkelchsystem)

Abb. 12.15. Doppelniere links mit funktionell stummem oberem ▶ Anteil einjährigem Mädchen. Ventral der unteren Anlage stellt sich der Megaureter dar, der zum zystisch umgewandelten oberen Anteil zieht

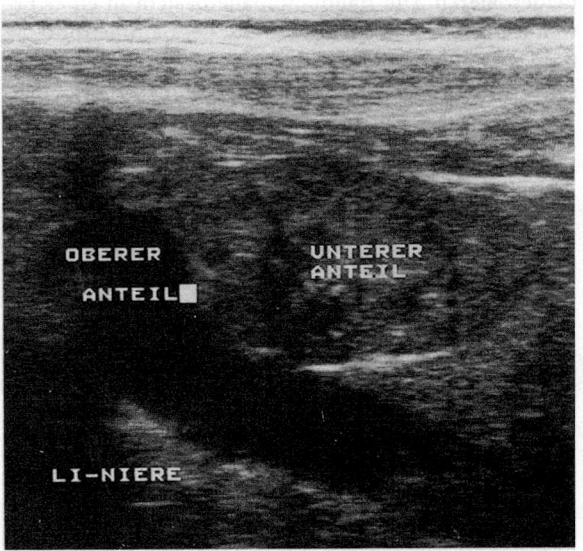

die Harnblase vorwölbt (Abb. 12.29). An der Niere findet man eine Erweiterung des Nierenbeckens der oberen Anlage (Abb. 12.15). Diese kann so ausgeprägt sein, daß die Dilatation des Nierenbeckens mit einer Zyste am oberen Pol zu verwechseln ist. Daher sollte bei einer Zyste am oberen Nierenpol immer nach einem ektop mündenden Megaureter mit Ureterozele gefahndet werden.

Doppelniere mit Obstruktion der unteren Anlage

Liegt eine Dilatation der unteren Anlage vor, so kann es sich um eine Doppelniere mit ureteropelviner Stenose der unteren Anlage handeln. In diesem Fall läßt sich sonographisch kein erweiterter Harnleiter nachweisen.

Doppelniere mit refluxiver unterer Anlage
(Abb. 12.16)

Häufiger ist eine Doppelniere mit Reflux in die untere Anlage. Die Nierenbeckenerweiterung ist dabei oft nur bei voller Blase oder nur bei Miktion nachweisbar. Hinweisend auf den Reflux kann eine Pyelonwandverdickung (Abb. 12.16 a, b) sein. Dorsal der Blase läßt sich der gering erweiterte Harnleiter mit kurzem intramuralen Verlauf darstellen.

Polyzystische Nierenerkrankung

Unter dem Begriff der polyzystischen Nierenerkrankung werden progressive Dilatationen von verschiedenen Abschnitten des Nephrons zusammengefaßt.

Polyzystische Nierenerkrankung, autosomal rezessiver Typ (Abb. 12.17–12.19)

Typisch für die autosomal rezessive Form der polyzystischen Nierenerkrankung ist der symmetrische Befall beider Nieren. Die Hauptanomalie besteht in einer Erweiterung der distalen Tubuli und der Sammelrohre. Je nach Ausprägung der betroffenen Sammelrohre unterscheidet man verschiedene Formen (Tabelle 12.1).

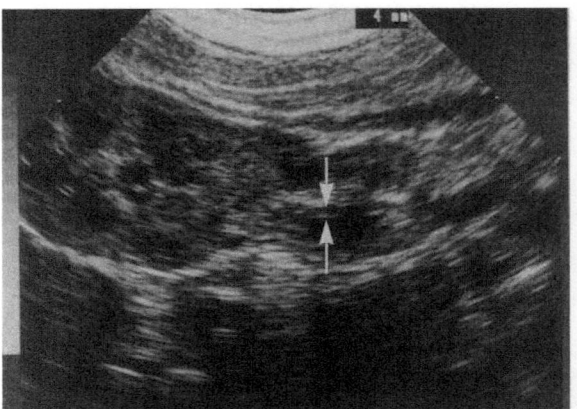
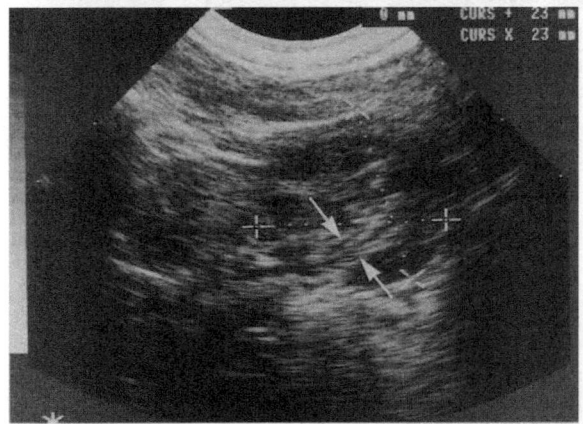

Abb. 12.16. Doppelniere mit refluxiver unterer Anlage bei einem Säugling. Im Längsschnitt von dorsal (**a**) fällt die Verschmälerung des unteren Pols auf sowie die auch im Querschnitt (**b**) nachweisbare Verdickung der Pyelonwand (*Pfeile*)

Entsprechend der Anzahl der betroffenen Tubuli unterscheidet sich das sonographische Erscheinungsbild. Beim perinatalen Typ (Abb. 12.17) stehen sonographisch die Nierenvergrößerung und die gleichmäßige Durchsetzung der Nieren mit kleinen Zysten im Vordergrund.

Tabelle 12.1. Formen der polyzystischen Nierenerkrankung vom autosomal rezessiven Typ

	Perinataler Typ	Neonataler Typ	Infantiler Typ	Juveniler Typ
Manifestationsalter	Geburt	1. Lebensmonat	3–6 Monate	Im Laufe der Kindheit
Nierengröße	Riesig, etwa Erwachsenengröße	Stark vergrößert	Stark vergrößert	Vergrößert
Prognose	Letal aufgrund der Lungenhypoplasie nach wenigen Tagen	Nierenversagen nach Monaten	Urämie in Kindheit	Portale Hypertension, Leberzirrhose
Leberfibrose	Minimal	Milde	Mäßig	Ausgeprägt
Betroffene Sammelrohre und distale Tubuli	90 % und mehr	ca. 60 %	ca. 25 %	ca. 10 %

12.4 · Krankheitsbilder des oberen Harntrakts

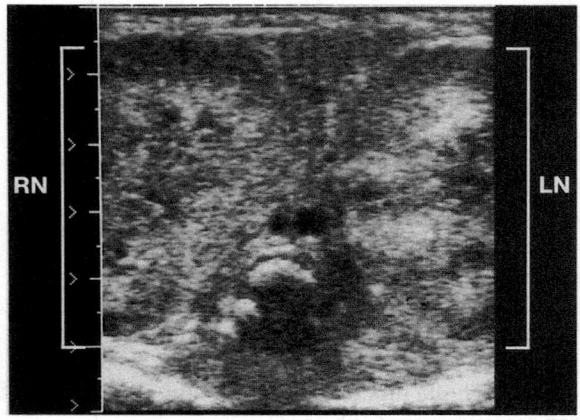

Abb. 12.17. Polyzystische Nieren vom autosomal rezessiven Typ (perinatale Form) bei einem Neugeborenen mit Niereninsuffizienz und pulmonaler Insuffizienz. Die Nieren füllen aufgrund ihrer starken Vergrößerung im Querschnitt das gesamte Abdomen aus. (*LN* linke, *RN* rechte Niere). (Aufnahme Priv.-Doz. Dr. V. Klingmüller, Radiologische Klinik der Universität Gießen)

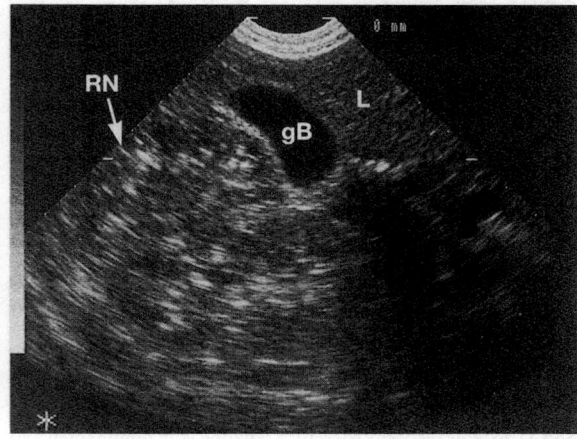

Abb. 12.19. Polyzystische Nierenerkrankung vom rezessiven Typ: Der Querschnitt durch die rechte Niere (*RN*) von ventral bei 10jährigem Jungen mit Hypertonie und kompensierter Niereninsuffizienz zeigt das typische Pfeffer- und Salz-Muster. Normales Nierengewebe ist nicht mehr zu erkennen. Da die Urämie erst im Laufe der Kindheit auftrat, handelt es sich um einen infantilen Typ. (*GB* Gallenblase, *L* Leber)

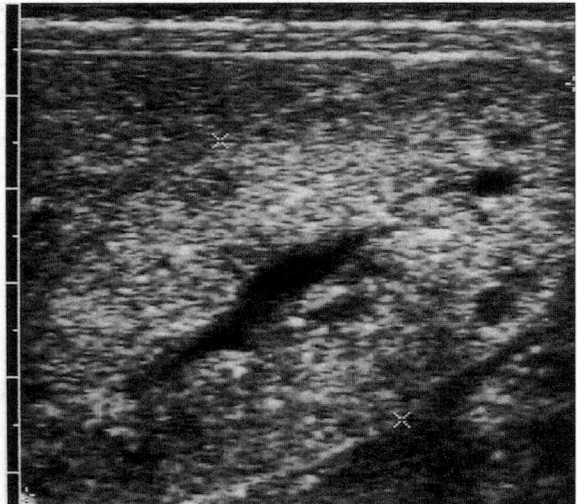

Abb. 12.18. Polyzystische Niere vom autosomal rezessiven Typ (neonatale Form) bei einem Neugeborenen: Die Niere ist stark vergrößert, reflexreich, mit geringer Schallschwächung. Nur vereinzelt sind kleinere Zysten zu erkennen. Keine Niereninsuffizienz bei Geburt, daher auch keine Pulmonalinsuffizienz. (Aufnahme Prof. Dr. K.-H. Deeg)

Beim neonatalen Typ (Abb. 12.18) ist das Schallbild ähnlich, die Nieren sind jedoch nicht so groß. Die anderen Formen imponieren mehr durch ein als Pfeffer-und-Salz-Muster (Abb. 12.19) charakterisiertes Erscheinungsbild. Sie sind oft nur schwer von der Umgebung abzugrenzen. Eine Rinden-Mark-Differenzierung fehlt, wenn mehr als 70 % der Sammelrohre und der distalen Tubuli betroffen sind. Liegt ihr Anteil unter 30 %, bleibt die Rinden-Mark-Differenzierung erhalten. Größere Zysten liegen in der Regel nicht vor. Insgesamt führt die zystisch veränderte Niere zu einer verminderten Schallschwächung.

Je nach Ausprägung des Befalls unterscheidet sich die Prognose. Im Vordergrund steht das Nierenversagen, bei nur geringgradiger Ausprägung wird die Prognose durch die Leberzirrhose und portale Hypertension getrübt.

Die glomerulozystische Nierenerkrankung kann sonographisch nicht vom neonatalen Typ der autosomal rezessiven Form der polyzystischen Nierenerkrankung differenziert werden. Hierbei handelt es sich um eine seltene, zystische Erweiterung des von der Bowman-Kapsel umgebenen Raumes der Glomerula. Auch das mesoblastische Nephrom (Abb. 12.56) kann beim Neugeborenen zu einem Schallbild führen, das der polyzystischen Nierenerkrankung des beschriebenen Typs ähnlich ist. Allerdings ist beim mesoblastischen Nephrom meist nur eine Niere betroffen, es finden sich zudem noch normale Bereiche in der befallenen Niere.

Polyzystische Nierenerkrankung, autosomal dominanter Typ (Abb. 12.20 und 12.21)

Im Unterschied zum autosomal rezessiven Typ sind die Veränderungen beim dominanten Typ nicht unbedingt symmetrisch. Die Zysten sind in Rinde und Mark lokalisiert, ihre Größe variiert erheblich. Dieses autosomal dominante Leiden wird in der Regel erst in der späteren Kindheit auffällig.

Sonographisch erscheinen die Nieren anfänglich nur vergrößert, oder es sind vereinzelte Zysten zu erkennen, oder man findet stecknadelkopfgroße, noch nicht ein-

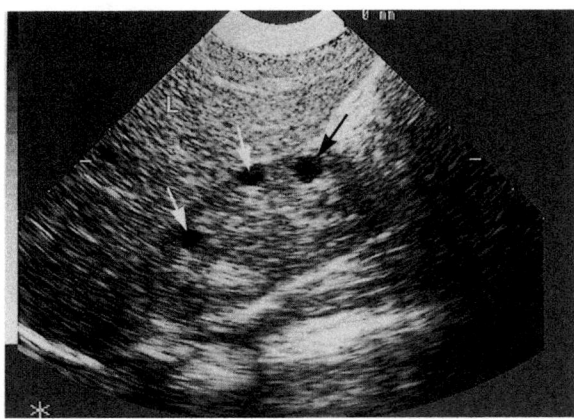

Abb. 12.20. Polyzystische Nierenerkrankung vom dominanten Typ. Längsschnitt durch die rechte Niere (*RN*) eines 4jährigen Kindes. Die Zysten nehmen im Laufe des Lebens an Größe zu. Anfänglich erkennt man oft nur einzelne kortikal gelegeneZysten (*Pfeile*) neben mehreren stecknadelkopfgroßen Zysten. Die kortikomedulläre Differenzierung ist aufgehoben. (*L* Leber)

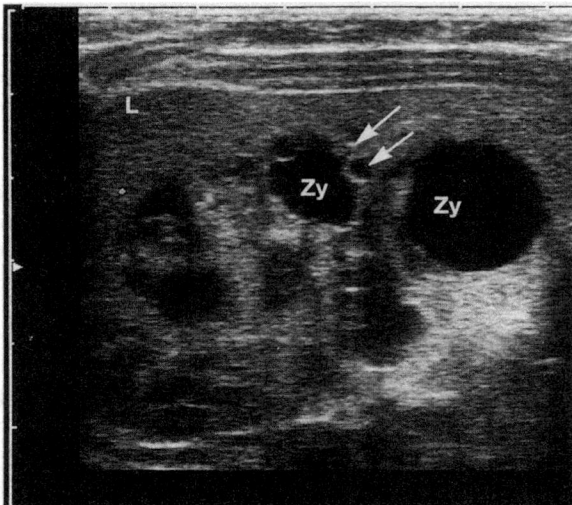

Abb. 12.21. Polyzystische Nierenerkrankung vom dominanten Typ. Längsschnitt durch die rechte Niere eines 2 Monate alten Kindes mit tuberöser Sklerose. Die Nieren sind erheblich vergrößert. Neben großen Zysten (*Zy*) auch kleinere (*Pfeile*) nachweisbar, das Parenchym ist reflexreich. (*L* Leber)

deutig als Zysten zu identifizierende reflexfreie Areale (Abb. 12.20). Mit fortschreitendem Alter nimmt der Durchmesser der Zysten zu, wodurch die Nierenkontur unregelmäßig wird und der Mittelechokomplex aufgesplittert werden kann.

Ein Drittel der Patienten zeigt im Erwachsenenalter zusätzlich Zysten in anderen Organen, vorwiegend in der Leber, selten in Pankreas, Milz, Schilddrüse, Lunge und am Genitaltrakt. Auch Hirnarterienaneurysmen sind mit der Erkrankung assoziiert.

Polyzystische Nieren vom autosomal dominanten Typ kommen bei einer Reihe von Syndromen vor, z. B. beim Zellweger-, Meckel-, Apert- und Roberts-Syndrom. Auch die tuberöse Sklerose kann mit Zystennieren assoziiert sein (Abb. 12.21).

Markschwammniere (Abb. 12.22)

Der Markschwammniere liegen ektatische Sammelrohre zugrunde. Daher sind nur die Pyramiden betroffen. Die Nieren können normal groß oder vergrößert sein. Sie sind morphologisch gekennzeichnet durch eine erhöhte Echogenität im Markbereich, die durch zystisch erweiterte Sammelrohre bedingt ist (Abb. 12.22). Sehr oft finden sich Verkalkungen in den Pyramiden. Veränderungen im Sinne einer Markschwammniere können segmental, einseitig und beidseitig auftreten.

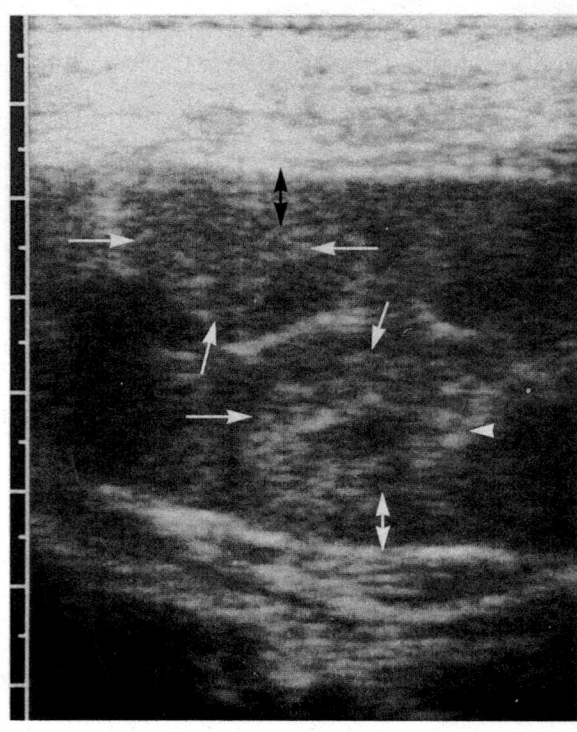

Abb. 12.22. Markschwammniere bei 8jährigem Mädchen. Im Bereich der echogenen Pyramiden (*Pfeile*) erkennt man die zystisch erweiterten Sammelrohre als multiple kleine Zysten auf zystisch dilatiertem Sammelrohr). (*Doppelpfeil* Nierenrinde)

Juvenile Nephronophthisis (Abb. 12.23)

Hier liegt neben den zystischen Veränderungen eine tubulointerstitielle Fibrose des Nierenmarks vor. Im Unterschied zur Markschwammniere sind die Nieren klein, die Nierenrinde ist verschmälert und echoreich infolge überwiegend hyalinisierter Glomerula (Abb. 12.23). Je nach Vererbungsmodus unterscheidet man eine autosomal rezessive Form, die etwa im 10. Lebensjahr zur Niereninsuffizienz führt und oft mit Begleitfehlbildungen an Auge, Leber und am Zentralnervensystem verbunden ist, von der autosomal dominanten Form, die erst im frühen Erwachsenenalter manifest wird und keine Begleitfehlbildungen zeigt.

Isolierte Nierenzyste (Abb. 12.24)

Der bei Kindern seltene Befund imponiert sonographisch als rundes, echofreies und gut abgrenzbares Areal mit dorsaler Schallverstärkung (Abb. 12.24). Die Lokalisation der Zyste ist variabel. Erblichkeit besteht nicht.

Verlaufsuntersuchungen in jährlichen Abständen sind erforderlich, da sich infolge Gefäßkompression durch Wachsen der Zyste eine Hypertonie entwickeln kann. Zudem beginnen gelegentlich polyzystische Nieren vom dominanten Typ mit nur einer nachweisbaren Zyste. Auch spontane Rückbildungen kommen vor.

Eine Nierenzyste am kranialen Pol verlangt den Ausschluß einer Doppelniere mit Megaureter und Ureterozele. Eine weitere Differentialdiagnose sind Echinokokkuszysten. Aus diesem Grunde müssen die parenchymatösen Organe wie Leber, Milz und Pankreas auf weitere Zysten hin untersucht werden.

Nierenabszesse und Nierenhämatome können sich echofrei ohne eigentliche Wand darstellen. Sie sind meist unregelmäßig begrenzt und weisen häufig Binnenreflexe auf. Auch in Wilms-Tumoren sind oft größere zystische Areale nachweisbar. Aufgrund des umgebenden Tumorgewebes dürfte die Differenzierung von einer Zyste jedoch nicht schwer fallen.

Retroperitoneal außerhalb der Niere gelegene zystische Raumforderungen wie das Nebennierenhämatom, das zystische Neuroblastom oder das Lymphangiom führen zu Veränderungen der Nierenachsen und zu einer Impression der Nierenkontur.

12.4.2 Dilatative Uropathien

Erweiterte Harnwege sind sonographisch sicher feststellbar, nicht hingegen ihre urodynamische Relevanz und Ursache. Die Dilatation kann bedingt sein durch eine angeborene oder erworbene Obstruktion, durch eine nichtobstruktive Malformation der Harnwege, durch

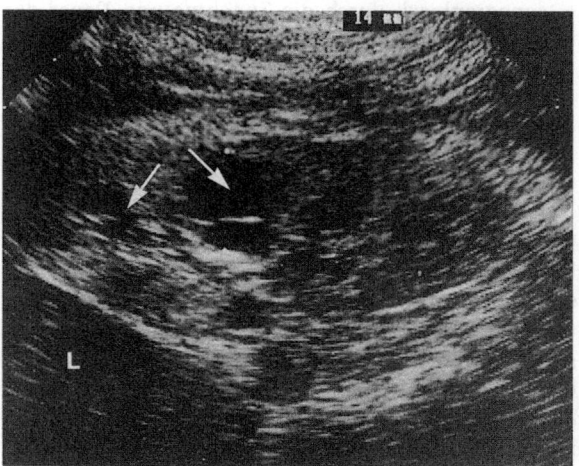

Abb. 12.23. Juvenile Nephronophthisis bei 10jährigem Jungen mit terminaler Niereninsuffizienz. Pathologisch kleine Niere mit erhöhter Echogenität der Nierenrinde, fehlender Rinden-Mark-Differenzierung und vereinzelten Zysten (*Pfeile*). (*L* Leber)

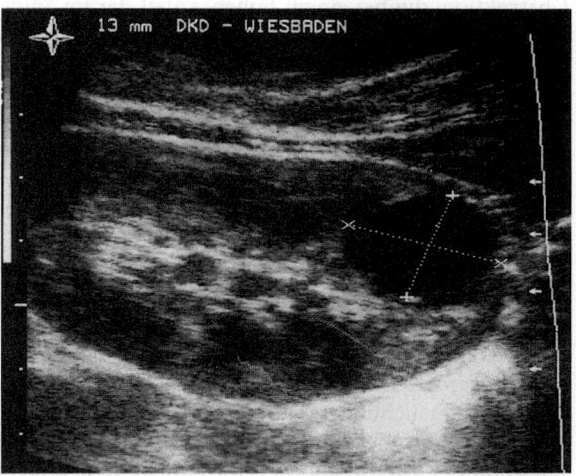

Abb. 12.24. Isolierte, $24 \cdot 18$ mm² große Nierenzyste bei 10jährigem Mädchen mit Alport-Syndrom. Spontane Rückbildung innerhalb eines Jahres (!)

Infektion, Polyurie oder vesikoureterorenalen Reflux. Abhängig von ihrer Ausprägung gehen erweiterte Harnwege einer mit charakteristischen Veränderungen an Nierenbecken, Nierenbeckenkelchen, Nierenparenchym, Harnleiter und Harnblase.

Die Obstruktion kann definiert werden als ein Mißverhältnis von Druck und Fluß in den Harnwegen. Obligat für die Beurteilung dilatierter Harnwege ist daher die Standardisierung des Harnflusses durch reichlich Flüssigkeitszufuhr und/oder Diuretika. Der Rückschluß auf den intrarenalen Druck ist mit nichtinvasiven Methoden nur bedingt möglich und erfolgt nach Provokation mit forcierter Diurese:

- sonographisch durch die Zunahme und Dauer der Nierenbeckendilatation,
- dopplersonographisch durch die Abnahme der endiastolischen Flußgeschwindigkeit und die Zunahme des Resistance-Index,
- nuklearmedizinisch durch die ausbleibende Aktivitätsminderung.

Daher spielt bei der Operationsindikation neben diesen Untersuchungen der Anteil der betroffenen Niere an der Gesamtfunktion eine wichtige Rolle, insbesondere wenn im Verlauf eine Verschlechterung des Funktionsanteils eintritt. Da es jedoch eine Assoziation zwischen Obstruktion und Dysplasie gibt, sollte zur Beurteilung der Operationsindikation nach Ausreifung der Nierenfunktion (etwa 2.-3. Lebensmonat) die sonographische und nuklearmedizinische Funktionsdiagnostik parallel eingesetzt werden. In der Verlaufsdiagnostik hingegen kann die nuklearmedizinische Abklärung von sonographischen Befunden abhängig gemacht werden.

Der Begriff der *Stenose* beinhaltet eine dauerhafte Obstruktion, die bei einem hohen Anteil der im Säuglings- und Kleinkindalter diagnostizierten dilatativen Uropathien nicht vorliegt. 70-90 % der im Neugeborenenalter diagnostizierten dilatativen Uropathien normalisieren sich im Laufe der ersten Lebensjahre. Da sonographisch nicht die Obstruktion selbst dargestellt werden kann, sollten nur die Ausprägung und die an der Erweiterung beteiligten Anteile der Harnwege beschrieben werden.

Sonographisch kann das Ausmaß der Dilatation der oberen Harnwege quantitativ durch die Bestimmung des Nierenbeckentiefendurchmessers (Abb. 12.25) und des Nierenvolumens (Abb. 12.1) recht zuverlässig bestimmt werden. Diese Meßwerte sind insbesondere für Verlaufsuntersuchungen wertvoll. Allerdings muß die Nierenfunktion bekannt sein, da bei grenzwertiger Funktion der zur Dilatation erforderliche Druck nicht mehr aufgebaut werden kann. Der Nierenbeckentiefendurchmesser sollte im Querschnitt am medialen Parenchymrand gemessen werden. Im Längsschnitt ist die Meßstrecke schwer zu standardisieren.

Die weiterführende Diagnostik der dilatativen Uropathie orientiert sich am Behandlungsziel. Asymptomatische Kinder sind primär gefährdet durch Harnwegsinfekte und sekundär durch die Druckschädigung des Parenchyms. Insbesondere bei Säuglingen und Kleinkindern sind daher Urinkontrollen bzw. eine Infektionsprophylaxe von großer Bedeutung. In ausgeprägten Fällen ist eine ergänzende Diureserenographie erforderlich. Sind Harnwegsinfekte nachgewiesen oder ist eine Operation am Harntrakt zu erwarten, ist eine Refluxdiagnostik unverzichtbar. Eine detaillierte Dokumentation der sonographischen Vorbefunde macht es möglich, eine darüber hinausgehende weiterführende Diagnostik gezielt und somit strahlen- und kostensparend zu gestalten.

Ureteropelvine Ebene: renale dilatative Uropathie, ureteropelvine Stenose (Abb. 12.25-12.27)

Kann der Harnleiter weder ureterovesikal noch am pyeloureteralen Übergang dargestellt werden, so liegt eine renale dilatative Uropathie vor, die wie folgt differenziert werden kann:

Aufweitung des Nierenbeckens ohne Kelcherweiterung

Eine Aufweitung des Nierenbeckens ohne Kelcherweiterung kann bereits durch eine starke Diurese oder ein ampulläres Hohlsystem bedingt sein. Selten liegt einem solchem Befund eine kompensierte ureteropelvine Stenose zugrunde und wenn, dann meist bei intermittierend wirksamen Stenosen, z. B. infolge eines aberrierenden Gefäßes. Liegt zusätzlich eine Verdickung der Nierenbeckenwand vor, so muß auch ein vesikoureterorenaler Reflux oder eine Pyelitis in Erwägung gezogen werden.

Kontrollbedürftig ist eine isolierte Erweiterung des Nierenbeckens unseres Erachtens erst dann, wenn die Nierenbeckenweite oberhalb der 99er-Perzentile liegt (> 9 mm); beim Neugeborenen hängt sie in den ersten Tagen vom Lebensalter ab (Tabelle 12.2).

Tabelle 12.2. Perzentilen der Nierenbeckentiefe in Abhängigkeit vom Lebenstag

Lebenstag	99er Perzentile [mm]
Geburtstag	5
1. Tag	6
2. Tag	8
ab 3. Tag	9

Aufweitung des Nierenbeckenkelchsystems mit normalem Nierenvolumen (Abb. 12.25)

Da die Kelchhälse über Muskulatur verfügen, spricht die Erweiterung der Kelche für Druckerhöhung im Nierenbecken, wenn auch über den Zeitpunkt der Druckerhöhung keine Aussage gemacht werden kann. Ist die Druckerhöhung nur kurzfristig wirksam, z. B. bei einer Steinkolik, so bildet sich die Kelcherweiterung relativ schnell wieder zurück. Bei länger anhaltender Druckerhöhung kann die Kelcherweiterung lange nach Normalisierung des Drucks, z. B. nach Beseitigung der Obstruktion, noch bestehen. Neben einer kompensierten Stenose kommt differentialdiagnostisch ein vesikorenaler Reflux oder eine dilatative Uropathie in Frage.

Aufweitung des Nierenbeckenkelchsystems mit einem zu kleinen Nierenvolumen

Wenn das Nierenvolumen normal oder unterhalb der Norm liegt bei gleichzeitig deutlicher Erweiterung des Nierenbeckenkelchsystems, so spricht dieser Befund für

12.4 · Krankheitsbilder des oberen Harntrakts

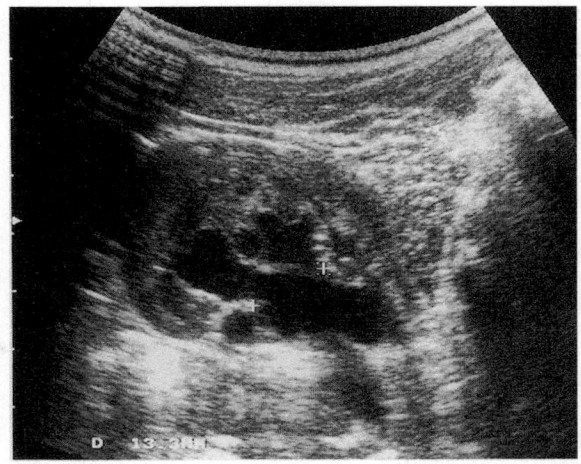

◀ Abb. 12.25. Die Nierenbeckentiefe im Querschnitt sollte am Parenchymrand, also intrarenal, bestimmt werden. Zusätzlich kann das extrarenale Nierenbecken in seiner a.-p.-Ausdehnung gemessen werden. (*Markierung* Kelcherweiterung)

eine Druckschädigung oder für eine assoziierte Dysplasie. Letzteres muß insbesondere in Erwägung gezogen werden, wenn das Parenchym sehr echoreich ist. Differentialdiagnostisch kommt neben einer ureteropelvinen Stenose mit assoziierter Dysplasie (Abb. 12.12) ein höhergradiger vesikoureterorenaler Reflux (Abb. 12.11) oder eine ehemals wirksame Obstruktion in Frage. Die Obstruktion kann intrauterin oder vor Beseitigung einer ureteropelvinen Stenose bestanden haben. Megaureteren können durch ihren proximalen oder distalen Nachweis leicht abgegrenzt werden. Dies ist beim höhergradigen Reflux oft nur während der Miktion möglich.

Aufweitung des Niernbeckenkelsystems mit Abweichung des Volumens um mehr als 50% vom Mittelwert (Abb. 12.26 und 12.27)

Diese Befundkonstellation spricht sehr für eine ureteropelvine Stenose, wenn auch solche postnatal entdeckten Veränderungen gelegentlich im Verlauf von Jahren voll rückbildungsfähig sein können. Die Verschmälerung des Parenchyms korreliert nicht mit der Funktion, insbesondere wenn es sich um sog. Langnieren handelt. Bei diesen Nieren ist das Parenchym zwar deutlich verschmälert, jedoch liegt die Masse des Parenchyms infolge der großen Nierenlänge im Normbereich (Abb. 12.27). Ist zusätzlich die Echogenität des Nierenpa-

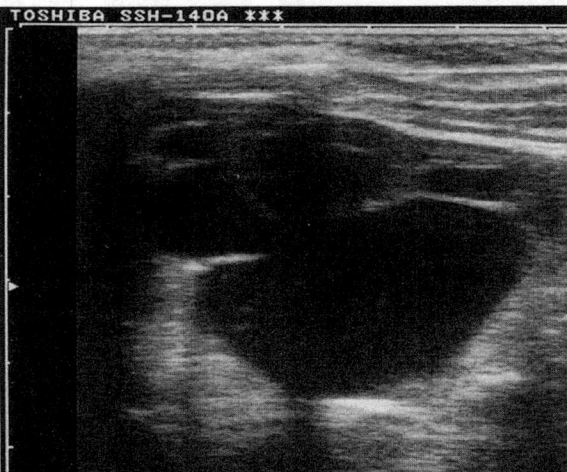

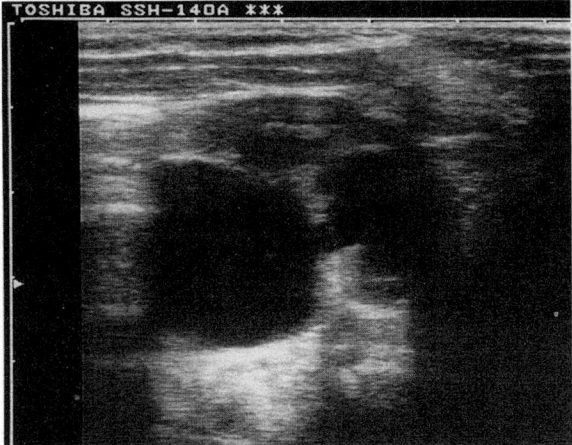

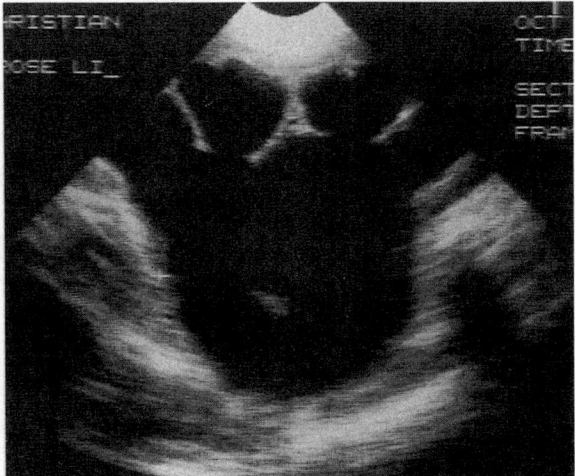

Abb. 12.26. Ureteropelvine Stenose bei 3 Monate altem Säugling im Längsschnitt (a) und Querschnitt (b) von dorsal. Das Nierenvolumen ist vergrößert. Trotz seitengleicher Funktion: Parenchymsaum verschmälert, Nierenkelche deformiert, Nierenbecken ballonförmig aufgetrieben

Abb. 12.27. Massive Hydronephrose bei Ureterabgangsstenose. Ballonförmig erweitertes Nierenbeckenkelchsystem mit erweiterten Nierenkelchen. Nierenparenchym bis auf einen wenige Millimeter starken Saum verschmälert

renchyms erhöht, so spricht dies für eine eingeschränkte Nierenfunktion (Abb. 12.26). Eine kompensatorische Hypertrophie der Gegenseite findet sich allerdings erst, wenn der Funktionsanteil der betroffenen Niere an der Gesamtfunktion weniger als 25% beträgt.

Ureterovesikale Ebene:
Megaureter mit Ureterozele (Abb. 12.29),
idiopathischer Megaureter (Abb. 12.28),
refluxiver Megaureter (Abb. 12.30),
ureterovesikale Stenose

Der Schweregrad der dilatativen Uropathie auf ureterovesikaler Ebene wird nach der Rückwirkung auf den oberen Harntrakt bewertet (Abb. 12.28). Die Morphologie des ureterovesikalen Übergangs erlaubt folgende Differenzierungen:

Megaureter mit Ureterozele (Abb. 12.29)
Liegt die Ureterstenose sehr weit distal, so wölbt sich der ventrale Abschnitt des Harnleiters als Ureterozele in die Harnblase vor (Abb. 12.29). Mit der Peristaltik des Harnleiters verändert sich die Größe der Ureterozele. Lassen sich keine Veränderungen nachweisen, so spricht dies für eine schlechte Funktion der zu diesem Harnleiter gehörenden Niere. Lassen sich 2 Harnleiter nachweisen

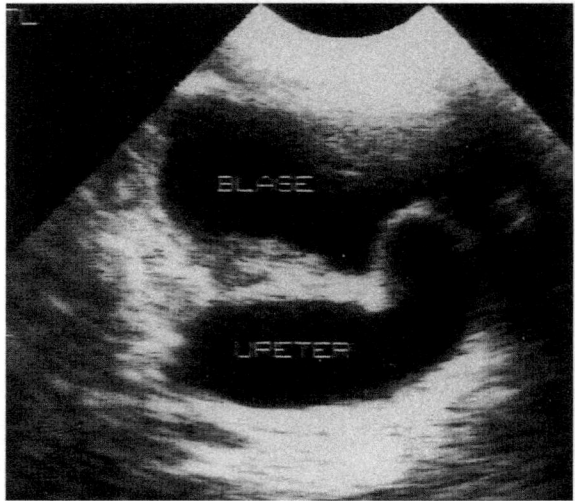

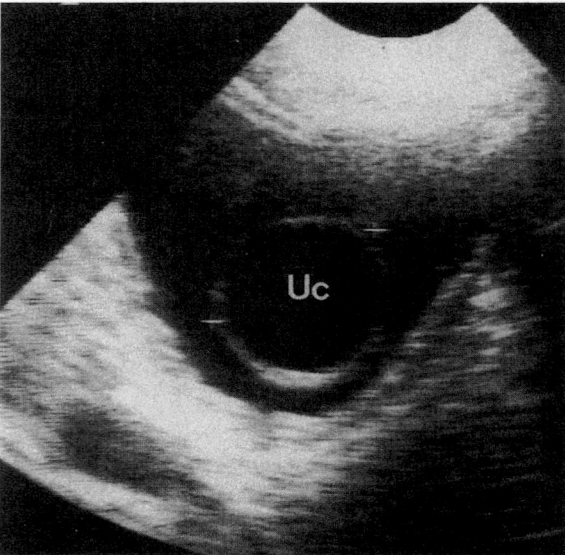

Abb. 12.29 a, b. Ureterozele (*Uc*) und Megaureter. a Längsschnitt durch den Unterbauch, b Querschnitt durch die Ureterozele. Der Megaureter stellt sich retrovesikal als echofreie, tubuläre Struktur dar. Die Mündung des Ureters wölbt sich in Form einer Ureterozele mit echogener Sichel ins Blasenvolumen vor

oder an der betroffenen Niere 2 Nierenbecken oder eine Zyste am oberen Pol, so liegt eine Doppelniere mit obstruktiver oberer Anlage vor. Findet man keine Zeichen einer Doppelniere, so spricht man von einer adulten Ureterozele.

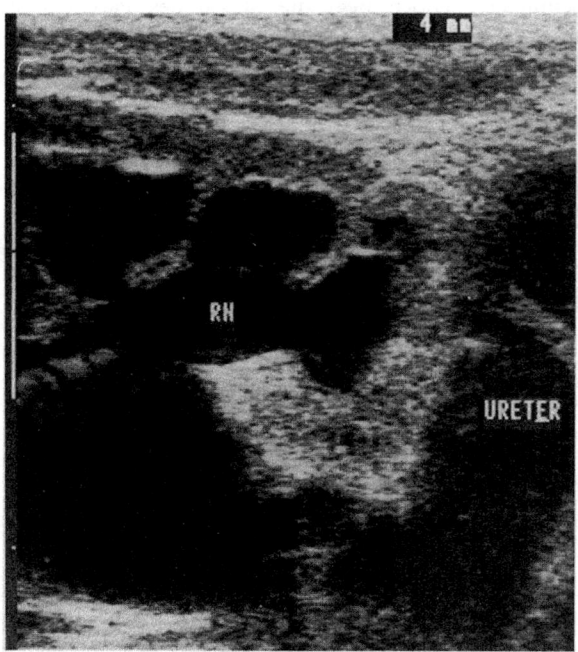

Abb. 12.28. Ureterorenale dilatative Uropathie (idiopathischer Megaureter) bei Neugeborenem. Das Nierenvolumen ist vergrößert, der Parenchymsaum schmal; Nierenbeckenkelche, Nierenbecken und Harnleiter sind massiv erweitert. Im Alter von 2 Jahren normale Harnwege! (*RN* rechte Niere)

12.4 · Krankheitsbilder des oberen Harntrakts

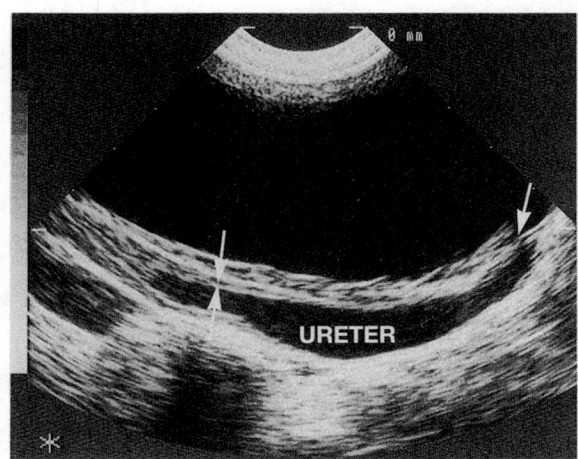

Abb. 12.30. Klaffende Uretermündung (*Pfeil*) mit fehlendem intramuralem Verlauf des Harnleiters und folglich Reflux 5. Grades bei 6jährigem Mädchen. (*Kleine Pfeile* Ureterwand)

Refluxiver Megaureter (Abb. 12.30)

Bei höhergradigem vesikoureterorenalem Reflux kann man den kurzen intramuralen Verlauf des Harnleiters mit klaffender Harnleitermündung problemlos darstellen.

Megaureter mit oder ohne Peristaltik

In der Regel besteht bei Megaureteren eine lebhafte Peristaltik. Daher können selbst eindeutige Megaureteren leicht übersehen werden, wenn man mit dem Schallkopf über der Blase im Querschnitt nicht eine Weile verharrt (vgl. Abb. 12.3). Fehlt hingegen die Peristaltik, so ist differentialdiagnostisch an einen obstruktiven Megaureter oder einen infizierten Megaureter zu denken. Bei letzterem findet man häufig schwebende Reflexe im Megaureter oder in der Blase und eine Schwellung der Ureterschleimhaut.

Beidseitige Megaureteren mit Blasenwandverdickung

Bereits im Abschnitt Nierendysplasie wurde darauf hingewiesen, daß bei der infravesikalen Obstruktion, beim Megazystissyndrom und beim Prune-belly-Syndrom beidseitige Megaureteren mit vergrößerter Harnblase und verdickter Harnblasenwand vorkommen. Während bei der infravesikalen Obstruktion die Wandverdickung größtenteils durch Muskelhypertrophie bedingt ist, wird sie bei den genannten anderen Erkrankungen auf Einlagerungen zurückgeführt. Durch die verdickte Blasenwand kann sich sekundär eine ureterovesikale Stenose entwickeln.

Vesikorenaler Reflux
(Abb. 12.5, 12.7, 12.11, 12.16, 12.30, 12.36)

Die stärkste Provokation für einen Reflux ist die Miktion, da hier der Blaseninnendruck am höchsten ist. Bei Verdacht auf einen Reflux sollte daher immer eine Miktionssonographie vorgenommen werden. Sie wird bei größeren Jungen im Stehen durchgeführt, bei Mädchen, während sie auf dem Topf sitzen, bei Säuglingen im Liegen. Mit dieser Technik lassen sich problemlos dilatierende vesikorenale Reflux (operationsbedürftige Refluxe des 4. und 5. Grades nach Pakkulainen) nachweisen. Die Miktionssonographie sollte daher vor oder zumindest während eines sonographischen Miktionszystogramms erfolgen.

Der Nachweis geringergradiger Refluxe gelingt mit der sonographischen Refluxzystographie. Wird Kochsalzlösung verwendet, kann die Dilatation des Nierenbeckens stadienmäßig eingeteilt werden. Zudem ist die Beurteilung des ureterovesikalen Übergangs möglich. Schwierigkeiten allerdings bereiten bei dieser Technik geringgradige Refluxe in einem ampullären Hohlsystem.

Die Verwendung von Luft als Kontrastmittel setzt eine vollständige Blasenentleerung voraus. Die Luft ruft einen langanhaltenden lageabhängigen Schlagschatten im Nierenbeckenkelchsystem hervor. Dieses Verfahren eignet sich hervorragend zum qualitativen Refluxnachweis. Beide Verfahren können kombiniert werden. In jedem Fall ist es vertretbar, die Blase mehrfach aufzufüllen und so die diagnostische Sicherheit zu erhöhen.

Da der Refluxgrad von Tag zu Tag und auch untersucherabhängig schwanken kann, ist eine differenzierte Stadieneinteilung problematisch. Klinisch bedeutungsvoll ist die Differenzierung zwischen dilatierendem und nicht dilatierendem Reflux, da der dilatierende Reflux nach dem 1. Lebensjahr nur noch zu 20 % ausreift und daher eine Operationsindikation darstellt.

Das sonographische Refluxzystogramm eignet sich als Screening-Methode nach Harnwegsinfektion(en) zum Nachweis eines konservativ zu behandelnden Refluxes und zur postoperativen Kontrolle. Liegt ein höhergradiger, bei der Miktionssonographie bereits nachweisbarer und damit außerhalb des Säuglingsalters in der Regel operationsbedürftiger Reflux vor, ist das radiologische Miktionszystourethrogramm derzeit noch unverzichtbar. Zum Ausschluß einer infravesikalen Obstruktion empfiehlt sich vor dem sonographischen Refluxzystogramm eine Uroflowmetrie mit anschließender Restharnuntersuchung.

Sonographische Zeichen eines Refluxes

- Starke Erweiterung des Nierenbeckenkelchsystems unter Miktion (Abb. 12.5 und 12.7)
- Klaffende Ureterenmündung mit kurzem intramuralem Verlauf (Abb. 12.30)
- Deutlich verdickte Pyelonwand (Abb. 12.7, 12.11, 12.16) und/oder Ureterwand (Abb. 12.30)
- Lateralisation der Ostien (Distanz Blasenmitte auf Ostienebene bis Ureterjet > 10 mm)
- Retrovesikale Darstellung eines Harnleiters vor Miktion, Pseudorestharn nach Miktion (zunächst restharnfreie Blasenentleerung, kurze Zeit später Nachlaufen des refluxiven Urins)
- Nierenbecken vor Miktion erweitert, nach Miktion leer
- Pathologisch kleine reflexreiche Nieren (Abb. 12.36)

12.4.3 Entzündliche Nierenerkrankungen

Jede Harnwegsinfektion bedarf einer bildgebenden Diagnostik. Diese dient in erster Linie dem Ausschluß von Harnwegsfehlbildungen. Obwohl die Möglichkeiten begrenzt sind, entzündliche Nierenerkrankungen sonographisch zu differenzieren, ergeben sich teilweise recht nützliche Hinweise auf die Lokalisation der Infektion.

Akute Pyelonephritis (Abb. 12.31)

Die sonographischen Zeichen sind im Einzelfall unterschiedlich ausgeprägt. Können sie einseitig nachgewiesen werden, erlauben sie jedoch eine Seitenlokalisation der Infektion. Eine eindeutige Seitenlokalisation kann Konsequenzen für die Refluxtherapie haben. Wird die Infektion mehrfach an der gleichen Seite nachgewiesen, so sollte auch bei negativem Refluxzystogramm dieses wiederholt oder eine Zystoskopie durchgeführt werden.

Sonographische Zeichen akuter Pyelonephritiden

- Vergrößerung der Niere, insbesondere bei kleineren Kindern (Volumen mindestens 30% oberhalb des gewichtsbezogenen Mittelwerts)
- Fehlende Abgrenzung von Rinde und Mark
- Erhöhte Echogenität des Nierenparenchyms
- Verdickte Pyelonwand (Abb. 12.31)
- Sedimentierende Reflexe (Abb. 12.31 und 12.35) in Nierenbecken, Ureter oder Harnblase

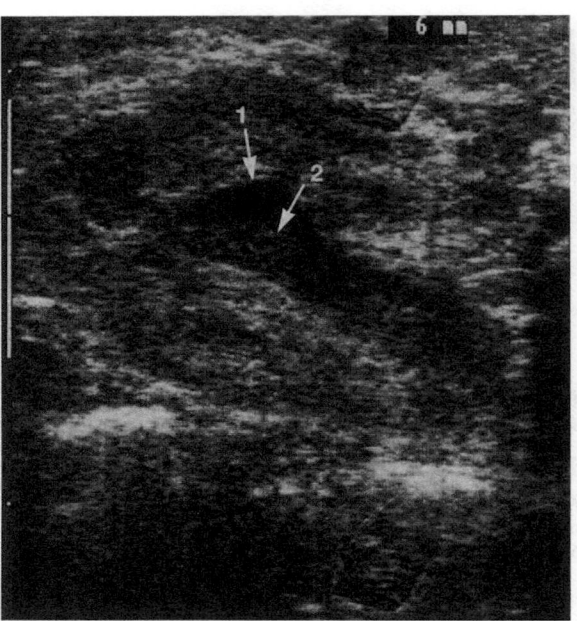

Abb. 12.31. Sedimentierende Reflexe und Pyelonwandverdickung bei asymptomatischem Neugeborenen mit Kolipyelonephritis: *Pfeil 1* Pyelonwandverdickung, *Pfeil 2* sedimentierende Reflexe

Fokale Pyelonephritis, Nierenabszeß (Abb. 12.32, 12.33), **paranephritischer Abszeß** (Abb. 12.34)

Eine fokale Pyelonephritis ebenso wie ein Nierenabszeß (Abb. 12.32 und 12.33) führen zu einer umschriebenen Veränderung des Schallbildes der Niere, in der Regel verbunden mit einer deutlichen Volumenzunahme der ganzen Nieren. Die Raumforderung kann echoarm oder echogen erscheinen. Eine homogene Schalltextur ist ebenso möglich wie eine inhomogene, so daß die Abgrenzung zu einem Nierentumor im Einzelfall sehr schwierig sein kann. Durch die Feinnadelpunktion ist die Diagnose zu sichern. Eine Ausweitung des Eingriffs zur perkutanen Abszeßdrainage sollte eingeplant werden. Gleiches gilt für den paranephritischen Abszeß (Abb. 12.34).

Pyonephrose (Abb. 12.35)

Lassen sich in erweiterten Harnwegen schwebende Reflexe nachweisen, die sich nach längerem Liegen sedimentieren, so kann dieser Befund durch eine Pyonephrose bedingt sein (Abb. 12.35). Unterstützt wird der Verdacht durch eine deutliche Vergrößerung der Niere, eine Pyelonwandverdickung und, bei Beteiligung des Harnleiters, eine Verdickung der Ureterwand sowie eine Ureteratonie.

12.4 · Krankheitsbilder des oberen Harntrakts

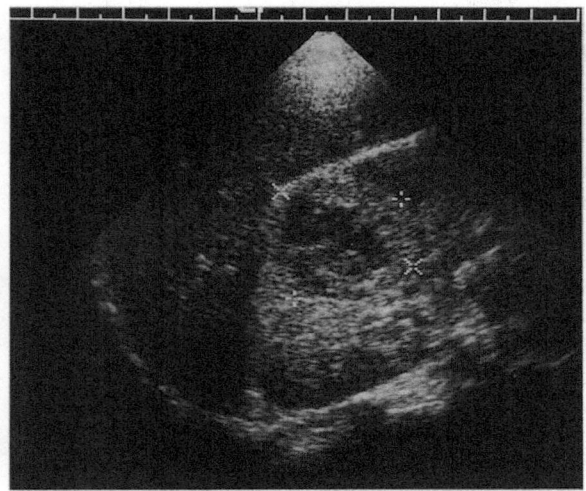

Abb. 12.32. Nierenabszeß, Längsschnitt durch die rechte Niere bei einem Schulkind. Als Tumor imponierender Abszeß (*Markierung*) mit reflexarmem Zentrum und und relativ reflexreichem Rand. (Aufnahme Prof. Dr. R. Schumacher)

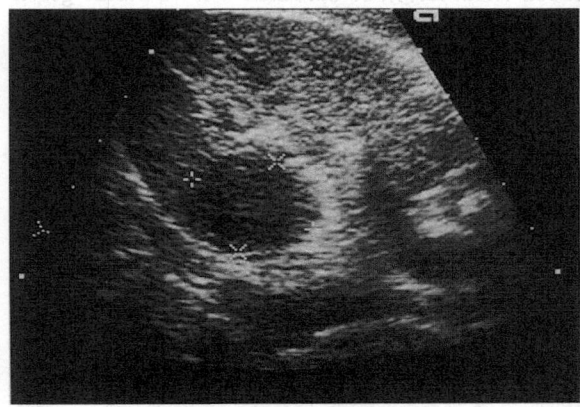

Abb. 12.33. Nierenabszeß bei einem Kleinkind. Der Querschnitt durch die rechte Niere zeigt den Abszeß als einen im Vergleich zum übrigen Nierengewebe reflexarmen Tumor (*Markierung*). (Aufnahme Prof. Dr. K.-H. Deeg)

Pilzinfektion der Niere

Bei Frühgeborenen entsteht mitunter nach langer antibiotischer Therapie eine Pilzsepsis. Diese führt an den Nieren zu kleinen, echogenen Abszessen im stark verbreiteten Parenchym sowie zum echogenen Ausguß des Nierenbeckenkelchsystems mit Pilzmizelballen. Das Nierenvolumen ist in der Regel auf das 3- bis 4fache des Mittelwerts vergrößert. Häufig ist der Prozeß beidseitig.

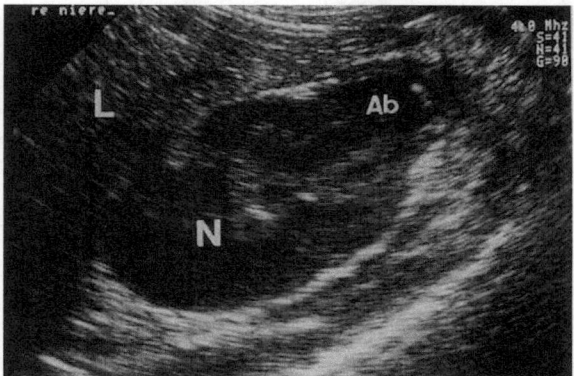

Abb. 12.34. Perirenaler Abszeß bei 3jährigem Jungen. Der Abszeß (*Ab*) sitzt dem kaudalen Nierenpol kappenförmig als echofreies Areal auf. (*L* Leber, *N* Niere)

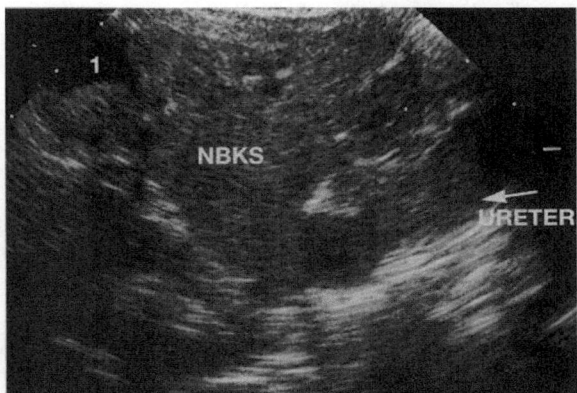

Abb. 12.35. Längsschnitt von lateral durch eine Pyonephrose bei 6 Monate altem Säugling. Im erweiterten Harnleiter und im Nierenbeckenkelchsystem (*NBKS*) feines Reflexmuster, nur die obere Kelchgruppe (*1*) ist reflexfrei. Nachweis eines idiopathischen Megaureters im Alter von 2 Monaten. Wiedervorstellung wegen Gedeihstörung; zwischenzeitlich keine Urinkontrollen

Chronische Nephritiden (Abb. 12.36)

Sonographisch sind dysplastische Nieren kaum von chronischen Pyelonephritiden zu differenzieren. Eine ätiologische Zuordnung ist nicht möglich.

> **Sonographische Zeichen einer chronischen Nephritis**
>
> - Verkleinerung der Nieren
> - Unregelmäßige Nierenkontur mit Einziehungen, die auf die Pyramidenspitzen zulaufen
> - Verschmälerung des Nierenparenchymsaums
> - Erhöhte Echogenität des Parenchymsaums

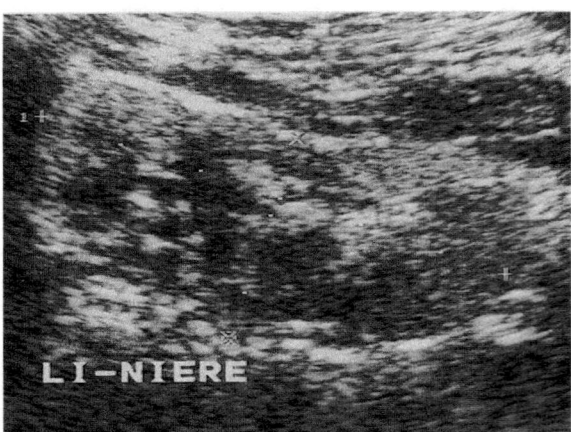

Abb. 12.36. Refluxnephropathie bei 13jährigem Jungen. Kleine Niere, keine Rinden-Mark-Differenzierung, Reflexmuster in Echodichte und Echogenität inhomogen, unregelmäßige Kontur der Niere, die schwer von der Umgebung abzugrenzen ist

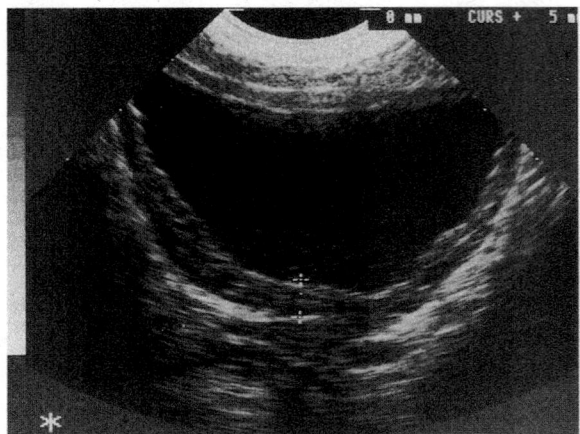

Abb. 12.37. Akute Zystitis bei 4jährigem Mädchen. Im Unterschied zur hämorrhagischen Zystitis, bei der die Blasenwand durch die Schleimhautschwellung deutlich verdickt ist, fällt bei der akuten Zystitis nur die Echogenitätshöhung der inneren Blasenwand auf. Blasenwanddicke mit 5 mm gering erhöht

Akute Zystitis (Abb. 12.37)

Bei makroskopisch blutigem Urin ist eine ca. 1 cm dicke, echogene Blasenwand nahezu beweisend für eine hämorrhagische Zystitis. Da sich die Veränderungen innerhalb einer Woche wieder zurückbilden, ist eine weitere Diagnostik nicht erforderlich.

Eine akute Zystitis führt häufig zu einer echogenen Darstellung des Blasenepithels ohne zusätzliche Blasenwandverdickung (Abb. 12.37). Der Befund ist nicht beweisend, kann aber im Rahmen der Lokalisationsdiagnostik der Infektion nützlich sein.

12.4.4 Glomeruläre Erkrankungen

Die Möglichkeiten der Differenzierung sind hier sehr begrenzt. Die Indikation zur Sonographie dient in diesen Fällen mehr dem Ausschluß urologischer Erkrankungen als der Differenzierung glomerulärer Prozesse.

Nephrotisches Syndrom (Abb. 12.38–12.39)

Erkrankungen, die mit einer erhöhten Proteinurie verbunden sind, führen abhängig vom Ausmaß der Eiweißausscheidung zu einer Vergrößerung des Nierenvolumens. Der Parenchymsaum ist verdickt. Liegen keine histologischen Veränderungen der Rinde vor, so ist in der Phase der Proteinurie die Echogenität des Parenchyms eher erniedrigt. Im rezidivfreien Intervall lassen sich keine Veränderungen nachweisen.

Ist die Echogenität der Nierenrinde erhöht (Abb. 12.38) und die kortikomedulläre Abgrenzbarkeit aufgehoben (Abb. 12.39), so sprechen diese Befunde gegen eine Minimalläsion und lassen eher an glomeruläre Erkrankungen mit histologischen Veränderungen denken wie z. B. die Glomerulosklerose.

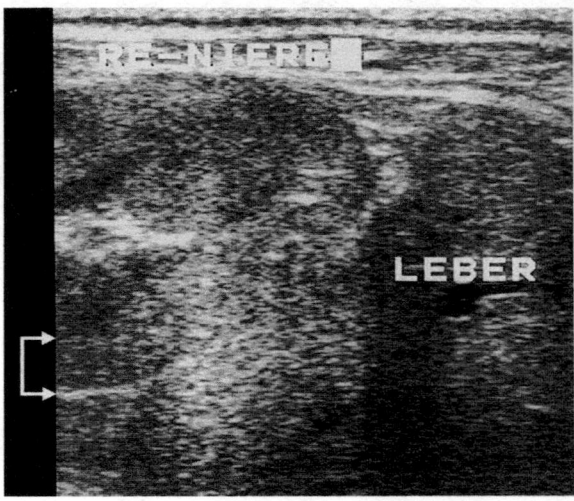

Abb. 12.38. Glomeruläre Erkrankung bei 5jährigem Jungen mit Einzelniere, präterminalem Nierenversagen, größerer Proteinurie und Erythrozyturie. Querschnitt durch die rechte Niere von dorsal. Das Reflexmuster der verdickten Nierenrinde (*Doppelpfeil*) entspricht in Verteilung und Echogenität dem der Leber. Noch erkennbare Rinden-Mark-Differenzierung

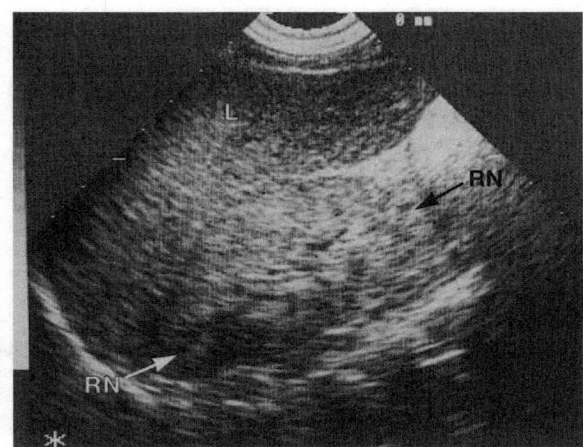

Abb. 12.39. Glomerulosklerose bei 3jährigem Jungen mit therapierefraktärem nephrotischem Syndrom. Von Beginn der Erkrankung an im Vergleich zur Leber deutlich erhöhte Echogenität des Parenchyms. Aufgehobene Mark-Rinden-Differenzierung. (*L* Leber, *RN* rechte Niere)

Nephritisches Syndrom

Die hier nachgewiesenen Veränderungen sind sehr unspezifisch. Symmetrische Nierenvergrößerungen kommen ebenso vor wie asymmetrische. Erhöhte Echodichte und Echogenität der Nierenrinde sprechen für Umbauprozesse in der Rinde. Sind sie verbunden mit einer starken Volumenzunahme der Niere, so legt dieser Befund den Verdacht auf einen akuten, rasch progredienten Prozeß nahe.

12.4.5 Vaskuläre Erkrankungen

In diesem Rahmen wird nur auf die Morphologie der vaskulären Erkrankungen eingegangen. Die funktionell faßbaren Veränderungen werden in Kap. 18 abgehandelt.

Nierenvenenthrombose

Eine Nierenvenenthrombose tritt bei Neugeborenen oft im Rahmen einer Dehydratation oder Sepsis auf.

Es besteht eine außerordentliche Variabilität der sonographischen Zeichen, insbesondere in ihrer Ausprägung. Dies ist u. a. dadurch bedingt, daß es 2 unterschiedliche Pathomechanismen der Nierenvenenthrombose gibt. Zum einen ist eine Thrombosierung der V. renalis und/oder der V. cava im Verlauf einer kompliziert verlaufenden Geburt möglich. Zum anderen kann es zu einer disseminierten Thrombosierung der Vv. arcuatae aufgrund eines vermehrten Sludges wegen schlechter postpartaler Hydrierung bei gleichzeitig hohem Hämatokrit kommen. Bemerkenswert ist, daß sich bei einer frühzeitig festgestellten Nierenvenenthrombose das sonographische Bild täglich ändern kann.

Besonders sorgfältig muß bei beidseitiger Nierenvenenthrombose eine Thrombose der V. cave inferior ausgeschlossen werden. Einen wichtigen Stellenwert bei der Diagnose hat heute die Dopplersonographie der Nierenvenen, der intrarenalen Nierengefäße und der V. cava inferior.

Im weiteren Verlauf kann sowohl eine Normalisierung des Schallbefundes als auch eine Schrumpfung der Niere eintreten. Es kann zudem zur Umwandlung größerer hämorrhagischer Areale in eine zystische Raumforderung kommen. Da die Schrumpfung des Organs oft erst lange nach dem akuten Prozeß stattfindet, sind Verlaufskontrollen über Jahre notwendig, zusätzlich sind weitere diagnostische Maßnahmen wie Blutdruckkontrollen, Laboruntersuchungen und Isotopenclearance erforderlich.

> **Sonographische Zeichen der Nierenvenenthrombose**
>
> - Gegenüber dem Mittelwert 2- bis 4fach erhöhtes Nierenvolumen
> - Plumpe, abgerundete Nierenform
> - Schlechte bis fehlende Abgrenzbarkeit des Mittelechos
> - Echofreie, meist randständige Areale unterschiedlicher Ausprägung als Zeichen hämorrhagischer Infarzierung
> - Streifenförmige Echogenitätsvermehrung seitlich der Markpyramiden

Nierenarterienstenose

Unspezifischer Hinweis für eine Nierenarterienstenose ist eine Verkleinerung der Niere. Farbdopplersonographisch und duplexsonographisch lassen sich Nierenarterienstenose und Stenosen von Segmentarterien recht zuverlässig diagnostizieren (s. Kap. 18, S. 421).

Intimaeinrollung der Nierenarterie

Die Diagnose der akuten Intimaeinrollung ist eine Domäne der Farbdopplersonographie (s. Kap. 18, S. 425). Da die posttraumatisch bedingte Intimaeinrollung der Nierenarterie anfangs zu keinen erkennbaren morphologischen Veränderungen der Niere führt, ist für die notwendige Frühdiagnose die Dopplersonographie unverzichtbar. Erst bei Einsetzen der Nekrobiose kommt es zu Veränderungen der Echotextur und zur deutlichen Verkleinerung der Niere bis hin zu ihrer Auflösung.

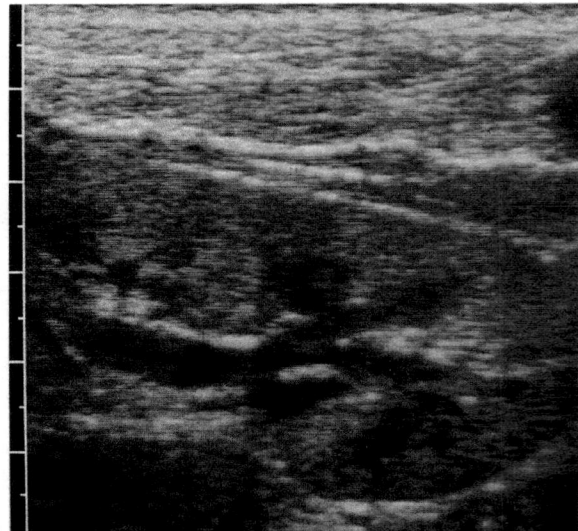

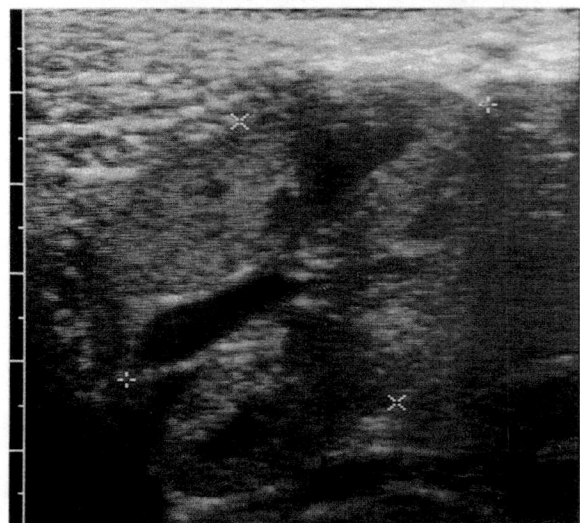

Abb. 12.40 a, b. Hämolytisch-urämisches Syndrom bei 5jährigem Jungen, a Längsschnitt, b Querschnitt. Deutliche Verdichtung und Echogenitätserhöhung der Nierenrinde, dadurch erscheinen die Pyramiden prominent. (Aufnahme Prof. Dr. K.-H. Deeg)

Hämolytisch-urämisches Syndrom (Abb. 12.40)

Auch hier ist die Dopplersonographie heute die Methode der Wahl. Das sonographische Bild der Niere variiert entsprechend der Ausprägung der Veränderungen. Typisch ist eine mäßige Volumenzunahme. Es besteht eine deutliche Verdichtung und Echogenitätserhöhung des Reflexmusters der Nierenrinde. Dadurch werden die wenig veränderten Pyramiden sehr prominent (Abb. 12.40 a, b). Ähnliche sonographische Befunde findet man bei akuter kortikaler Nekrose, Amyloidose, Sichelzellanämie und bei verschiedenen Glomerulonephritisformen.

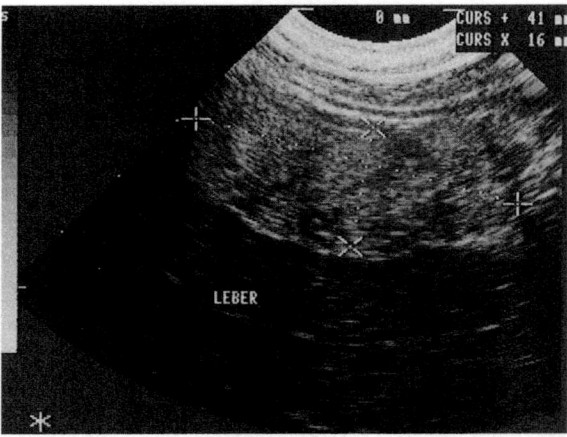

Abb. 12.41. Schrumpfniere bei 5jährigem Jungen. Zustand nach perinataler Asphyxie. Gegenüber der Leber in Echogenität und Echodichte deutlich erhöhte, stark verkleinerte Niere mit fehlender Rinden-Mark-Differenzierung, keine Abgrenzung des Parenchyms vom Mittelecho

12.4.6 Schrumpfnieren (Abb. 12.41)

Schrumpfnieren stellen das Endstadium unterschiedlicher Nierenerkrankungen dar. Sie sind erheblich verkleinert. Ihr Parenchymsaum ist schmal bei erhöhter Reflexdichte und Echogenität (Abb. 12.41). Die Relation zwischen Parenchymsaum und Mittelechokomplex ist zugunsten des Mittelechokomplexes verschoben. Die Nierenkontur ist unregelmäßig. Gelegentlich sind Schrumpfnieren schwer vom umgebenden Fettgewebe abzugrenzen. Eine ätiologische Zuordnung ist nicht möglich. Da sie in ihrer Funktion stark eingeschränkt sind, führen sie zu einer kompensatorischen Hypertrophie der gesunden kontralateralen Niere.

12.4.7 Nephrokalzinose, Urolithiasis

Bei der Nephrokalzinose lagern sich Kristalle im Nierengewebe ab, bei der Urolithiasis in den ableitenden Harnwegen.

Nephrokalzinose (Abb. 12.42–12.47)

Bei der Nephrokalzinose treten echogene Komplexe im Nierenparenchym auf. Im Frühstadium sind sie girlandenartig zwischen Pyramiden und Kortex (Abb. 12.42) oder zirkulär in den Pyramiden (Abb. 12.43) angeordnet. Die Pyramiden können an den Spitzen oder aber in toto homogen mit echoreichen Reflexen (Abb. 12.43) ausgefüllt sein. Ein Schallschatten tritt meist erst bei stärkerer Ausprägung auf. Da die Kelche die Pyramiden kappenförmig umschließen, kann die Differenzierung

12.4 · Krankheitsbilder des oberen Harntrakts

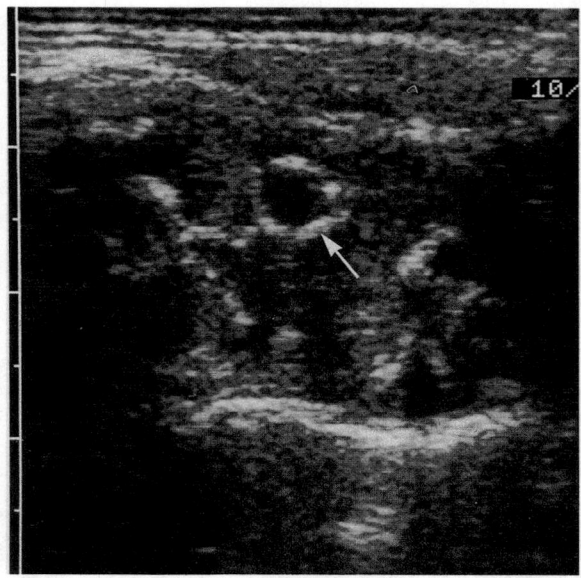

Abb. 12.42. Frühform der Nephrokalzinose bei 2 Monate altem Säugling mit idiopathischer Hyperkalziurie. Girlandenförmig um die Pyramiden angeordnete, echogene Komplexe (*Pfeil*)

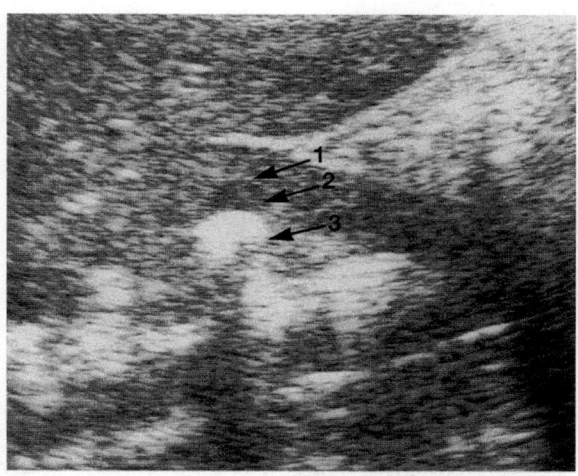

Abb. 12.44. Nierenbeckenkelchsteine bei primärer Oxalose Typ I bei 9jährigem Jungen. (*1* Nierenrinde, *2* Pyramide, *3* Kelchstein mit deutlichem Schallschatten). Die sonographische Differenzierung zwischen verkalkten Pyramidenspitzen und Kelchsteinen ist nicht sicher möglich

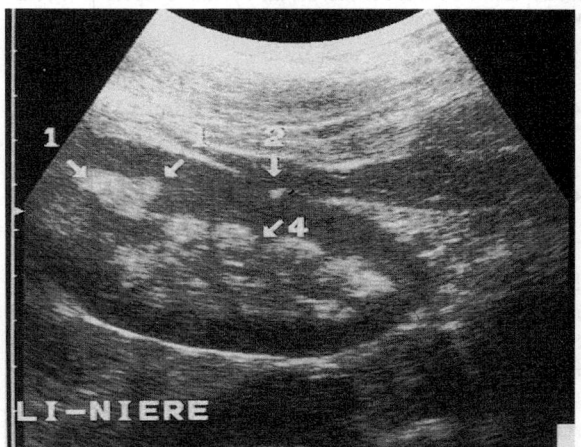

Abb. 12.43. Nephrokalzinose bei 11jährigem Mädchen mit Phosphatdiabetes. Echogenitätserhöhung der gesamten Pyramide ohne Schallschatten (*1*), punktförmige Echogenitätserhöhung in der Rinde (*2*), Erhöhung der Echogenität der Pyramidenspitze (*4*)

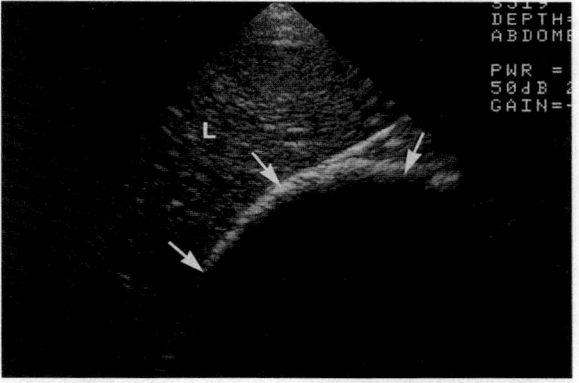

Abb. 12.45. Endstadium einer Oxalose. Aufgrund der Verkalkung der Rinde läßt sich nur noch der schallkopfnahe Abschnitt der Niere mit nachfolgendem Schallschatten nachweisen. Nur aufgrund der Atemverschieblichkeit kann die echogene Struktur (*Pfeile*) als Niere erkannt werden (*L* Leber). (Aufnahme Prof. Dr. K.-H. Deeg)

zwischen Kelchsteinen und Pyramidenverkalkungen Probleme bereiten (Abb. 12.44). Auch in der Nierenrinde können – wenn auch seltener und dann meist punktförmig angeordnet – Verkalkungen (Abb. 12.43) vorkommen. Im Endstadium einer Oxalose kann (Abb. 12.45) die gesamte Niere verkalken, so daß dann bereits an der schallkopfnahen Nierenkontur eine Totalreflexion entsteht und die Niere nur noch aufgrund ihrer Atemverschieblichkeit und Form identifiziert werden kann.

Zur Nephrokalzinose führen:
- stark erhöhte Ausscheidung von Steinelektrolyten infolge Oxalose (Abb. 12.44 und 12.45), idiopathische Hyperkalziurie (Abb. 12.42), Prostaglandin-E-Syndrom, renal tubuläre Azidose oder Furosemid-Therapie,
- massiver Zellzerfall bei der Uratnephropathie infolge Chemotherapie (Abb. 12 46) oder infolge eines Lesch-Nyhan-Syndroms (Abb. 12.47),

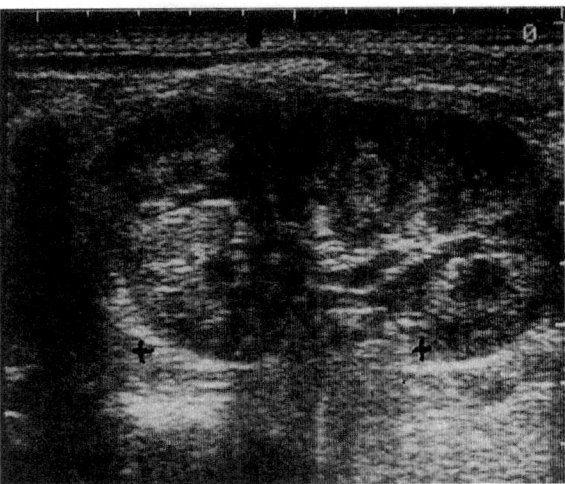

Abb. 12.46. Uratnephropathie (dorsaler Längsschnitt) nach zytostatischer Behandlung wegen eines Wilms-Tumors der kontralateralen Niere. Große, plumpe Niere mit erhöhter Echogenität im Mark-Rinden-Bereich. (Aufnahme Dr. Kehr)

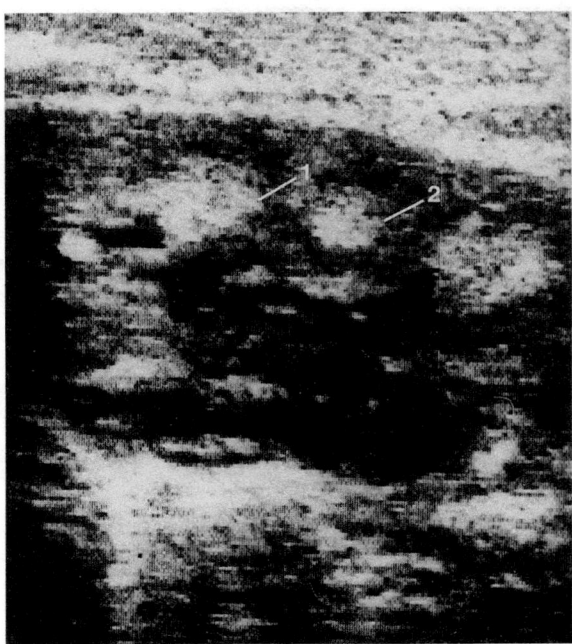

Abb. 12.48. Echogene Pyramiden des Neugeborenen. In den Pyramiden dichtstehende Reflexe, die die Pyramide ingesamt (*1*), teilweise (*2*) oder nur an den Spitzen ausfüllen

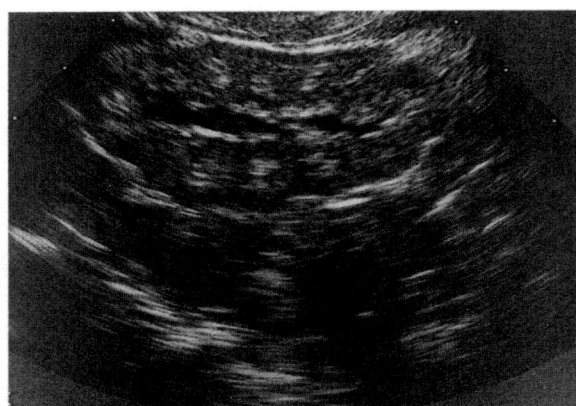

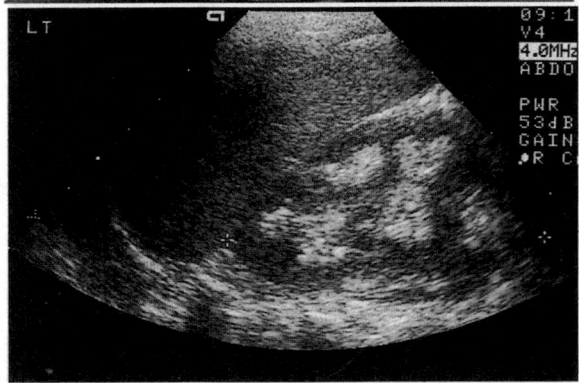

Abb. 12.47 a, b. Lesch-Nyhan-Syndrom. **a** Neugeborenes: Im Unterschied zu den echogenen Pyramiden des gesunden Neugeborenen erkennt man hier girlandenförmig um die Pyramiden, teilweise zirkulär in den Pyramiden angeordnete Reflexe. **b** Älteres Kind: Homogene Echogenitätserhöhung der Pyramiden ohne Schallschatten

- hyperkalzämische Zustände bei Vitamin-D-Überdosierung (Abb. 12.43), Cushing-Syndrom, Kortisontherapie, Sarkoidose oder bei der Hyperthyreose,
- zystische Dilatation der Sammelrohre bei der Markschwammniere (Abb. 12.22).

Hiervon sind die echogenen Pyramiden des Neugeborenen abzugrenzen (Abb. 12.48), bei denen in der Regel die Spitze oder die ganze Pyramide homogen mit echogenen, meist nicht schattengebenden Reflexen ausgefüllt sind. Ihr Auftreten ist abhängig vom Lebenstag. Sie verschwinden innerhalb weniger Tage (1–2 Wochen). Ursächlich kommen neben der Dehydration des Neugeborenen Tamm-Horsefall-Proteine oder Urate in Frage.

Urolithiasis (Abb. 12.49 und 12.50, 12.65)

Harnkonkremente führen zu stark echogenen Schallreflexionen mit entsprechendem Schallschatten, der allerdings fehlt, wenn die Konkremente kleiner als 3 mm sind. Ihre Erkennbarkeit ist abhängig von der Lage. Im Bereich der Nierenbeckenkelche (Abb. 12.49) kann es Schwierigkeiten bereiten, kleinere Konkremente vom perihilären Fettgewebe oder von Gefäßen abzugrenzen. Im Nierenbecken gelingt der Steinnachweis problemlos. Harnleitersteine (Abb. 12.50) hingegen sind in der Regel erst im ureterovesikalen Harnleiterabschnitt darstellbar. Zwischen Nierenbecken und ureterovesikalem Ab-

12.4 · Krankheitsbilder des oberen Harntrakts

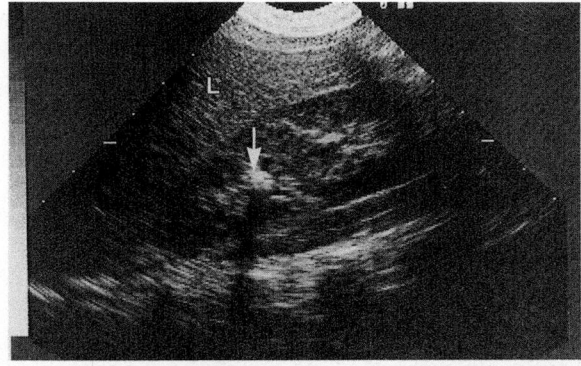

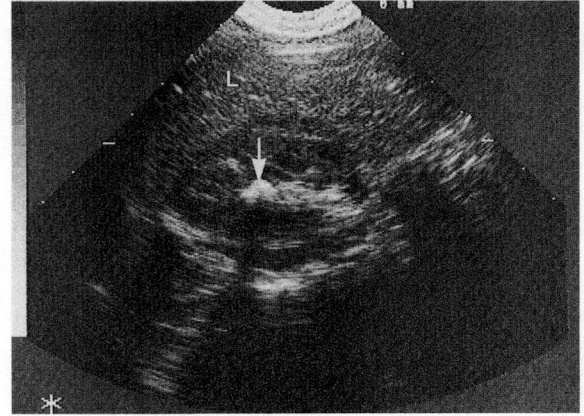

Abb. 12.49. Nierenstein im oberen Anteil einer Doppelniere bei 5jährigem Jungen. Im Längsschnitt (**a**) wie im Querschnitt (**b**) stellt sich ein etwa 5 mm großer echogener Reflex mit konsequtivem Schallschatten (*Pfeil*) im oberen Drittel der Niere dar. (*L* Leber)

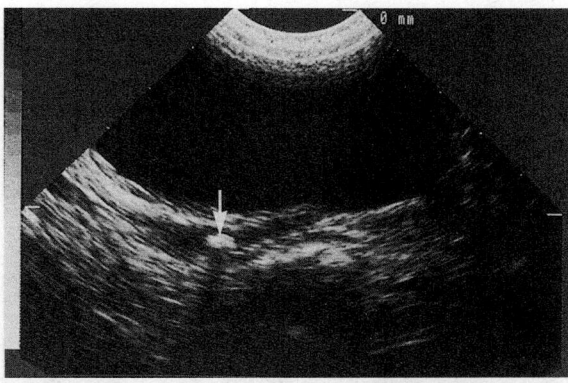

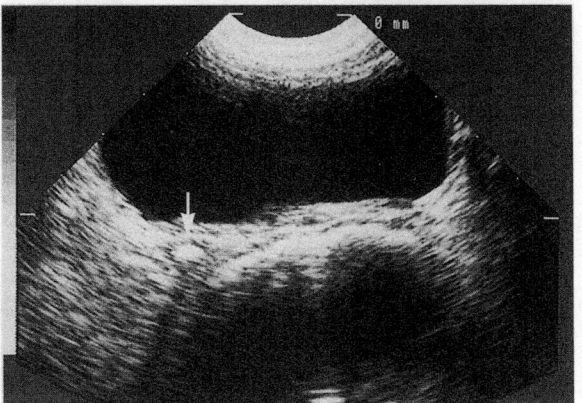

Abb. 12.50a, b. Ureterstein beim gleichen Patienten wie Abb. 12.35 nach perkutaner Lithotrypsie. **a** Längsschnitt, **b** Querschnitt. Ein Bruchstück des Nierensteins ging erst Wochen nach der Lithotrypsie spontan ab. (*Pfeile* 1 cm vor dem Ostium gelegener Ureterstein)

schnitt gelegene Steine führen oft nur während oder kurz nach einer Kolik zu einer Aufweitung der oberen Harnwege. Ureterovesikal gelegene Steine sind gut darstellbar, wenngleich ihr Auffinden Geduld erfordert. In der Harnblase (Abb. 12.65) sind Konkremente ebenso leicht aufzufinden wie in der Gallenblase.

12.4.8 Nierentumoren

Wilms-Tumor (Abb. 12.51 und 12.52)

Der Wilms-Tumor ist der häufigste maligne intraabdominelle Tumor im Kindesalter. In ca. 70% der Fälle induziert ein Tastbefund eine sonographische Untersuchung, in 30% abdominelle Schmerzen, in 25% eine Hämaturie, in 20% Fieber. Der Tumor stellt sich sonographisch als gut abgrenzbare ovale oder runde Raumforderung dar. Er ist meist von einer Kapsel umgeben und besitzt eine der Leber ähnliche Echodichte und Echogenität. Die Echotextur ist jedoch unregelmäßiger als die des normalen Leberparenchyms (Abb. 12.51). Häufig finden sich aufgrund von Tumornekrosen oder

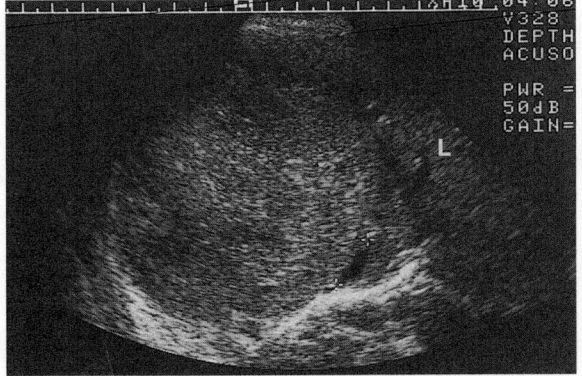

Abb. 12.51. Wilms-Tumor bei 3jährigem Mädchen. Großer Tumor mit unregelmäßigem Echomuster, dessen Echogenität etwas höher ist als das der Leber (*L*), die durch den Tumor nach links verdrängt ist. Am Rande die offene V. cava inferior (*Markierung*)

Einblutungen zusätzlich kleinere echofreie Areale von 1- bis 3 cm Durchmesser. Die Raumforderung ist meist gut abgrenzbar und bisweilen von einem echoarmen Haloring, selten auch von einem echoreichen Ring, der histo-

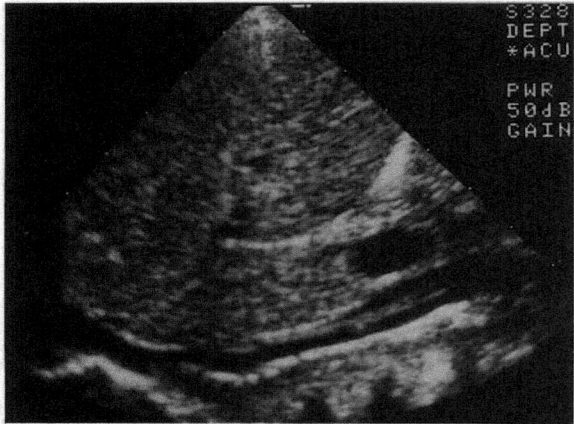
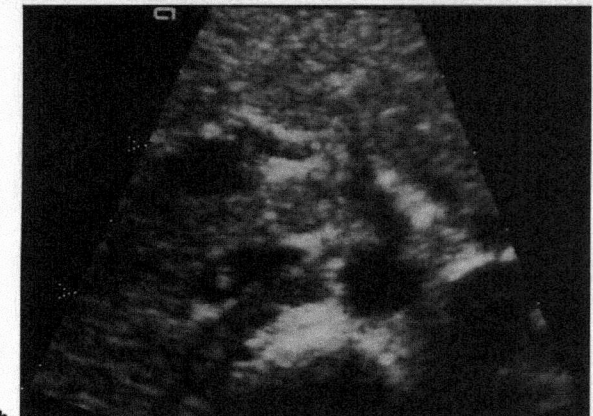

Abb. 12.52 a, b. Nachweis eines Tumorzapfens in der V. cava inferior bei Kleinkind mit Wilms-Tumor. **a** Längsschnitt, **b** Querschnitt. (Aufnahme Prof. Dr. J. Tröger, Kinderradiologie, Universität Heidelberg)

logisch einer Pseudokapsel entspricht, umgeben. Der Tumor selbst ist in der Regel glatt konturiert.

In seltenen Fällen kann der Wilms-Tumor größere zystische Areale enthalten oder als zystischer Tumor auftreten. Selten tritt er als Raumforderung mit erhöhter Echogenität in Erscheinung. Echogene Kalkeinlagerungen kommen nur bei ca. 10% aller Wilms-Tumoren vor. In den Randbezirken des Tumors läßt sich sonographisch bei ca. 70% aller Patienten noch gesundes Nierengewebe nachweisen.

Die häufigsten Komplikationen des Wilms-Tumors sind:

- Tumoreinbruch in V. renalis und V. cava inferior (Abb. 12.52 a, b),
- Lymphknotenmetastasen,
- Lebermetastasen (meist echoarm),
- bilaterales Auftreten.

Die Größe eines Wilms-Tumors kann mittels der Ellipsoidformel anhand der maximalen dreidimensionalen Durchmesser geschätzt werden. In Abhängigkeit von der Größe der Raumforderung und der Verlagerung bzw. Infiltration von Nachbarorganen kann eine Stadieneinteilung (Stadium I–V) erfolgen (Tabelle 12.3).

Für die operative Planung ist der Ausschluß von Thromben in der V. cava wichtig, da in ca. 5–10% der Fälle eine Gefäßinfiltration vorliegt. Die Dokumentation der V. cava inferior im Längsschnitt sowie ihre Einmündung in den rechten Vorhof sind bei Verdacht auf einen Wilms-Tumor notwendig. Die systematische Suche nach Lebermetastasen sollte durch Querschnitte in Höhe der Lebervenenmündung und der Pfortaderaufteilung sowie durch Längsschnitte in der vorderen Axillarlinie, Medioklavikularlinie und Sternallinie dokumentiert werden. Sind Lebermetastasen nachweisbar, so sollte ihre Zahl, Größe und Lokalisation dokumentiert werden. Dabei ist die topographische Beziehung zu Lebervenen, Leberarterien, V. porta, V. cava und den Gallenwegen zu beachten. Metastasen stellen sich meist echoarm dar, können in seltenen Fällen aber auch echogen sein. Lymphknotenvergrößerungen sind insbesondere im Leberhilusbereich sowie entlang den großen Bauchgefäßen zu erwarten. Die kontralaterale Niere muß sonographisch minutiös auf tumoröse Veränderungen hin untersucht werden, da bei bilateralem Befall der Tumor der Gegenniere in der Regel noch recht klein ist. Mit einem bilateralem Befall ist in etwa 10% der Fälle zu rechnen.

Von großer Bedeutung ist die Langzeitüberwachung, um frühzeitig Rezidive und Metastasen zu erfassen. Kontrollen sollten in definierten Intervallen nach einem festen Untersuchungsschema durchgeführt werden.

Differentialdiagnostisch müssen andere maligne Tumoren (Nierenzellkarzinom, Rhabdomyosarkom der Niere, Nephroblastomatose sowie leukämische Infiltration der Nieren beim Non-Hodgkin-Lymphom), aber auch benigne Tumoren wie das zystische nephroblastische Nephrom oder als Tumor imponierende Zustände wie bei der Nierenvenenthrombose in Erwägung gezogen werden.

Tabelle 12.3. Sonographische Stadieneinteilung des Wilms-Tumors

Stadium	Definition
I	Tumor auf einen Teil der Niere beschränkt
II	Niere in ihrem Volumen durch den Tumor vergrößert
III	Tumor verlagert Leber, Milz oder Oberbauchgefäße
IV	Infiltration in benachbarte Organe, Metastasen
V	Bds. Wilms-Tumor (Nephroblastomatose)

Sonographische Zeichen des Wilms-Tumors

- Runde bis ovale Form
- Leberähnliche Schalltextur
- Häufig kleinere zystische Areale (ca. 70 %)
- Selten größere zystische Areale (ca. 10 %)
- Nachweis von unauffälligem Nierengewebe im Randbereich (ca. 70 %)
- Verkalkungen (ca. 10 %)

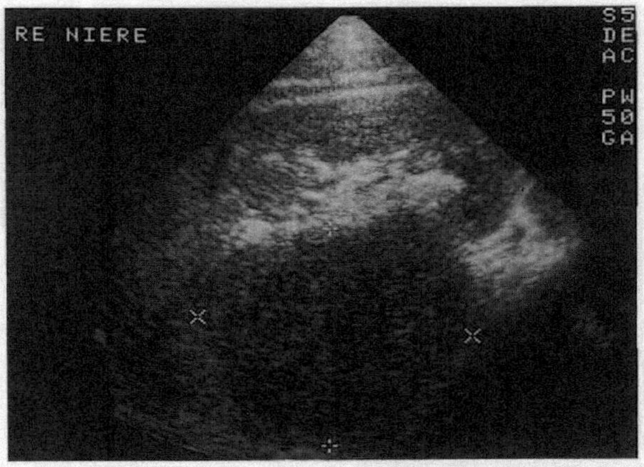

Lymphome der Niere (Abb. 12.53)

Lymphome der Niere treten in der Regel sehr spät auf und werden daher meist erst bei der Autopsie entdeckt. Sie führen zu echoarmen, runden Raumforderungen im Nierenparenchym.

Abb. 12.53. B-Lymphom in der rechten Niere eines 14jährigen Jungen. Im Vergleich zum Nierenparenchym reflexarme, runde Raumforderung. (Aufnahme Prof. Dr. K.-H. Deeg)

Leukämische Infiltration der Nieren (Abb. 12.54)

Maligne Erkrankungen aus dem lymphatischen Formenkreis können zu einer diffusen Niereninfiltration mit Vergrößerung des Organs und Aufspreizung des Nierenhohlsystems führen (Abb. 12.54). Das Binnenreflexmuster der betroffenen Niere kann dabei sowohl vermehrt als auch vermindert sein. Neben dem diffusen Befall sind auch fokale, meist echoarme, selten echogene Infiltrationen darstellbar. Differentialdiagnostisch ist die leukämische Infiltration nicht von parenchymatösen Erkrankungen der Niere abgrenzbar.

Die leukämische Infiltration darf nicht mit der Harnsäurenephropathie verwechselt werden. Diese entsteht durch die angefluteten Urate aufgrund des starken Zellzerfalls im Gefolge intensiver Zytostatikabehandlung. Die Urate führen im Nierenmark zu einer Zunahme der Echogenität.

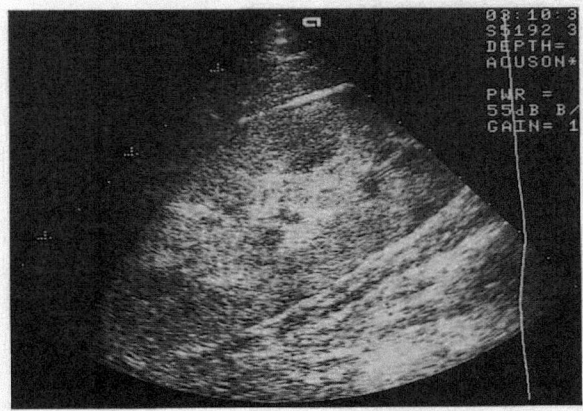

Abb. 12.54. Diffuse Infiltration der rechten Niere mit symptomatischer Niereninsuffizienz durch ein B-Lymphom. Das Nierenvolumen ist deutlich erhöht, das Binnenreflexmuster ist durch diffuse Infiltration vermehrt. (Aufnahme Prof. Dr. K.-H. Deeg)

Hypernephrom

Das Hypernephrom ist bei Kindern im Unterschied zu Erwachsenen sehr selten. Detaillierte Beschreibungen sind in den Ultraschallehrbüchern der inneren Medizin und Urologie nachzulesen. Wie der Wilms-Tumor zeigt das Hypernephrom eine leberähnliche Echotextur. Eine sichere Unterscheidung vom Wilms-Tumor ist deshalb sonographisch nicht möglich. Es gibt aber auch Hypernephrome mit komplexer inhomogener Schalltextur.

Multizystisches benignes Nephrom (Abb. 12.55)

Das benigne multizystische Nephrom erscheint sonographisch als Raumforderung mit multiplen, unregelmäßig begrenzten Zysten. Diese sind unterschiedlich groß und weisen mitunter eine mehrere Millimeter starke Zystenwand auf. An den Rändern des Tumors findet man in der Regel noch Nierenparenchym.

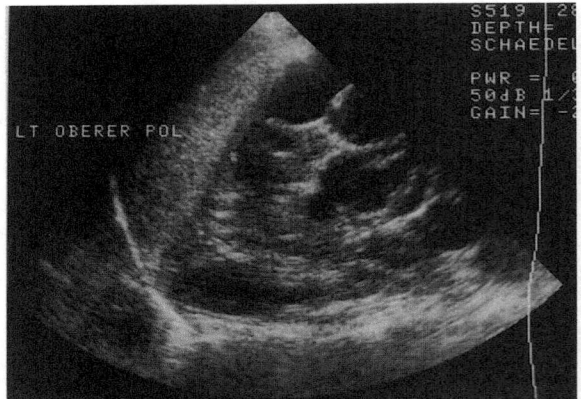

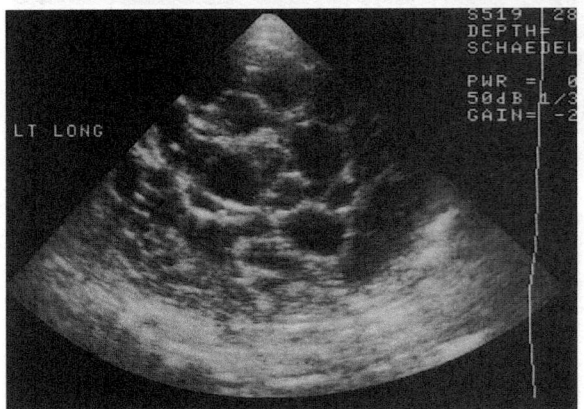

Abb. 12.55a,b. Multizystisches Nephrom bei einjährigem Mädchen. Am oberen Pol erkennt man noch normales Nierengewebe (**a** Längsschnitt), während die übrige Niere mit dickwandigen Zysten unterschiedlicher Größe durchsetzt ist (**b** Querschnitt). (Aufnahme Prof. Dr. R. Schumacher)

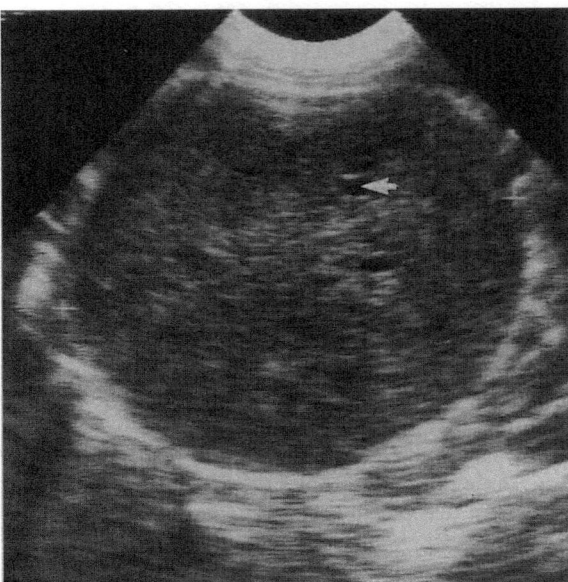

Abb. 12.56. Mesoblastisches Nephrom bei einem weiblichen Neugeborenen. 6 cm im Durchmesser messender runder Tumor mit feiner, ziemlich gleichmäßiger Echotextur hoher Echogenität und einzelnen kleinen zystischen Arealen (*Pfeil* eine der Zysten). Eine ipsilaterale Niere konnte sonographisch nicht nachgewiesen werden

Mesoblastisches Nephrom (Abb. 12.56)

Das mesoblastische Nephrom ist der häufigste Nierentumor der Neonatalperiode. Als Hamartom ist es eine benigne Raumforderung mesenchymalen Ursprungs.

Es grenzt sich sonographisch gut von der Umgebung ab. Verglichen mit der Leberschalltextur kann das mesoblastische Nephrom sowohl eine vermehrte als auch verminderte Echogenität aufweisen. Weiterhin kann es eine komplexe Schalltextur mit echoreichen Arealen neben einzelnen echoarmen und echofreien Bezirken besitzen. Häufig sind noch unterschiedlich große Reste von Nierenparenchym nachweisbar, das dem Tumor kappenartig in den Randbezirken aufsitzt. Größere zystische Areale sowie Verkalkungen im Tumor sind für das mesoblastische Nephrom nicht typisch. Die differentialdiagnostische Abgrenzung vom Wilms-Tumor gelingt sonographisch nicht ausreichend sicher. Die Sonographie kann folglich die Histologie keinesfalls ersetzen. Fehlende Lymphknoten und Lebermetastasen sowie ein fehlender Tumoreinbruch in die V. renalis und V. cava inferior sowie das Auftreten in der Neonatalperiode sprechen jedoch eher für das Vorliegen eines mesoblastischen Nephroms als für einen Wilms-Tumor.

> **Sonographische Zeichen des mesoblastischen Nephroms**
>
> - Gute Abgrenzbarkeit von der Umgebung
> - Verminderte Schallschwächung der Raumforderung
> - Inhomogene, meist echogene Schalltextur
> - Nachweis von unauffälligem Nierenparenchym, das dem Tumor kappenartig aufsitzt
> - Keine größeren Zysten sowie Fehlen von Verkalkungen
> - Keine Gefäßeinbrüche, Lymphknoten oder Lebermetastasen

Angiomyolipom der Niere (Abb. 12.57)

Angiomyolipome werden vor allem bei der tuberösen Hirnsklerose gefunden. Sie stellen sich sonographisch echodicht dar. Auch polzystische Nieren vom autosomal dominanten Typ kommen bei dieser Erkrankung vor. In seltenen Fällen finden sich in derselben Niere Angiomyolipome und multiple Zysten (Abb. 12.57).

12.4 · Krankheitsbilder des oberen Harntrakts

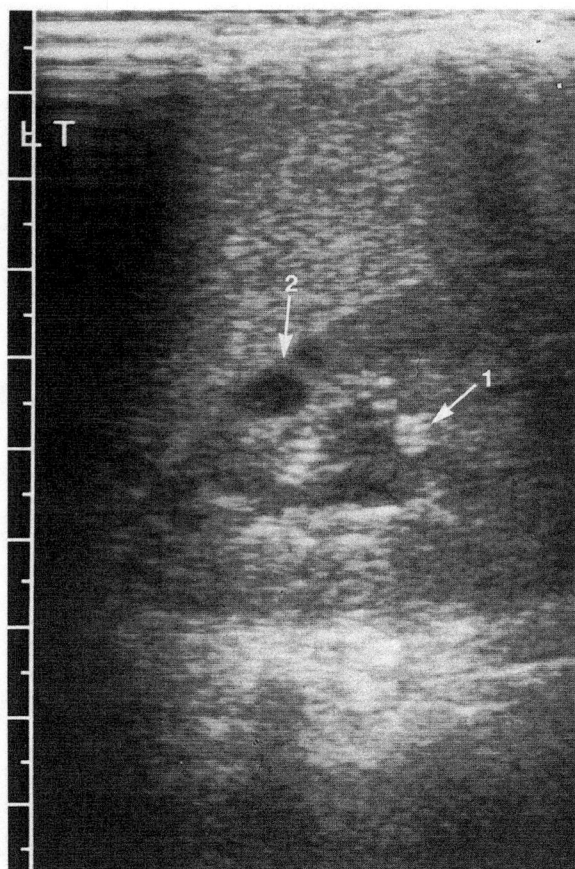

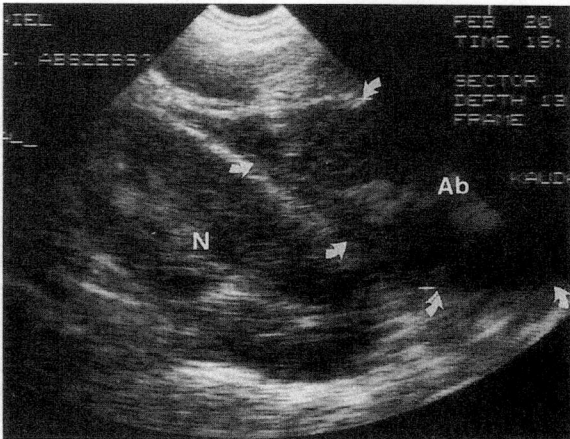

Abb. 12.58. Paranephritischer Abszeß (*Ab*) nach Perforation einer retroperitoneal lokalisierten Appendix. Inhomogene echoarme Raumforderung hinter der rechten Niere. Der untere Nierenpol (*N*) ist nach ventral verlagert. (*Pfeil* Grenzen des Abszesses)

Abb. 12.57. 4jähriger Junge mit tuberöser Hirnsklerose. In der rechten Niere erkennt man gleichzeitig Angiomyolipome (*Pfeil 1*) und Zysten (*Pfeil 2*). (Aufnahme Prof. Dr. R. Schumacher)

12.4.9 Extrarenale retroperitoneale Raumforderungen (Abb. 12.58)

Zystische Raumforderungen im Bereich des oberen Nierenpols legen bei Neugeborenen den Verdacht auf ein Nebennierenhämatom nahe (s. Kap. 15). Jenseits der Neugeborenenperiode kommt in erster Linie ein Neuroblastom in Frage. Selten führen Lymphangiome oder Abszesse (Abb. 12.58), z. B. tuberkulöse (!), zu retroperitonealen Raumforderungen.

12.4.10 Nierentrauma (Abb. 12.59 und 12.60)

Eine *Nierenkontusion* führt in der Regel nur zu einer Zunahme des Nierenvolumens.

Ein *perirenales Hämatom* (Abb. 12.59) erzeugt als typisches sonographisches Zeichen eine unterschiedlich dicke, partielle bis komplette Doppelkontur der Niere. Dieses zwischen der Binde- und Fettgewebskapsel der

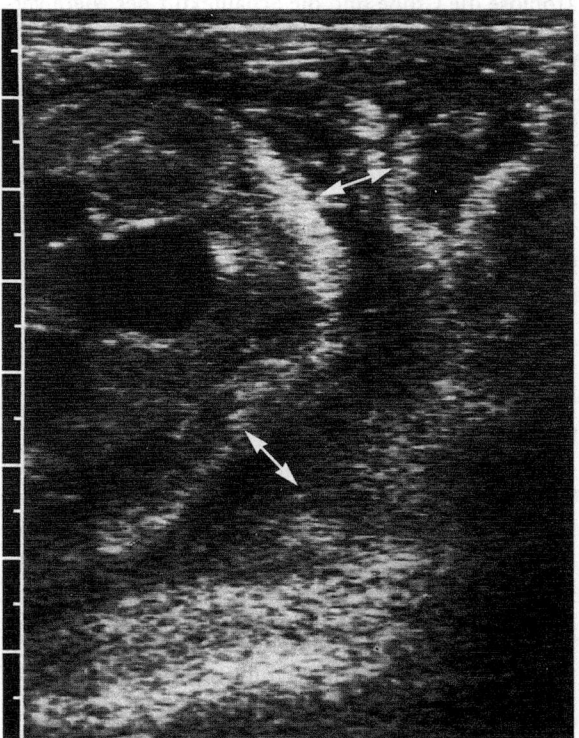

Abb. 12.59. Perirenales Hämatom nach perkutaner Nierenfistelung. Zwischen Nierenrinde und Nierenkapsel stellt sich das Hämatom (*Doppelpfeil*) echoarm dar. (Aufnahme Prof. Dr. K.-H. Deeg)

Niere gelegene Hämatom kann je nach Alter der Einblutung eine anfänglich niedrige, später erhöhte Echogenität aufweisen.

Bei der *Gefäßstielverletzung* (Intimaeinrollung) kann in der Frühphase die Niere sonographisch unauf-

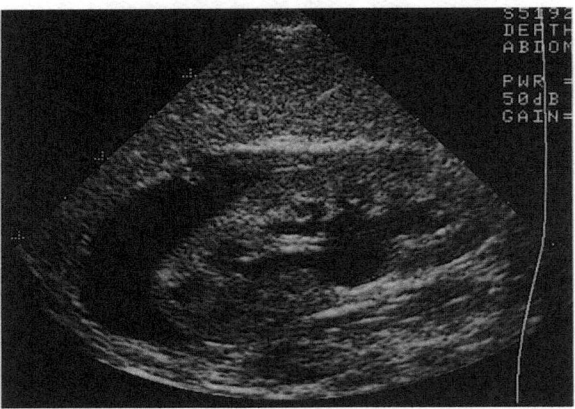

Abb. 12.60. Urinom als Folge einer Fornixruptur nach Ureterneueinpflanzung bei Blasenekstrophie. Reflexfreie, zystische Raumforderung um den Nierenpol. (Aufnahme Prof. Dr. K.-H. Deeg)

fällig erscheinen, während sich mit Einsetzen der Nekrobiose die Größe und die Schalltextur der Niere verändern. Eine frühzeitige Gefäßstielverletzung ist nur mit der farbkodierten Dopplersonographie möglich.

Liegt eine Verletzung der harnableitenden Wege vor, so kommt es zu einem *Urinom* (Abb. 12.60), das kaum von einem Hämatom abzugrenzen ist.

Bei klinischen Hinweisen auf ein Nierentrauma sollte daher die Sonographie durch funktionsabhängige Untersuchungen wie Farbdopplersonographie, Szintigraphie oder Urographie ergänzt werden.

12.4.11 Transplantatniere

In der Verlaufsdiagnostik nach Nierentransplantation besitzt die Ultraschalluntersuchung, insbesondere die Dopplersonographie einen hohen Stellenwert. Die Transplantatniere ist aufgrund ihrer Lage in der Fossa iliaca für die Ultraschalluntersuchung besonders gut zugänglich. Bei komplikationsfreien Verläufen entspricht das sonographische Bild dem der nichttransplantierten Niere. Als wesentliche Abweichungen ohne klinische Bedeutung sind weitlumige Nierenbeckenkelche, infolge der transplantationsbedingten Denervierung, und echofreie Areale vorwiegend im Hilusbereich, bedingt durch unzureichenden Lymphabfluß, zu erwähnen.

Zur Identifikation folgender Verlaufskomplikationen liefert die Sonographie wichtige Beiträge:

- Operationsbedingte Komplikationen
- Hämatom
- Harnabflußstörungen
- Gefäßverschlüsse
- Abstoßungsreaktion
- Akute tubuläre Nekrose

Eine akute Abstoßungskrise führt zu Zunahme des Nierenvolumens, Verplumpung der Nierenform, Vergröberung und Verformung der Markpyramiden, Auftreten echoarmer Regionen im Parenchym, Unschärfe der Mark-Rinden-Grenze, Zunahme der Parenchymdicke und Abschwächung bzw. Verschwinden des Mittelechos. Differentialdiagnostisch müssen eine akute Glomerulo- bzw. Pyelonephritis, eine Nierenvenenthrombose und ein akut toxisches Nierenversagen in Betracht gezogen werden. Eine akute tubuläre Nekrose oder medikamentös bedingte Nierenfunktionsveränderungen lassen sich sonographisch nicht nachweisen.

Bei protrahierten Verläufen kommt es nach einem anfänglich eher akuten Befundbild zu einer Verkleinerung der Niere, unregelmäßiger Nierenkontur und erhöhter Echogenität.

12.5 Krankheitsbilder des unteren Harntrakts

12.5.1 Fehlbildungen der Harnblase

Harnblasenaplasie

Die Diagnose einer Harnblasenaplasie kann sonographisch gestellt werden, wenn sich die Harnblase auch nach Diuretikagabe nicht nachweisen läßt. Eine Harnblasenaplasie ist immer verbunden mit infunktionellen Nieren (beidseits Aplasie oder multizystische Nieren), d.h. mit einem Potter-Syndrom.

Urorektale Septummalformation (Abb. 12.61)

Verbindungen zwischen dem Urogenitaltrakt und dem Rektum kommen angeboren vorwiegend bei der Analatresie vor. Nur in ausgeprägten Fällen gelingt ihr sonographischer Nachweis.

Blasendivertikel (Abb. 12.62)

Blasendivertikel sind zystische Raumforderungen, die sich in der Regel nach Miktion vergrößern. Kleine Divertikel, die sich erst während der Miktion füllen, sind häufig nach Miktion durch überlagernde Darmschlingen nicht erkennbar. Angeborene Divertikel sind sehr selten. Ätiologisch liegt Divertikeln im Kindesalter in der Regel eine infravesikale Obstruktion oder eine neurogene Blase zugrunde. Daher ist beim Nachweis eines Divertikels neben der Messung der Harnblasenwanddicke eine Restharnbestimmung erforderlich.

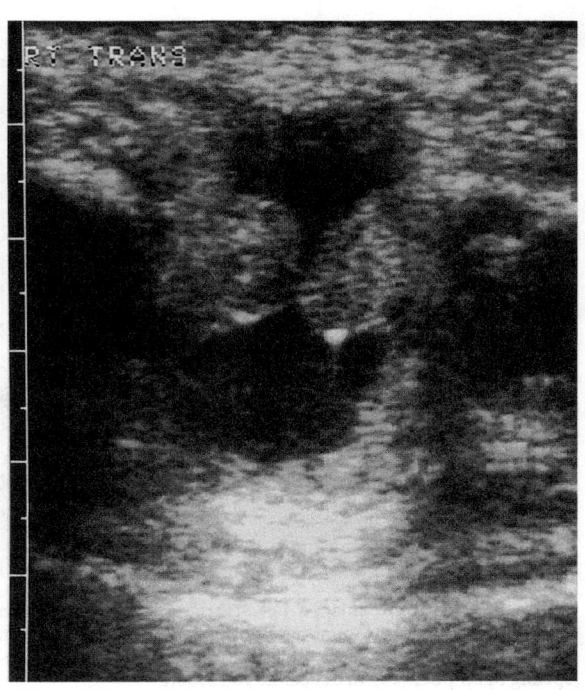

Abb. 12.61. Urorektale Septummalformation bei einer hohen Analatresie. Freie Kommunikation zwischen Sinus urogenitalis und Harnblase. Der insuffiziente Blasensphinkter hat sich wurstförmig um die Verbindung der Blase zum Sinus gelegt. (Aufnahme Prof. Dr. R. Schumacher)

Prune-belly-Syndrom

Beim Prune-belly-Syndrom ist die Harnblase massiv vergrößert und die Blasenwand häufig verdickt. Da die Prostata fehlt, läßt sich die proximale erweiterte Harnröhre darstellen. Dorsal der Harnblase bilden sich meist monströs erweiterte und geschlängelte Ureteren ab. Trotz der erheblichen dilatativen Uropathie läßt sich weder eine infra- noch eine ureterovesikale Obstruktion nachweisen.

Urachusfehlbildungen (Abb. 12.63)

Urachusfehlbildungen sind Folge einer unzureichenden Rückbildung der nur intrauterin bestehenden Verbindung zwischen Blase und Nabel. Beim persistierenden Urachusgang (Abb. 12.63 a, b) kann die Verbindung zur

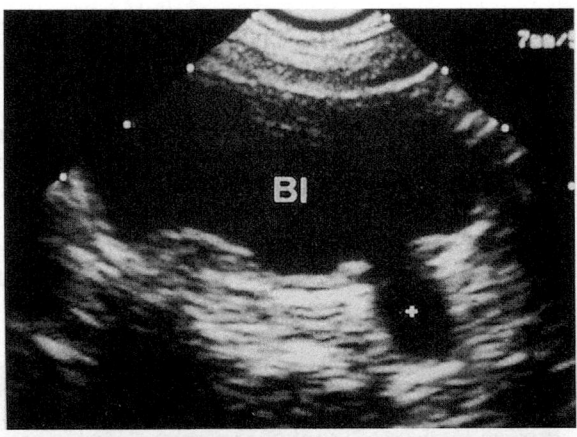

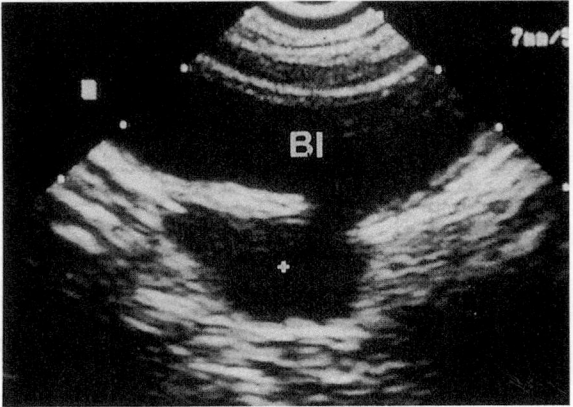

Abb. 12.62 a, b. Harnblasendivertikel im Längsschnitt (a) und im Querschnitt (b). Dorsal der Harnblase (*Bl*) ist das Divertikel als ein rundliches echofreies Areal mit Verbindung zur Harnblase erkennbar

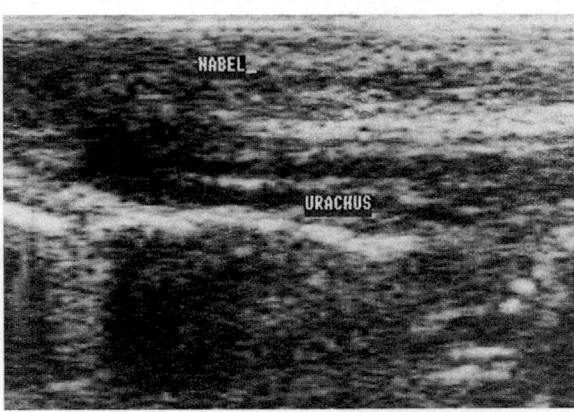

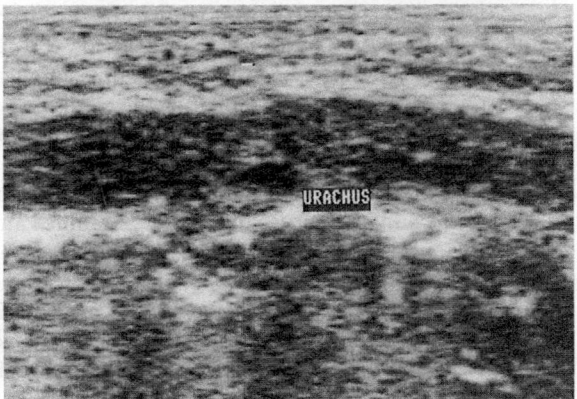

Abb. 12.63 a, b. Urachusgang bei 2 Monate altem Kind mit nässendem Nabel. Im Längsschnitt (a) erkennt man eine tubuläre Struktur, die zum Nabel zieht. Diese stellt sich im Querschnitt (b) kreisförmig zwischen den beiden Mm. recti dar

Blase bzw. zum Nabel oder zu beiden sonographisch nachgewiesen werden. Die Urachuszyste bildet sich als mittelständige, bauchdeckennahe, zwischen kranialem Harnblasenabschnitt und Nabel gelegene Raumforderung ab. Nicht infiziert ist sie reflexfrei, infiziert variiert ihr Schallbild, so daß nur durch Punktion die Konsistenz der Raumforderung ermittelt werden kann. Differentialdiagnostisch müssen an der Bauchwand adhärente Darmabschnitte oder ein Meckel-Divertikel in Erwägung gezogen werden.

Ureterozele (Abb. 12.13, 12.29, 12.65, 12.69)

Bei der Ureterozele wölben sich der ventrale und der distale Abschnitt der Ureterwand in die Blase. Die Vorwölbung kann unterschiedlich groß sein. Liegt keine Doppelniere vor, so spricht man von einer adulten, bei Vorliegen einer Doppelniere von einer infantilen Form. Ureterozelen können leicht übersehen werden, da sie oft im Schallschatten der Symphyse liegen. Dies ist durch Kippen des Schallkopfs und Darstellung des hinter der Symphyse liegenden Harnblasenabschnitts vermeidbar.

12.5.2 Neurogene Blase

Die Verdachtsdiagnose einer neurogenen Blase kann sonographisch gestellt werden, wenn sich ihre Form stark von einem Ellipsoid unterscheidet und ihre Längsachse deutlich zur linken Körperseite abweicht. Wie bei der infravesikalen Obstruktion lassen sich häufig Restharn und/oder eine Blasenwandverdickung nachweisen. Pseudodivertikel führen, wenn sie sonographisch sichtbar sind, zu einer sehr unregelmäßigen Blasenkontur.

12.5.3 Infravesikale Obstruktion (Abb. 12.64)

Eine infravesikale Obstruktion führt zu Restharn und/oder zur Blasenwandverdickung. Da sowohl der Restharn als auch die Blasenwandverdickung sonographisch quantifiziert werden können, ist die Methode gut geeignet für die Verlaufsdiagnostik der infravesikalen Obstruktion.

Setzt man den Schallkopf während oder unmittelbar nach der Miktion im Längsschnitt auf den Damm, kann man problemlos die Erweiterung der prostatischen Harnröhren und den Kalibersprung beim Übergang in die penile Harnröhre nachweisen (Abb. 12.64). Auch die penile Harnröhre ist sonographisch als echogene Struktur darstellbar. Beurteilbar ist sie jedoch nur, wenn sie prograd oder retrograd mit Flüssigkeit gefüllt ist.

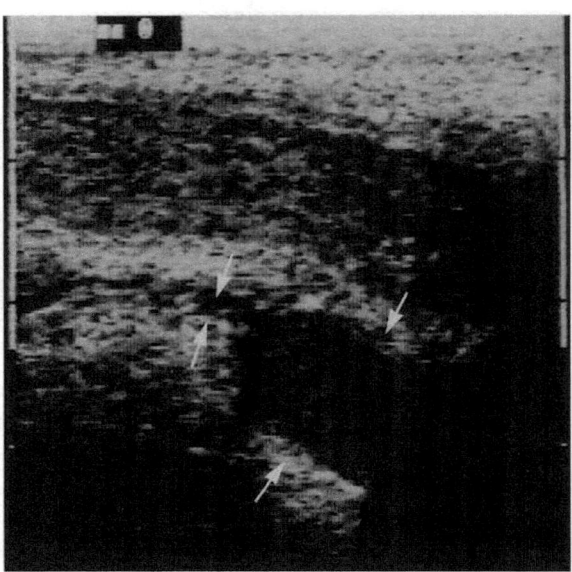

Abb. 12.64. Harnröhrenklappe bei 8jährigem Jungen über den Damm im Längsschnitt unmittelbar nach der Miktion dargestellt. Erhebliche Erweiterung der prostatischen Harnröhre mit Kalibersprung beim Übergang in die penile Harnröhre

12.5.4 Harnblasensteine (Abb. 12.65), Fremdkörper, sedimentierende Reflexe

Harnblasensteine lassen sich sonographisch sicher erfassen. Sie sind charakterisiert durch einen Echokomplex hoher Echogenität, dessen Position sich durch Umlagerung des Patienten verändert. In Abhängigkeit von der Größe des Steins erscheint ein Schallschatten (Abb. 12.65). Gleiches gilt bei einem Fremdkörper. Oft

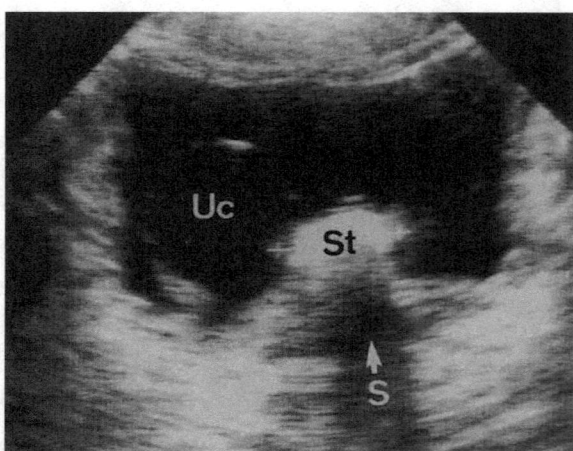

Abb. 12.65. Ureterozele und Harnblasenstein durch die Harnblase. Die quer getroffene Ureterozele (*Uc*) ist als kreisrundes, mit einer feinen Membran sich abgrenzendes echofreies Areal sichtbar. Der Blasenstein (*St*) stellt sich echogen mit dorsalem Schallschatten (*S*) dar

12.5.5 Harnblasentumoren (Abb. 12.66–12.71)

Harnblasentumoren sind im Kindesalter sehr selten. Dementsprechend fehlen einschlägige Erfahrungen. Es ist zu erwarten, daß – ähnlich wie bei Erwachsenen – sonographisch nicht nur der Tumor in der Blase, sondern auch die Infiltration ins Becken recht zuverlässig erkannt werden können. Bei Kindern kommt in erster Linie ein Rhabdomyosarkom (Abb. 12.66) in Frage.

Differentialdiagnostische Schwierigkeiten bereiten umschriebene Wandverdickungen, wie sie infolge einer fokalen Entzündung (Abb. 12.67) oder infolge eines

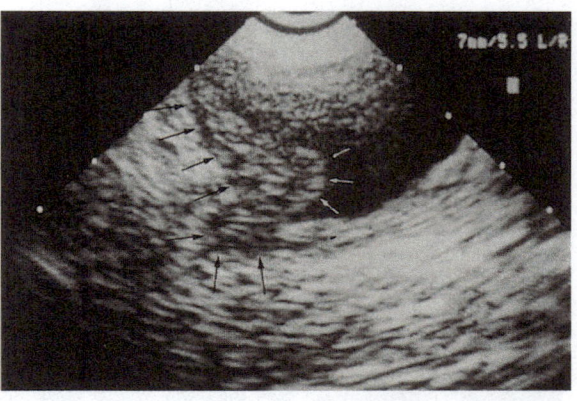

Abb. 12.68. Blasenwandhämatom nach Tritt in den rechten Unterbauch (Blasenlängsschnitt) bei 18jährigem Mädchen. Der kraniale Anteil der Blase stellt sich verdickt mit inhomogener Schalltextur mittlerer bis niedriger Echogenität dar (*Pfeile*)

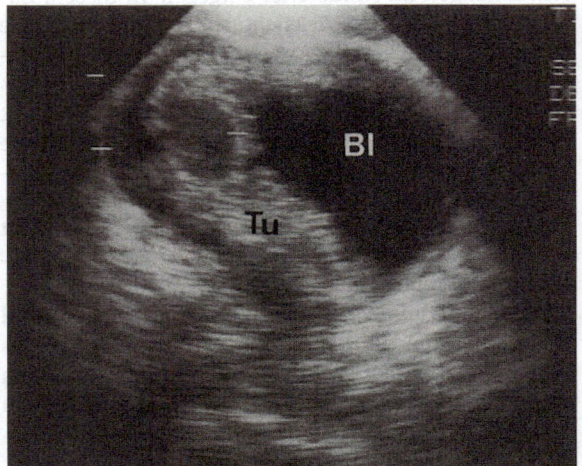

Abb. 12.66. Sarkoma botryoides der Harnblase (Querschnitt durch die Harnblase). Polypöse Raumforderung (*Tu*), die sich ins Blasenlumen (*Bl*) vorwölbt und von der Harnblasenwand nicht sicher abgrenzbar ist

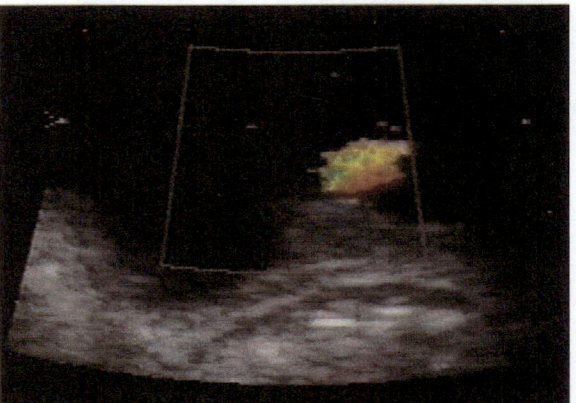

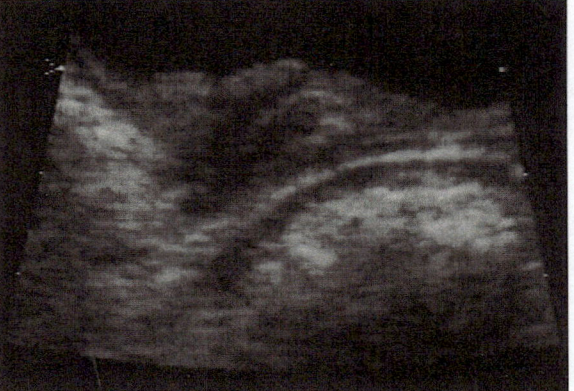

Abb. 12.69 a, b. Sich solide darstellende Ureterozele bei 7jährigem Jungen. **a** Farbdopplersonographisch kann die tumorartige Prominenz in der Blasenwand als Harnleitermündung identifiziert werden. **b** In der soliden Raumforderung lassen sich 2 tubuläre Strukturen nachweisen. (Histologisch: Ureterozele mit Ureterknospe)

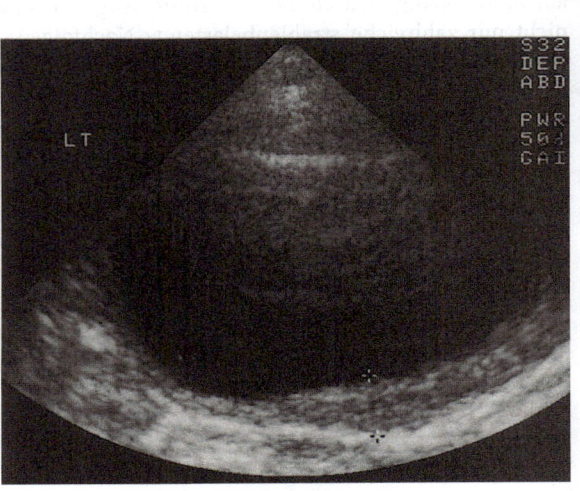

◀ **Abb. 12.67.** Umschriebene Blasenwandverdickung bei 5jährigem Mädchen im Rahmen einer Zystitis. (Aufnahme Prof. Dr. R. Schumacher)

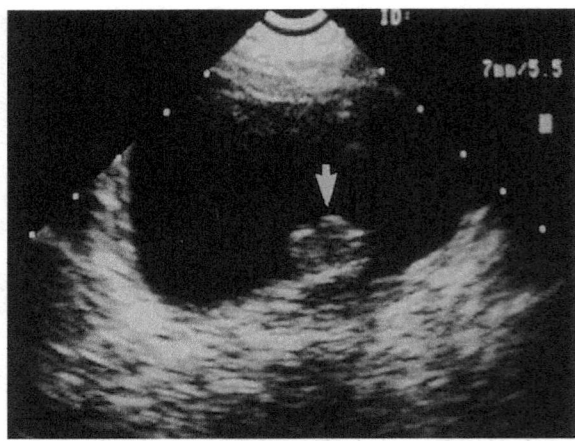

Abb. 12.70. Durch Harnleiterneueinpflanzung bedingte polypenähnliche Veränderung der Harnblasenwand (*Pfeil*)

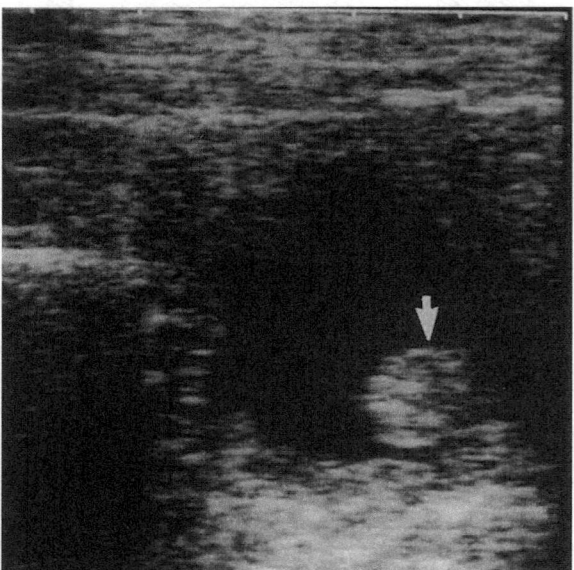

Abb. 12.71. Urethralpolyp (Blasenquerschnitt). Im Bereich des Trigonum vesicae ist der Polyp (*Pfeil*) als runde, in das Blasenlumen hineinragende Raumforderung sichtbar, die sich unter Miktion in die Harnröhre verlagert

Blasenwandhämatoms (Abb. 12.68) entstehen können. Auch eine Ureterozele (Abb. 12.69) kann sich in seltenen Fällen wie ein solider Tumor darstellen. Zur Klärung ist in der Regel eine endoskopische Untersuchung erforderlich. Harnleiterneueinpflanzungen nach Politano-Leadbetter imponieren manchmal wie ein Blasenpolyp (Abb. 12.70). Gestielte Urethralpolypen (Abb. 12.71) in der prostatischen Harnröhre können am Blasenboden nachweisbar sein.

12.6 Grenzen und Stellenwert der Sonographie des Harntrakts

Kein Untersuchungsverfahren hat die pädiatrisch-urologische Diagnostik so bereichert wie die Sonographie des Harntrakts. Ihre methodischen Vorteile kommen den besonderen Problemen der Nieren- und Harnwegserkrankungen im Kindesalter entgegen. In diesem Zusammenhang ist zu berücksichtigen, daß selbst schwere morphologische Veränderungen des Harntrakts vorliegen können, ohne daß Symptome auftreten; allenfalls liegen uncharakteristische Symptome vor. Die Folge ist vielfach eine zu spät einsetzende Diagnostik. Da für die Prognose dieser Erkrankungen die Früherkennung entscheidend ist, sollte die Indikation zur morphologischen Untersuchung der Harnwege großzügig gestellt werden. Vieles spricht derzeit für ein generelles postnatales sonographisches Fehlbildungsscreening.

Die Sonographie ist heute Methode der ersten Wahl in der bildgebenden Diagnostik des Harntrakts. Der apparative und personelle Aufwand muß der klinischen Fragestellung Rechnung tragen. Zwischen personellem und apparativem Untersuchungsaufwand und der Aussagekraft der Methode besteht eine enge Korrelation. Notwendig ist daher eine Stufendiagnostik und damit eine Differenzierung verschiedener Untersuchungsebenen, wobei die Wahl der Ebene von dem für die spezielle klinische Problematik erforderlichen Untersuchungsaufwand abhängt. Durch dieses gestufte Vorgehen sind nicht nur zahlreiche strahlenbelastende Nachfolgeuntersuchungen vermeidbar, sondern auch unnötige Wiederholungsuntersuchungen. Unverzichtbar ist beim Nachweis eines Tumors eine weiterführende bildgebende Diagnostik (MRT oder CT). Vielfach – und das gilt insbesondere für die Indikationsstellung zu operativen Korrekturen am Harntrakt – bedarf die Sonographie der Ergänzung durch die nuklearmedizinische Funktionsdiagnostik. Die klassischen uroradiologischen Methoden (Ausscheidungsurogramm, Miktionszystourethrogramm) werden mit zunehmender Verfeinerung der sonographischen Diagnostik nur noch selten und dann meist sehr gezielt eingesetzt.

Weibliches Genitale

F. BUNDSCHERER

> **Untersuchungsindikationen**
>
> - Abklärung einer Fehlbildung oder Anomalie
> - Pubertäre Entwicklungsstörung inkl. primäre Amenorrhö
> - Akute Erkrankung im unteren Abdomen
>   - unklarer Bauchschmerz
>   - vaginaler Fluor, Blutung
> - Raumforderungen des kleinen Beckens
> - Normale und abnorme Gravidität

13.1 Technische Voraussetzungen

Für die Untersuchung des weiblichen inneren Genitales empfiehlt sich die Verwendung von Sektor- oder evtl. Curved-array-Schallköpfen. Vom Kleinkindesalter an ist ein 5-MHz-Schallkopf Standard, bei Neugeborenen und Säuglingen läßt sich mit höherfrequenten Schallköpfen die Abbildungsqualität deutlich verbessern.

13.2 Patientenbedingte Voraussetzungen

In Rückenlage wird der Schallkopf unmittelbar suprapubisch aufgesetzt, um in Längs-, Schräg- und Querschnitten die Region des kleinen Beckens zu untersuchen. Als Schallfenster und Wasservorlaufstrecke dient hierbei eine gefüllte Harnblase, weshalb sich bei Säuglingen die Untersuchung nach dem Füttern empfiehlt. Bei schlechter Blasenfüllung können die Adnexe und der Fundus uteri meist nicht beurteilt werden.

13.3 Untersuchungstechnik

Im Kindesalter erfolgt die Untersuchung des inneren weiblichen Genitales, von wenigen Ausnahmen abgesehen, transabdominell in Rückenlage. Eine gefüllte Harnblase dient als Wasservorlaufstrecke. Empfehlenswert ist die Verwendung eines 5-MHz-Sektorschallkopfs, im Neugeborenenalter sind höherfrequente, bei Adoleszenten und sehr adipösen Mädchen auch niedrigerfrequente Schallköpfe vorteilhaft. Von unmittelbar suprapubisch kann das kleine Becken durch das Schallfenster der Harnblase in alle Richtungen durchmustert werden.

13.4 Normale sonographische Anatomie

13.4.1 Vagina und Uterus

Die Vagina stellt sich im suprapubischen Längsschnitt dorsal der Harnblase als zarte tubuläre Struktur dar, die häufig eine Dreischichtung erkennen läßt: echoarme Vorderwand, echogenes Zentrum, echoarme Hinterwand. Kranial an die Vagina direkt anschließend stellt sich der Uterus dar, der zumeist die Blasenhinterwand etwas imprimiert (Abb. 13.1). Häufig besteht eine seitliche Abweichung in der Längsachse, eine Sinistro- oder Dextropositio uteri. Durch die Anteversion des Uterus gegenüber der Vagina und die Anteflexion zwischen Zervixregion und Corpus uteri schmiegt sich der Uterus der Hinterwand der Harnblase in der Regel eng an; Retroversion und Retroflexion sind seltenere Normvarianten.

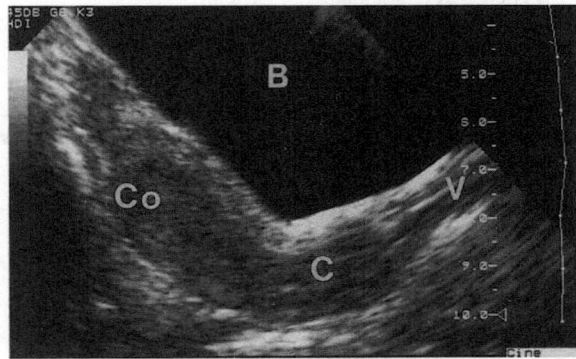

Abb. 13.1. Suprapubischer Längsschnitt. Adulter Uterus postmenstruell dorsal der Harnblase (*B*), dreischichtige Vagina (*V*). Überwiegen des anteflektierten Corpus uteri (*Co*) gegenüber der Zervix (*C*)

13.4.2 Entwicklungsstadien des Uterus, Zyklusdynamik

Die typischen Veränderungen des Uterus während der Kindheit können in 4 Phasen eingeteilt werden (Normalwerte s. Anhang):

- Neonatalphase: Der Uterus ist aufgrund der peripartal und postpartal einwirkenden Östrogene groß, wobei die Zervixregion die Corpusregion an Länge und Durchmesser deutlich übertrifft (Abb. 13.2 a, b). Häufig läßt sich ein Endometriumband nachweisen. Die Uteruslänge beträgt ca. 4 cm, das Volumen (Länge x Breite x Tiefe x 0,5) ca. 3,8 cm^3.
- Ruhephase: Diese wird bisweilen einige Wochen nach Geburt, nicht selten aber erst am Ende des 1. Lebenshalbjahres erreicht. Die Ruhephase endet im Alter von ca. 7-8 Jahren. Der Uterus stellt sich tubulär klein, als Verlängerung des Vaginalkanals dar (Abb. 13.3 a, b) und mißt ca. 3 cm in der Länge bei 1-1,5 cm^3 Volumen.
- Präpubertäre Phase: Das Wachstum des Uterus eilt zumeist der Pubertätsentwicklung der sekundären Geschlechtsmerkmale um 1-2 Jahre voraus. Das Wachstum in der Länge und im Durchmesser bevorzugt die Corpusregion (Abb. 13.4 a, b).
- Postmenarcheale Phase: Der adulte Uterus weist die typische corpusbetonte Birnenform auf, ist ca. 5-8 cm lang und hat ein Volumen von mindestens 20 ml (Abb. 13.5 a, b). Es ist die typische Zyklusdynamik erkennbar: Zur Menstruation ist nur ein zartes oder kein Endometriumband erkennbar (Abb. 13.1). Während der Proliferationsphase wird das Endometrium dicker, zur Zeit der Ovulation mißt es ca. 3-5 mm. Während der Sekretionsphase nimmt der Endometriumdurchmesser noch etwas zu, zentral entwickelt sich häufig eine echoarme Zone entsprechend den Veränderungen der Funktionalis (Abb. 13.6).

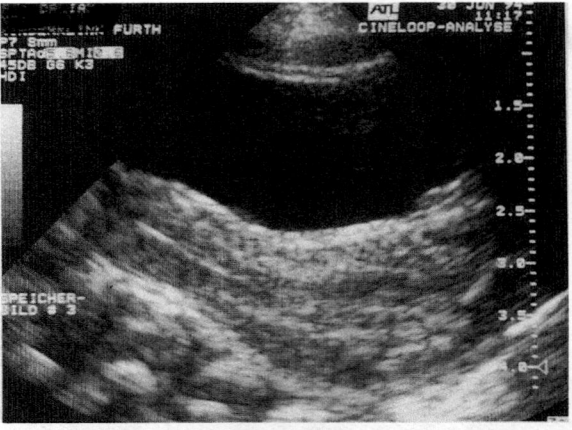

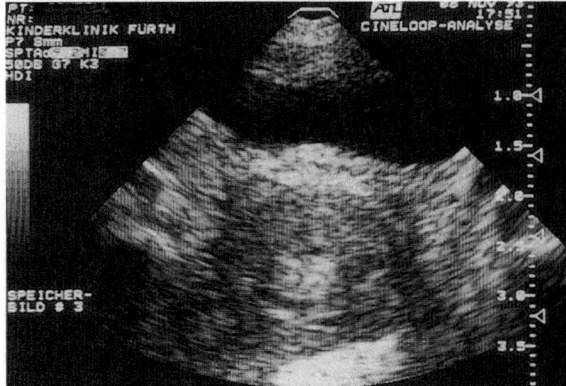

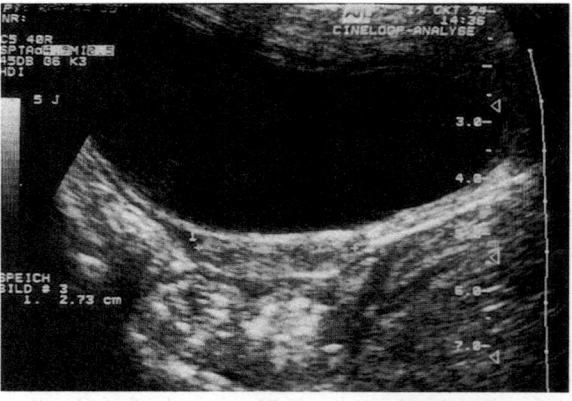

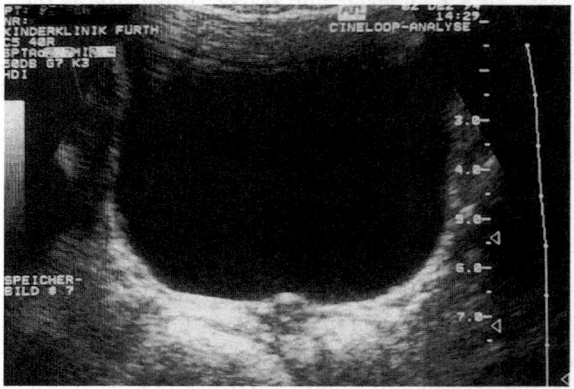

Abb. 13.2. Neugeborenenuterus im Längsschnitt (a) und im Querschnitt (b). Die Zervixregion ist deutlich größer als das Corpus uteri. Deutliches echogenes Endometriumecho

Abb. 13.3. Uterus der Ruhephase im Längsschnitt (a) und im Querschnitt (b). Tubuläres Erscheinungsbild

13.4 · Normale sonographische Anatomie

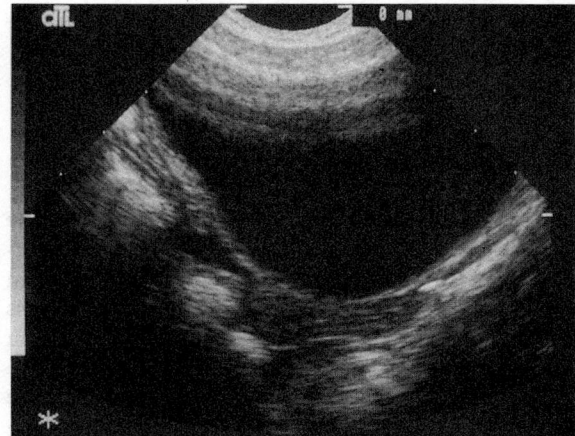

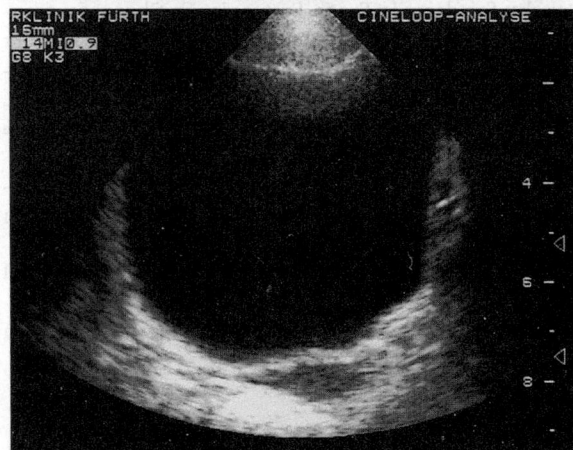

Abb. 13.4. Uterus mit beginnender pubertärer Entwicklung im Längsschnitt (a) und im Querschnitt (b). Im Längsschnitt ist die kolbige Vergrößerung der Corpusregion bereits erkennbar

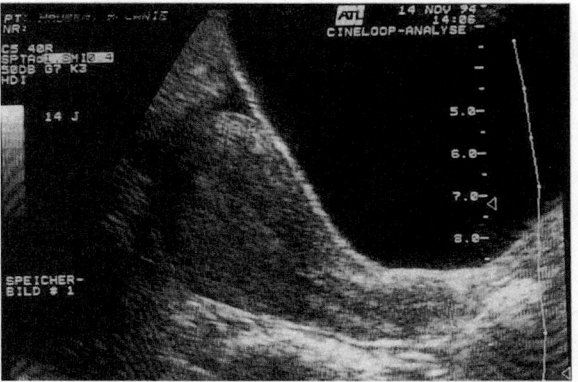

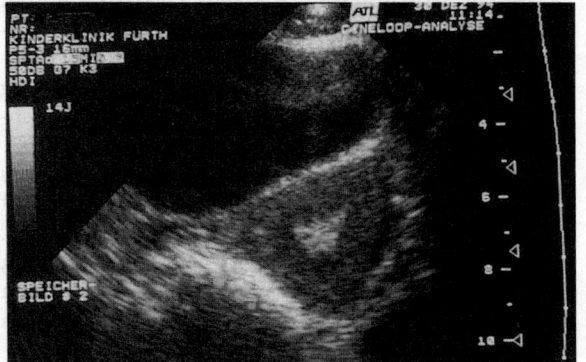

Abb. 13.5. Uterus postmenarcheal im Längsschnitt (a) und im Querschnitt (b). Dickes Endometriumecho als Ausdruck der abgeschlossenen Proliferation, typische adulte Birnenform

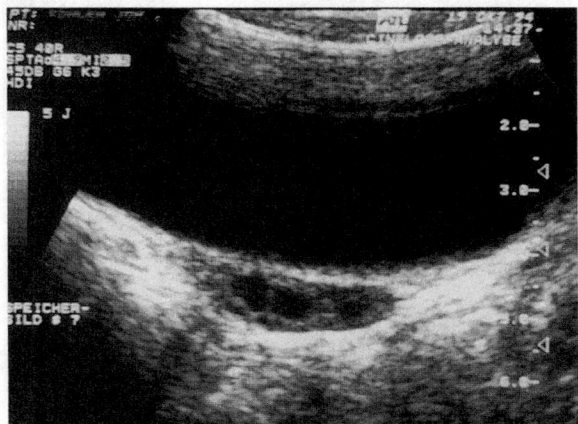

Abb. 13.6. Suprapubischer Schrägschnitt. Hinter der Harnblase ist das längliche Ovar eines Kleinkindes aufgrund von Follikelzysten gut erkennbar

13.4.3 Ovarien

Die Ovarien liegen meist lateral des Uterus. In einem suprapubischen Schrägschnitt sind sie bei gefüllter Harnblase zumeist auffindbar; im Neugeborenenalter und nach Einsetzen der pubertären Entwicklung sind sie in ca. 80% der Fälle beidseits abgrenzbar, im Kleinkindalter gelingt eine eindeutige Abbildung weniger gut.

Prinzipiell können Ovarien sich überall auf dem Weg vom unteren Nierenpol bis zum Lig. latum finden. Ovarien wachsen kontinuierlich: Im 1. Lebensjahr beträgt das Volumen meist weniger als 1 cm³, bei Adoleszenten ca. 3–8 cm³ (Normwerte s. Anhang). Ovarialzysten mit einem Durchmesser unter 9 mm sind in jeder Altersgruppe ein Normalbefund (Abb. 13.7), in der Neonatalperiode und nach Eintritt in die Pubertätsentwicklung sind Follikelzysten bei der Mehrzahl der Mädchen nachweisbar.

Postmenarcheal wachsen zyklusabhängig jeweils einige Follikelzysten heran. Zur Ovulation kommt zumeist nur ein Follikel mit einem Durchmesser von ca. 17–29 mm (Abb. 13.6). Zu diesem Zeitpunkt ist häufig eine geringe Menge freie Flüssigkeit im Douglas-Raum nachweisbar. Das Corpus luteum mißt ca. 1,6–2,4 cm und verschwindet am Zyklusende.

13.5 Krankheitsbilder

13.5.1 Fehlbildungen

Uterusagenesie, Uterushypoplasie, Fusionsstörungen

Anomalien der Uterusentwicklung sind die Agenesie und die Hypoplasie sowie Fusionsstörungen der Müllerschen Gänge im Sinne einer völligen oder partiellen Duplikation von Uterus und Vagina. Ein Uterus bicornis oder duplex läßt sich sonographisch besonders im Querschnitt gut erkennen (Abb. 13.8).

Als Ursache für eine Agenesie kommen vor allem die testikuläre Feminisierung und das Mayer-Küster-Rokitansky-Syndrom in Frage. Erstere ist im Chromosomensatz 46 XY erkennbar, letzteres wird zumeist bei der Abklärung einer primären Amenorrhö bei normal entwickelten äußeren Geschlechtsmerkmalen entdeckt. Ovarien sind hierbei normal nachweisbar, in ca. 50% der Fälle liegen assoziierte Nierenanomalien vor.

Eine Hypoplasie des Uterus und ein fehlender Nachweis von Ovarien sind beim Ullrich-Turner-Syndrom üblich. In einigen Fällen, insbesondere bei Vorliegen eines chromosomalen Mosaiks, können aber Ovarien und ein normalgroßer Uterus vorkommen. Die Uterushypoplasie läßt sich in der Regel erst bei einem Ausbleiben des pubertären Wachstums erkennen.

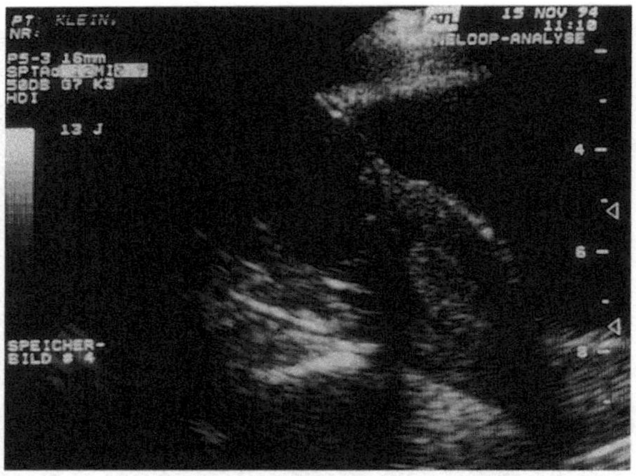

Abb. 13.7. Suprapubischer Längsschnitt. Adulter Uterus mit zentral echoärmerem, dickem Endometriumband kurz prämenstruell. Kranial des Uterus ist das Ovar mit Corpus-luteum-Zyste erkennbar

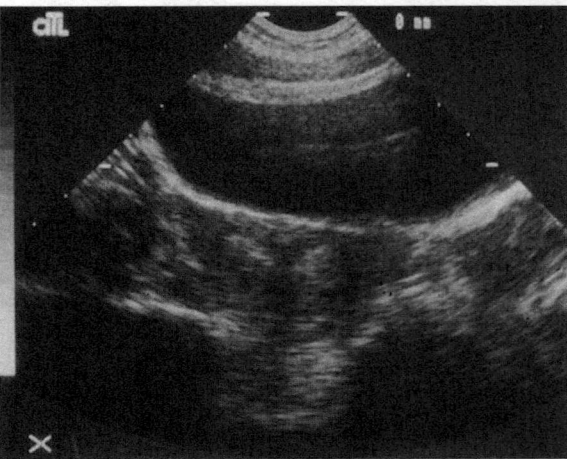

Abb. 13.8. Suprapubischer Querschnitt: Uterus mit 2 voneinander getrennten Endometrien als Ausdruck eines Uterus bicornis

Gynatresien

Die vaginale Obstruktion kann durch eine einfache Hymenalatresie oder eine Vaginalatresie bedingt sein, die häufig mit anderen Fehlbildungen assoziiert auftritt: Nierenmißbildungen, Analatresie, Polydaktylie, sakrale Dysplasie, Malrotation, Herzfehler sowie rektouterine oder vaginoureterale Fisteln wurden beschrieben.

Der Aufstau von Sekreten in Vaginalkanal und Uterus führt zu Hydrokolpos, Hydrometrokolpos und Mukometrokolpos vor der Menarche, bei späterer Entdeckung der Anomalie zu Hämatokolpos und Hämatometrokolpos.

Sonographisch imponiert eine zumeist monströse Aufdehnung des Vaginalkanals, dem der Uterus aufsitzt. Die aufgestaute Flüssigkeit stellt sich echoleer oder von geringer Echogenität dar. Eine Verlagerung der Harnblase und eine sekundäre Harnabflußstörung sind nicht selten zu beobachten (Abb. 13.9 a, b).

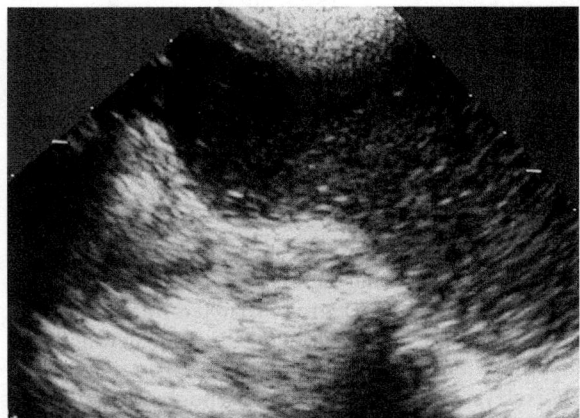

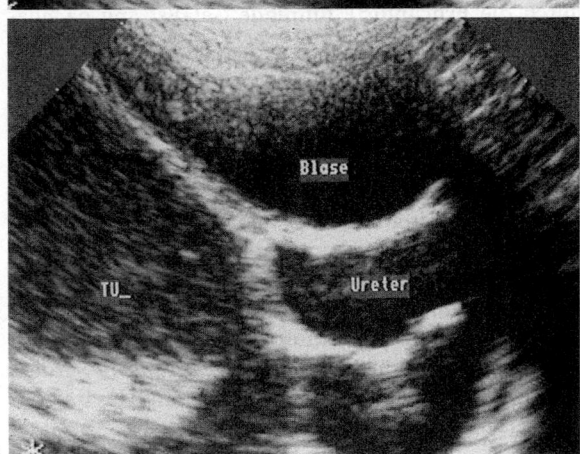

Abb. 13.9. Suprapubischer Längsschnitt median (a) und etwas paramedian (b) bei einem Säugling mit Mukometrokolpos. Median ist eine riesige Raumforderung homogener mäßiger Echogenität bis ins kleine Becken zu verfolgen, lateral erst findet sich die verdrängte Harnblase ventral des Tumors (*TU*). Zusätzlich gestauter Ureter

Intersexuelles Genitale

Zur Basisdiagnostik des intersexuellen Genitales gehört neben der Chromosomenanalyse die sonographische Untersuchung: Es werden Vorhandensein, Form und Größe von Uterus und Ovarien überprüft und nach einem ovariellen Tumor oder einer Nebennierenanomalie bzw. -vergrößerung gefahndet. Beim weiblichen Pseudohermaphroditismus findet sich ein regelrechter sonographischer Befund des inneren Genitales. Eine Nebennierenhyperplasie ist beim adrenogenitalen Syndrom pathognomonisch.

Beim Hermaphroditismus verus finden sich regelmäßig ein intersexuelles äußeres Genitale, zu beinahe 90 % ein hypoplastischer Uterus und als Gonaden Ovotestes, Hoden und Ovarien in variablen Kombinationen.

Der männliche Pseudohermaphroditismus zeichnet sich durch einen femininen Phänotyp oder ein intersexuelles Genitale aus (bei männlichem Chromosomensatz). Ektope Hoden und das Fehlen von Uterus und Ovarien sind kennzeichnend.

Bei gemischter Gonadendysgenesie mit Karyotyp 45 XO/XY oder 46 XY finden sich ein normaler und auf der Gegenseite ein dysgenetischer Hoden bei nachweisbarem Uterus. Dem Turner-Syndrom eigene weitere Anomalien sind beim Karvotyp 45 XO/XY ebenfalls feststellbar. Das äußere Genitale ist intersexuell oder hypoplastisch. Auch bei der reinen Gonadendysgenesie und beim Syndrom der persistierenden Müllerschen Gänge lassen sich jeweils der Uterus und die distale Vagina darstellen.

13.5.2 Pubertäre Entwicklungsstörungen

Vorzeitige Pubertätszeichen

Sekundäre Pubertätszeichen vor dem 8. Lebensjahr sind Anlaß für weitere Untersuchungen. Die Sonographie erweist sich hier zunehmend als wertvolles Basisdiagnostikum, da sie zusammen mit der Klinik und der Kenntnis der normalen Entwicklung von Uterus und Ovarien während der Kindheit eine Zuordnung erlaubt (Normalwerte s. Anhang). Hormonuntersuchungen (LH-RH-Test) sind insbesondere bei der prämaturen Thelarche unnötig, wenn der Uterus keine Östrogenstimulation im Sinne einer vorzeitigen Vergrößerung mit einem Volumen über 1,8 ml aufweist. Die Untersuchung der Ovarien ist zusätzlich notwendig, wobei die ovarielle Entwicklung weniger sensitiv bezüglich der Feststellung einer Pubertas praecox ist. Follikelzysten unter 9 mm kommen in jedem Alter vor und gelten deshalb nicht als Kriterium.

Sowohl bei der Pubertas praecox als auch bei der Pseudopubertas praecox sind sonographische Zeichen einer vorzeitigen Ausreifung von Uterus und Ovarien nachweisbar. Die Differenzierung erfolgt durch einen LH-RH-Test.

Sonographisch kann als Ursache einer Pseudopubertas praecox eine ovarielle Raumforderung bzw. Zyste oder ein Nebennierentumor ausgeschlossen werden.

Pubertas tarda

Bei Ausbleiben einer äußerlich erkennbaren Pubertätsentwicklung jenseits des 13. Lebensjahres zeigt die Sonographie häufig bereits ein pubertäres Wachstum des Uterus und bestätigt das Vorhandensein von Ovarien. Die Wachstumsphase des Uterus beginnt zumeist 1–2 Jahre vor der Ausprägung äußerlich erkennbarer Pubertätszeichen. Somit ist in diesen Fällen bei unauffälliger Anamnese und regelrechtem klinischem Befund ein zuwartendes Verhalten gerechtfertigt.

Primäre Amenorrhö

Bei Ausbleiben der Menarche nach Vollendung des 15. Lebensjahres spricht man von primärer Amenorrhö. Die sonographische Untersuchung kann eine Reihe der vielfältigen Ursachen erkennen: Uterovaginale Fehlbildungen wie Gynatresien, Hypo- und Aplasie von Uterus und Ovar, Tumoren des Ovars oder der Nebenniere sowie Ovarialzysten sind mit Hilfe der Sonographie auffindbar. Beim Syndrom der polyzystischen Ovarien (Stein-Leventhal-Syndrom) finden sich überwiegend vergrößerte Ovarien mit multiplen Follikelzysten (Abb. 13.10).

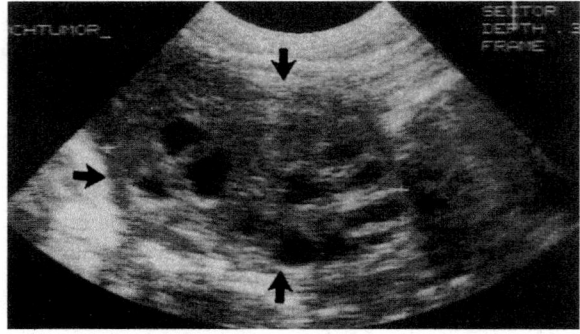

Abb. 13.10. Polyzystisches Ovar (Längsschnitt durch den rechten Unterbauch). Das bereits klinisch tastbare Ovar zeigt zahlreiche echoleere Follikelzysten bis 0,5 cm Durchmesser

13.5.3 Akute Erkankungen im Unterbauch

Adnexitis, Tuboovarialabszeß, Ovarialtorsion

Die transabdominelle Sonographie läßt häufig nur eine Vergrößerung des Ovars erkennen. Farbdopplersonographisch kann bei Adnexitis zumeist eine vermehrte Perfusion nachgewiesen werden. Ein Tuboovarialabszeß stellt sich meist als komplexe Raumforderung im kleinen Becken dar, der Befund ist nicht selten mehrdeutig (Abb. 13.11). Auch die Ovarialtorsion bietet zumeist das Bild einer komplexen Raumforderung. Der Nachweis einer Perfusion schließt eine Ovarialtorsion nicht aus, da die Gefäßversorgung der Adnexe über die A. uterina und A. ovarica erfolgt, die untereinander Kollateralen besitzen. Flüssigkeit im Douglas-Raum als unspezifische Begleiterscheinung wird auch beim Follikelsprung und vielen abdominellen Erkrankungen häufig nachgewiesen. Für die Ovarialtorsion gilt in über 70 % der Fälle eine Ansammlung randständiger kleiner Zysten am vergrößerten Ovar – bedingt durch eine vermehrte venöse Kongestion – als typisch. Bei differentialdiagnostischen Problemen führen hier klinische Parameter und bei adoleszenten Patientinnen die Endosonographie weiter.

Ovarielle Leistenhernie

Gelegentlich bleibt der Befund einer kleinen Raumforderung im Bereich der großen Labien oder der Leiste mehrdeutig. Im Ultraschallbild gelingt in aller Regel die Identifikation als eingeklemmtes Ovar mit darstellbaren Follikelzysten (Abb. 13.12). Im Farbdoppler kann der durch die Bruchpforte führende Gefäßstrang nachgewiesen werden.

Vaginaler Fluor, pathologische Genitalblutung

Die Sonographie ergänzt die klinische Inspektion. So kann bei Vulvovaginitis und vaginoskopisch nachweisbaren Verletzungen das Ausmaß von begleitenden Weichteilveränderungen besser beurteilt und freie Flüssigkeit im Douglas-Raum nachgewiesen werden (Abb. 13.13.). Bei einer pathologischen Blutung kann ein Tumor des inneren Genitales ausgeschlossen werden. Zudem wird die altersgemäße Entwicklung des inneren Genitals überprüft.

Abb. 13.13. Suprapubischer Längsschnitt. Nach Entfernen vaginaler ▶ Fremdkörper (Stifte) findet sich eine Auftreibung der distalen Vagina und Zervixregion. Klinisch: Fieber, Fluor und Bauchschmerz

13.5.4 Raumforderungen des inneren Genitales

Von Uterus und Vagina ausgehende Raumforderungen

Im Bereich von Vagina und Uterus sind vor allem Fremdkörper, Gravidität sowie Gynatresien auszuschließen. Als benigne Tumoren kommen Zysten, Hämangiome und Papillome in Frage. Das Rhabdomyosarkom ist der häufigste maligne Tumor im Bereich von Uterus und Vagina. Sonographisch imponiert es als solide oder komplexe Raumforderung mit häufig schwieriger Abgrenzbarkeit zum Ursprungsorgan (Abb. 13.14). Selten sind Adenokarzinome der Vagina beschrieben, besonders nach Diäthylstilböstrolexposition in der Schwangerschaft.

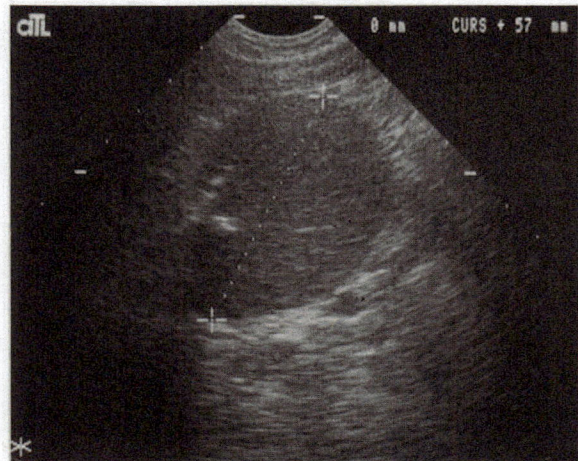

Abb. 13.11. Ovarialabszeß (Längsschnitt durch den rechten Unterbauch). Gut abgrenzbare Raumforderung mittlerer Echogenität mit echogenen Anteilen

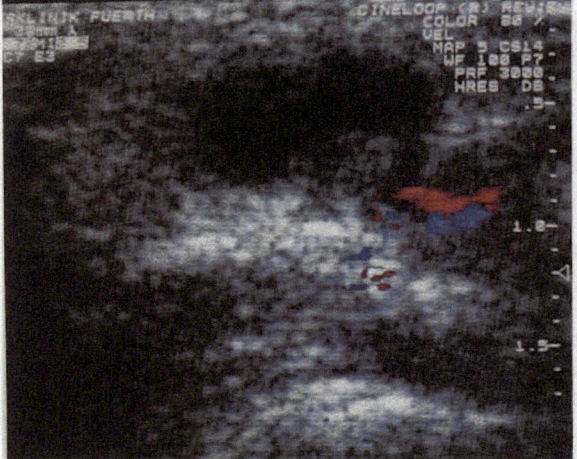

Abb. 13.12. Medianer Leistenbereich eines Säuglings. Im Farbdoppler stellt sich eine palpable Resistenz als solide Raumforderung mit zystischen Anteilen und Gefäßversorgung aus der Tiefe dar. Befund: ovarielle Leistenhernie

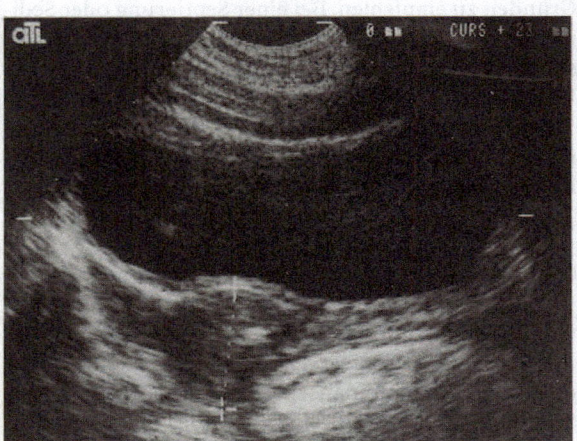

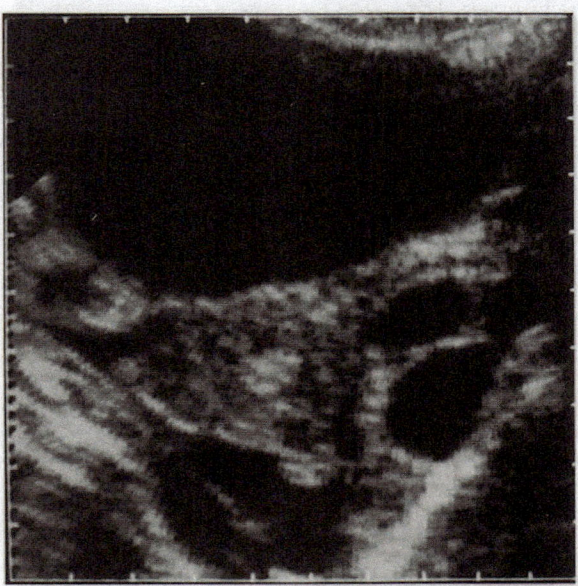

Abb. 13.14. Suprapubischer Querschnitt. Von der Uterushinterwand nicht abgrenzbarer Tumor, teils solide, echogen, teils multizystisch. Histologisch: Weichteilsarkom

Neonatale Ovarialzysten

Etwa 90 % der neonatalen Ovarialzysten sind Follikelzysten. Bei fehlenden klinischen Symptomen, Echofreiheit des Zysteninhalts und einem maximalen Durchmesser der Ovarialzyste von weniger als 4–5 cm entspricht zuwartendes Verhalten allgemeinem Konsens (Abb. 13.15). Eine spontane Rückbildung über Wochen bis zu ca. 1 Jahr kann beinahe ausnahmslos beobachtet werden. Aufgrund einer großen Lagevariabilität bereitet die Zuordnung einer abdominellen Zyste zur Diagnose „Ovarialzyste" nicht selten Probleme. Unkomplizierte große Ovarialzysten weisen eine zarte einschichtige Wandung auf. Häufig sind sie zu verschiedenen Zeiten und abhängig von der Lagerung des Kindes in unterschiedlicher

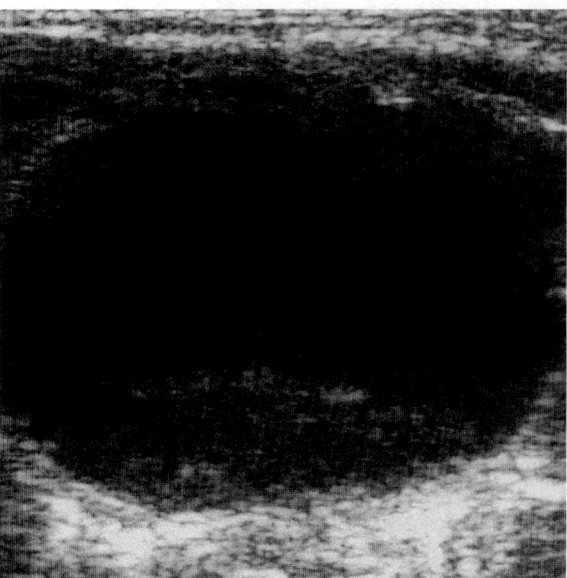

Abb. 13.17. Große zystische Raumforderung im Unterbauch mit Sedimentation. Nach Aspiration seröser Flüssigkeit spontane komplette Rückbildung. Östradiolspiegel massiv erhöht

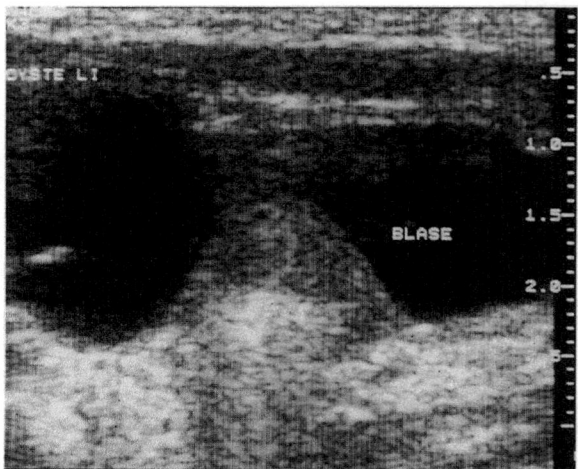

Abb. 13.15. Neonatale Ovarialzyste (suprapubischer Schrägschnitt). Kranial der gering gefüllten Harnblase findet sich eine zystische Raumforderung, die sich in der Folgezeit zurückbildet

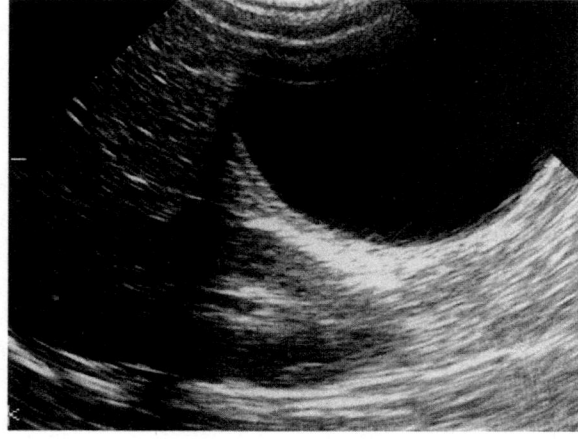

Abb. 13.16. Längsschnitt durch den rechten Oberbauch. Riesige zystische Raumforderung vor der Niere und an den Leberunterrand grenzend. Intraoperativ: Ovarialzyste

Lokalisation, z.B. im Oberbauch, nachweisbar (Abb. 13.16).

Wenn Ovarialzysten einen Durchmesser von mehr als 4–5 cm aufweisen oder eine eindeutige Zuordnung nicht möglich ist, kann eine transkutane Punktion eine drastische Volumenreduktion bewirken. Hierbei erhärtet eine gleichzeitige Untersuchung des Aspirates auf Östradiol die Diagnose aufgrund einer in Ovarialzysten stark erhöhten Konzentration.

Alternative Vorgehensweisen sind die Laparatomie, die nicht selten zur Oophorektomie führt, und das Abwarten des natürlichen Verlaufen mit einem möglicherweise erhöhten Risiko von Torsion, Ruptur oder Einblutung. Lassen sich solide Anteile in den Zysten nachweisen, ist die Laparatomie aus diagnostischen Gründen zu empfehlen. Bei einer Septierung oder Sedimentbildung in der Zyste ist eine Aspiration von Zysteninhalt und dessen laborchemische und zytologische Untersuchung eine mögliche Alternative (Abb. 13.17).

Am häufigsten entsprechen Zysten mit Sedimentierung oder soliden Anteilen Ovarialzysten mit stattgehabter Einblutung bzw. Ovarialtorsion.

Ovarialtumoren jenseits der Neonatalperiode

Große Ovarialzysten im späteren Kindesalter und der Adoleszenz sind zu ca. 65% benigne. Behandlungsbedürftig sind symptomatische Zysten. So sind gonadale Stromatumoren wie z.B. ein Granulosazelltumor als Ursache einer Pseudopubertas praecox mit Schmierblu-

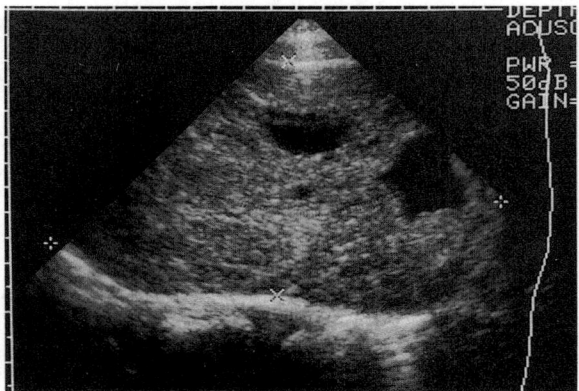

Abb. 13.18. 5jähriges Mädchen mit Schmierblutung und Genitalbehaarung. Sonographisch komplexe Raumforderung im Unterbauch. Histologisch: Granulosazelltumor

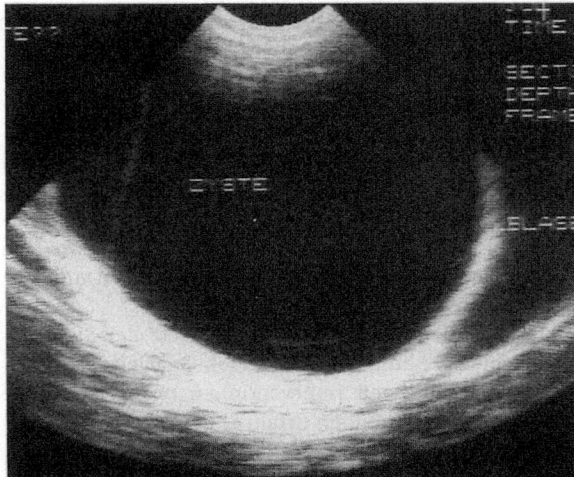

Abb. 13.19. Dermoidzyste bei einem Kleinkind (suprapubischer Längsschnitt). Riesige zystische Raumforderung mit Eindellung der Harnblase

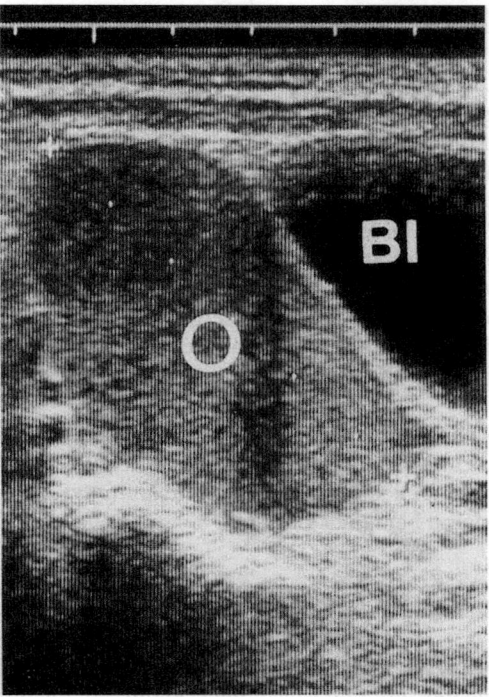

Abb. 13.20. Leukämische Infiltration bei ALL-Rezidiv (suprapubischer Schrägschnitt) bei 3jährigem Mädchen. Ovar (*O*) von 6 cm Länge und mittlerer Echogenität. Rückbildung unter Reinduktionstherapie. (*Bl* Blase) (Abbildung: Dr. Kehr)

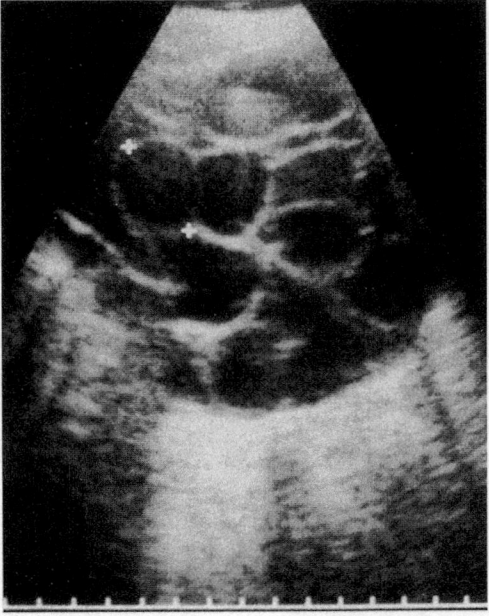

Abb. 13.21. Ovarialkarzinom (Querschnitt durch den Unterbauch). Multizystische Raumforderung von 12 cm Durchmesser bei 13jährigem Mädchen

tungen bekannt (Abb. 13.18). Auch lange persistierende Ovarialzysten bedürfen einer histologischen Abklärung. Häufig handelt es sich um Keimzelltumoren wie Dermoide (Abb. 13.19) und Teratome (in ca. 2% der Fälle maligne). Sie zeigen sonographisch oft solide Anteile, zystenrandständige Areale starker Echogenität sowie Schallschatten. Diese entstehen durch Schallreflexionen an kalkhaltigen Zahnbestandteilen, Talg und Haarbälgen.

Desweiteren sind Zystadenome und Paraovarialzysten aus dem Bereich des Lig. latum differentialdiagnostisch abzugrenzen. Chorionkarzinome, embryonale Karzinome (Abb. 13.20) und maligne Keimzellmischtumoren sind meist überwiegend solide. Häufig findet sich etwas Aszites, und oft ist die Abgrenzbarkeit zur Umgebung sonographisch nicht eindeutig, die Tumorgrenze irregulär. An Sekundärmalignomen im Bereich der Ovarien kommen vor allem leukämische Infiltrate (Abb. 13.21), Neuroblastomabsiedlungen und Lymphome in Frage.

Nicht immer erlaubt die Sonographie eine Unterscheidung von extragenitalen Raumforderungen wie Douglas-Abszeß, Neuroblastom, Weichteilsarkom oder ossärer Tumor im kleinen Becken. Echofreie Raumforderungen können auch durch eine vordere Meningozelle, ein zystisches Sakralteratom oder eine Rektumduplikatur bedingt sein. Eine bessere Zuordnung von Raumforderungen des kleinen Beckens gelingt durch die Auffüllung von Harnblase und Enddarm mit Flüssigkeit.

Endosonographie, MRT und CT führen hier, je nach Alter der Patientin und Fragestellung, weiter. Die Sonographie erlaubt keine sichere Unterscheidung zwischen malignen und benignen Tumoren.

13.5.5 Normale und abnorme Gravidität

Die Schwangerschaftshöhle läßt sich transabdominell als echoleerer, oft doppelwandiger Raum im Cavum uteri ca. 6 Wochen post menstruationem nachweisen, endosonographisch ca. 1 Woche früher. Nach ca. 7 Wochen kann eine embryonale Herzpulsation transabdominell beobachtet werden (Abb. 13.22).

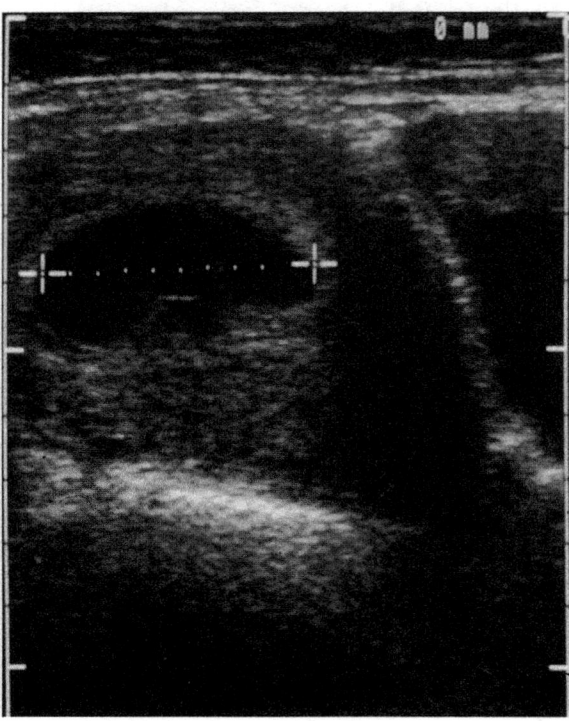

Abb. 13.22. Schrägschnitt oberhalb der mäßig gefüllten Harnblase. Im Myometrium findet sich eine zystische Struktur von 4 cm mit feinen echogenen randständigen Anteilen. Abort 10. SSW

Ein akutes Abdomen aufgrund einer Tubargravidität tritt zumeist ca. 5–8 Wochen post menstruationem auf. Eine unklare Raumforderung der Parametrien, Flüssigkeit im Douglas-Raum und ein leerer Uterus sind häufige sonographische Befunde. Bei einer Extratubargravidität ist der Uterus meist vergrößert, nicht selten findet sich intrauterin Flüssigkeit bzw. eine Pseudoschwangerschaftshöhle mit einfacher Begrenzung.

13.6 Stellenwert und Grenzen der Sonographie des weiblichen Genitales

Für die Darstellung des weiblichen inneren Genitales hat sich die Sonographie als Methode der Wahl etabliert. In der Kinderheilkunde, insbesondere prämenarcheal ist die Endosonographie – vaginal oder rektal – nicht indiziert. Bei entsprechenden Fragestellungen bietet sich die MRT als weiterführende bildgebende Diagnostik an, bei Fehlbildungen die Genitographie. Bei vaginaler Blutung und Verdacht auf Fremdkörper sollte die Sonographie ergänzend zur vaginalen Inspektion eingesetzt werden. Für die Diagnostik pubertärer Entwicklungsstörungen bietet die Sonographie in Analogie zum Orchidometer beim Knaben eine wertvolle Basisdiagnostik. Zusätzlich können wesentliche differentialdiagnostische Hinweise gefunden werden, wenn eine komplette Untersuchung von Uterus, Ovarien und Nebennierenregion erfolgt.

Die seit dem routinemäßigen Einsatz der Sonographie sehr viel häufiger registrierten Ovarialzysten sollten keine unnötigen Interventionen provozieren. Die zur Verfügung stehenden Erfahrungen erlauben ein differenziertes Abwägen zwischen abwartendem Verhalten, Punktion und, in Ausnahmefällen, Laparotomie beim Neugeborenen. Im Gegensatz dazu ist bei größeren Mädchen wegen des Malignomrisikos in unklaren Fällen bei fehlender Rückbildung innerhalb von ca. 6 Wochen eine histologische Abklärung anzustreben.

Männliches Genitale

F. BUNDSCHERER

> **Untersuchungsindikationen**
>
> - Akut schmerzhafter Hoden
>   - Hodentorsion
>   - Orchitis, Epididymitis
>   - Hydatidentorsion
>   - akute Hodennekrose, idiopathisches Skrotalödem u. a.
> - Raumforderung, pathologischer Palpationsbefund
>   - zystisch: Hydrozele, Funikulocele, Spermatozele
>   - Varikozele
>   - Hämatom, Leistenhernie
>   - leukämische Infiltration, primäre Hodentumoren
> - Kryptorchismus
> - Makroorchie, Fragile-X-Sydrom

14.1 Technische Voraussetzungen

Die sonographische Darstellung des Skrotalinhalts erfordert die Anwendung eines nahfokussierenden, hochauflösenden Schallkopfs von 7–10 MHz; ein Linearschallkopf ist empfehlenswert. Bei mangelhafter Nahfokussierung und zur Verbesserung der Übersicht bei Verwendung eines Sektorschallkopfs kann eine Vorlaufstrecke hilfreich sein.

Für die farbkodierte Dopplersonographie und die Duplexuntersuchung der intraskrotalen Gefäße sind nur Ultraschallgeräte und Schallköpfe geeignet, die auch extrem langsame Flußgeschwindigkeiten von ca. 2–4 cm/s artefaktarm erfassen und auswerten können.

14.2 Patientenbedingte Voraussetzungen

Der Patient liegt in Rückenlage, die Oberschenkel adduziert, das Skrotum darauf gelagert. Eine Unterpolsterung, z. B. mit einer Windel, und die Hochlagerung, evtl. Fixierung des Penis, schaffen häufig verbesserte Untersuchungsbedingungen.

Insbesondere für die dopplersonographische Untersuchung muß der Patient absolut ruhig liegen. Der Beistand der Mutter, gleichzeitiges Füttern oder ein interessanter Videoclip erleichtern dies bei Säuglingen und Kleinkindern sehr.

14.3 Untersuchungstechnik

Die Untersuchung erfolgt in Rückenlage, bei speziellen Fragestellungen (Varikozele) auch im Stehen. Das Skrotum wird auf die adduzierten Oberschenkel gelagert – evtl. ist eine zusätzliche Unterpolsterung mit einer Windel hilfreich –, der Penis nach kranial gelegt.

Die Verwendung einer Vorlaufstrecke kann bei einer unzureichenden Nahfokussierung von Vorteil sein. Stets werden beide Hoden dargestellt; bei schmerzhaftem Skrotum empfiehlt sich zunächst die Geräteeinstellung und Untersuchung des symptomfreien Hemiskrotums.

14.4 Normale sonographische Anatomie

Die anatomisch vorgegebenen Wandschichten des Skrotums lassen sich normalerweise nicht sonographisch differenzieren. Als Skrotalinhalt stellt sich der Hoden im Querschnitt rund, im Längsschnitt oval mit der glatten Begrenzung der Tunica albuginea dar.

Die Echogenität des Hodens ist bis zum Pubertätseintritt niedrig, ab ca. dem 9. Lebensjahr nimmt sie bis zu einer mittleren Echogenität am Pubertätsende zu (Abb. 14.1 und 14.2). Die Testes besitzen eine feine, homogene Echotextur. Lediglich das Rete testis kann als feinstreifiges echogenes Band häufig nachgewiesen werden.

Kranial sitzt dem Hoden das zumeist etwas echogenere Caput epididymitis knappenartig auf. Die posterolateralen, echoärmeren Corpus- und Caudaanteile sind sonographisch meist nur bei Vorliegen einer Hydrozele abgrenzbar.

Der durch den Leistenkanal führende Funiculus spermaticus beinhaltet neben dem Ductus deferens, der

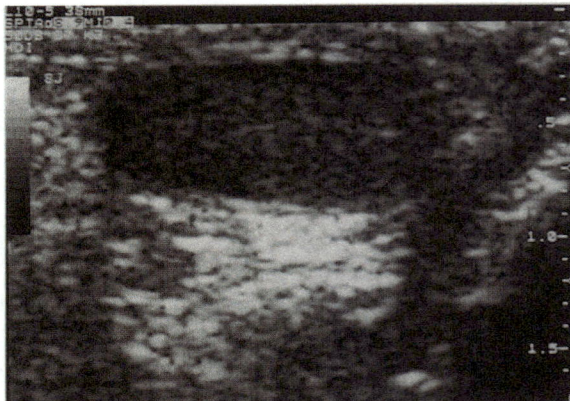

Abb. 14.1. Normaler Hoden eines 8jährigen Jungen, homogen, echoarm. Caput epididymidis etwas echogener. Angedeutetes Rete testis

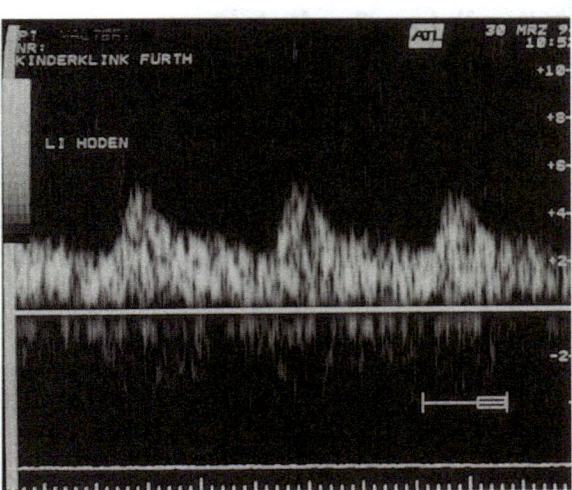

Abb. 14.3. Flußkurve einer Hodenarterie, Normalbefund

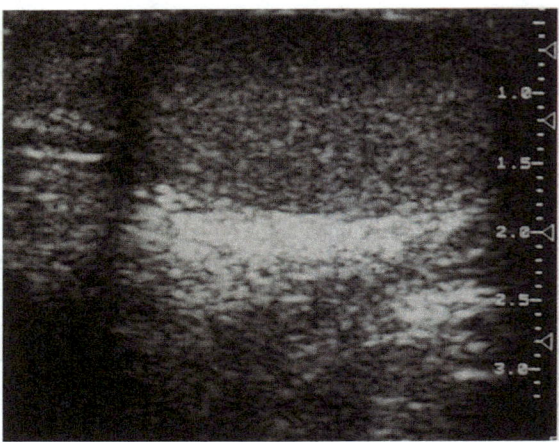

Abb. 14.2. Normaler Hoden eines 15jährigen Jungen. Stärkere Echogenität des Hodenparenchyms

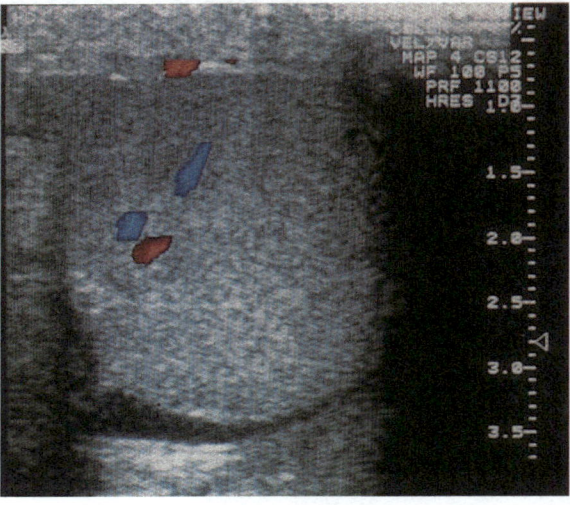

Abb. 14.4. Normalbefund einer farbkodierten Gefäßdarstellung im Hoden eines postpubertären Jungen

A. und den Vv. testiculares Lymphgefäße, Fett- und Bindegewebe und stellt sich tubulär echogen dar.

Mit Hilfe der farbkodierten Dopplersonographie lassen sich Gefäße des Skrotalinhalts im Low-flow-Modus auffinden. Das System muß hierzu auf maximale Sensitivität eingestellt werden. Dies geschieht durch die Wahl einer möglichst niedrigen Nyquist-Grenze und eines minimalen Wandfilters (< 100 Hz). Auf diese Weise können bei einem ruhigen Patienten Flußgeschwindigkeiten von 2–4 cm/s erfaßt werden.

Mit Hilfe des Duplexmodus lassen sich die Flußkurven in den farbkodiert dargestellten Gefäßen ableiten und interpretieren (Abb. 14.3 und 14.4). Während die testikulären Gefäße eine relativ hohe enddiastolische Flußgeschwindigkeit (Resistance-Index ca. 0,5–0,75) aufweisen, zeigen die peritestikulären Gefäße für diesen Index aufgrund eines höheren Widerstands Werte zwischen 0,63 und 1,0. Das Hodenvolumen kann mittels einer empirischen Ellipsoidformel annähernd bestimmt werden: Länge x Breite x Tiefe x 0,64. Präpubertär wachsen die Testes nur langsam. Beim Neugeborenen beträgt das Volumen pro Hoden weniger als 1 ml, mit 10 Jahren 2–3 ml und in der Adoleszenz 16–25 ml.

14.5 Krankheitsbilder

14.5.1 Akuter Hodenschmerz

Hodentorsion

Sie tritt bevorzugt im Neugeborenen- und Säuglingsalter sowie während der Pubertät auf, kommt jedoch in jeder Altersgruppe vor. Prädestinierend sind ein Maldeszensus, Lageanomalien (Querlage) bzw. eine mangelhafte Fixierung durch ein schmales Mesorchium. Nur die unverzügliche Therapie vermag die endokrine und germinative Funktion des Organs zu retten. Die Torsion des Gefäßstiels kann supravaginal, intravaginal oder zwischen Nebenhoden und Hoden (mesorchial) erfolgen.

In der Frühphase der reversiblen Perfusionsstörung finden sich im Real-time-Bild bestenfalls unspezifische Zeichen wie eine Vergrößerung von Hoden und Nebenhoden, etwas reduzierte Echogenität, eine kleine Begleithydrozele und ein Skrotalwandödem. Spätzeichen sind eine zunehmende Auflösung der Hodenparenchymtextur sowie echoarme und echogene Areale in Hoden und Nebenhoden (Abb. 14.5) als Ausdruck von Ödem, Infarkt und Einblutung.

Eine wesentliche diagnostische Bereicherung ist die Farbdopplersonographie, mit deren Hilfe die Perfusion des Hodens nachgewiesen werden kann. Im Duplexverfahren läßt sich die entsprechende Flußkurve darstellen. Mißlingt der Nachweis einer Hodenperfusion – insbesondere im Gegensatz zur symptomfreien Seite –, ist eine Hodentorsion anzunehmen. Besteht eine Hodentorsion einige Stunden, kommt es zunehmend zu einer nachweisbaren reaktiven Hyperämie der Skrotalwand. In der farbkodierten Dopplerdarstellung kann diese Vermehrung des peritestikulären Blutflusses dargestellt werden, die häufig auf eine länger zurückliegende Torsion („missed torsion") (Abb. 14.6) hinweist.

Der Nachweis einer Durchblutung von Hoden und Nebenhoden kann bei einer intermittierenden oder partiellen Torsion irreführend sein. Bei der partiellen Torsion findet man mit der gepulsten Dopplersonographie eine Flußkurve mit niedriger diastolischer Amplitude, die durch den erhöhten peripheren Gefäßwiderstand bedingt ist. Infolgedessen kommt es zu einem Anstieg des Resistance-Index (RI) auf Werte über 0,8. Im Zweifelsfall hilft der Vergleich mit dem gesunden Hoden der Gegenseite. Bei unklarem Befund ist eine inguinale operative Freilegung indiziert.

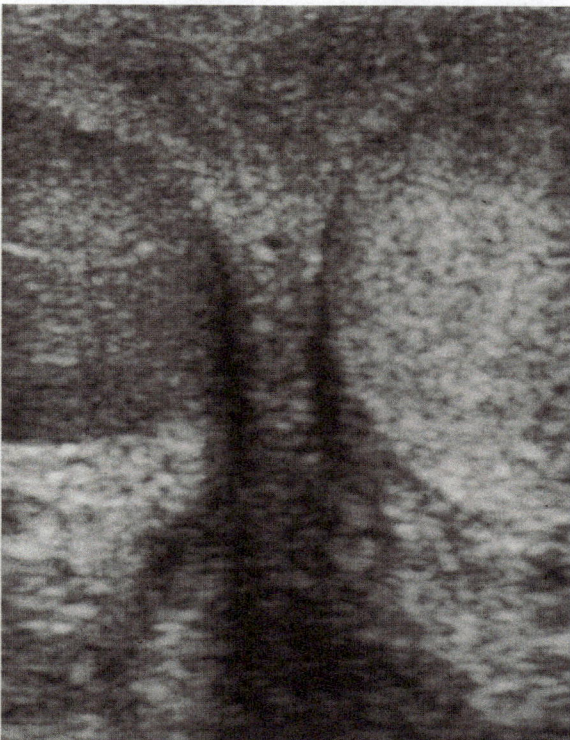

Abb. 14.5. Querschnitt durch beide Hoden. Hodentorsion des rechten Hodens, der verringerte Echogenität aufweist. Operativ Orchiektomie nötig

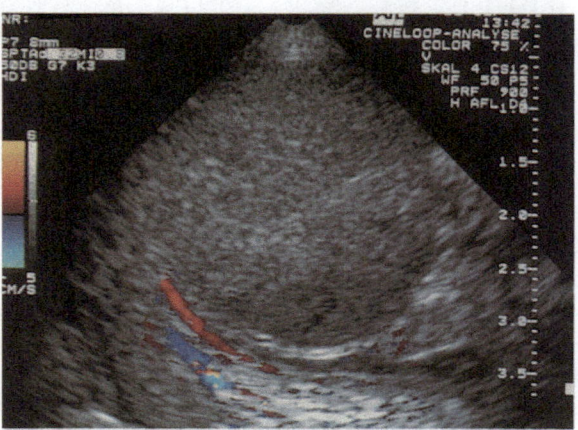

Abb. 14.6. Hodentorsion. Im farbkodierten Doppler fehlende Blutströmung im Bereich des Hodens, vermehrte Perfusion der Skrotalhüllen („missed torsion")

Orchitis, Epididymitis

Die Ursachen von entzündlichen Erkrankungen des Hodens und Nebenhodens im Kindesalter sind am häufigsten Virusinfekte (Mumps, Adeno-, ECHO-, Coxsackie-Viren), selten Bakterien, allergische, traumatische oder autoimmun bedingte Reaktionen.

Im Unterschied zur Hodentorsion findet sich bei entzündlichen Erkrankungen des Hodens und Nebenhodens eine vermehrte Durchblutung des betroffenen

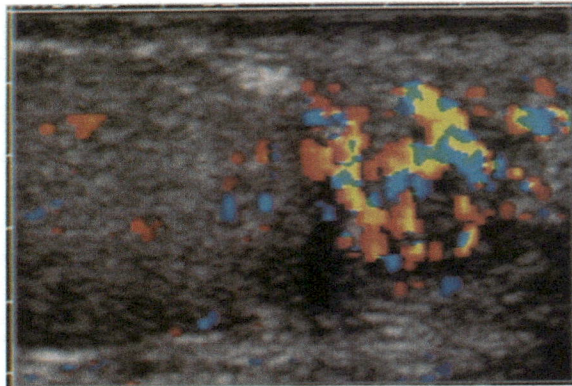

Abb. 14.7. Epididymitis. Stark vermehrte Farbsignale im Nebenhodenbereich, normale Hodenperfusion

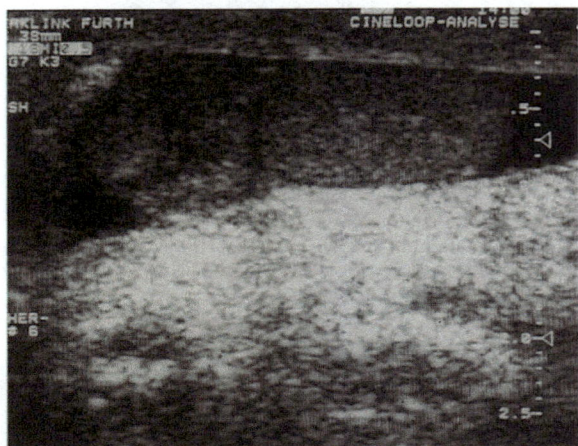

Abb. 14.8. Deutliche Vergrößerung und Strukturauflockerung des echoarmen Nebenhodens bei akuten Beschwerden und Vorliegen einer Purpura Schönlein-Henoch

Organs. Vermehrte Flußsignale in der farbkodierten Dopplersonographie sind Ausdruck der entzündlich bedingten vermehrten Perfusion (Abb. 14.7). Die sonstigen sonographischen Zeichen der Orchitis, Epididymitis sowie Epididymoorchitis sind: Vergrößerung der betroffenen Strukturen, Verlust oder selten Zunahme der Echogenität, Begleithydrozele und Skrotalwandverdickung. Eine sichere Abgrenzung von der Hodentorsion ist im zweidimensionalen Schnittbild nicht möglich. Die Purpura Schönlein-Henoch und andere Autoimmunvaskulitiden manifestieren sich gelegentlich unter der Symptomatik eines akuten Skrotums. Das perivaskuläre Ödem und Mikroblutungen zeigen sonographisch die gleichen Befunde wie Epididymitoorchitiden (Abb. 14.8).

Hydatidentorsion

Hydatiden sind embryonale Relikte des Wolffschen und des Müllerschen Ganges. Häufig kommen die Morgagnische Hydatide am oberen Nebenhodenpol und die Hallersche Hydatide im Bereich des Caput epididymitis vor. Die Symptomatik einer Hydatidentorsion kann der einer Hodentorsion ähneln.

Bei der Ultraschalluntersuchung findet sich zusätzlich zu Hoden und Nebenhoden eine Raumforderung als sogenannte „3. Struktur". Am häufigsten kann diese echogene oder echoarme extratestikuläre Struktur zwischen Hoden und Nebenhodenkopf nachgewiesen werden. Unspezifische Nebenbefunde sind eine Begleithydrozele und eine Vergrößerung des Caput epididymitis. In der farbkodierten Dopplersonographie läßt sich bisweilen eine vermehrte Perfusion des Nebenhodens darstellen.

Sonstige Ursachen des schmerzhaften Hodens

Die vaskulär bedingte *akute Hodennekrose* zeigt klinisch zumeist einen protahierteren Verlauf als eine Hodentorsion. Sonographisch läßt sie sich nicht eindeutig abgrenzen.

Das *idiopathische Skrotalödem* weist eine erhebliche Verdickung der Skrotalwand auf (Abb. 14.9).

Abszesse und *Pyozelen* bieten als Merkmale fluktuierende echoleere oder echoarme Flüssigkeitsansammlungen, evtl. Septierungen oder multizystisch imponierende bizarre Strukturen.

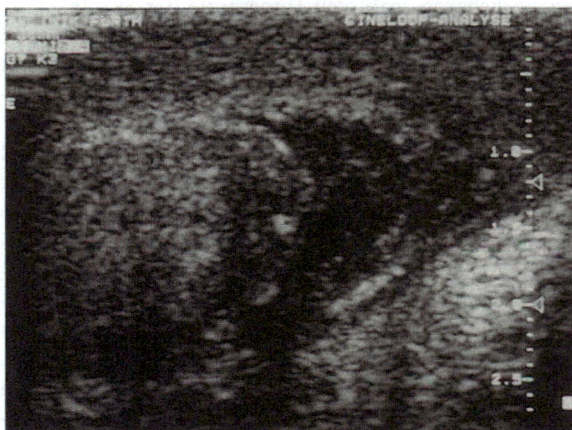

Abb. 14.9. Längsschnitt skrotal. Auffällig verdickte mehrschichtige Skrotalwandung bei unauffälliger Darstellung des Hodens. Zusammen mit deutlicher Signalgebung im Farbdoppler typisch für idiopathisches Skrotalödem

14.5.2 Intraskrotale Raumforderungen

Hydrozele, Funikulozele und andere Flüssigkeitsansammlungen

Beim Hodendeszensus wird eine Peritonealfalte mit ins Skrotum geführt. Wenn die Obliteration der offenen Verbindung zwischen Peritoneal- und Skrotalhöhle, dem offenen Processus vaginalis, ausbleibt, entsteht eine kommunizierende Hydrozele. Zumeist verschwindet diese innerhalb der ersten Lebensjahre spontan nach Verschluß des Processus vaginalis. Sekundär treten Hydrozelen bei nahezu allen Erkrankungen des Skrotalinhalts als unspezifische Begleitreaktion auf, z.B. bei Hodentorsion, Orchitis, Tumoren. Eine geringe Flüssigkeitsansammlung im Periorchium ist physiologisch. Die isolierte Füllung des nach distal verschlossenen Processus vaginalis im Leistenbereich entspricht der Funikulozele (Abb. 14.10 und 14.11).

Die Sonographie läßt Flüssigkeitsansammlungen im Skrotum sehr gut erkennen und ermöglicht in klinisch fraglichen Fällen die sichere Differenzierung von einer Leistenhernie. Blut, Pus oder eiweißreicher Aszites im Skrotum weisen zumeist Binnenechos, eine Sedimentation oder echogene Bestandteile auf.

Die Spermatozele kommt postpubertär und insbesondere posttraumatisch vor. Sie stellt sich als echoleere zystische Raumforderung zumeist am Nebenhodenkopf dar (Abb. 14.12).

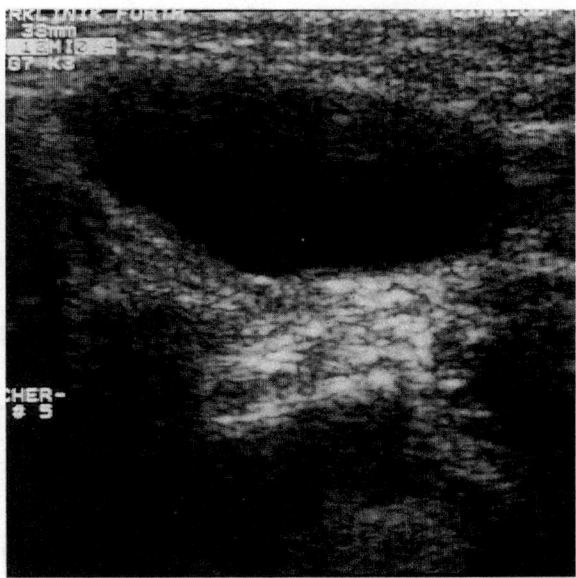

Abb. 14.11. Tastbare Resistenz im Leistenkanal. Echoleere zystische Struktur, einer Funikulozele entsprechend

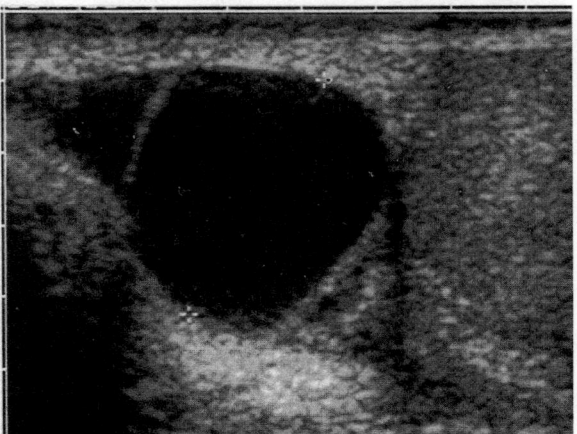

Abb. 14.12. Spermatozele. Echoleere zystische Struktur im Bereich des Nebenhodenkopfes

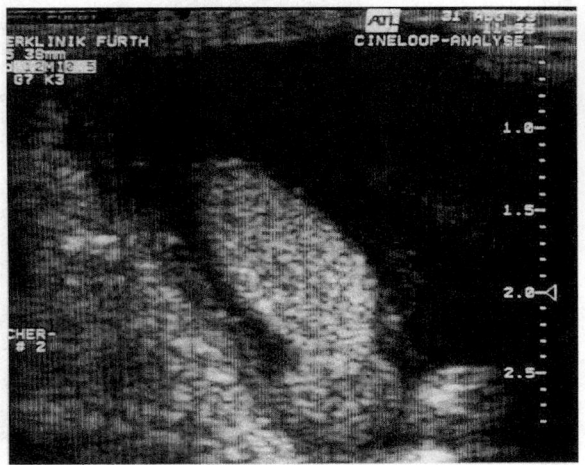

Abb. 14.10. Kongenitale Hydrozele mit darin flottierendem Hoden und Nebenhoden

Varikozele

Das sonographische Bild entspricht traubenförmig dilatierten Gefäßquerschnitten im Bereich des Plexus pampiniformis (Abb. 14.13). Bevorzugt treten Varikozelen linksseitig auf, da die linke V. testicularis weit kranial in die V. renalis sinistra mündet. Im Farbdoppler können die multiplen Gefäßschlingen gut identifiziert werden. Stets sollte ein intraabdomineller Tumor als Ursache einer venösen Abflußstörung ausgeschlossen werden, insbesondere, wenn eine Varikozele im Stehen und Liegen in unveränderter Ausprägung besteht.

Hämatom, Leistenhernie

Intraskrotale Hämatome besitzen sonographisch eine gemischte Echogenität. Die Integrität der Tunica vaginalis und eine regelrechte Perfusion des Testis können nachgewiesen werden (Abb. 14.14). Leistenhernien lassen sich sonographisch eindeutig von Funikulozelen u. a. differenzieren. Inkarzerierte Darmanteile weisen bisweilen eine verdickte Darmwand und häufig eine verminderte Peristaltik auf (Abb. 14.15 und 14.16). Die Sonographie kann zur Abgrenzung von einer Hydro- oder Funikulozele sowie bei einem Repositionsversuch hilfreich sein, insbesondere bei Vorliegen einer Begleithydrozele.

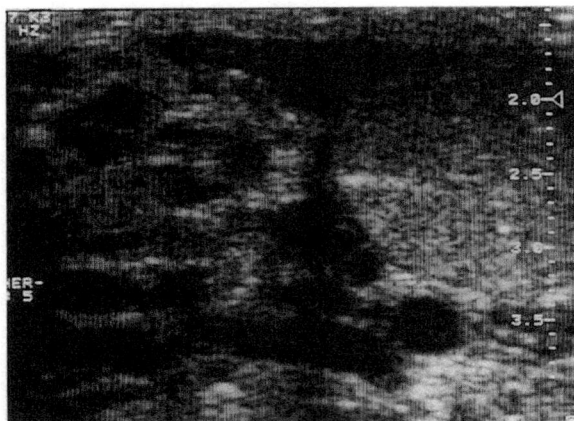

Abb. 14.13. Varikozele. Multiple Gefäßquerschnitte, im Stehen ausgeprägter als im Liegen

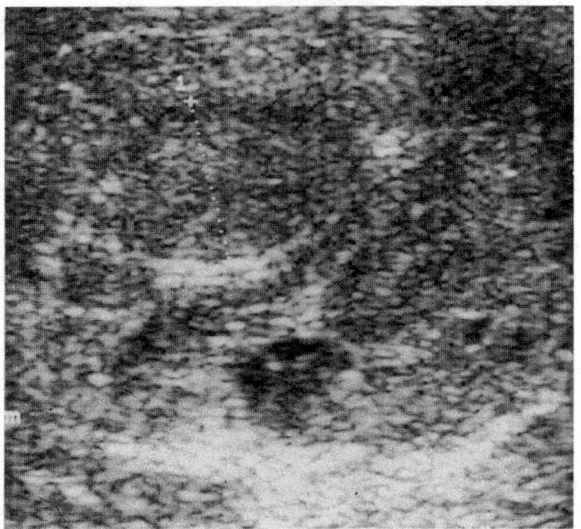

Abb. 14.14. Klinisch pralle druckdolente Skrotalschwellung: Hämatom mit gemischter Echogenität. Im Farbdoppler Flußsignale des Hodens darstellbar

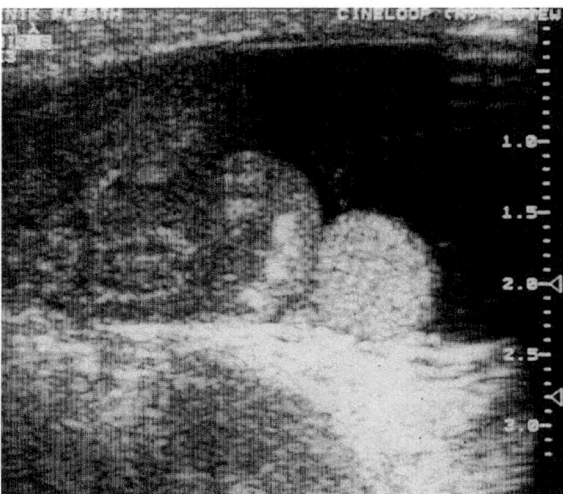

Abb. 14.16. Leistenhernie mit Darmanteilen, die ins Skrotum reichen, mit Begleithydrozele und Hoden

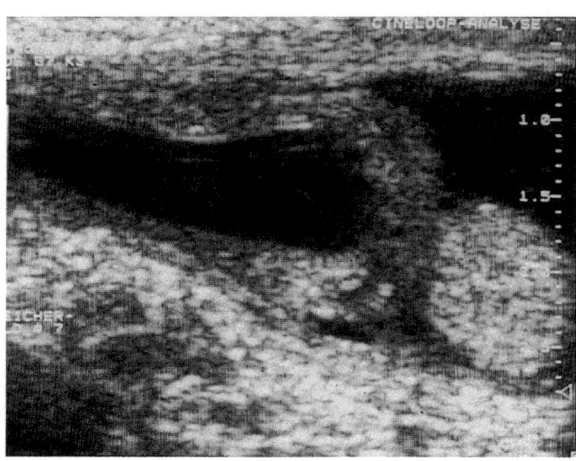

◀ Abb. 14.15. Leistenhernie mit Darmanteilen, die ins Skrotum reichen, mit Begleithydrozele und Hoden. Dilatierte, reglose Darmschlinge bei Inkarzeration

Hodentumoren, leukämische Infiltration

Primäre Hodentumoren stellen sich weit überwiegend als echoarme Parenchymläsionen oder Raumforderungen dar. Bei Verdacht auf einen Hodentumor sollten auch die retroperitoneal gelegenen Lymphknotenstationen und die linksseitige Nierenregion in die Untersuchung einbezogen werden. Tabelle 14.1 listet die wesentlichsten primären Hodentumoren im Kindesalter auf. Von besonderer Bedeutung ist die Hodeninfiltration bei Leukämie, evtl. beim Neuroblastom oder beim Ewing-Sarkom. Neben einer Vergrößerung des befallenen Hodens sind echoarme Läsionen typisch (Abb. 14.17–14.19).

Hodenteratome bieten meist ein Bild gemischter Echogenität mit unregelmäßiger Struktur. Aber auch zystische Formationen sind beschrieben, ebenso bei Epidermoidzysten.

Die eindeutige Zuordnung von zufällig nachgewiesenen Hodenzysten ist daher schwierig. Kleine Nebenhodenzysten sind allerdings nicht selten anzutreffende Normvarianten.

Tabelle 14.1. Hodentumoren im Kindesalter (MAHO 82/88 und Giebinck GS et al. (1974) Am J Dis Child 127: 433–438

Tumoren	Häufigkeit [%][1]
♦ Keimzelltumoren (70%)	
– Dottersacktumoren (embryonales Karzinom)	56
– Differenziertes Teratom (TD)	24
– Intermediäres malignes Teratom (MTI)	10
– Undifferenziertes malignes Teratom (MTU)	6
– Malignes trophoblastisches Teratom (MTT)	2
– Sonstige (Seminom usw.)	2
♦ Nichtkeimzelltumoren (30%)	
– Sarkome	33
– Zwischenzelltumoren	27
– Lymphome	20
– Sertoli-Zell-Tumoren	15
– Andere	4

[1] Annäherungswerte

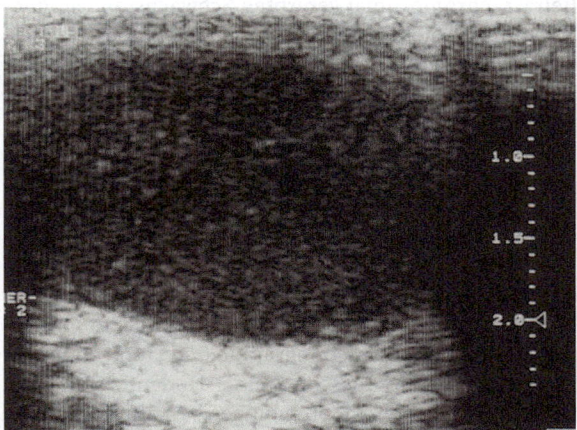

Abb. 14.17. Rezidiv einer ALL. Vergrößerter, echoarmer Hoden mit Inhomogenitäten und vergrößerter Struktur

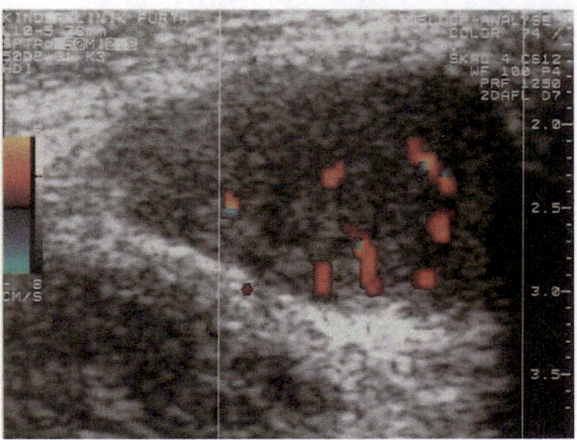

Abb. 14.19. Rezidiv einer ALL. Vermehrte Flußsignale im Hoden

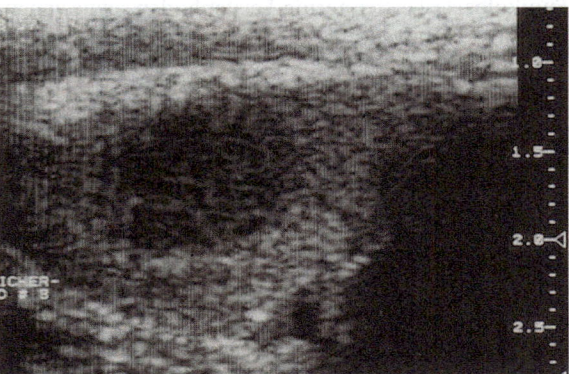

Abb. 14.18. Rezidiv einer ALL. Vergrößerter Hoden mit echoarmem Rundherd

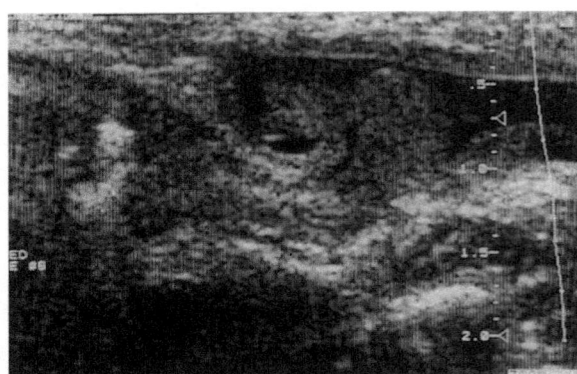

Abb. 14.20. Leistenhoden mit darstellbarem offenem Processus vaginalis. Die kleine Hydrozele erleichtert die Identifikation

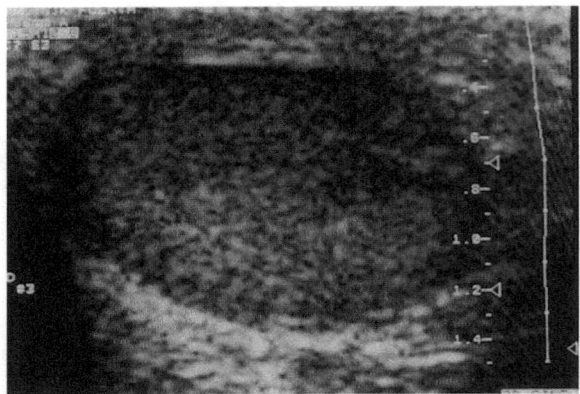

Abb. 14.21. 5jähriger Junge mit Makrorchie. Fragile-X-Syndrom

14.5.3 Kryptorchismus, Anorchidie

Die sonographische Diagnostik bei Kryptorchismus vermag Hoden und Nebenhoden im Bereich des Leistenkanals häufig eindeutig zuzuordnen. Hierbei sind die klinische Prüfung der Verschieblichkeit und die Prüfung der Gefäßversorgung im Farbdoppler hilfreich (Abb. 14.20). Bei sonographisch nicht auffindbarem Hoden sind die MRT und die Bestimmung der Gonadotropine im Serum zur weiteren Abklärung hilfreich.

Besteht ein Verdacht auf Anorchidie, wird die homolaterale Niere zum Ausschluß einer kombinierten Anomalie in die Untersuchung einbezogen. Auch eine Polyorchidie mit zumeist ungleich großen Hoden und eine transverse testikuläre Ektopie mit gehäuftem Vorkommen von Anomalien des Urogenitaltrakts und Tumordisposition können sonographisch erkannt werden.

14.5.4 Makrorchie

Beim X-chromosomal vererbten Schwachsinn (Fragile-X-Syndrom) stellen sich die Hoden postpubertär in ca. 80%, präpubertär in 20–40% der Fälle vergrößert dar (Abb. 14.21). Auch die Hypothyreose kann von einer Makrorchie begleitet sein.

14.6 Stellenwert und Grenzen der Sonographie des männlichen Genitales

Für die Bildgebung des Skrotalinhalts ist die Sonographie die Methode der Wahl. Unter Zuhilfenahme von farbkodierter Dopplersonographie und Duplexflußkurven ist der sichere Ausschluß einer Hodentorsion beim Säugling meist, bei größeren Jungen beinahe ausnahmslos möglich. Die Darstellung morphologischer Veränderungen der Hoden gelingt mit hoher Sensitivität bei vergleichsweise geringer Spezifität, insbesondere bei testikulären Raumforderungen. Die Differenzierung von Funikulozele, Leistenhernie, Leistenhoden sowie von intra- und extratestikulären Strukturen ist fast immer möglich, was für das weitere Procedere häufig wegweisend ist.

Nebennieren

D. Weitzel

Untersuchungsindikationen

- Abdominelle Raumforderung
- Icterus prolongatus des Neugeborenen
- Unklare Anämie des Neugeborenen
- Verdacht auf adrenogenitales Syndrom
- Salzverlustsyndrom in der Neonatalperiode
- Genitalfehlbildung
- Hypertonie
- Verdacht auf hormonproduzierenden Tumor
- Pubertas praecox
- Virilisierung
- Präpubertärer Hochwuchs
- Cushing-Symptomatik

15.1 Technische Voraussetzungen

Für die sonographische Untersuchung der Nebenniere sollten Schallköpfe mit einer Frequenz von mindestens 5 MHz verwendet werden.

15.2 Patientenbedingte Voraussetzungen

Keine. Zur Darstellung der linken Nebenniere ist es vorteilhaft, wenn der Patient nüchtern ist. Gelegentlich ist der flüssigkeitsgefüllte Magen als akustisches Fenster für die Darstellung links vorteilhaft.

15.3 Untersuchungstechnik

Mit modernen Geräten kann die Nebenniere beim Neugeborenen immer, bei älteren Kindern wie bei Erwachsenen zu ca. 90% auf der rechten Seite und zu etwa 70% auf der linken Seite dargestellt werden.

Die Untersuchung erfolgt in der Regel von der Flanke her. Auf der rechten Seite gelingt die Darstellung auch von vorn über die Leber. Die rechte Nebenniere liegt unmittelbar neben der V. cava inferior. Bei älteren Kindern muß der Schallkopf über den Zwischenrippenräumen positioniert werden. Für die Darstellung der linken Nebenniere werden Milz, Niere und gelegentlich der flüssigkeitsgefüllte Magen als akustisches Fenster benutzt. Der Zugang ist hier noch weiter dorsal als bei der rechten Nebenniere.

15.4 Normale sonographische Anatomie

Beim Neugeborenen hat die Nebenniere im Längsschnitt eine Y- oder V-Form, im Querschnitt ist die Form ebenfalls variabel (Abb. 15.1). Das in der Mitte gelegene echogene Nebennierenmark ist umgeben von der echoarmen Nebennierenrinde. Aufgrund ihrer Form ist die Vermessung der Nebenniere sehr schwierig. Altersabhängig variiert die Nebennierenlänge zwischen 0,9 und 3,6 cm. Am sichersten gelingt die Bestimmung der Dicke

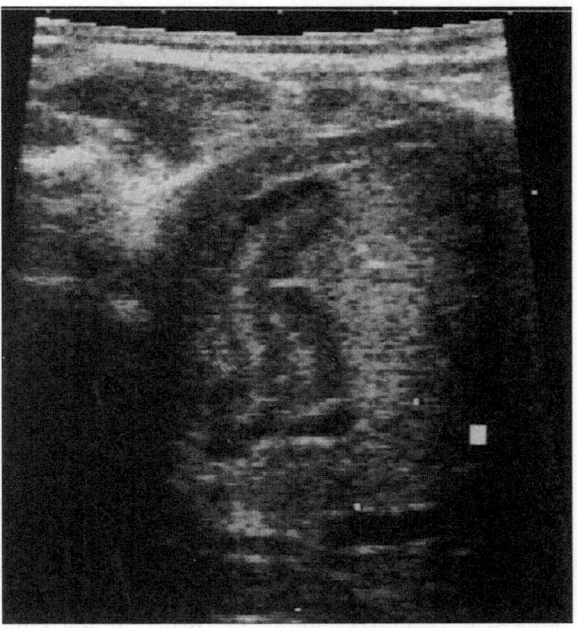

Abb. 15.1. Normale rechte Nebenniere bei einem einen Tag alten Neugeborenen. Von dorsal dargestellt: typische Y-Form, echogenes Mark, echoarme Rinde

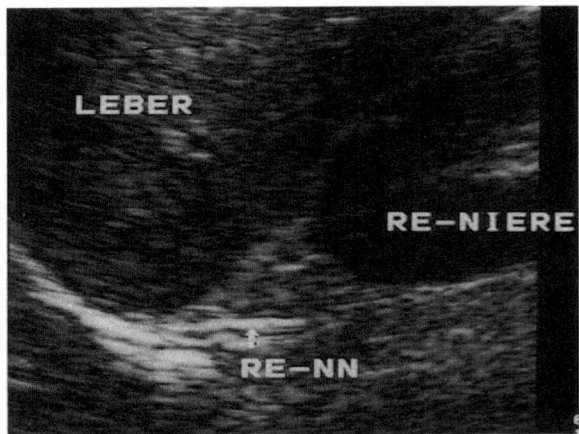

Abb. 15.2. Normale rechte Nebenniere bei 6jährigem Jungen. Eine Differenzierung zwischen Rinde und Mark ist nicht mehr möglich. Relativ echoarme Darstellung der Nebenniere

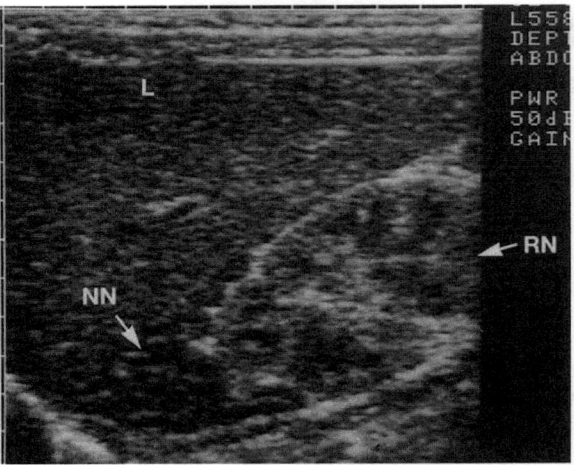

Abb. 15.3. Nebennierenhyperplasie infolge eines adrenogenitalen Syndroms bei einem Neugeborenen. Deutlich verdickte und vergrößerte Nebenniere (*NN*). (*L* Leber, *RN* rechte Niere). (Aufnahme Prof. Dr. K.-H. Deeg)

der Nebennierenschenkel. Sie liegt zwischen 0,2 und 0,6 cm.

Unmittelbar nach der Geburt beginnt die spontane Regression der Nebenniere. Dadurch verändern sich Größe und Schallbild des Organs. Etwa vom Ende des 1. Lebensjahres an entspricht das Schallbild dem des Erwachsenen. Die Nebenniere (Abb. 15.2) kann sowohl hypoechogen als auch echogen sein, eine Differenzierung zwischen Mark und Rinde ist nicht mehr möglich.

15.5 Krankheitsbilder

15.5.1 Nebennierenaplasie

Die Nebennierenaplasie ist außerordentlich selten. Selbst bei Nierenaplasie oder Nierendysplasie fehlt nur in 6% der Fälle die Nebenniere. Während beim Neugeborenen der Nachweis einer Nebennierenaplasie unproblematisch sein dürfte – bei 30000 Screeninguntersuchungen von Neugeborenen wurde noch kein derartiger Befund erhoben –, ist die Diagnose außerhalb der Neugeborenenperiode aufgrund der technisch schwierigen Darstellung nicht zu stellen.

15.5.2 Nebennierenhypoplasie

Beim anenzephalen Neugeborenen soll die Nebenniere wegen des Fehlens der Hypophyse und damit der ACTH-Produktion hypoplastisch sein. Darüber hinaus ist bei der neonatalen Form der Adrenoleukodystrophie, beim Zellweger Syndrom und beim Glycerol-Kinase-Mangel mit einer Nebennierenhypoplasie zu rechnen.

15.5.3 Nebennierenhyperplasie (Abb. 15.3)

Bei Überproduktion von ACTH kommt es zu einer unspezifischen Vergrößerung der Nebennieren. Dies führt beim Neugeborenen zu einer Fältelung und einer deutlichen Verdickung der Nebennierenschenkel (Abb. 15.3). Da normale Nebennieren innerhalb der ersten Tage sehr rasch an Größe abnehmen, sind im Zweifelsfall kurzfristige Verlaufsuntersuchungen zur Abklärung hilfreich. Ursache der Nebennierenhyperplasie können alle Formen des adrenogenitalen Syndroms wie auch die massive exogene ACTH-Zufuhr sein, z. B. beim BNS-Leiden. Bei Verdacht auf ein AGS kann die Sonographie der Nebenniere als Screeningmethode beim Neugeborenen und Säugling eingesetzt werden.

15.5.4 Nebennierenblutung (Abb. 15.4–15.6)

Mit einer Häufigkeit von 2–4 auf 1000 Geburten tritt bei Neugeborenen eine Nebennierenblutung auf, die prä- und postpartal einsetzen kann. Die Ursachen sind nach wie vor nicht sicher geklärt. Als klinische Anzeichen finden sich allenfalls Gelbsucht, Anämie oder ein Tastbefund.

Das Erscheinungsbild der Nebennierenblutung ist in der Form auch im Echomuster sehr variabel. Da die Nebennierenblutung vom Mark ausgeht, ist meist die Rinde als Hülle der Blutung erkennbar. Die Blutung kann auf einen Schenkel beschränkt (Abb. 15.4) sein; sie kann auch beide Schenkel betreffen und zu einer großen kugeligen Raumforderung (Abb. 15.5a,b) führen, die die Niere verlagert und am kranialen Pol imprimiert. Die Raumforderung kann abhängig vom Zeitpunkt ihrer

15.5 · Krankheitsbilder

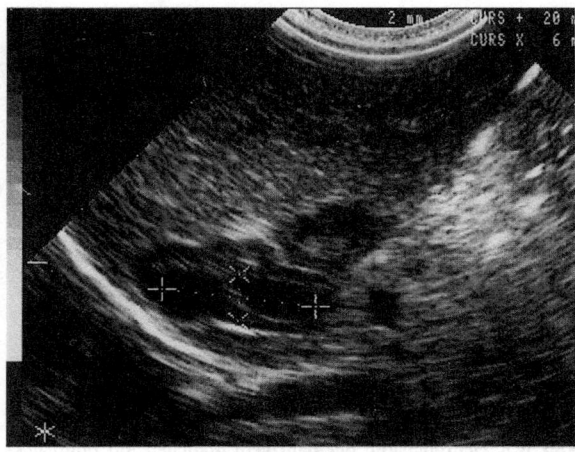

Abb. 15.4. Reflexfreie Blutung in einen Nebennierenschenkel bei einem Neugeborenen. (*Markierung* Ausdehnung der Blutung)

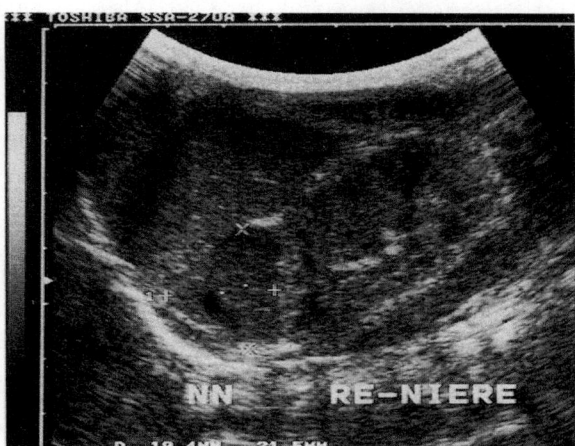

Abb. 15.6. Wie ein solider Tumor imponierende Nebennierenblutung bei einem Neugeborenen. Deutliche Pelottierung des oberen Nierenpols

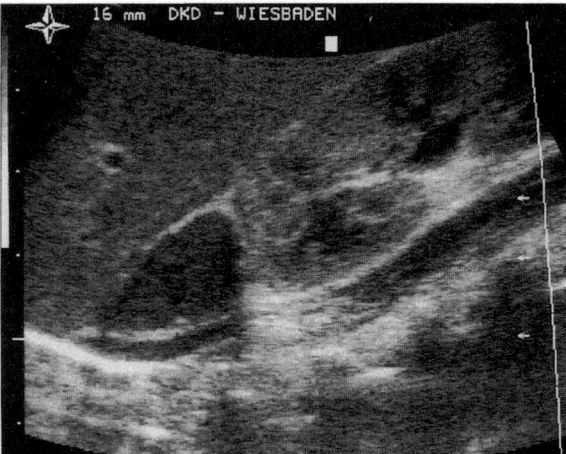

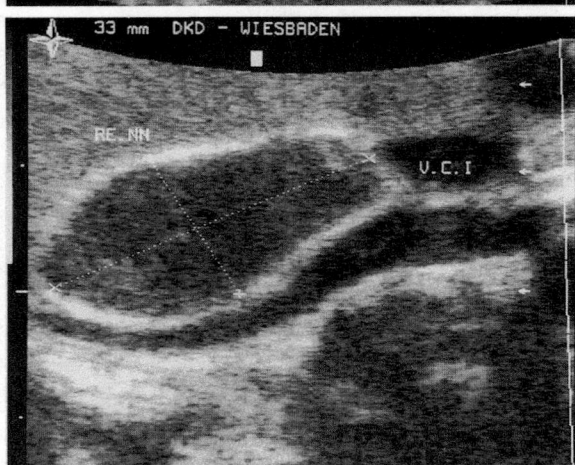

Abb. 15.5 a, b. Nebennierenblutung rechts bei einem Neugeborenen. **a** Im Längsschnitt erkennt man die Pelottierung des oberen Nierenpols. **b** Im Querschnitt ist die enge Beziehung zur V. cava inferior dargestellt. Relativ gleichmäßiges Reflexmuster mittlerer Echogenität

Entstehung weitgehend reflexfrei erscheinen. Sie kann am Rand einen zarten Echobesatz aufweisen, aber auch echodicht sein (Abb. 15.6).

Schwierigkeiten bereitet die Abgrenzung vom Neuroblastom. Wenn der Tumor in allen Ebenen gut abgrenzbar ist, empfiehlt sich eine Verlaufsbeobachtung zur Diagnosesicherung. Da Neuroblastome bei Neugeborenen eine gute Prognose haben, die sich nach bisherigen Erfahrungen durch Zuwarten über einige Monate nicht verschlechtert, braucht eine Intervention nicht überstürzt zu werden, so daß die Entwicklung der Raumforderung abgewartet werden kann.

Hormonbestimmungen führen beim Neugeborenen in der Regel nicht zur Diagnose. Eine Verkleinerung der Nebennierenhämatome kann bereits innerhalb von 4 Wochen festgestellt werden, Veränderungen des Reflexmusters der Raumforderung lassen sich bereits nach wenigen Tagen nachweisen.

Ein verstärkter Ikterus oder eine Anämie können als klinische Komplikationen der Nebennierenblutung auftreten.

15.5.5 Entzündliche Prozesse der Nebenniere

Entzündliche Erkrankungen der Nebenniere sind außerordentlich selten. Sie wurden beschrieben im Zusammenhang mit Nebennierenblutungen, Tuberkulose, Pilzinfektionen und Histoplasmose.

15.5.6 Nebennierentumoren

Entsprechend dem Grad ihrer Ausreifung unterscheidet man 3 verschiedene Tumorgruppen: Neuroblastome, Ganglioneuroblastome und Ganglioneurome. Die Neuroblastome sind am wenigsten ausgereift, die Ganglioneurome sind ausgereift und daher gutartig; die Ganglioneuroblastome sind eine Mischform, die von den beiden anderen Gruppen sonographisch nicht differenziert werden kann. Generell ist eine genaue Differenzierung zwischen den 3 Typen nur histologisch möglich.

Neuroblastom (Abb. 15.7–15.9)

Das Neuroblastom ist neben dem Wilms-Tumor der häufigste Tumor extrakraniellen Ursprungs. Im Neugeborenenscreening wird etwa bei einem Neugeborenen auf 10000 Geburten ein Neuroblastom entdeckt. 50 % der Kinder, bei denen ein Neuroblastom entdeckt wird, sind bei Diagnosestellung jünger als 2 Jahre. Der Tumor kann vom gesamten sympathischen Grenzstrang ausgehen.

Meist gehen Neuroblastome vom Nebennierenmark (Abb. 15.7) oder den Sympathikusganglien aus. Die Echotextur des Tumors ist unregelmäßig. Häufiger als beim Wilms-Tumor lassen sich Verkalkungen als echodichte Areale mit Schallschatten nachweisen. Zystische, d.h. nekrotische Bereiche sieht man bevorzugt beim Wilms-Tumor, nur selten beim Neuroblastom (Abb. 15.8). Recht typisch ist die Verdrängung, bei größeren Tumoren auch das Ummauern der Abdominalgefäße (Abb. 15.9), so daß der Tumor oft bei Diagnosestellung bereits inoperabel ist. Auch die Infiltration in den Spinalkanal (Abb. 15.10) ist eine gefürchtete Komplikation. Aufgrund ihrer retroperitonealen Lage führt die Raumforderung in der Regel zur Impression und Verlagerung der Niere. Die Metastasierung erfolgt in erster Linie in regionalen Lymphknoten, selten in die Leber. Ist die Leber befallen, stellen sich die Metastasen als echoarme Rundherde dar. Selten kommt es zu einer diffusen

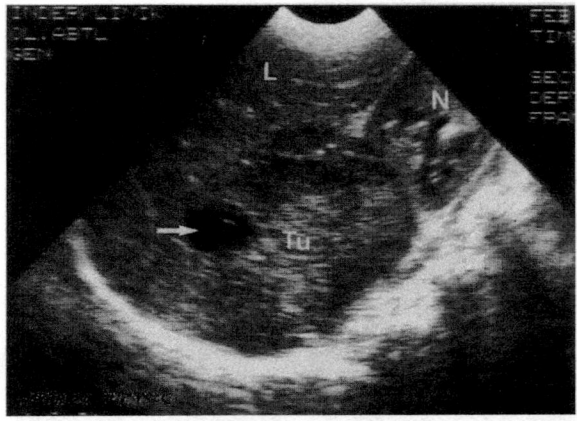

Abb. 15.8. Neuroblastom bei 3jährigem Mädchen mit Blutdruckkrisen und Kachexie. Rundlicher Tumor (*Tu*) mit inhomogenem Echomuster und kleinerem zystischem Areal (*Pfeil*), der die rechte Niere nach kaudal verlagert, am oberen Pol imprimiert und im dorsal-kranialen Abschnitt schlecht von der Leber abzugrenzen ist. (*N* Rechte Niere)

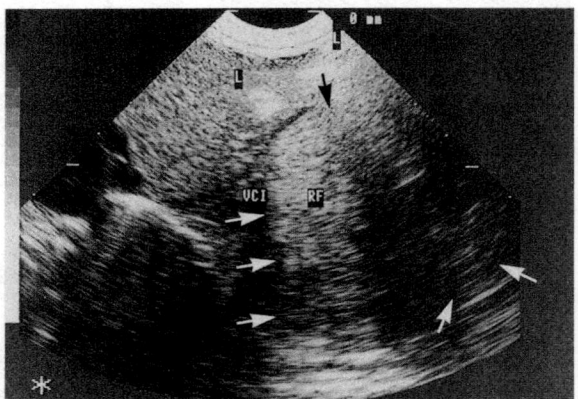

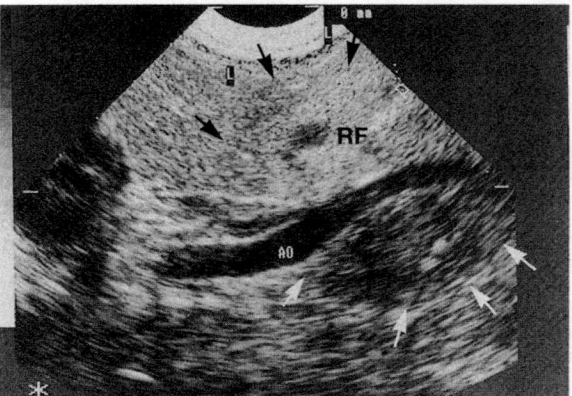

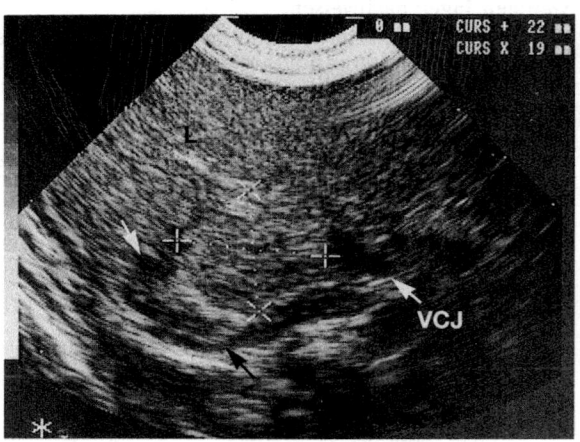

Abb. 15.7. Neuroblastom bei einem Neugeborenen. 2,2 · 1,9 cm großer solider Tumor im medialen Schenkel der rechten Nebenniere (*Meßkreuze*). Der laterale Schenkel zeigt keine Auffälligkeiten (*Pfeile*). (*L* Leber, *VCI* V. cava inferior)

Abb. 15.9. Neuroblastom bei einem Neugeborenen. Der Tumor verlagert die V. cava inferior nach ventral (**a**) und ummauert die Aorta (**b**). (*AO* Aorta, *L* Leber, *RF* Raumforderung, *VCI* V. cava inferior; *Pfeile* Raumforderung)

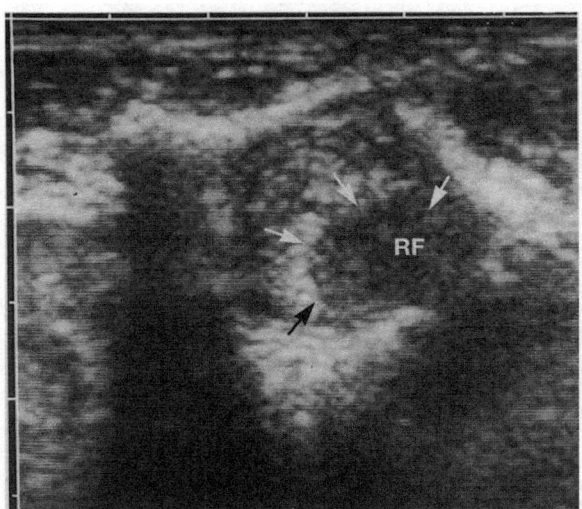

Abb. 15.10. Infiltration eines Neuroblastoms in den Spinalkanal bei einem Neugeborenen. Die Tumorinfiltration führt zu einer reflexarmen Raumforderung im Bereich der sich reflexreich darstellenden Cauda equina. (*RF* Raumforderung)

Infiltration der Leber, die dann durch ihre Größe und ihre erhöhte Echogenität auffällt. Außer im Abdomen findet man den Tumor mit absteigender Häufigkeit an Thorax, Steißbein und Hals.

Die Differenzierung zwischen Nebennierenblutung und Neuroblastom ist beim Neugeborenen nicht möglich, zumal der Tumor in dieser Phase in der Regel noch nicht hormonaktiv ist. Auch eine Doppelniere mit dysplastischem oberem Anteil kann zur Verwechslung mit einem Neuroblastom führen. Da ein Teil der Tumoren zur Spontanregression neigt, kommt der detaillierten sonographischen Verlaufsdiagnostik eine besondere Bedeutung zu.

Charakteristika des Neuroblastoms

- Lokalisation meist im Bereich der Nebenniere mit ungenügender Abgrenzung von der Umgebung
- Inhomogene Schalltextur hoher Echogenität
- Häufig Verkalkungen
- Selten zystische Areale
- Verlagerung der Nachbarorgane
  - Niere nach kaudal und lateral
  - Aorta und V. cava inferior nach ventral und zur Gegenseite
- Ummauern von V. cava inferior und Aorta
- Ummauern der Ureteren mit Harntransportstörung
- Lymphknotenmetastasen
- Diffuser Leberbefall

Ganglioneurom (Abb. 15.11)

Im Unterschied zu der sehr unregelmäßigen Echotextur des Neuroblastoms ist die Echotextur des Ganglioneuroms sehr gleichmäßig. Charakteristisch ist die gute Abkapselung des Tumors (Abb. 15.11). Da Ganglioneurome meist keinerlei Beschwerden verursachen, werden sie in der Regel erst entdeckt, wenn sie deutlich tastbar sind.

Phäochromozytom (Abb. 15.12 und 15.13)

Das Phäochromozytom ist im Kindesalter selten. Es tritt sporadisch auf, erbliche Formen kommen sowohl als isolierte Erscheinung als auch in Kombination mit dem Syndrom der multiplen endokrinen Neoplasien, der Neurofibromatose, dem Hippel-Lindau-Syndrom und dem Sturge-Weber-Syndrom vor. Der Tumor stellt sich sonographisch meist als kugelige, der Niere aufsitzende Raumforderung mit einer relativ homogenen Echotextur niedriger Echogenität dar. Sie können auch in der Umgebung der Nebenniere, im Bereich des Nierengefäßstils (Abb. 15.12), des Ureters (Abb. 15.13), der Harnblase, des Thorax und des Halses lokalisiert sein.

15.5.7 Nebennierenkarzinome (Abb. 15.14)

Nebennierenkarzinome stellen 1% der kindlichen Neoplasien. Da sie in der Regel hormonaktiv sind und entweder ein Cushing-Syndrom, einen Hyperaldosteronismus, eine Pubertas praecox oder eine Virilisierung verursachen, sind sie bei Diagnosestellung in der Regel noch klein. Sonographisch sind die Tumoren relativ homogen reflexarm, meist mit einem kapselähnlichen Rand (Abb. 15.14). Eine Differenzierung von Adenomen ist sonographisch nicht möglich, sie zeigen jedoch infiltratives Wachstum.

Nebennierenmetastasen

Im Unterschied zum Erwachsenen sind Nebennierenmetastasen in der Kindheit außerordentlich selten.

Nebennierenadenome

Diese sind noch seltener als Karzinome, von denen sie sich sonographisch nicht differenzieren lassen.

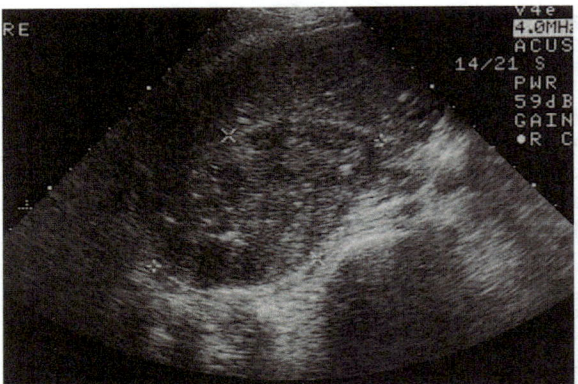

Abb. 15.11. Ganglioneurom bei 12jährigem symptomfreiem Jungen. 9,2 · 5,4 cm großer, gut abgekapselter Tumor oberhalb der rechten Niere unmittelbar neben der V. cava inferior

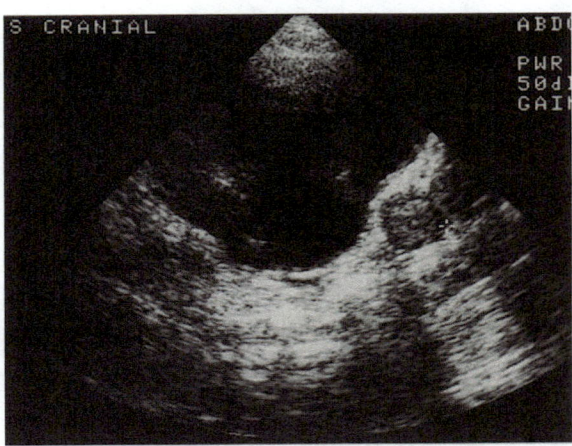

Abb. 15.13. Phäochromozytom im Bereich des linken Ureters bei einem Schulkind mit Hypertonie. Gute Abgrenzbarkeit des Tumors (*Meßmarken*) gegenüber der Umgebung. (Aufnahme Prof. Dr. R. Schumacher)

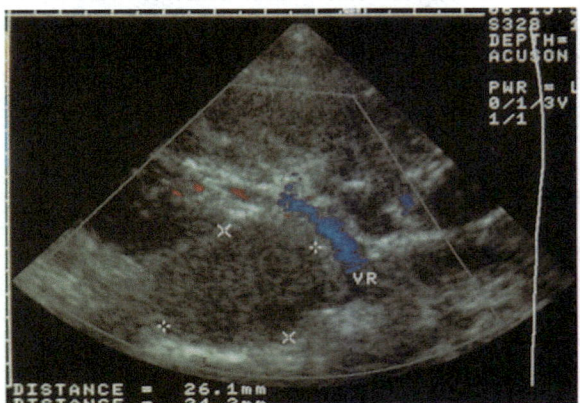

Abb. 15.12. Phäochromozytom (*Meßmarken*) im Bereich des Nierenhilus bei einem Schulkind mit hypertonen Krisen. Der Tumor besitzt eine relativ regelmäßiges, dichtes Reflexmuster niedriger Echogenität. (Aufnahme Prof. Dr. K.-H. Deeg)

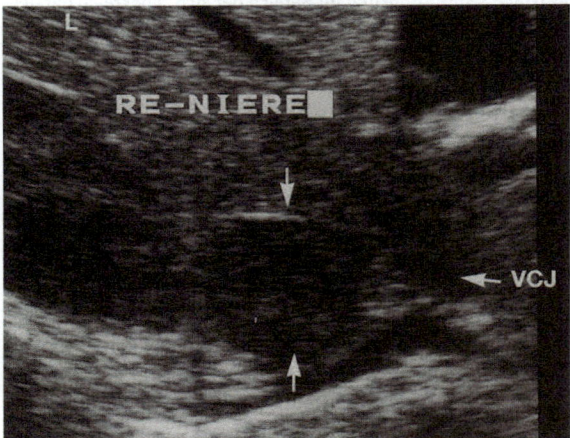

Abb. 15.14. Nebennierenkarzinom bei 2jährigem Mädchen mit deutlichen Virilisierungszeichen. Relativ reflexarmer, gut abgekapselter Tumor zwischen rechter Niere und V. cava inferior (*VCI*). (*L* Leber, *Pfeile* Raumforderung)

Kapitel 16

Hüfte

D. Weitzel

Untersuchungsindikationen

Angeborene Hüftluxation und Entwicklungsstörungen der Hüfte
- Anamnestische und klinische Risikofaktoren
  - Familiäre Belastung mit angeborenen Hüfterkrankungen bei Erkrankungen im Säuglingsalter
  - Beckenendlage
  - Zeichen der Gelenkinstabilität (Ortolanisches Zeichen, Barlowsches Zeichen)
  - Abspreizhemmung
  - Tonuserhöhung bei Abduktion und Außenrotation
  - Muskuläre Hypotonie
  - Neuromuskuläre Erkrankungen
  - Haltungsasymmetrie
  - Fußdeformitäten
  - Beinlängendifferenz
  - Myelomeningozele
- Generelles Screening 4.–5. Lebenswoche

Erworbene Erkrankungen der Hüfte
- Hüftgelenkschmerzen
- Beinschmerzen
- Hinken
- Rheumathoide Arthritis

16.1 Technische Voraussetzungen

Für die Diagnostik angeborener Hüftluxationen und Entwicklungsstörungen der Hüfte ist von seiten der kassenärztlichen Bundesvereinigung nur der Linearschallkopf zugelassen. Die Ablehnung anderer Abtasttechniken wird mit einer höheren Fehlerrate bei der Durchführung der Hüftsonographie begründet. Methodisch gesehen kann die Hüfte auch mit anderen Abtasttechniken (Curved-array-, Sektortechnik) maßstabgerecht in guter Qualität abgebildet werden.

Unerläßlich ist, daß der verwendete Schallkopf das ca. 1 cm unter der Haut beginnende, maximal 5 cm tief reichende Untersuchungsgebiet mit hoher Auflösung abbilden kann. Da die diagnostisch relevanten Strukturen des Erkers nur wenige Millimeter groß sind und überdies an diesen Strukturen Winkelmessungen vorgenommen werden, entspricht die derzeit noch zulässige Mindestabbildungsgröße von 1:1 nicht mehr den heutigen Qualitätsansprüchen. Zu fordern ist eine Vergrößerung der Abbildung. Beim Neugeborenen ist eine Vergrößerung von 3:1, später eine Vergrößerung von 2:1 notwendig.

Für die Indikationen außerhalb des Säuglingsalters gelten abgesehen vom Vergrößerungsmaßstab die gleichen Untersuchungsanforderungen.

16.2 Untersuchungstechnik

16.2.1 Lateraler Zugang

Die Hüfte wird in Seitenlage des Kindes untersucht. Jenseits der Neugeborenenperiode sind dafür Lagerungshilfen wie z.B. das von Graf entwickelte Hüftbrett hilfreich (Abb. 16.1). Da die diagnostische Aussage sich ausschließlich auf den Erkerbereich bezieht, ist die Stellung des Oberschenkels während der Untersuchung von untergeordneter Bedeutung. Empfehlenswert ist eine leichte Beugehaltung des Oberschenkels, da die Säuglinge so am bequemsten gelagert werden können und am ruhigsten liegen. Der Schallkopf wird in der Nähe des Trochanter major aufgesetzt, wobei es vorteilhaft ist, die

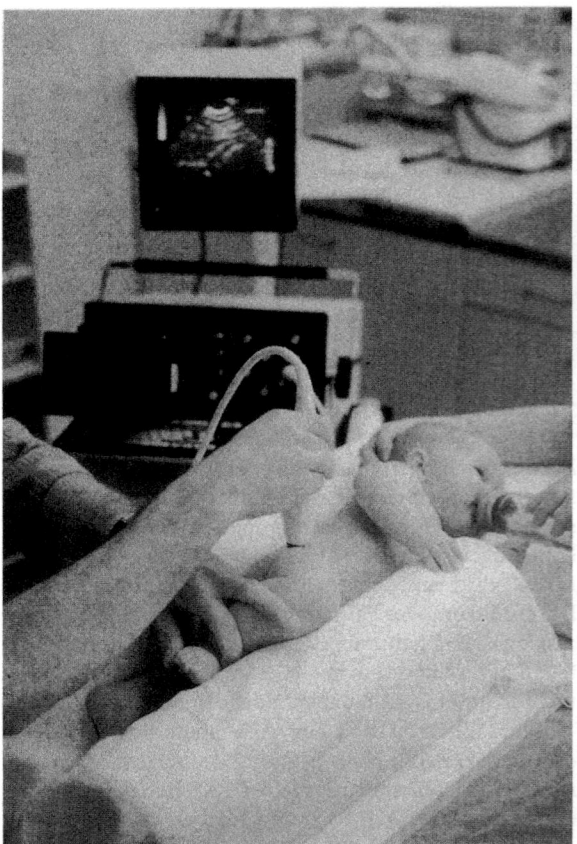

Abb. 16.1. Stabile Lagerung des Säuglings im Hüftbrett nach Graf

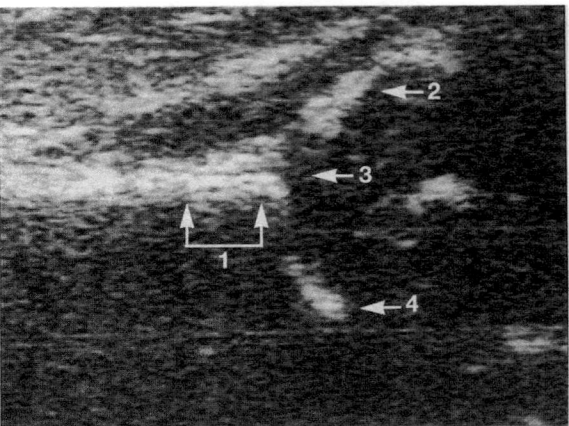

Abb. 16.2. Charakterisierung der Standardschnittebene: gut konturierter, horizontal verlaufender gelenknaher Abschnitt des Os ilium (*1*), Darstellung des Labrum acetabulare (*2*) in gleicher Echogenität wie Unterrand der knöchernen Pfanne (*4*), klare Abbildung des knorpligen Erkers (*3*)

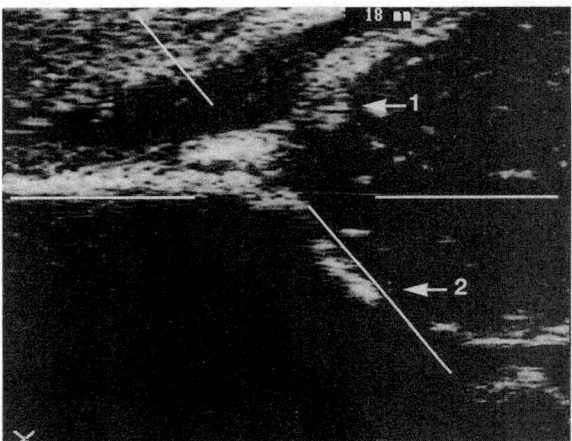

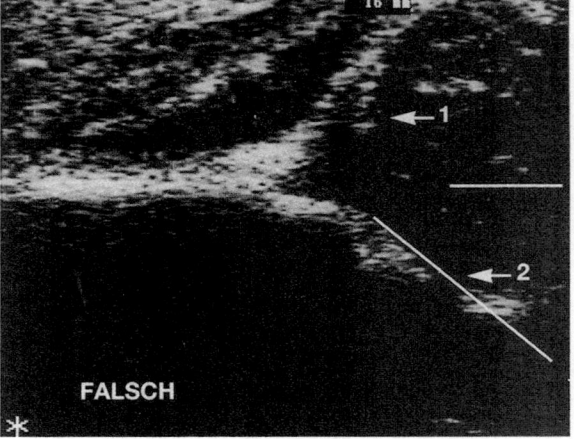

Abb. 16.3. Korrekter (a) und inkorrekter (b) Einfallswinkel der Ultraschallwellen. a Labrum acetabulare und unterer knöcherner Pfannenrand echogen dargestellt. *Richtige Bewertung:* Verknöcherungsverzögerung, Winkel α 50° (Fünfer-Perzentile). b Knöcherne Pfanne schwach echogen abgebildet. Die Fehleinstellung der Schnittebene führt zu einem falschen morphologischen und morphometrischen Befund. *Fehlbewertung:* dezentrierte Hüfte, Winkel α 38° (< Einser-Perzentile)

schallkopfführende Hand am Trochanter abzustützen. Die Schnittebene verläuft von kranial nach kaudal und von lateral nach medial. Die weitere Orientierung erfolgt ausschließlich am sonographischen Bild.

Voraussetzung für die Hüftsonographie nach Graf ist die sichere Darstellung der Schnittebene, die sowohl in kraniokaudaler wie in lateromedialer Richtung präzise durch die Mitte der halbkugeligen Hüftpfanne geht.

Die Charakteristika der Standardschnittebene nach Graf (Abb. 16.2) sind:

- Die simultane Darstellung folgender Bildelemente bzw. hintereinandergelegene Abbildung von:
  - Labrum acetabulare,
  - hyalinknorpligem Erker und
  - knöcherner Pfanne.
- Der waagerechte Verlauf des gelenknahen Abschnitts des nach kranial ziehenden Os ilium.
- Die infolge des orthograden Einfalls der Ultraschallwellen echogene und gut konturierte Darstellung
  - der knöchernen Hüftpfanne,
  - des faserknorpligen Labrum acetabulare und
  - der Hinterwand des waagerecht verlaufenden Os ilium.

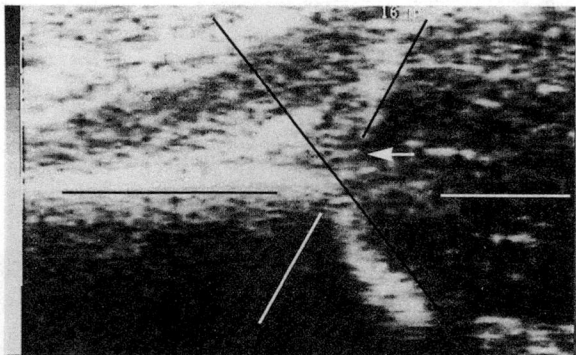
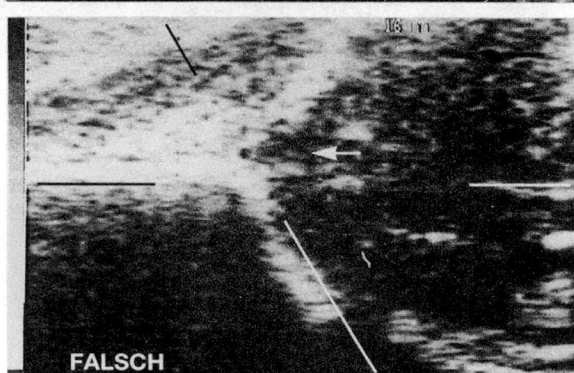

◀ **Abb. 16.4.** Korrekte (**a**) und fehlende (**b**) Darstellung des hyalinknorpligen Erkers. Bei korrektem Einfallswinkel der Schallwellen beruht die fehlende Darstellung des hyalinknorpligen Erkers auf einer Schnittebene, die parallel zur Gelenkmitte liegt. Folge der Fehleinstellung sind divergierende morphologische und morphometrische Befunde derselben Hüften

Um diese Schnittebene darzustellen, muß das Gelenk fächerförmig durchmustert werden. Die morphologische und morphometrische Beurteilung des Gelenks erfolgt jedoch ausschließlich an der Standardschnittebene, die in mindestens 2 Abbildungen dokumentiert werden sollte. Fehleinstellungen der kraniokaudalen Ebene ergeben eine veränderte Abbildung des Os ilium. Eine Krümmung des Os ilium in Richtung Schallkopf weist hin auf eine zu ventral gelegene Schnittebene; eine Krümmung des Os ilium vom Schallkopf weg ergibt sich aus einer zu weit dorsal gelegenen Schnittebene. Fehlende und schwach abgebildete Bildelemente sind bedingt durch Fehleinstellungen der lateromedialen Ebene. Wenn das Labrum acetabulare und/oder die knöcherne Pfanne nicht oder nur schwach echogen erscheinen, dann ist der lateromediale Einfallswinkel der Ultraschallwellen nicht korrekt (Abb. 16.3). Gleiches trifft zu, wenn der hyalinknorplige Erker nicht abgebildet ist (Abb. 16.4). Wenn die Kontur des Hinterrands des Os ilium verwaschen erscheint, dann ist entweder der lateromediale Einfallswinkel oder die kraniokaudale Schnittführung oder beides nicht korrekt. Unterschiedliche oder geringe Echogenität von Labrum acetabulare und knöcherner Pfanne, eine fehlende Darstellung des hyalinknorpligen Erkers bzw. eine verwaschene Kontur des Hinterrands des Os ilium belegen somit, daß die Standardschnittebene nicht korrekt getroffen wurde. Die Interpretation solcher Bilder kann zu erheblichen diagnostischen Fehlern führen. Da die angeborene Hüfterkrankung eine Entwicklungsstörung ist, kommt der korrekten Schnittebenendokumentation auch eine forensische Bedeutung zu.

Manche Autoren legen großen Wert auf die dynamische Untersuchung. Hierbei wird auf den Oberschenkel ein Druck in kranialer Richtung ausgeübt und geprüft, ob der Oberschenkelkopf dezentrierbar ist (Abb. 16.5). Da dieses Manöver nur sehr schwer in der Standardebene dokumentiert werden kann, ist die Bedeutung dieser Untersuchungstechnik kritisch zu sehen.

Es empfiehlt sich, die Standardebene nach Graf entsprechend internationalen sonographischen Dokumentationsrichtlinien abzubilden:

- schallkopfnahe Strukturen: obere Bildseite,
- kranial liegende Strukturen: linke Bildseite.

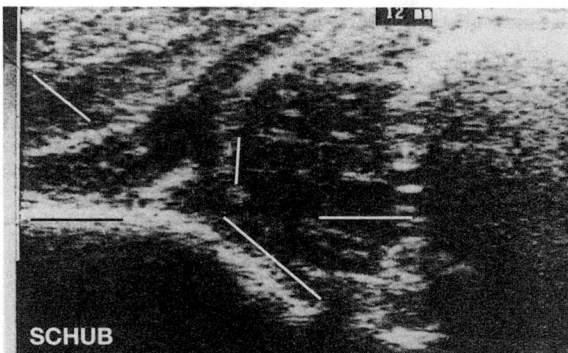
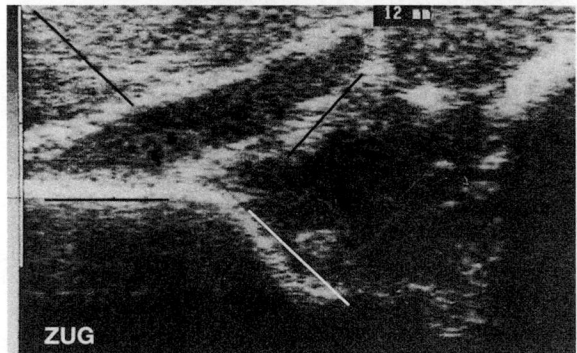

Abb. 16.5 a, b. Dynamische Untersuchung: Schiebt man den Oberschenkel nach kranial (**a**), kann der Hüftkopf dezentriert werden. Wird der Oberschenkel nach kaudal gezogen (**b**), läßt sich der Hüftkopf zentrieren

Eine Unterscheidung zwischen linker und rechter Hüfte ist hierbei nicht möglich, so daß eine zusätzliche Seitenbezeichnung erforderlich ist. Graf stellt kraniale Strukturen rechts dar. Leider wird dann jedoch vielfach auch von Graf die Abbildung um 90° gedreht, so daß schallkopfnahe Strukturen nunmehr links im Bild erscheinen, kraniale in der oberen Bildhälfte. Das Bemühen, Ultraschallbilder dem Röntgenbild entsprechend zu präsentieren, ist historisch verständlich. Das Vorgehen ist jedoch deshalb nicht sinnvoll, weil je nach Schnittebene unterschiedliche Dokumentationsrichtlinien erforderlich wären.

Andere Schnittebenen als die Standardebene nach Graf, wie sie bevorzugt in der angelsächsischen Literatur beschrieben wurden, haben sich im deutschen Sprachraum in der Hüftentwicklungsdiagnostik nicht durchgesetzt.

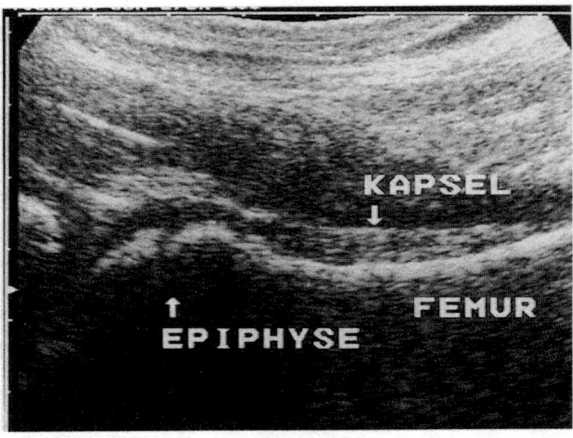

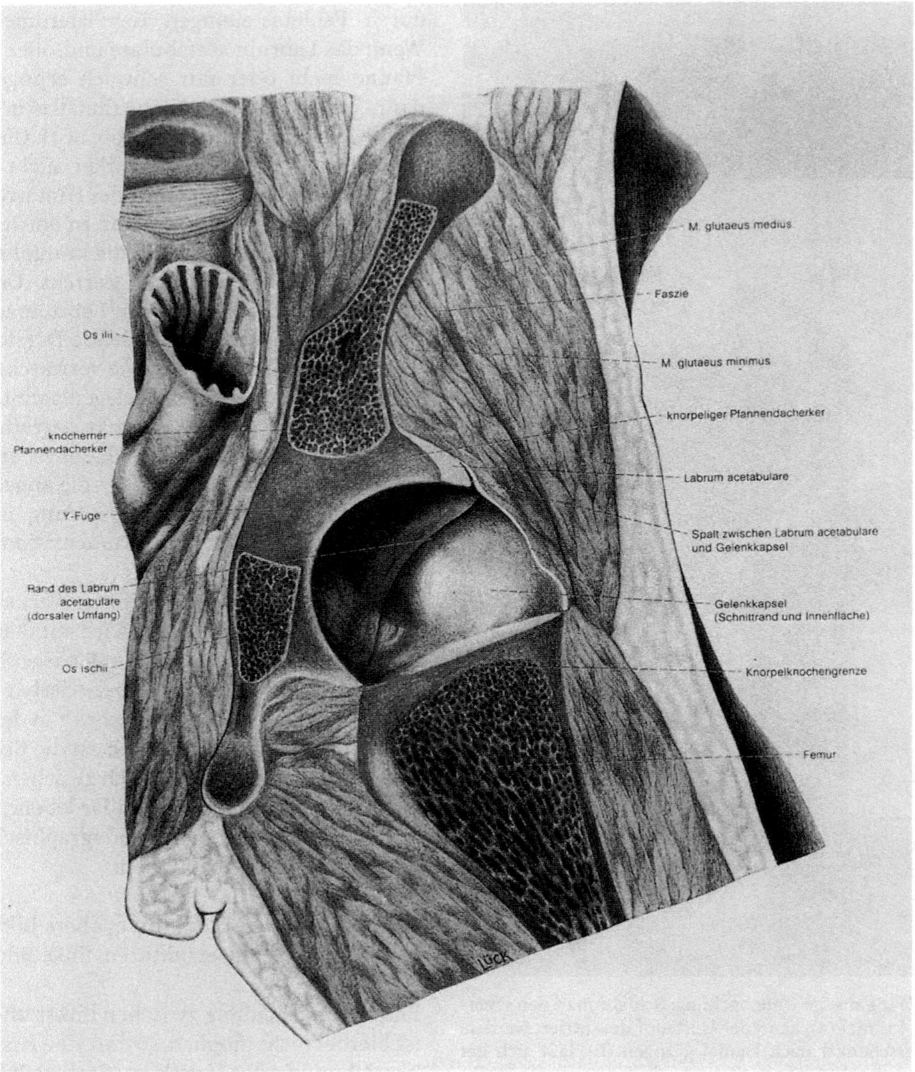

◄ **Abb. 16.6.** Darstellung der rechten Hüfte von ventral bei 6jährigem Jungen. Da die Schallwellen den Knochen nicht durchdringen können, stellen sich nur die schallkopfnahen Konturen des Hüftkopfs und des Schenkelhalses dar. Im Bereich des Hüftkopfs erkennt man eine Spaltbildung, die Epiphyse. Die Gelenkkapsel kann bis zur Insertionsstelle am Schenkelhals verfolgt werden. Zwischen Kapsel und Schenkelhals erkennt man schwach echogen die Synovia

16.2.2 Ventraler Zugang (Abb. 16.6)

Bei erworbenen Erkrankungen der Hüfte wird das Gelenk in Rückenlage von ventral dargestellt. Die Schnittebene verläuft parallel zum Schenkelhals. Die Dokumentation erfolgt ausschließlich entsprechend den internationalen Dokumentationsempfehlungen: kranial links im Bild, schallkopfnahe Strukturen oben im Bild.

16.3 Anatomie der Hüfte (Abb. 16.7)

Die Hüftpfanne besteht aus Teilen des Os ilium, des Os pubis und des Os ischii, die durch die Y-förmige Wachstumsfuge verbunden sind. Der beim aufrechten Gang tragende Teil ist das Pfannendach. Gebildet wird es aus dem die knöcherne Pfanne formenden unteren Anteil des Os ilium, an das sich nach lateral das hyalinknorplig präformierte Pfannendach anschließt, welches seinerseits durch den faserknorpligen Ring des Labrum acetabulare begrenzt wird (Abb. 16.7).

Die hufeisenförmig die Fossa acetabuli umschließende Facies lunata bildet die Kontaktfläche zum Femurkopf. In der Fossa acetabuli befindet sich neben Fettgewebe das Lig. capitis femoris, das in der Nachbarschaft der Incisura acetabuli aus dem unteren Teil des zum Os ilium gehörenden Pfannendachs entspringt.

Der Femurkopf ist kugelförmig und trägt unterhalb seiner Mitte eine kleine Grube, in der das Lig. capitis femoris ansetzt. Der Hüftkopfkern entwickelt sich zwischen dem 2. und 8. Lebensmonat. Der schräg nach aufwärts gerichtete Schenkelhals verbindet den Kopf mit dem Schaft. Beim Neugeborenen sind Kopf und Schenkelhals noch hyalinkorplige Strukturen mit einer bogenförmig verlaufenden Verknöcherungszone.

Die Kapsel umhüllt den Kopf und den größten Teil des Schenkelhalses, von dem nur dorsal das seitliche Drittel frei bleibt. Die Kapsel entspringt am knöchernen Rand der Pfanne und am Lig. transversum acetabuli. Sie ist am Trochanter major und an der Linea intertrochanterica befestigt.

Die Hüftpfanne ist frühembryonal relativ tief, flacht sich zur Geburt hin ab und wird dann postpartal wieder tiefer. Druck- und Zugkomponenten der Muskulatur beeinflussen die Ausbildung der Hüftpfanne und des Collodiaphysenwinkels.

16.4 Sonographische Anatomie der Hüfte

16.4.1 Sonographische Anatomie der Standardschnittebene nach Graf (Darstellung von lateral)

Da für die Hüftentwicklungsdiagnostik nach Graf die Einhaltung der Standardschnittebene zwingend erforderlich ist, beschränken wir uns auf die Beschreibung dieser Schnittebene.

Bei waagerechtem Verlauf des Os ilium bilden sich der M. glutaeus minimus und der M. glutaeus medius ventral als spindelförmige Areale mit homogener Textur niedriger Echogenität ab. Sie sind durch das bandförmige, echogene Septum intermusculare getrennt. Gelegentlich läßt sich kranial lateral noch der M. glutaeus maximus abbilden. Weiter lateral, d.h. schallkopfnah, stellt sich die Fascia lata als stark reflektierende Struktur dar.

Nach kaudal geht die Schnittebene exakt durch die Mitte des halbkugeligen Gelenks. Hier lassen sich folgende Strukturen erkennen (Abb. 16.8):

1. Gelenkkapsel,
2. Labrum acetabulare,
3. Perichondrium,
4. hyalinknorpliger Erker (hyalinknorplig präformiertes Pfannendach),
5. knöchernes Pfannendach,
6. Y-Fuge,
7. Os ischii,
8. Lig. capitis femoris,
9. Femurkopf,
10. Collum femoris und Trochanter major,
11. Ossifikationszone des Collum femoris,
12. Gelenkspalt (in Abb. 16.8 nicht angegeben),
13. Os ilium,
14. M. glutaeus minimus,
15. M. glutaeus medius.

Die *Gelenkkapsel* ist eine echogene, von der Labrumspitze abgesetzte Struktur an der lateralen Femurkopfkontur.

Das *Labrum acetabulare* bildet sich als eine dreieckige, mit der Spitze nach kaudal ziehende echogene Struktur ab, die nach medial an das echoleere hyalinknorplige Pfannendach und nach kranial an das sich meist

◄ **Abb. 16.7.** Einblick in das Hüftgelenk eines Frühgeborenen der 32. SSW p.m., Frontalschnitt. Der knorplige Hüftkopf wurde entfernt. Der Faserknorpel des Labrum acetabulare ist makroskopisch vom hyalinen Knorpel der Pfanne zu unterscheiden. (Aus Richter und Lierse 1990)

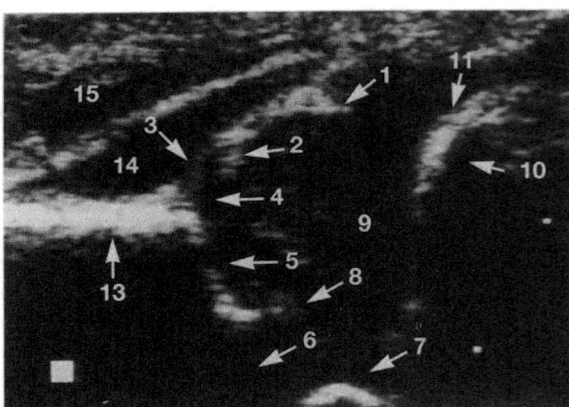

Abb. 16.8. Normale Hüfte eines Neugeborenen. *1* Gelenkkapsel, *2* Labrum acetabulare *3* Perichondrium, *4* hyalinknorpliger Erker (hyalinknorplig präformiertes Pfannendach), *5* knöchernes Pfannendach, *6* Y-Fuge, *7* Os ischii, *8* Lig. capitis femoris, *9* Femurkopf, *10* Collum femoris und Trochanter major, *11* Ossifikationszone des Collum femoris, *13* Os ilium, *14* M. glutaeus minimus, *15* M. glutaeus medius

ebenfalls echoarm darstellende Perichondrium angrenzt.

Das *Perichondrium* stellt sich kranial des Labrum acetabulare als häufig echoleere Struktur dar, die in ihrem kranialen Abschnitt echogen wird. Zusammen mit dem hyalinknorpligen Pfannendach geht sie in das Periost des Darmbeins über.

Der *hyalinknorplige Erker* (das hyalinknorplig präformierte Pfannendach) ist ein echoleeres, sich nach kranial zuspitzendes Areal, dessen Grenzen medial das knöcherne Pfannendach, lateral das Labrum acetabulare, laterokranial das Perichondrium und kranial das nicht zum Pfannendach gehörenden Os ilium bilden.

Das *knöcherne Pfannendach* bildet sich als stark echogene Struktur ab. Es gehört zum kaudalen Anteil des Os ilium. Nach kaudal wird es begrenzt durch die echoleere Y-Fuge. Beim älteren Säugling verursacht ein eckig ausgebildeter knöcherner Erker einen Schallschatten. Wichtig ist, daß der an die Y-Fuge angrenzende Unterrand des knöchernen Pfannendachs zweifelsfrei und in kräftiger Echogenität dargestellt wird. Liegt der Unterrand der knöchernen Pfanne im Schallschatten des Femurkopfkerns, ist eine Hüftentwicklungsdiagnostik nicht mehr möglich.

Die *Y-Fuge* ist eine echoleere Struktur medial des Hüftkopfs, kaudal des unteren Iliumendes und kranial des Os ischii.

Das *Os ischii* führt zu einer bogenförmig verlaufenden, echogenen Struktur an der medialen Hüftkopfseite.

Die *Fossa acetabuli* liegt zwischen Hüftkopf und Os ischii. In ihr verlaufen als mehrschichtige Echostrukturen das Lig. capitis femoris und lockeres Bindegewebe.

Das *Lig. capitis femoris* läßt sich häufig am Unterrand der knöchernen Pfanne darstellen. Das Band zieht in die Fossa acetabuli und setzt sich nur durch eine schwächere Echogenität von der knöchernen Pfanne ab. Die Echogenitätsunterschiede zwischen Knochen und fasrigen Strukturen treten nur bei korrekter Geräteeinstellung und einem präzisen Einfallswinkel der Schallwellen in Erscheinung. Dies muß bei der Real-time-Untersuchung beachtet werden, da die eindeutige Bestimmung des Pfannenunterrands Voraussetzung für die Winkelbestimmung ist.

Der *Femurkopf* ist ein echoleeres rundes Areal, in dessen Zentrum sich zwischen dem 2. und 8. Lebensmonat der Hüftkopfkern als echoreiche Struktur entwickelt. Mit zunehmender Kopfkernentwicklung fallen zunächst die Strukturen der Fossa acetabuli, schließlich auch der Unterrand der knöchernen Pfanne in den Schallschatten des Hüftkopfkerns.

Collum femoris und *Trochanter major* sind echoarme Strukturen distal des Femurkopfs. Die Ossifikationszone des Collum femoris bildet sich als echogenes Band ab, das beim jungen Säugling bogenförmig an der medialen Seite des Femurhalses verläuft und einen Schallschatten verursacht.

Der *Gelenkspalt* kann gelegentlich als eine feine Echolinie zwischen Kopf und hyalinknorpliger Pfannendachauskleidung dargestellt werden. Es ist unklar, weshalb der Flüssigkeitssaum in der Gelenkspalte Reflexe erzeugt. Die Reflexe treten insbesondere dann auf, wenn ein kaudal gerichteter Zug auf den Oberschenkel ausgeübt wird.

16.4.2 Sonographische Anatomie bei Darstellung von ventral

Die Untersuchung von ventral ermöglicht die Darstellung des Gelenkinnenraums und der Gelenkkapsel. Die Schnittebene verläuft parallel zum Schenkelhals. Hinter dem M. sartorius stellt sich die Gelenkkapsel als bandförmige, stark echogene Struktur dar, die nach kaudal zum Schenkelhals zieht. Kopf und Schenkelhals des Femurs bilden sich als stark echogene Linie mit nachfolgendem Schallschatten ab. Die Unterbrechung der lateralen Kontur des Oberschenkelkopfs entspricht der Epiphyse. Die Synovia verläuft an den knöchernen Strukturen des Gelenkinnenraums (Kopf und Teile des Schenkelhalses) sowie an der Innenseite der Kapsel. In der Regel liegen diese Strukturen kapillär aufeinander und sind daher sonographisch unter normalen Bedingungen kaum abgrenzbar. Die Distanz zwischen der echogenen Kontur des Schenkelhalses und der Kapsel ist größenabhängig. Sie beträgt im Mittel 5,5 mm.

16.5 Diagnostik angeborener Hüftentwicklungsstörungen

Die Hüfte wird nach morphologischen und morphometrischen Kriterien beurteilt.

16.5.1 Morphologische Kriterien

Für die morphologische Befunderhebung haben sich die nachfolgend aufgeführten Kriterien und Beschreibungen durchgesetzt (Tabelle 16.1).

Die Beschreibung der jeweiligen Lage gelingt meist eindeutig, während die Beschreibung der Form von Untersucher zu Untersucher variieren kann. Dies ist darauf zurückzuführen, daß die Form sich gleitend verändert, während Lageveränderungen markant sind und erst bei gravierenden Formveränderungen auftreten. Daher ist es notwendig, die morphologischen Beschreibungen durch morphometrische Befunde zu ergänzen.

16.5.2 Morphometrische Kriterien

Es wurden verschiedene Versuche unternommen, die vom Normalen zum Pathologischen gleitenden Prozesse an der Hüfte morphometrisch zu quantifizieren. Allgemein durchgesetzt haben sich die von Graf angegebenen Winkel des knöchernen Pfannendachs (Winkel α) und des Labrum acetabulare (Ausstellungswinkel β) (Abb. 16.9). Zur Vermessung der Hüfte sind mehrere Linien mit folgenden Definitionen erforderlich:

Grundlinie

Sie verbindet den lateralsten Punkt des knöchernen Erkers mit der Stelle, an der das Perichondrium in das Periost des Darmbeins übergeht. Da diese Strecke jedoch nur wenige Millimeter mißt, empfiehlt es sich, die ebenfalls von Graf angegebene Hilfslinie an der hinteren Darmbeinkontur als Grundlinie zu nehmen. Sie verläuft

Tabelle 16.1. Morphologische Kriterien des Hüftsonogramms, ihre Beschreibung und Bildbeispiele

Anatomische Struktur	Kriterium	Beschreibung	Bildbeispiele
Labrum acetabulare	Lage	regelrecht verdrängbar verdrängt	16.2, 16.4, 16.8, 16.10, 16.11, 16.5, 16.16
Knorpliger Erker	Form	spitz verbreitert aufgebraucht	16.2, 16.4, 16.8, 16.10, 16.11, 16.14, 16.13, 16.15–16.18
	Lage	kopfübergreifend nicht kopfübergreifend	16.2–16.4, 16.8, 16.10, 16.11 16.15–16.17
	Echogenität	echoleer echodicht	16.2, 16.17 16.16
Knöcherner Erker	Form	eckig geschweift leicht abgerundet stark abgerundet abgeflacht	16.1, 16.8 16.2, 16.13 16.4, 16.14 16.3, 16.15, 16.16 16.5, 16.17
Knöcherne Pfanne	Steilheit	gut ausgebildet mäßig ausgebildet fehlt	16.2, 16.8, 16.11 16.14 16.15–16.17
	Konkavität	gut ausgebildet mäßig ausgebildet fehlt	16.10, 16.14 16.12, 16.13 16.15–16.17
Hüftkopf	Lage	zentriert dezentrierbar dezentriert	16.2, 16.4, 16.8, 16.11 16.5 16.15, 16.16
	Kernentwicklung	vorhanden nicht vorhanden	16.2, 16.7 16.4, 16.10

parallel zur oben angegebenen Grundlinie des knorpligen Erkers. Wegen der besseren Reproduzierbarkeit der Meßwerte ziehen wir zur Winkelbestimmung grundsätzlich diese Hilfslinie heran, auch wenn bei hochpathologischen Hüften die so bestimmten α-Winkel höher liegen.

Pfannendachlinie
(Linie des knöchernen Pfannendachs)

Sie verbindet den lateralsten Punkt des knöchernen Erkers mit dem Unterrand des Os ilium. Bei kantig ausgebildetem Erker entspricht der lateralste Punkt der Erkerecke. Mit zunehmender Abrundung bzw. Abflachung wird die Pfannendachlinie zur Tangente an das Pfannendach. Der Ansatz des Lig. capitis femoris erschwert gelegentlich die Bestimmung des Unterrands des Os ilium. Der zum Ligament gehörende Echokomplex, der nicht in die Kontur der gewölbten knöchernen Pfanne hineinpaßt und sich in der Echogenität vom Knochen unterscheidet, darf bei der Bestimmung des Unterrands des knöchernen Erkers nicht berücksichtigt werden, da sonst falsch-niedrige Pfannendachwinkel resultieren.

Ausstellungslinie
(Linie des knorpligen Pfannendachs)

Sie verbindet den Eckpunkt des knöchernen Erkers mit dem Labrum acetabulare, wobei die Linie durch die Mitte des Hauptechos des Labrum acetabulare geht. Bei abgerundetem oder abgeflachtem Winkel wird der Punkt am knöchernen Erker in dem Bereich angesetzt, wo die Konkavität der knöchernen Pfanne in die Konvexität übergeht. Damit ist der Fußpunkt der Pfannendachlinie bei abgerundetem oder abgeflachtem Erker nicht präzise, manchmal sogar gar nicht (Abb. 16.17) zu definieren.

Pfannendachwinkel α

Der Pfannendachwinkel α wird gebildet von der Grundlinie und der Pfannendachlinie. Tabelle 16.2 zeigt die Perzentilen des Pfannendachwinkels bei Neugeborenen.
Für alle anderen Altersgruppen sind die Normwerte im Anhang angegeben.

Tabelle 16.2. Perzentilen des Winkels α bei Neugeborenen (n = 13 500)

Perzentile	1	5	50	95	99
Winkel α	45°	50°	58°	63°	65°

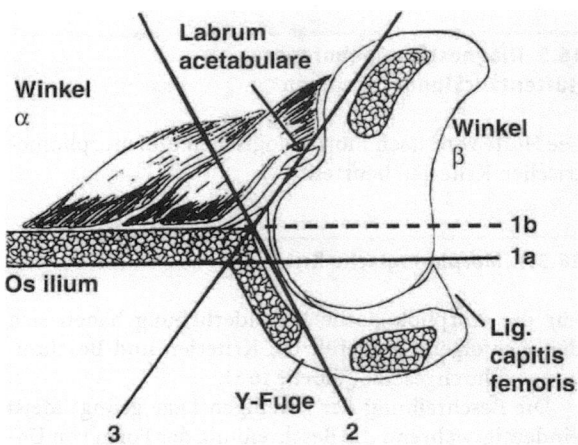

Abb. 16.9. Morphometrie der Hüfte: Der Winkel α (Winkel des knöchernen Pfannendachs) wird gebildet aus der Grundlinie (*1 a* Hilfslinie, *1 b* ursprüngliche Grundlinie) und der Pfannendachlinie (*2*), der Winkel β (Winkel des knorpligen Pfannendachs) aus der Grundlinie und der Ausstellungslinie (*3*)

Ausstellungswinkel β

Der Ausstellungswinkel β wird gebildet von der Grundlinie und der Ausstellungslinie.

Winkelmessung (Abb. 16.9)

Die Winkelmessungen ergänzen die Aussagen des morphologischen Befunds und erleichtern die Verlaufsdiagnostik wesentlich. Die Fehlerbreite der Winkelmessung liegt für den Winkel α in der Größenordnung von +/- 2°, für den Winkel β etwa bei +/- 4°. Gemessen an der unzureichenden Trennschärfe der morphologischen Formbeschreibungen erlaubt daher der Winkel α eine relativ gut reproduzierbare Einschätzung der Hüftentwicklung. Fehleinschätzungen ergeben sich insbesondere bei sog. Erkerdefekten.

Erkerdefekt (Abb. 16.10)

Diese Form der Hüftreifungsstörung läßt sich nur durch die sorgfältige Durchmusterung während der dynamischen Untersuchung erkennen. Trotz Erfüllung aller Kriterien für eine korrekte Schnittebeneneinstellung ist es bei Vorliegen eines Erkerdefekts möglich, den knorpligen Erker schmal oder stark verbreitert und den knöchernen Erker eckig bis abgeflacht darzustellen. Entsprechend kann die Bestimmung des Winkels α bis zu 15° variieren (Abb. 16.10).

16.5 · Diagnostik angeborener Hüftentwicklungsstörungen

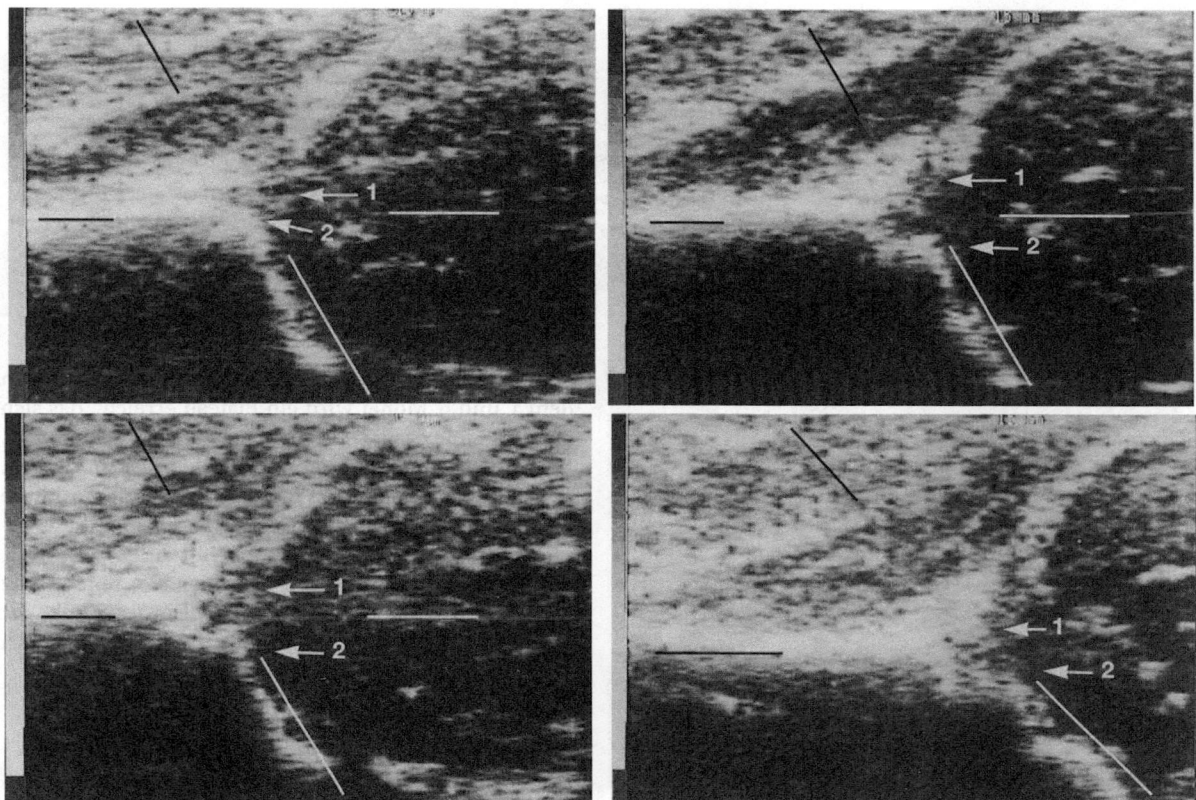

Abb. 16.10. Bei einem Erkerdefekt kann man die Standardebene nicht präzise definieren. Insofern können die Bilddokumentationen der gleichen Hüfte stark variieren. *Pfeile:* unterschiedliche Morphologie des knorpligen (spitz bis stark verbreitert) und knöchernen (eckig bis flach) Erkers. Winkel α variiert von 58°–44°

16.5.3 Hüfttypen nach Graf

Die Einführung der Hüftsonographie durch Graf hat die Diagnostik der angeborenen Hüfterkrankung grundlegend verändert, weil zugleich mit dem Nachweis einer durch Bildelemente standardisierbaren Schnittebene durch die Gelenkhalbkugel ein tragfähiges diagnostisches Konzept vorgestellt wurde, mit dem die Erkrankung und zudem auch Vorstadien der Erkrankung ab der Geburt nachgewiesen werden können. Das ursprüngliche Konzept differenzierte 4 Grundtypen:

- „reife" Hüfte,
- „unreife" Hüfte,
- dezentrierte Hüfte ohne/mit Gewebeumbau des knorpligen Erkers,
- luxierte Hüfte.

Aus den 4 Grundtypen wurden im Laufe der Jahre 10 Typen. Mit der differenzierten Typisierung sollten nicht nur Morphologie und Morphometrie zur Deckung gebracht werden; vielmehr sollten aus den Typen sowohl die Prognose als auch die Therapie abgeleitet werden. Daher mußte auch das Alter als Maß für die motorische Entwicklung Berücksichtigung finden. Wegen der weiten Verbreitung der Grafschen Kategorien möchten wir diese zunächst beibehalten. Bei den einzelnen Hüfttypen weisen wir auf die der Systematik innewohnende Problematik hin, die abschließend gesondert erläutert wird.

„Reife" Hüfte: Typ I a und I b nach Graf
(Abb. 16.11 a, b)

Der knöcherne Erker stellt sich eckig dar, die Pfanne ist in ihrer Konkavität und Steilheit gut ausgebildet, der knorplige Erker ist nach kranial spitz, übergreift den Kopf und erscheint echoleer. Das Labrum acetabulare steht regelrecht, der Hüftkopf ist zentriert. Eine geringgradige Abrundung des knöchernen Erkers wird als geschweift bezeichnet.

Die Unterscheidung zwischen Typ I a und I b (Tabelle 16.3) gilt aufgrund der Unsicherheit der Bestimmung des Winkels β als überholt.

Tabelle 16.3. „Reife" Hüfte; Typ I a und I b nach Graf

	Knöcherner Erker Form	Knorpliger Erker Form	Knorpliger Erker Lage und Echogenität	Labrum acetabulare Lage	Knöcherne Pfanne Form	Hüftkopf Position	Winkel α	Winkel β
Typ I a	eckig, geschweift	spitz	normal echoleer	normal	gut	zentriert	> 59°	< 56°
Typ I b	eckig, geschweift	spitz	normal echoleer	normal	gut	zentriert	> 59	> 55 < 70

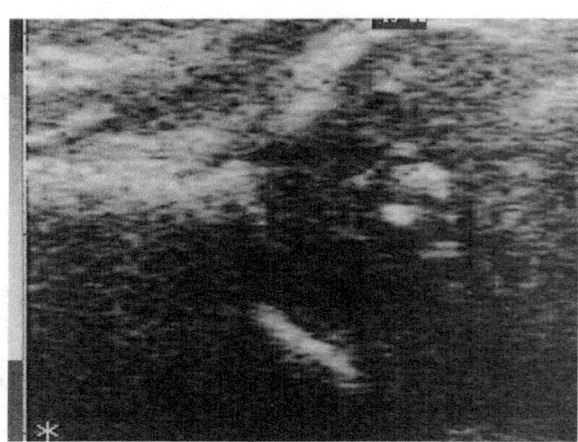

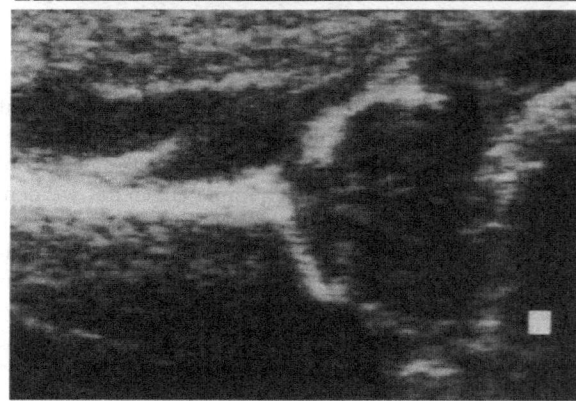

Abb. 16.11. „Reife" Hüfte (Typ-I- Hüfte) eines 6 Monate alten Säuglings (a) und eines Neugeborenen (b). Die Neugeborenenhüfte ist zwar ebenso steil, die knöcherne Pfanne ist jedoch flach im Vergleich zur gut ausgebildeten Konkavität der Säuglingshüfte

Die Typ-I-Hüfte des Neugeborenen unterscheidet sich sowohl morphologisch als auch morphometrisch deutlich von der Typ-I-Hüfte älterer Säuglinge (Abb. 16.11a,b). So weist die Pfanne des Neugeborenen fast keine Konkavität auf. Diese entwickelt sich erst im Verlaufe der ersten Monate. Der knorplige Erker ist bei älteren Kindern schmäler, der knöcherne Erker in der Regel kantiger.

Auch die Steilheit der Pfanne nimmt mit dem Alter zu. Dies führt in den ersten Lebensmonaten zu einer deutlichen Zunahme des Winkels α. Bereits zwischen dem 3. und 6. Monat wird ein Plateau erreicht, das sich bis zum Ende des 1. Lebensjahres kaum noch verändert. Bei älteren Säuglingen konnte nachgewiesen werden, daß erst oberhalb eines Winkels α von 63° eine schwere Dysplasie ausgeschlossen werden kann. Allerdings erreicht ein kleiner Teil normaler Hüften bis zum Ende des 1. Lebensjahres den von Graf für eine „reife" Hüfte geforderten Winkel α von 60° nicht. Der Endpunkt der Hüftentwicklung im 1. Lebensjahr kann sonographisch somit nicht eindeutig bestimmt werden.

„Unreife" Hüfte Typ II a (II a−, II a+), II b, II g, II d
(Abb. 16.12–16.15)

Gemeinsames Merkmal aller II-er-Typen (Tabelle 16.4) ist die Verbreiterung des knorpligen Erkers zuungunsten des hier abgerundeten, knöchernen Erkers und die schlechtere Ausbildung der knöchernen Pfanne. Jedoch übergreift der knorplige Erker noch den Hüftkopf. Der Hüftkopf ist zentriert und die Stellung des Labrum acetabulare regelrecht.

Konzeptionell liegt der „unreifen" Hüfte die Vorstellung eines prämorbiden Zustands zugrunde, aus dem sich in Abhängigkeit von der Belastung des Gelenks Dysplasie, Dezentrierung und Luxation entwickeln. Die Differenzierung erfolgt daher einerseits nach dem Ausmaß der Reduktion der knöchernen Teile zugunsten der knorpligen: Je breiter der knorplige Anteil des Pfannendachs ist, um so flacher ist die knöcherne Pfanne und um so gefährdeter die Hüftentwicklung. Andererseits erfolgt eine Differenzierung nach dem Alter, da die motorische Entwicklung und damit die Belastung die Gelenkentwicklung beeinflußt. Ziel der Differenzierung ist es, den verschiedenen Hüfttypen eine klare prognostische Bedeutungen zuzuordnen und daraus die Indikation zu Kontrollen und zur Therapie abzuleiten.

Liegen geringgradige Veränderungen vor, so spricht Graf von einer „physiologischen Verknöcherungsverzögerung", der sog. II a-Hüfte (Abb. 16.12). Es zeigte sich jedoch, daß Neugeborenenhüften mit einem Winkel α von über 55° morphologisch der Typ-I-Hüfte entsprechen. Daher werden diese Neugeborenenhüften als

Tabelle 16.4. „Unreife" Hüfte Typ IIa (IIa–, IIa+), IIb, IIg, IId nach Graf

	Knöcherner Erker Form	Knorpliger Erker Form	Knorpliger Erker Lage und Echogenität	Labrum acetabulare Lage	Knöcherne Pfanne Form	Hüftkopf Position	Winkel α	Winkel β
Typ IIa+	eckig, leicht abgerundet	verbreitert	normal, echoleer	normal	mäßig	zentriert	56°–59°	> 55° < 70°
Typ IIa–	stark abgerundet	verbreitert	normal echoleer	normal	mäßig	zentriert	50°–55°	> 55°, < 70°
Typ IIb Alter >3 Monate	eckig, leicht abgerundet stark abgerundet	spitz verbreitert	normal echoleer	normal	mäßig	zentriert	50°–59°	< 70°
Typ IIg	rund bis flach	verbreitert	noch übergreifend echoleer	normal	mangelhaft	zentriert	43°–49°	> 55°, < 77°
Typ IId	rund bis flach	verbreitert	noch übergreifend echoleer	normal	mangelhaft	zentriert	43°–49°	> 77°

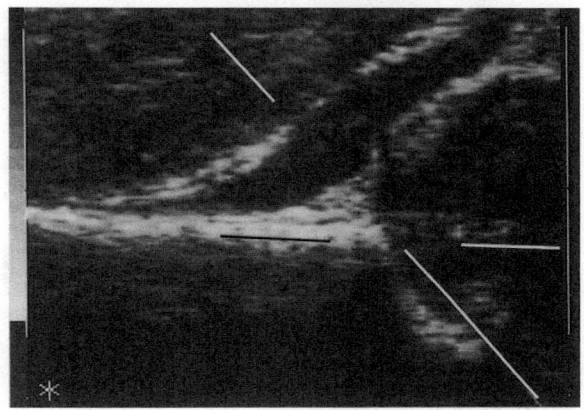

Abb. 16.12. Normale Neugeborenenhüfte mit eckigem knöchernem Erker, spitzem knorpligem Erker, Steilheit der knöchernen Pfanne mit einem Winkel α von 55° (Fünfundzwanziger-Perzentile) altersentsprechend

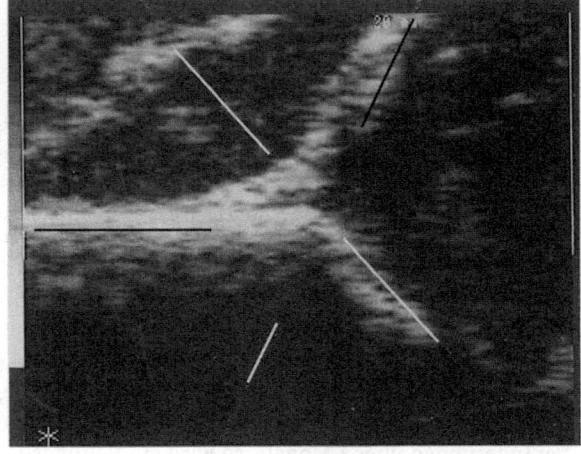

Abb. 16.13. Neugeborenenhüfte mit leichter Verbreiterung des knorpligen Erkers, Abrundung des knöchernen Erkers und einer im unteren Normbereich liegenden Steilheit der knöchernen Pfanne (Winkel α 53°, zwischen Zehner- und Fünfundzwanziger-Perzentile), sog. IIa-minus-Hüfte oder IIa-Hüfte mit Reifungsdefizit nach Graf

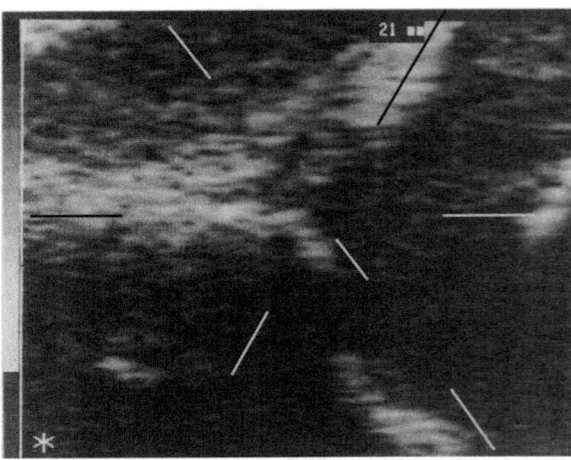

Abb. 16.14. Behandlungsbedürftige Verknöcherungsverzögerung bei 6 Monate altem Säugling: leichte Abrundung des knöchernen Erkers, knorplige Erker gering verbreitert, knöcherne Pfanne unzureichend steil, Winkel α 58°, Winkel β 58°

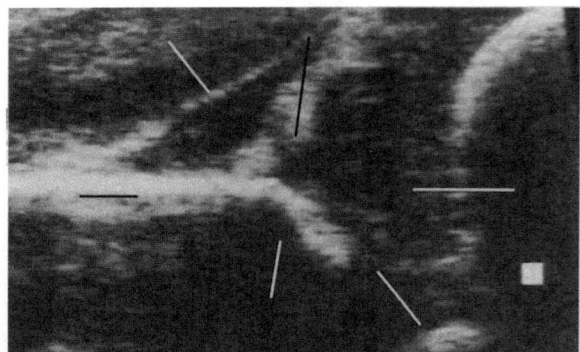

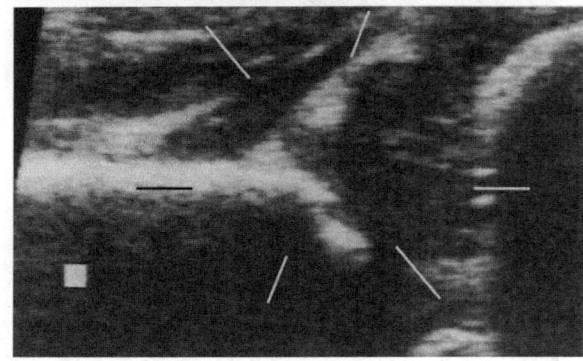

Abb. 16.15a,b. Entwicklungsgefährdete Neugeborenenhüften: Winkel α 48° (Dreier-Perzentile), knorpliger Erker verbreitert, knöcherner Erker stark abgerundet. a Hüfttyp II d nach Graf (Winkel β 85°), b Hüfttyp II g nach Graf (Winkel β 70°)

II a-plus-Hüften bezeichnet. Analog dazu spricht Graf von einer II a-minus-Hüfte, wenn der Winkel α über 50°, aber unter 56° beträgt (Abb. 16.13). Persistieren diese Veränderungen über 2 Monate, so wird ein Reifungsdefizit angenommen.

Liegen die Veränderungen auch im 4. Monat noch vor, so wird nach Graf aus der physiologischen Verknöcherungsverzögerung eine behandlungsbedürftige, der sog. Hüfttyp II b (Abb. 16.14).

Ist die Konkavität der Pfanne schlecht ausgebildet und beträgt überdies der Winkel α weniger als 50°, ist der knöcherne Erker stark abgerundet bis flach und der knorplige Erker deutlich verbreitert, so findet die Gefährdung der Hüftentwicklung ihren Niederschlag in der Typenbezeichung II g (Abb. 16.15 b). Ist bei diesem Typ der Winkel β über 77°, so spricht Graf von einem Hüfttyp, der im Begriff ist zu dezentrieren. (Hüfttyp II d) (Abb. 16.15 a). Kritisch ist hier anzumerken, daß aufgrund der Fehlerbreite bei der Bestimmung des Winkels β eine Feindifferenzierung der Hüfttypen nach diesem Maß fragwürdig ist. Hinzu kommt, daß nach dem derzeitigen Erkenntnisstand dieser Differenzierung keine prognostische Bedeutung zukommt.

Dezentrierte Hüfte: Typ III a und III b nach Graf
(Abb. 16.16 und 16.17)

Gemeinsame Merkmale der dezentrierten Hüften (Tabelle 16.5) sind der abgeflachte knöcherne Erker, die fehlende Ausbildung der Konkavität, die geringe Steilheit der knöchernen Pfanne und der verbreiterte knorplige Erker, der zudem wie das Labrum acetabulare nach kranial verdrängt ist. Der Winkel α liegt unter 44° (Abb. 16.16). Der Winkel β ist schwer zu bestimmen, weil der Fußpunkt der Ausstellungslinie nur erahnt werden kann (Abb. 16.17). Unproblematisch ist hingegen das Erkennen der Dezentrierung an der Verlagerung des Labrum acetabulare und des Hüftkopfs. Die Instabilität kann sonographisch durch Schub des Oberschenkels nach kranial leicht geprüft werden.

Typ III a und III b unterscheiden sich ausschließlich in der Echogenität des knorplig präformierten Erkers. Zunehmende Druckbelastung oder zunehmende Dauer der Druckbelastung führen zu histologischen Veränderungen des hyalinknorpligen Erkers, die sonographisch eine zunehmende Echogenität bewirken. Beim Typ III a ist der knorplige Erker echoleer, beim Typ III b echodicht, wobei der knorplige Erker nur als echodicht bezeichnet werden darf, wenn die Echogenität deutlich über der des hyalinknorpligen Anteils des Femurkopfs liegt. Typ III b ist bei Neugeborenen sehr selten.

Abb. 16.17. Typ-III a-Hüfte bei 16 Tage altem Säugling. Infolge der starken Abflachung des knöchernen Erkers kann der Winkel β nicht bestimmt werden (Winkel α 38°, < Einser-Perzentile). Dezentrierung der Hüfte an der senkrechten Stellung des Labrum acetabulare (*Pfeil 1*) und an der nicht mehr den Hüftkopf übergreifenden Lage des knorpligen Erkers (*Pfeil 2*) erkennbar

16.5 · Diagnostik angeborener Hüftentwicklungsstörungen

Tabelle 16.5. Dezentrierte Hüfte: Typ III a und III b nach Graf

	Knöcherner Erker Form	Knorpliger Erker Form	Knorpliger Erker Lage und Echogenität	Labrum acetabulare Lage	Knöcherne Pfanne Form	Hüftkopf Position	Winkel α	Winkel β
Typ III a	flach	verbreitert	verdrängt	verdrängt	schlecht	dezentriert	< 44°	> 70°
Typ III b	flach	verbreitert	verdrängt echodicht	verdrängt	schlecht	dezentriert	< 44	> 70

Tabelle 16.6. Luxierte Hüfte: Typ IV nach Graf (Abb. 16.18–16.20)

	Knöcherner Erker Form	Knorpliger Erker Form	knorpliger Erker Lage und Echogenität	Labrum acetabulare Lage	Knöcherne Pfanne Form	Hüftkopf Position	Winkel α	Winkel β
Typ IV	flach	defor-miert	verdrängt	verdrängt	schlecht	luxiert	< 44°	

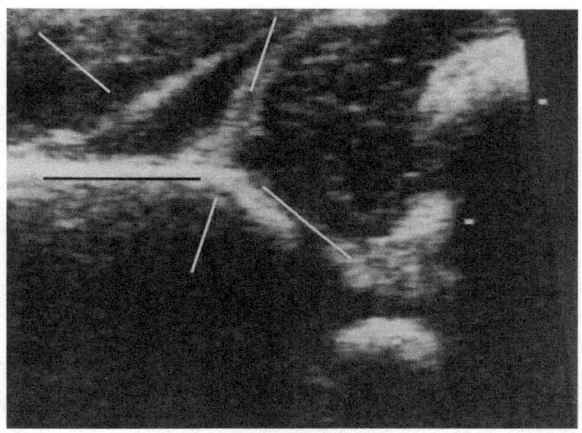

Abb. 16.16. Dezentrierte Hüfte: Knöcherner Erker abgeflacht, knorpliger Erker verbreitert, echoleer, nicht mehr kopfübergreifend, Labrum acetabulare nach kranial verdrängt, Winkel α 42°

Luxierte Hüfte: Typ IV nach Graf (Abb. 16.18–16.20)

Diese Diagnose kann klinisch meist leichter gestellt werden als sonographisch. Der Kopf läßt sich in den Weichteilen frei bewegen, das knorplige Pfannendach ist deformiert und nach kranial und medial verdrängt. In der frühen Phase des Luxationsprozesses läßt sich die Beziehung zur knöchernen Pfanne noch darstellen (Abb. 16.18 und 16.19). Später liegt der Femurkopf so weit in den Weichteilen, daß sich die knöcherne Pfanne entweder im Schallschatten des Hüftkopfs (Abb. 16.20) oder in der Verknöcherungszone des Schenkelhalses befindet und damit sonographisch nicht beurteilbar ist.

Luxierte Hüften sind beim Neugeborenen außerordentlich selten (Abb. 16.18 und 16.19). In der Regel entwickeln sie sich erst mit Einsetzen der Motorik.

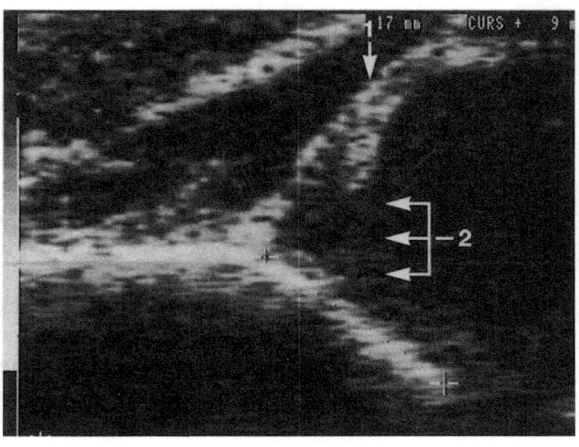

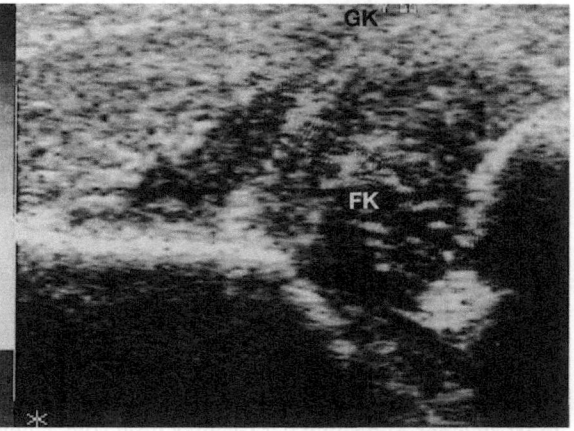

Abb. 16.18. Luxierte Neugeborenenhüfte: Das Labrum acetabulare ist nicht mehr darstellbar, das Os ischii liegt im Schallschatten der Verknöcherungszone des Schenkelhalses, der M. glutaeus minimus ist nach kranial verdrängt. Der Hüftkopf hat die Pfanne bereits verlassen. (*FK* Femurkopf, *GK* Gelenkkapsel)

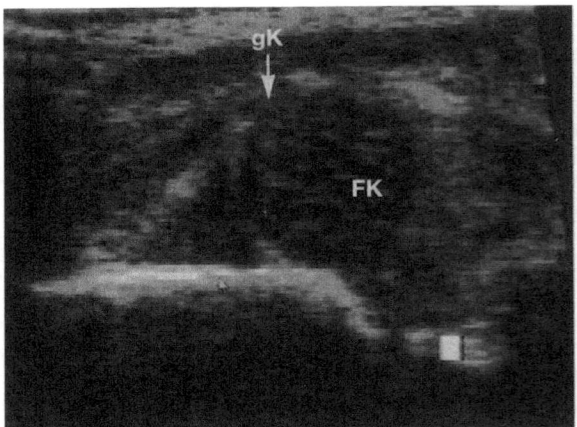

Abb. 16.19. Luxierte Hüfte bei einem Neugeborenen. Noch ist die Lagebeziehung zwischen Hüftkopf und Pfanne erkennbar. (*FK* Femurkopf, *GK* Gelenkkapsel)

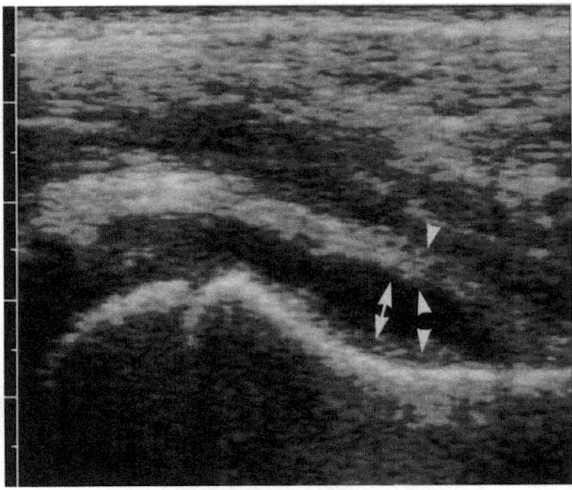

Abb. 16.21. Coxitis fugax bei 8jährigem Kind. Deutlicher Hüftgelenkerguß und starke Schwellung der Synovia (*Pfeile*)

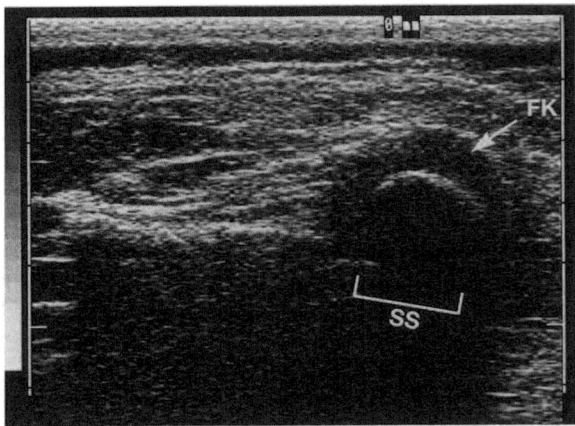

Abb. 16.20. Hüftluxation bei 6 Monate altem Kind. Der Hüftkopf liegt frei beweglich in den Weichteilen. Eine Lageziehung zur Pfanne ist nicht mehr erkennbar. (*FK* Femurkopf, *SS* Schallschatten)

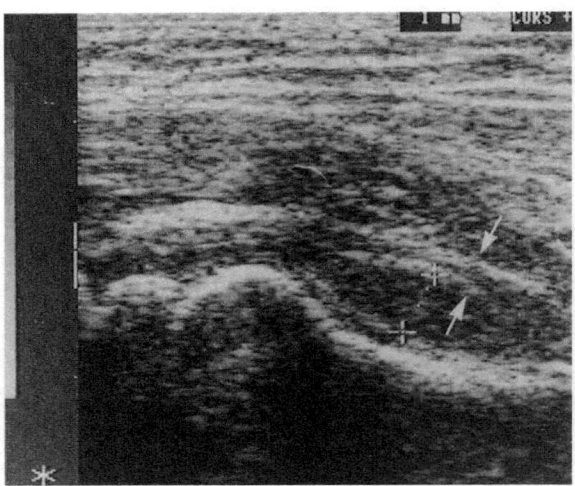

Abb. 16.22. Koxitis bei 9jährigem Mädchen mit M. Still. Im Erguß sind zahlreiche schwebende Reflexe erkennbar. Sonomorphologisch unterscheidet sich der Befund von einer eitrigen Koxitis durch die echogene Darstellung der Gelenkkapsel (*Pfeile*)

16.6 Diagnostik erworbener Hüftgelenkerkrankungen

16.6.1 Koxitis

Charakteristisch für die Koxitis sind der Hüftgelenkerguß und die Synoviaverdickung. Der Hüftgelenkerguß führt zu einer Abhebung der Gelenkkapsel vom Schenkelhals. Die Verdickung der Synovia läßt sich am Schenkelhals und an der Gelenkkapsel nachweisen. Eine ätiologische Zuordnung der Koxitis ist nicht möglich (Abb. 16.21).

Schwebende Reflexe im Erguß lassen an eine septische Arthritis denken, sie kommen aber auch beim sehr eiweißreichen Erguß vor, z. B. bei rheumatischer Koxitis (Abb. 16.22). Liegt ein Kapselödem vor, das zu einer schwach echogenen Darstellung der Kapsel führt, so spricht dieser Befund für eine eitrige Koxitis. (Abb. 16.23)

Am häufigsten ist die Coxitis fugax, die sonographisch über Wochen nachweisbar sein kann und die klinische Symptomatik oft lange überdauert. Ein über Wochen bestehender Hüftgelenkerguß erfordert den Ausschluß eines Morbus Perthes.

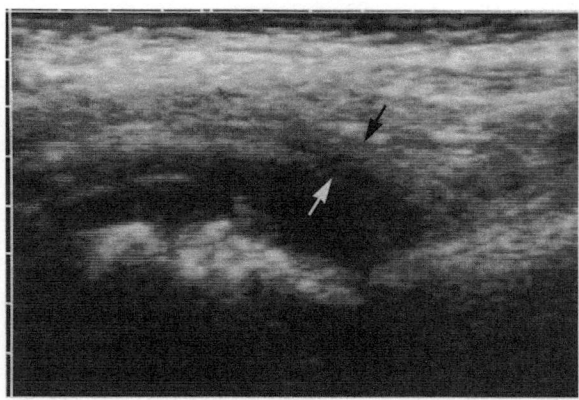

Abb. 16.23. Eitrige Koxitis bei einjährigem Mädchen. Im Gelenkerguß lassen sich vereinzelt Reflexe nachweisen. Das Kapselödem führt zu einer echoarmen Darstellung der Gelenkkapsel. (Aufnahme Prof. Dr. R. Schumacher)

16.6.2 Morbus Perthes

Sonographisch hinweisend auf den Morbus Perthes ist ein länger bestehende Hüftgelenkerguß. Konturunregelmäßigkeiten und eine Fragmentierung des Kopfs sprechen für die Diagnose. Ein Ausschluß der Erkrankung ist sonographisch nicht möglich.

16.6.3 Epiphysiolysis capitis femoris

Bei dieser Erkrankung wird eine Stufenbildung im Bereich der Epiphyse beschrieben. Die Diagnose erfordert jedoch in jedem Fall eine ergänzende bildgebende Darstellung (Röntgen oder MRT).

16.6.4 Hüftkopfnekrose

Hüftkopfnekrosen führen zu einer Abflachung der Hüftkopfkontur, die jedoch nur im ventralen Abschnitt einsehbar ist.

16.7 Stellenwert und Grenzen der Hüftsonographie

Die Hüftsonographie ermöglicht es erstmals,

- die Erkrankung bereits bei Neugeborenen und jungen Säuglingen auch in der symptomfreien präklinischen Phase zu diagnostizieren (40–60 % der Neugeborenen mit dezentrierter Hüfte weisen weder klinische noch anamnestische Risikofaktoren auf);
- den Verknöcherungsrückstand der Hüftpfanne als eine prämorbide Phase der Entwicklungstörung zu verstehen.

Die hohe Quote kontrollbedürftiger sonographischer Befunde und eine zu große Behandlungsrate (bis zu 15 % bei konsequenter Umsetzung der aufgestellten therapeutischen Algorithmen!) belegen eindeutig, daß der prämorbide Zustand neu definiert werden muß, und zwar altersspezifisch. Die Bandbreite des Normalen in den einzelnen Lebensmonaten ist zu ermitteln; es muß geklärt werden, ab wann ein Verknöcherungsrückstand vorliegt und wie hoch das Risiko einer Fehlentwicklung bezogen auf das Ausmaß des Verknöcherungsrückstands ist.

Der Stellenwert der Sonographie ist beim Neugeborenen aus schallphysikalischen Gründen und wegen fehlender diagnostischer Alternativen am größten. Hinzu kommt, daß in dieser Phase die Hüftentwicklung noch nicht durch die Motorik beeinflußt wird. Bei älteren Säuglingen nimmt das Diskriminationsvermögen der Methode ab. Hüftdysplasien können in dieser Altersgruppe vorliegen, obwohl im Sonogramm nur geringfügige morphologische und morphometrische Ver-

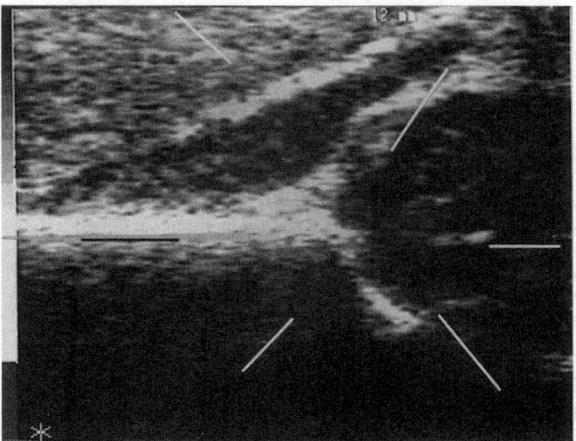

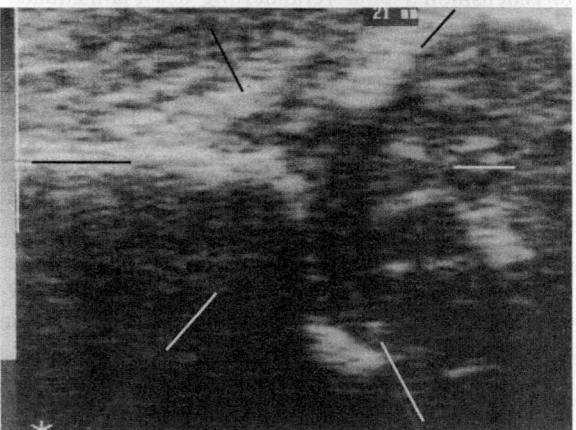

Abb. 16.24 a, b. Hüftentwicklung bei normaler motorischer Entwicklung: **a** im Neugeborenenalter mit einem Winkel α von 52° (Zehner-Perzentile), **b** im Alter von 3 Monaten mit einem Winkel α von 65° und leichter Abrundung des knöchernen Erkers

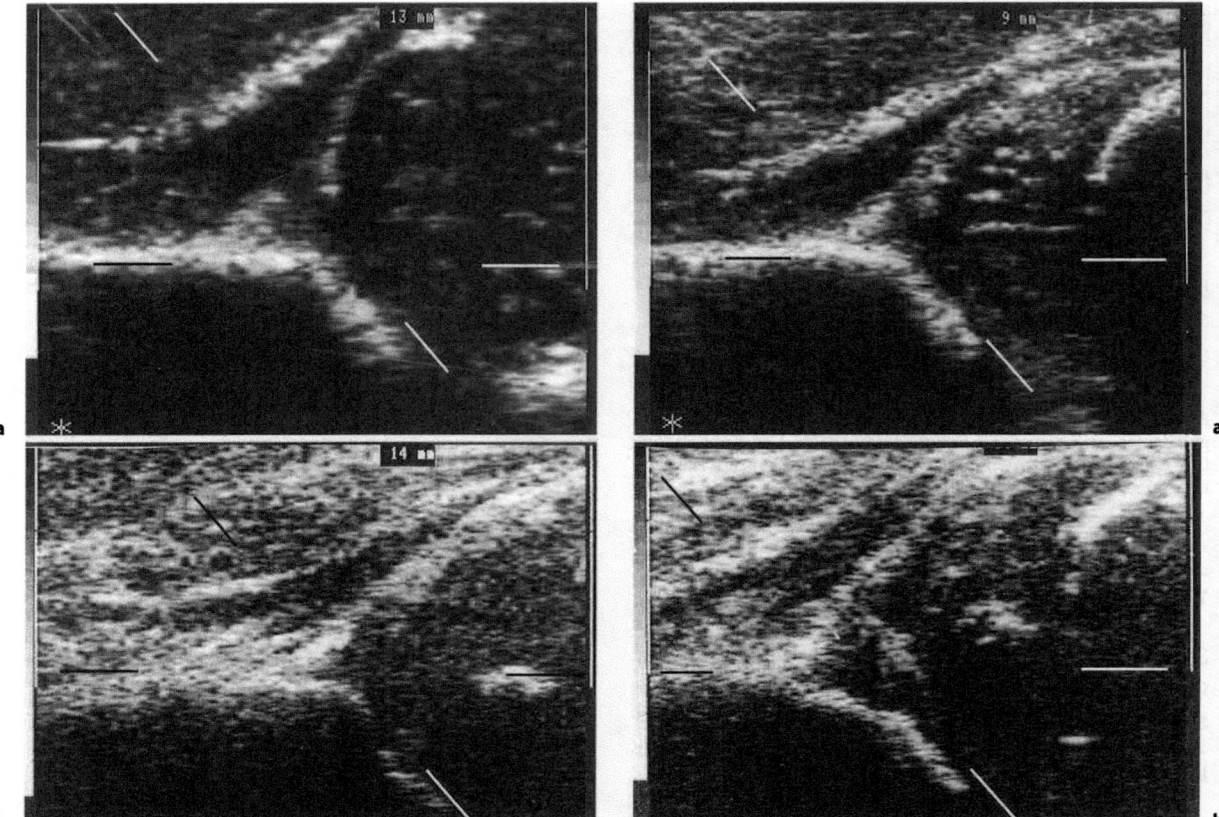

Abb. 16.25 a, b. Hüftentwicklung bei gestörter motorischer Entwicklung. **a** Im Rahmen der Neugeborenenuntersuchung im unteren Normbereich liegender Pfannendachwinkel (Winkel α 52°, Zehner-Perzentile). Im Alter von 3 Monaten Feststellung einer Abspreizhemmung. **b** Im Alter von 6 Monaten deutliche Verknöcherungsverzögerung

Abb. 16.26. Entwicklungsgefährdete Neugeborene. **a** Gefährdungshüfte in der Neugeborenenperiode (Winkel α 45°, Einser-Perzentile). Im Rahmen der Vorsorgeuntersuchung im Alter von 3 Monaten Abspreizhemmung dokumentiert. **b** Im Alter von 6 Monaten luxierte Hüfte

änderungen erkennbar sind. Sonographisch läßt sich im Unterschied zur Röntgendiagnostik nur bis etwa zum 6. Lebensmonat eine Veränderung des Pfannendachwinkels erfassen. Beim älteren Säugling ist de facto eine Dysplasie sonographisch nur dann sicher auszuschließen, wenn der Winkel α größer als 63° ist. Allerdings gibt es auch Hüften, die am Ende des 1. Lebensjahres weniger als 60° messen und dennoch radiologisch normal sind.

Daraus folgt, daß jenseits der Neugeborenenphase bei der Beurteilung des Sonogramms andere Faktoren berücksichtigt werden müssen. Dazu zählen:

- Die Materialeigenschaften des Knorpels: Die Verknöcherungszeit kann bei familiärer Disposition oder aufgrund einer mechanischen Alteration durch die Beckenendlage erheblich verlängert sein.
- Die neuromotorische Entwicklung des Kindes: Eine Fehlentwicklung kann ebenso durch Imbalancen der Muskulatur wie durch Hypertonie oder Hypotonie der Muskulatur entstehen.

Daraus folgt, daß eine im Neugeborenenalter als normal eingestufte Hüfte sich durchaus pathologisch entwickeln kann. Diese Feststellung begründet aber nicht die Notwendigkeit einer routinemäßigen Kontrolle aller Neugeborenenhüften (Abb. 16.24). Eine Neugeborenenhüfte ist kontrollbedürftig, wenn anamnestische Risikofaktoren vorliegen oder sich klinische Symptome entwickeln (Abb. 16.25). Entwicklungsgefährdete Neugeborenenhüften (Abb. 16.26) bedürfen grundsätzlich engmaschiger Kontrollen, sofern man sich nicht zu einer prophylaktischen Behandlung entschließt.

In der Diagnostik erworbener Hüfterkrankungen beschränken sich die Aussagemöglichkeiten in erster Linie auf den Nachweis von Gelenkergüssen und Synoviaveränderungen. Der Erkennbarkeit von knöchernen Veränderungen (Morbus Perthes, Epiphysiolysis, Hüftkopfnekrose) hingegen sind sehr enge schallphysikalisch bedingte Grenzen gesetzt.

Tabelle 16.7. Vorgehen im Neugeborenenalter unter Berücksichtigung des amnestischen, klinischen und sonographischen Befunds

Anamnestische Risiken	+/−	+/−	+/−	+/−	+/−	+/−
Instabilität oder Abspreizhemmung	−	−	−	+	+	+
Sonographie (Winkel α)	> 56°	51°–56°	< 51°	> 56°	51°–56°	< 51°
Hüfttyp nach Graf	I a,b II a	II a	II c/g,D III a/b IV	I a/b II a	II a	II c/g; d III a/b IV
Diagnostische Konsequenzen			Spreizbehandlung		Breit wickeln	Spreizbehandlung
Therapeutische Konsequenzen	Sonokontrolle U 3	Sonokontrolle U 3	Sonokontrolle U 3	Sonokontrolle U 3	Sonokontrolle U 3	Sonokontrolle U 3

Tabelle 16.8. Vorgehen bei U3 unter Berücksichtigung des amnestischen, klinischen und sonographischen Befunds

Anamnestische Risiken	+/−	+/−	+/−	+/−	+/−	+/−	+/−
Instabilität oder Abspreizhemmung	−	−	−	−	−	+	+
				−	+	+	+
Sonographie (Winkel α)	> 56°	51°–56°	< 51°	> 56°	51°–56°	51°–56°	< 51°
Hüfttyp nach Graf	I a,b II a	II a	II c/g, d III a/b IV	I a/b II a	II c/g, d III a/b IV	II a	II c/g; d III a/b IV
Diagnostische Konsequenzen	Keine	Breit wickeln	Spreizbehandlung	Breit wickeln	Spreizbehandlung	Breit wickeln	Spreizbehandlung
Therapeutische Konsequenzen		Sonokontrolle nach 4 Wochen		Sonokontrolle nach 4 Wochen		Sonokontrolle nach 4 Wochen	

16.8 Leitlinien für das hüftsonographische Screening

Obwohl es für die Effektivität eines sonographischen Hüftscreenings bisher nur Untersuchungen in der Neugeborenenphase gibt, entschied man sich in der Bundesrepublik für die Einführung des Hüftscreenings zwischen der 4. und 5.Woche. Daher wurden in einem Konsensusstatement Empfehlungen für das Vorgehen in der Neugeborenenphase und zum Zeitpunkt der U3 erarbeitet (Tabelle 16.7 und 16.8). Ziel der Screeningstrategie ist die Vermeidung von Spätfolgen der angeborenen Hüftluxation bzw. die Früherkennung von Risiken, die zum Auftreten von entwicklungsbedingten Hüftgelenkluxationen führen können.

Nach den Leitlinien für das Hüftscreening werden anamnestisch die Geburt aus Beckenendlage, die familiäre Belastung mit Hüftluxationen oder Hüftdysplasien sowie Stellungsanomalien der Füße, klinisch die Instabiliät des Gelenks und die Abspreizhemmung, sonographisch der Winkel α und der Graf-Typ dokumentiert.

KAPITEL 17

Weichteile und Skelettsystem

R. SCHUMACHER

> **Untersuchungsindikationen**
>
> ◆ Weichteilschwellung
> ◆ Weichteilentzündung
> ◆ Tastbare Resistenzen
> ◆ Abszeß
> ◆ Gelenkschwellung
> ◆ Gelenkschonung
> ◆ Stumpfes Weichteiltrauma
> ◆ Fremdkörpersuche
> ◆ Muskeldystrophie, Muskelatrophie
> ◆ Zur Kalksalzbestimmung

17.1 Technische Voraussetzungen

Da es sich bei den darzustellenden Strukturen um oberflächennah gelegene Organsysteme handelt, werden Schallfrequenzen zwischen 5 und 7 MHz eingesetzt. Linearschallköpfe eignen sich hierbei wegen des besonders großen Blickfelds und ihrer guten Abbildungseigenschaften im Nahbereich. Bei Sektorschallköpfen empfiehlt es sich evtl., eine Vorlaufstrecke zu verwenden. Die Schallköpfe sollten einen variablen Fokus besitzen bzw. im Nah- oder Mittelbereich fokussiert sein. Ein Darstellungsmaßstab von mindestens 1 : 1 ist zwingend.

17.2 Patientenbedingte Voraussetzungen

Für die Untersuchung der Weichteile bedürfen die Kinder keiner besonderen Vorbereitung. Hungrige Säuglinge sollten wie üblich vor der Untersuchung ihre Flaschenmahlzeit erhalten. Hierdurch läßt sich eine hungerbedingte Unruhe der Kinder vermeiden.

17.3 Untersuchungstechnik

Die Untersuchung der Weichteile und des Skelettsystems erfolgt in Anpassung an die jeweilige Region. Dabei werden die Organregionen jeweils in 2 zueinander senkrechten Bildebenen dargestellt und dokumentiert. Zusätzlich ist immer die gesunde Seite mitzuuntersuchen. Die Applikation von reichlich Ultraschallgel und ein leichter Druck mit dem Schallkopf auf die Untersuchungsregion führen auch bei kleinen Kindern zu einem guten Querschnittsbild des Extremitätenabschnitts. Bei der Darstellung von „tumorösen" Raumforderungen in den Weichteilen sollten anatomische Landmarken zur besseren Orientierung mitabgebildet werden. Im Extremitätenbereich eignen sich dazu anatomisch gut abgrenzbare Muskelgruppen und die Oberflächenechos der in die Muskulatur eingebetteten Skelettabschnitte. Die gleichzeitige bildliche Dokumentation von Gefäßen, z. B. bei der Untersuchung der Kniekehle, der Leiste oder des Halses, führen zum gleichen Ergebnis.

Insbesondere die zum Vergleich herangezogene normale Anatomie der gesunden Gegenseite erleichtert die Organzuordnung verdrängender und infiltrierender Prozesse.

17.4 Normale sonographische Anatomie

Schallkopfnah bildet sich der sehr echoreiche Streifen der Epidermis ab. Die darunter liegende subkutane Fettschicht stellt sich als dunkler Abschnitt dar. Der Muskelmantel wird von der echoreichen Körperfaszie umhüllt. Die Muskulatur insgesamt hat eine mittelgradige Echogenität, wobei die Muskelfasern bzw. die einzelnen Muskelbündel eher echoarm sind. Sie werden durch feine intermuskuläre Bindegewebssepten abgegrenzt, die im Längsschnitt als parallelstreifige Zeichnung imponieren. Breitere Septen umschließen größere Muskelbündel. Im Querschnitt lassen sich die einzelnen Muskeln bei geeigneter Untersuchungstechnik gut differenzieren (Abb. 17.1). An ihren Ansatzstellen bzw. am Ursprung gehen die Muskeln in üblicher Weise in echoarme Sehnen

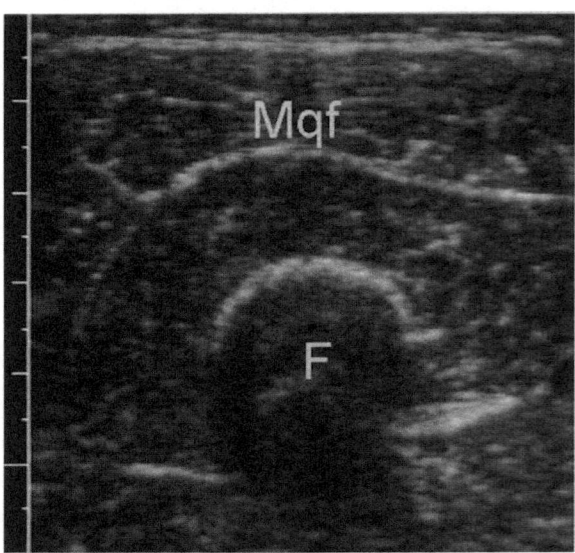

Abb. 17.1. Querschnitt in Oberschenkelmitte von ventral. Die Muskulatur stellt sich eher echoarm mit eingestreuten feinfleckigen Echos dar. Gut abgrenzbare echoreiche Körperfaszie und intermuskuläre Septen. Die Subkutis ist echoarm. (*F* Femur mit Schallschatten, *Mqf* M. quadriceps femoris)

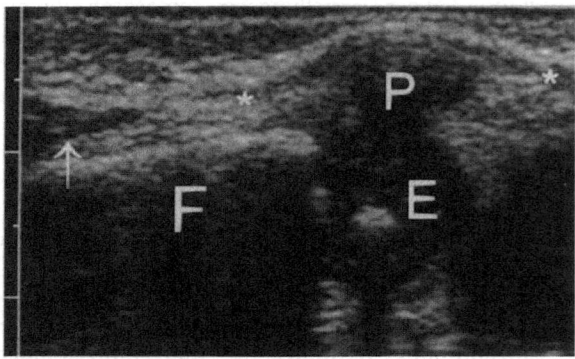

Abb. 17.2. Femurlängsschnitt bei Neugeborenem. Der echoreiche Ossifikationskern der distalen Femurepiphyse (*E*) ist erkennbar, er wirft einen Schallschatten. Glatt begrenzte Femurdiaphyse (*F*). Die Patella ist noch nicht ossifiziert. Über sie hinweg zieht die echoarme Sehne (*Stern*) des M. quadriceps femoris bzw. die Patellarsehne (*Stern*)

über. Sonographisch untersuchbar sind jedoch nur die Sehnen großer Muskeln wie z. B. die Sehne des M. quadriceps femoris, die Achillessehne und das Lig. patellae. Die Sehnen verbreitern sich an ihren Ansatzstellen am Knochen.

Normale Bursae lassen sich sonographisch nicht abgrenzen.

Knochen bilden sich mit einem starken Oberflächenecho und einem daran anschließenden Schallschatten ab. Das Periost ist beim Gesunden nicht vom Knochenecho zu trennen.

Knorpel erscheint sonographisch als echoarme Struktur mit zarten eingestreuten punktförmigen Echos. In den Epiphysen stellt sich mit zunehmender Skelettreifung zunächst ein zentrales echoreiches Ossifikationszentrum dar, das im weiteren Verlauf an Größe zunimmt und die sonographische Charakteristik von Knochen mit Schallschattenbildung annimmt. Die beiden Epiphysen im Kniebereich sind beim reifen Neugeborenen zum Zeitpunkt der Geburt schon ossifiziert und lassen sich sonographisch darstellen. Ihr Nachweis schließt eine größere Reifungsverzögerung, z. B. durch eine Athyreose, aus (Abb. 17.2).

Im Bereich der Gelenke kann der Gelenkspalt sonographisch meist nur dann erkannt werden, wenn das Gelenk bewegt wird und sich die Knorpelflächen gegeneinander verschieben. Ein Gelenkerguß muß an geeigneter Stelle, d.h. im Bereich eines Gelenkrecessus gesucht werden: Hüftgelenk – ventral (s. Kap. 16), Kniegelenk – suprapatellar (Abb. 17.5), Schultergelenk – ventral.

Die sonographische Kalksalzbestimmung beruht auf der physikalischen Eigenschaft, daß Gewebe unterschiedliche Schalleitgeschwindigkeiten besitzen. Knochen leitet Schall ca. dreimal so schnell wie Weichteile. Diese Eigenschaft des Schalls wird bei der Kalksalzbestimmung, die beim Durchschallen des Fersenbeins in einem Wasserbad erfolgt, genutzt. Eine endgültige Bewertung der Methode steht noch aus.

17.5 Krankheitsbilder

17.5.1 Hypertrophie, Hypotrophie

Bei der Hemihyper- bzw. -hypotrophie finden sich sonographisch jeweils unauffällige Weichteilbefunde. Es besteht allein eine Differenz in der Dicke des Weichteilmantels. Die Hemihypertrophie und das Beckwith-Wiedemann-Syndrom gehen mit einer erhöhten Inzidenz von embryonalen Tumoren (Neuroblastom, Hepatoblastom, Wilms-Tumor) einher.

Eine Hypotrophie aufgrund einer Muskelparese führt zu einer ausgeprägten Dickenabnahme der Muskelbündel, die sich dann im Längsschnitt als schlanke echoarme Streifen im verdickten intermuskulären echoreichen Fettgewebe abbilden.

17.5.2 Entzündungen

Entzündlich veränderte Lymphknoten sind vergrößert (> 0,5–1 cm), echoarm und zunächst gut abgrenzbar. Die Schalldurchlässigkeit ist nicht vermehrt. Diese Zeichen sind jedoch unspezifisch und bei bakteriellen und viralen Lymphadenopathien, jedoch auch bei malignen Lymphomen völlig gleich (Abb. 17.3 a, b). In der

17.5 · Krankheitsbilder

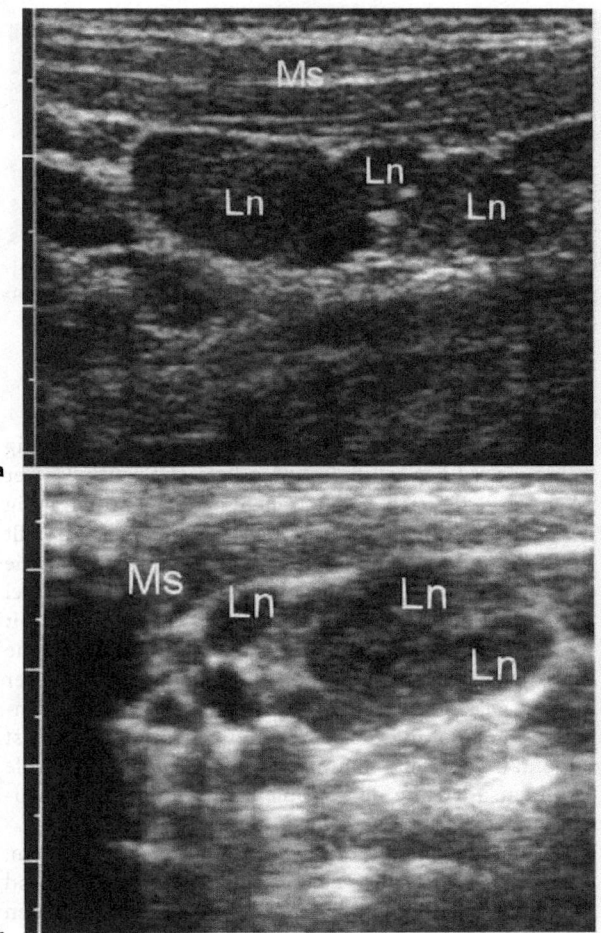

Abb. 17.3 a, b. Multiple, vergrößerte, echoarme Lymphknoten (*Ln*) mit scharfen Randkonturen in den Halsweichteilen neben dem M. sternocleidomastoideus (*Ms*), **a** bei unspezifischer Lymphadenitis; **b** bei Morbus Hodgkin

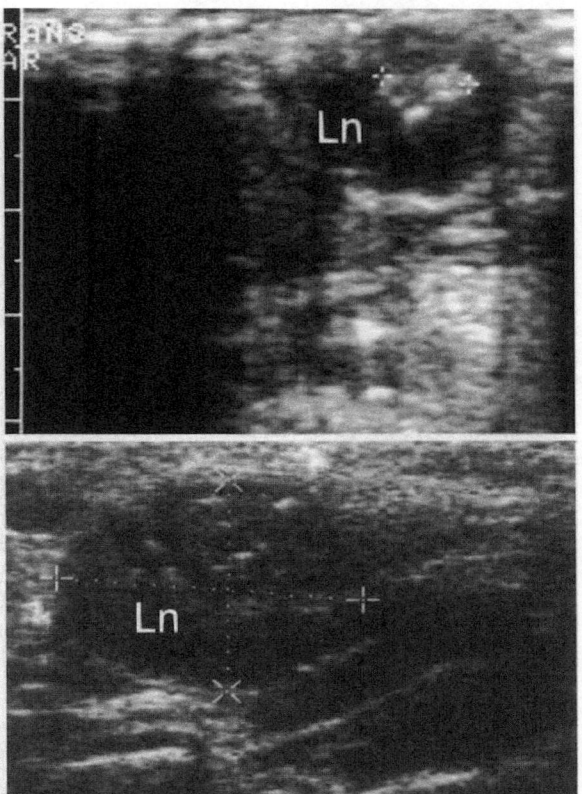

Abb. 17.4. **a** Lymphknotenabszeß. Deutlich vergrößerter Halslymphknoten (*Ln*) mit eingestreuten sehr hellen Echos infolge kleiner Gasbläschen bei Einschmelzung. **b** Lymphadenitis colli mit atypischen Mykobakterien. Feinfleckige, echoreiche Verkalkungen im vergrößerten Lymphknoten (*Ln*)

Farbdopplersonographie stellt sich jedoch bei entzündlich vergrößerten Lymphknoten eine deutlich vermehrte Perfusion auch der Umgebung dar. Bei Einschmelzung des Lymphknotens wird dieser in seiner Struktur inhomogen, und die Schalldurchlässigkeit, erkennbar an der dorsalen Schallverstärkung, nimmt zu. Eine Reihe von Eitererregern bilden feinstblasige Gasansammlungen im Gewebe (Abb. 17.4 a). Diese erscheinen als sehr echoreiche Flecken im Lymphknoten. Zunächst getrennt liegende Lymphknoten verschmelzen im Verlauf. Mittels der Sonographie kann der geeignete Zeitpunkt zur Abszeßinzision bestimmt werden. Von Gasansammlungen können feinfleckige Verkalkungen von Lymphknoten bei Infektion mit atypischen Mykobakterien unterschieden werden (Abb. 17.4 b).

Weichteilentzündungen stellen sich durch eine ausgeprägt inhomogene und verwaschene Struktur dar. Die Echogenität ist meist im Randbereich leicht angehoben. Die Subkutis ist durch das Ödem verdickt. Eine Einschmelzung läßt sich ebenfalls wieder am echoarmen Zentrum und an der zunehmenden dorsalen Schallverstärkung erkennen.

17.5.3 Gelenkergüsse

Bei der septischen Arthritis sind im Gelenkerguß echogebende Schwebeteilchen erkennbar. Die Gelenkkapsel ist ödematös verdickt und zu den Weichteilen hin schlechter abgrenzbar. Im Unterschied dazu zeigen nichteitrige Gelenkergüsse, wie z. B. die Coxitis fugax, keine Kapselverdickung, und der Erguß ist völlig echofrei (s. Kap. 16).

Wenn der Erguß sehr eiweißreich ist, zeigt er eine spinnweb- bis schwammartige Struktur. Im Kleinkindalter ist die Ursache eines Hüftgelenkergusses meist die

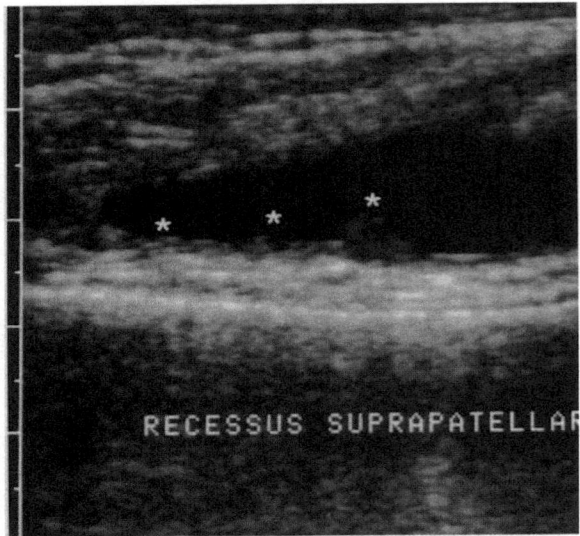

Abb. 17.5. Rheumatiode Arthritis, suprapatellarer Längsschnitt. Durch echofreien Erguß erweiterter Recessus suprapatellaris. Unregelmäßige Randkontur (*Sterne*) durch Hypertrophie der Synovia

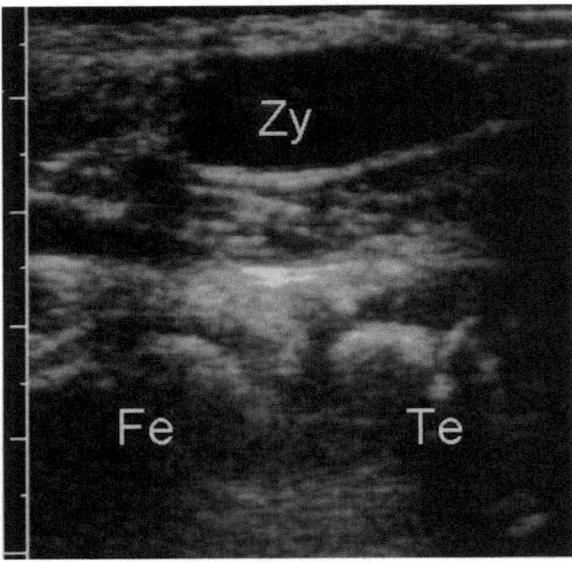

Abb. 17.6. Baker-Zyste, Kniekehle im Längsschnitt. In den Weichteilen stellt sich die glatt begrenzte Zyste (*Zy*) dar. Die Verbindung zum Kniegelenk kann nicht erkannt werden. (*Fe* Femurepiphyse, *Te* Tibiaepiphyse)

Coxitis fugax. Ein solcher Erguß sollte innerhalb von 2 Wochen resorbiert sein. Ein Gelenkerguß gehört obligat zum Frühstadium des M. Legg-Calvé-Perthes und zum Hüftkopfgleiten. Bei diesen Erkrankungen besteht der Erguß länger als bei der Coxitis fugax. Aus diesem Grund muß bei jedem länger bestehenden Erguß ein M. Legg-Calvé-Perthes ausgeschlossen werden.

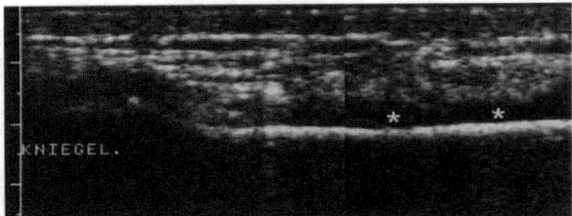

Abb. 17.7. Osteomyelitis, subperiostaler Abszeß, Längsschnitt prätibial. Die Periostlamelle ist vom Knochen abgehoben und umschließt echofreie Flüssigkeit (*Sterne*)

Bei der rheumatoiden Arthritis besteht gleichzeitig eine mehr oder minder ausgeprägte Hypertrophie der Synovia, die sich als parenchymatöse, mittelgradig echogebende Verbreiterung der Gelenkkapsel darstellt (Abb. 17.5). Eine Komplikation dieser Erkrankung ist die Baker-Zyste, eine Aussackung der Kniegelenkkapsel nach dorsal in die Kniekehle (Abb. 17.6). Sie kann mit Zelldetritus gefüllt sein; der Inhalt nimmt dann eine körnige Struktur an. Popliteale Zysten, Ergüsse in der Bursa gastrocnemiosemimembranosa, treten bei Kindern spontan auf. Sie resorbieren sich ebenfalls meist spontan. Zystische Raumforderungen in der Kniekehle können mit Hilfe der Dopplersonographie von Aneurysmen bzw. Phlebektasien unterschieden werden.

Osteomyelitiden sind durch das begleitende Ödem, durch eine vermehrte Echogenität der Muskulatur und eine Verbreiterung der Weichteile im betroffenen Bereich charakterisiert. Subperiostale Flüssigkeitsansammlungen bzw. Abszesse können sonographisch gesteuert punktiert werden (Abb. 17.7).

17.5.4 Trauma

Bei entsprechender Anamnese lassen sich die traumabedingten Weichteilveränderungen leicht zuordnen: Ein Muskelfaserriß ist am echoarmen, unregelmäßig begrenzten Hämatom in der Muskulatur erkennbar. Größere Hämatome in der Muskulatur haben oft eine mittlere Echogenität und imponieren sonographisch wie undifferenzierte Weichteile. Eine Muskelquetschung mit Zerreißung des Gewebes stellt sich als grobe Unterbrechung der Gewebekontinuität dar. Hämatome wie Abszesse sind von einem Saum mit leicht erhöhter Echogenität umgeben. Dies entspricht dem perifokalen Ödem. Sonographisch allein besteht jedoch die Differentialdiagnose zum morphologisch ähnlichen Weichteilabszeß bzw. zum zentral nekrotisierenden Tumor.

Als Ursache der Fibromatosis colli („Hämatom" des M. sternocleidomastoideus) wird ein perinatal erfolgter Insult des Muskels angesehen, der innerhalb von 2 Jahren völlig ausheilt. Der klinische Befund ist bei Geburt

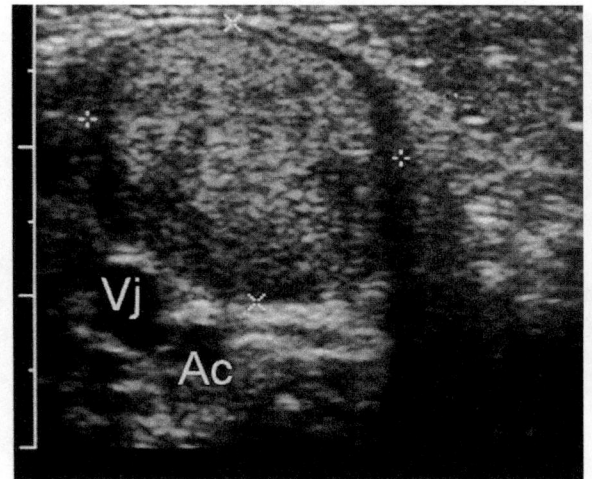

Abb. 17.8. Fibromatosis colli bei Neugeborenem, Querschnitt des M. sternocleidomastoideus. Der Muskel ist durch eine mittelgradig echogene, zentral gelegene Raumforderung aufgetrieben. (*Ac* A. carotis communis, *Vj* V. jugularis)

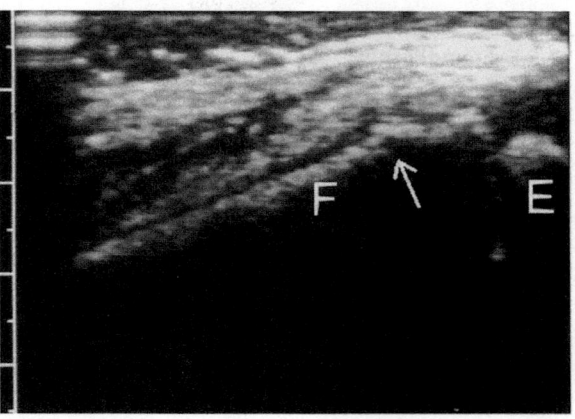

Abb. 17.9. Femurgrünholzfraktur, Längsschnitt distaler Oberschenkel. Abwinklung des distalen Frakturelements nach dorsal ohne Dislokation (*Pfeil*). Echoreiches perifokales Weichteilödem. (*E* Femurepiphyse, *F* Femur)

typisch mit harter, umschriebener, einseitiger Schwellung des M. sternocleidomastoideus. Histologisch handelt es sich um einen fibromatösen Prozeß ohne Entzündungszeichen. Bei etwas atypischem klinischem Befund kann die Differentialdiagnose zu einem Tumor bestehen. Sonographisch bildet sich eine mittelgradig bis leicht vermehrt echogene Raumforderung zentral im Muskel ab. Sie weitet diesen spindelförmig auf (Abb. 17.8). Im Verlauf wird der Befund kleiner und echoärmer.

Bei Grünholzfrakturen sind die beiden Frakturelemente ohne Kontinuitätsunterbrechung nur gegeneinander abgewinkelt. An der Frakturstelle findet sich ein periostaler Wulst. Die umgebenden Weichteile können durch das Begleitödem echoreich erscheinen (Abb. 17.9).

Ermüdungsbrüche (z. B. bei motorisch aktiven Kleinkindern an der Tibia) lassen sich sonographisch nicht erkennen. Es findet sich einzig ein unspezifisches Weichteilödem, jedoch kein Frakturspalt.

Sehnenrupturen sind im Kindesalter selten. Bekannte Überlastungserkrankungen an Sehnenansätzen sind der M. Sinding-Larsen und der M. Osgood-Schlatter, die mit Schmerzen und einer Schwellung am unteren Patellarpol bzw. an der Tuberositas tibiae einhergehen. Das Lig. patellae ist jeweils am Ansatz deutlich verdickt umd echoarm umgewandelt. Der typische Befund schließt eine Osteomyelitis aus (Abb. 17.10).

Abb. 17.10. Morbus Osgood-Schlatter links, Querschnitt der rechten und linken Tibia in Höhe der Tuberositas tibiae. Die linke Tuberositas tibiae (*Tt*) ist stark aufgetrieben und echoarm umgewandelt (*Stern*), keine freie Flüssigkeit. Physiologisch unregelmäßige Knochenoberfläche beidseits

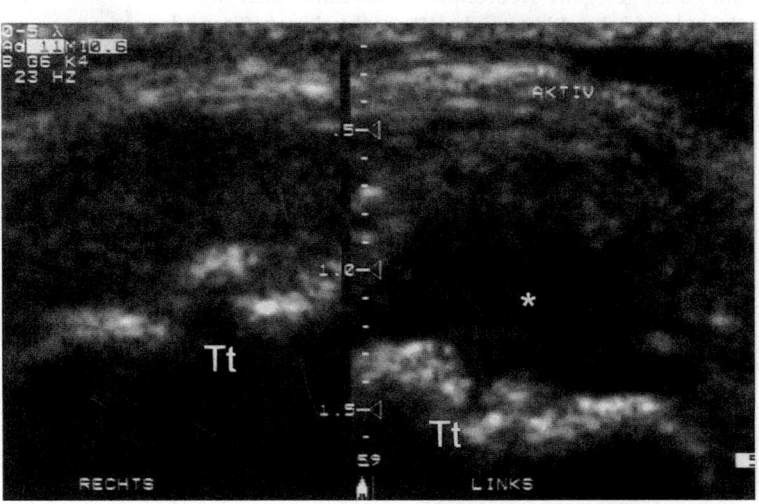

17.5.5 Fremdkörper

Der radiologische Fremdkörpernachweis gelingt nur, wenn die Fremdkörper röntgendicht sind. Holzsplitter lassen sich deshalb nicht nachweisen. Sonographisch können tief in den Weichteilen gelegene Fremdkörper jedoch gut abgegrenzt werden. Lufteinschlüsse, insbesondere in Holzspänen, führen zu ausgeprägter Artefaktbildung. Insbesondere sind dies Schallschatten und Reverberationsechos (Abb. 17.11).

17.5.6 Weichteiltumoren

Solide Raumforderungen müssen nach verschiedenen Kriterien charakterisiert werden: Ursprung, Echogenität, glatte oder unregelmäßige Randkonturen, Infiltration der Umgebung, Ausmaß der Verdrängung normaler Strukturen und Gefäßversorgung bzw. -muster. Eine sichere Artdiagnose ist jedoch auch bei Beachtung dieser Kriterien nicht immer möglich, so daß beim geringsten Zweifel eine histologische Untersuchung vorgenommen werden sollte.

Eine eindeutige Klassifikation von Weichteiltumoren ist sonographisch nur bei wenigen Erkrankungen möglich. Zystische Lymphangiome stellen sich als eine Ansammlung großer echofreier Zysten mit dazwischenliegenden dünnen Septen dar (Abb. 17.12). Bei den kavernösen Hämangiomen lassen sich dopplersonographisch im Randbereich zu- und abführende Gefäße sicher erfassen. Kapilläre Lymphangiome ähneln mit ihrer geringen Echogenität anderen Weichteiltumoren bzw. vergrößerten Lymphknoten (Abb. 17.13). Kapilläre Hämangiome sind echoreich und zeigen eine zentrale Gefäßversorgung (Abb. 17.14). Ein sicheres diagnostisches Zeichen für Hämangiome ist der Nachweis von Phlebolithen (typischer sonographischer Steinbefund). Subkutan gelegene Neurofibrome zeichnen sich durch ihre Lage in den Blättern der Körperfaszie aus. Sie sind eher etwas echoärmer und oft tubulär und geschlängelt (Abb. 17.15).

Als Tumoren imponierende Hernien, insbesondere epigastrische Hernien können anhand der Bruchpforte und des Bruchsacks eindeutig diagnostiziert werden (Abb. 17.16).

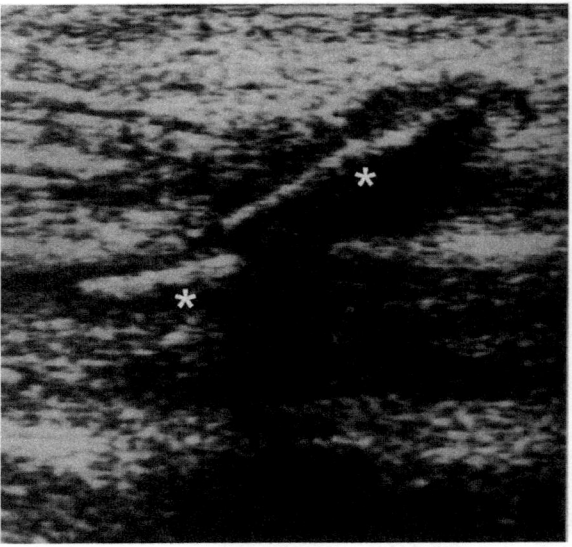

Abb. 17.11. Holzspan in der Oberschenkelmuskulatur. Die 2 sehr echoreichen Fremdkörper (*Sterne*) werfen einen Schallschatten. Ödem in der Muskulatur. (Aufnahme: Prof. Dr. J.Tröger, Heidelberg)

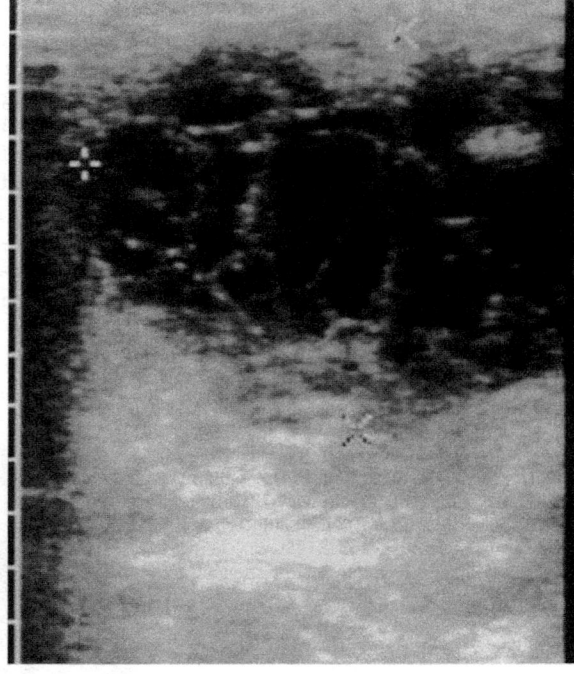

Abb. 17.12. Zystisches Lymphangiom der Halsweichteile. Etwa 5 cm große zystische Raumforderung mit multiplen zarten Septen

17.5 · Krankheitsbilder 373

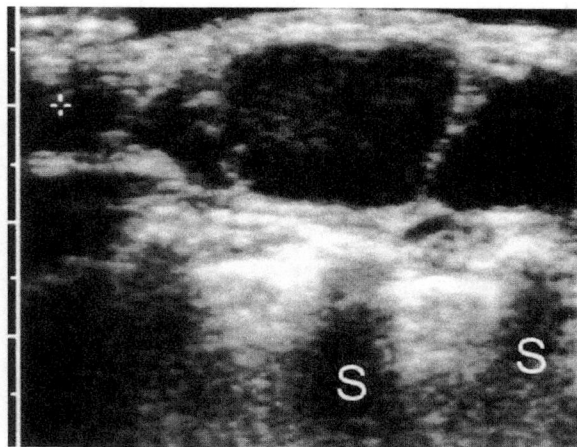

Abb. 17.13. Kapilläres Lymphangiom der Brustwand. Gemischt echogene rundliche Raumforderungen, teilweise mit feiner Binnentextur, wie ein vergrößerter Lymphknoten imponierend, teilweise mit zystischem Aspekt. (*S* Schallschatten der Rippen)

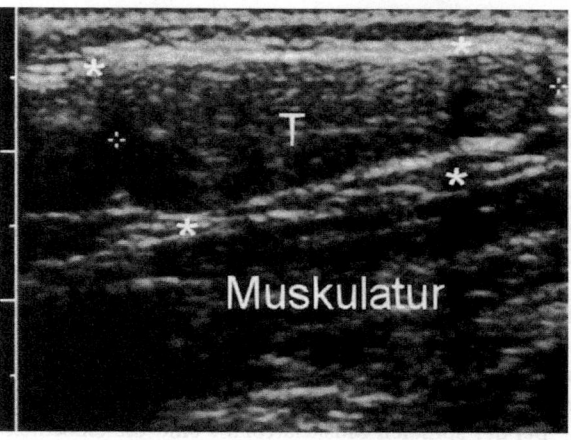

Abb. 17.15. Neurofibrom (*T*) über dem Schulterblatt. Mittelgradig echogene, glatt begrenzte Raumforderung, die in der Körperfaszie gelegen ist; mäanderförmiger Verlauf

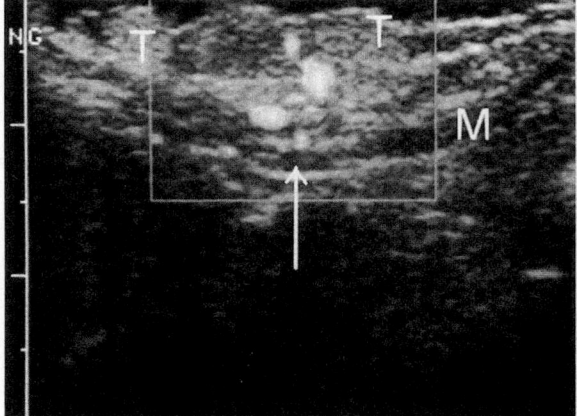

Abb. 17.14. Kapilläres Hämangiom (*T*) in der Abdominalwand, mit Farbdoppler dokumentiert. Die polyzyklischen echoreichen Raumforderungen sind in der Subkutis gelegen. Sie haben typischerweise eine zentrale Gefäßversorgung (*Pfeil*) aus der Bauchwandmuskulatur (*M*)

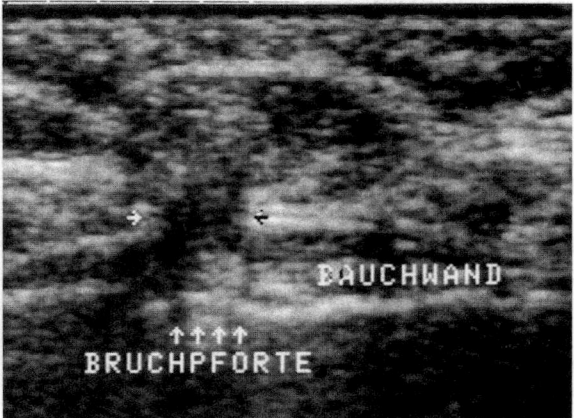

Abb. 17.16. Epigastrische Hernie, Oberbauchlängsschnitt. Durch die Lücke in der Bauchmuskulatur (*Pfeile*) wölbt sich die Hernie in die Subkutis vor

17.5.7 Muskeldystrophien, Muskelatrophien

Insbesondere beim M. Duchenne (Abb. 17.17 und 17.18) nimmt der Echoreichtum der Gesamtmuskulatur zu. Die intermuskulären Septen können nicht mehr abgegrenzt werden. Dabei ist der Befund der Extremitätenmuskulatur regional unterschiedlich stark ausgeprägt. Die unteren Extremitäten, und hier zunächst der M. gastrocnemius, sind stärker betroffen als die Muskulatur der oberen Extremitäten. Bei sehr starkem Befall läßt sich auch das Knochenecho der untersuchten Extremität nicht mehr abgrenzen. Das subkutane Fettgewebe ist verbreitert.

Bei der spinalen Muskelatrophie sind die einzelnen Muskelzüge deutlich verschmächtigt, und das zwischen den Muskeln liegende Fettgewebe ist sehr stark verbreitert. Das subkutane Fettgewebe ist verdickt. Die schmalen Muskelbündel zeigen eine normale bis gering erhöhte Echogenität, wohingegen das Fettgewebe den gesamten untersuchten Extremitätenbereich sehr echoreich erscheinen läßt.

Bei unregelmäßigem Erkrankungsmuster der Muskulatur läßt sich ein Biopsieort anhand des sonographischen Befundes festlegen.

17.6 Grenzen der Weichteilsonographie

In der Frühphase der Osteomyelitis sind die nuklermedizinische Diagnostik oder die MRT die deutlich sensibleren diagnostischen Instrumente. Sie sollten wegen der therapeutischen Bedeutung einer raschen Diagnosestellung eingesetzt werden. Ähnlich verhält es sich mit der Frühdiagnostik des Morbus Legg-Calvé-Perthes.

Bei der Tumordiagnostik liefern die Schnittbildverfahren CT und MRT eine deutlich bessere Gesamtübersicht über das pathologische Geschehen als der Ultraschall. Mit diesen Verfahren gelingt es auch, eine Mitbeteiligung des Knochens bzw. des Knochenmarks festzustellen.

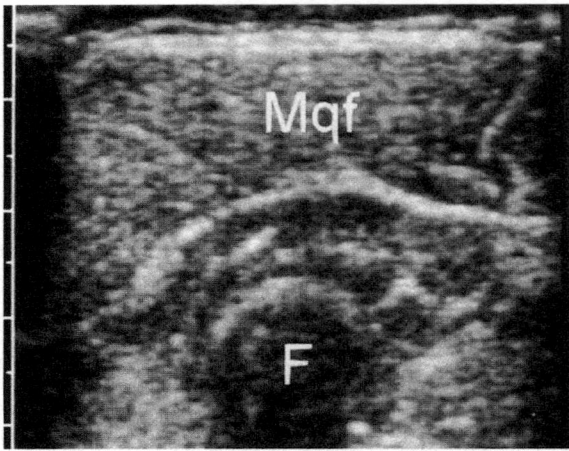

Abb. 17.17. Morbus Duchenne, Oberschenkelquerschnitt von ventral. Die Echogenität des M. quadriceps femoris (*Mqf*) ist vermehrt (vgl. Abb. 17.1). Die intermuskulären Septen und das Femurecho (*F*) sind noch abgrenzbar

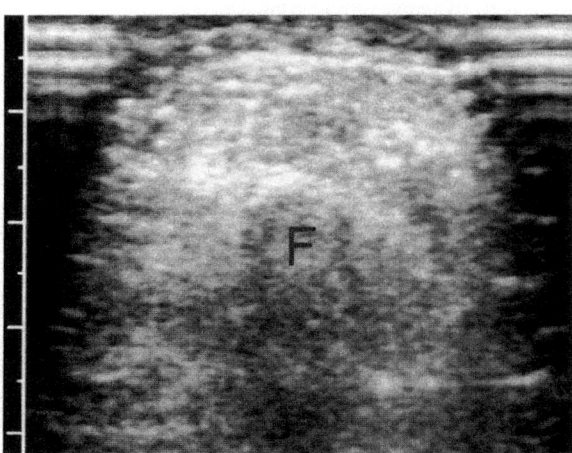

Abb. 17.18. Morbus Duchenne, Oberschenkelquerschnitt von ventral. Die Echogenität der Muskulatur ist maximal erhöht. Die intermuskulären Septen sind nicht mehr, das Femurecho (*F*) nur schwach abgrenzbar. Die Subkutis erscheint verdickt

Kapitel 18

Dopplersonographie

K.-H. Deeg

18.1 Technische Grundlagen

18.1.1 Dopplereffekt

Die Dopplersonographie beruht auf dem Dopplereffekt, der besagt, daß Ultraschallwellen, die von bewegten Objekten reflektiert werden, bei ihrer Reflexion eine Frequenzverschiebung erfahren, die direkt proportional zur Geschwindigkeit der reflektierenden Teilchen (Erythrozyten) ist. Hierbei gilt folgende Beziehung (Abb. 18.1):

$$f_d = f_0 - f_r = \frac{f_0 \cdot V \cdot 2 \cos \theta}{C}.$$

Hierbei sind f_d die Dopplerverschiebung gemessen in KHz,
f_0 die Sendefrequenz in MHz (2–7 MHz),
f_r die Frequenz der reflektierenden Ultraschallwellen gemessen in MHz,
V die Geschwindigkeit der reflektierenden Erythrozyten in m/s,
θ der Winkel zwischen den einfallenden Ultraschallwellen und der Blutströmungsrichtung,
C die Schallgeschwindigkeit im Gewebe, die mit $1{,}56 \cdot 10^3$ m/s als konstant angesehen werden kann.
Die Variablen in der Dopplergleichung sind somit f_d, V und θ; dagegen sind f_0 und C konstant.

Die Dopplergleichung kann nach V aufgelöst werden:

$$V = \frac{f_d \cdot C}{2 \cdot f_0 \cdot \cos \theta}.$$

Bei bekanntem Einfallswinkel θ kann aus der Dopplerverschiebung f_d die Flußgeschwindigkeit V im Gefäßsystem berechnet werden.

Der Winkel θ geht als Cosinus in die Dopplergleichung ein und sollte möglichst klein gewählt werden, da der Cosinus von 0° 1 ist und andererseits ein Cosinus von 90° 0 ist. Wenn also die Ultraschallwellen senkrecht auf das Gefäß auftreffen, kann keine Blutströmung gemessen werden. Kleine Winkel unter 20° können ver-

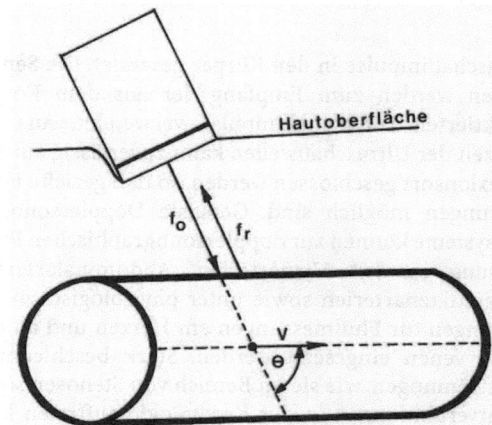

Abb. 18.1. Schematische Darstellung der dopplersonographischen Flußmessung im Gefäßsystem. f_0 stellt die Sendefrequenz, f_r die reflektierte Ultraschallfrequenz dar. Der Ultraschallstrahl trifft unter einem Winkel θ auf die Blutströmungsrichtung im Gefäßsystem. V symbolisiert die Geschwindigkeit der Erythrozyten

nachlässigt werden, größere Winkel müssen durch eine Winkelkorrektur berücksichtigt werden. Andernfalls kann es zu nicht kalkulierbaren Fehlern bei der Quantifizierung der Blutströmung kommen. Ab einem Einfallswinkel über 45° sollten Flußgeschwindigkeiten nicht mehr bestimmt werden.

18.1.2 Dopplersonographiesysteme

Prinzipiell stehen 3 Dopplersonographiesysteme zur Verfügung:

- gepulste Dopplersonographie (PW-Doppler),
- Continuous-wave-Doppler (CW-Doppler),
- farbkodierte Dopplersonographie.

Gepulster Doppler

Mit der gepulsten Dopplersonographie kann die Blutströmung in definierten Gefäßen gemessen werden. Vom Schallkopf werden intermittierend („gepulst")

Tabelle 18.1. Vergleich der verschiedenen dopplersonographischen Techniken

Technik	Vorteile	Nachteile
Gepulster Doppler	Gezielte, punktuelle Flußmessung	Hohe Flußgeschwindigkeiten (> 2m/s) nicht meßbar (Aliasing)
CW-Doppler	Hohe Flußgeschwindigkeiten erfaßbar und quantifizierbar. Quantifizierung von Klappenstenosen, -insuffizienzen und Shuntvitien	Keine gezielte Flußmessung möglich. Simultane Registrierung aller Blutströmungen im Untersuchungsgebiet
Farbdoppler	2 D-Darstellung der Blutströmung. Schnelle DD: Zyste – Gefäß. Schnelle Erfassung der Flußrichtung	Hohe Flußgeschwindigkeiten nicht erfaßbar. Frühzeitig auftretender Aliasing-Effekt

Ultraschallimpulse in den Körper gesendet. Die Sendepausen werden zum Empfang der aus dem Körper reflektierten Ultraschallimpulse verwendet. Aus der Laufzeit der Ultraschallwellen kann zuverlässig auf den Reflexionsort geschlossen werden, so daß gezielte Flußmessungen möglich sind. Gepulste Dopplersonographiesysteme können zur dopplersonographischen Flußmessung in den Hirnarterien, Abdominalarterien, Extremitätenarterien sowie unter physiologischen Bedingungen für Flußmessungen am Herzen und an den Körpervenen eingesetzt werden. Stark beschleunigte Blutströmungen, wie sie im Bereich von Stenosen sowie Shuntverbindungen in der Kardiologie auftreten können, lassen sich mit der gepulsten Dopplersonographie nicht erfassen. In diesen Fällen muß die Blutströmung mit dem Continuous-wave-Doppler gemessen werden.

Continuous-wave-Doppler

Der Continuous-wave-(CW-)Doppler besteht prinzipiell aus 2 piezoelektrischen Kristallen, wobei der eine als Sender und der andere als Empfänger fungiert. Der Sender gibt kontinuierlich Ultraschallwellen in den Körper ab, während der Empfänger kontinuierlich die aus dem Körper reflektierten Ultraschallwellen empfangen kann. Die Verarbeitung der Signale und ihre graphische Auftragung erfolgt wie bei der gepulsten Dopplersonographie.

Mit dem CW-Doppler werden alle Blutströmungen, auf die der Ultraschallstrahl trifft, erfaßt und graphisch wiedergegeben. Im Gegensatz zum gepulsten Doppler ist somit keine gezielte Flußmessung in bestimmten Körpergefäßen möglich. Dies ist der entscheidende Nachteil des Continuous-wave-Dopplerverfahrens. Sein Vorteil besteht jedoch darin, daß mit ihm alle unter physiologischen und pathologischen Bedingungen im Körper auftretenden Flußbeschleunigungen gemessen werden können. Der CW-Doppler ist somit ein integraler Bestandteil kardiologischer Dopplersonographiegeräte. Mit seiner Hilfe lassen sich Klappenstenosen und Insuffizienzen sowie Shuntverbindungen im Bereich des Herzens und der großen Gefäße erfassen und quantifizieren. Die Vor- und Nachteile des gepulsten und CW-Dopplers sind in Tabelle 18.1 zusammengefaßt.

Farbdoppler

Bei der farbkodierten Dopplersonographie handelt es sich prinzipiell um ein gepulstes Dopplerverfahren, das jedoch statt eines einzigen Meßvolumens multiple, über einen bestimmten eingeblendeten Bildabschnitt verteilte Meßvolumina besitzt. Der Untersucher erhält dadurch einen nahezu vollständigen Überblick über die Strömungsverhältnisse im Untersuchungsgebiet. Man kann somit die farbkodierte Dopplersonographie auch als Flächen- oder 2 D-Dopplersonographie bezeichnen. Blutströmungen auf den Schallkopf zu werden rot, Blutströmungen vom Schallkopf weg blau wiedergegeben. Beschleunigte Blutströmungen, die den Meßbereich überschreiten, werden mosaikartig gelb-grün dargestellt und turbulente Blutströmungen als rot-blaues Mosaik. Im Einzelfall kann die Unterscheidung zwischen turbulentem und beschleunigtem Fluß schwierig sein. Im Gegensatz zur gepulsten Dopplersonographie ist die farbkodierte Dopplersonographie nur ein semiquantitatives Verfahren, mit dem eine exakte Quantifizierung der Blutströmung nicht möglich ist. Die Intensität der einzelnen Farbpunkte entspricht dabei der mittleren Flußgeschwindigkeit im Bereich der Meßstelle. Mit der farbkodierten Dopplersonographie läßt sich der exakte Verlauf der Körpergefäße darstellen, so daß eine zuverlässige Quantifizierung der Blutströmung mit der gepulsten Dopplersonographie möglich wird (Winkelkorrektur!). Weiterhin lassen sich selbst kleinste Gefäße abbilden, was im zweidimensionalen Schnittbild nicht möglich ist. Unklare zystische oder tubuläre Raumforderungen können schnell und zuverlässig dem Gefäßsystem zugeordnet oder davon abgegrenzt werden (Differentialdiagnose: Zyste; vaskuläre Raumforderung). Weiterhin läßt sich eine Änderung der Blutströmungsrichtung schnell und zuverlässig erkennen, so daß z.B. das Subclavian-steal-Phänomen oder die Venenverschlußerkrankung im Sinne einer Blickdiagnose erfaßt werden können. Die Vor- und Nachteile der verschiedenen Dopplersonographieverfahren sind in Tabelle 18.1 dargestellt.

Duplexscan

Moderne Dopplergeräte verfügen in der Regel über die Möglichkeit der simultanen Wiedergabe des zweidimensionalen Schnittbildes und des Dopplerfrequenzspektrums, die man als Duplexscantechnik bezeichnet. Mit dem Duplexscan ist zu jedem Zeitpunkt der Untersuchung eine genaue Orientierung über die Lokalisation des Meßvolumens des gepulsten Dopplers im Gefäßsystem möglich.

Das ideale Dopplersonographiesystem für die Pädiatrie, mit dem dopplersonographische Flußmessungen am Gehirn, Abdomen, Herzen und in den Weichteilen möglich sind, muß somit einerseits über die Duplexscantechnik, andererseits über die Möglichkeit zur gepulsten dopplersonographischen Flußmessung (ZNS, Abdomen, Weichteile), außerdem über den CW-Doppler (Herz) wie auch die Möglichkeit zur farbkodierten Dopplersonograpie (ZNS, Abdomen, Weichteile, Herz) verfügen.

18.1.3 Dopplerwiedergabe

Das Dopplerfrequenzspektrum wird von den meisten kommerziell erhältlichen Systemen in Form einer schnellen Fourier-Analyse ausgewertet. Mit der schnellen Fourier-Analyse, einem komplizierten mathematischen Verfahren, läßt sich die Information über die Blutströmung graphisch darstellen. Hierbei wird in der Abszisse die Zeit (Sekunden), in der Ordinate die Frequenzverschiebung (KHz) aufgetragen. Bei modernen Geräten wird unter Berücksichtigung des Einfallswinkels θ die Frequenzverschiebung in die Flußgeschwindigkeit (cm/s) umgerechnet. Der Einfallswinkel θ kann im zweidimensionalen Schnittbild eingeblendet werden, wodurch sich die Skalierung auf der Y-Achse entsprechend verändert. Die Häufigkeit, mit der einzelne Flußgeschwindigkeiten auftreten, wird durch unterschiedliche Graustufen des Frequenzspektrums symbolisiert. Geschwindigkeiten die häufig vorkommen, erscheinen hell, seltene Geschwindigkeiten grau.

Das Dopplerfrequenzspektrum kann einerseits qualitativ, andererseits quantitativ beurteilt werden.

Qualitative Auswertung der Dopplerkurve

Mit der Dopplersonographie können unklare zystische oder tubuläre Strukturen dem Gefäßsystem zugeordnet oder davon abgegrenzt werden. Weiterhin kann die Durchgängigkeit von bekannten vaskulären Strukturen (z. B. Gimino-Fistel) überprüft werden. Dies ist sowohl mit der gepulsten als auch mit der farbkodierten Dopplersonographie möglich. Weiterhin läßt sich die Blutströmungsrichtung darstellen und zwischen laminarem und turbulentem sowie venösem und arteriellem Fluß unterscheiden.

Darstellung der Flußrichtung

Eine Blutströmung auf den Schallkopf zu wird mit der gepulsten Dopplersonographie wie mit dem CW-Doppler oberhalb der Nullinie dargestellt, mit der farbkodierten Dopplersonographie wird sie rot wiedergegeben. Blutströmungen vom Schallkopf weg werden mit dem gepulsten und dem CW-Doppler unterhalb der Nullinie, mit der farbkodierten Dopplersonographie blau dargestellt.

Unterscheidung zwischen laminarem und turbulentem Fluß

Eine *laminare Blutströmung* ist dadurch gekennzeichnet, daß sich alle Erythrozyten im Gefäßsystem mit nahezu der gleichen Flußgeschwindigkeit bewegen (flaches Flußprofil). Dies ist der Fall in allen großen herznahen Körperarterien wie z. B. der Aorta und der Pulmonalarterie. In diesem Fall ist das Frequenzspektrum schmal und durch ein typisches Fenster unterhalb der Flußkurve gekennzeichnet. Zu jedem Zeitpunkt des Herzzyklus bewegen sich nahezu alle Erythrozyten mit der gleichen Flußgeschwindigkeit (Abb. 18.2 a).

In kleineren Körperarterien liegt jedoch häufig ein paraboles Flußprofil vor, so daß die Erythrozyten in Gefäßwandnähe sich mit deutlich niedrigerer Flußgeschwindigkeit bewegen als die Erythrozyten im Achsenstrom. In diesem Fall resultiert ein breites Frequenzspektrum: Das Dopplerfrequenzspektrum weist unter der Kurve ein kleines oder kein Fenster auf. Neben der maximalen Flußgeschwindigkeit treten multiple niedrigere Flußgeschwindigkeiten auf (Abb. 18.2 b). Dieses breite Flußspektrum, das sowohl in kleineren Körperarterien als auch -venen gefunden wird, muß von einer turbulenten Blutströmung unterschieden werden.

Die *turbulente Blutströmung* ist ebenfalls durch ein breites Frequenzspektrum gekennzeichnet. Im Gegensatz zur Blutströmung in kleinen Körperarterien und -venen kommen bei Turbulenzen retrograde Blutströmungen vor, die der Hauptströmungsrichtung entgegen gerichtet sind (Abb. 18.2 c). Turbulente Blutströmungen treten typischerweise im Bereich von Stenosen, Insuffizienzen und Shuntverbindungen im Herzen und in den großen Gefäße auf.

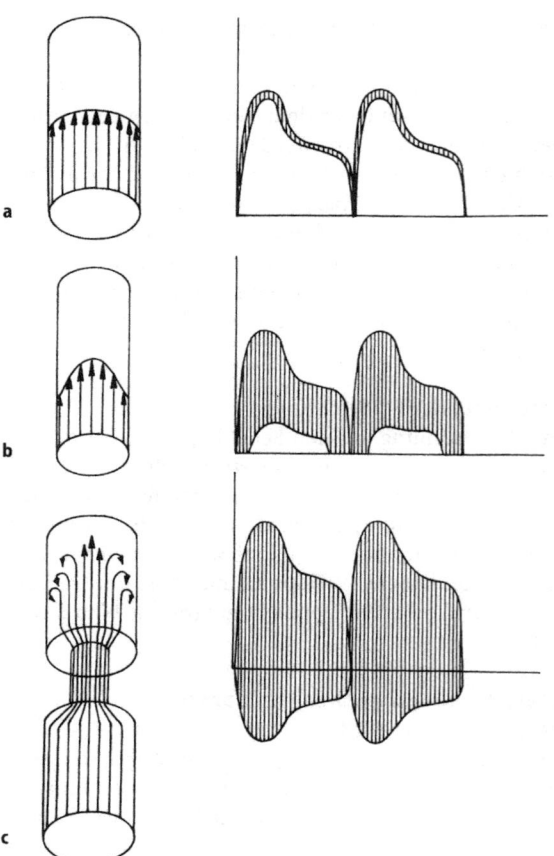

Abb. 18.2 a–c. Schematische Darstellung verschiedener Blutströmungen im Gefäßsystem. Auf der linken Seite ist das entsprechende Flußprofil im Gefäßsystem, auf der rechten Seite das dopplersonographisch zu erwartende Flußspektrum aufgezeichnet. **a** Bei einem flachen Flußprofil (große Arterien) resultiert ein laminarer Vorwärtsfluß mit schmalem Frequenzspektrum. **b** Bei einem parabolen Flußprofil (kleinere Gefäße) ist die Flußgeschwindigkeit in Gefäßwandnähe geringer als im Achsenstrom. Es resultiert ein Vorwärtsfluß mit breitem Frequenzspektrum. **c** Bei einem turbulenten Fluß im Bereich von Stenosen treten die höchsten Flußgeschwindigkeiten im Achsenstrom auf. In Gefäßwandnähe resultieren niedrige, teilweise retrograde Blutströmungen. Der resultierende turbulente Fluß ist durch ein breites Frequenzspektrum und eine retrograde Komponente gekennzeichnet

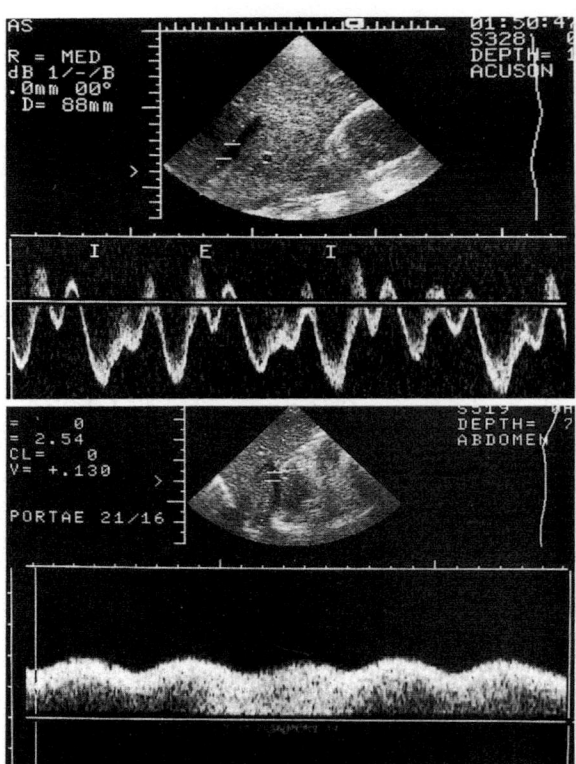

Abb. 18.3. a Dopplersonographische Flußmessung in einer Lebervene, Längsschnitt durch den Oberbauch. Laminarer Fluß, der im wesentlichen zum rechten Vorhof hin gerichtet ist und sich unterhalb der Nullinie darstellt. Die Blutströmung oberhalb der Nullinie entspricht einem kurzfristigen Rückfluß, bedingt durch die Vorhofkontraktionen. Die Amplitudenschwankungen sind durch die Atemexkursionen und den Venenpuls bedingt. (*E* Exspiration, *I* Inspiration). **b** Dopplersonographische Flußmessung in der V. portae, Längsschnitt rechter Oberbauch. Kontinuierlicher Vorwärtsfluß mit geringen Amplitudenschwankungen. Typisch für die Pfortader: breites Frequenzspektrum und niedrige Flußgeschwindigkeit (ca. 20 cm/s)

Unterscheidung zwischen venösem und arteriellem Fluß

Die *venöse Blutströmung* ist kontinuierlich und bis auf die großen herznahen Venen durch ein breites Frequenzspektrum charakterisiert. In den herznahen Venen läßt sich der Venenpuls in Form von Pulsationen nachweisen (Abb. 18.3a). Zur Peripherie hin nehmen diese Pulsationen, die durch die Vorhofkontraktionen und die Atemexkursionen zustande kommen, ab. Weiterhin wird das Flußspektrum immer breiter. Ein nahezu kontinuierlicher Fluß mit breitem Flußspektrum wird im mesenterialen Stromgebiet, insbesondere in der Pfortader gefunden (Abb. 18.3b).

Die *arterielle Blutströmung* ist durch einen pulsatilen Fluß mit hoher systolischer Amplitude und niedriger diastolischer Amplitude gekennzeichnet. Prinzipiell können 2 verschiedene Formen von arteriellen Flußprofilen unterschieden werden: Widerstandsarterien und Arterien, die ein Stromgebiet mit niedrigem Strömungswiderstand versorgen (Niederdrucksystem).

Widerstandsarterien sind durch einen hohen peripheren Gefäßwiderstand, wie er im Bereich der Extremitäten auftritt, gekennzeichnet. Zu den Widerstandsarterien gehören die A. carotis externa, die A. axillaris, radialis und ulnaris, die A. iliaca externa sowie die A. femoralis und ihre Äste. Durch den hohen peripheren Ge-

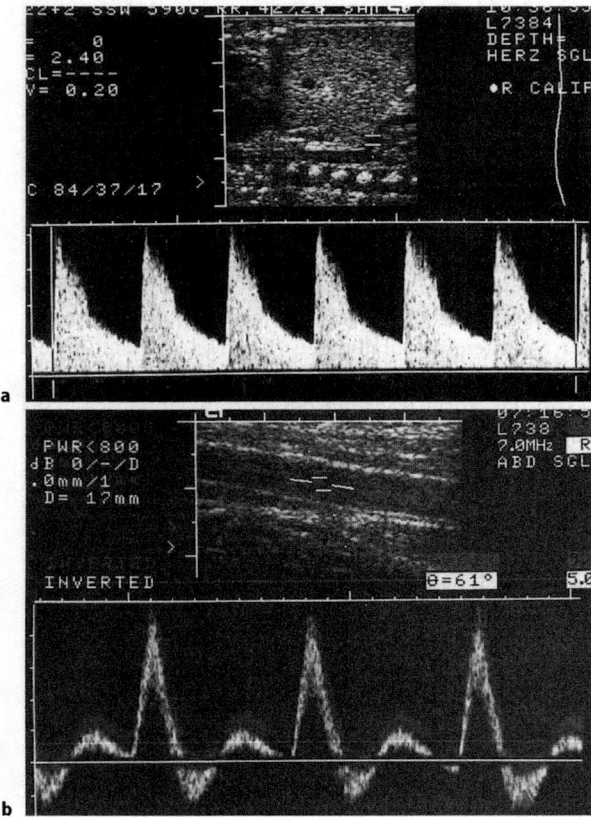

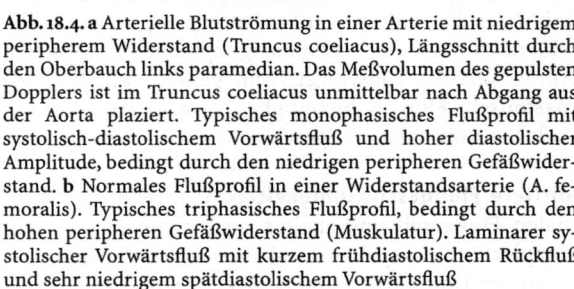

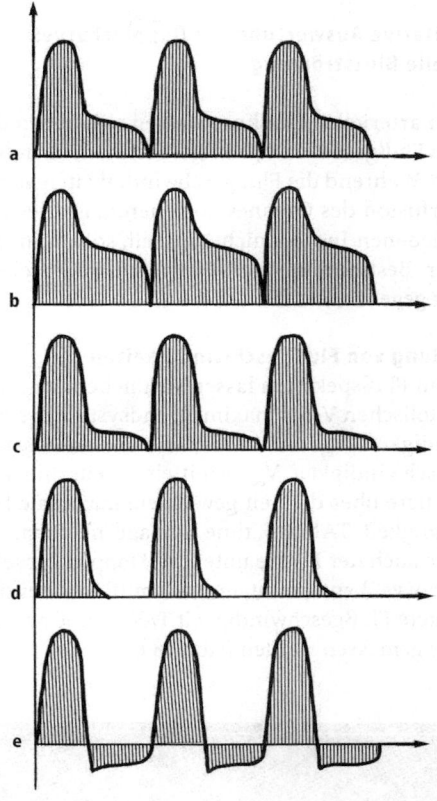

Abb. 18.4. a Arterielle Blutströmung in einer Arterie mit niedrigem peripherem Widerstand (Truncus coeliacus), Längsschnitt durch den Oberbauch links paramedian. Das Meßvolumen des gepulsten Dopplers ist im Truncus coeliacus unmittelbar nach Abgang aus der Aorta plaziert. Typisches monophasisches Flußprofil mit systolisch-diastolischem Vorwärtsfluß und hoher diastolischer Amplitude, bedingt durch den niedrigen peripheren Gefäßwiderstand. b Normales Flußprofil in einer Widerstandsarterie (A. femoralis). Typisches triphasisches Flußprofil, bedingt durch den hohen peripheren Gefäßwiderstand (Muskulatur). Laminarer systolischer Vorwärtsfluß mit kurzem frühdiastolischem Rückfluß und sehr niedrigem spätdiastolischem Vorwärtsfluß

Abb. 18.5 a–e. Qualitative Beurteilung des arteriellen Flußprofils von Niederdrucksystemen. a Normaler diastolischer Vorwärtsfluß. Die enddiastolische Amplitude entspricht in etwa einem Drittel der maximalen systolischen Amplitude. b Erhöhter diastolischer Vorwärtsfluß, c erniedrigter diastolischer Vorwärtsfluß, d fehlender enddiastolischer Fluß, e retrograder diastolischer Fluß

fäßwiderstand läßt sich in den genannten Arterien ein typisches triphasisches Flußprofil mit einem systolischen Vorwärtsfluß, einem endsystolischen Rückfluß und einem niedrigen diastolischen Vorwärtsfluß finden (Abb. 18.4 a).

Demgegenüber unterscheidet sich das Flußprofil in Arterien, die zur Perfusion von *Niederdrucksystemen* dienen, durch ein monophasisches Flußprofil mit einem systolisch-diastolischem Vorwärtsfluß (Abb. 18.4a). Der diastolische Vorwärtsfluß kommt dabei einerseits durch den niedrigen peripheren Gefäßwiderstand, andererseits durch die Windkesselfunktion der Aorta zustande. Niederdrucksysteme mit einem monophasischen Flußprofil sind das Gehirn (perfundiert durch die A. carotis interna und vertebralis), die großen Abdominalarterien Truncus coeliacus und seine Äste, A. mesenterica superior postprandial und die A. renalis mit ihren Verzweigungen.

Bei der qualitativen Beurteilung der arteriellen Flußkurve von Niederdrucksystemen kann zwischen der systolischen Blutströmung und der diastolischen Blutströmung unterschieden werden. Die meisten Änderungen des Flußprofils betreffen dabei die Diastole. Hierbei kann zwischen einem diastolischen Vorwärtsfluß, einem fehlenden diastolischen Fluß und sogar einem retrograden diastolischen Fluß unterschieden werden (Abb. 18.5 a–e). Weiterhin kann der diastolische Vorwärtsfluß normal, erhöht oder erniedrigt sein.

Quantitative Auswertung der Dopplerkurve: arterielle Blutströmung

Aus der arteriellen Flußkurve lassen sich neben den absoluten Flußgeschwindigkeiten verschiedene Indizes ermitteln. Während die Flußgeschwindigkeiten häufig mit der Perfusion des Organes korrelieren, ist dies bei den verschiedenen Indizes nicht der Fall, so daß im Einzelfall der Bestimmung der Flußgeschwindigkeiten der Vorzug gegeben werden sollte.

Ermittlung von Flußgeschwindigkeiten

Aus dem Flußspektrum lassen sich neben der maximalen systolischen V_s die maximale endsystolische Flußgeschwindigkeit V_{es} und die maximale enddiastolische Flußgeschwindigkeit V_{ed} ermitteln. Weiterhin können die mittlere über die Zeit gewichtete maximale Flußgeschwindigkeit TAMX („time average maximal velocity"), die auch der Fläche unter der Dopplerkurve („area under curve") entspricht, und die mittlere über die Zeit gewichtete Flußgeschwindigkeit TAV („time average velocity") gemessen werden (Abb. 18.6).

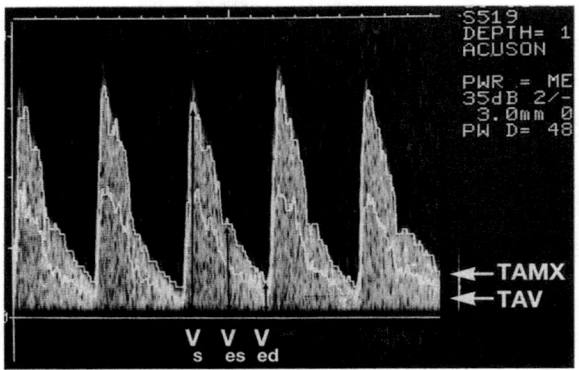

Abb. 18.6. Quantifizierung der arteriellen Flußgeschwindigkeit in einer Arterie mit niedrigem peripherem Gefäßwiderstand. V_s maximale systolische Flußgeschwindigkeit, entspricht dem Gipfel der Flußkurve. V_{es} endsystolische Flußgeschwindigkeit, entspricht der Schulter im abfallenden Schenkel des Flußprofils. V_{ed} enddiastolische Flußgeschwindigkeit, entspricht dem tiefsten Punkt des Flußprofils. *TAMX* („time average maximal velocity"), entspricht der mittleren über die Zeit gewichteten maximalen Flußgeschwindigkeit. Sie wird durch Integration der Umhüllenden der Flußkurve ermittelt. *TAV* („time average velocity") ist die mittlere über die Zeit gewichtete Flußgeschwindigkeit

Maximale systolische Flußgeschwindigkeit V_s. Sie entspricht dem Gipfel der Flußkurve und stellt die maximale Flußgeschwindigkeit während des Herzzyklus dar. Der systolische Vorwärtsfluß kommt vor allem durch die Kontraktionskraft des linken Ventrikels zustande und ist Ausdruck der linksventrikulären Funktion. Eine weitere Einflußgröße, die die maximale systolische Flußgeschwindigkeit beeinflußt, ist die durchströmte Querschnittsfläche.

Endsystolische Flußgeschwindigkeit V_{es}. Sie entspricht der Schulter im abfallenden Schenkel des Flußprofils und kommt durch einen kurzfristigen Rückfluß des Blutes in der Aorta während des Aortenklappenschlusses zustande. Die endsystolische Flußgeschwindigkeit markiert das Ende der Systole und den Beginn der Diastole.

Enddiastolische Flußgeschwindigkeit V_{ed}. Sie entspricht dem tiefsten Punkt des Flußprofils vor dem erneuten systolischen Anstieg und markiert das Ende der Diastole. Während der Diastole kann bei gesunden Kindern in allen Organsystemen mit niedrigem peripherem Widerstand ein Vorwärtsfluß gefunden werden. Dieser Vorwärtsfluß kommt einerseits durch die Windkesselfunktion der Aorta, andererseits durch den niedrigen Umgebungswiderstand zustande. Unter pathologischen Bedingungen führen somit alle Erkrankungen mit einem Leck im Windkessel der Aorta und alle Erkrankungen mit einem erhöhten peripheren Gefäßwiderstand zu einer Erniedrigung der diastolischen Amplitude. Als Faustregel kann gelten, daß die enddiastolische Flußgeschwindigkeit V_{ed} etwa 1/3 der maximalen systolischen Flußgeschwindigkeit V_s beträgt.

Mittlere Flußgeschwindigkeiten. Während die maximalen Flußgeschwindigkeiten auch manuell aus dem Dopplerfrequenzspektrum abgelesen werden können, ist zur Bestimmung der mittleren über die Zeit gewichteten Flußgeschwindigkeit TAV (*"time average velocity"*) eine computergestützte Auswertung der schnellen Fourier-Analyse erforderlich. In den kleinen Körperarterien liegt normalerweise kein flaches Flußprofil, sondern ein paraboles Flußprofil vor, so daß neben der maximalen Flußgeschwindigkeit im Achsenstrom multiple niedrigere Flußgeschwindigkeiten in Gefäßwandnähe auftreten, die durch unterschiedliche Helligkeit des Dopplerfrequenzspektrums repräsentiert werden. Zu jedem Zeitpunkt des Herzzyklus können neben der maximalen Flußgeschwindigkeit multiple niedrigere Flußgeschwindigkeiten auftreten, die in der Fourier-Analyse registriert werden. Computergestützt kann zu jedem Zeitpunkt des Herzzyklus die mittlere Flußgeschwindigkeit ermittelt werden. Die höchsten mittleren Flußgeschwindigkeiten werden dabei in der Systole gefunden, während in der Diastole entsprechend niedrigere Flußgeschwindigkeiten vorkommen. Durch Integration der vom Computer ermittelten Kurve kann die mittlere über die Zeit gewichtete Flußgeschwindigkeit TAV ermittelt werden.

Die mittlere Flußgeschwindigkeit TAV ist zur Ermittlung des Volumenflusses Q und damit zur Beurteilung der Organdurchblutung wichtig. Aus der mittleren Flußgeschwindigkeit TAV und der Querschnittsfläche A des durchströmten Gefäßes kann der Volumenfluß Q nach folgender Formel ermittelt werden: Q = V · A, wobei Q der Volumenfluß in ml/s, V die mittlere Flußgeschwindigkeit in cm/s und A die Querschnittsfläche des Gefäßes in cm² ist.

Neben der mittleren Flußgeschwindigkeit TAV kann noch eine weitere mittlere Flußgeschwindigkeit, die mittlere maximale Flußgeschwindigkeit *TAMX („time average maximal velocity")* angegeben werden. Sie entspricht der Fläche unter der Umhüllenden des Dopplerfrequenzspektrums („area under the curve") und kann auch manuell mit einem Planimeter durch Integration des Dopplerfrequenzspektrums ermittelt werden.

Pulsatilitätsindizes

Neben den Flußgeschwindigkeiten wurden in den letzten Jahren multiple Indizes zur Beschreibung der Flußkurve definiert. Aus Platzgründen sollen nur die beiden gebräuchlichsten Indizes, der von Gosling (1974) beschriebene Pulsatilitätsindex und der von Pourcelot (1975) definierte Resistance-Index besprochen werden.

Der Resistance-Index nach Pourcelot ist wie folgt definiert:

$$RI = \frac{V_s - V_{ed}}{V_s}.$$

Der Pulsatilitätsindex nach Gosling ist wie folgt definiert:

$$PI = \frac{V_s - V_{ed}}{V_m}.$$

Hierbei ist V_m die mittlere Flußgeschwindigkeit, die dem Integral unter der Dopplerkurve und damit TAMX entspricht. Aus Praktikabilitätsgründen wurde eine weitere Definition des Pulsatilitätsindex, bei der als mittlere Flußgeschwindigkeit die über die Zeit gewichtete mittlere Flußgeschwindigkeit TAV eingesetzt wurde, vorgenommen.

Beim Pulsatilitäts- und Resistance-Index handelt es sich um dimensionslose Verhältniszahlen, die unabhängig vom Einfallswinkel sind. Ein möglicher Winkelfehler erscheint im Zähler und Nenner gleichzeitig und eliminiert sich infolgedessen. Aus diesem Grund ist keine Winkelkorrektur erforderlich. Die Indizes können prinzipiell auch mit einem CW-Dopplergerät bestimmt werden. Aus diesem Grund haben sich viele Publikationen über die zerebrale und abdominelle Dopplersonographie in den letzten 10 Jahren mit den Indizes begnügt. Da jedoch unterschiedliche Änderungen der Einflußgrößen in Zähler und Nenner zu gleichsinnigen Veränderungen der Indizes führen können, sind diese zur Beschreibung der Organdurchblutung nicht oder nur bedingt geeignet. Aus diesem Grund sollten besser absolute Flußgeschwindigkeiten bestimmt werden, wobei man sich bei der Beurteilung pathologischer Blutströmungen auf die publizierten Normalwerte beziehen muß.

18.1.4 Untersuchungsdurchführung

Die dopplersonographische Flußmessung erfordert keine spezielle Lagerung oder Vorbereitung der Kinder. Nicht transportfähige beatmete Früh- und Neugeborene können im Inkubator ohne Umlagerung oder sonstige Manipulation schonend untersucht werden. In Abhängigkeit vom untersuchten Organ erfolgt die dopplersonographische Flußmessung in Rücken- oder Bauchlage.

Die Untersuchung sollte, wenn möglich, immer auf die gleiche Weise durchgeführt werden. Hierbei empfiehlt es sich, den Schallkopf immer mit der gleichen Hand zu führen und das Gerät mit der anderen Hand zu bedienen. Dies ist jedoch, z.B. beim Einsatz auf der Intensivstation, leider nicht immer möglich.

Unruhige Kinder sollten durch Füttern während oder vor der Untersuchung oder durch Gabe von Glukoselösung auf den Schnuller abgelenkt werden. Eine Sedierung zur dopplersonographischen Flußmessung ist in der Regel nicht erforderlich. Lediglich bei der echokardiographischen Untersuchung hat sich zwischen dem 6. Lebensmonat und 3. Lebensjahr eine Sedierung der Kinder mit Chloralhydrat durchgesetzt, da ansonsten Quantifizierungen der Blutströmungen bei einem unruhigen, abwehrenden Kind nicht erfolgen können. Bei einem schreienden, abwehrenden und pressenden Kind kann die Flußkurve nachhaltig verändert sein, so daß eine Beurteilung unmöglich wird.

Zunächst werden die anatomischen Strukturen zweidimensional abgebildet, anschließend die entsprechenden Gefäße dargestellt. Hierbei wird zunächst die Dopplerlinie durch das Gefäß gelegt, wobei der geringste Winkel zwischen dem Dopplerstrahl und der Gefäßachse gewählt werden sollte. Danach wird das Meßvolumen exakt an der Stelle des Gefäßes mit dem geringsten Einfallswinkel plaziert, damit maximale Dopplerverschiebungen registriert werden können. Nach der Dopplerflußmessung wird aus dem Standbild das Frequenzspektrum wie beschrieben ausgewertet und dokumentiert.

Einflußgrößen auf die Flußparameter

Die Flußgeschwindigkeiten in den Körperarterien sind abhängig von vielen physiologischen und pathologischen Faktoren, die bei der Beurteilung berücksichtigt werden müssen.

Physiologischer Status

Die Blutflußgeschwindigkeiten in den Körperarterien sind abhängig vom physiologischen Status. In Ruhe lassen sich entsprechend den niedrigen Blutdruckwerten niedrigere Flußgeschwindigkeiten nachweisen, während es bei körperlicher Aktivität zu einem Anstieg der Flußgeschwindigkeiten kommt. Dies ist besonders wichtig im späten Säuglings- und Kleinkindalter, wo die Abwehrhaltung des Kindes oft ein unüberwindliches Hindernis für die Dopplersonographie darstellt. In diesem Fall muß entweder auf die dopplersonographische Flußmessung verzichtet oder das Kind (z.B. mit Chloralhydrat) sediert werden.

Flußmessungen im mesenterialen Stromgebiet sind stark abhängig von der Nahrungsaufnahme. Im nüchternen Zustand ist das mesenteriale Stromgebiet engegestellt. Es resultieren relativ niedrige Flußgeschwindigkeiten vor allem in der Diastole. Postprandial kommt es zu einer vermehrten Durchblutung des Splanchnikusgebiets, so daß insbesondere die diastolischen Flußgeschwindigkeiten ansteigen. Der Anstieg ist dabei einerseits abhängig von der Art, andererseits von der Zeit der Nahrungsaufnahme.

Die Hauptfaktoren, die zu einer Beeinflussung der Blutströmung in den Körperarterien führen, sind einerseits kardiale, andererseits vaskuläre Faktoren. Die wichtigsten Faktoren sind in Abb. 18.7 zusammengefaßt. Verantwortlich für die Blutströmung in den Körperarterien ist in der Systole die Kontraktilität des linken Ventrikels und in der Diastole die Windkesselfunktion der Aorta. Insofern werden alle kardiovaskulären Erkrankungen mit einer veränderten Blutströmung in der Aorta zu einer pathologischen Blutströmung in den Körperarterien führen.

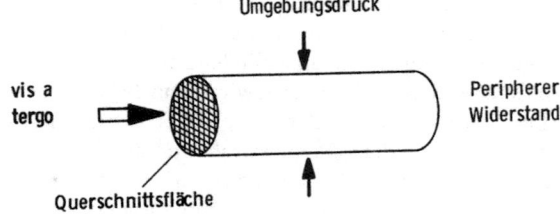

Abb. 18.7. Schematische Darstellung der verschiedenen Faktoren, die die Blutströmung in den Körperarterien beeinflussen

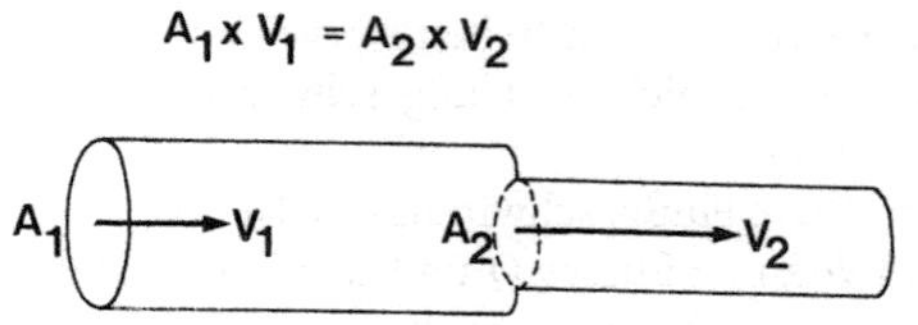

Abb. 18.8. Schematische Darstellung des Bernoulli-Gesetzes. Das Einflußvolumen in einer Stenose entspricht dem Ausflußvolumen. A entspricht der Querschnittsfläche des Gefäßes, V der Flußgeschwindigkeit im Gefäßsystem. Innerhalb physiologischer Grenzen wird eine Abnahme des Gefäßquerschnitts (A_2) durch eine Zunahme der Flußgeschwindigkeit (V_2) kompensiert, so daß das Produkt aus Querschnittsfläche und mittlerer Flußgeschwindigkeit und damit der Volumenfluß gleich bleibt. (Aus Deeg 1989)

Querschnittsfläche des Gefäßes

Nach den Strömungsgesetzen von Bernoulli führen Engstellen im Gefäßsystem zu einer Beschleunigung der Blutströmung, so daß das Einflußvolumen und das Ausflußvolumen aus einer Stenose gleich sind (Abb. 18.8). Es gilt folgende Beziehung:

$$A_1 \cdot V_1 = A_2 \cdot V_2,$$

wobei mit A die Querschnittsfläche und mit V die mittlere Flußgeschwindigkeit gekennzeichnet ist. Die Indizes 1 und 2 symbolisieren die Verhältnisse vor und im Bereich der Stenose. Im Bereich von Engstellen kommt es nach der Bernoulli-Gleichung zu einem Anstieg der Flußgeschwindigkeit. Beispiele hierfür sind die Flußbeschleunigungen im Bereich von Stenosen (Klappenstenosen am Herzen und Nierenarterienstenosen).

Zur Peripherie hin kommt es zu einer zunehmenden Verzweigung der Gefäße und damit zu einer Zunahme der gesamten Querschnittsfläche, so daß infolgedessen in den kleineren Körperarterien die Blutflußgeschwindigkeiten nach dem Bernoulli-Gesetz abnehmen. Dies läßt sich sehr schön bei Flußmessungen in den Nierenarterien und Nierenvenen zeigen (s. 18.3.5).

Umgebungsdruck

Ein veränderter Umgebungsdruck führt zur Kompression der Gefäße von außen. Durch Abnahme der Querschnittsfläche können die Blutflußgeschwindigkeiten zunächst ansteigen. Bei leichtem Anstieg des Umgebungsdrucks können sich die systolischen und diastolischen Flußgeschwindigkeiten gleichsinnig verändern (ansteigen). Bei einem weiteren Anstieg des Umgebungsdrucks lassen sich auch gegensätzliche Veränderungen der Systole und der Diastole beobachten (Abb. 18.9). So kann es zu einem Anstieg der systolischen Flußgeschwindigkeiten und gleichzeitig zu einem Abfall der diastolischen Flußgeschwindigkeiten kommen. Die Erklärung für das gegensätzliche Verhalten der Systole und Diastole liegt in der unterschiedlichen Vis a

Abb. 18.9. Schematische Darstellung des Einflusses eines erhöhten Umgebungsdrucks auf die Flußgeschwindigkeiten im Gefäßsystem. Beispiel: gesteigerter Schädelinnendruck (*ICP*). Bei normalem intrakraniellem Druck resultiert ein normales Flußprofil. Ein leicht erhöhter intrakranieller Druck führt zu einem Anstieg der Flußgeschwindigkeiten im Gefäßsystem. Ein stark erhöhter Umgebungsdruck führt zu einer Erniedrigung der diastolischen Amplitude. In Extremfällen kann es zu einer Flußumkehr in der Diastole und auch zu einem Abfall der maximalen systolischen Flußgeschwindigkeit kommen

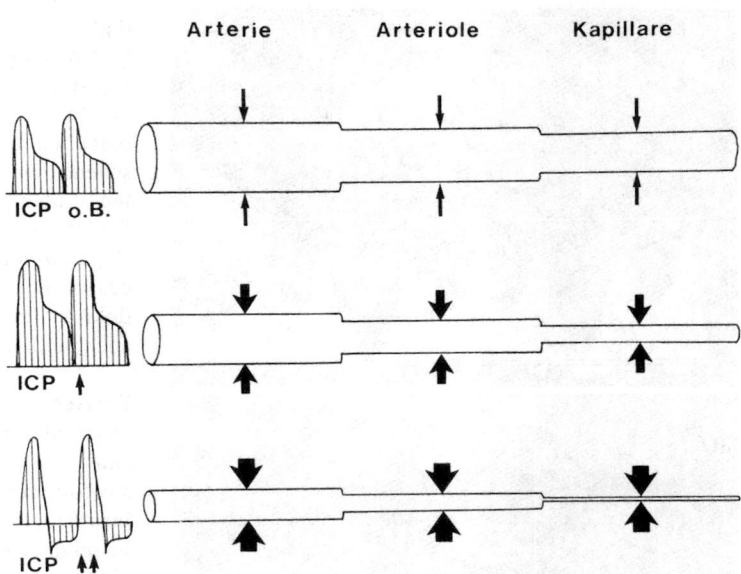

tergo, die in der Systole durch die Kontraktionskraft des linken Ventrikels und in der Diastole nur durch die Windkesselfunktion der Aorta bedingt ist. Es liegt auf der Hand, daß die Windkesselfunktion der Aorta einen ansteigenden Umgebungsdruck sehr viel schlechter kompensieren kann als die Kontraktilität des linken Ventrikels. Beispiele hierfür sind ein gesteigerter Schädelinnendruck beim Hydrozephalus oder Hirnödem sowie ein erhöhter intrakapsulärer Druck bei Abstoßung einer Transplantatniere (Abb. 18.9).

Compliance der Gefäßwand
Auch die Compliance der Gefäßwand führt zu einer Beeinflussung des Flußprofils. Typisches Beispiel ist die Arteriosklerose, die jedoch im Kindesalter nur eine untergeordnete Rolle spielt.

Peripherer Gefäßwiderstand
Eine weitere Einflußgröße ist der periphere Gefäßwiderstand durch Engstellung der Arteriolen. Ein Vasospasmus im Endstromgebiet von Organen führt bei gleicher Vis a tergo vor allem zu einer Beeinflussung der diastolischen Flußgeschwindigkeiten. Da die Windkesselfunktion der Aorta erfahrungsgemäß nicht ausreicht, um den erhöhten Gefäßwiderstand zu überwinden, kann es zu einem Anstieg der systolischen Flußgeschwindigkeiten bei gleichzeitigem Abfall der diastolischen Flußgeschwindigkeiten kommen.

Kardiovaskuläre Erkrankungen

Kardiovaskuläre Erkrankungen, die die Blutströmung in der Aorta beeinflussen, gehen mit veränderten Flußkurven in den Körperarterien einher. Diese Veränderungen lassen sich in der Regel in *allen* Körperarterien nachweisen. Um unnötige Wiederholungen zu vermeiden, sollen die entsprechenden Erkrankungen an dieser Stelle und nicht in den entsprechenden Organkapiteln abgehandelt werden.

Schock
Der niedrige Blutdruck im Zusammenhang mit einem kardiovaskulären Schock kann einerseits zu einer niedrigen systolischen Maximalgeschwindigkeit, andererseits zu einem Abfall der diastolischen Amplitude (schlechte Auffüllung des aortalen Windkessels in der Systole) führen.

Prinzipiell sind 2 Erkrankungsgruppen zu unterscheiden:

- Herzfehler mit Obstruktionen im Bereich des linken Herzens und der Aorta,
- Herzfehler mit einem Windkesselleck der Aorta.

Herzfehler mit Linksobstruktion (Abb. 18.10)
Linksobstruktionen sind die hochgradige Aortenstenose und das hypoplastische Linksherzsyndrom, die zu niedrigen Flußgeschwindigkeiten und einem abgeflachten Flußprofil in den Körperarterien führen. Dies kann eine Minderperfusion einerseits im Bereich des ZNS, andererseits im Bereich des Splanchnikusgebiets und der Nieren bewirken und entsprechende Probleme (nekrotisierende Enterokolitis, Oligourie, Anurie) nach sich ziehen (Abb. 18.10 a).

Demgegenüber kommt es bei einer hochgradigen Aortenisthmusstenose und beim Koarktationssyndrom entsprechend den erhöhten Blutdruckwerten an der oberen Extremität zu einem Anstieg der Flußgeschwin-

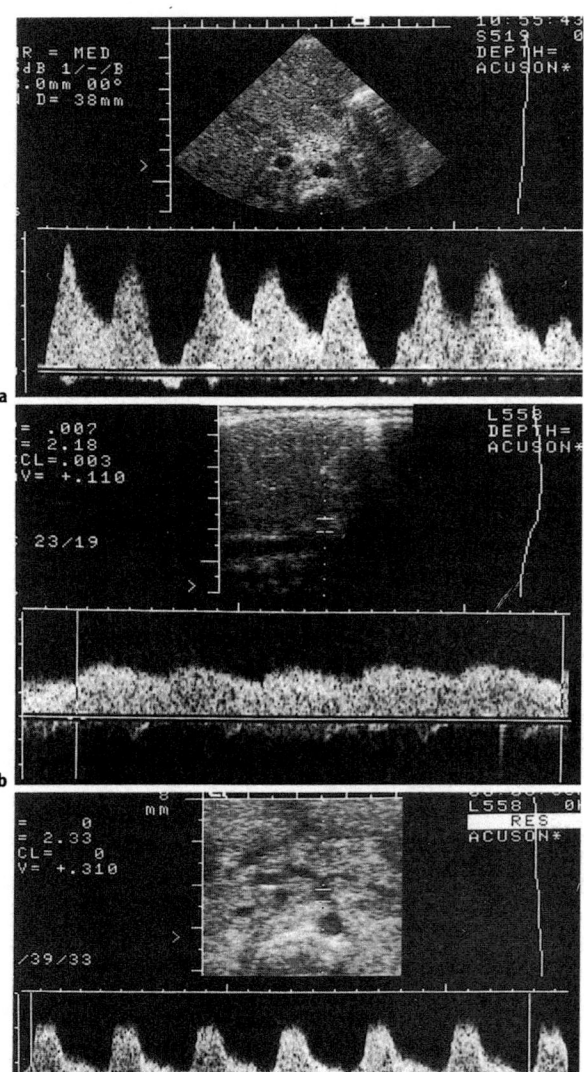

Abb. 18.10 a-c. Dopplersonographische Flußmessung in den Körperarterien bei Herzfehlern mit Linksobstruktion. **a** Truncus coeliacus bei hypoplastischem Linksherzsyndrom, Querschnitt durch den Oberbauch. Das Flußspektrum zeigt einen venös anmutenden Fluß mit irregulären Flußspitzen und aufgehobener Pulsatilität. **b** Truncus coeliacus bei hochgradiger Aortenisthmusstenose, Längsschnitt durch den Oberbauch. Nivellierter, venös anmutender Fluß mit aufgehobener Pulsatilität und niedrigen Flußgeschwindigkeiten. **c** Truncus coeliacus bei hochgradiger Aortenisthmusstenose nach Prostaglandininfusion (gleicher Patient wie in b), Oberbauchquerschnitt. Nach Wiedereröffnung des Ductus zeigt sich ein pulsatiler Fluß mit hoher diastolischer Amplitude und normalen Flußgeschwindigkeiten

digkeiten in den Arm-Hals-Arterien, während die Flußgeschwindigkeiten in der unteren Körperhälfte erniedrigt sind. So lassen sich z. B. in der A. cerebri anterior als prästenotischem Referenzgefäß erhöhte Flußgeschwindigkeiten und im Truncus coeliacus als poststenotischem Referenzgefäß erniedrigte Flußgeschwindigkeiten finden (Abb. 18.10 b, c; s. Abb. 5.32 b, c). Mit der Dopplersonographie läßt sich auch der Erfolg der Prostaglandininfusion an einem pulsatilen Fluß im Truncus coeliacus mit Anstieg der Flußgeschwindigkeiten dokumentieren. Ähnliche Veränderungen lassen sich auch beim unterbrochenen Aortenbogen nachweisen.

Herzfehler mit Windkesselleck der Aorta

Herzfehler mit einem Leck im Windkessel der Aorta sind der Ductus arteriosus Botalli, der Truncus arteriosus communis, das aortopulmonale Fenster, die Aorteninsuffizienz sowie ein aortopulmonaler Shunt. In Abhängigkeit von der Größe des Defekts und damit des Links-rechts-Shunts kommt es zu einer mehr oder minder starken Erniedrigung der diastolischen Amplitude mit einem Abfall der endsystolischen und enddiastolischen Flußgeschwindigkeiten (Abb. 18.11 a-c). Anhand des Abfalls der diastolischen Flußgeschwindigkeiten kann die hämodynamische Relevanz eines Windkessellecks der Aorta beurteilt werden. Von einem hämodynamisch wirksamen Ductus kann dann ausgegangen werden, wenn die enddiastolische Flußgeschwindigkeit auf Null abgefallen ist oder sogar eine retrograde Blutströmung vorliegt. Hierdurch kann es zu bedrohlichen Minderperfusionen im Bereich der zerebralen und abdominellen Perfusion kommen, die die erhöhte Inzidenz von periventrikulären Leukomalazien, nekrotisierender Enterokolitis und Nierenversagen bei Kindern mit großem Ductus erklärt. Anhand dopplersonographischer Flußmessungen in peripheren Körperarterien mit niedrigem peripherem Widerstand kann der Erfolg oder Mißerfolg des Ductusverschlusses überprüft werden.

Ähnliches gilt nach Anlegen eines *aortopulmonalen Shunts*. Ein zu groß dimensionierter aortopulmonaler Shunt ist durch einen fehlenden oder retrograden diastolischen Fluß gekennzeichnet, während ein gut dimensionierter Shunt nur zu einer Erniedrigung der diastolischen Amplitude bei weiterhin nachweisbarem Vorwärtsfluß führt.

Beim *Truncus arteriosus communis* ermöglichen dopplersonographische Flußmessungen in peripheren Körperarterien die frühzeitige Diagnose der sich entwickelnden pulmonalen Hypertonie: Der niedrige pulmonale Gefäßwiderstand führt in den ersten Wochen nach der Geburt zu einer retrograden diastolischen Blutströmung (Abb. 18.11 d). Mit zunehmender Entwicklung einer pulmonalen Hypertonie kommt es zu einem Anstieg der diastolischen Amplitude, so daß der optimale Operationszeitpunkt gewählt werden kann

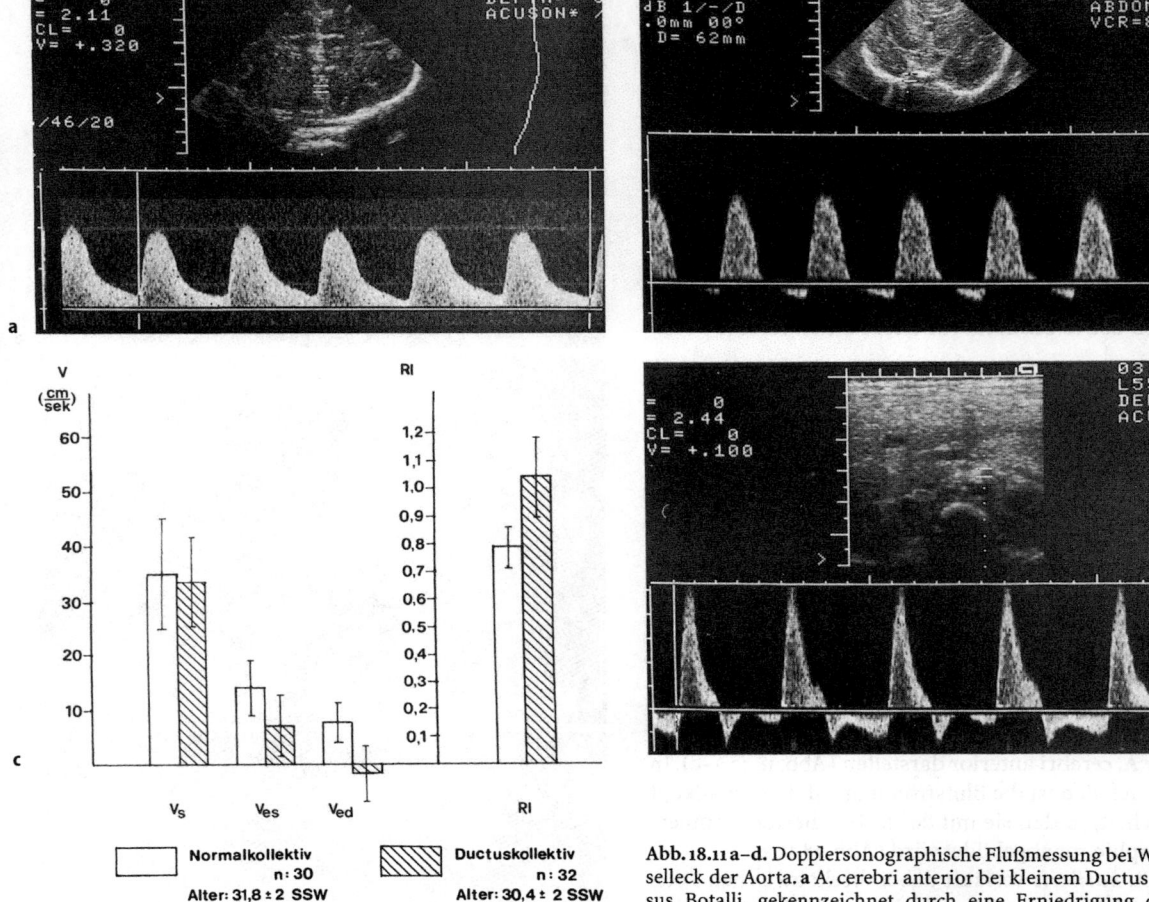

Abb. 18.11 a–d. Dopplersonographische Flußmessung bei Windkesselleck der Aorta. **a** A. cerebri anterior bei kleinem Ductus arteriosus Botalli, gekennzeichnet durch eine Erniedrigung des diastolischen Vorwärtsflusses. **b** A. carotis interna bei großem, hämodynamisch wirksamem Ductus arteriosus Botalli. Fehlender diastolischer Vorwärtsfluß, retrograder enddiastolischer Fluß. **c** Vergleich der Flußgeschwindigkeiten und des Resistance-Index in der A. cerebri anterior bei 32 Frühgeborenen mit offenem Ductus arteriosus Botalli (*schraffierte Säulen*) mit einem gleichaltrigen gesunden Kontrollkollektiv (*leere Säulen*). Signifikante Erniedrigung der endsystolischen und enddiastolischen Flußgeschwindigkeiten sowie Erhöhung des Resistance-Index beim Ductuskollektiv. **d** Dopplersonographische Flußmessung im Truncus coeliacus beim Truncus arteriosus communis im Alter von 3 Wochen, Oberbauchquerschnitt. Retrograde Blutströmung während der gesamten Diastole bedingt durch den diastolischen Abstrom des Blutes in den Pulmonalkreislauf bei niedrigem Lungengefäßwiderstand

(s. Abb. 5.54). Bei eingetretener pulmonaler Hypertonie läßt sich dopplersonographisch zwischen einer fixierten und einer flowbedingten pulmonalen Hypertonie differenzieren. Die flowbedingte pulmonale Hypertonie ist durch einen Abfall der diastolischen Amplitude unter Sauerstoffinhalation gekennzeichnet. Sind dagegen bereits irreversible Lungengefäßveränderungen eingetreten, läßt sich unter Sauerstoffinhalation keine Veränderung der Blutströmung in den Körperarterien mehr erzielen (s. Abb. 5.54).

Organerkrankungen

In Abhängigkeit vom untersuchten Organgebiet führen verschiedene Organerkrankungen zu einer Beeinflussung der Blutströmung in den Körperarterien. Im wesentlichen können 4 verschiedene Erkrankungstypen differenziert werden:

- Stenosen und Verschlüsse im Bereich der zuführenden Arterie,
- Erkrankungen mit erhöhtem Umgebungsdruck (z. B. Hirnödem, Abstoßung eines Nierentransplantats),
- Erkrankungen mit Zunahme des peripheren Gefäßwiderstands,
- Erkrankungen im Bereich der drainierenden Vene.

Die Erkrankungen werden ausführlicher in den entsprechenden Organkapiteln besprochen.

18.2 Zerebrale Dopplersonographie

18.2.1 Normale Gefäßanatomie

Das Gehirn wird von 3 großen Arterien, der A. basilaris und den beiden Aa. carotides internae versorgt. Diese 3 Arterien sind im Normalfall über den Circulus arteriosus Willisii miteinander verbunden. Die A. basilaris entsteht an der Schädelbasis durch den Zusammenfluß der beiden Vertebralarterien. Neben multiplen kleineren Ästen zur Schädelbasis, zum Pons und zum Kleinhirn geht von der A. basilaris vor allem die A. cerebri posterior ab.

Die A. carotis interna teilt sich in die A. cerebri media und die A. cerebri anterior. Aufgrund ihres charakteristischen Verlaufs lassen sich von den genannten Arterien bis auf die A. cerebri media alle anderen Arterien im Koronar- oder Sagittalschnitt durch die große Fontanelle dopplersonographisch erfassen.

18.2.2 Schnittebenen

Sagittalschnitte

Im mittleren Sagittalschnitt lassen sich die A. basilaris und die A. cerebri anterior darstellen (Abb. 18.12 a–c). In beiden Gefäßen ist die Blutströmung auf den Schallkopf zu gerichtet, so daß sie mit der farbkodierten Dopplersonographie rot abgebildet wird (Abb. 18.12 a).

Die *A. basilaris* verläuft dabei direkt zwischen Pons und Schädelbasis und kann auch im zweidimensionalen Schnittbild pulsierend dargestellt werden. Der Einfallswinkel zwischen dem Dopplerstrahl und der Gefäßachse ist dabei so minimal, daß Quantifizierungen der Blutströmung ohne Winkelkorrektur möglich sind (Abb. 18.12 b).

Die *A. cerebri anterior* ist etwas paramedian lokalisiert. Beide Aa. cerebri anteriores verlaufen jedoch so nahe nebeneinander, daß sie mit den derzeit zur Verfügung stehenden Dopplersonographiegeräten oft nicht sicher voneinander abgegrenzt werden können. Die A. cerebri anterior verläuft einige Millimeter vor dem III. Ventrikel direkt auf den Schallkopf zu. In diesem Bereich ist der Einfallswinkel minimal, so daß dopplersonographische Flußmessungen zuverlässig ohne Winkelkorrektur möglich sind (Abb. 18.12 c). Anschließend wendet sich die A. cerebri anterior nach vorne und schlingt sich in einem nach rostral konvexen Bogen um das Balkenknie, bevor sie dann als A. pericallosa weiter nach okzipital verläuft (Abb. 18.12 a). Aufgrund des ungünstigen Einfallswinkels von nahezu 90° sind Flußmessungen in der A. pericallosa nicht möglich.

Wird der Schallkopf leicht nach lateral gekippt, können beide *Aa. carotis internae* auch im Sagittalschnitt

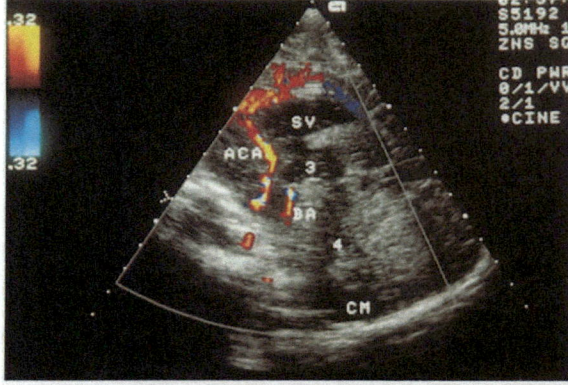
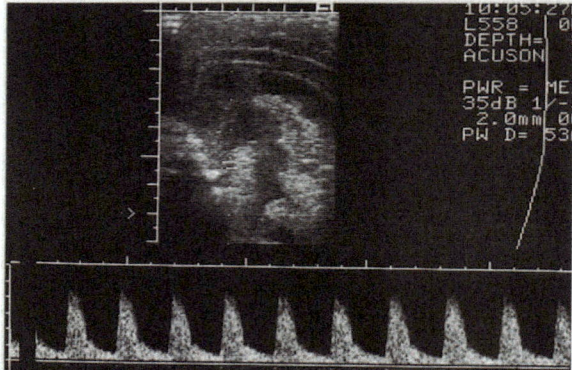
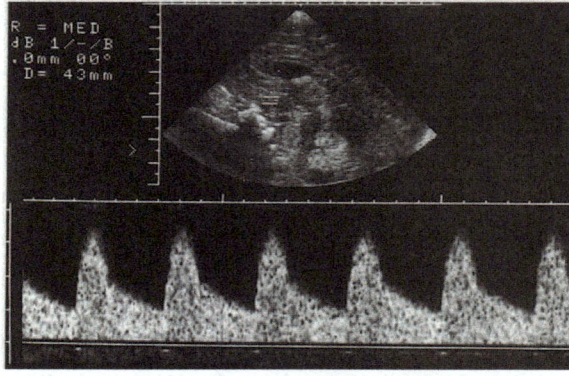

Abb. 18.12. a Farbkodierte dopplersonographische Darstellung der intrakraniellen Arterien im medianen Sagittalschnitt. Vor dem III. Ventrikel (*3*) stellt sich die A. cerebri anterior (*ACA*) dar. Sie schlingt sich um das Balkenknie und verläuft dann als A. pericallosa oberhalb des Seitenventrikels (*SV*) und Balkens. Die A. basilaris (*BA*) stellt sich zwischen der echogenen Schädelbasis und dem Pons dar. (*4* IV. Ventrikel, *CM* Cisterna magna). **b** Dopplersonographische Flußmessung in der A. basilaris, medianer Sagittalschnitt. Meßvolumen des gepulsten Dopplers zwischen echogener Schädelbasis und Pons lokalisiert. Das Dopplerfrequenzspektrum zeigt einen normalen systolisch-diastolischen Vorwärtsfluß. **c** Dopplersonographische Flußmessung in der A. cerebri anterior, medianer Sagittalschnitt. Meßvolumen des gepulsten Dopplers in der A. cerebri anterior vor dem III. Ventrikel. Das Dopplerfrequenzspektrum zeigt einen normalen Vorwärtsfluß mit hoher diastolischer Amplitude

mit der farbkodierten Dopplersonographie dargestellt werden (Abb. 18.13a). Die A. carotis interna verläuft hierbei wenige Millimeter vor der A. basilaris. Prinzipiell lassen sich 3 Abschnitte eindeutig voneinander differenzieren:

- Pars petrosa,
- Pars cavernosa,
- Pars cerebralis.

Im Bereich der Pars petrosa tritt die A. carotis interna durch die knöcherne Schädelbasis. In diesem Bereich ist der Einfallswinkel minimal, so daß dopplersonographische Flußmessungen optimal möglich sind. Im Bereich der Pars cavernosa verläuft die A. carotis interna durch den Sinus cavernosus. In diesem Bereich beschreibt das Gefäß einen nach vorne konvexen S-förmig geschlungenen Verlauf. In diesem Bereich ist der Einfallswinkel schlecht kalkulierbar, so daß keine dopplersonographischen Flußmessungen erfolgen sollten. Im Bereich der Pars cerebralis verläuft die A. carotis interna in einem Winkel von 30–40° zum Dopplerstrahl, der bei Flußmessungen berücksichtigt werden muß.

Da die Abbildung der A. carotis interna im mittleren Koronarschnitt sehr viel zuverlässiger und einfacher ist, sollten dopplersonographische Flußmessungen im mittleren Koronarschnitt erfolgen.

Wird der Schallkopf aus der parasagittalen Schnittebene zur Darstellung der A. carotis interna etwas weiter nach lateral gekippt, so lassen sich mit der farbkodierten Dopplersonographie die Äste der A. und V. thalamostriata nachweisen (Abb. 18.13b).

Wird der Schallkopf noch weiter nach lateral gekippt, so erhält man einen Sagittalschnitt durch die Inselregion. In diesem Bereich lassen sich die peripheren Aufzweigungen der A. cerebri media sowohl im zweidimensionalen Schnittbild pulsierend darstellen als auch mit der farbkodierten Dopplersonographie erfassen.

Koronarschnitte

Im Koronarschnitt können alle intrakraniellen Arterien dopplersonographisch erfaßt werden. Man beginnt die dopplersonographische Untersuchung mit einem mittleren Koronarschnitt durch die Region des Dorsum sellae. Neben der echogenen Sella kommt die A. carotis interna zur Darstellung. Da die Blutströmung auf den Schallkopf zu gerichtet ist, bildet sich das Gefäß rot ab (Abb. 18.14a). Mit der farbkodierten Dopplersonographie läßt sich der komplexe Verlauf der Arterie darstellen: Man unterscheidet die Pars petrosa unterhalb der Ebene der Sella, die Pars cavernosa in Höhe der Sella und die Pars cerebralis oberhalb der Ebene der Sella. Die optimale Meßstelle für dopplersonographische Flußmessungen ist der Übergang der Pars petrosa in die Pars cavernosa unmittelbar neben dem echogenen Dorsum

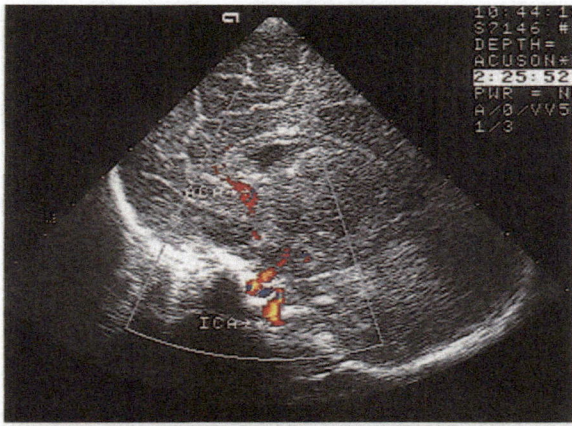
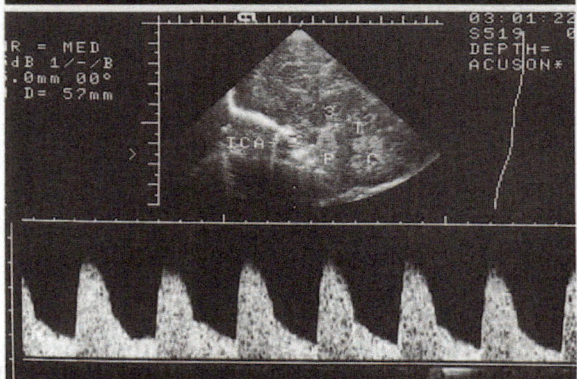
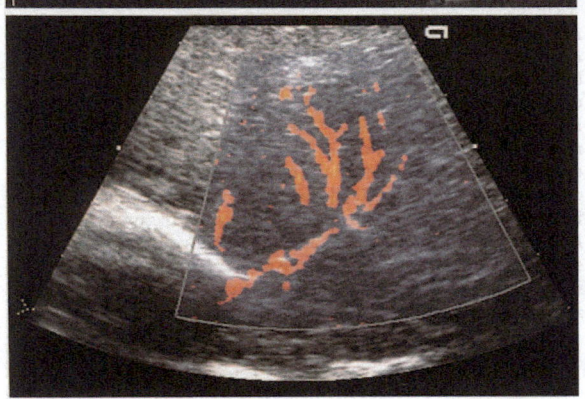

Abb. 18.13. a Farbkodierte dopplersonographische Darstellung der A. carotis interna (*ICA*), leicht von der Mittellinie abweichender Parasagittalschnitt. Neben der A. carotis interna ist auch die A. cerebri anterior (*ACA*) dargestellt. Im Bereich der Pars petrosa tritt die A. carotis interna durch die knöcherne Schädelbasis, anschließend folgt der S-förmig geschlungene Verlauf der Pars cavernosa, bevor die Arterie im Bereich der Pars cerebralis in den intrakraniellen Raum tritt. Aufgrund des günstigen Einfallswinkels sollten dopplersonographische Flußmessungen im Bereich der Pars petrosa erfolgen. **b** Dopplersonographische Flußmessung in der A. carotis interna (*ICA*). Meßvolumen des gepulsten Dopplers in der Pars petrosa der A. carotis interna (*ICA*) plaziert. Das Dopplerfrequenzspektrum zeigt ein normales Flußprofil. (*C* Kleinhirnwurm, *P* Pons, *T* Thalamus, *3* III. Ventrikel). **c** Parasagittalschnitt durch die Basalganglien mit Darstellung der Äste der A. thalamostriata mit dem Power-Dopplerverfahren

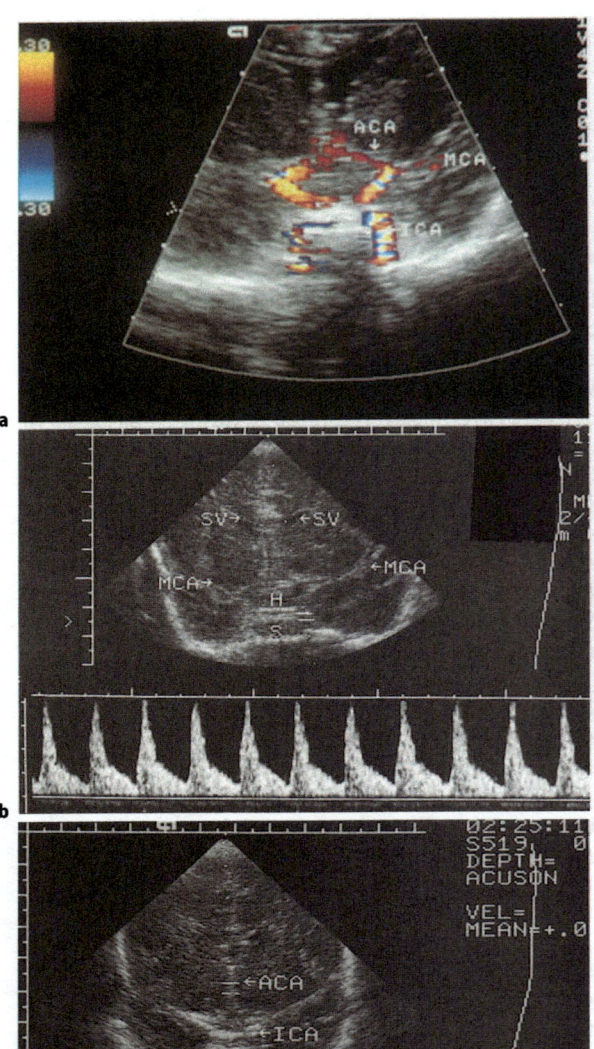

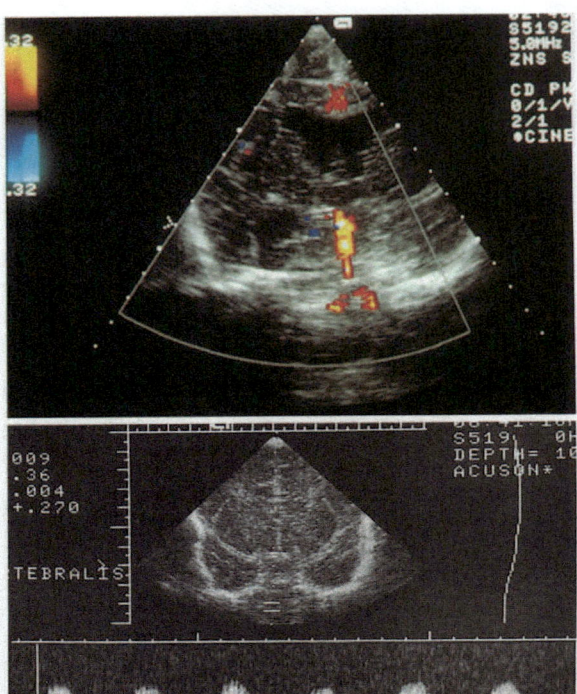

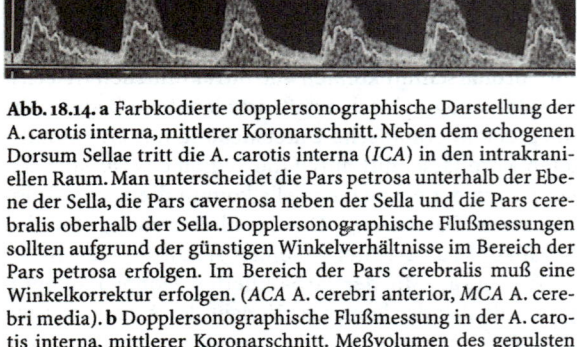

Abb. 18.14. a Farbkodierte dopplersonographische Darstellung der A. carotis interna, mittlerer Koronarschnitt. Neben dem echogenen Dorsum Sellae tritt die A. carotis interna (*ICA*) in den intrakraniellen Raum. Man unterscheidet die Pars petrosa unterhalb der Ebene der Sella, die Pars cavernosa neben der Sella und die Pars cerebralis oberhalb der Sella. Dopplersonographische Flußmessungen sollten aufgrund der günstigen Winkelverhältnisse im Bereich der Pars petrosa erfolgen. Im Bereich der Pars cerebralis muß eine Winkelkorrektur erfolgen. (*ACA* A. cerebri anterior, *MCA* A. cerebri media). **b** Dopplersonographische Flußmessung in der A. carotis interna, mittlerer Koronarschnitt. Meßvolumen des gepulsten Dopplers neben dem echogenen Dorsum Sellae (*S*) plaziert (*H* Hypophyse, *MCA* A. cerebri media, *SV* Seitenventrikel). Das Dopplerfrequenzspektrum im unteren Bildabschnitt zeigt einen normalen systolisch-diastolischen Vorwärtsfluß. **c** Dopplersonographische Flußmessung in der A. cerebri anterior, vorderer Koronarschnitt. Meßvolumen des gepulsten Dopplers in der A. cerebri anterior (*ACA*) unterhalb des Balkenknies und des Cavum septi pellucidi (*ICA* A. carotis interna; *S* Dorsum sellae). Im unteren Bildabschnitt ist ein normales Dopplerfrequenzspektrum dargestellt. Die *weiße Linie* symbolisiert die mittlere über die Zeit gewichtete Flußgeschwindigkeit (TAV)

Abb. 18.15. a Farbkodierte dopplersonographische Darstellung der A. basilaris und vertebralis, Schnittebene tangential zur Schädelbasis, leicht nach okzipital geneigter Koronarschnitt. Im Bereich der Schädelbasis stellt sich in der Mittellinie die A. basilaris rot dar. Im unteren Bildabschnitt der Zusammenfluß beider Vertebralarterien, die zusammen mit der A. basilaris ein auf dem Kopf stehendes Y bilden. Oberhalb der leicht erweiterten Seitenventrikel bilden sich beide Aa. pericallosae ab. **b** Dopplersonographische Flußmessung in der A. vertebralis, leicht nach okzipital geneigter Koronarschnitt durch die Schädelbasis. Meßvolumen des gepulsten Dopplers unterhalb der Ebene des Os temporale paramedian in einer A. vertebralis. Das Flußspektrum im unteren Bildabschnitt zeigt einen normalen systolisch-diastolischen Vorwärtsfluß

Sellae (Abb. 18.14b). In diesem Bereich ist der Einfallswinkel minimal, so daß optimale Flußmessungen ohne Winkelkorrektur möglich sind. Im Bereich der Pars cavernosa verläuft die Arterie aus der Meßebene heraus, weshalb keine exakte Quantifizierung möglich ist. Flußmessungen im Bereich der Pars cerebralis erfordern aufgrund eines Einfallswinkels von 30–40° eine Winkelkorrektur.

Kippt man den Schallkopf leicht nach vorne, können in der Mittellinie unterhalb des Balkenknies die beiden *Aa. cerebri anteriores* (ACA) dargestellt werden (Abb. 18.14c).

Wird der Schallkopf aus der mittleren koronaren Schnittebene leicht nach okzipital gekippt, erhält man eine Schnittebene tangential zur Schädelbasis. In dieser Schnittebene kann die *A. basilaris* (BA) in der Mittellinie als pulsierende Struktur abgebildet werden. Da die Blutströmung auf den Schallkopf zu gerichtet ist, stellt sich das Gefäß farbkodiert rot dar. Im unteren Bildabschnitt kann der Zusammenfluß beider Vertebralarterien zur A. basilaris dargestellt werden (Abb. 18.15a).

Aufgrund des günstigen Einfallswinkels sind beide Schnittebenen ebenfalls für dopplersonographische Flußmessungen in der ACA und BA geeignet (Abb. 18.14c und 18.15b).

Axiale Schnittebenen

Axiale Schnittebenen sind notwendig, um die Blutströmung in der *A. cerebri media* (MCA) und *posterior* zu messen. Hierbei wird der Schallkopf im Bereich der temporalen Schädelkalotte angelegt und das Dienzephalon sowie die Pedunculi cerebri dargestellt. Die beiden *Aa. cerebri mediae* verlaufen nach vorne lateral. Die Blutströmung in der ipsilateralen Arterie richtet sich auf den Schallkopf zu – erscheint also mit der farbkodierten Dopplersonographie rot –, die der kontralateralen Arterie vom Schallkopf weg, so daß sie sich blau darstellt (Abb. 18.16a). In Abhängigkeit vom Einfallswinkel muß bei der Quantifizierung der Blutströmung evtl. eine Winkelkorrektur durchgeführt werden. In den axialen Schnittebenen kommen weiterhin die beiden *Aa. cerebri posteriores*, die sich um die Pedunculi cerebri schlingen, zur Darstellung (Abb. 18.16a). Man unterscheidet einen proximalen und einen distalen Anteil der A. cerebri posterior. In der ipsilateralen A. cerebri posterior ist die Blutströmung im proximalen Abschnitt auf den Schallkopf zu gerichtet und stellt sich deswegen rot bzw. oberhalb der Nullinie dar, im distalen Abschnitt ist sie vom Schallkopf weg gerichtet und stellt sich blau dar (Abb. 18.16a). Aufgrund des ungünstigen Einfallswinkels müssen Winkelkorrekturen durchgeführt werden. Die axialen Schnittebenen sind für dopplersonographische Flußmessungen nach Fontanellenschluß z. B. nach Schädel-Hirn-Trauma oder Hirnödem unerläßlich.

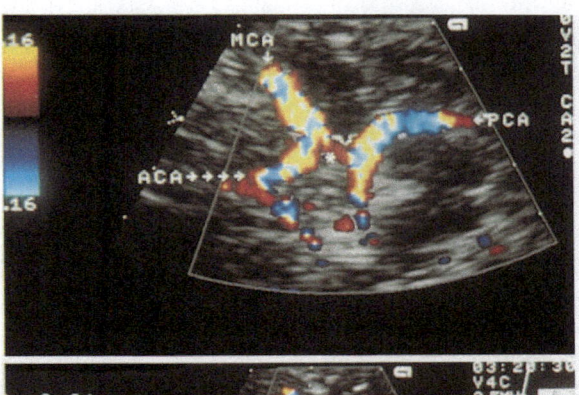

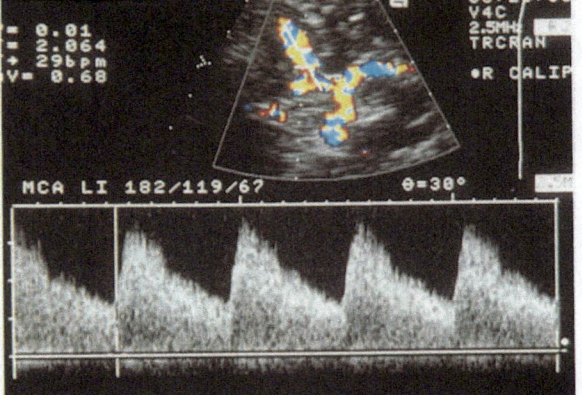

Abb. 18.16. a Farbkodierte dopplersonographische Darstellung des Circulus arteriosus Willisii, Axialschnitt durch die temporale Schädelkalotte. Mosaikartige Darstellung der Blutströmung in den abgebildeten Arterien aufgrund der niedrigen Nyquist-Grenze (16 cm/sek.). (*ACA* A. cerebri anterior, *MCA* A. cerebri media, *PCA* A. cerebri posterior). MCA und PCA sind durch den Ramus communicans posterior miteinander verbunden. Die PCA schlingt sich um die beiden echoarmen Pedunculi cerebri. **b** Dopplersonographische Flußmessung in der A. cerebri media, transkranielle Dopplersonographie in einer axialen Schnittebene. Meßvolumen des gepulsten Dopplers im proximalen Anteil der A. cerebri media. Im unteren Bildabschnitt zeigt sich ein normales Dopplerfrequenzspektrum mit hohen diastolischen Flußgeschwindigkeiten (Grund: prämature Nahtsynostose)

18.2.3 Einflußgrößen auf die Flußparameter in den Hirnarterien

Die Flußgeschwindigkeiten in den Hirnarterien hängen von vielen physiologischen Faktoren ab, die bei der Beurteilung berücksichtigt werden müssen. Selbstverständlich korrelieren die zerebralen Flußgeschwindigkeiten auch mit dem Vigilanzzustand, weshalb dopplersonographische Flußmessungen nur in ruhigem Allgemeinzustand erfolgen sollten.

Die höchsten Flußgeschwindigkeiten können in der A. carotis interna gemessen werden. Die maximale systolische Flußgeschwindigkeit in der A. carotis interna ist dabei um ca. 20% höher als in der A. basilaris und A. cerebri anterior (Abb. 18.17). Demgegenüber unter-

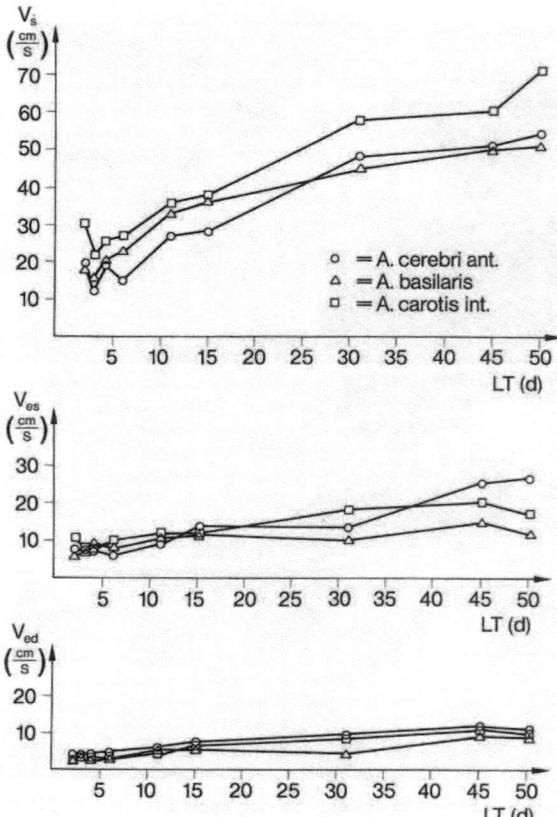

Abb. 18.17. Graphische Darstellung des Anstiegs der Flußgeschwindigkeiten in der A. cerebri anterior, A. basilaris und A. carotis interna in der Neonatalperiode. Die maximale systolische Flußgeschwindigkeit in der A. carotis interna ist um ca. 20 % höher als in der A. basilaris und A. cerebri anterior Die endsystolischen und enddiastolischen Flußgeschwindigkeiten unterscheiden sich nicht nennenswert voneinander. In den ersten Lebensmonaten kommt es zu einem linearen Anstieg der Flußgeschwindigkeiten. (V_s maximale systolische Flußgeschwindigkeit, V_{es} endsystolische Flußgeschwindigkeit, V_{ed} enddiastolische Flußgeschwindigkeit, LT Lebenstage). (Aus Deeg 1989)

scheiden sich die endsystolischen und enddiastolischen Flußgeschwindigkeiten in den genannten Arterien nicht nennenswert voneinander. Innerhalb der ersten 6 Lebensjahre kommt es zu einem Anstieg der Flußgeschwindigkeiten, der in der Neonatalperiode am ausgeprägtesten ist. Danach fallen die Flußgeschwindigkeiten wieder leicht ab. Aus diesem Grund wurden Perzentilenkurven für die Neonatalperiode und das frühe Säuglingsalter erstellt, die eine bessere Beurteilung pathologischer Flußgeschwindigkeiten erlauben. Sie sind den entsprechenden Büchern über die zerebrale Dopplersonographie im Kindesalter zu entnehmen (siehe Normwerttabellen).

Im Gegensatz zu den Flußgeschwindigkeiten fallen die Pulsatilitätsindizes in der ersten Lebenswoche zunächst ab, um sich dann im frühen Säuglingsalter zu stabilisieren. Die entsprechenden Normalwerte für den Resistance-Index und den Pulsatilitätsindex für die Neonatalperiode sind der Tabelle 18.2 zu entnehmen.

Tabelle 18.2. Normalwerte des Resistance- und Pulsatilitätsindex der intrakraniellen Arterien in der Neonatalperiode. (Deeg 1989)

Intrakranielle Arterien	Resistance-Index	Pulsatilitätsindex
A. cerebri anterior	0,73 ± 0,08	2,7 ± 0,9
A. basilaris	0,72 ± 0,09	2,7 ± 0,7
A. carotis interna	0,77 ± 0,08	3,0 ± 0,8

Einflußgröße PCO_2. Die zerebralen Flußgeschwindigkeiten sind stark abhängig vom PCO_2. Ein Abfall des PCO_2 führt zu einer zerebralen Vasokonstriktion und zu einer Verminderung der Flußgeschwindigkeiten, während umgekehrt eine Hyperkapnie zu einer Vasodilatation und einem Anstieg der Flußgeschwindigkeiten führt. Dies muß insbesondere bei der Beatmung von Frühgeborenen und Kindern nach hypoxämisch-ischämischen Parenchymläsionen berücksichtigt werden, da ansonsten lebensgefährliche Minderperfusionen oder Hyperämien resultieren können.

18.2.4 Indikationen

Indikationen zur zerebralen Dopplersonographie im Säuglingsalter

- Hirnblutungen
  - intrazerebral
  - epidural, subdural
  - subarachnoidal
- Hydrozephalus
- Meningoenzephalitis
- DD: Erweiterung der äußeren Liquorräume – Subduralerguß
- Hypoxämisch-ischämische Hirnläsionen
- Hirnödem
- Intravitaler Hirntod
- Infarkte
- Vaskulitissyndrome
- Vaskuläre Malformationen
  - AV-Malformation der V. cerebri magna
  - Aneurysmen
  - Moya-Moya-Erkrankung
- Kardiovaskuläre Erkrankungen
  - Herzfehler mit Windkesselleck der Aorta
  - Herzfehler mit Obstruktionen im Bereich des linken Herzens
- Subclavian-steal-Syndrom

Bei den Indikationen zur zerebralen Dopplersonographie muß zwischen zerebrovaskulären Erkrankungen und kardiovaskulären Erkrankungen unterschieden werden. Die kardiovaskulären Erkrankungen, die zu einer Beeinflussung der Blutströmung in den Hirnarterien führen, wurden bereits im allgemeinen Dopplersonographieteil besprochen. Im folgenden soll nur auf die wesentlichen zerebrovaskulären Erkrankungen, bei denen die Dopplersonographie für die Diagnose, Therapie und Prognose wichtige Informationen liefert, eingegangen werden.

Intracerebrale Blutungen des Frühgeborenen
(Abb. 18.18)
Intracerebrale Blutungen des Frühgeborenen treten bei bis zu 40 % aller Kinder auf, die vor der 28. SSW mit einem Geburtsgewicht unter 1000 g geboren werden. Die Häufigkeit und Schwere der Blutungen korreliert dabei im wesentlichen mit der Unreife des Kindes. Dopplersonographische Studien haben gezeigt, daß pathologische Blutströmungen in den Hirnarterien zur Hirnblutung prädisponieren. Die periventrikulären Keimlager werden von einem kaliberkräftigen Ast der A. cerebri anterior, der Heubnerschen Arterie versorgt. Zur Klärung eventueller Pathomechanismen, die zur Hirnblutung bei Frühgeborenen prädisponieren, sind deswegen Flußmessungen in der A. cerebri anterior besonders aussagekräftig.

Risikofaktor: Erniedrigte Flußgeschwindigkeiten.
Dopplersonographische Flußmessungen beim unreifen Frühgeborenen unmittelbar nach der Geburt zeigten, daß Patienten mit niedrigen Flußgeschwindigkeiten eine höhere Inzidenz schwerer Hirnblutungen am 2.–3. Lebenstag aufwiesen als Kinder mit höheren Flußgeschwindigkeiten (Abb. 18.18 a). Die erniedrigten Flußgeschwindigkeiten können im Sinne einer verminderten Perfusion der periventrikulären Keimlager gedeutet werden (letzte Wiese der Gefäßversorgung) und dort ischämische Parenchymläsionen hervorrufen. Blutdruckschwankungen in dem zur Autoregulation unfähigen Gehirn des Frühgeborenen können im Rahmen der Reperfusion in den ischämisch vorgeschädigten Gebieten zur Gefäßruptur und damit zur Hirnblutung führen. Der Nachweis erniedrigter Flußgeschwindigkeiten in den Hirnarterien kann somit als wichtiger Risikofaktor, der zur Hirnblutung prädisponiert, angesehen werden. Aus diesem Grund erscheinen routinemäßige dopplersonographische Registrierungen der Blutströmung in der A. cerebri anterior asphyktischer Frühgeborener sinnvoll, um Risikogruppen frühzeitig zu erfassen.

Da niedrige PCO_2-Werte zu einem zusätzlichen dramatischen Abfall vor allem der diastolischen Flußge-

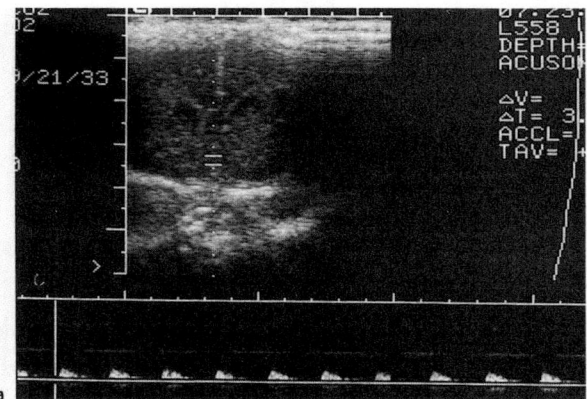

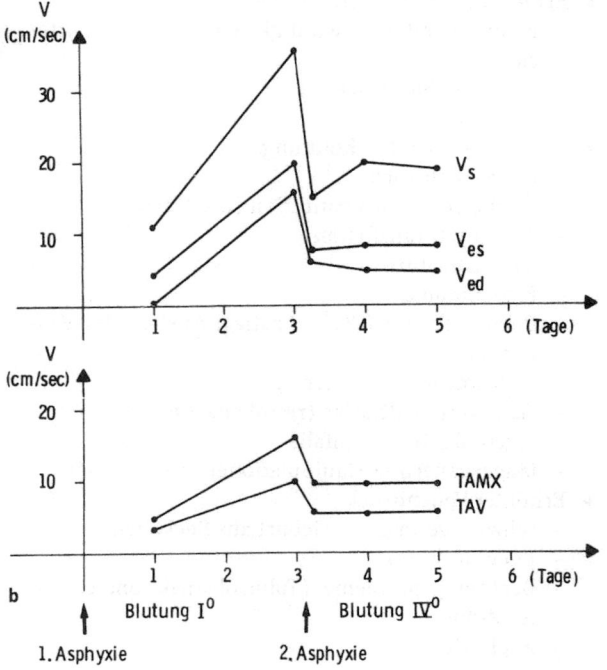

◀ **Abb. 18.18 a, b.** Dopplersonographische Flußmessung bei Frühgeborenen mit intrakranieller Blutung. **a** A. cerebri anterior (vorderer Koronarschnitt), 28. SSW, Geburtsgewicht 800 g. Untersuchung am 1. Lebenstag. Zum Zeitpunkt der Untersuchung betrugen der PCO_2 34 mmHg, der PO_2 97 mmHg und der Blutdruck 39/21 mmHg bei einem Mitteldruck von 33 mmHg. Das Dopplerfrequenzspektrum im unteren Bildabschnitt zeigt sehr niedrige Flußgeschwindigkeiten bei fehlender diastolischer Perfusion. Die maximale systolische Flußgeschwindigkeit betrug nur 8,6 cm/s Das Kind erlitt in der Folgezeit eine schwere Ventrikeleinbruchsblutung. **b** Flußgeschwindigkeiten in der A. cerebri anterior bei perinataler Asphyxie, 25. SSW, Geburtsgewicht 600 g. Initial sehr niedrige Flußgeschwindigkeiten, die sich bis zum 3. Lebenstag normalisiert hatten. Im Anschluß an ein 2. asphyktisches Ereignis dramatischer Abfall aller Flußgeschwindigkeiten. Unmittelbar im Anschluß an die 2. Asphyxie konnte eine schwere Hirnblutung Grad IV nachgewiesen werden. Im weiteren Verlauf Persistenz niedriger Flußgeschwindigkeiten. (V_s maximale systolische Flußgeschwindigkeit, V_{es} endsystolische Flußgeschwindigkeit, V_{ed} enddiastolische Flußgeschwindigkeit, *TAMX* mittlere maximale Flußgeschwindigkeit, *TAV* mittlere Flußgeschwindigkeit.) (Aus Deeg 1989)

schwindigkeiten führen, muß eine Hypokapnie unter allen Umständen vermieden werden. Hierbei sollte versucht werden, den PCO_2 in einem oberen Normbereich von 45–50 mmHg einzustellen, um einen iatrogenen Abfall der Hirndurchblutung durch eine Hyperventilation zu vermeiden. Wenn trotz normalem oder leicht erhöhtem PCO_2 immer noch erniedrigte Flußgeschwindigkeiten nachgewiesen werden können, so erscheint eine vorsichtige Volumensubstitution und/oder Gabe von Katecholaminen zur Anhebung des Blutdrucks und damit der zerebralen Flußgeschwindigkeiten und der Hirndurchblutung sinnvoll. Leider wurden bisher keine kontrollierten Studien an einem größeren Patientengut zur Klärung dieser Frage durchgeführt.

Im Zusammenhang mit einer intrakraniellen Blutung kommt es häufig zusätzlich zu einem dramatischen Abfall der zerebralen Blutflußgeschwindigkeiten (Abb. 18.18b). Dies kann einerseits durch einen intravasalen Volumenmangel, der zu einer Erniedrigung des Herzminutenvolumens führt, andererseits aufgrund der blutdruckpassiven Hirnperfusion einen Abfall der Hirndurchblutung zur Folge haben. Untersuchungen mit der Xenon-133-Clearance und der Positronenemissionstomographie konnten eine verminderte Hirndurchblutung als Risikofaktor für das Erleiden schwerer intrakranieller Blutungen nachweisen. Obwohl mit der Dopplersonographie die Hirndurchblutung selbst nicht gemessen werden kann, dürften die erniedrigten Flußgeschwindigkeiten in den intrakraniellen Arterien einer verminderten Durchblutung der periventrikulären Keimlager entsprechen.

Risikofaktor: Fehlende Autoregulation der Hirndurchblutung. Der entscheidende Risikofaktor für die erhöhte Inzidenz von Hirnblutungen bei Frühgeborenen ist neben der perinatalen Asphyxie die fehlende Autoregulation der Hirndurchblutung. Dopplersonographische Untersuchungen in der A. carotis interna von G. und N. Jorch (1987) zeigten, daß vor allem sehr kleine Frühgeborene mit einem Gestationsalter < 32 Wochen und einem Geburtsgewicht < 1500 g unfähig zur Autoregulation der Hirndurchblutung sind. Die Autoregulation der Hirndurchblutung beim reifen Neugeborenen und älteren Kind garantiert eine konstante Hirndurchblutung über einen weiten Blutdruckbereich. Bei fehlender Autoregulation werden Blutdruckschwankungen ungehindert an das vulnerable immature Gehirn weitergegeben, wo sie einerseits zur Ischämie, andererseits zur Gefäßruptur führen können. Blutdruckspitzen, die zur Gefäßruptur prädisponieren, können beim Atmen gegen den Respirator, beim Absaugen, Husten und bei Manipulationen auftreten und sollten unter allen Umständen vermieden werden.

Risikofaktor: Fluktuierende Flußmuster. Weitere Risikofaktoren, die zur Hirnblutung prädisponieren, sind fluktuierende Flußmuster in den Hirnarterien, die durch die fehlende Autoregulation der Hirndurchblutung bedingt sein dürften. Blutdruckschwankungen führen zu einem entsprechenden Anstieg bzw. Abfall der Flußgeschwindigkeiten in den Hirnarterien. Die fluktuierenden Flußmuster in den intrakraniellen Arterien korrelieren gut mit einer fluktuierenden Blutdruckamplitude. Sie waren im Patientengut von Perlman et al. (1983) mit schweren intrakraniellen Blutungen vergesellschaftet. Demgegenüber konnte Colditz (1987) bei seinen Untersuchungen keinen Zusammenhang zwischen der Variabilität der Flußkurve und einer erhöhten Inzidenz von Hirnblutungen finden. Beide Autoren konnten jedoch durch die Anwendung von Muskelrelaxantien die Variabilität der Flußkurve senken. Perlman et al. (1985) spekulieren, daß durch die Anwendung von Muskelrelaxantien die Inzidenz von schweren Hirnblutungen bei beatmeten Frühgeborenen gesenkt werden kann.

Therapeutische Empfehlungen. Um Hirnblutungen bei unreifen Frühgeborenen zu vermeiden, sollten alle wesentlichen Risikofaktoren, die zur Hirnblutung prädisponieren, ausgeschaltet werden; sie sind im folgenden zusammengestellt.

- Frühgeburtlichkeit (≤ 28 Wochen)
- Niedriges Geburtsgewicht (≤ 1000 g)
- Unreifes Gefäßbett der periventrikulären Keimlager
- Asphyxie/Hypoxie
- Hypokapnie
- Fehlende Autoregulation der Hirndurchblutung (blutdruckpassive Zirkulation)
- Erniedrigte Hirndurchblutung
  - niedrige Flußgeschwindigkeiten in den Hirnarterien
  - niedriger Blutdruck
  - Hypokapnie
- Vermehrte Hirndurchblutung
  - hoher Blutdruck
  - rasche Volumensubstitution (v. a. $NaHCO_3$)
  - Austauschtransfusion
  - Ductusligatur?
  - Hyperkapnie
  - Pneumothorax (PCO_2-Anstieg; Anstieg des Venendrucks)
  - endotracheales Absaugen
  - Gabe von Mydriatika (retrolentale Fibroplasie)
  - zerebrale Krampfanfälle
  - längerdauernde Manipulationen am Patienten
- Erhöhter Venendruck
  - schwierige vaginale Geburt aus Beckenendlage?
  - Pneumothorax
  - Beatmungsprobleme (Tubusobstruktion; erhöhter PEEP)
  - Asphyxie

- Gerinnungsprobleme
- Fluktuierende Flußmuster in den Hirnarterien (fluktuierende Hirndurchblutung)?
- Gegenatmen gegen Beatmungsgerät

Fluktuierende Flußmuster können durch Gabe von Muskelrelaxanzien oder Sedierung des Patienten in stabile Flußmuster übergeführt werden. Gleichzeitig werden Hustenattacken und das Gegenatmen am Respirator verhindert.

Aufgrund der fehlenden Autoregulation und der daraus resultierenden blutdruckpassiven Hirndurchblutung müssen erniedrigte Flußgeschwindigkeiten im Sinne einer verminderten Hirnperfusion interpretiert werden. Da gleichzeitig erniedrigte PCO_2-Werte zu einem Abfall der Flußgeschwindigkeiten und damit der Hirndurchblutung führen, muß eine Hypokapnie unter allen Umständen vermieden werden. Da andererseits erhöhte PCO_2-Werte zu einem Anstieg der Flußgeschwindigkeiten und damit der Hirndurchblutung führen, sollte der PCO_2 in einem oberen Normbereich zwischen 45 und 50 mmHg gehalten werden. Sehr hohe PCO_2-Werte, die zu einer vermehrten Hirndurchblutung mit der Gefahr der Gefäßruptur führen können, sind ebenfalls zu vermeiden.

Kommt es unter diesen Maßnahmen nicht zu einer Normalisierung der Flußgeschwindigkeiten, so kann mit vorsichtiger Volumensubstitution und Gabe von Katecholaminen der Blutdruck und damit die Strömungsgeschwindigkeiten in den Hirnarterien angehoben und damit die Hirndurchblutung verbessert werden.

Sub- oder epidurale Blutungen (Abb. 18.19)

Sub- oder epidurale Blutungen sind meist traumatisch bedingt. In Abhängigkeit vom Ausmaß der intrakraniellen Blutung kommt es zu einer Abnahme des zirkulierenden Blutvolumens und damit des Cardiac output sowie zu einem Abfall des Blutdrucks. Weiterhin gehen ausgeprägte sub- und epidurale Blutungen mit einem schnellen Anstieg des intrakraniellen Drucks einher. Beide Faktoren führen zu einem Abfall der Flußgeschwindigkeiten in den intrakraniellen Arterien vor allem bei aufgehobener Autoregulation.

Hierbei sind vor allem die diastolischen Flußgeschwindigkeiten erniedrigt. Ein signifikanter Anstieg des intrakraniellen Drucks bewirkt vor allem einen Abfall der endsystolischen und enddiastolischen Flußgeschwindigkeiten. Der rasche Anstieg des intrakraniellen Drucks führt zu einer Erniedrigung des diastolischen Perfusionsdrucks (Abb. 18.19). Übersteigt der intrakranielle Druck den diastolischen Blutdruck, so resultiert eine retrograde diastolische Blutströmung, die ein Signum male ominis für die drohende Einklemmung der

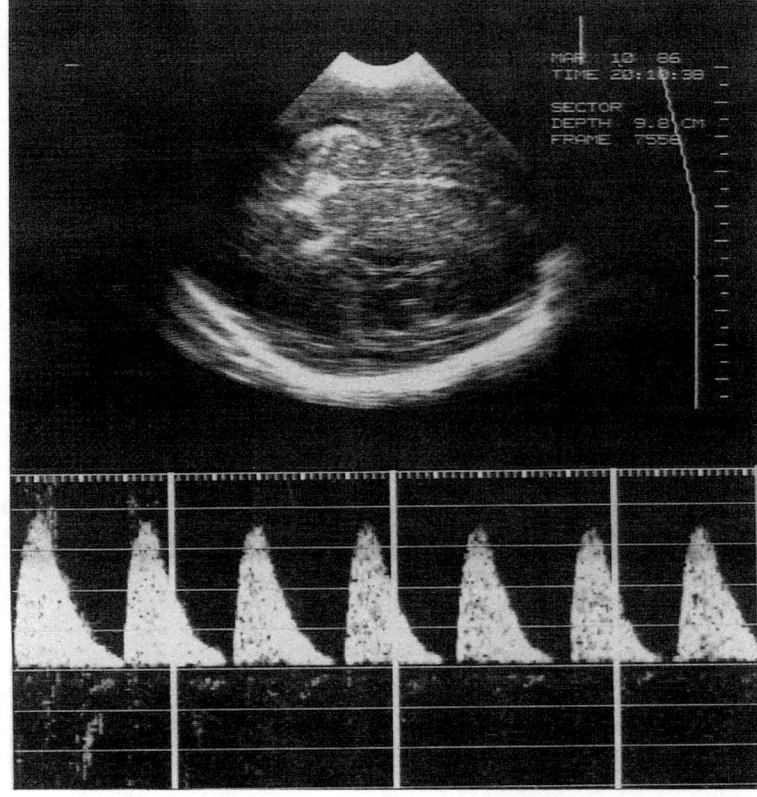

Abb. 18.19. Dopplersonographische Flußmessung bei subduralem Hämatom nach Schädel-Hirn-Trauma. Im oberen Bildabschnitt in einer axialen Schnittebene eine halbmondförmige echogene Raumforderung zwischen der Schädelkalotte und dem Hirnparenchym. Die Mittellinienstrukturen sind zur Gegenseite verschoben. Das Dopplerfrequenzspektrum im unteren Bildabschnitt zeigt einen erniedrigten diastolischen Fluß mit fehlender enddiastolischer Blutströmung als Hinweis auf einen gesteigerten Schädelinnendruck mit drohender Einklemmung

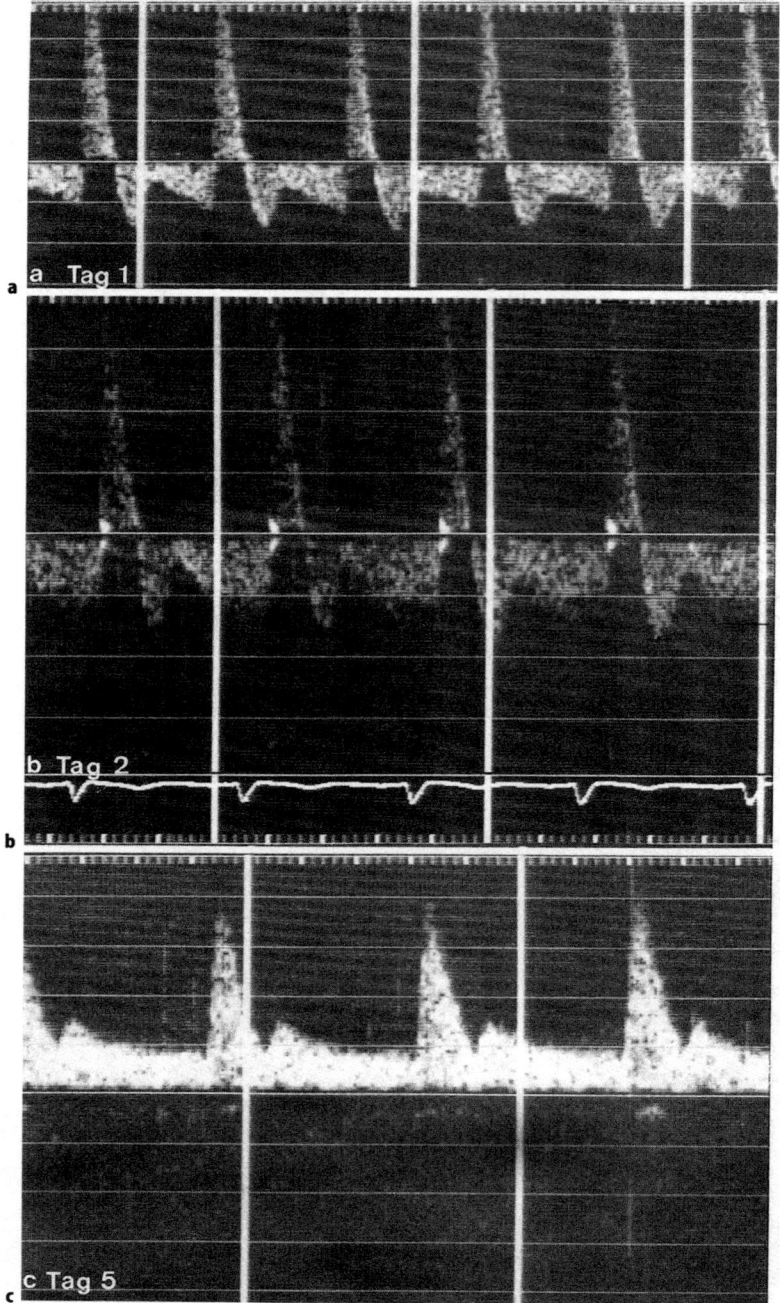

Abb. 18.20 a–c. Dopplersonographische Flußmessung in der A. cerebri anterior bei thrombozytopenisch bedingter Subarachnoidalblutung. **a** Tag 1: Systolischer Vorwärtsfluß, holodiastolischer Rückfluß; auffallend außerdem der schmale, nur kurz andauernde systolische Vorwärtsfluß. **b** Tag 2: Systolischer Vorwärtsfluß, holodiastolischer Rückfluß. Im Vergleich zum Vortag keine Befundbesserung. Weiterhin sehr schmaler systolischer Vorwärtsfluß. **c** Tag 5: Normalisierung des Flußprofils. Trotzdem verstarb das Kind nach 5 Tagen

Kleinhirntonsillen ins Foramen magnum und der Temporallappen unter den Tentoriumschlitz darstellt. Das Kind muß unverzüglich einer neurochirurgischen Intervention zugeführt werden. Die Dopplersonographie erlaubt zudem eine Abschätzung der Prognose.

Sub- und epidurale Blutungen sind prognostisch als günstig anzusehen, wenn sie mit normalen Flußgeschwindigkeiten einhergehen. Eine fehlende oder negative Blutströmung ist prognostisch als sehr ernst einzustufen und zeigt eine lebensbedrohliche Minderperfusion des Gehirns an. Die Prognose ist dabei um so ungünstiger, je mehr das Flußprofil von der Norm abweicht und je länger die pathologischen Veränderungen nachgewiesen werden können. Am schlechtesten ist die Prognose bei Vorliegen eines diastolischen Rückflusses (Abb. 18.19). In diesem Fall kann man davon ausgehen, daß der intrakranielle Druck den diastolischen Blutdruck überschritten hat und die Hirnperfusion unter ein kritisches Limit abgefallen ist. Falls keine rasche Entlastung erfolgt, kann es zu irreparablen ischämischen Parenchymläsionen kommen.

Subarachnoidale Blutungen (Abb. 18.20)
Subarachnoidalblutungen treten vor allem postasphyktisch auf. Gelegentlich können auch Gerinnungsstörungen und Schädel-Hirn-Traumen zur Subarachnoidalblutung führen. Pathologisch-anatomisch nehmen sie ihren Ursprung von den kleinsten Gefäßen der Arachnoidea oder den Brückenvenen. Subarachnoidalblutungen sind sonographisch sehr schwer nachweisbar, so daß bei einem entsprechenden Verdacht immer ein kraniales Computertomogramm erfolgen sollte. Subarachnoidalblutungen können einerseits zum Vasospasmus der intrakraniellen Arterien, andererseits zum Anstieg des intrakraniellen Drucks führen. Subarachnoidalblutungen können mit einem normalen Flußprofil oder auch mit erhöhten oder erniedrigten diastolischen Flußgeschwindigkeiten einhergehen. Wie bei den übrigen intrakraniellen Blutungen erlaubt die Dopplersonographie auch hier eine Abschätzung des Schweregrads.

Während normale Flußprofile und Flußgeschwindigkeiten mit einer günstigen Prognose einhergehen, impliziert ein pathologisches Flußprofil eine schlechte Prognose. Eine Erhöhung der diastolischen Amplitude ist bedingt durch einen Vasospasmus, dessen Prognose um so ungünstiger ist, je höher die Flußgeschwindigkeiten sind und je länger das pathologische Flußprofil nachweisbar ist. Die ungünstigste Prognose haben Kinder mit erniedrigter diastolischer Amplitude, vor allem dann, wenn ein retrograder diastolischer Fluß über längere Zeit nachweisbar ist (Abb. 18.20 a-c). Die Erniedrigung der diastolischen Amplitude ist in der Regel durch einen starken Anstieg des intrakraniellen Drucks bedingt (s. S.396).

Hydrozephalus (Abb. 18.21–18.26)
Ein expandierendes Ventrikelsystem führt zu einer Streckung und Dehnung der Hirnarterien, die gleichzeitig durch den zunehmenden intrakraniellen Druck komprimiert werden. In Abhängigkeit vom Ausmaß und der Progredienz der Ventrikelerweiterung kommt es zu einer Veränderung der Blutströmung in den Hirnarterien. Hierbei sind vor allem die diastolische Amplitude und die endsystolische und enddiastolische Flußgeschwindigkeit betroffen. Die Veränderungen der Flußkurve sind weitgehend unabhängig von der Ätiologie des Hydrozephalus.

Eine *leichte Ventrikelerweiterung* geht in der Regel mit einem normalen Flußprofil und normalen Flußgeschwindigkeiten in den untersuchten Hirnarterien einher.

Mäßiggradige, langsam progrediente Ventrikelerweiterungen können zu einem Anstieg der Flußgeschwindigkeiten und zu einer Abnahme des Resistance-Index führen. Dieser Anstieg ist durch die Abnahme der Querschnittsfläche der Hirnarterien durch das expandierende Ventrikelsystem bedingt. Nach dem Kontinuitätsprinzip von Bernoulli, das besagt, daß das Einflußvolumen in ein Röhrensystem gleich dem Ausflußvolumen ist ($A_1 \cdot V_1 = A_2 \cdot V_2$) führt eine Abnahme der Querschnittsfläche A des Gefäßes innerhalb bestimmter Grenzen zu einer Zunahme der Flußgeschwindigkeiten (s. Abb. 18.8). Dieser Anstieg der Flußgeschwindigkeiten kann als Kompensationsmechanismuß zur Aufrechterhaltung der Hirnperfusion beim Anstieg des intrakraniellen Drucks verstanden werden.

Ausgeprägte, rasch progrediente Hydrozephalusformen führen zu einem schnellen Anstieg des intrakraniellen Drucks, der eine Abnahme der diastolischen Amplitude zur Folge hat (Abb. 18.21a). Es kommt zu einem Abfall der endsystolischen und enddiastolischen Flußgeschwindigkeiten, während der Resistance-Index ansteigt. Im Extremfall kann sogar ein fehlender enddiastolischer oder retrograder diastolischer Fluß gefunden werden (Abb. 18.21b). Die Erniedrigung der diastolischen Amplitude ist im wesentlichen durch die Erhöhung des intrakraniellen Drucks, der zum Abfall des Perfusionsdrucks führt, bedingt. Den Zusammenhang zwischen Blutdruck und intrakraniellem Druck und den dopplersonographisch zu erwartenden Flußprofilen zeigt Abb. 18.22.

Erreicht der intrakranielle Druck den diastolischen Blutdruck, so fällt der diastolische Perfusionsdruck auf Null ab, was eine fehlende enddiastolische Hirndurchblutung zur Folge hat.

Übersteigt der intrakranielle Druck den diastolischen Blutdruck, so resultiert ein retrograder diasto-

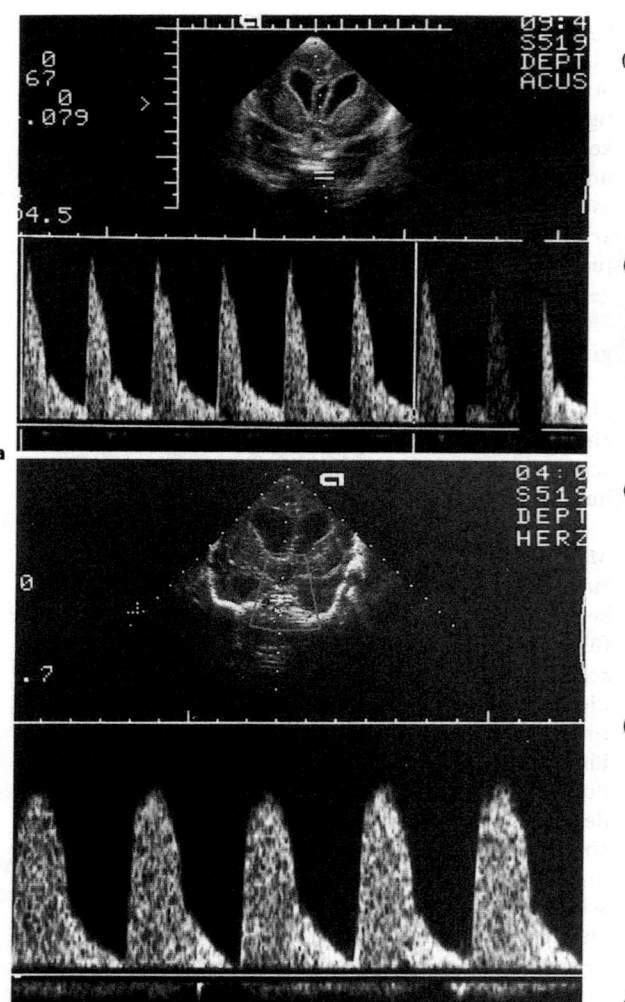

Abb. 18.21 a, b. Dopplersonographische Flußmessung beim Hydrozephalus. **a** A. carotis interna bei leichtem bis mäßigem posthämorrhagischen Hydrozephalus. Meßvolumen des gepulsten Dopplers in der Pars petrosa der A. carotis interna unterhalb der Ebene der Sella. Das Dopplerfrequenzspektrum im unteren Bildabschnitt zeigt einen erniedrigten diastolischen Vorwärtsfluß mit Abfall der endsystolischen und enddiastolischen Flußgeschwindigkeiten. **b** Postmeningitischer Hydrozephalus nach Infektion mit Serratia marcescens. Meßvolumen des gepulsten Dopplers in der A. basilaris in einem leicht nach okzipital geneigten Koronarschnitt. Das Dopplerfrequenzspektrum im unteren Bildabschnitt zeigt eine deutliche Erniedrigung der diastolischen Flußgeschwindigkeiten mit enddiastolisch fehlender Blutströmung

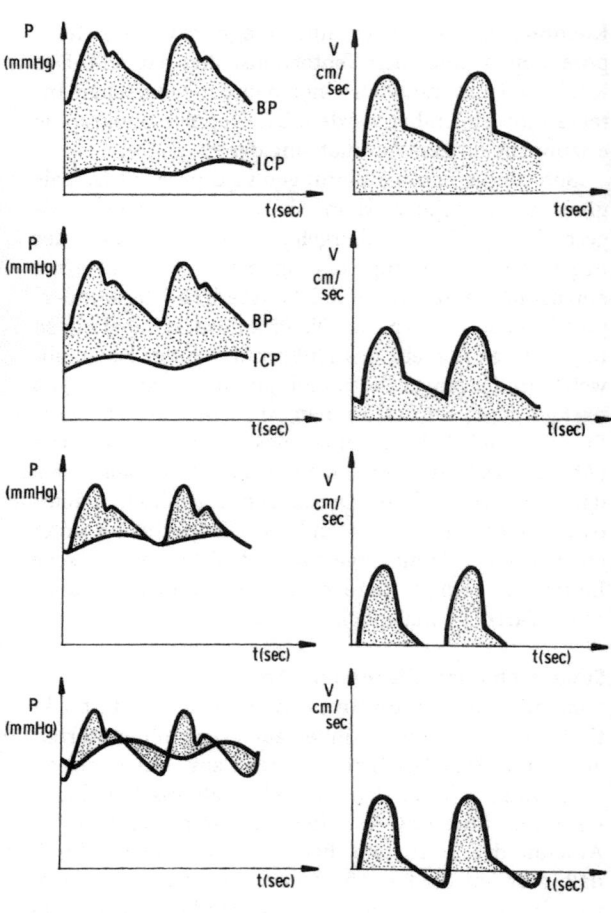

Abb. 18.22. Zusammenhang zwischen dem Perfusionsdruck (Differenz aus Blutdruck und intrakraniellem Druck) und dem dopplersonographischen Flußprofil in den Hirnarterien. Auf der linken Seite ist die Beziehung zwischen dem Blutdruck (*BP*), der als konstant angesehen wurde, und einem ansteigenden intrakraniellen Druck (*ICP*) dargestellt. Auf der rechten Seite die theoretisch zu erwartenden Dopplerfrequenzspektren. Mit zunehmendem Anstieg des intrakraniellen Drucks kommt es zur Abnahme der diastolischen Amplitude und der endsystolischen und enddiastolischen Flußgeschwindigkeiten. Erreicht der intrakranielle Druck den enddiastolischen Blutdruck, so kann keine enddiastolische Blutströmung nachgewiesen werden. Übersteigt der intrakranielle Druck den diastolischen Blutdruck, so resultiert ein diastolischer Rückfluß. Übersteigt der intrakranielle Druck auch den systolischen Blutdruck, so kommt es zum zerebralen Perfusionsstillstand (Aus Deeg 1989)

lischer Fluß, der nur in Ausnahmefällen beim Hydrozephalus gefunden wird. Die Erniedrigung der diastolischen Amplitude hängt einerseits vom Ausmaß, andererseits von der Progredienz der Ventrikelerweiterung ab. Vor allem rasch progrediente Hydrozephalusformen führen zu einem Abfall der enddiastolischen Flußgeschwindigkeit und zu einem Anstieg des Resistance-Index (Abb. 18.23).

Die simultane Registrierung des intrakraniellen Drucks mit einem Applanationstonometer zeigt, daß ein Anstieg des intrakraniellen Drucks vor allem zu einer Erniedrigung der diastolischen Flußgeschwindigkeiten führt (Abb. 18.24).

Der Zusammenhang zwischen dem intrakraniellen Druck und den zerebralen Blutflußgeschwindigkeiten läßt sich sehr schön durch die Veränderung der Flußge-

Abb. 18.23. Vergleich der Flußgeschwindigkeiten und des Resistance-Index in der A. cerebri anterior bei progredientem Hydrozephalus (*schraffierte Säulen*) mit einem gesunden Kontrollkollektiv (*leere Säulen*). Signifikante Erniedrigung der endsystolischen und v.a. der enddiastolischen Flußgeschwindigkeiten sowie Anstieg des Resistance-Index bei Kindern mit Hydrozephalus

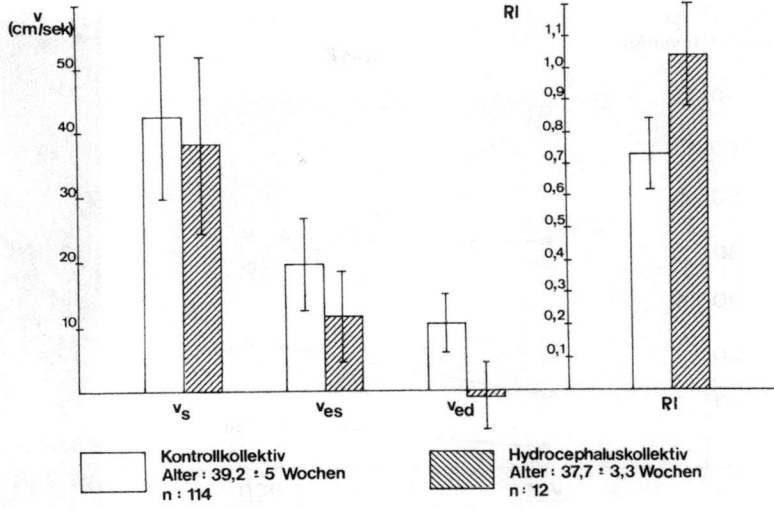

Abb. 18.24. Graphische Darstellung des Zusammenhangs zwischen dem Fontanellenmitteldruck, gemessen mit einem Aplanationstonometer, und den enddiastolischen Flußgeschwindigkeiten in der A. cerebri anterior bei ausgeprägtem Hydrozephalus. Der Normalbereich ist *schraffiert* dargestellt. Bis auf ein Kind wiesen alle Kinder mit erniedrigter enddiastolischer Flußgeschwindigkeit (< 6 cm/s) einen erhöhten Fontanellenmitteldruck (8 mmHg) auf, so daß aus der Erniedrigung der enddiastolischen Flußgeschwindigkeit auf einen erhöhten intrakraniellen Druck geschlossen werden kann. (Aus Deeg 1989)

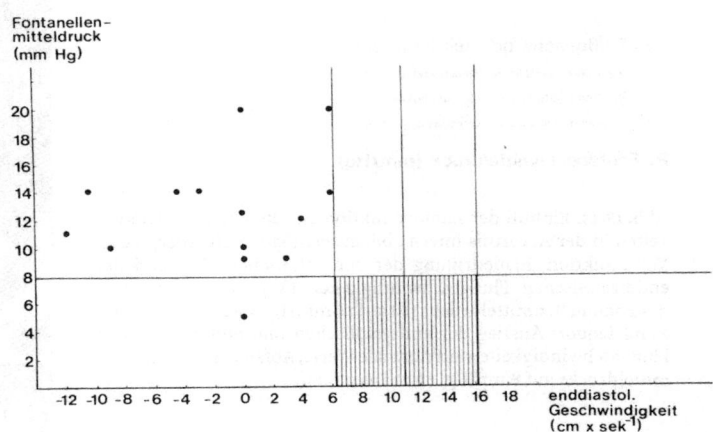

schwindigkeiten vor und nach Punktion eines Rickham-Reservoirs nachweisen: Vor der Punktion können erhöhte Fontanellenmitteldrücke bei erniedrigter endsystolischer und enddiastolischer Flußgeschwindigkeit nachgewiesen werden. Nach Liquorpunktion kommt es zu einem Abfall des Fontanellenmitteldrucks und zu einem Anstieg der diastolischen Flußgeschwindigkeiten auf normale Werte (Abb. 18.25).

Die Dopplersonographie stellt somit neben der Klinik und dem zweidimensionalen Schnittbild einen wesentlichen Mosaikstein für die Indikationsstellung zu einer liquorableitenden Drainage dar. Gelegentlich gehen dabei die dopplersonographischen Veränderungen den morphologischen Veränderungen voraus. In diesen Fällen kann die Dopplersonographie der wichtigste Mosaikstein für die Implantation einer liquorableitenden Drainage sein. Bei eindeutiger klinischer Symptomatik wie Bradykardien, Apnoen und Bewußtseinstrübung kann noch vor Nachweis einer nennenswerten Ventrikelerweiterung auf einen erhöhten intrakraniellen Druck geschlossen werden, wenn die diastolische Amplitude eindeutig erniedrigt ist. Die aufgehobene Compliance des Schädels kann durch leichten Druck des Schallkopfs auf die Fontanelle überprüft werden (Abb. 18.26a). Während sich im Normalfall keine Änderung der Blutströmung ergibt, kommt es bei aufgehobener Compliance zu einem Abfall der diastolischen Flußgeschwindigkeiten (Abb. 18.26 b,c).

Beim posthämorrhagischen Hydrozephalus in der Neonatalperiode müssen andere Ursachen einer erniedrigten diastolischen Amplitude ausgeschlossen werden, z.B. ein Windkesselleck der Aorta (offener Ductus arteriosus Botalli usw.), ein erniedrigter PCO_2 und ein Volumenmangel. In Zweifelsfällen sollten zusätzlich zu Flußmessungen in den Hirnarterien dopplersonographische Flußmessungen in extrakraniellen Referenzarterien,

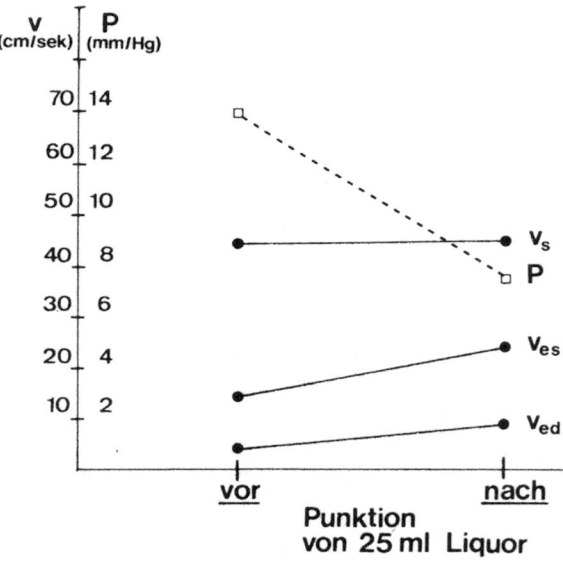

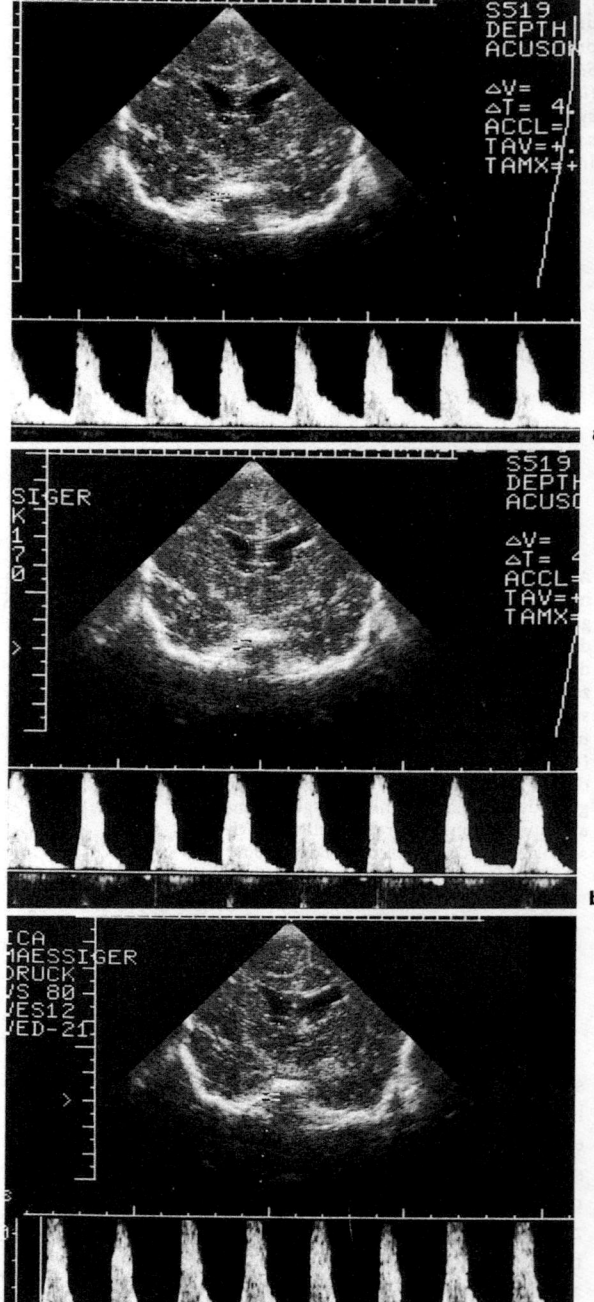

Abb. 18.25. Einfluß der Liquorpunktion auf die Flußgeschwindigkeiten in der A. carotis interna bei ausgeprägtem Hydrozephalus. Vor Punktion: Erniedrigung der endsystolischen (V_{es}) und der enddiastolischen Flußgeschwindigkeiten (V_{ed}) sowie Erhöhung des Fontanellenmitteldrucks (P) auf 14 mmHg. Nach Punktion von 25 ml Liquor: Anstieg der endsystolischen und enddiastolischen Flußgeschwindigkeiten auf normale Werte, Abfall des Fontanellenmitteldrucks auf 8 mmHg. (Aus Deeg 1989)

Abb. 18.26 a–c. Einfluß der Fontanellenkompression auf die Flußgeschwindigkeiten in der A. cerebri anterior bei einem Kind nach operativem Verschluß einer lumbalen Meningomyelozele mit leichter Ventrikelerweiterung und den klinischen Zeichen eines gesteigerten Schädelinnendrucks (Apnoe, Bradykardie). In Abhängigkeit vom Grad der Fontanellenkompression kommt es zu einer Abnahme des diastolischen Flusses bis zur Flußumkehr.
a Flußprofil ohne Fontanellenkompression: erniedrigter diastolischer Vorwärtsfluß. **b** Flußprofil bei leichter Fontanellenkompression: Erniedrigung der diastolischen Amplitude, fehlender enddiastolischer Fluß. **c** Flußprofil bei mäßiger Fontanellenkompression: retrograder Fluß während der gesamten Diastole. Die Erniedrigung der diastolischen Amplitude bei Fontanellenkompression kann als Ausdruck der aufgehobenen Compliance des Schädels verstanden werden

wie dem Truncus coeliacus, durchgeführt werden, um hämodynamische Ursachen einer erniedrigten diastolischen Amplitude auszuschließen. Ist die Erniedrigung der diastolischen Flußgeschwindigkeiten in den Hirnarterien durch den Hydrozephalus bedingt, so läßt sich in den extrakraniellen Arterien eine normale Blutströmung finden.

Meningoenzephalitiden (Abb. 18.27)
Entzündliche Erkrankungen des Gehirns gehen häufig mit einem Anstieg der intrakraniellen Flußgeschwindigkeiten einher. Sie sind durch eine Vaskulitis oder ein vasogenes Hirnödem bedingt. Dopplersonographisch lassen sich in diesen Fällen erhöhte Blutflußgeschwindigkeiten in den Hirnarterien nachweisen. Da die

18.2 · Zerebrale Dopplersonographie   399

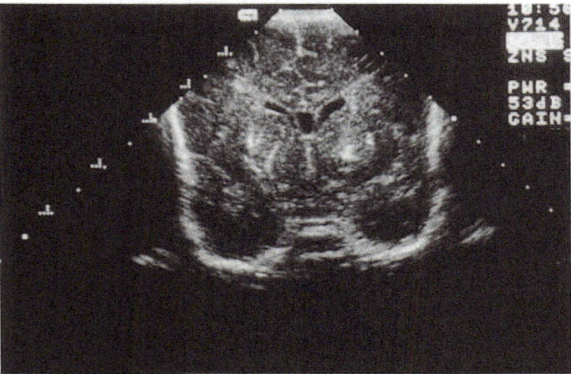
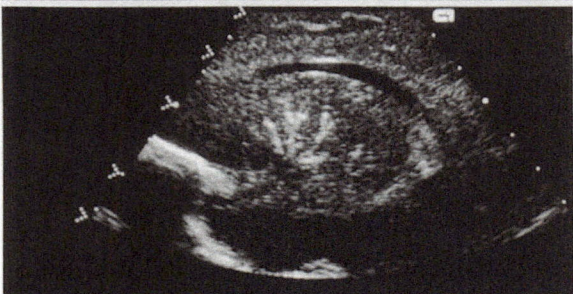
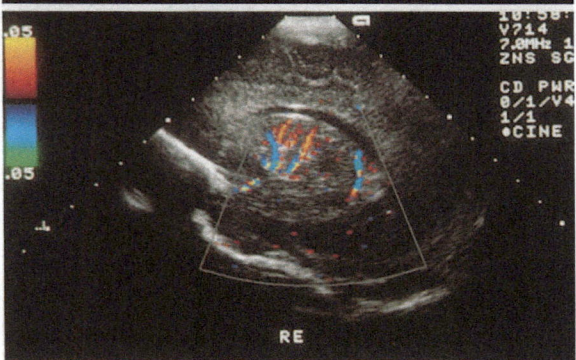

Abb. 18.27 a–c. Pränatale Zytomegalieinfektion mit streifenförmigen Echogenitätsvermehrungen im Bereich der Basalganglien. **a** Mittlerer Koronarschnitt. Streifenförmige Echogenitätsvermehrungen im Bereich des Pallidums und Putamens. **b** Parasagittalschnitt durch die Basalganglien. **c** Farbkodierte Dopplersonographie im Parasagittalschnitt durch die Basalganglien. Parallel zu den streifenförmigen Echogenitätsvermehrungen läßt sich mit dem Farbdoppler eine Blutströmung nachweisen, so daß die Echogenitätsvermehrungen den Wänden der A. und V. thalamostriata zuzuordnen und Ausdruck einer abgelaufenen Vaskulitis sind

Postinfektiös auftretende raumfordernde Subduralergüsse können ebenfalls zu einem Anstieg des intrakraniellen Drucks und zu einer Erniedrigung der diastolischen Amplitude führen. Raumfordernde Subduralergüsse oder Empyeme sind jedoch selten.

Pränatale Infektionen mit dem Zytomegalo-, Herpessimplex-, HIV- oder Rötelnvirus sowie mit Toxoplasma gondii können zu streifenförmigen Echogenitätsvermehrungen im Bereich der Basalganglien führen (Abb. 18.27 a, b). Mit der farbkodierten Dopplersonographie lassen sich die Echogenitätsvermehrungen den Wänden der Aa. und Vv. thalamostriatae zuordnen und sind somit Ausdruck einer abgelaufenen Vaskulitis (Abb. 18.27 c). Die Darstellung kann sowohl im mittleren Koronarschnitt als auch im Parasagittalschnitt erfolgen.

Hypoxämisch-ischämische Parenchymläsionen, Hirnödem (Abb. 18.28 und 18.29)

Hypoxämisch-ischämische Hirnläsionen führen häufig zu einem zytotoxischen Hirnödem. Weiterhin kann das Hirnödem posttraumatisch und postmeningitisch auftreten. Die häufigste Ursache des Hirnödems beim Neugeborenen ist die perinatale Asphyxie, die nach protrahierter Geburt, Nabelschnurvorfall und vorzeitiger Plazentalösung auftreten kann. Im späteren Säuglingsalter kann es nach Strangulation, beim Ertrinkungsunfall oder nach einem akut lebensbedrohlichen Ereignis (ALTE) zur Hirnschwellung kommen.

Unter einem Hirnödem versteht man eine fokale oder generalisierte Schwellung der intrakraniellen Strukturen. Seine Diagnose aus dem zweidimensionalen Schnittbild ist schwierig. Häufig lassen sich nur eine fokale oder diffuse Echogenitätsvermehrung sowie eine Verschmälerung des Ventrikelsystems nachweisen. Eine Beurteilung des Schweregrads aufgrund morphologischer Kriterien ist nicht möglich. Mit Hilfe dopplersonographischer Flußmessungen können der Schweregrad des Hirnödems wesentlich besser objektiviert und therapeutische und prognostische Aussagen gemacht werden.

Die Hirnschwellung führt zu einer Kompression der Hirnarterien und zu einem Anstieg des intrakraniellen Drucks. In Abhängigkeit vom Anstieg des intrakraniellen Drucks können unterschiedliche Veränderungen der Strömungskurven gefunden werden, so daß eine Stadieneinteilung in 3 Schweregrade möglich ist.

- *Stadium I* (leichtes Hirnödem): Dopplersonographisch zeigen sich normale Flußprofile, Flußgeschwindigkeiten und ein normaler Pulsatilitäts- und Resistance-Index. Die Prognose dieser Kinder ist gut.
- *Stadium II* (mittelschweres Hirnödem): Es läßt sich ein erhöhter diastolischer Fluß mit Anstieg der endsystolischen und enddiastolischen Flußgeschwindigkeiten sowie einem Abfall des Pulsatilitäts- und Resistance-Index finden (Abb. 18.28 a). Die Prognose

systolischen und diastolischen Flußgeschwindigkeiten gleichsinnig erhöht sind, kommt es zu keiner nennenswerten Änderung des Resistance-Index. Gelegentlich sind die diastolischen Flußgeschwindigkeiten stärker erhöht als die maximale systolische Flußgeschwindigkeit, so daß der Resistance-Index abfällt. Kommt es im weiteren Verlauf zur Ausbildung eines progredienten postmeningitischen Hydrozephalus mit Anstieg des intrakraniellen Drucks, so können die diastolischen Flußgeschwindigkeiten auch erniedrigt sein (s. S. 396).

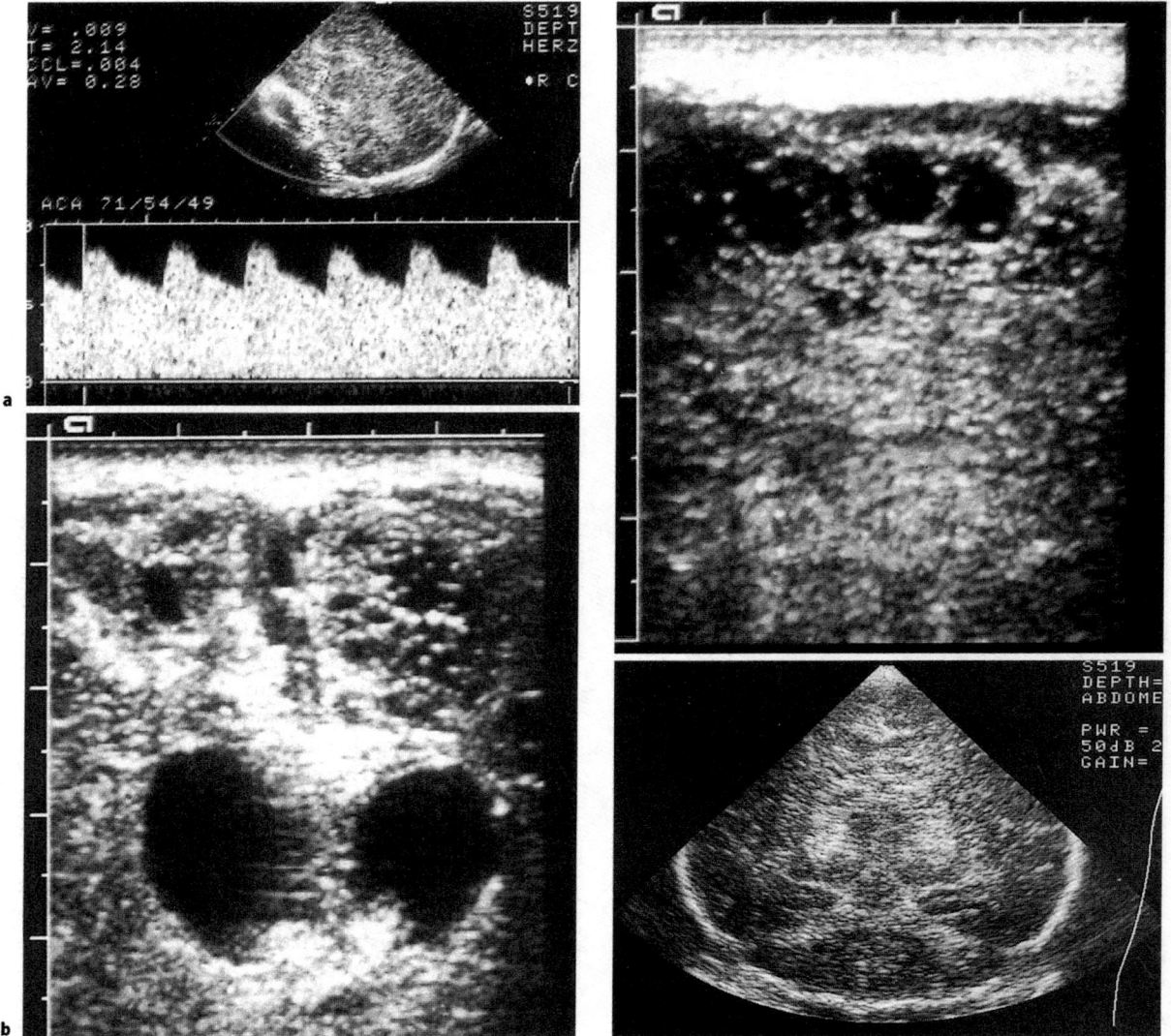

dieser Kinder ist ungünstig, häufig kommt es zu mehr oder minder schwer ausgeprägten statomotorischen und geistigen Entwicklungsstörungen. Morphologisch findet sich im weiteren Verlauf eine Erweiterung der inneren und äußeren Liquorräume sowie subkortikale parasagittal lokalisierte Nekrosen und ein Status marmoratus, eine Gliose im Bereich der Basalganglien (Abb. 18.28 b–d).

- *Stadium III* (schweres Hirnödem): Es lassen sich eine Erniedrigung der endsystolischen und enddiastolischen Flußgeschwindigkeiten sowie ein Anstieg des Pulsatilitäts- und Resistance-Index nachweisen (Abb. 18.29 a, b). In ausgeprägten Fällen kann es auch zu einem retrograden diastolischen Fluß kommen. Ein gleichzeitiger Abfall der maximalen systolischen Flußgeschwindigkeit ist ein prognostisch sehr schlechtes Zeichen. Die Prognose ist um so ungünsti-

Abb. 18.28 a–d. Flußmessung in der A. cerebri anterior bei asphyktischer Hirnschädigung aufgrund einer vorzeitigen Plazentalösung. **a** Dopplersonographische Flußmessung in der A. cerebri anterior am 2. Lebenstag, medianer Sagittalschnitt. Das Dopplerfrequenzspektrum zeigt eine ausgeprägte Erhöhung der diastolischen Amplitude mit einer maximalen systolischen Flußgeschwindigkeit von 71 cm/s bei einer enddiastolischen Flußgeschwindigkeit von 49 cm/s und einem Resistance-Index von 0,31! **b** Parasagittaler Insult, mittlerer Koronarschnitt. Einen Monat später zeigen sich bei demselben Kind mit einem hochauflösenden Linearschallkopf parasagittal bds. multiple porenzephale Zysten an der Grenze zwischen grauer und weißer Substanz. **c** Parasagittaler Insult, Parasagittalschnitt mit hochauflösendem Linearschallkopf. Multiple subkortikale Zysten an der Grenze zwischen grauer und weißer Substanz. **d** Status marmoratus, mittlerer Koronarschnitt nach schwerer peripartaler Asphyxie. Symmetrische Echogenitätsvermehrung im Bereich der Basalganglien im Sinne eines Status marmoratus. Die Echogenitätsvermehrung ist bedingt durch eine Gliose im Bereich der Basalganglien

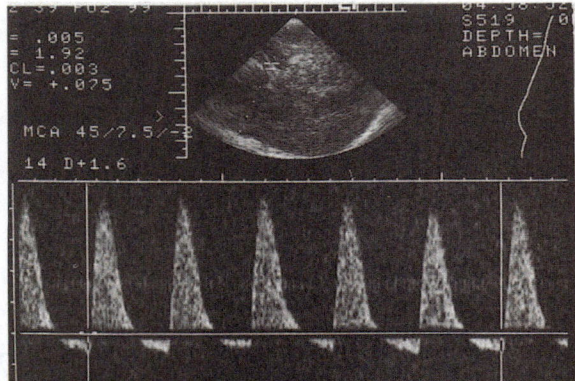

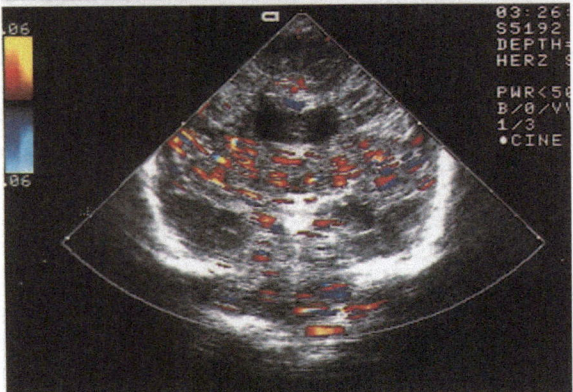

Abb. 18.29. a Dopplersonographische Flußmessung in der A. cerebri media (axiale Schnittebene) nach schwerer peripartaler Asphyxie. Das Dopplerfrequenzspektrum zeigt einen diastolischen Rückfluß, bedingt durch ein schweres Hirnödem. Eine Hyperkapnie (PCO_2 39 mmHg) und ein offener Ductus arteriosus Botalli als Ursache des diastolischen Rückflusses wurden ausgeschlossen. **b** Farbkodierte dopplersonographische Darstellung der vermehrten Neovaskularisation im Bereich der Basalganglien einen Monat nach schwerer peripartaler Asphyxie. Vor allem im Bereich der Basalganglien, der Capsula interna und des Versorgungsgebietes der A. cerebri media zeigt sich eine deutlich vermehrte Gefäßdichte (Kind wie in Abb. 18.28 a–c)

ger, je niedriger die Flußgeschwindigkeiten und je länger die pathologischen Flußprofile nachweisbar sind; in den meisten Fällen kommt es zum Tode des Kindes. Patienten, die ein Stadium III des Hirnödems überleben, weisen schwerste statomotorische und geistige Entwicklungsstörungen auf. Bei überlebenden Kindern läßt sich mit der farbkodierten Dopplersonographie im weiteren Verlauf eine gesteigerte Neovaskularisation vor allem im Bereich der Basalganglien nachweisen, die als frustraner Versuch, den Schaden zu beheben, verstanden werden kann. Mit der zweidimensionalen Ultraschalldiagnostik läßt sich häufig im weiteren Verlauf eine multizystische Encephalomalazie, eine ausgeprägte Hirnatrophie und schwerste Läsionen der Basalganglien im Sinne eines Status marmoratus finden.

Der Schweregrad eines Hirnödems kann also mit Hilfe der Dopplersonographie sehr viel besser als mit der konventionellen Ultraschalldiagnostik erfaßt werden.

Übergänge zwischen den einzelnen Stadien sind möglich. Unmittelbar im Anschluß an ein asphyktisches Ereignis findet man häufig noch normale Flußprofile und Flußgeschwindigkeiten (Stadium I). Mit zunehmender Entwicklung eines Hirnödems kommt es nach 12–24 h zu einem Anstieg der Flußgeschwindigkeiten vor allem in der Diastole (Stadium II). Bei schwerer Asphyxie kann es innerhalb weniger Tage zu einem Abfall der diastolischen Flußgeschwindigkeiten (Stadium III) kommen. Im Extremfall sind fließende Übergänge zum intravitalen Hirntod möglich.

Die beschriebenen Veränderungen der Strömungsparameter in den intrakraniellen Arterien lassen sich in der Regel in *allen* Arterien nachweisen, so daß man sich bei Verlaufskontrollen auf einzelne besonders leicht meßbare Gefäße beschränken kann.

Die Dopplersonographie erlaubt einerseits *prognostische* Aussagen, mit deren Hilfe Kinder mit günstigem Outcome von Kindern mit schlechtem Outcome unterschieden werden können. Weiterhin kann mit der Dopplersonographie die *Behandlung* dieser Kinder modifiziert werden. So läßt sich der Einfluß therapeutischer Maßnahmen wie Hyperventilation, Osmotherapie und Barbituratgabe überprüfen. Während bei Kindern mit erhöhten diastolischem Fluß eine Hyperventilation sinnvoll ist, sollte sie bei Kindern mit fehlender oder negativer diastolischer Amplitude vermieden werden. Durch eine Hypokapnie kann es zu einem weiteren Abfall der Flußgeschwindigkeiten und damit der Hirndurchblutung unter eine kritische Grenze kommen. In diesen Fällen erscheint eine Stabilisierung des Blutdrucks durch Katecholamine und Volumensubstitution sehr viel sinnvoller. Beim Hirnödem sind fließende Übergänge zum intravitalen Hirntod möglich.

Intravitaler Hirntod (Abb. 18.30 und 18.31)

Der intravitale Hirntod ist durch einen massiven Anstieg des intrakraniellen Drucks gekennzeichnet, der zu einer retrograden diastolischen Blutströmung in den Hirnarterien führt (s. Abb. 18.22). Im Gegensatz zum Erwachsenenalter führt ein diastolischer Rückfluß jedoch nicht immer zu einem letalen Ende. Allerdings ist die Prognose einer retrograden diastolischen Blutströmung auch im Kindesalter sehr schlecht. Sie ist um so ungünstiger, je länger ein derart pathologischer Fluß nachgewiesen werden kann. Der sich abzeichnende intravitale Hirntod geht im Kindesalter zusätzlich mit einem Abfall der systolischen Blutströmung einher. Letztendlich läßt sich nur noch ein um die Nullinie oszillierender Fluß ohne nennenswerte systolische und diastolische Blutströmung nachweisen (Abb. 18.30 a–d). Dieses Flußprofil kommt dem intrazerebralen Perfusionsstillstand

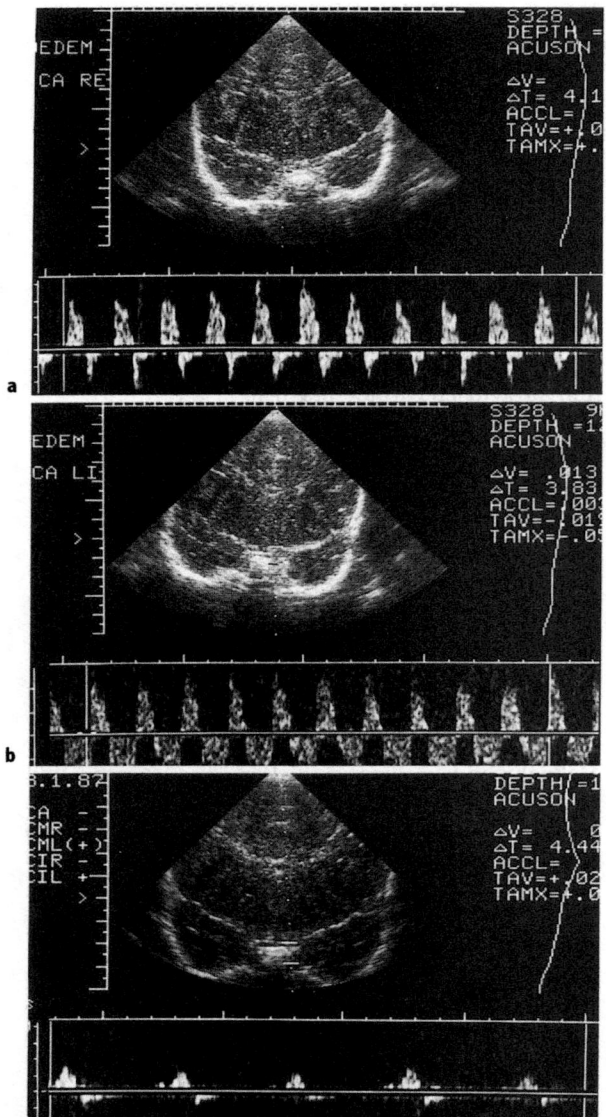

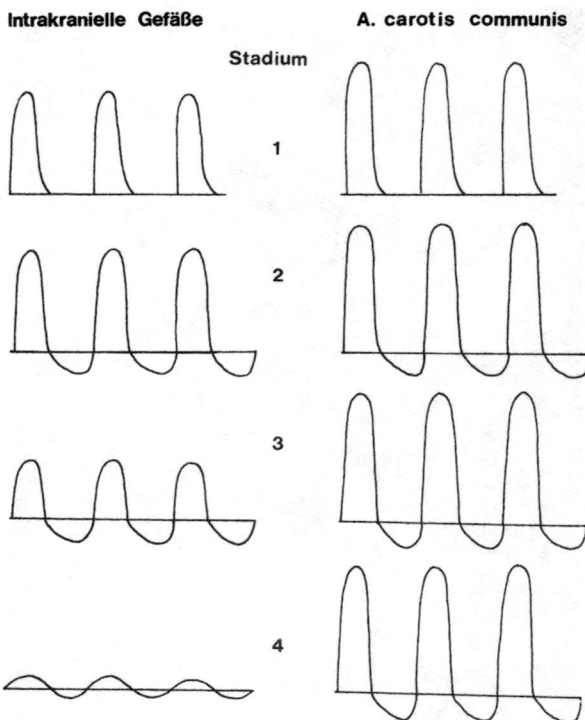

Abb. 18.30 a–d. Entwicklung des intravitalen Hirntods. Flußprofil in der A. carotis interna bei massivem Hirnödem und eintretendem intravitalem Hirntod nach schwerer Kindsmißhandlung. **a** Tag 1: schweres Hirnödem, systolischer Vorwärtsfluß und diastolischer Rückfluß. **b** Tag 2: Zunahme des diastolischen Rückflusses. **c** Tag 3: deutliche Abnahme der systolischen Amplitude bei weiterhin nachweisbarem früh-diastolischem Rückfluß: oszillierender Fluß um die Nullinie. Tag 4 (nicht im Bild dargestellt): fehlender Nachweis einer Blutströmung in allen Hirnarterien entsprechend dem eingetretenen intravitalen Hirntod

Abb. 18.31. Stadieneinteilung der dopplersonographischen Veränderungen bei Eintreten des intravitalen Hirntods. *Stadium 1:* fehlende diastolische Blutströmung, *Stadium 2:* Charakterisierung durch retrograden diastolischen Fluß, *Stadium 3:* zusätzlicher Abfall der systolischen Amplitude, *Stadium 4:* Charakterisierung durch einen um die Nullinie oszillierenden Fluß. (Aus Deeg 1989)

gleich. Letztendlich läßt sich überhaupt kein Dopplersignal mehr in den Hirnarterien registrieren.

Mit Hilfe der farbkodierten Dopplersonographie kann der intrakranielle Perfusionsstillstand im zweidimensionalen Schnittbild durch die fehlende Darstellbarkeit der intrakraniellen Gefäße dokumentiert werden. Aus juristischen Gründen müssen hierbei standardisierte Schnittebenen zur Darstellung der Gefäße verwendet werden, auf denen die wichtigsten intrakraniellen Arterien (A. carotis interna, A. basilaris, A. cerebri anterior, A. cerebri media, A. cerebri posterior und A. vertebralis) abgebildet werden. Des weiteren muß das Gerät auf höchste Empfindlichkeit eingestellt werden, d.h. es muß die niedrigstmögliche Nyquist-Grenze gewählt werden, damit auch schwache Gefäßpulsationen sicher nachweisbar sind. Gleichzeitig sollte der Wandfilter möglichst niedrig gewählt werden, damit minimale Strömungssignale nicht unterdrückt werden. Weiterhin ist darauf zu achten, daß Gefäße, die unter einem Winkel von 90° getroffen werden, nicht dargestellt werden können. Aus diesem Grund sollten alle Gefäße immer in mehreren Schnittebenen auch durch die Schädekalotte abgebildet werden.

Die Diagnose des intravitalen Hirntods sollte nur ein mit der Methode sehr vertrauter Untersucher stellen. Anhand des typischen Verlaufs kann die Diagnose durch serielle dopplersonographische Flußmessungen sicher gestellt werden. Initial kommt es zu einer Erniedrigung der diastolischen Amplitude; anschließend läßt sich ein retrograder diastolischer Fluß finden. Im weiteren Verlauf kommt es zum Abfall der systolischen Amplitude, der dann in einen um die Nullinie oszillierenden Fluß übergeht, bis schließlich keine Blutströmung mehr nachweisbar ist. Der charakteristische Ablauf der Veränderungen der Strömungskurve erlaubt eine Stadieneinteilung des intravitalen Hirntods nach dopplersonographischen Kriterien (Abb. 18.31).

Zerebrale Gefäßmalformationen (Abb. 18.32 und 18.33)
Die arteriovenöse Fehlbildung der V. cerebri magna galeni ist die häufigste vaskuläre Fehlbildung des Gehirns im Kindesalter. Meist fallen die Kinder kurz nach der Geburt durch eine nicht beeinflußbare Herzinsuffizienz auf, die durch einen ausgeprägten Links-rechts-Shunt über die vaskuläre Fehlbildung bedingt ist. Bei der echokardiographischen Untersuchung fallen die ausgeprägte Volumenbelastung des rechten Herzens sowie eine extreme Dilatation der V. cava superior auf. Die klinische Diagnose kann durch die Auskultation eines systolisch-diastolischen Strömungsgeräusches über dem Neurokranium erfolgen.

Das sonographische Leitsymptom ist eine pulsierende zystische Raumforderung hinter dem III. Ventrikel oberhalb der Vierhügelplatte und unterhalb des Splenium corporis callosi (Abb. 18.32a). Große Zysten können den Aquädukt komprimieren und zu einem mehr oder minder ausgeprägten Hydrozephalus mit Erweiterung der Seitenventrikel und des III. Ventrikels führen. Das Aneurysma läßt sich auch in einem nach okzipital geneigten Koronarschnitt als zystische Struktur zwischen den beiden erweiterten Seitenventrikeln nachweisen (Abb. 18.32c). Häufig lassen sich bereits im zweidimensionalen Schnittbild neben den Pulsationen Strömungsechos innerhalb der zystischen Raumforderung nachweisen. Mit der farbkodierten Dopplersonographie läßt sich der vaskuläre Ursprung der Raumforderung aufzeigen (Abb. 18.32b,c). Neben den zuführenden Arterien können die dilatierten abführenden Sinus sicher nachgewiesen werden (Abb. 18.32b,d). Da die Blutströmung hierbei vom Schallkopf weg gerichtet ist, bilden sich die arteriovenöse Fehlbildung der V. cerebri magna und die abführenden Sinus blau ab (Abb. 18.32b). In der Mehrzahl der Fälle wird die vaskuläre Fehlbildung von den Aa. chorioideae posteriores gespeist (Abb. 18.32d). In der Reihenfolge ihrer Häufigkeit sind weitere zuführende Arterien die A. cerebri anterior, die A. cerebri media, die A. chorioidea anterior und die A. cerebri posterior.

Mit der gepulsten Dopplersonographie läßt sich ein pathologisches arterielles Strömungsmuster in der aneurysmatischen Fehlbildung nachweisen (Abb. 18.32e), das spiegelbildlich der Blutströmung in den zuführenden Arterien entspricht (Abb. 18.32f). Typisch dabei sind der verzögerte Anstieg der Flußkurve und die hohe diastolische Amplitude, bedingt durch den niedrigen peripheren Gefäßwiderstand der AV-Malformation. Mit der farbkodierten Dopplersonographie läßt sich sowohl der vaskuläre Ursprung einer zystischen Raumforderung als auch die Zahl und Größe der zuführenden Arterien nachweisen, so daß in Einzelfällen bei klarer Sachlage auf die Angiographie verzichtet werden kann.

Die Therapie der Wahl ist die Embolisation der arteriovenösen Fehlbildung über den Sinus sagittalis oder die Ligatur einzelner zuführender Arterien. Ziel der Behandlung ist eine Verminderung des Links-rechts-Shunts und damit eine Korrektur der Herzinsuffizienz sowie des vaskulären Stealeffekts in den übrigen Hirnarterien, der oft bereits pränatal zu einer mehr oder minder ausgeprägten Hirnatrophie geführt hat.

Dopplersonographisch läßt sich außerdem der Erfolg oder Mißerfolg der Embolisationsverfahren nachweisen.

Weitere seltene Gefäßmalformationen sind *Aneurysmen*, die vor allem im Bereich der A. carotis interna auftreten, sowie das *Moya-Moya-Syndrom*.

Das Moya-Moya-Syndrom ist durch eine Stenose bzw. den Verschluß beider Aa. carotis internae und durch Infarkte im Versorgungsgebiet derselben gekennzeichnet. Auch Kollateralkreisläufe lassen sich mit der farbkodierten Dopplersonographie nachweisen. Die Kollateralen kommen vor allem im Bereich der Basalganglien als vaskuläres Geflecht zur Darstellung. Mit der farbkodierten Dopplersonographie kann eine Verbesserung der Perfusion nach Anlegen einer Anastomose zwischen den extra- und intrakraniellen Arterien festgestellt werden.

Das *Subclavian-steal-Phänomen* kann bei Obstruktionen im Bereich des Aortenbogens wie der Aortenisthmusstenose oder dem unterbrochenen Aortenbogen gefunden werden. Entspringt dabei eine A. subclavia hinter der Obstruktion, so resultiert ein Druckgradient zwischen beiden Vertebralarterien, der zum Subclavian steal führen kann. Mit der Dopplersonographie läßt sich in der einen A. vertebralis ein Vorwärtsfluß und in der anderen ein Rückfluß finden. Hierzu muß eine koronare Schnittebene tangential zur Schädelbasis gewählt werden. Zunächst stellt man die A. basilaris dar und sucht mit der farbkodierten Dopplersonographie den Zusammenfluß beider Vertebralarterien auf. Mit der farbkodierten Dopplersonographie stellt sich im Falle eines Subclavian-steal-Phänomens die eine Vertebralarterie rot und die andere blau dar (Abb. 18.33a). Mit der gepulsten Dopplersonographie findet sich in der einen Vertebralarterie ein Vorwärtsfluß und in der anderen ein Rückfluß (Abb. 18.33b). Ge-

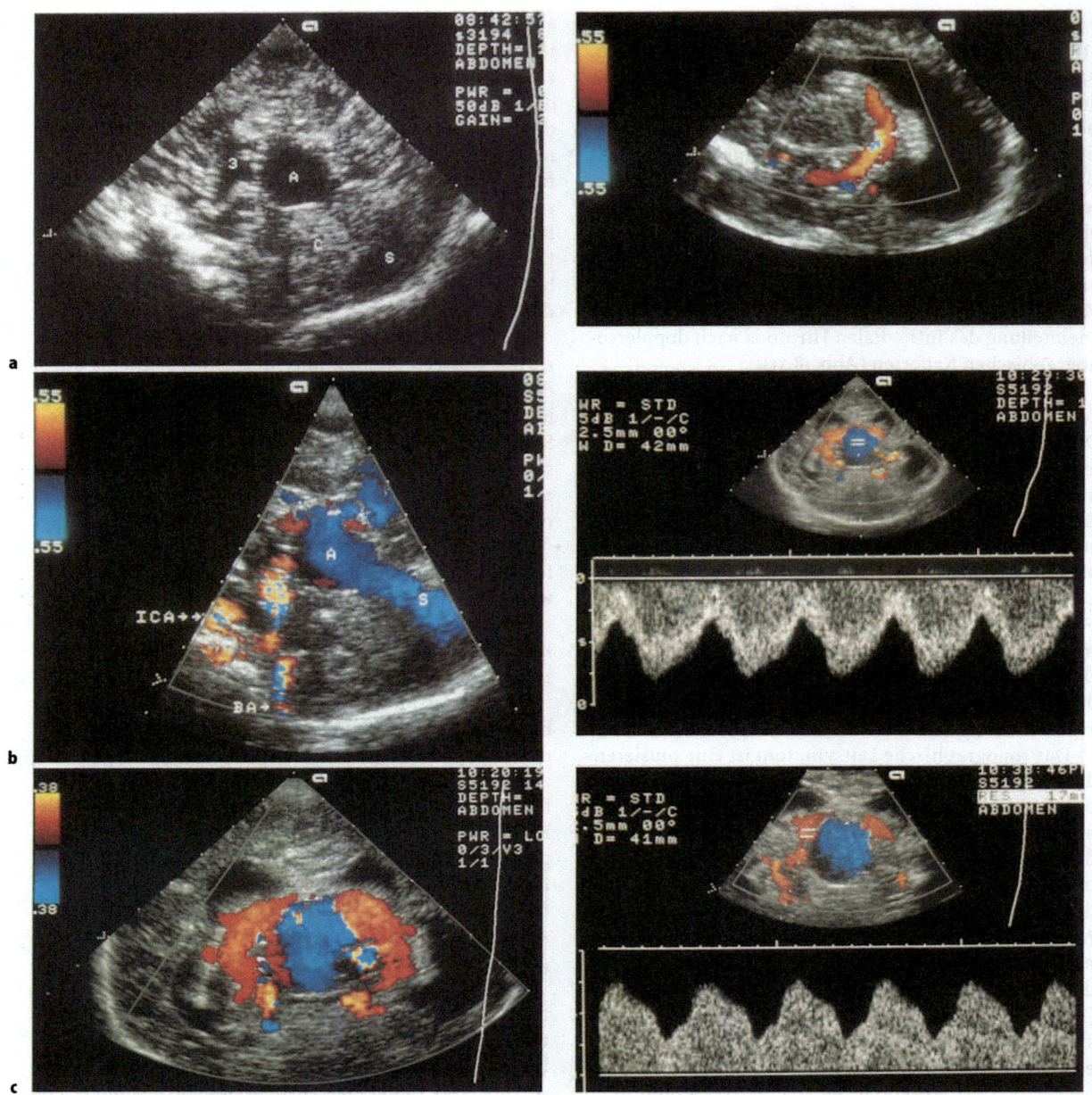

Abb. 18.32 a–f. AV-Malformation der V. cerebri magna. **a** Medianer Sagittalschnitt. Zystische Raumforderung (*A*) hinter dem III. Ventrikel (*3*), die den Aquädukt komprimiert. Hinter dem Kleinhirnwurm (*C*) läßt sich der dilatierte Sinus rectus (*S*) nachweisen. **b** Medianer Sagittalschnitt. Die farbkodierte dopplersonographische Darstellung der Blutströmung beweist den vaskulären Ursprung der Raumforderung. In der AV-Malformation (*A*) und im abführenden Sinus (*S*) läßt sich eine vom Schallkopf weg gerichtete Blutströmung (blau) nachweisen. Die Arterien der Schädelbasis stellen sich dilatiert mit beschleunigter Blutströmung dar. (*BA* A. basilaris, *ICA* A. carotis interna). **c** Hinterer Koronarschnitt. Farbkodierte dopplersonographische Darstellung der AV-Malformation im nach hinten geneigten Koronarschnitt. Die zuführenden dilatierten Aa. chorioideae stellen sich rot dar, die AV-Malformation blau. **d** Darstellung einer zuführenden dilatierten A. chorioidea posterior. Das normalerweise mit der farbkodierten Dopplersonographie nicht darstellbare Gefäß bildet sich dilatiert mit beschleunigter Blutströmung ab. **e** Gepulste dopplersonographische Darstellung der Blutströmung in der AV-Malformation. Meßvolumen des gepulsten Dopplers in der AV-Malformation im hinteren Koronarschnitt. Das Dopplerfrequenzspektrum zeigt einen pulsatilen Fluß mit hoher diastolischer Amplitude und hohen Flußgeschwindigkeiten. Die Anstiegssteilheit und Abfallsteilheit der Kurve sind verzögert. Das Flußprofil entspricht spiegelbildlich dem arteriellen Strömungsprofil in der zuführenden A. chorioidea posterior (s. **f**). **f** Dopplersonographische Flußmessung in der zuführenden A. chorioidea posterior. Meßvolumen des gepulsten Dopplers in der A. chorioidea. Das Dopplerfrequenzspektrum zeigt einen pulsatilen Fluß mit hoher diastolischer Amplitude und verzögerter Anstieg- und Abfallsteilheit der Flußkurve

18.3 Abdominelle Dopplersonographie

Die abdominelle Zirkulation kann nach Organgebieten in die renale, die mesenteriale und die hepatische Zirkulation unterteilt werden. Weiterhin läßt sich die Blutströmung in der Aorta und der V. cava inferior beurteilen. Prinzipiell sind alle größeren intraabdominellen Arterien und Venen dopplersonographisch erfaßbar.

> **Dopplersonographisch erfaßbare Abdominalarterien[1]**
>
> - Aorta abdominalis
> - A. iliaca communis
>   - (A. iliaca interna)
>   - (A. iliaca externa)
> - Truncus coeliacus
>   - A. hepatica
>   - A. lienalis
>   - (A. gastrica sinistra)
> - A. mesenterica superior
> - A. renalis
>   - Aa. segmentales
>   - Aa. interlobares
>   - Aa. interlobulares
>
> [1] Die Gefäße in Klammern sind nur in Ausnahmefällen dopplersonographisch erfaßbar.

> **Dopplersonographisch erfaßbare Abdominalvenen[1]**
>
> - V. cava inferior
> - V. iliaca communis
>   - (V. iliaca interna)
>   - (V. iliaca externa)
> - V. portae
>   - V. lienalis
>   - V. mesenterica superior
> - V. renalis
>   - V. segmentalis
>   - Vv. interlobares
>   - Vv. interlobulares
>
> [1] Die Gefäße in Klammern sind nur in Ausnahmefällen dopplersonographisch erfaßbar

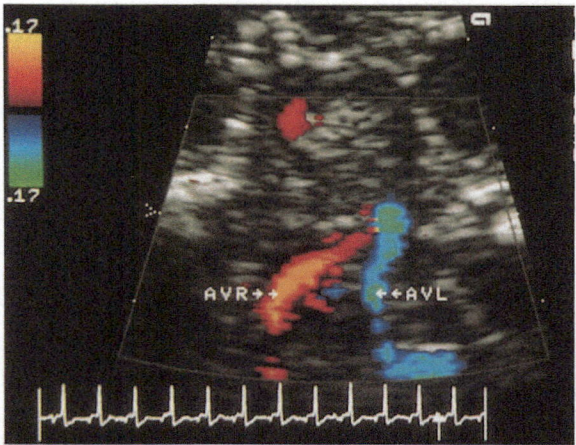
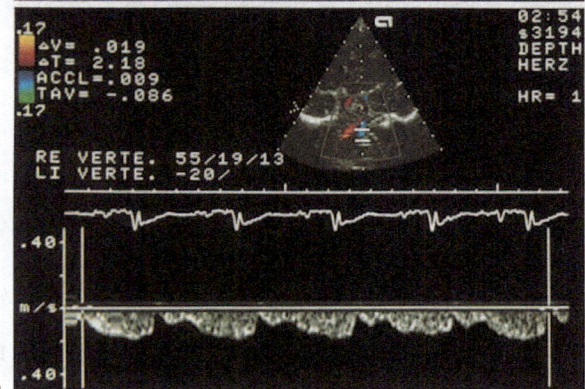

Abb. 18.33 a,b. Subclavian-steal-Phänomen bei einem Kind mit Koarctationssyndrom. **a** Ausschnittvergrößerung durch die Schädelbasis, koronare Schnittebene tangential zur Schädelbasis. Darstellung des Zusammenflusses beider Vertebralarterien. In der rechten Vertebralarterie (*AVR*) findet sich ein Vorwärtsfluß, der sich rot darstellt. Die linke Vetebralarterie (*AVL*) bildet sich blau ab, bedingt durch eine retrograde Blutströmung in diesem Bereich. **b** Gepulste dopplersonographische Darstellung der Blutströmung in der linken A. vertebralis. Meßvolumen des gepulsten Dopplers in der linken A. vertebralis. Das Flußspektrum im unteren Bildabschnitt zeigt eine venös anmutende retrograde Blutströmung, die sich unterhalb der Nullinie abbildet

legentlich kann auch in der A. basilaris ein Rückfluß resultieren. Zum seltenen Fall eines bilateralen Subclavian steal kann es kommen, wenn beide Vertebralarterien hinter der Engstelle entspringen. Dies ist bei gleichzeitigem Vorliegen einer Obstruktion im Bereich des Aortenbogens und einer A. lusoria der Fall.

18.3.1 Aorta und Vena cava inferior

Normalbefunde

Bei gesunden Kindern verläuft die Aorta links und die V. cava inferior rechts paravertebral. Für dopplersonographische Flußmessungen muß ein Längsschnitt durch das Abdomen gewählt werden, wobei die distalen Anteile der Gefäße häufig durch störende Darmgasüberlagerungen nicht eingesehen werden können. Der Einfallswinkel zwischen der Gefäßachse und den Ultraschallwellen ist dabei sehr ungünstig, so daß dopplersonographische Flußmessungen in den genannten Gefäßen schwierig sind. Quantifizierungen der Blutströmung erfordern eine Winkelkorrektur, die jedoch bei einem Einfallswinkel über 45° mit einer hohen Fehlerquote behaftet ist. Die Darstellung der Blutströmung mit dem Farbdoppler und die dopplersonographische Flußmessung mit der gepulsten Dopplersonographie sind abhängig von der Wahl des Schallkopfs.

Sektorschallkopf

Bei Wahl eines Sektorschallkopfs ist die Blutströmung im kranialen Anteil der Aorta abdominalis auf den Schallkopf zu gerichtet und stellt sich somit farbkodiert rot und mit der gepulsten Dopplersonographie oberhalb der Nullinie dar (Abb. 18.34 a). Im kaudalen Teil der Aorta abdominalis hingegen ist die Blutströmung vom Schallkopf weg gerichtet, so daß sich das Gefäß mit der farbkodierten Dopplersonographie blau und mit dem gepulsten Doppler unterhalb der Nullinie darstellt.

In der V. cava inferior hingegen ist die Blutströmung im kranialen Anteil vom Schallkopf weg gerichtet, so daß sie farbkodiert blau und mit der gepulsten Dopplersonographie unterhalb der Nullinie abgebildet wird (Abb. 18.34 a). Im kaudalen Anteil des Gefäßes ist die Blutströmung jedoch zum Schallkopf hin gerichtet, so daß sie sich im Farbdoppler rot und mit der gepulsten Dopplersonographie oberhalb der Nullinie darstellt.

Im mittleren Bildabschnitt kann aufgrund des ungünstigen Einfallswinkels von 90° weder mit dem Farbnoch mit dem gepulsten Doppler eine Blutströmung gemessen werden. Aufgrund der niedrigen Flußgeschwindigkeiten in der V. cava inferior und des großen Einfallswinkels muß die Nyquist-Grenze möglichst gering eingestellt werden, so daß die niedrigen Flußgeschwindigkeiten in der V.cava inferior erfaßt werden können (Abb. 18.34 b).

Zur Quantifizierung der Blutströmung muß in jedem Fall eine Winkelkorrektur erfolgen.

Linearschallköpfe

Mit Linearschallköpfen kann die Blutströmung in den beiden Gefäßen nicht gemessen werden, da der Einfallswinkel in jedem Fall 90° beträgt. Die meisten Doppler-

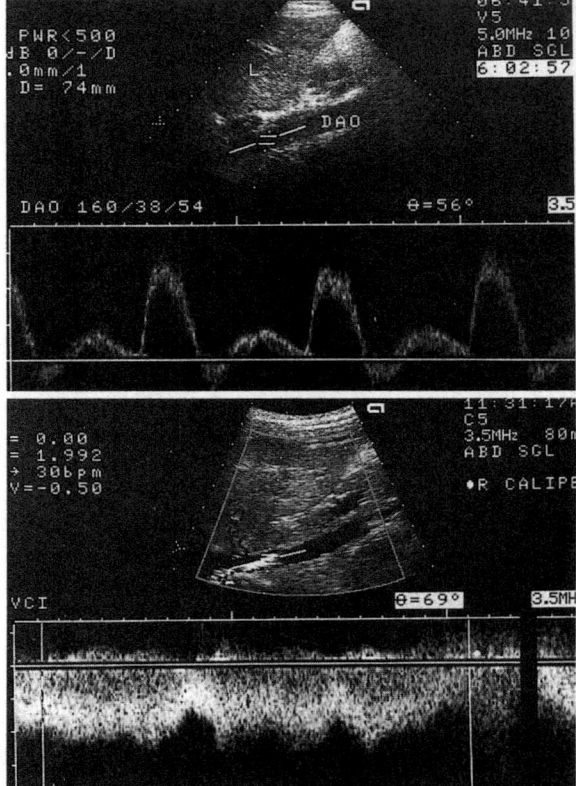

Abb. 18.34. a Dopplersonographische Flußmessung in der Aorta abdominalis, Längsschnitt durch das obere Abdomen paramedian links. Das Meßvolumen des gepulsten Dopplers ist in der deszendierenden Aorta (*DAO*) hinter der Leber plaziert. Aufgrund des ungünstigen Einfallswinkels von 56° wurde eine Winkelkorrektur durchgeführt. Das Dopplerfrequenzspektrum im unteren Bildabschnitt zeigt ein typisches triphasisches Flußprofil mit einem laminaren systolischen Vorwärtsfluß, einem endsystolischen und frühdiastolischen Rückfluß sowie einem spätdiastolischen Vorwärtsfluß, der typisch für eine Arterie mit einem hohen peripheren Gefäßwiderstand ist. **b** Dopplersonographische Flußmessung in der V.cava inferior, Oberbauchlängsschnitt rechts paramedian. Meßvolumen des gepulsten Dopplers in der V. cava inferior hinter der Leber. Aufgrund des ungünstigen Einfallswinkels von 69° wurde eine Winkelkorrektur durchgeführt. Im unteren Bildabschnitt zeigt sich eine weitgehend kontinuierliche Blutströmung mit breitem Frequenzspektrum mit atem- und pulssynchronen Amplitudenschwankungen

sonographiegeräte ermöglichen jedoch einen Einfall der Dopplerstrahlen des Farbdopplers und des gepulsten Dopplers unter einem Winkel von 45°, so daß sich die Blutströmung gepulst und farbkodiert abbilden läßt. Der Einfallswinkel der Dopplerstrahlen kann dabei so gewählt werden, daß die Blutströmung in der Aorta farbkodiert rot und mit der gepulsten Dopplersonographie oberhalb der Nullinie, in der V. cava inferior blau und unterhalb der Nullinie wiedergegeben wird.

In der Aorta abdominalis läßt sich bei gesunden Kindern mit der gepulsten Dopplersonographie ein triphasisches laminares Flußprofil finden (Abb. 18.34a). Die Blutströmung in der V. cava inferior weist ein breites Frequenzspektrum sowie atem- und pulssynchrone Amplitudenschwankungen, die durch die Vorhofkontraktionen bedingt sind, auf (Abb. 18.34b).

Indikationen

> **Indikationen zur Dopplersonographie der Aorta und der V. cava inferior**
>
> - DD: V. cava inferior – V. azygos
> - Thrombose
> - Vaskulärer Verschluß
> - Rekanalisierung einer Thrombose
> - Umgehungskreisläufe
> - Aortenaneurysma
> - Pädiatrische Onkologie: DD: Verlagerung und Infiltration der Abdominalgefäße

Vor allem bei Kindern mit angeborenen Herzfehlern sollte der systemvenöse Rückfluß überprüft werden. Läßt sich rechts paramedian kein venöses Gefäß darstellen, das in den rechten Vorhof einmündet, so liegt der Verdacht auf eine Azygoskonnektion nahe. Findet sich in diesem Fall links paravertebral hinter der Aorta ein venöses Gefäß, so handelt es sich um die V. azygos. Der systemvenöse Rückfluß sollte bei allen Kindern mit Herzerkrankungen vor einer geplanten Herzkatheteruntersuchung dargestellt werden, da er die konventionelle Herzkatheteruntersuchung über die V. femoralis erheblich erschwert.

In erster Linie gilt es *Thrombosen* und *komplette oder partielle Verschlüsse* der Aorta und der V. cava zu erfassen. Dies ist einerseits farbkodiert, andererseits mit der gepulsten Dopplersonographie möglich. Da Thromben sonographisch echofrei erscheinen können, verbessert die Dopplersonographie die diagnostische Treffsicherheit. Thrombosen und Verschlüsse der großen Abdominalgefäße können als Komplikationen von zentralen Venen- und Arterienkathetern vor allem bei schwerkranken Früh- und Neugeborenen auftreten (Abb. 18.35a). Der Erfolg einer Lysetherapie mit Urokinase oder einem Plaminogenaktivator läßt sich eindrucksvoll dokumentieren (Abb. 18.35b).

Bei älterer Thrombose oder Aplasie der V. cava inferior lassen sich mit der farbkodierten Dopplersonographie Umgehungskreisläufe über den paravertebralen Venenplexus darstellen.

Aneurysmen der Aorta abdominalis können einerseits nach Arterienkathetern, andererseits auch als Komplikation des Kawasaki-Syndroms oder beim Mar-

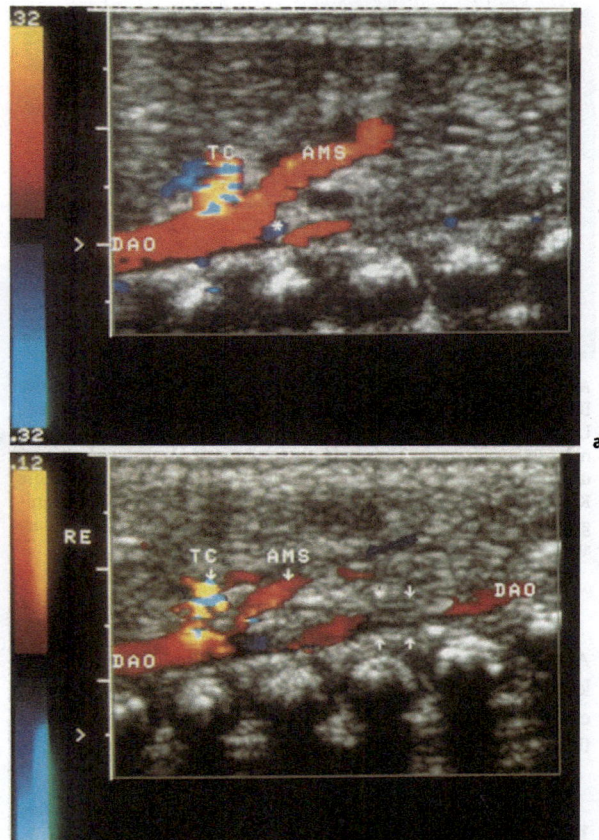

Abb. 18.35a,b. Thrombose der deszendierten Aorta bei einem Frühgeborenen nach Nabelarterienkatheter, Oberbauchlängsschnitt durch die Aorta abdominalis. **a** Kompletter Verschluß der deszendierenden Aorta (*DAO*) unmittelbar hinter dem Abgang der A. mesenterica superior (*AMS*). Der Thrombus stellt sich echogen dar. (*TC* Truncus coeliacus). **b** 3 Stunden nach thrombolytischer Therapie mit einem Plasminogenaktivator zeigt sich eine partielle Rekanalisierung der deszendierenden Aorta (*DAO*). Bestehende Restthromben im Bereich der deszendierenden Aorta (*Pfeile*). (*AMS* A. mesenterica superior, *TC* Truncus coeliacus)

fan-Syndrom auftreten. Mit der farbkodierten Dopplersonographie lassen sich wandständige Thromben, die im zweidimensionalen Schnittbild echoarm oder echofrei sein können, zuverlässiger erfassen.

In der pädiatrischen Onkologie kann besser zwischen Verlagerung und Kompression sowie Infiltration der großen Abdominalgefäße unterschieden werden. Retroperitoneale Tumore verlagern die Aorta und die V. cava inferior nach ventral und zur Gegenseite (Abb. 18.36), während abdominelle Tumoren zu einer Dorsalverschiebung und Kompression führen. Die Kompression der genannten Gefäße führt nach den Bernoulli-Gesetzen zu pathologisch beschleunigten Blutströmungen, die den Meßbereich des Dopplergerätes überschreiten können und sich farbkodiert mosaikartig gelb-grün darstellen (Abb. 18.36).

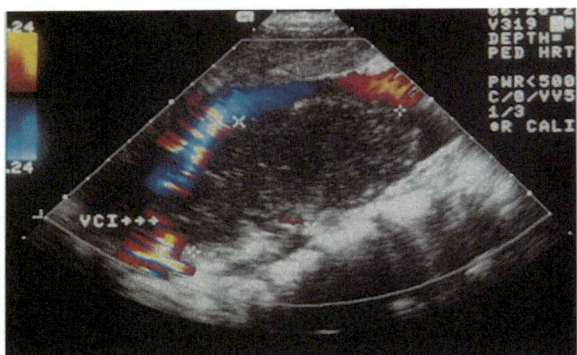

Abb. 18.36. Farbkodierte dopplersonographische Darstellung der Blutströmung in der V. cava inferior bei malignem Schwannom, Längsschnitt durch das Abdomen rechts paramedian. Der echoarme retroperitoneale Tumor (*Kreuze*) hat zur Ventralverlagerung und Kompression der V.cava inferior (*VCI*) geführt. Durch die Kompression kommt es zu einer pathologischen Flußbeschleunigung, die den Meßbereich überschreitet und sich mosaikartig darstellt

Bei schlanken Patienten ist es prinzipiell möglich, die Aufzweigung der Aorta und V. cava inferior in die Iliakalgefäße darzustellen und dopplersonographisch zu erfassen. Häufig stören jedoch Darmgas- und Stuhlüberlagerungen sowie eine Adipositas des Kindes.

18.3.2 Leberzirkulation

Normale Zirkulation

Die Leber wird einerseits über die A. hepatica, andererseits über die V. portae perfundiert. Der venöse Abstrom erfolgt über die Lebervenen.

Arteria hepatica. Darstellung in Oberbauchlängs- und -querschnitten oberhalb der gut sichtbaren Pfortader. Besonders schnell läßt sich die A. hepatica mit der farbkodierten Dopplersonographie auffinden. Mit der gepulsten Dopplersonographie kann ein monophasisches Flußprofil mit einer hohen diastolischen Amplitude, das durch den niedrigen peripheren Gefäßwiderstand in der Leber bedingt ist dargestellt werden. Mit der farbkodierten Dopplersonographie bildet sich das Gefäß in Abhängigkeit von der eingestellten Nyquist-Grenze meist aufgrund der hohen Strömungsgeschwindigkeit mosaikartig gelb-rot ab.

Vena portae. Die Darstellung der V. portae erfolgt in paramedianen Oberbauchlängsschnitten (Hauptstamm) oder -querschnitten (linker oder rechter Ast). Im Normalfall ist die Blutströmung im Hauptstamm zum Schallkopf hin gerichtet und stellt sich oberhalb der Nullinie dar. Mit der farbkodierten Dopplersonographie werden der Hauptstamm und der linke Pfortaderast rot

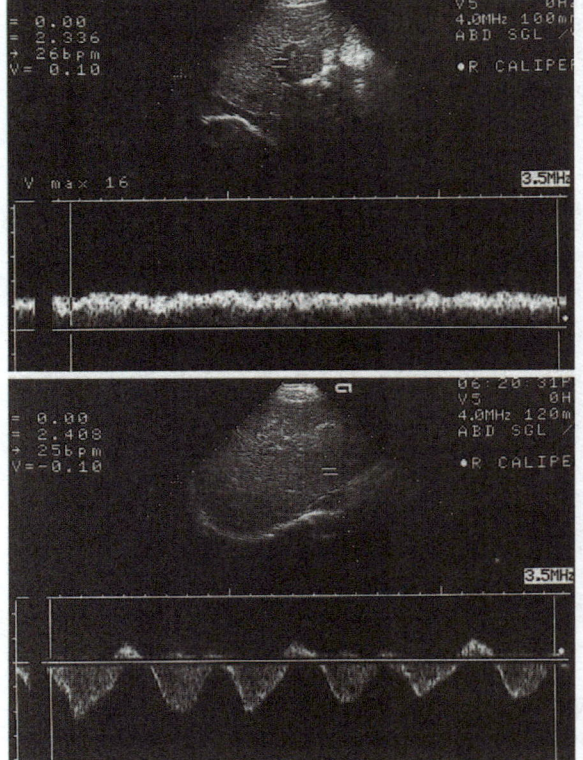

Abb. 18.37 a, b. Dopplersonographische Flußmessung in den Lebergefäßen. **a** Linker Pfortaderast, paramedianer Längsschnitt durch den Oberbauch. Meßvolumen des gepulsten Dopplers im linken Pfortaderast. Aufgrund des günstigen Einfallswinkels ist keine Winkelkorrektur erforderlich. Das Dopplerfrequenzspektrum im unteren Bildabschnitt zeigt eine kontinuierliche Blutströmung mit weitgehend fehlenden puls- und atemsynchronen Amplitudenschwankungen. Das Frequenzspektrum ist relativ schmal, die Flußgeschwindigkeiten niedrig. **b** Lebervene, nach kranial gekippter Oberbauchquerschnitt. Meßvolumen des gepulsten Dopplers in der linken Lebervene. Aufgrund des günstigen Einfallswinkels ist keine Winkelkorrektur erforderlich. Das Dopplerfrequenzspektrum im unteren Bildabschnitt zeigt puls- und atemsynchrone Amplitudenschwankungen. Während der Exspiration kommt es zu einem kurzfristigen Rückfluß, der sich oberhalb der Nullinie darstellt

abgebildet. Demgegenüber ist die Blutströmung im rechten Pfortaderast vom Schallkopf weg gerichtet und stellt sich somit blau dar. Die Blutströmung in der Pfortader ist nahezu kontinuierlich und weist nur geringe respiratorische und pulssynchrone Schwankungen auf (Abb. 18.37 a). Die Flußgeschwindigkeiten sind sehr niedrig und weitgehend altersunabhängig. Dabei liegt die maximale Flußgeschwindigkeit zwischen 20 und 30 cm/s. Die mittlere Flußgeschwindigkeit steigt mit zunehmendem Alter leicht an. Nach Vergesslich (1991) liegt sie bis zum Alter von 5 Jahren bei 9,1 cm/s, zwischen dem 6. und 12. Lebensjahr bei 13,4 cm/s und jenseits des 12. Lebensjahres bei 14,6 cm/s.

Das Dopplerfrequenzspektrum in der Pfortader ist breit, so daß unterhalb der maximalen Flußgeschwindigkeiten multiple niedrigere Flußgeschwindigkeiten registriert werden können (Abb. 18.37 a). Die Blutströmung in der Pfortader ist abhängig von der Körperlage, dem Aktivitätszustand und der Nahrungsaufnahme. Eine *geringe* atemabhängige Variabilität sowie eine Abhängigkeit vom Herzzyklus sind ebenfalls gegeben.

Venae hepaticae. Die Lebervenen sind gut in Rippenbogenrandschnitten aber auch in Oberbauchlängs- und -querschnitten darzustellen. Die Blutströmung ist dabei vom Schallkopf weg gerichtet und stellt sich mit der farbkodierten Dopplersonographie blau, mit dem gepulsten Doppler unterhalb der Nullinie dar (Abb. 18.37 b). Die Blutströmung in den Lebervenen ist weitgehend identisch mit der Blutströmung in der V. cava inferior. Typisch ist hierbei eine zweigipflige Flußkurve, die dem Venenpuls und der a- und v-Welle der Vorhofkontraktionen entspricht. Weiterhin kommt es zu atemsynchronen Amplitudenschwankungen, die eine kurzfristige Flußumkehr bedingen. Das Dopplerfrequenzspektrum in den 3 Lebervenen ist in der Regel schmal und weitgehend laminar (Abb. 18.37 b). Insofern lassen sich Lebervenen von Pfortaderästen eindeutig abgrenzen.

Indikationen

Indikationen zur Dopplersonographie der Lebergefäße

- Differenzierung unklarer zystischer oder tubulärer Strukturen
  DD: Gallenwege – Gefäße
- Vaskuläre Malformationen
  DD: Arteriovenöse Fisteln – Aneurysmen
- Pfortaderthrombose (partiell – komplett)
  - Rekanalisierung
  - kavernöse Transformation
- Portale Hypertension – Umgehungskreisläufe (Kollateralen)
- Venenverschlußerkrankung („veno-occlusive disease")
- Budd-Chiari-Syndrom
- Portosystemische Shunts
- Lebertransplantation (vor und nach Transplantation)
  - DD: Stenose – Verschluß, A. hepatica und V. portae
  - DD: Biliäre Obstruktion – AV-Fistel

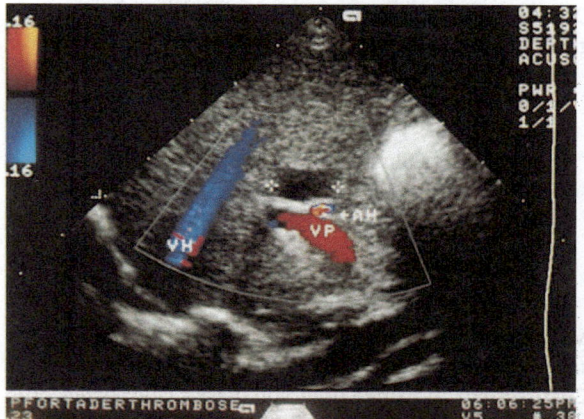
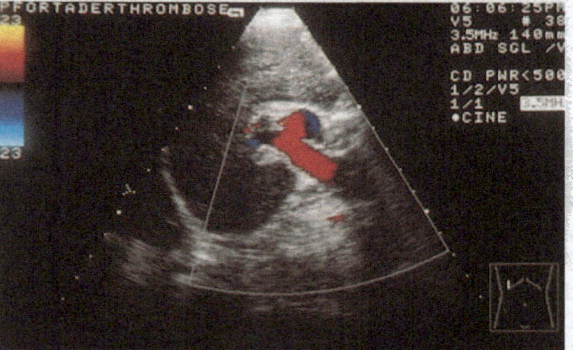
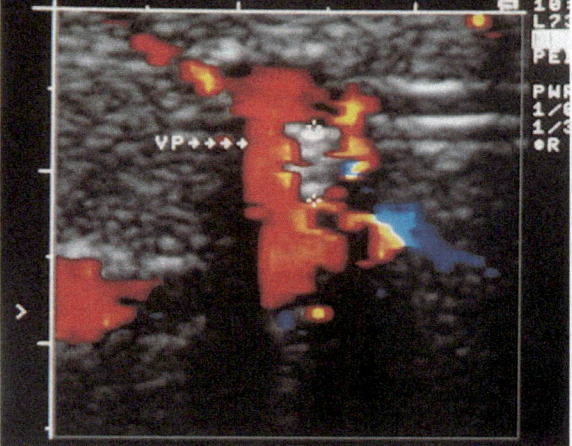

Abb. 18.38. a Farbkodierte dopplersonographische Darstellung einer Hepatikuszyste, paramedianer Längsschnitt durch den rechten Oberbauch. Im zweidimensionalen Schnittbild sind im Bereich des Leberhilus verschiedene tubuläre und zystische Strukturen zu erkennen. Mit der farbkodierten Dopplersonographie können die vaskulären Strukturen eindeutig von der Hepatikuszyste (*Kreuze*) abgegrenzt werden. Die V. portae (*VP*) stellt sich rot dar, die V. hepatica (*VH*) blau. Die Blutströmung in der A. hepatica (*AH*) überschreitet den Meßbereich und bildet sich deswegen mosaikartig ab. Sie kommt zwischen V. portae und der Hepatikuszyste zur Darstellung. **b** Rekanalisation einer Pfortaderthrombose, Längsschnitt durch den rechten Oberbauch. Echogene Wandbegrenzung der Pfortader bei ehemals bestehender kompletter Pfortaderthrombose. Im Zentrum der Thrombose ein hepatopetaler Fluß (rot). **c** Thrombus im Recessus umbilicalis an der Einmündungstelle der Nabelvene in die Pfortader (*VP*) bei einem Neugeborenen mit Amnioninfektionssyndrom, Ausschnittsvergrößerung durch den linken Pfortaderast. Der Thrombus stellt sich als echogenes Gebilde dar. Er führt nur zu einer partiellen Verlegung des Lumens ohne nennenswerte Beeinträchtigung der Blutströmung im linken Pfortaderast

Dopplersonographische Flußmessungen in den Lebergefäßen umfassen folgende Punkte:

- Unterscheidung vaskulärer von avaskulären Strukturen,
- Nachweis der Blutströmung in einem Gefäß,
- Bestimmung der Flußrichtung in der Pfortader,
- Nachweis von periportalen und portosystemischen Kollateralen,
- Quantitative Erfassung der Hämodynamik.

Mit der Dopplersonographie lassen sich *unklare zystische Raumforderungen* im Bereich der Leberpforte dem Gefäßsystem zuordnen oder von diesem abgrenzen. Somit können Hepatikuszysten, Choledochuszysten und Gallenwegserweiterungen von arteriovenösen Fisteln und Aneurysmen unterschieden werden (Abb. 18.38 a).

Pfortaderthrombosen (Abb. 18.38 b, c)
Pfortaderthrombosen lassen sich durch die fehlende Blutströmung sicher diagnostizieren. Dies ist besonders wichtig bei echoarmen oder echofreien Thromben. Eine Thrombose kann bei Zirrhose, Neoplasmen, Entzündungen im mesenterialen Abflußgebiet (Appendizitis, Divertikulitis, Pankreatitis) und nach stumpfen Bauchtraumen auftreten. In bis zu 50% der Fälle liegt jedoch eine idiopathische Pfortaderthrombose vor. Sonographisch gelingt es häufig nicht, die Pfortader als echofreie tubuläre Struktur darzustellen. Statt dessen kann im Bereich der vermuteten Pfortader ein echogenes Areal, das dem Thrombus entspricht, nachgewiesen werden. Sehr viel schwieriger ist die Diagnosestellung bei echoarmen oder freien Thromben. In diesem Fall läßt sich die Diagnose mit der Dopplersonographie eindeutig stellen. Im weiteren Verlauf kann es zur Rekanalisation (Abb. 18.38 b) oder zur kavernösen Transformation der Pfortader kommen, die farbdopplersonographisch gut erfaßbar ist. Eine kavernöse Transformation liegt dann vor, wenn im varikösen Venengeflecht ein hepatopetaler Fluß gefunden wird.

In der Neonatalperiode läßt sich gelegentlich an der Einmündungsstelle der Nabelvene in die Pfortader im Recessus umbilicalis ein Thrombus nachweisen (Abb. 18.38 c), der engmaschig auf eine Größenzunahme hin kontrolliert werden muß.

Venenverschlußerkrankung („veno-occlusive disease") (Abb. 18.39)
Die Venenverschlußerkrankung ist durch die Blockade der Mikrozirkulation im Bereich der Endstrombahn der Leber gekennzeichnet. Sie tritt bei zytostatisch behandelten Patienten und in der Transplantationsmedizin, vor allem nach Knochenmarktransplantation, auf. Die Erkrankung verläuft mit akutem Abdomen, Hepatomegalie, Aszites und ödematös verdickten Darmwänden. Dopplersonographisch ist sie durch eine Verlangsa-

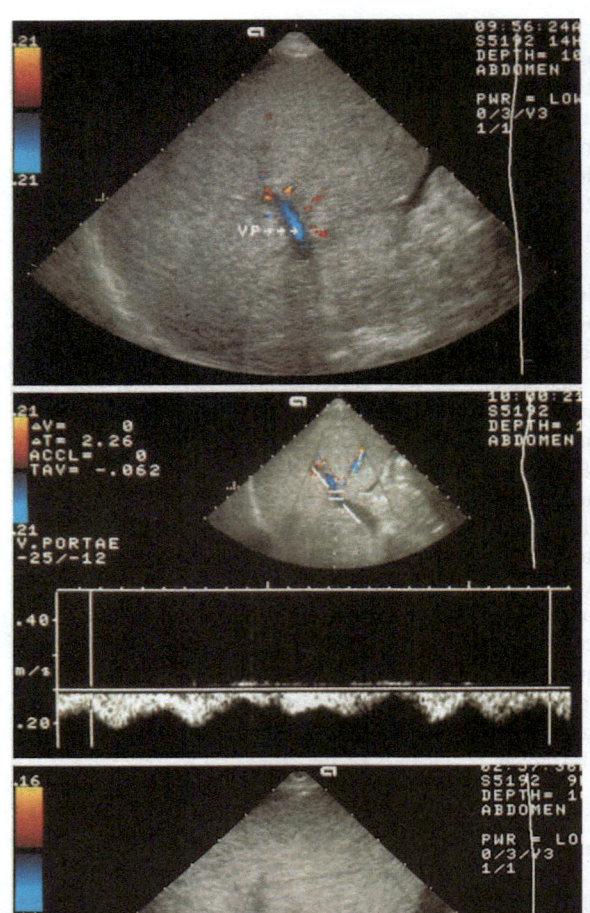

Abb. 18.39 a–c. Venenverschlußerkrankung („veno-occlusive disease") bei einem zytostatisch behandelten Mädchen mit Wilms-Tumor, Längsschnitt durch den rechten Oberbauch. a Retrograde Blutströmung in der Pfortader (*VP*), die sich blau darstellt. Die Perfusion des Organs erfolgt in diesem Fall ausschließlich über die Äste der A. hepatica, die sich rot abbilden. Die Leber ist vergrößert und weist ein vermehrtes Binnenreflexmuster auf. Weiterhin findet sich an der Leberpforte Aszites. b Dopplersonographische Flußmessung in der V. portae. Meßvolumen des gepulsten Dopplers in der V. portae. Das Dopplerfrequenzspektrum zeigt eine retrograde Blutströmung mit Amplitudenschwankungen. c Antegrade Blutströmung in der Pfortader 5 Tage nach konservativer Therapie. Weiterhin bestehende Echogenitätsvermehrung der Leber und Aszites

mung der Blutströmung in der Pfortader charakterisiert. Bei ausgeprägten Fällen kann die Blutströmung völlig sistieren oder sogar eine Strömungsumkehr erfolgen. In diesem Fall stellt sich der Pfortaderhauptstamm farbkodiert blau statt rot dar (Abb. 18.39 a, b). Da die Perfusion des Organs in diesem Fall ausschließlich über die A. hepatica erfolgt, findet man eine kompensatorische Erhöhung der Flußgeschwindigkeiten in den Leberarterien. Der Erfolg der konservativen Therapie läßt sich anhand der Normalisierung der Blutströmung in der Pfortader nachweisen (Abb. 18.39 c).

Budd-Chiari-Syndrom

Das Budd-Chiari-Syndrom ist gekennzeichnet durch eine Thrombose einer oder mehrerer Lebervenen. Weder mit der farbkodierten noch mit der gepulsten Dopplersonographie kann eine Blutströmung in den entsprechenden Gefäßen nachgewiesen werden.

Portale Hypertension (Abb. 18.40)

Die wichtigste Indikation zur dopplersonographischen Flußmessung in der Pfortader ist die Diagnostik der portalen Hypertension, in der Regel Folge einer chronischen Lebererkrankung. Die Hauptursache liegt in einer Obstruktion der V. portae als Folge von Nabelvenenkatheterisierung, Omphalitis, Dehydratation sowie Traumen, Neoplasmen und entzündlichen Erkrankungen im mesenterialen Stromgebiet. Weiterhin führen Speichererkrankungen und Leberzirrhosen bei α-1-Antitrypsinmangel, Morbus Wilson, zystischer Fibrose sowie chronische Hepatitiden und die Gallengangsatresie zur portalen Hypertension.

Die portale Hypertension ist dopplersonographisch durch eine Größenzunahme der V. portae (Abb. 18.40 a), durch fehlende inspiratorische und postprandiale Kaliberzunahme sowie durch erweiterte Kollateralgefäße gekennzeichnet. Die wichtigsten Kollateralgefäße sind dabei die V. coronaria ventriculi, die gastroösophagealen Venen, die Vv. paraumbilicales im Ligamentum teres hepatis, die pankreatikoduodenalen Venen, die gastrorenalen und splenorenalen Venen und der Plexus rectalis.

Dopplersonographisch kann je nach Schweregrad der portalen Hypertension ein abgeflachter, fehlender oder sogar negativer Fluß gefunden werden (Abb. 18.40 a–c). Gleichzeitig kommt es zur Durchmesserzunahme der V. portae, so daß das Blutflußvolumen zunächst konstant gehalten werden kann. In der Literatur wird der sog. Kongestionsindex angegeben, der sich als Quotient aus der Querschnittsfläche und der Flußgeschwindigkeit berechnet. Eine Zunahme der Querschnittsfläche bei gleichzeitiger Abnahme der Flußgeschwindigkeit bei portaler Hypertension führt somit zu einer Zunahme des Kongestionsindex. Normalwerte des Kongestionsindex für das Kindesalter wurden bisher nicht bestimmt.

Mit der farbkodierten Dopplersonographie lassen sich Umgehungskreisläufe wie Fundusvarizen und Ösophagusvarizen im Bereich des Milzhilus und des terminalen Ösophagus als variköse Venengeflechte nachweisen (Abb. 18.44).

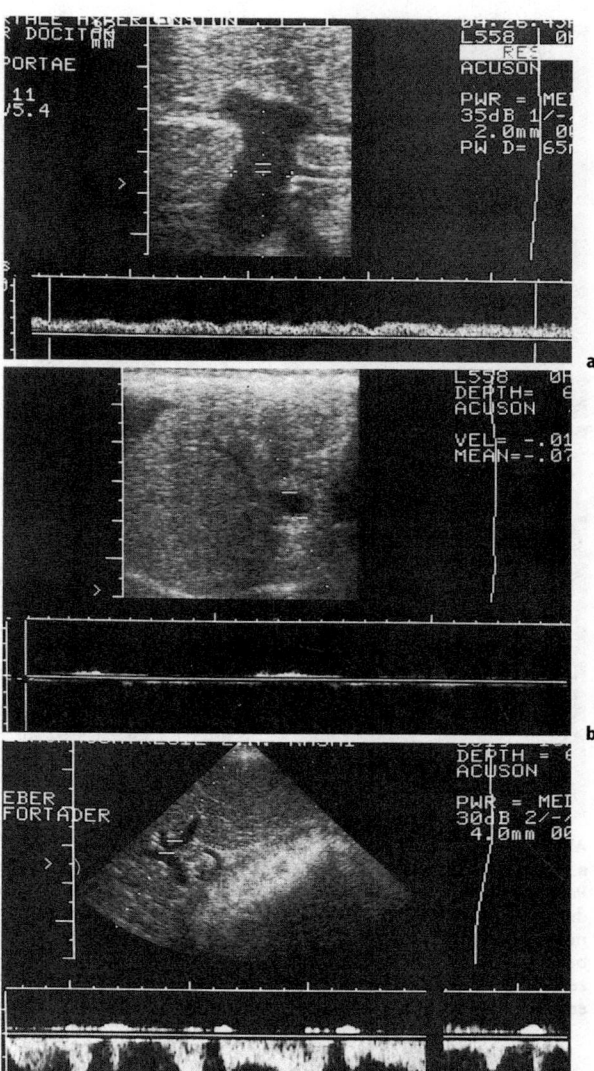

Abb. 18.40 a–c. Dopplersonographische Flußmessung in der Pfortader bei portaler Hypertension. a 18jähriger Patient mit Mukoviszidose und Leberzirrhose, Ausschnittvergrößerung durch den linken Pfortaderast. Meßvolumen des gepulsten Dopplers im dilatierten linken Pfortaderast (Durchmesser 13,7 mm). Das Dopplerfrequenzspektrum zeigt einen erniedrigten Vorwärtsfluß mit einer maximalen Flußgeschwindigkeit von 11 und einer mittleren Flußgeschwindigkeit von 5,4 cm/s. b 6 Monate alter Säugling mit Leberzirrhose aufgrund einer Gallengangsatresie. Meßvolumen des gepulsten Dopplers im Hauptast der Pfortader plaziert. Das Dopplerfrequenzspektrum zeigt keine nennenswerte Blutströmung in der Pfortader. c 10 Monate alter Säugling mit Gallengangsatresie und Leberzirrhose. Meßvolumen des gepulsten Dopplers im Pfortaderhauptast. Das Dopplerfrequenzspektrum zeigt eine retrograde Blutströmung in der Pfortader als Hinweis auf einen massiv erhöhten peripheren Gefäßwiderstand bei zirrhotischem Umbau der Leber und Umgehungskreislauf

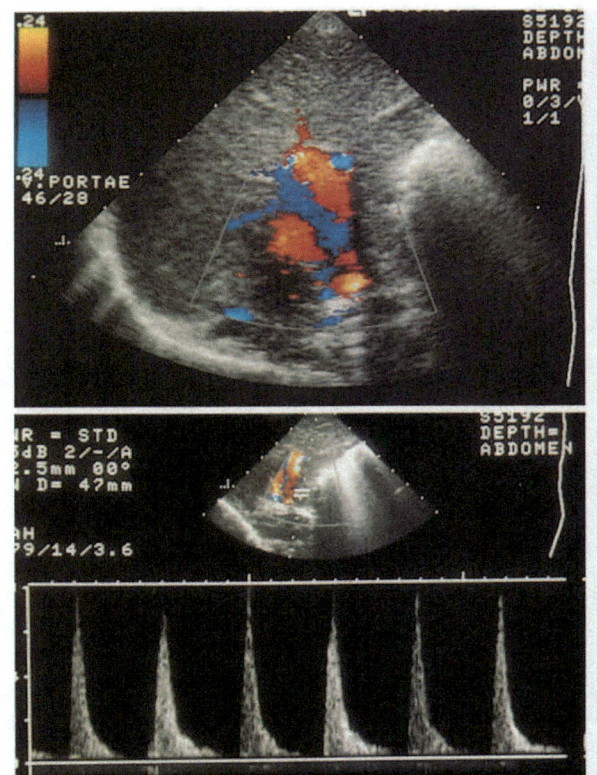

Abb. 18.41a, b. Dopplersonographie nach Lebertransplantation. **a** Darstellung einer AV-Fistel zwischen A. hepatica und V. portae. Pathologisch beschleunigte turbulente Blutströmung im Pfortaderhauptstamm. **b** Abstoßung eines Lebertransplantats. Meßvolumen des gepulsten Dopplers in der A. hepatica im Bereich des Leberhilus. Das Dopplerfrequenzspektrum im unteren Bildabschnitt zeigt einen fehlenden diastolischen Vorwärtsfluß als Ausdruck des erhöhten peripheren Gefäßwiderstands

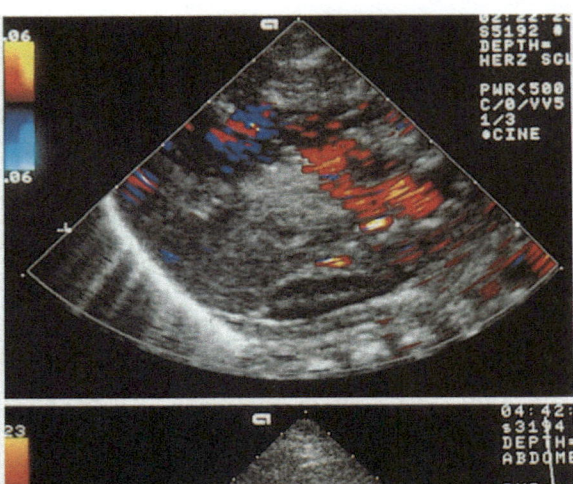
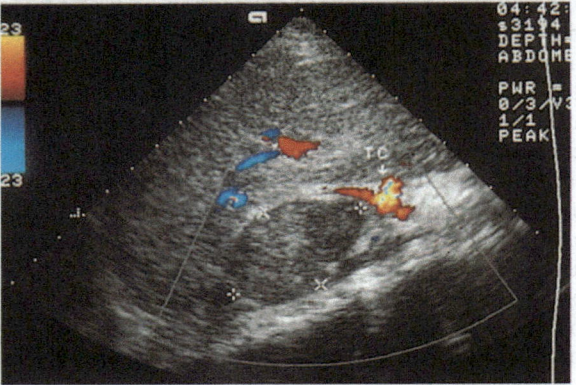

Abb. 18.42a, b. Farbkodierte Dopplersonographie bei Lebertumoren. **a** Leberhämangioendotheliom bei einem Neugeborenen mit schwerer Herzinsuffizienz, Längsschnitt durch den linken Oberbauch. Im Bereich des linken Oberbauchs stellt sich ein großer, von der Leber ausgehender Tumor mit unregelmäßig begrenzten zystischen Arealen dar. Farbkodiert lassen sich diese Zysten als arteriovenöse Kurzschlüsse mit erheblichem Links-rechts-Shunt darstellen. **b** Leberkarzinom im Bereich des Lobus caudatus, Längsschnitt durch den rechten Oberbauch. Verlagerung des Truncus coeliacus (*TC*) und der A. hepatica durch den echoarmen Tumor (*Kreuze*)

Lebertransplantation (Abb. 18.41)

Besonders wichtig ist die Dopplersonographie vor einer Lebertransplantation zur Überprüfung der Durchgängigkeit der Pfortader einerseits und der A. hepatica andererseits. Hierbei gilt es komplette Verschlüsse auszuschließen sowie partielle Thrombosen zu erfassen. Nach Lebertransplantation können vaskuläre Komplikationen wie Verschlüsse der V. portae und der A. hepatica sowie die Ausbildung von arteriovenösen Fisteln dopplersonographisch nachgewiesen werden (Abb. 18.41a). Eine Okklusion der A. hepatica nach Lebertransplantation wird bei 7% aller Patienten gefunden, bei komplexer arterieller Rekonstruktion bei bis zu 25%. Besonders wichtig sind dopplersonographische Flußmessungen der A. hepatica bei Vorliegen einer Pfortaderthrombose, da hierbei die Perfusion des Organs allein über die A. hepatica erfolgt.

Eine weitere Indikation für dopplersonographische Flußmessungen der A. hepatica ist die Früherkennung der *Abstoßung eines Lebertransplantats*. Sie kann an einem fehlenden oder negativen diastolischen Fluß erkannt werden (Abb. 18.41b). Allerdings sind dopplersonographische Flußmessungen zur Diagnose einer Abstoßungsreaktion weniger zuverlässig als nach einer Nierentransplantation.

Eine weitere Indikation zur Dopplersonographie des portalen Stromgebiets ist die Überprüfung der Durchgängigkeit von portosystemischen Shunts, die vor allem mit der farbkodierten Dopplersonographie nachgewiesen werden kann.

Rechtsherzinsuffizienz

Bei schwerer Rechtsherzinsuffizienz wird der erhöhte Venendruck durch die Lebersinusoide ans Pfortadersystem weitergegeben. In diesen Fällen läßt sich in der V. portae eine Blutströmung wie in den Lebervenen nachweisen. Bei mäßiger Rechtsherzinsuffizienz kann ein unidirektionaler Fluß, bei schwerster Rechtsherzinsuffizienz ein bidirektionaler Fluß gefunden werden.

Lebertumoren (Abb. 18.42)
Lebertumoren können farbkodiert in gefäßreiche (Hämangioendotheliom) und gefäßarme Tumoren differenziert werden (Abb. 18.42a). Weiterhin kann zwischen Verlagerung und Infiltration von Gefäßen unterschieden werden (Abb. 18.42b).

18.3.3 Milzzirkulation

Normale Zirkulation

Die A. lienalis ist einer der Hauptäste des Truncus coeliacus, V. lienalis ein Hauptast der V. portae. Beide Gefäße verlaufen hinter dem Pankreas und werden bei sonographischen Untersuchungen der Bauchspeicheldrüse regelmäßig dargestellt. Sie ziehen nach kaudal um den Pankreasschwanz und wenden sich dann nach lateral dem Milzhilus zu (Abb. 18.43a). Dopplersonographische Flußmessungen in den Milzgefäßen können einerseits in Oberbauchquerschnitten, andererseits in Längs- und Querschnitten durch die Milz (Hilusgefäße) erfolgen (Abb. 18.43b). Hinter dem Korpus des Pankreas beträgt der Einfallswinkel des Dopplerstrahls nahezu 90°, so daß Flußmessungen in diesem Bereich nicht erfolgen sollten. Aufgrund des günstigeren Einfallswinkels können dopplersonographische Flußmessungen einerseits am Übergang des Pankreaskorpus in den Pankreasschwanz und andererseits im Bereich des Milzhilus erfolgen (Abb. 18.43b). Hierbei werden entsprechende Oberbauchquerschnitte zur Darstellung des Pankreas bzw. Längs- und Querschnitte durch den Milzhilus durchgeführt und die Dopplerlinie sowie das Meßvolumen des gepulsten Dopplers an einer Stelle mit minimalem Einfallswinkel im entsprechenden Gefäß plaziert.

Am Übergang vom Pankreaskorpus zum Pankreasschwanz ist dabei die Blutströmung in der A. lienalis vom Schallkopf weg gerichtet, so daß sie sich farbkodiert blau darstellt (Abb. 18.43a), während die Blutströmung in der V. lienalis zum Schallkopf hin gerichtet ist und an dieser Stelle rot wiedergegeben wird. Mit dem gepulsten Doppler stellt sich die arterielle Blutströmung in diesem Bereich unterhalb, die venöse oberhalb der Nullinie dar.

Im Bereich des Milzhilus liegen umgekehrte Verhältnisse vor. Die Blutströmung in der A. lienalis ist dabei auf den Schallkopf zu gerichtet, so daß sie sich farbkodiert rot und mit der gepulsten Dopplersonographie oberhalb der Nullinie darstellt. Demgegenüber zeigt sich die V. lienalis farbkodiert blau und mit dem gepulsten Doppler unterhalb der Nullinie (Abb. 18.43b).

Wie bei allen parenchymatösen Abdominalorganen liegt in der A. lienalis ein monophasisches Flußprofil mit

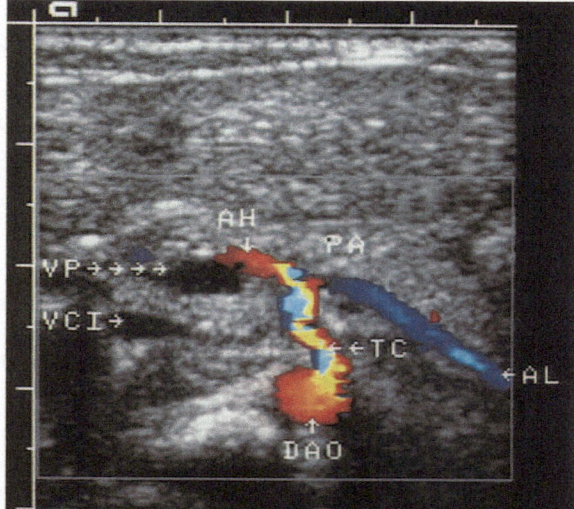

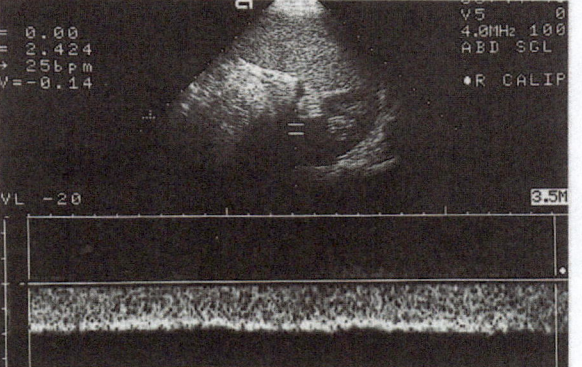

Abb. 18.43. a Farbkodierte dopplersonographische Darstellung der A. lienalis hinter dem Pankreas (*PA*), Oberbauchquerschnitt in Höhe des Pankreas. Die Blutströmung in der A. lienalis (*AL*) ist vom Schallkopf weg gerichtet, so daß sie sich blau abbildet. Demgegenüber ist die Blutströmung in der A. hepatica (*AH*) auf den Schallkopf zu gerichtet, so daß sie sich rot abbildet. Aufgrund der empfindlichen Einstellung des Farbdopplers stellt sich die Blutströmung im Truncus coeliacus (*TC*) mosaikartig dar. Die Blutströmung in V. cava inferior (*VCI*) und V. portae (*VP*), die unter einem Winkel von 90° getroffen wird, kann aufgrund der niedrigen Flußgeschwindigkeiten in dieser Schnittebene nicht abgebildet werden. Trotz des ungünstigen Einfallswinkels stellt sich die Blutströmung in der deszendierenden Aorta (*DAO*) aufgrund der hohen Flußgeschwindigkeiten rot dar. **b** Dopplersonographische Flußmessung in der V. lienalis im Bereich des Milzhilus, Querschnitt durch den Milzhilus. Meßvolumen des gepulsten Dopplers in der V. lienalis im Bereich des Milzhilus. Das Dopplerfrequenzspektrum zeigt eine kontinuierliche Blutströmung mit breitem Frequenzspektrum und niedriger Flußgeschwindigkeit bei 20 cm/s bei einer mittleren Flußgeschwindigkeit von 14 cm/s. Das Flußspektrum und die Flußgeschwindigkeiten entsprechen denen der Pfortader

hoher diastolischer Amplitude vor. Das Strömungsprofil in der V. lienalis entspricht dem der Pfortader. Das heißt, es liegt eine nahezu kontinuierliche Blutströmung mit einer niedrigen maximalen systolischen Flußgeschwindigkeit von ca. 20 cm/s bei einer mittleren Flußgeschwindigkeit von 10–15 cm/s vor. Das Flußspektrum ist wie in der Pfortader breit (Abb. 18.43 b).

Indikationen

Indikationen zur Dopplersonographie der Milzgefäße

- DD: Zystische Raumforderungen: Gefäß?
- Vaskuläre Malformationen
  - Aneurysmen
  - AV-Fisteln
- Milzvenenthrombose
- Portale Hypertension (Flußumkehr in V. lienalis)
- Umgehungskreislauf (Varizen)
- Überprüfung der Durchgängigkeit von splenorenalen Shunts

Im Bereich des Milzhilus und der Milz können zystische Raumforderungen dem Gefäßsystem zugeordnet oder davon abgegrenzt werden. Außerdem lassen sich Aneurysmen und Pseudoaneurysmen sowie AV-Fisteln im Bereich der Milzgefäße darstellen.

Die Dopplersonographie dient weiterhin zur Darstellung partieller oder kompletter Okklusionen bzw. Thrombosierungen der Milzvene, die vor allem nach Pankreatitiden auftreten können.

Bei fortgeschrittener portaler Hypertension mit Umgehungskreisläufen läßt sich ein hepatofugaler Fluß mit einer Umkehr der Blutströmung in der Milzvene finden.

Die wichtigste Indikation für die Dopplersonographie der Milzgefäße in der Pädiatrie ist der Nachweis von splenorenalen Varizen bei portaler Hypertension (Abb. 18.44 a). Aufgrund der nahen räumlichen Beziehung zwischen Milzvene und V. renalis kann bei portaler Hypertension im Kindesalter ein splenorenaler Shunt angelegt werden. Mit der Dopplersonographie läßt sich die Durchgängigkeit des splenorenalen Shunts überprüfen (Abb. 18.44 b).

18.3.4 Mesenteriale Zirkulation

Normale Zirkulation

Die mesenteriale Zirkulation erfolgt über den Truncus coeliacus sowie die A. mesenterica superior und inferior. Der venöse Abstrom des Blutes aus dem mesenterialen Stromgebiet erfolgt über die V. mesenterica superior in die Pfortader.

Truncus coeliacus

Der Truncus coeliacus ist für dopplersonographische Flußmessungen im Bereich des Abdomens besonders gut geeignet: Er läßt sich in Oberbauchlängs- und -querschnitten durch die Leber als akustisches Fenster darstellen. Zwischen dem Dopplerstrahl und der Gefäßachse besteht häufig kein nennenswerter Einfallswinkel, so daß Quantifizierungen der Blutströmung ohne Winkelkorrektur erfolgen können. Da die Blutströmung auf den Schallkopf zu gerichtet ist, stellt sich das Gefäß im Farbdoppler rot dar. Mit dem gepulsten Doppler wird die Blutströmung oberhalb der Nullinie abgebildet. Hierbei zeigt sich das typische monopha-

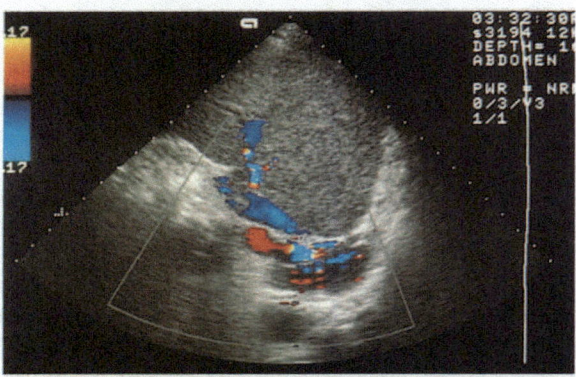
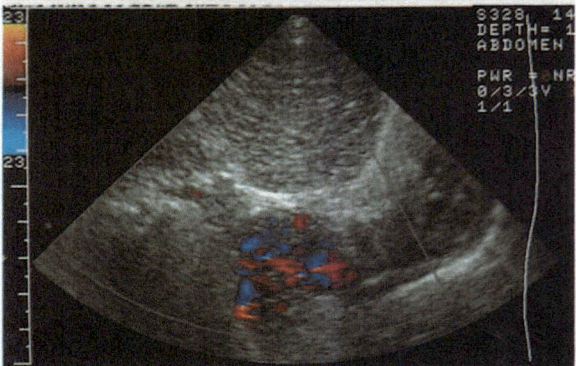

◀ **Abb. 18.44. a** Nachweis splenorenaler Varizen im Bereich des Milzhilus bei 17jährigem Patienten mit α-1-Antitrypsinmangel, Oberbauchquerschnitt links. Im Bereich des Milzhilus stellt sich ein variköses Venengeflecht dar. **b** Zustand nach Anlegen eines splenorenalen Shunts bei cholangiodysplastischer Pseudozirrhose und portaler Hypertension bei 10jährigem Jungen, Querschnitt durch den Milz- und Nierenhilus. Im Bereich des Nierenhilus turbulente Blutströmung mit antegraden und retrograden Strömungsanteilen bei durchgängigem splenorenalem Shunt

Tabelle 18.3. Normalwerte der Flußgeschwindigkeiten (*V*) und des Resistance-Index (*RI*) in der A. mesenterica superior und im Truncus coeliacus von gesunden Früh- und Neugeborenen

	A. mesenterica superior			Truncus coeliacus	
	Frühgeborene	Reifgeborene		Frühgeborene	Reifgeborene
	(Deeg)	(v. Bel)	(Leidig)	(Deeg)	(Deeg)
V_s	68,4 ± 20,5	70 ± 18	57 ± 3,1	72,9 ± 11,1	77,6 ± 20,8
V_{es}	19,8 ± 8,1			31,6 ± 9,9	28,5 ± 7
V_{ed}	11,8 ± 6,8	14 ± 7		20,6 ± 7	15,3 ± 4,3
V_m	13 ± 5,5 (TAV)	32 ± 11 (TAMX)	22 ± 1,6 (TAMX)	19,9 ± 5 (TAV)	
RI	0,84 ± 0,08	0,80 ± 0,07	0,85 ± 0,02	0,72 ± 0,10	0,79 ± 0,10

V_s = maximale systolische Flußgeschwindigkeit
V_{es} = endsystolische Flußgeschwindigkeit
V_{ed} = enddiastolische Flußgeschwindigkeit
V_m = mittlere Flußgeschwindigkeit
T_{AV} = time average velocity
T_{AMX} = time average maximal velocity

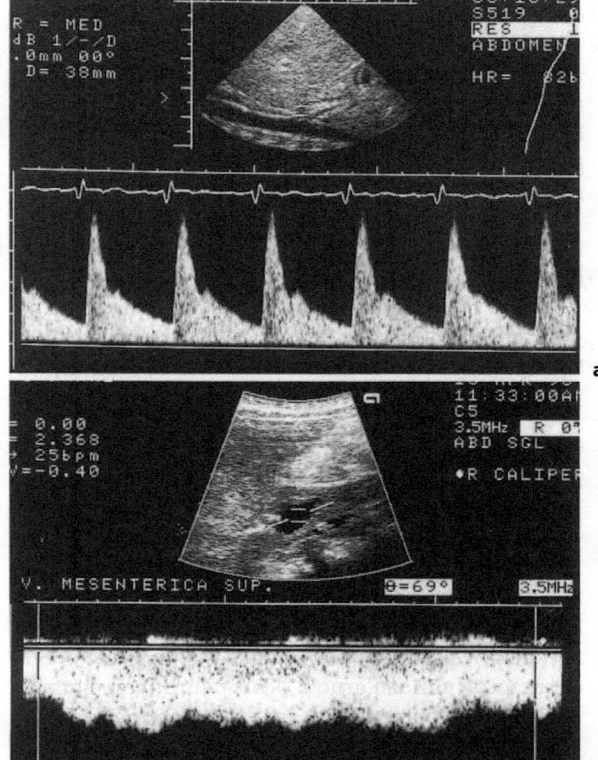

Abb. 18.45. a Dopplersonographische Flußmessung im Truncus coeliacus bei einem Neugeborenen, Längsschnitt durch den Oberbauch in Höhe der Aorta. Das Meßvolumen des gepulsten Dopplers ist im Truncus coeliacus unmittelbar nach seinem Abgang aus der Aorta abdominalis plaziert. Das Dopplerfrequenzspektrum zeigt einen systolisch-diastolischen Vorwärtsfluß mit breitem Frequenzspektrum. Die hohe diastolische Amplitude ist durch den niedrigen Gefäßwiderstand im Versorgungsgebiet des Truncus coeliacus bedingt. **b** Dopplersonographische Flußmessung in der V. mesenterica superior, Oberbauchlängsschnitt paramedian rechts. Meßvolumen des gepulsten Dopplers im Bereich des splenoportalen Konfluenz in der V. mesenterica superior. Das Dopplerfrequenzspektrum zeigt einen nahezu kontinuierlichen hepatopetalen Fluß mit breitem Frequenzspektrum. Aufgrund des ungünstigen Einfallswinkels von 69° ist eine Quantifizierung der Blutströmung nicht sinnvoll

sische Flußprofil mit hoher diastolischer Amplitude. Das Flußprofil nahe dem Abgang aus der Aorta abdominalis ist laminar, weiter distal wird es zunehmend breiter und turbulent (Abb. 18.45a). Im Oberbauchquerschnitt gelingt meist die Darstellung der Aufzweigung in die A. hepatica communis und die A. lienalis (Abb. 18.43a). Die A. gastrica sinistra läßt sich in der Regel im Längsschnitt erfassen.

Die Quantifizierung der Blutströmung im Truncus coeliacus von gesunden Früh- und Neugeborenen zeigt keine nennenswerte Altersabhängigkeit. Die bisher publizierten Normwerte der Flußgeschwindigkeiten für Früh- und Neugeborene sind in Tabelle 18.3 zusammengefaßt. Die mittlere maximale systolische Flußgeschwindigkeit im Truncus coeliacus liegt zwischen 70 und 80 cm/s, die enddiastolische Flußgeschwindigkeit zwischen 15 und 20 cm/s und die mittlere Flußgeschwindigkeit (TAV) bei 20 cm/s, während der Resistance-Index 0,72–0,79 beträgt.

Arteria mesenterica superior

Die Darstellung gelingt am besten in einem paramedianen Längsschnitt durch den linken Oberbauch. Im Bereich des Ursprungs des Gefäßes ist die Blutströmung direkt auf den Schallkopf gerichtet, so daß das Gefäß im Farbdoppler rot und mit der gepulsten Dopplersonographie das Flußspektrum oberhalb der Nullinie abgebildet wird. Das Flußprofil ist monophasisch, weist jedoch im Vergleich zum Truncus coeliacus eine niedrigere diastolische Amplitude auf, die durch den höheren peripheren Gefäßwiderstand im nüchternen Zustand bedingt ist.

Postprandial kommt es zu einem Anstieg vor allem der diastolischen Flußgeschwindigkeit um bis zu 500%, wobei der Gipfel ca. 45 min nach der Nahrungsaufnahme erreicht wird. Der Anstieg korreliert dabei sehr gut mit der Menge und der Zusammensetzung der Nahrung; nach Füttern einer größeren Milchmenge steigt die Flußgeschwindigkeit stärker an. Der Anstieg der mesenterialen Durchblutung zeigt sich bis zu 2 h nach der Nahrungsaufnahme.

Auch die Flußgeschwindigkeit in der A. mesenterica superior ist weitgehend altersunabhängig. Die entsprechenden bisher publizierten Normwerte sind in Tabelle 18.3 aufgeführt. Die maximale systolische Flußgeschwindigkeit liegt bei ca. 70 cm/s, die enddiastolische Flußgeschwindigkeit zwischen 12 und 14 cm/s und die mittlere Flußgeschwindigkeit bei 13 cm/s, während der Resistance-Index zwischen 0,80 und 0,84 beträgt.

Die entsprechenden Normwerte wurden im nüchternen Zustand gemessen. Vergleicht man die Normwerte der maximalen systolischen Flußgeschwindigkeiten im Truncus coeliacus und in der A. mesenterica superior, so zeigen sich keine nennenswerten Unterschiede. Im nüchternen Zustand liegt lediglich die enddiastolische Flußgeschwindigkeit und damit auch die mittlere Flußgeschwindigkeit in der A. mesenterica superior etwas niedriger als im Truncus coeliacus.

Da die publizierten Normwerte eindeutig unter 100 cm/s liegen, sind Blutflußgeschwindigkeiten deutlich darüber pathologisch.

Die A. mesenterica inferior ist häufig durch Darmgasüberlagerungen der sonographischen Darstellung nicht zugänglich und hat daher in der Routinediagnostik keine Bedeutung.

Vena mesenterica superior
Die V. mesenterica superior läßt sich im Oberbauchlängsschnitt vor der V. cava inferior darstellen (Abb. 18.45 b). Sie vereinigt sich im Bereich des splenoportalen Konfluens mit der Milzvene zur Pfortader. Das Flußprofil in der V. mesenterica entspricht dem der V. portae. Es findet sich eine nahezu kontinuierliche Blutströmung mit niedriger Flußgeschwindigkeit und breitem Frequenzspektrum. Aufgrund des ungünstigen Einfallswinkels des Dopplerstrahls ist die Blutströmung in der V. mesenterica superior nur schwer quantifizierbar.

Indikationen

Indikationen zur Dopplersonographie der Mesenterialgefäße
(*FD* Farbdoppler, *PW* gepulster Doppler)

- Truncus coeliacus: Abdominelles Referenzgefäß bei kardiovaskulären und renoparenchymatösen Erkrankungen (PW)
- Mesenterialarterienstenose (PW, FD)
- Mesenterialarterien- und -venenverschluß (FD)
- Entzündliche Darmerkrankungen (PW, FD)
  - Morbus Crohn (FD)
  - Purpura Schönlein-Henoch (FD)
  - Appendizitis (FD)
  - nekrotisierende Enterokolitis (PW)
- Mesenterialzyste/zystische Darmduplikatur (FD)
- Invagination (FD)
- Gastroösophagealer Reflux

Arterielle Stenosen und Verschlüsse

Die wichtigsten Indikationen für die Überprüfung der mesenterialen Zirkulation sind arterielle Stenosen bei klinischem Verdacht auf Darmischämie. Bei ausgeprägter vaskulärer Stenose findet sich im Bereich der Engstelle eine pathologisch beschleunigte Blutströmung, die den Meßbereich des gepulsten Dopplersystems überschreitet. Mit der farbkodierten Dopplersonographie stellt sich das Gefäß trotz Wahl einer hohen Nyquist-Grenze mosaikartig dar. Die Quantifizierung der Blutströmung gelingt oft nur mit dem CW-Doppler.

Weitere Indikationen sind Mesenterialarterien- bzw. -venenverschlüsse. In diesen Fällen läßt sich dopplersonographisch keine Blutströmung finden.

Entzündliche Darmerkrankungen
(Abb. 18.46 und 18.47)

Entzündliche Darmerkrankungen sind neben einer Verdickung der Darmwand durch die vermehrte Durchblutung charakterisiert. Mit Hilfe der farbkodierten Dopplersonographie kann die Durchblutung der entzündlich infiltrierten Darmschlingen qualitativ und semiquantitativ beurteilt werden (Abb. 18.46 a, b). Mögliche Indikationen sind die Beurteilung der Durchblutung der Darmwand bei Morbus Crohn, Colitis ulcerosa, Purpura Schönlein-Henoch und akuter Appendizitis (Abb. 18.46 a, b).

Bei *chronisch entzündlichen Darmerkrankungen* läßt sich die Aktivität des Krankheitsprozesses auch anhand der Durchblutung erkennen. Während im akuten Stadi-

18.3 · Abdominelle Dopplersonographie   417

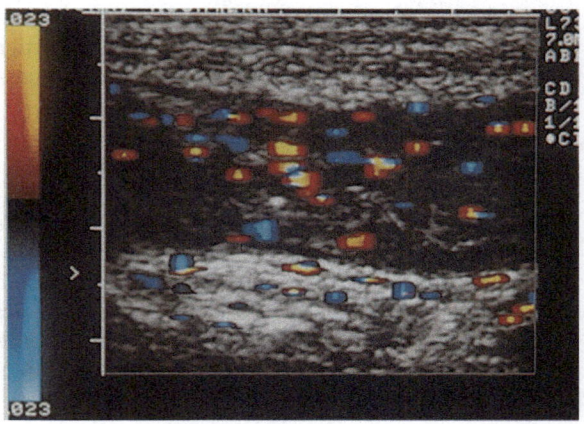

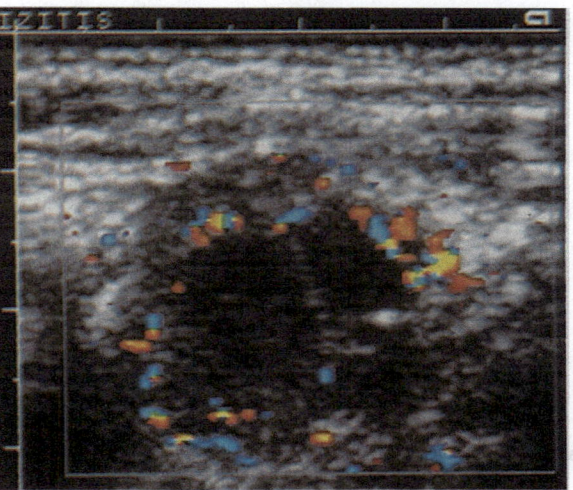

Abb. 18.46a, b. Farbkodierte dopplersonographische Darstellung der Blutströmung bei entzündlichen Darmerkrankungen. **a** Morbus Crohn bei 12jährigem Jungen, Längsschnitt durch den rechten Unterbauch. Es zeigt sich ein pathologisch verdicktes, entzündlich infiltriertes Colon ascendens. Mit der farbkodierten Dopplersonographie läßt sich eine deutlich vermehrte Durchblutung des Darms nachweisen. Nach konservativer Therapie mit Kortison konnte eine Woche später keine vermehrte Durchblutung mehr gefunden werden. **b** Akute phlegmonöse Appendizitis, Querschnitt durch den rechten Unterbauch. Es zeigt sich eine phlegmonöse Appendix mit vermehrter mesenterialer Durchblutung in den Randbereichen der Raumforderung. Im Zentrum beginnende Abszedierung

um multiple Gefäße darstellbar sind, führt die antiphlogistische Therapie zu einem deutlichen Rückgang der vermehrten Durchblutung (Abb. 18.46a).

Auch bei der akuten Appendizitis läßt sich die gesteigerte Durchblutung der verdickten Darmwand und des Mesenteriums nachweisen. Vor allem bei zweifelhaften Fällen mag die farbkodierte Dopplersonographie eine Entscheidungshilfe für die Diagnosestellung sein (Abb. 18.46b).

Eine weitere wichtige Einsatzmöglichkeit der farbkodierten Dopplersonographie ist die *nekrotisierende Enterokolitis* des Frühgeborenen. Hierbei können massiv erhöhte systolische Flußgeschwindigkeiten in der A. mesenterica superior und im Truncus coeliacus gefunden werden (Abb. 18.47 a, b). Demgegenüber sind die enddiastolischen Flußgeschwindigkeiten nicht erhöht. Die Flußbeschleunigung ist somit durch die Engstellung der Arteriolen im mesenterialen Stromgebiet bedingt. Der Anstieg der Flußgeschwindigkeiten ist mit einem schweren Krankheitsverlauf vergesellschaftet. Ob die

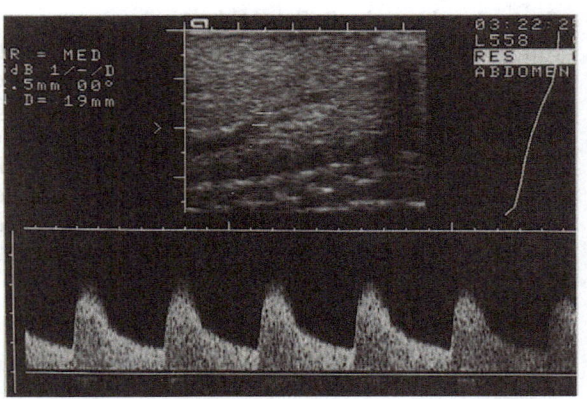

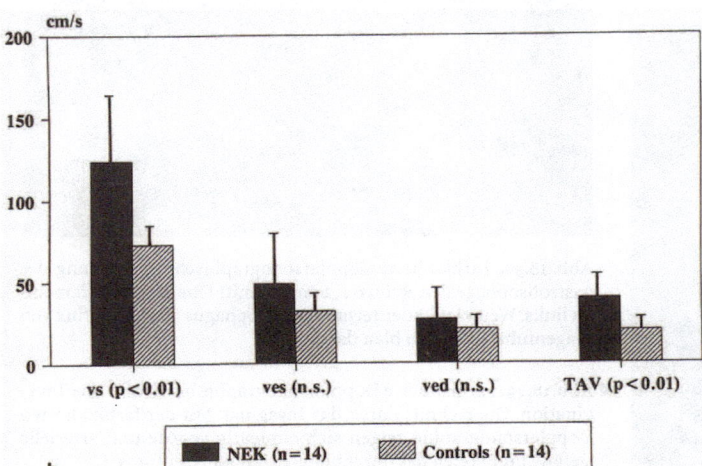

Abb. 18.47a, b. Dopplersonographische Flußmessung in den Mesenterialarterien bei nekrotisierender Enterokolitis des Frühgeborenen. **a** A. mesenterica superior, Lokalisation des Meßvolumens des gepulsten Dopplers in der A. mesenterica superior. Das Dopplerfrequenzspektrum zeigt einen systolisch-diastolischen Vorwärtsfluß mit einer Erhöhung aller Flußgeschwindigkeiten. Die maximale systolische Flußgeschwindigkeit beträgt 150 cm/s, die enddiastolische Flußgeschwindigkeit 50 cm/s. **b** Graphische Darstellung der Flußgeschwindigkeiten bei nekrotisierender Enterokolitis (*schwarze Säulen*) im Vergleich zu einem gesunden Kontrollkollektiv (*schraffierte Säulen*). Signifikanter Anstieg der maximalen systolischen und mittleren Flußgeschwindigkeiten (*TAV*) im Vergleich zur gesunden Kontrollgruppe. (Aus Deeg 1993)

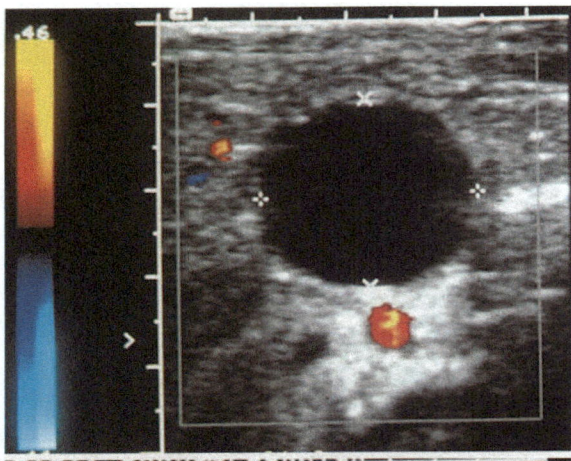

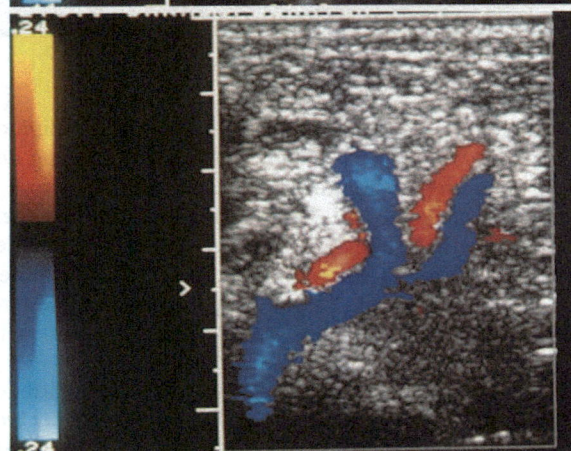

Abb. 18.48a,b. Farbkodierte dopplersonographische Darstellung der Gefäßversorgung einer Mesenterialzyste. **a** Querschnitt durch das mittlere Abdomen. 2,3 cm messende zystische Raumforderung mit quer getroffenen Mesenterialgefäßen in den Randbezirken. Hinter der Zyste stellt sich die Aorta quer getroffen dar. **b** Tangentialschnitt durch die Zystenwand. Im Bereich der Zystenwand zeigen sich multiple Äste der Mesenterialarterien (rot) und Venen (blau) im Längsschnitt

Dopplersonographie zur Frühdiagnose der nekrotisierenden Enterokolitis geeignet ist, müssen zukünftige Untersuchungen an einem größeren Patientengut zeigen.

Raumforderungen des Gastrointestinaltrakts
(Abb. 18.48)
Mit der farbkodierten Dopplersonographie kann die Gefäßversorgung von einer Raumforderung des Gastrointestinaltrakts dargestellt werden. Typischerweise sind Mesenterialzysten durch die starke Vaskularisation des Mesenteriums im Wandbereich der Zysten gekennzeichnet. Diese Gefäße entsprechen den normalen Mesenterialarterien und -venen (Abb. 18.48 a, b).

Invagination (Abb. 18.49)
Bei der Invagination kann es zur Kompression von Mesenterialvenen und damit zur hämorrhagischen Infarzierung kommen. Mit der farbkodierten Dopplersonographie kann die Durchblutung des Invaginats aufgezeigt und die Indikation zur konservativen oder operativen Reposition gestellt werden (Abb. 18.49).

Voraussetzung für einen sonographischen oder radiologischen Repositionsversuch sollte der Nachweis einer normalen Durchblutung des Intussuszeptums sein.

Gastroösophagealer Reflux (Abb. 18.50)
Mit der farbkodierten Dopplersonographie kann nicht nur die Blutströmung sondern auch Flüssigkeitsbewegung im Magen-Darm-Trakt dargestellt werden. So läßt sich mit dem Farbdoppler der gastroösophageale Reflux zuverlässiger als im zweidimensionalen Schnittbild erfassen (Abb. 18.50). Zunächst wird der Magen des nüchternen Kindes in Abhängigkeit vom Alter nach Legen einer Magensonde mit 100–200 ml Tee aufgefüllt.

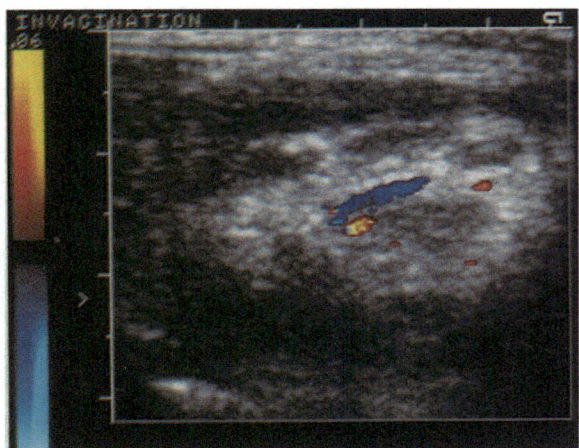

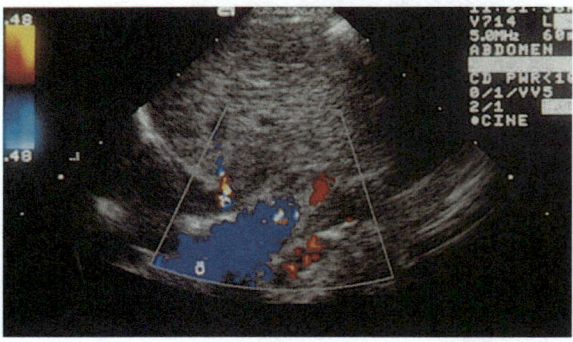

Abb. 18.50. Farbkodierte dopplersonographische Darstellung des gastroösophagealen Refluxes, Längsschnitt Oberbauch paramedian links. Weit klaffender terminaler Ösophagus (Ö) mit Reflux von Mageninhalt, der sich blau darstellt

◀ **Abb. 18.49.** Farbkodierte Dopplersonographie bei ileozökaler Invagination, Querschnitt durch das Invaginat. Mit der farbkodierten Dopplersonographie zeigen sich eindeutig venöse und arterielle Gefäße im Bereich des durchbluteten Intussuszeptums

Anschließend wird die Magensonde gezogen und die Kardiaregion in einem Rippenbogenrandschnitt 10 min lang farbdopplersonographisch überwacht. Während sich Propulsionen rot darstellen bildet sich ein gastroösophagealer Reflux blau ab (Abb. 18.50).

18.3.5 Renale Zirkulation

Normale Zirkulation

Die Blutströmung in den Nierenarterien und -venen kann einerseits von ventral, andererseits auch von dorsal oder lateral jeweils im Längs- und Querschnitt gemessen werden. Bei schlanken Patienten eignet sich vor allem ein mittlerer Oberbauchquerschnitt für die dopplersonographische Flußmessung in A. und V. renalis. Häufig stören jedoch Darmgase und Stuhlüberlagerungen sowie die Adipositas eines Kindes, so daß die Flußmessung nur von der Flanke oder vom Rücken aus erfolgen kann (Abb. 18.51). Ausgesprochen gut gelingt die dopplersonographische Flußmessung der nierenversorgenden Gefäße bei Transplantatnieren, die nicht atemverschieblich direkt unter der Haut in der linken oder rechten Fossa iliaca implantiert werden. Neben A. und V. renalis können auch die Segment-, Interlobär- und Interlobulärgefäße, vor allem mit der farbkodierten Dopplersonographie, dargestellt werden (Abb. 18.52). Die Segmentgefäße kommen im Bereich des Nierenhilus, die Interlobärgefäße im Nierenparenchym und die Interlobulärgefäße neben den echoarmen Markpyramiden zur Darstellung. Zur genauen Plazierung des Meßvolumens in den kleinen intrarenalen Gefäßen ist die farbkodierte Dopplersonographie unerläßlich.

Nierenarterien

Die Flußgeschwindigkeiten in den Nierenarterien sind einerseits abhängig vom Ort der Flußmessung, andererseits vom Alter des Kindes.

Ort der Flußmessung. In erster Linie sind die Flußgeschwindigkeiten abhängig vom Ort der Flußmessung. So können in A. und V. renalis die höchsten und in den Interlobulärgefäßen und den Vasa arcuata die niedrigsten Flußgeschwindigkeiten gemessen werden. Die Flußgeschwindigkeiten in den Segmentarterien sind im Durchschnitt um ein Drittel niedriger als die in der A. renalis gemessenen Flußgeschwindigkeiten, während die Flußgeschwindigkeiten in den Interlobärarterien wiederum um ein Drittel niedriger sind als in den zugehörigen Segmentarterien sind (Abb. 18.53 a). Eine ähnliche Abnahme der Flußgeschwindigkeiten zur Peripherie hin konnte in den Nierenvenen gefunden werden (Abb. 18.53 b).

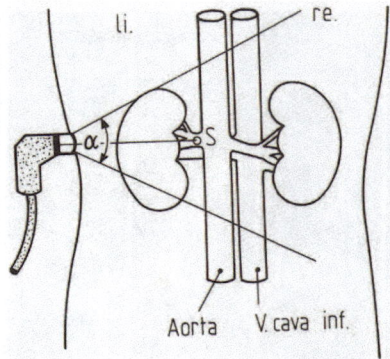

Abb. 18.51. Schematische Darstellung der dopplersonographischen Flußmessung in der A. renalis. Der Schallkopf ist im Bereich der linken Flanke angelegt. Die Dopplerlinie ist durch die A. renalis gelegt. Das Meßvolumen (S) des gepulsten Dopplers ist in der A. renalis unmittelbar nach ihrem Abgang aus der Aorta plaziert. (Aus Deeg 1985)

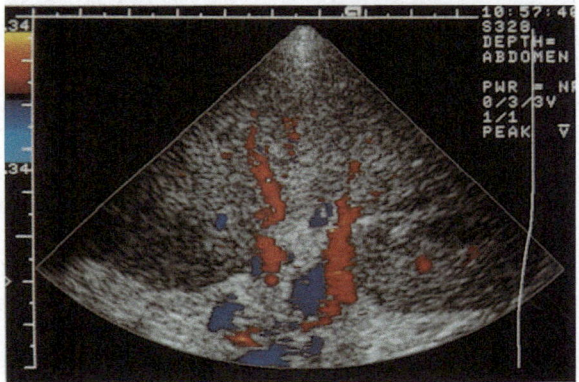

Abb. 18.52. Farbkodierte dopplersonographische Darstellung der Nierengefäße nach Nierentransplantation. Die Arterien stellen sich rot, die Venen blau dar. Im Bereich des Nierenhilus kommen die Segmentgefäße, unterhalb der Markpyramiden die Interlobär- und seitlich der Markpyramiden die Interlobulärgefäße zur Darstellung. Bei entsprechend empfindlicherer Einstellung (niedrige Nyquist-Grenze) lassen sich auch die kleinsten Interlobulärgefäße darstellen

Altersabhängigkeit: Nierenarterien. Mit zunehmendem Alter kommt es zunächst zu einem Anstieg der Flußgeschwindigkeit in den Nierenarterien, der in der Neonatalperiode und im Säuglingsalter am stärksten ausgeprägt ist. Die niedrigsten Flußgeschwindigkeiten können bei *Frühgeborenen* unter 1000 g gefunden werden: In dieser Altersgruppe beträgt die maximale systolische Flußgeschwindigkeit 42 ± 10 cm/s, die enddiastolische Flußgeschwindigkeit 5,5 ± 1,2 cm/s und der Resistance-Index 0,86 ± 0,05.

Bei *reifgeborenen Kindern* mit einem Geburtsgewicht zwischen 3000 und 4000 g liegt die maximale systolische Flußgeschwindigkeit bei etwa 65 ± 16 cm/s, die enddiastolische Flußgeschwindigkeit bei 8,7 ± 2,2 cm/s und der Resistance-Index bei 0,86 ± 0,06.

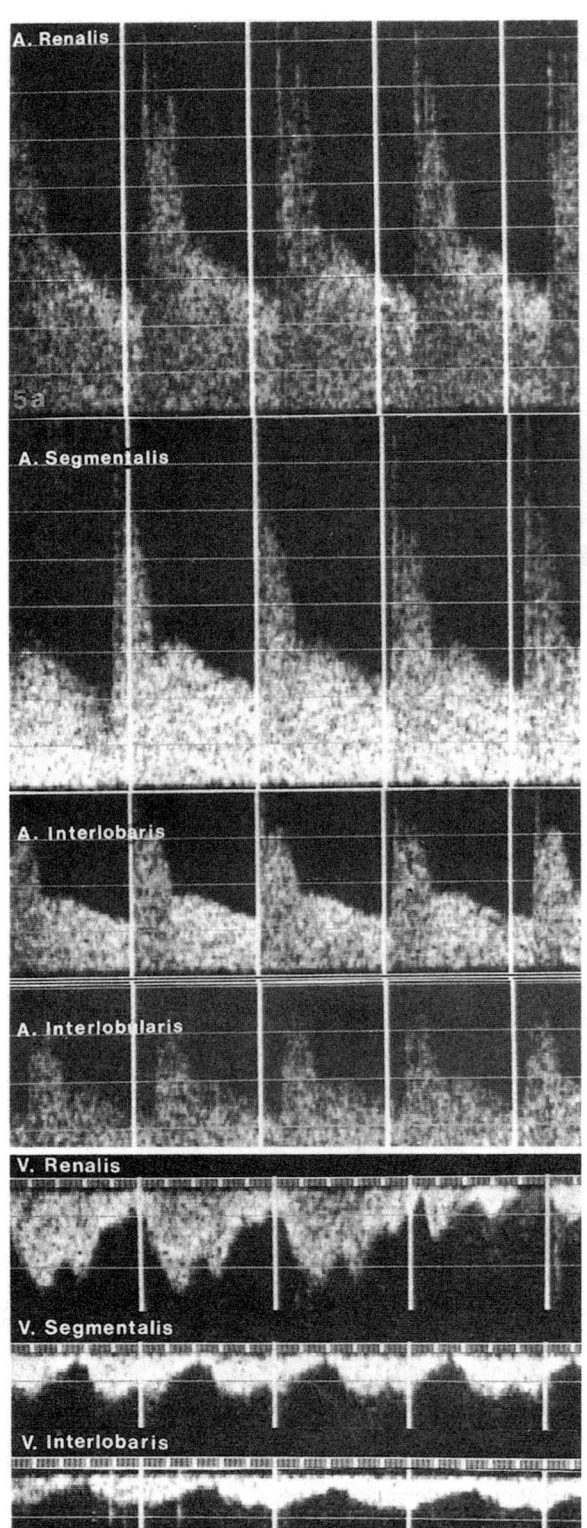

◄ **Abb. 18.53 a, b.** Dopplersonographische Flußmessung in den verschiedenen Nierengefäßen bei gesundem Schulkind. **a** Nierenarterien. Die höchsten Flußgeschwindigkeiten lassen sich in der A. renalis, die niedrigsten in den Interlobulärgefäßen finden. Die Flußgeschwindigkeiten in der A. segmentalis sind um etwa ein Drittel niedriger als in der A. renalis. Die Flußgeschwindigkeiten in den Interlobärarterien sind ihrerseits wieder um 20–30 % niedriger als in den Segmentarterien. **b** Nierenvenen. Atem- und pulssynchrone Amplitudenschwankungen, die in der V. renalis am höchsten und in den Interlobärvenen am niedrigsten sind. Die höchsten Flußgeschwindigkeiten lassen sich in der V. renalis finden. Zur Peripherie hin kommt es zu einer Abflachung des Flußprofils und zu einer Abnahme der Flußgeschwindigkeiten. (Aus Deeg 1990)

Betrachtet man die Flußgeschwindigkeiten der Neonatalperiode unabhängig vom Gestationsalter, so liegt die maximale systolische Flußgeschwindigkeit bei etwa 56 ± 14 cm/s, die enddiastolische Flußgeschwindigkeit bei 7,8 ± 2,5 cm/s und der Resistance-Index bei 0,85 ± 0,06 (Bömelburg u. Jorch 1988).

Bis zum Kleinkindalter kommt es zu einem langsamen weiteren Anstieg der maximalen systolischen Flußgeschwindigkeiten, die dann während der übrigen Kindheit weitgehend konstant bleiben und einen Wert von ca. 110 ± 20 cm/s erreichen. Da die enddiastolische Flußgeschwindigkeit proportional wesentlich stärker als die maximale systolische Flußgeschwindigkeit ansteigt, kommt es zu einem Abfall des Resistance-Index auf Werte um 0,66 ± 0,06. Die von Grunert et al. (1990) ermittelten mittleren über die Zeit gewichteten Flußgeschwindigkeiten jenseits des Säuglingsalters lagen bei 35 ± 6 cm/s. Die Flußgeschwindigkeiten in den Segment-, Interlobär- und Interlobulärarterien sind entsprechend niedriger. Unabhängig vom Lebensalter kann eine maximale systolische Flußgeschwindigkeit in der A. renalis von über 1,5 m/s als pathologisch bewertet werden.

Die enddiastolische Flußgeschwindigkeit ist weitgehend abhängig vom Alter des Kindes. Im Säuglingsalter ist eine enddiastolische Flußgeschwindigkeit in der A. renalis von unter 5 cm/s pathologisch. Im Kleinkindalter ist ein Wert unter 10 cm/s pathologisch, bei Schulkindern ein Wert unter 15 cm/s und bei Jugendlichen ein Wert unter 20 cm/s

Alterabhängigkeit: Nierenvenen. Die Flußgeschwindigkeiten in den Nierenvenen im Kindesalter sind ebenfalls weitgehend unabhängig vom Alter. Die maximale Flußgeschwindigkeit in der V. renalis liegt zwischen 25 und 31 cm/s bei einer Standardabweichung von bis zu 10 cm/s Die mittlere über die Zeit gewichtete Flußgeschwindigkeit beträgt 9–12 cm/s bei einer Standardabweichung von 5 cm/s. In den Segmentalvenen liegt die maximale Flußgeschwindigkeit bei 20 cm/s bei einer Standardabweichung von bis zu 6 cm/s. Die mittlere Flußgeschwindigkeit liegt zwischen 7–10 cm/s bei einer Standardabweichung von 1 cm/s.

Bei der Bestimmung absoluter Flußgeschwindigkeiten in den Nierenarterien und Nierenvenen muß somit in erster Linie der Ort der Flußmessung angegeben werden. Bei kleinen Kindern spielt zudem das Alter des Kindes eine entscheidende Rolle.

Indikationen

Indikationen zur Dopplersonographie der Nieren und ableitenden Harnwege (*FD* Farbdoppler, *PW* gepulster Doppler)

- DD: Prominentes Hilusgefäß – Pyelonektasie (FD, PW)
- Nierenarterienstenose (FD, PW)
- Nierenvenenthrombose (FD, PW)
- Akutes Nierenversagen (PW)
- Glomerulonephritis/Pyelonephritis (PW)
- Nierentumore (FD)
- Nierentrauma (FD)
- Obstruktive Uropathie (PW)
- Refluxive Uropathie (FD)
- Nierentransplantation (PW)

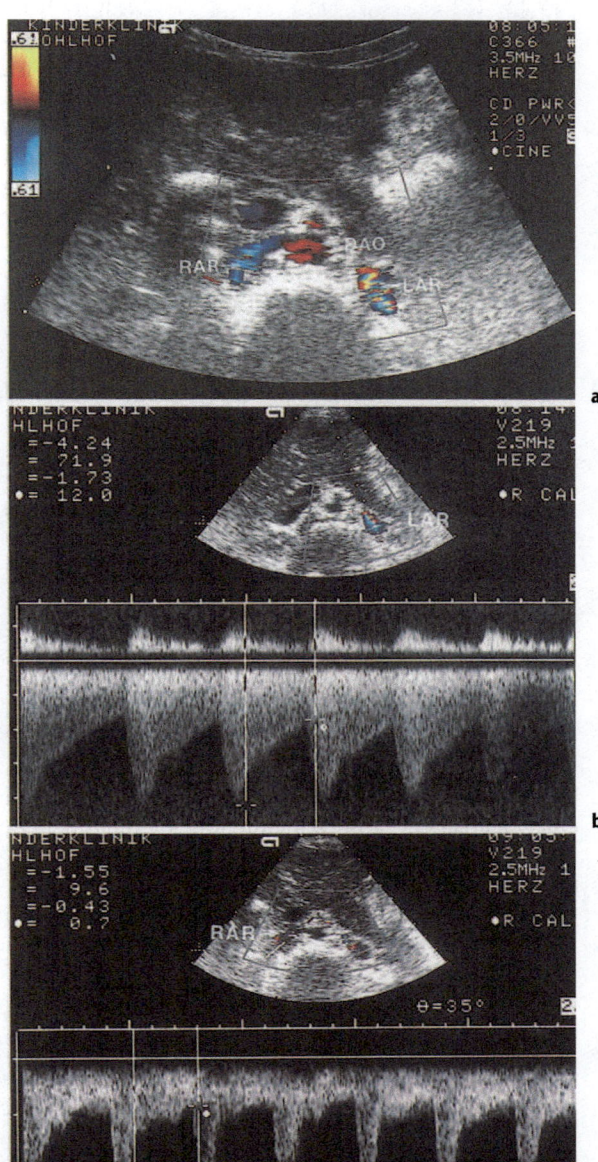

Häufig läßt sich im Bereich des Nierenhilus eine tubuläre oder zystische Struktur darstellen, die einerseits einem erweiterten Pyelon, andererseits einem prominenten Hilusgefäß (meist Vene) entsprechen kann. Mit der Dopplersonographie kann sehr schnell zwischen vaskulären Strukturen und dem erweiterten Pyelon differenziert werden. Besonders einfach gelingt dies mit der farbkodierten Dopplersonographie (Blickdiagnose).

Nierenarterienstenose (Abb. 18.54)

Die Nierenarterienstenose ist eine seltene Ursache der arteriellen Hypertonie im Kindesalter; sie ist die häufigste Ursache einer renovaskulären Hypertonie und tritt isoliert oder im Rahmen eines Marfan-Syndroms, eines Rubella-Syndroms, der idiopathischen Hyperkalzämie, der Takayasu-Krankheit oder der Neurofibromatose sowie der tuberösen Hirnsklerose auf.

Abb. 18.54 a–c. Nierenarterienstenose der linken Nierenarterie bei einem 7jährigen Jungen mit schwer einstellbarer arterieller Hypertonie (Aufnahmen OÄ Dr. E. Jung, Kinderklinik Neunkirchen). **a** Farbkodierte dopplersonographische Darstellung der Blutströmung in den Nierenarterien, Oberbauchquerschnitt. Normale Blutströmung in der rechten A. renalis (*RAR*), die sich blau darstellt. Pathologisch beschleunigte Blutströmung in der linken A. renalis (*LAR*), die sich mosaikartig abbildet. (*DAO* Aorta descendens). **b** Dopplersonographische Flußmessung in der linken A. renalis mit dem CW-Doppler. Oberer Bildabschnitt Lokalisation der Dopplerlinie in der linken Nierenarterie (*LAR*). Die pathologisch beschleunigte Blutströmung stellt sich farbkodiert mosaikartig dar. Das Dopplerfrequenzspektrum im unteren Bildabschnitt zeigt einen beschleunigten systolisch-diastolischen Vorwärtsfluß mit einer maximalen systolischen Flußgeschwindigkeit von 4,25 m/s und einer hohen diastolischen Amplitude. Der ermittelte Druckgradient beträgt 72 mmHg! **c** Dopplersonographische Flußmessung in der rechten Nierenarterie (*RAR*) mit der gepulsten Dopplersonographie. Der obere Bildabschnitt zeigt die Lokalisation des Meßvolumens des gepulsten Dopplers in der rechten Nierenarterie. Im unteren Bildabschnitt kommt ein normales Frequenzspektrum mit normalen Flußgeschwindigkeiten zur Darstellung. Die maximale systolische Flußgeschwindigkeit beträgt 1,55 m/s bedingt durch die arterielle Hypertonie

Bei isolierten Formen findet sich häufig eine *fibromuskuläre Dysplasie*, deren Ätiologie unbekannt ist. Hierbei kann es sich einerseits um eine einseitige Nierenarterienstenose handeln. Gelegentlich liegen auch multiple perlschnurartige Engstellen vor. Bei Verdacht auf eine Nierenarterienstenose sollte die Untersuchung in nüchternem Zustand sowohl von ventral, von der Flanke und von dorsal erfolgen. Bei störender Darmgasüberlagerung sollten vorher entblähende Maßnahmen durchgeführt werden. Bei unruhigem Kind muß die Untersuchung in sediertem Zustand erfolgen. Prinzipiell werden zunächst die großen Nierengefäße mit der farbkodierten Dopplersonographie aufgesucht und eine pathologisch beschleunigte Blutströmung, bei der sich das Gefäß moasikartig abbildet, dargestellt (Abb. 18.54 a).

Anschließend erfolgt die dopplersonographische Flußmessung, zunächst mit der gepulsten Dopplersonographie, anschließend mit dem CW-Doppler. Hierbei sollte die Blutströmung in der einen Nierenarterie immer mit der der kontralateralen Nierenarterie und der Blutströmung im Truncus coeliacus verglichen werden. Normalerweise lassen sich in beiden Nierenarterien und im Truncus coeliacus ein nahezu identisches Flußprofil und ähnliche Flußgeschwindigkeiten nachweisen. Bei der Nierenarterienstenose kommt es im Bereich der Engstelle nach den Bernoulli-Gesetzen zu einer deutlichen Flußbeschleunigung, die den Meßbereich gepulster Dopplersysteme häufig überschreitet, sodaß die Quantifizierung der Blutströmung mit dem CW-Doppler erfolgen muß (Abb. 18.54b). Neben der Flußbeschleunigung ist ein typisches Charakteristikum der Nierenarterienstenose eine turbulente Blutströmung mit gleichzeitig nachweisbaren retrograden Anteilen der Blutströmung in den Randbezirken (Abb. 18.54b). Von einer Nierenarterienstenose kann dann ausgegangen werden, wenn die Flußbeschleunigung im Bereich der Stenose über 1,5 m/s liegt. Mit dem CW-Doppler läßt sich nach der modifizierten Bernoulli-Gleichung der Druckgradient über der Engstelle und damit der Schweregrad einer Nierenarterienstenose berechnen. Es gilt folgende Beziehung: $\Delta p = 4 \cdot V^2$, wobei Δp der Druckgradient und V die maximale Flußgeschwindigkeit im Bereich der Stenose ist.

Hinter der Engstelle kommt es zu einer Nivellierung des Flußprofils, so daß in den Segment-, Interlobär- und Interlobulärarterien niedrigere Flußgeschwindigkeiten als auf der kontralateralen gesunden Seite gefunden werden. Die Anstiegssteilheit der Flußkurve und die Abfallssteilheit sind deutlich flacher; die systolischen Zeitintervalle entsprechend verlängert.

Die farbkodierte Dopplersonographie einschließlich der gepulsten Dopplersonographie und des CW-Dopplers ist eine hervorragende Screeningmethode zum Nachweis einer Nierenarterienstenose. Normale Flußprofile und Flußgeschwindigkeiten in den extra- und intrarenalen Nierenarterien schließen eine Nierenarterienstenose weitgehend aus. Allerdings können kleinste intrarenale Stenosen im Bereich der Segment- und Interlobärarterien mit der Dopplersonographie übersehen werden.

Die dopplersonographischen Charakteristika der Nierenarterienstenose sind in Tabelle 18.4 zusammengefaßt.

Tabelle 18.4. Dopplersonographische Charakteristika der Nierenarterienstenose

Technik	Nierenarterienstenose	Gesunde Niere
Farbdoppler	Aliasing: „Mosaik"	Normale Darstellung der Blutströmung
Gepulster Doppler	Aliasing: Überschreitung des Meßbereichs Keine Quantifizierung möglich	Normale Blutströmung Quantifizierung möglich: $V_{max} < 1{,}5$ m/s
CW-Doppler	Quantifizierung möglich: $V_{max} > 1{,}5$ m/s Ermittlung des Druckgradienten: $\Delta p = 4 \cdot V^2_{max}$	
Flußmessung	– Prästenotisch Normales Flußprofil Normale Flußgeschwindigkeiten – Im Bereich der Stenose Flußbeschleunigung > 1,5m/s Breites Flußspektrum Turbulenter Fluß (retrograde Komponente) – Poststenotisch Nivellierter Fluß Erniedrigte Flußgeschwindigkeiten Erniedrigte Anstiegssteilheit und Abfallssteilheit	Normales Flußprofil Normale Flußgeschwindigkeit < 1,5 m/s

Nierenvenenthrombose (Abb. 18.55 a)
Die Nierenvenenthrombose ist eine seltene Erkrankung, die vor allem bei Früh- und Neugeborenen sowie bei jungen Säuglingen auftritt. Gemeinsame Pathomechanismen sind Hyperosmolarität und Hämokonzentration, die über eine Verlangsamung der renalen Durchblutung und eine gesteigerte intravasale Gerinnung zur Nierenvenenthrombose führen können.

Dabei kommt es vor allem in den Vv. stellatae und in den interlobulären und aszendierenden Vasa recta zur Thrombosierung, die anschließend auf die Vv. arcuatae und von dort über die interlobären Venen auf die Hilusvenen und gelegentlich auf die V. cava inferior übergreifen kann. Die Veränderungen können an einer oder mehreren Stellen der Niere symmetrisch oder asymmetrisch sowie einseitig und beidseitig auftreten.

Da die Thrombose in der Regel erst im Finalstadium auf die V. renalis übergreift, spricht eine vorhandene Blutströmung in der Nierenvene nicht gegen das Vorliegen einer Nierenvenenthrombose. Während unter normalen Bedingungen in der Nierenvene typische puls- und atemsynchrone Amplitudenschwankungen auftreten, fehlen diese bei einer Nierenvenenthrombose weitgehend. In Abhängigkeit vom Ausmaß der Thrombosierung der kleinsten intrarenalen Venen kommt es zu einer deutlichen Verlangsamung der Blutströmung. Eine Erniedrigung der maximalen Flußgeschwindigkeit unter 15 cm/s und der mittleren über die Zeit gewichteten Flußgeschwindigkeit von unter 5 cm/s in der V. renalis ist dabei als pathologisch anzusehen. Allerdings muß darauf hingewiesen werden, daß sehr langsame Blutströmungen in den Nierenvenen beim unruhigen Kind mit gebläthem Abdomen häufig sehr schwer meßbar sind (Abb. 18.55 a).

Da Nierenvenenthrombosen häufig mit einer pathologischen Blutströmung in den Nierenarterien assoziiert sind, sollte auf entsprechende Flußmessungen in der A. renalis und in den Segmentarterien zurückgegriffen werden, die im Falle einer Nierenvenenthrombose sehr viel leichter dopplersonographisch zu erfassen sind.

Durch Verlegung der Endstrombahn kommt es bei der Nierenvenenthrombose zu einem deutlichen Anstieg des peripheren Gefäßwiderstands und damit zu einer Erniedrigung der diastolischen Amplitude (Abb. 18.55 a). Diese Veränderungen sind um so ausgeprägter, je hochgradiger die Endstrombahn thrombosiert ist. So kann die enddiastolische Blutströmung vollständig sistieren und bei kompletter Thrombose ein systolischer Vorwärtsfluß und ein holodiastolischer Rückfluß resultieren (Abb. 18.55 a).

Die dopplersonographischen Charakteristika sind in Tabelle 18.5 zusammengefaßt.

Bei Vorliegen eines systolischen Vorwärtsflusses und eines diastolischen Rückflusses müssen vor allem kardiovaskuläre Erkrankungen mit einem Leck im Wind-

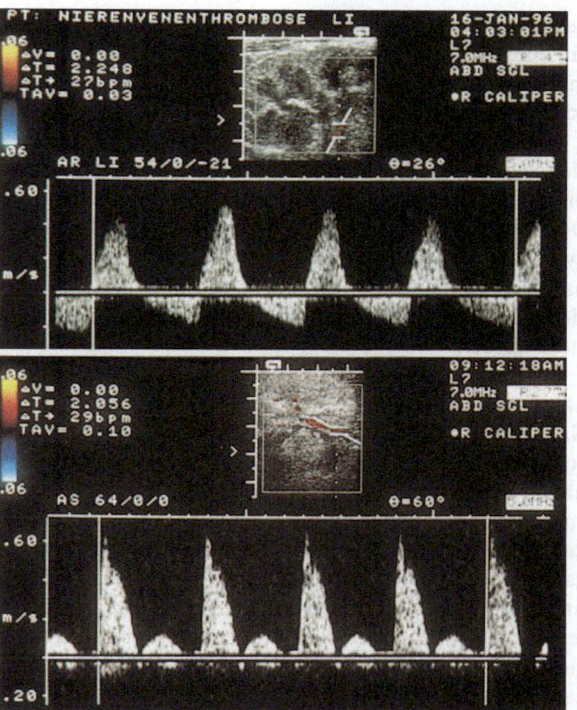

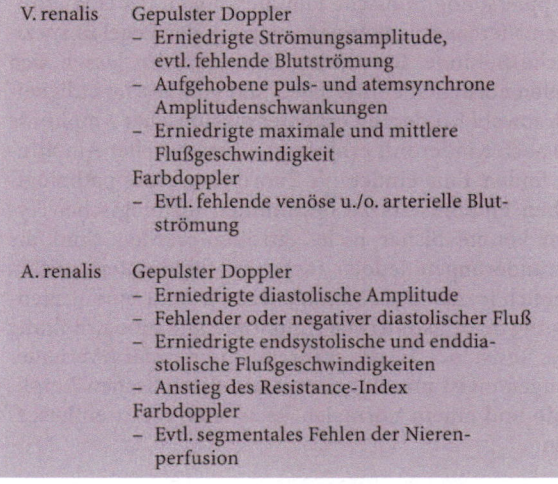

Abb. 18.55. a Nierenvenenthrombose bei einem 3 Tage alten makrosomen Neugeborenen. Im oberen Bildabschnitt zeigen sich mit der farbkodierten Dopplersonographie trotz empfindlicher Geräteeinstellung nur wenige Gefäße. Das Meßvolumen des gepulsten Dopplers ist in der A. renalis plaziert. Hochpathologisches Flußprofil mit systolischem Vorwärtsfluß und holodiastolischem Rückfluß bedingt durch die nahezu vollständige Verlegung der Endstrombahn. **b** Hämolytisch-urämisches Syndrom (EHEC) bei einem 10jährigen Mädchen. Echogenes Nierenparenchym im oberen Bildabschnitt. Das Meßvolumen des gepulsten Dopplers ist in einer A. segmentalis plaziert. Pathologisches Flußprofil mit deutlicher Erniedrigung der diastolischen Amplitude und fehlender endsystolischer und enddiastolischer Perfusion, 1 Tag vor Anurie und Beginn der Dialyse

Tabelle 18.5. Dopplersonographische Charakteristika der Nierenvenenthrombose

V. renalis	Gepulster Doppler – Erniedrigte Strömungsamplitude, evtl. fehlende Blutströmung – Aufgehobene puls- und atemsynchrone Amplitudenschwankungen – Erniedrigte maximale und mittlere Flußgeschwindigkeit Farbdoppler – Evtl. fehlende venöse u./o. arterielle Blutströmung
A. renalis	Gepulster Doppler – Erniedrigte diastolische Amplitude – Fehlender oder negativer diastolischer Fluß – Erniedrigte endsystolische und enddiastolische Flußgeschwindigkeiten – Anstieg des Resistance-Index Farbdoppler – Evtl. segmentales Fehlen der Nierenperfusion

kessel der Aorta ausgeschlossen werden. Dies gelingt am einfachsten durch Nachweis eines normalen Flußprofils in extrarenalen Abdominalarterien wie dem Truncus coeliacus.

Mit der farbkodierten Dopplersonographie lassen sich segmentale Perfusionsausfälle bei weniger ausgeprägten Fällen einer Nierenvenenthrombose darstellen. Dopplersonographisch kann weiterhin der Erfolg einer Lysetherapie mit Urokinase oder einem Plasminogenaktivator anhand der Verbesserung und evtl. Normalisierung des Flußprofils und damit der Perfusion dargestellt werden.

Akutes Nierenversagen
Nach Ausschluß einer obstruktiven Uropathie liefert die sonographische Untersuchung beim Nierenversagen häufig nur unspezifische Befunde einer Organvergrößerung, einer fehlenden kortikomedullären Abgrenzbarkeit und von Veränderungen der Echogenität des Organs. Hierbei gilt es insbesondere zwischen prärenalen und intrarenalen Ursachen des Nierenversagens zu unterscheiden. Mit Hilfe der Dopplersonographie lassen sich beide Erkrankungsgruppen voneinander abgrenzen. Beim prärenalen Nierenversagen findet man normale Flußprofile und normale Flußgeschwindigkeiten sowie einen unauffälligen Resistance-Index.

Demgegenüber ist die Tubulusnekrose aufgrund einer renalen Vasokonstriktion durch eine deutliche Erniedrigung der diastolischen Amplitude mit Abfall der endsystolischen und enddiastolischen Flußgeschwindigkeiten charakterisiert. Der Abfall der diastolischen Durchblutung führt zu einem deutlichen Anstieg des Resistance-Index (Abb. 18.55 b).

Bei Vorliegen einer Anurie sollten täglich dopplersonographische Flußmessungen durchgeführt werden. Eine Normalisierung der Nierendurchblutung geht dabei der einsetzenden Diurese um ca. 2–3 Tage voraus.

Glomerulonephritis und Pyelonephritis (Abb. 18.55b)
Dopplersonographische Flußmessungen bei entzündlichen Nierenerkrankungen zeigen in der Regel unspezifische Befunde. Bei *Glomerulonephritiden* lassen sich neben normalen Flußprofilen und Flußgeschwindigkeiten sowohl Kinder mit erhöhter diastolischer Amplitude als auch Kinder mit erniedrigter diastolischer Amplitude finden. Eine eindeutige Zuordnung eines pathologischen Flußmusters zu bestimmten histologischen Typen konnte bisher nicht getroffen werden. Sind die Veränderungen jedoch mehr im tubulointerstitiellen Bereich lokalisiert, so findet man häufiger eine Erniedrigung der diastolischen Amplitude und eine Erhöhung des Resistance-Index, während glomeruläre Veränderungen meist mit einer normalen diastolischen Amplitude und einem normalen Resistance-Index einhergehen.

Auch bei *Pyelonephritiden* findet man neben Kindern mit normalen Flußprofilen Patienten mit erniedrigter diastolischer Amplitude bedingt durch einen erhöhten peripheren Gefäßwiderstand aufgrund einer Volumenzunahme des Organs.

Raumforderungen (Abb. 18.56)
Mit der farbkodierten Dopplersonographie kann bei renalen Raumforderungen zwischen einer Verdrängung und einer Infiltration der großen Nierengefäße unterschieden werden. In komprimierten Nierengefäßen kommt es häufig zu einer Flußbeschleunigung, die sich mit der farbkodierten Dopplersonographie mosaikartig darstellt. Wilms-Tumoren sind in 80% der Fälle durch kleine Zysten charakterisiert. Mit der farbkodierten Dopplersonographie können die kleinen zystischen Veränderungen mit einem Durchmesser unter 1 cm meist als venöse Kurzschlüsse identifiziert werden (Abb. 18.56a). Im Vergleich zum gesunden Nierengewebe weisen Wilms-Tumoren ansonsten eine geringere Vaskularisierung auf (Abb. 18.56 b).

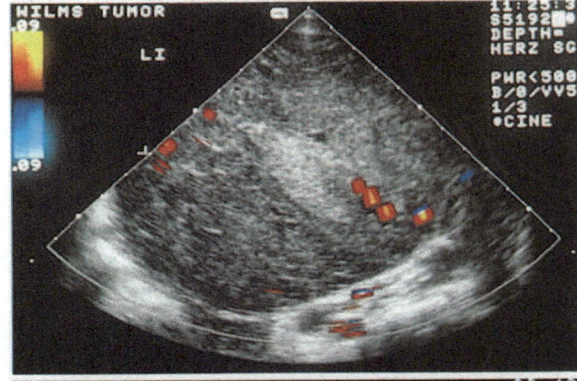

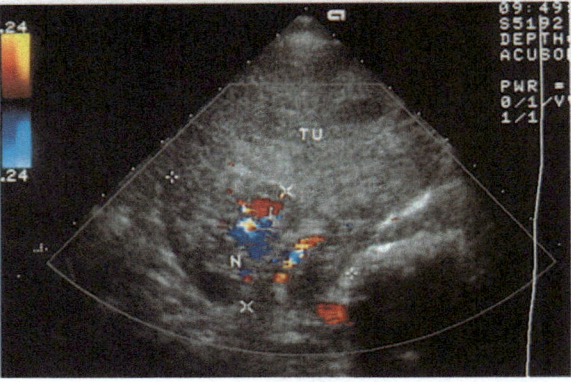

Abb. 18.56 a, b. Farbkodierte Dopplersonographie beim Wilms-Tumor. a Längsschnitt. Darstellung multipler kleinzystischer Areale im Bereich des Tumors, die sich mit der farbkodierten Dopplersonographie als Gefäße (venöse Kurzschlüsse) rot darstellen. b Farbkodierte dopplersonographische Darstellung. Der Tumor (*Tu*) selbst ist wenig vaskularisiert. Der erhaltene Anteil der Niere (*N*, *Kreuze*) sitzt dem Tumor kappenartig auf und weist eine normale Vaskularisation auf

Mit der gepulsten Dopplersonographie läßt sich in den Arterien des Wilms-Tumors gelegentlich ein erniedrigter diastolischer Fluß, in seltenen Fällen sogar eine retrograde Blutströmung nachweisen. Sie ist jedoch nicht pathognomonisch für den Wilms-Tumor.

Nierentrauma (Abb. 18.57)
Nach stumpfem Bauchtrauma kann es zum Einriß oder Abriß der Nierengefäße und des Nierenparenchyms kommen. Mit der farbkodierten Dopplersonographie können einerseits die globale Durchblutung des Organs, andererseits segmentale Perfusionsausfälle dargestellt werden (Abb. 18.57). Besonders gefürchtet sind Intimaaufrollungen, die frühzeitig diagnostiziert werden müssen damit das Organ erhalten werden kann. Sie lassen sich an der fehlenden Gefäßdarstellung diagnostizieren. Wichtig ist dabei eine möglichst empfindliche Einstellung des Dopplergerätes (niedrige Nyquist-Grenze, niedriger Wandfilter). Durch die Einführung der Powermode-Dopplersonographie werden zukünftig segmentale Perfusionsausfälle sehr viel zuverlässiger erfaßt werden können.

Obstruktive Uropathien (Abb. 18.58)
Obstruktive Uropathien gehen mit einer mehr oder minder ausgeprägten Erweiterung des Nierenhohlsystems einher. Vor allem Ureterabgangsstenosen führen zu einer ausgeprägten Hydronephrose, wobei das dilatierte Pyelon und die erweiterten Kelche die Nierenarterien komprimieren können. Je nach Schweregrad und Progredienz der Hydronephrose kommt es zu einer mehr oder minder ausgeprägten Erniedrigung der diastolischen Amplitude. Vor allem bei akuter hochgradiger Obstruktion kann die diastolische Blutströmung bis auf Null abfallen und sogar ein retrograder enddiastolischer Fluß resultieren (Abb. 18.58). Der Anstieg des Resistance-Index kann dabei einer nennenswerten Dilatation vorausgehen und tritt in der Regel 6 h nach Auftreten einer Obstruktion auf.

Unter forcierter Diurese (Furosemid) können therapiebedürftige Abflußbehinderungen anhand der Erniedrigung der diastolischen Amplitude und des Anstiegs des Resistance-Index frühzeitig erkannt werden. Während man bei akuten Obstruktionen eine Erniedrigung der diastolischen Amplitude finden kann, gehen selbst ausgeprägte, lang bestehende langsam progrediente Hydronephrosen mit normalen Flußprofilen und Flußgeschwindigkeiten einher. Die Erniedrigung der diastolischen Amplitude kommt durch die Streckung und Kompression der Arterien zwischen dem dilatierten Pyelon und dem noch erhaltenen Nierenparenchym zustande.

Operative Entlastungen sind bei Obstruktionen mit erniedrigter Perfusion besonders dringlich.

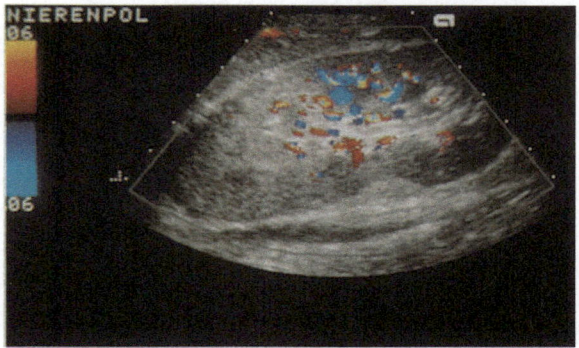

Abb. 18.57. Zustand nach stumpfem Bauchtrauma und Abriß des oberen Nierenpols, Längsschnitt durch die Niere. Die unteren zwei Drittel der Niere weisen bei empfindlicher Geräteeinstellung (Nyquist-Grenze 6 cm/s) eine normale Gefäßdichte auf. Im Bereich des oberen Pols zeigt sich keine Perfusion

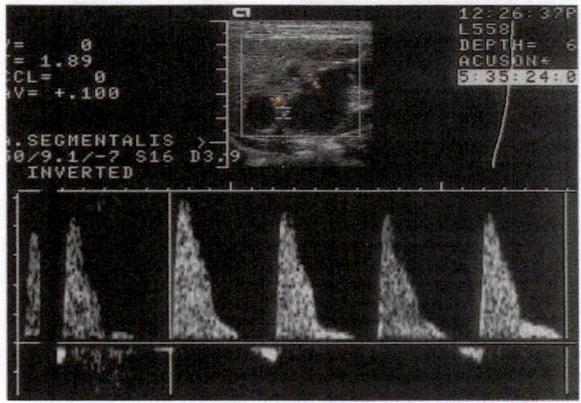

Abb. 18.58. Dopplersonographische Flußmessung in den Segmentarterien bei Ureterabgangsstenose. Die Segment- und Interlobärarterien sind durch das erweiterte Pyelon komprimiert und nach lateral verdrängt. Das Meßvolumen des gepulsten Dopplers ist am Übergang einer Segmentarterie zu einer Interlobärarterie plaziert. Das Dopplerfrequenzspektrum zeigt ein pathologisches Flußprofil mit fehlender bzw. retrograder enddiastolischer Blutströmung, bedingt durch die Gefäßkompression

Refluxive Uropathien (Abb. 18.59)
Mit der farbkodierten Dopplersonographie läßt sich der ureterovesikale Jet sehr viel sicherer als im zweidimensionalen Schnittbild darstellen (Abb. 18.59 a). Normalerweise kann alle 15–30 s ein Jet von 0,4 s bis maximal 7,5 s Dauer nachgewiesen werden. Dauer und Häufigkeit des Jets hängen weitgehend von der Flüssigkeitszufuhr und vom Vorliegen einer Nierenerkrankung ab. Normalerweise ist der Jet nach anteriormedial und ventral gerichtet. Bei gesunden Kindern beträgt der Abstand der Ureteröffnungen 8 ± 2,4 mm. Je weiter die beiden Ureteröffnungen voneinander entfernt sind, um so wahrscheinlicher ist das Vorliegen eines vesikoureteralen Refluxes. Ob dieser mit der farbkodierten Dopplersonographie direkt darstellbar sein wird, müssen

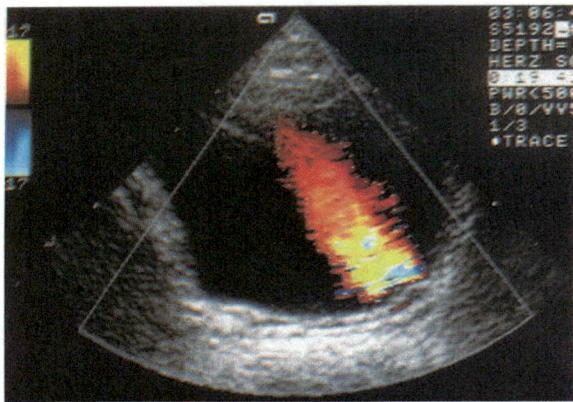
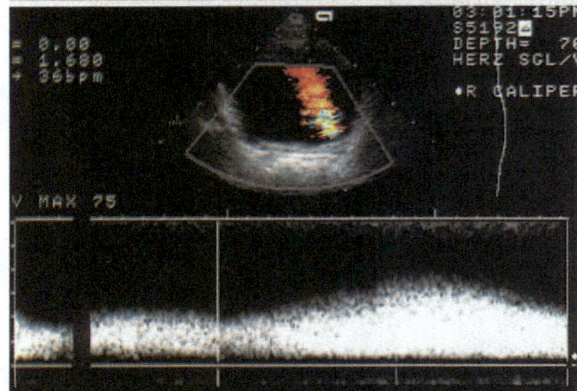

Abb. 18.59 a, b. Farbkodierte dopplersonographische Darstellung des Urineinstroms in die Blase bei Uretermündungsstenose. **a** Querschnitt durch die Blase. Ausgehend von der Uretermündung zeigt sich ein nach anteromedial gerichteter Jet, der bis in die Nähe der Blasenvorderwand reicht. Die höchste Einstromgeschwindigkeit besteht im Bereich der Uretermündung. Zur Peripherie hin kommt es zu einer Verlangsamung der Flußgeschwindigkeiten. Im Vergleich zu gesunden Kindern ist die Querschnittsfläche des Urineinstroms mit 426 mm² deutlich größer. **b** Dopplersonographische Flußmessung bei Uretermündungsstenose. Im oberen Bildabschnitt ist der Ureterjet farbkodiert dargestellt. Die Dopplerlinie des CW-Dopplers ist durch die Uretermündung gelegt. Es zeigt sich eine maximale Einstromgeschwindigkeit von 75 cm/s, die auf das doppelte der Norm erhöht ist

Jets erfaßt werden. Die normalen Strömungsgeschwindigkeiten liegen zwischen 20 und 40 cm/s.

Nierentransplantation (Abb. 18.60–18.64)

Besonderen Stellenwert hat die Dopplersonographie in der postoperativen Überwachung nach Nierentransplantation. Da atemsynchrone Bewegungen fehlen und die Nieren direkt unter der Bauchdecke in der Fossa iliaca implantiert werden, sind dopplersonographische Flußmessungen besonders einfach.

Die Indikationen zur Dopplersonographie einer Transplantatniere sind im folgenden zusammengefaßt.

Indikationen zur Dopplersonographie nach Nierentransplantation
(*CW* Continuous-wave-Doppler, *FD* Farbdoppler, *PW* gepulster Doppler)

- DD: Zystische und tubuläre Strukturen am Nierenhilus (FD, PW) (Gefäß/Pyelon/Urinom/Lymphozele)
- DD: Obstruktive -. nichtobstruktive Pyelonektasie (PW)
- Nierenarterienstenose und Verschluß (Thrombose) (FD, PW, CW)
- Segmentaler Infarkt (FD)
- Thrombose und Verschluß der Nierenvene (FD)
- AV-Fisteln (nach Punktion) (FD, PW)
- Früherkennung einer Transplantatabstoßung (PW)

---

zukünftige Untersuchungen zeigen. Wahrscheinlich ist die Methode jedoch nicht sensitiv genug, um die vesikoureterale Refluxprüfung mit Ultraschallkontrastmittel und/oder Luft zu verdrängen.

Mit der farbkodierten Dopplersonographie kann die Fläche des Ureterjets planimetriert werden. Mit der CW-Dopplersonographie kann zudem die Einstromgeschwindigkeit gemessen werden und künftig möglicherweise der Schweregrad von Uretermündungsstenosen quantifiziert werden (Abb. 18.59b). Da das Meßvolumen des gepulsten Dopplers nur schwer im Bereich der Uretermündung plaziert werden kann, sollte die Flußmessung mit dem CW-Doppler erfolgen: Hiermit kann der Urineinstrom im Bereich des gesamten

Mit der Dopplersonographie können *unklare zystische oder tubuläre Strukturen im Bereich des Nierenhilus* dem Gefäßsystem zugeordnet oder davon abgegrenzt werden. Nichtvaskuläre zystische Raumforderungen können einem erweiterten Pyelon, einem Urinom oder einer Lymphozele entsprechen.

Weiterhin gilt es *vaskuläre Komplikationen* wie eine Stenose oder Thrombose der Nierenarterie oder -vene rechtzeitig zu erfassen und chirurgisch oder konservativ zu beheben. Die Veränderungen des Strömungsprofils in den genannten Arterien entsprechen dabei den Veränderungen der orthotopen Niere, die bereits besprochen wurden. Die Diagnose vaskulärer Probleme im Bereich der A. und V. renalis ist dopplersonographisch sehr leicht möglich. Demgegenüber sind Stenosen und Verschlüsse der Segment- und Interlobärarterien sehr viel schwieriger zu erfassen.

Mit der farbkodierten Dopplersonographie lassen sich segmentale Perfusionsminderungen oder segmentale Infarkte zuverlässiger als mit der gepulsten Dopplersonographie nachweisen.

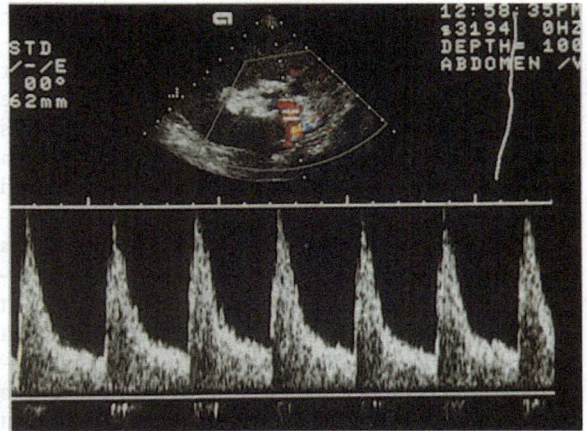

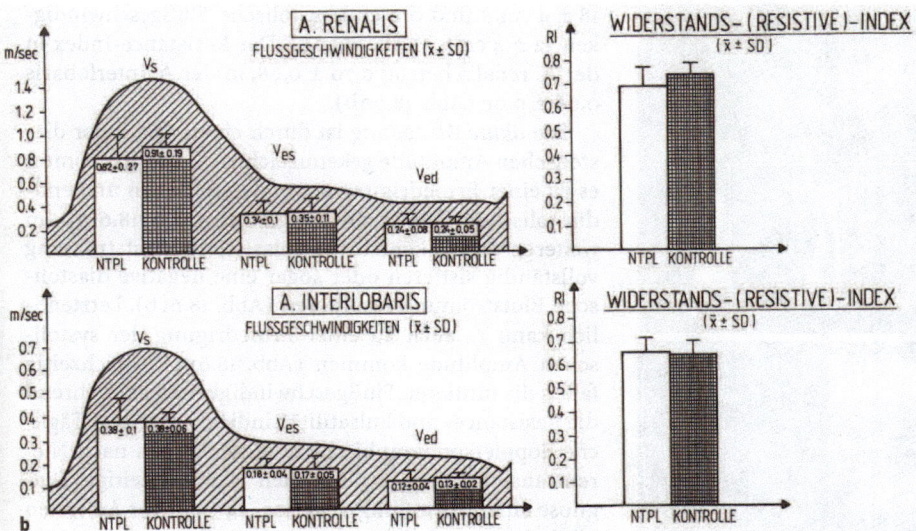

Abb. 18.60a,b. Dopplersonographische Flußmessung bei Nierentransplantation. **a** A. renalis, 20jähriger junger Mann nach Nierentransplantation. Meßvolumen des gepulsten Dopplers in einer Nierenarterie am Nierenhilus. Das Dopplerfrequenzspektrum im unteren Bildabschnitt zeigt einen normalen systolisch-diastolischen Vorwärtsfluß mit einer maximalen systolischen Flußgeschwindigkeit von 80 cm/s und einer enddiastolischen Flußgeschwindigkeit von 20 cm/s. **b** Flußgeschwindigkeiten und Widerstandsindex in der A. renalis und interlobaris bei Kindern mit Nierentransplantation (NTPL) (*leere Säulen*) im Vergleich zu einem gesunden Kontrollkollektiv gleichaltiger Kinder (*karierte Säulen*). Bei normaler Nierenfunktion und fehlenden Hinweisen auf eine Abstoßungsreaktion zeigen sich keine Unterschiede bezüglich der Flußgeschwindigkeiten und des Widerstandsindex in den Nierenarterien

Eine Komplikation nach häufiger Biopsie eines Nierentransplantats z. B. zur Diagnose der Abstoßungsreaktion ist die Ausbildung einer *AV-Fistel*, die eine deutliche Flußbeschleunigung im Bereich der zuführenden Arterien und drainierenden Venen zur Folge hat. Die farbkodierte Dopplersonographie zeigt eine Überschreitung des Meßbereichs, so daß sich derartige Fisteln mosaikartig darstellen. In der Umgebung der Fisteln kommt es durch die starke Blutströmung zu Fibrationen des Gewebes, die ebenfalls farbkodiert abgebildet werden können. Neben einer Flußbeschleunigung auf bis zu 1,8 m/s findet man durch Abfall des peripheren Gefäßwiderstands auch eine Erhöhung der diastolischen Blutströmung, die einen Anstieg der mittleren Flußgeschwindigkeit und einen Abfall des Resistance-Index auf Werte unter 0,50 zur Folge hat. In der drainierenden Vene läßt sich eine Arterialisierung des venösen Flußprofils mit einem Anstieg der venösen Blutströmung finden.

Eine weitere Möglichkeit der Dopplersonographie nach Nierentransplantation ist die Differenzierung zwischen *obstruktiver und nichtobstruktiver Pyelonektasie*. Ähnlich wie Ureterabgangsstenosen sind obstruktive Pyelonektasien durch einen Anstieg des Resistance-Index gekennzeichnet (0,81 ± 0,06 im Vergleich zu 0,66 ± 0,07 bei fehlender Obstruktion).

Die wichtigste Indikation zur dopplersonographischen Flußmessung in Transplantatnieren ist die *frühzeitige Diagnose einer Abstoßungsreaktion*. Hierbei gilt es einerseits die Abstoßung einer Transplantatniere von der akuten Tubulusnekrose und Zyklosporintoxizität abzugrenzen, andererseits zwischen chronischer (interstitieller) und akuter (vaskulärer) Abstoßung zu unterscheiden. Die meisten der in den letzten Jahren publizierten Arbeiten zeigten dabei eine gute Korrelation zwischen den dopplersonographischen Ergebnissen und den Ergebnissen der Histologie.

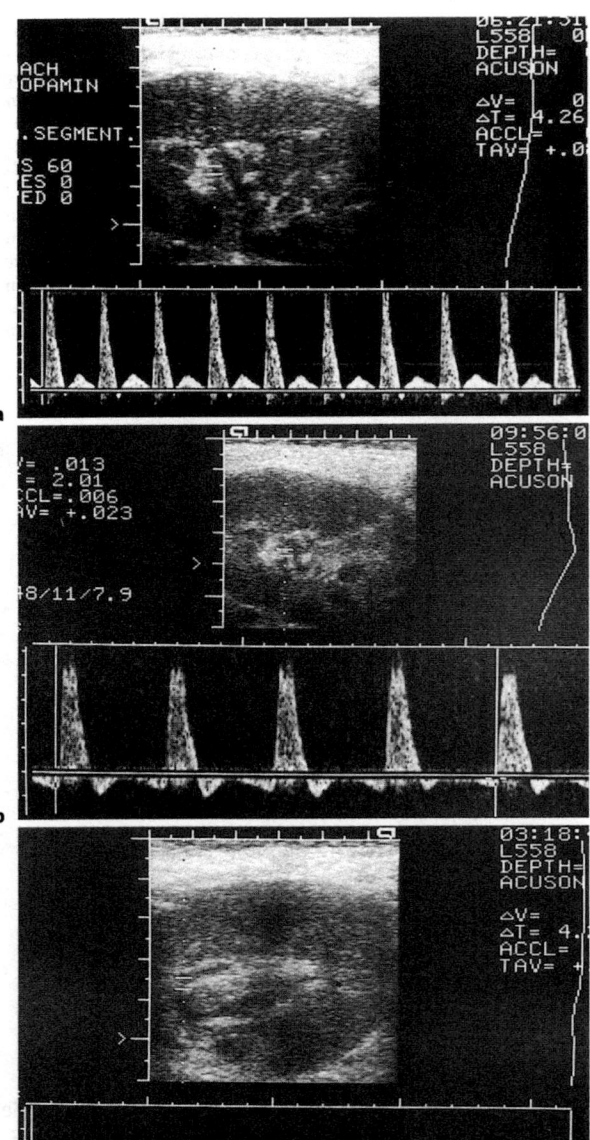

Bei normaler Nierenfunktion können in den Nierengefäßen normale Flußprofile und unauffällige Flußgeschwindigkeiten gefunden werden (Abb. 18.60a). Der Vergleich der absoluten Flußgeschwindigkeiten sowie des Resistance- und Pulsatiliätsindex in der A. renalis und in den intrarenalen Nierenarterien von Kindern mit normal funktionierendem Nierentransplantat und einem gesunden Vergleichskollektiv zeigte keine Unterschiede bezüglich der Flußgeschwindigkeiten und des Resistance-Index (Abb. 18.60b). In der A. renalis betrugen die maximale systolische Flußgeschwindigkeit 82 ± 27 cm/s, die endsystolische Flußgeschwindigkeit 34 ± 10 cm/s und die enddiastolische Flußgeschwindigkeit 24 ± 8 cm/s. In einer Interlobärarterie betrugen die maximale systolische Flußgeschwindigkeit 38 ± 10 cm/s, die endsystolische Flußgeschwindigkeit 18 ± 4 cm/s und die enddiastolische Flußgeschwindigkeit 12 ± 4 cm/s (Abb. 18.60b). Der Resistance-Index in der A. renalis betrug 0,70 ± 0,08, in der A. interlobaris 0,66 ± 0,06 (Abb. 18.60b).

Die *akute Abstoßung* ist durch einen Abfall der diastolischen Amplitude gekennzeichnet. Zunächst kommt es zu einer Erniedrigung der endsystolischen und enddiastolischen Flußgeschwindigkeiten (Abb. 18.61a). Im weiteren Verlauf kann die enddiastolische Blutströmung vollständig sistieren oder sogar eine negative diastolische Blutströmung resultieren (Abb. 18.61b). Letztendlich kann es auch zu einer Erniedrigung der systolischen Amplitude kommen (Abb. 18.61c). Gleichzeitig fallen die mittleren Flußgeschwindigkeiten ab, während die Resistance- und Pulsatilitätsindices ansteigen. Tägliche dopplersonographische Flußmessungen nach Nierentransplantation ermöglichen die frühzeitige Diagnose einer Abstoßungsreaktion, 24–36 h vor Auftreten klinischer und laborchemischer Parameter (Abb. 18.62a–c). Die dopplersonographischen Veränderungen gehen dabei in der Regel einer verminderten Perfusion im Perfusionsszintigramm um 24–48 h voraus. Parallel zum Abfall der diastolischen Flußgeschwindigkeiten in den Nierenarterien kommt es zur Abnahme der Flußgeschwindigkeiten in den Nierenvenen.

Foudrouyante vaskuläre Abstoßungsreaktionen sind neben einer retrograden diastolischen Blutströmung durch einen zunehmenden Abfall der systolischen Amplitude gekennzeichnet, bis letztendlich keine Durchblutung mehr nachweisbar ist (Abb. 18.61c). Diese Veränderungen entsprechen den dopplersonographischen Veränderungen in den Hirnarterien beim intravitalen Hirntod.

Die dopplersonographischen Veränderungen bei Abstoßung eines Nierentransplantats finden sich in der Regel in allen untersuchten Nierenarterien. Von einer akuten Abstoßungsreaktion kann dann ausgegangen werden, wenn der Resistance-Index bei regelmäßigen Kontrolluntersuchungen über 0,90 ansteigt. Die Veränderungen der Flußkurve sind bei einer akuten vas-

Abb. 18.61a–c. Akute vaskuläre Abstoßung einer Transplantatniere bei 5jährigem Mädchen. Meßvolumen des gepulsten Dopplers in einer Segmentarterie. **a** Tag 1: erniedrigter diastolischer Vorwärtsfluß, **b** Tag 2: negativer frühdiastolischer Fluß, **c** Tag 5: deutliche Erniedrigung der systolischen Amplitude bei fehlender diastolischer Perfusion. Die Perfusionsszintigraphie an Tag 1 und 2 zeigte noch einen normalen Befund. Erst am Tag 5 konnte szintigraphisch keine Perfusion des Organs mehr nachgewiesen werden

Abb. 18.62. Dopplersonographische Flußmessung in der A. renalis (**a**) und A. interlobaris (**b**) nach Nierentransplantation. In **c** sind die Pulsatilitätsindizes (*PI*) und Resistance-Indizes (*RI*) aufgetragen. Am 3. Tag nach Transplantation kam es zu einer akuten Abstoßungsreaktion, die am Abfall der endsystolischen und enddiastolischen sowie mittleren Flußgeschwindigkeiten und am Anstieg des Pulsatilitäts- und Resistance-Index zu erkennen war. Nach Behandlung mit einem Kortisonstoß Anstieg der Flußgeschwindigkeiten und Abfall der Pulsatilitätsindizes.
V_s maximale systolische Flußgeschwindigkeit (cm/s),
V_{es} endsystolische Flußgeschwindigkeit (cm/s),
V_{ed} enddiastolische Flußgeschwindigkeit (cm/s)
S mittlere systolische Flußgeschwindigkeit (cm/s),
TAV mittlere, über mehrere Herzzyklen gewichtete Flußgeschwindigkeit (cm/s),
D mittlere diastolische Flußgeschwindigkeit (cm/s),

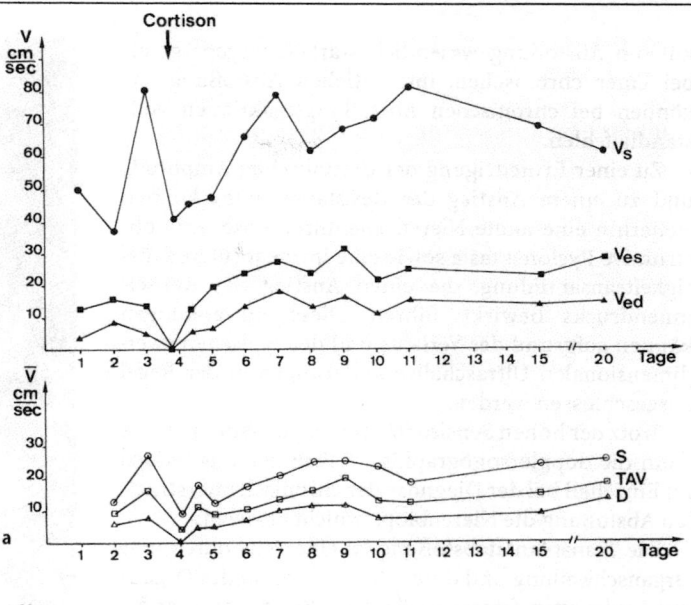
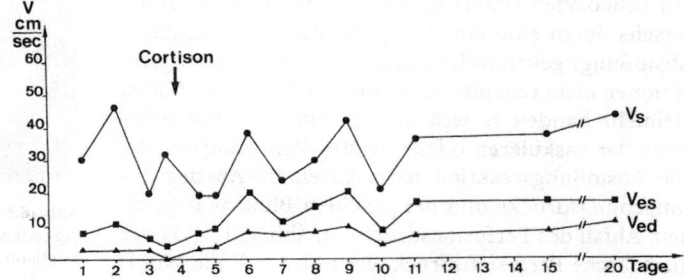
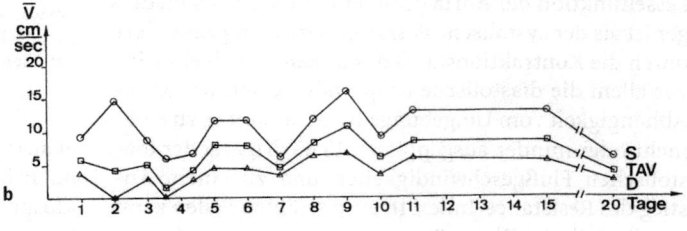
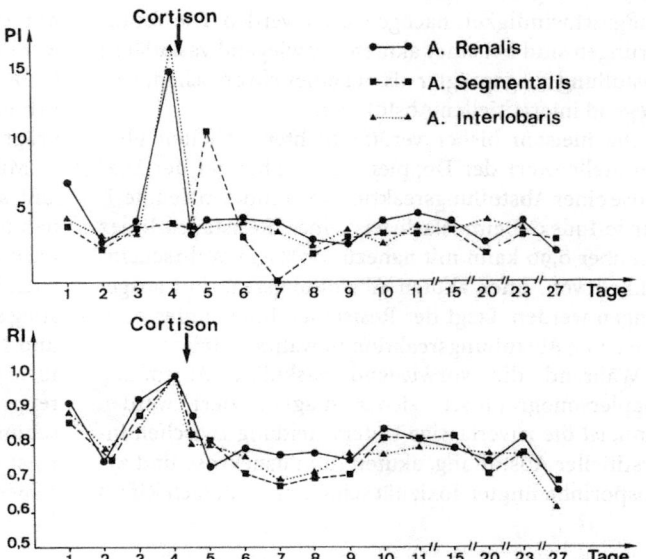

kulären Abstoßung wesentlich stärker ausgeprägt als bei einer chronischen, interstitiellen Abstoßung; sie können bei chronischen Abstoßungsreaktionen vollständig fehlen.

Zu einer Erniedrigung der diastolischen Amplitude und zu einem Anstieg des Resistance-Index können weiterhin eine akute Nierenvenenthrombose, eine obstruktive Pyelonektasie sowie eine intrakapsuläre Flüssigkeitsansammlung, die einen Anstieg des Kapselinnendrucks bewirkt, führen. Diese Erkrankungen können aufgrund des Verlaufs und der typischen zweidimensionalen Ultraschallveränderungen in der Regel ausgeschlossen werden.

Trotz der hohen Sensitivität der Dopplersonographie kann die dopplersonographische Flußmessung jedoch im Einzelfall bei der Diagnose der chronisch interstitiellen Abstoßung die Nierenbiopsie nicht ersetzen.

Die Transplantatabstoßung ist einerseits durch eine Organschwellung und durch die Infiltration des Organs mit Leukozyten (interstitielle Abstoßung) sowie andererseits durch eine Einengung der Arterien (vaskuläre Abstoßung) gekennzeichnet. Meist sind Abstoßungsreaktionen nicht rein interstitieller oder vaskulärer Natur; vielmehr handelt es sich um Mischformen mit Betonung der vaskulären oder interstitiellen Komponente. Die Abstoßungsreaktion führt zu einem Anstieg des Umgebungsdrucks und bei gleichem Blutdruck zu einem Abfall des Perfusionsdrucks (s. Abb. 18.19). Da der diastolische Perfusionsdruck, der nur durch die Windkesselfunktion der Aorta gebildet wird, sehr viel niedriger ist als der systolische Perfusionsdruck, repräsentiert durch die Kontraktionskraft des linken Ventrikels, wird vor allem die diastolische Amplitude beeinträchtigt. In Abhängigkeit vom Umgebungsdruck kommt es zu einer mehr oder minder ausgeprägten Erniedrigung der diastolischen Flußgeschwindigkeiten und zu einem Anstieg des Resistance-Index. In ausgeprägten Fällen kann die diastolische Blutströmung völlig sistieren oder sogar ein retrograder Fluß mit negativer enddiastolischer Flußgeschwindigkeit nachgewiesen werden. Die Veränderungen sind bei einer akuten, vorwiegend vaskulären Abstoßung ausgeprägter als bei einer chronischen, vorwiegend interstitiellen Abstoßung.

Die meisten bisher veröffentlichten Arbeiten über den Stellenwert der Dopplersonographie bei der Diagnose einer Abstoßungsreaktion verwendeten den Resistance-Index. Beim Nachweis eines Resistance-Index von über 0,90 kann mit nahezu 100 %iger Wahrscheinlichkeit von einer akuten Abstoßungsreaktion ausgegangen werden. Liegt der Resistance-Index unter 0,70, so ist eine Abstoßungsreaktion unwahrscheinlich.

Während die vorwiegend vaskuläre Abstoßung dopplersonographisch sicher diagnostiziert werden kann, ist die zuverlässige Unterscheidung zwischen interstitieller Abstoßung, akuter Tubulusnekrose und zyklosporinbedingter Toxizität schwierig. Lediglich Rifkin

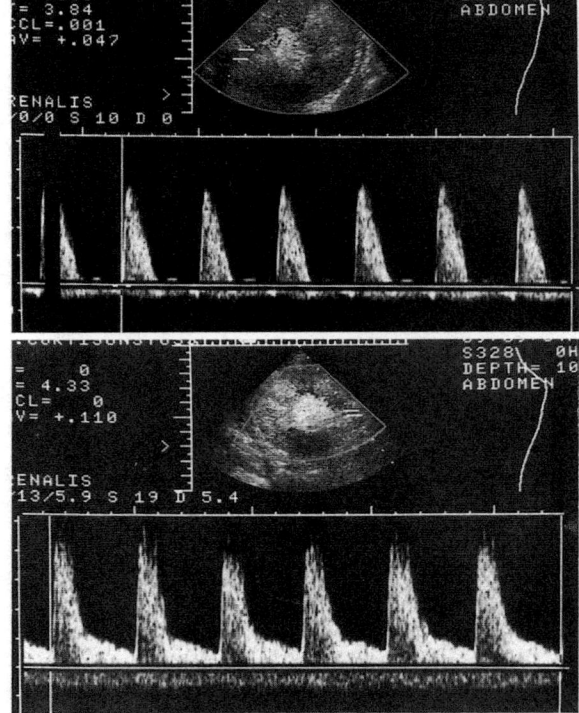

Abb. 18.63 a, b. Einfluß eines Kortisonstoßes auf die Flußgeschwindigkeiten in der A. renalis bei akuter Abstoßungsreaktion. a Vor Kortison: fehlende diastolische Blutströmung, b 10 h nach Kortison: deutliche Befundbesserung mit Nachweis eines diastolischen Vorwärtsflusses und gleichzeitigem Anstieg der maximalen systolischen Flußgeschwindigkeiten. Dadurch deutliche Verbesserung der Nierenperfusion

et al. (1987) konnten die interstitielle Abstoßungsreaktion sicher von der akuten Tubulusnekrose und der Zyklosporintoxizität sowie der vaskulären Abstoßung unterscheiden. Während die akute Tubulusnekrose, die Zyklosporintoxizität und die akute Glomerulonepritis mit einem normalen Resistance-Index einhergingen, war die interstitielle Abstoßung durch einen signifikanten Anstieg des Resistance-Index gekennzeichnet. Diese Erhöhung war jedoch wesentlich weniger stark ausgeprägt als bei der vorwiegend vaskulären Abstoßung.

Mit Hilfe dopplersonographischer Flußmessungen läßt sich weiterhin der Einfluß therapeutischer Maßnahmen auf die Flußparameter in den Nierengefäßen nachweisen. So kann bei akuter vaskulärer Abstoßung nach Gabe eines Kortisonstoßes ein signifikanter Anstieg aller Flußgeschwindigkeiten in den Nierenarterien und Nierenvenen gefunden werden (Abb. 18.63 a, b und 18.64 a, b). Weiterhin läßt sich die Verbesserung der Nierenperfusion unter Gabe von Dopamininfusionen sehr schön nachweisen. Die dopplersonographischen Flußmessungen zeigen dabei einen Anstieg aller Flußgeschwindigkeiten um ca. 30 %.

18.4 Dopplersonographie des akuten Skrotums

Normale Zirkulation

Zur dopplersonographischen Flußmessung der skrotalen Gefäße ist ein hochauflösender Linearschallkopf von 7,5 MHz unerläßlich. Das Gerät muß über die Möglichkeit einer farbkodierten Darstellung der Blutströmung verfügen, da ansonsten keine sicheren Aussagen über die Perfusion des Hodens, des Nebenhodens und des Samenstrangs gemacht werden können.

Die Untersuchung erfolgt in Rückenlage des Patienten, wobei der Schallkopf ventral, seitlich oder dorsal vorsichtig am Skrotum angekoppelt wird.

Das farbkodierte Dopplersystem muß hierbei auf maximale Sensitivität eingestellt werden; das heißt, die Nyquist-Grenze muß möglichst niedrig sein, so daß selbst Flußgeschwindigkeiten von 2–4 cm/s dargestellt werden können. Ansonsten ist es nicht möglich, bei Säuglingen und Kleinkindern die normale Blutströmung darzustellen. Weiterhin muß ein möglichst niedriger Wandfilter (< 100 Hz) gewählt werden, damit niedrige Flußgeschwindigkeiten nicht unterdrückt werden. Wird eine entsprechend empfindliche Einstellung des Gerätes gewählt, so werden selbst kleinste Bewegungen farbkodiert im zweidimensionalen Schnittbild wiedergegeben. Aus diesem Grund ist die Kooperation des kranken Kindes unerläßlich. Dies ist um so problematischer als beim akuten Skrotum jede Berührung heftigste Schmerzen hervorrufen kann. Aus diesem Grund ist vor allem bei kleinen Kindern manchmal eine Sedierung nicht zu umgehen.

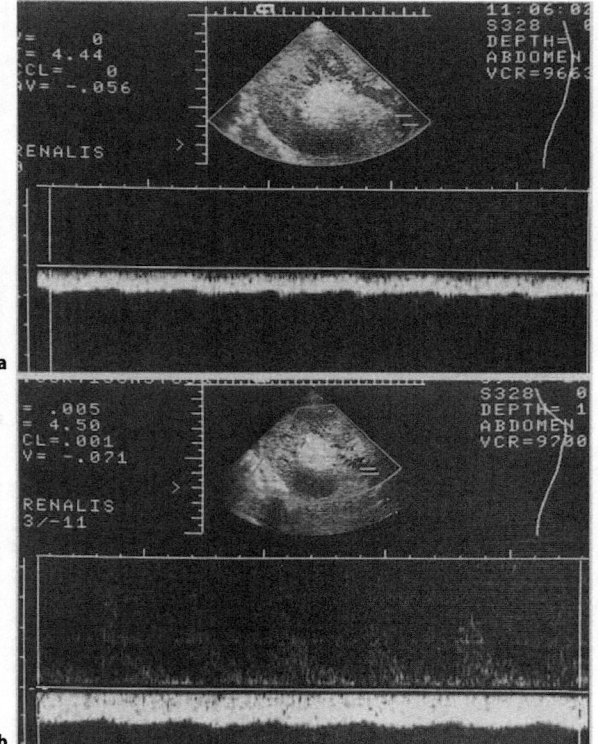

Abb. 18.64 a, b. Einfluß eines Kortisonstoßes auf die Flußgeschwindigkeiten in der V. renalis bei akuter Abstoßungsreaktion. **a** Erniedrigung der mittleren Flußgeschwindigkeit auf 5,6 cm/s, **b** 10 h nach Kortison: Anstieg der mittleren Flußgeschwindigkeit auf 7,1 cm/s

Nach unserer Erfahrung kann mit Hilfe täglicher postoperativer Flußmessungen und Bestimmung absoluter Flußgeschwindigkeiten eine Abstoßungsreaktion frühzeitig am Abfall der endsystolischen und enddiastolischen Flußgeschwindigkeiten erkannt werden, so daß rasch therapeutische Maßnahmen (Kortisonstoß, Antithymozytenglobulin usw.) eingeleitet werden können (Abb. 18.62).

> **Voraussetzungen für die farbkodierte Dopplersonographie des Skrotums**
>
> - Große Erfahrung des Untersuchers
> - Kooperation des Kindes (evtl. Sedierung)
> - Wahl des Schallkopfs:
>   - Linearschallkopf
>   - ≥ 7,5 MHz
> - Hohe Sensitivität des Dopplergerätes
>   - niedrige Nyquist-Grenze
>   - Wandfilter < 100 Hz
>   - niedrigste meßbare Flußgeschwindigkeit < 5 cm/s
> - Zukünftig Verbesserung durch Power mode

Indikationen

Indikationen zur farbkodierten Dopplersonographie des Skrotums

- Hodentorsion
- Epididymitis/Orchitis
- Hydatidentorsion
- Traumatische Hodenläsion
- DD: Varikozele – Spermatozele
- Hodentumoren

Die Indikationen zur Dopplersonographie des Hodens sind in erster Linie die Differentialdiagnose zwischen Hodentorsion, Orchitis und Epididymitis. Weiterhin kann die farbkodierte Dopplersonographie nach traumatischen Hodenverletzungen, bei Varikozelen und bei Hodentumoren eingesetzt werden.

Meist handelt es sich um einseitige Erkrankungen des Hodens. Die Untersuchung beginnt immer mit dem kontralateralen gesunden, nicht berührungsempfindlichen Hoden. Hierbei wird die Empfindlichkeit des Dopplergerätes so eingestellt, daß einzelne intratestikuläre Venen und Arterien dargestellt werden können (Abb. 18.65 a). Gelingt die Abbildung der Gefäße im gesunden Hoden nicht, so reicht die Sensitivität des Gerätes nicht aus, um eine fehlende Perfusion des Hodens sicher nachzuweisen. Unter zweidimensionaler farbkodierter Kontrolle kann das Meßvolumen des gepulsten Dopplers in den Hodengefäßen plaziert werden und zwischen Venen und Arterien differenziert werden. In den testikularen Arterien findet sich typischerweise ein systolisch-diastolischer Vorwärtsfluß, der durch den niedrigen peripheren Gefäßwiderstand bedingt ist (Abb. 18.65 b).

Anschließend kann die Untersuchung des kranken Hodens erfolgen. Mit der gleichen Geräteeinstellung werden der betroffene Hoden im Längs- und im Querschnitt untersucht und qualitativ sowie semiquantitativ die Durchblutung des Hodens, Nebenhodens und der Skrotalhüllen beurteilt. Hierbei wird zunächst zwischen fehlender und vorhandener Durchblutung unterschieden. Läßt sich eine Perfusion des Hodens und Nebenhodens nachweisen, so wird diese mit der des kontralateralen gesunden Hodens verglichen. Hierbei muß zwischen einer normalen Durchblutung von Hoden, Nebenhoden und Skrotalhüllen und einer vermehrten Durchblutung unterschieden werden.

Hodentorsion (Abb. 18.66)

Die Hodentorsion ist gekennzeichnet durch eine fehlende Perfusion des Hodens im Vergleich zur normalen Perfusion des kontralateralen gesunden Hodens. Bei

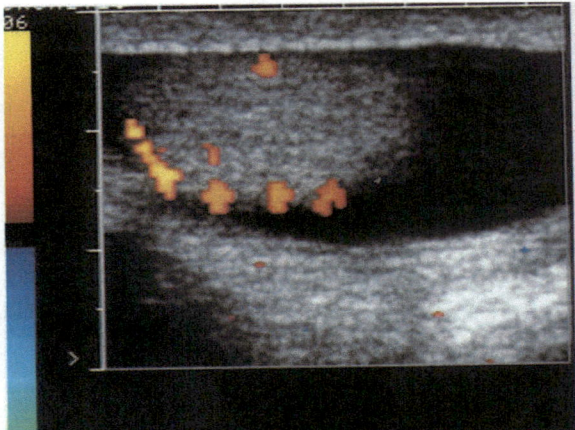

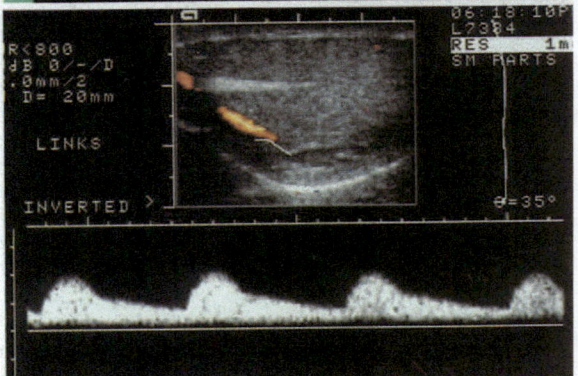

Abb. 18.65a,b. Farbkodierte dopplersonographische Darstellung der Hodengefäße bei 16jährigem Jungen. **a** Längsschnitt durch den Hoden. Gute Abbildungsbedingungen durch gleichzeitiges Vorliegen einer Hydrozele. Im Bereich des Mediastinum testis lassen sich mehrere teils längs, teils quer getroffene Gefäße darstellen. **b** Gepulste dopplersonographische Flußmessung in der A. testicularis. Meßvolumen des gepulsten Dopplers im Gefäß. Aufgrund des ungünstigen Einfallswinkels wurde eine Winkelkorrektur durchgeführt. Im unteren Bildabschnitt zeigt sich ein normaler systolisch-diastolischer Vorwärtsfluß, bedingt durch den niedrigen peripheren Gefäßwiderstand

entsprechender Erfahrung des Untersuchers und Wahl eines geeigneten hochempfindlichen farbkodierten Dopplersonographiegeräts ist die Sensitivität und Spezifität der Methode nahezu 100 % und kann die Szintigraphie zukünftig ersetzen (Abb. 18.66 a).

Probleme bereiten *partielle Torsionen*, die mit einer zwar verminderten, jedoch noch nachweisbaren Perfusion des Organs einhergehen. Bei klinischem Verdacht auf eine Hodentorsion und noch nachweisbaren intratestikulären Gefäßen sollte unbedingt mit der gepulsten Dopplersonographie die Blutströmung in diesen Gefäßen gemessen werden. Handelt es sich um eine partielle Torsion, so läßt sich nicht wie bei gesunden Kindern ein systolisch-diastolischer Vorwärtsfluß mit hoher diastolischer Amplitude nachweisen. Statt dessen kommt es zu einer deutlichen Erniedrigung der diastolischen Amplitude mit fehlender enddiastolischer Flußgeschwin-

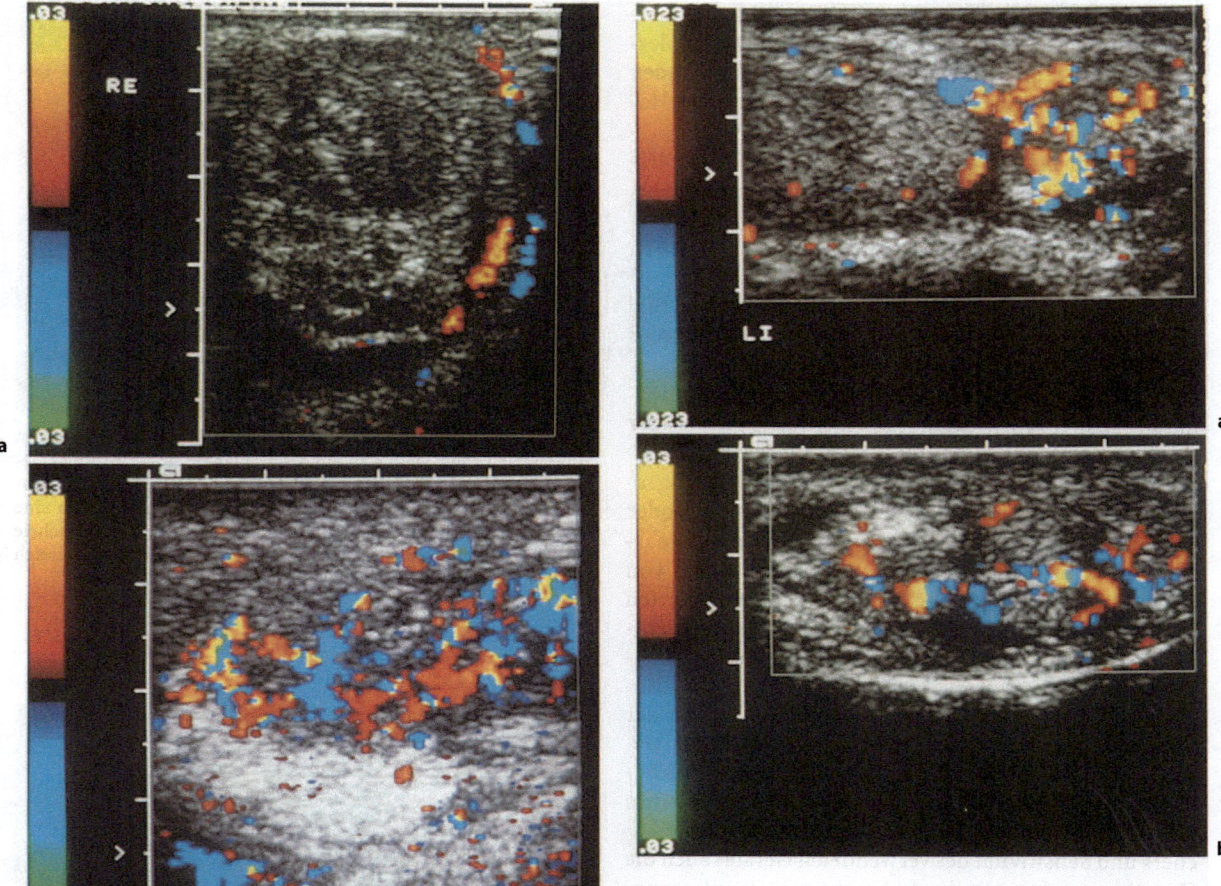

Abb. 18.66a,b. Farbkodierte dopplersonographische Darstellung einer Hodentorsion, Längsschnitt durch den vergrößerten Hoden. **a** Das Binnenreflexmuster des echoarmen Hodens ist inhomogen. Trotz empfindlicher Einstellung des Gerätes (Nyquist-Grenze 3 cm/s) läßt sich keine Durchblutung des Hodens nachweisen. Im Bereich der Skrotalhüllen stellen sich einzelne Gefäße eindeutig dar. **b** Tangentialschnitt durch die Skrotalhüllen bei 5 Tage zurückliegender Missed torsion. Es zeigt sich eine massiv gesteigerte vermehrte Kollateraldurchblutung, die nicht mit einer vermehrten Hodendurchblutung verwechselt werden darf

Abb. 18.67a,b. Farbkodierte Dopplersonographie bei entzündlichen Skrotalerkrankungen. **a** Epidydimitis bei 22jährigem Mann, Längsschnitt durch Hoden und Nebenhoden. Im linken Bildabschnitt ist der Hoden mit normaler Durchblutung dargestellt. Demgegenüber weist der Nebenhoden, der im rechten Bildabschnitt abgebildet ist, eine deutlich vermehrte Gefäßdichte auf. **b** Orchitis bei 4jährigem Jungen. Vermehrte Durchblutung des inhomogen abgebildeten Hodens

digkeit, die durch den Anstieg des peripheren Gefäßwiderstands bei partieller Torsion zustandekommt. In diesen Fällen sollte die unmittelbare operative Freilegung des Organs erfolgen.

Einen Sonderfall stellt die sog. *„missed torsion"* dar, bei der keine rechtzeitige Diagnosestellung erfolgt ist. Die farbkodierte Dopplersonographie zeigt, wie bei der akuten Torsion, keine Perfusion des vergrößerten echoarmen Hodens. Im Bereich der Skrotalhüllen findet sich jedoch eine stark vermehrte Perfusion, die wie ein Halo den nicht durchbluteten Hoden umgibt („Halo sign" der „missed torsion"). Ein Tangentialschnitt durch die Skrotalhüllen zeigt ein „Inferno" einer vermehrten Kollateraldurchblutung (Abb. 18.66 b).

Diese vermehrte Kollateraldurchblutung ist die Erklärung für die falsch negativen Befunde der CW-Dopplersonographie bei der Diagnose der Hodentorsion. Wie bereits erwähnt, kann mit dem CW-Doppler die Blutströmung räumlich nicht differenziert werden, so daß zwischen vermehrter Durchblutung der Skrotalhüllen und fehlender Durchblutung des Hodens nicht unterschieden werden kann.

Orchitis und Epididymitis (Abb. 18.67)
Das akute Skrotum ist meist durch eine akute Entzündung des Hodens oder Nebenhodens bedingt, die im Gefolge viraler und bakterieller Infekten vorwiegend im Schulalter und beim jungen Erwachsenen auftreten. Im

Gegensatz zur Torsion liegt in mehr als 50 % der Fälle eine Begleithydrozele vor. Mit der farbkodierten Dopplersonographie zeigt sich eine im Vergleich zur gesunden Gegenseite deutliche vermehrte Durchblutung des Hodens und/oder Nebenhodens (Abb. 18.67 a).

Weiterhin läßt sich zuverlässig zwischen einer Orchitis und einer Epididymitis differenzieren (Abb. 18.67 a,b).

Hydatidentorsion (Abb. 18.68)

Die Hydatidentorsion kann unter dem klinischen Bild einer akuten Hodentorsion verlaufen; sie ist harmlos und erfordert keine operative Freilegung des Organs. Die Hydatiden (Appendix testis oder Appendix epididymitis) stellen entwicklungsgeschichtliche Reste der Urniere dar. Der sonographische Nachweis einer Hydatidentorsion ist schwierig, jedoch möglich. Sonographisch findet man am oberen Nierenpol eine mehr oder minder große rundliche Raumforderung mit echoarmem Zentrum und echogenem Randsaum, die oft von freier Flüssigkeit umgeben ist. Mit der farbkodierten Dopplersonographie läßt sich eine vermehrte Durchblutung in der Umgebung der Hydatidentorsion nachweisen (Abb. 18.68).

Sowohl im Hoden als auch Nebenhoden ist mit der farbkodierten Dopplersonographie eine normale Gefäßdichte nachweisbar. Mit dem gepulsten Doppler können normale Flußprofile gefunden werden. Insofern läßt sich bei entsprechender Erfahrung des Untersuchers und Sensitivität des verwendeten Gerätes auch die Hydatidentorsion mit der farbkodierten Dopplersonographie diagnostizieren.

Traumatische Hodenläsionen

Traumatische Hodenläsionen können zu einer vermehrten wie auch verminderten Durchblutung führen. Kommt es zur Hodenruptur oder zum Abriß des Samenstranges, so resultiert eine fehlende Durchblutung des Hodens oder seiner Teile. Bei weniger ausgeprägten Verletzungen kommt es zur reaktiven Hyperämie, die der Hyperämie bei entzündlichen Erkrankungen entspricht.

Varikozele (Abb. 18.69)

Multiple echoarme Raumforderungen im Bereich des Samenstranges und des Nebenhodens sind verdächtig auf das Vorliegen einer Varikozele. Mit der farbkodierten Dopplersonographie läßt sich der vaskuläre Ursprung der zystischen Strukturen zuverlässig nachweisen und von Spermatozelen, in denen keine Blutströmung nachgewiesen werden kann, abgrenzen (Abb. 18.69).

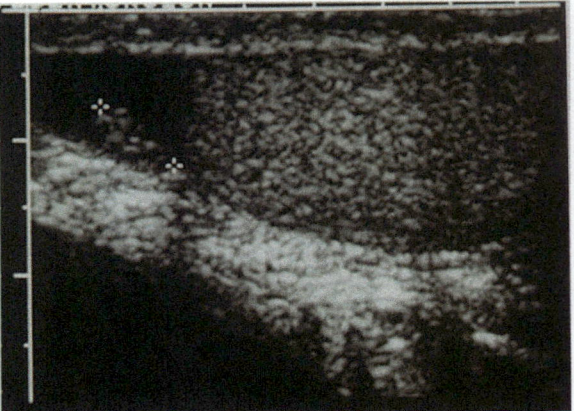

Abb. 18.68. Hydatidentorsion, Längsschnitt durch den Hoden. Am oberen Nierenpol stellt sich ein 6,7 mm langes fingerförmiges Gebilde dar, das von Flüssigkeit umgeben ist: die stielgedrehte Hydatide. Mit der farbkodierten Dopplersonographie zeigte sich eine normale Durchblutung des Hodens und eine reaktiv vermehrte Kollateraldurchblutung im Bereich des Nebenhodens. Im Bereich der Hydatide konnte keine Blutströmung gefunden werden

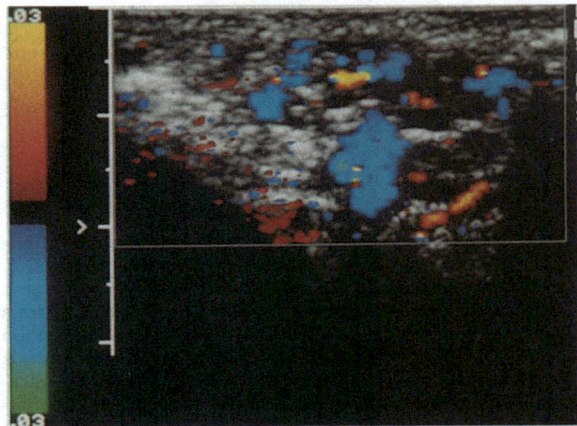

Abb. 18.69. Farbkodierte dopplersonographische Darstellung einer Varikozele. Im zweidimensionalen Schnittbild multiple echofreie irregulär angeordnete Areale, die sich mit der farbkodierten Dopplersonographie eindeutig als variköses Venengeflecht darstellen und von einer Spermatozele abgrenzen ließen

18.5 Farbkodierte Dopplersonographie der Weichteile

Vor allem die farbkodierte Dopplersonographie ermöglicht einen schnellen Überblick über die Vaskularisation einer Raumforderung. Zur Anwendung kommen hierbei hochfrequente Linearschallköpfe (7,5–10 MHz), die evtl. noch mit einer Vorlaufstrecke ausgerüstet sind, damit auch intradermal gelegene Strukturen optimal dargestellt werden können. Das Dopplergerät muß auf höchste Empfindlichkeit, d.h. die niedrigste Nyquist-Grenze von 2–4 cm/s und einen möglichst niedrigen Wandfilter (< 100 Hz) eingestellt werden.

Indikationen

> **Indikationen für die farbkodierte Dopplersonographie der Weichteile**
> (*FD* Farbdoppler, *PW* gepulster Doppler)
>
> - Darstellung der normalen Gefäße (FD, PW)
> - Diagnose von Stenosen und thromboembolischen Verschlüssen (FD, PW)
> - AV-Fisteln (FD, PW)
> - Aneurysmen (FD, PW)
> - DD: Lymphangiom – Hämangiom (FD)
> - Vaskularisierung von Weichteiltumoren (FD)
> - Darstellung der Vaskularisierung der Weichteile bei Knochentumoren (FD)

Mit der farbkodierten Dopplersonographie können zunächst die normalen Gefäße der Extremitäten bis hin zur Peripherie verfolgt werden. So lassen sich Arterienstenosen und -verschlüsse sowie Thromben in den größeren Venen oder sogar komplette Verschlüsse sicher darstellen. Dies ist besonders wichtig bei echoarmen Thromben, die im zweidimensionalen Schnittbild übersehen werden können. Mit der farbkodierten Dopplersonographie läßt sich in den Randbereichen oder im Zentrum eines Thrombus eine noch bestehende Zirkulation oder eine Rekanalisierung nachweisen.

Bei der Untersuchung ist darauf zu achten, daß kein zu großer Druck auf die Weichteile ausgeübt wird, da ansonsten eine noch bestehende Restperfusion und vor allem der venöse Abstrom unterdrückt werden. Dies ist eine weitere Indikation für die Anwendung einer Vorlaufstrecke.

Weiterhin läßt sich der Einfluß einer Lysetherapie der Thrombose eindrucksvoll demonstrieren.

Bei Dialysepatienten können die Durchgängigkeit von atriovenösen Shunts (z.B. Gimino-Fistel) sowie die

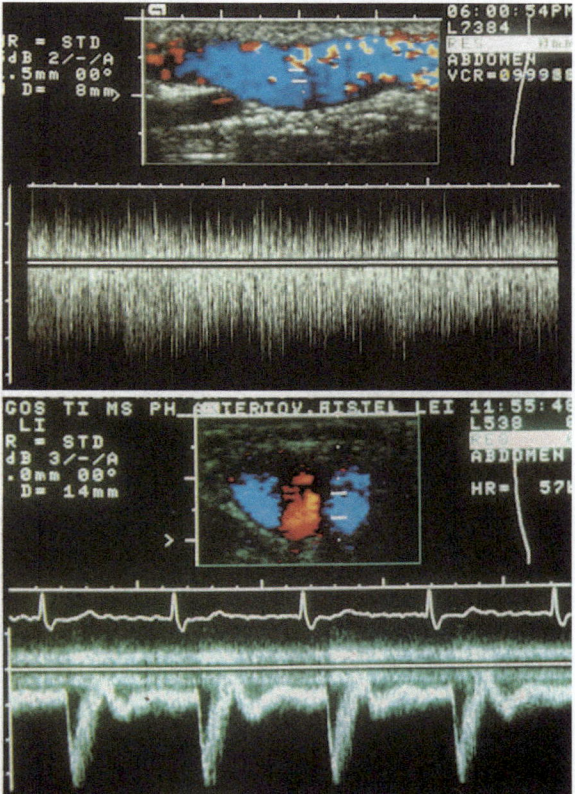

Abb. 18.70. a Dopplersonographische Flußmessung in einem Gimino-Shunt bei 16jähriger Dialysepatientin. Mit der farbkodierten Dopplersonographie zeigt sich eine beschleunigte turbulente Strömung im abführenden venösen Gefäß. Mit dem gepulsten Doppler läßt sich eine beschleunigte turbulente Blutströmung nachweisen. Obwohl keine Winkelkorrektur durchgeführt wurde, beträgt die maximale Flußgeschwindigkeit über 1 m/s. **b** Dopplersonographische Flußmessung in einer arteriovenösen Fistel, die nach arterieller Punktion in der Leiste nach Herzkatheter entstanden war (Querschnitt durch die Fistel). Mit der farbkodierten Dopplersonographie zeigt sich eine antegrade Blutströmung im Zentrum und eine retrograde Blutströmung in den Randbereichen der Fistel. Das Meßvolumen des gepulsten Dopplers ist in den Randbereichen plaziert. Hierbei läßt sich oberhalb der Nullinie ein venöses Flußprofil und unterhalb der Nullinie eine arterielle Blutströmung nachweisen

Entwicklung von Pseudoaneurysmen dargestellt werden. Mit der gepulsten Dopplersonographie läßt sich in der abführenden dilatierten Vene eine beschleunigte turbulente Blutströmung nachweisen, wobei venöse Flußgeschwindigkeiten über 1 m/s keine Seltenheit sind (Abb. 18.70 a).

Weiterhin lassen sich *Aneurysmen und AV-Fisteln*, die z.B. im Bereich der Leiste nach einer Punktion der V. und A. femoralis iatrogen entstehen können, farbkodiert darstellen. (Abb. 18.70 b). Mit der farbkodierten Dopplersonographie ist die Lokalisation der Fistel eindeutig nachweisbar. Mit dem gepulsten Doppler kann in der entsprechenden Vene eine arterialisierte beschleu-

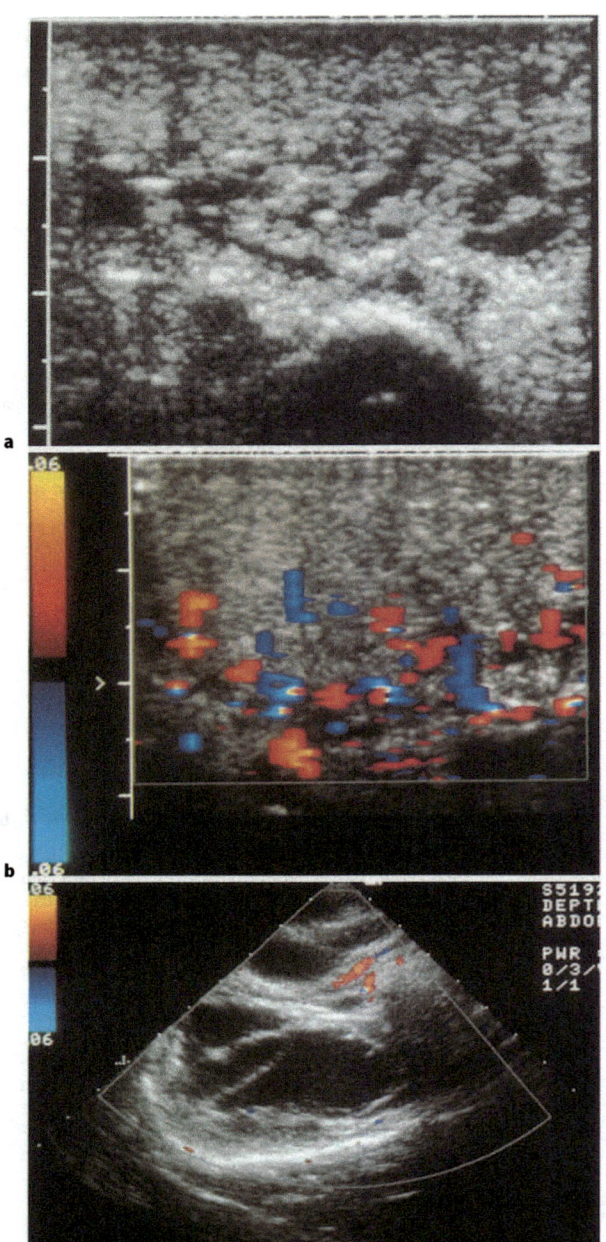

nigte Blutströmung mit pulsatilem Fluß gefunden werden.

Eine weitere wichtige Indikation ist die Differentialdiagnose *unklarer zystischer Raumforderungen*. Mit der farbkodierten Dopplersonographie kann hierbei zwischen kavernösen Hämangiomen und Lymphangiomen unterschieden werden. Während sich die zystischen Strukturen in kavernösen Hämangiomen mit der farbkodierten Dopplersonographie farbig abbilden lassen (Abb. 18.71b), kann in Lymphangiomen keine Blutströmung gefunden werden (Abb. 18.71c). Hierbei ist wiederum darauf zu achten, daß das farbkodierte Dopplersonographiegerät auf höchste Empfindlichkeit (niedrige Nyquist-Grenze und niedriger Wandfilter) eingestellt ist. Bei Hämangiomen läßt sich zudem der Einfluß therapeutischer Maßnahmen (Kortikoidtherapie, Sklerosierung, Kryotherapie usw) darstellen.

Die Abbildung der Blutströmung in planen kapillären Hämangiomen gelingt mit der oben beschriebenen Technik nicht. Hochauflösende 20- oder 40-MHz-Schallköpfe, wie sie in der Dermatologie erprobt werden, können die intradermalen Strukturen abbilden und ermöglichen zukünftig wahrscheinlich auch die Darstellung der Blutströmung in kapillären Hämangiomen.

Mit Hilfe der farbkodierten Dopplersonographie kann weiterhin die Vaskularisierung von Rabdomyosarkomen und anderen Weichteiltumoren sowie die stark vaskularisierte Weichteilinfiltration von Knochentumoren erfaßt werden (Abb. 18.72). Beim Osteosarkom sind die Weichteilinfiltrationen unregelmäßig begrenzt und weisen eine komplexe Echotextur mit echoreichen und echoarmen Arealen auf. Die echogenen Areale entsprechen osteosklerotischen Bezirken, die echoarmen Kavernen.

Im Vergleich zu den umgebenden gesunden Weichteilen weist die Weichteilinfiltration eine deutlich vermehrte Vaskularisierung auf. Die Weichteilinfiltration ist durchsetzt von vielen kleinen arteriellen und venösen Gefäßen, während in den Randbezirken größere zuführende Arterien und Venen farbkodiert dargestellt werden können.

Abb. 18.71. a Kavernöses Hämangiom im Bereich der Wange bei einem Neugeborenen. Im zweidimensionalen Schnittbild zeigt sich eine echogene Raumforderung, die durchsetzt ist von multiplen zystischen, unregelmäßig begrenzten Strukturen. **b** Farbkodierte dopplersonographische Darstellung der Blutströmung im Bereich der Zysten: Darstellung multipler Gefäße, die den vaskulären Ursprung der Raumforderung beweisen. **c** Farbkodierte Dopplersonographie bei zystischem Lymphangiom im Bereich des rechten Oberarms. Trotz empfindlicher Geräteeinstellung läßt sich in den großen Zysten keine Blutströmung nachweisen

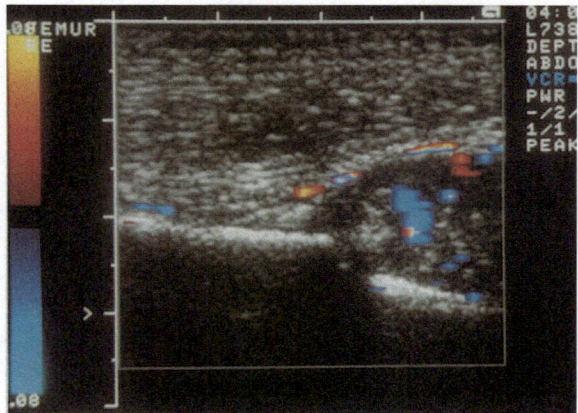

Abb. 18.72. Farbkodierte Dopplersonographie bei Osteosarkom des Oberschenkels. Im unteren Bildabschnitt zeigt sich eine Konturunterbrechung, bedingt durch den Knochentumor. Mit der farbkodierten Dopplersonographie zeigt sich eine deutlich vermehrte Vaskularisation im Bereich der Weichteilinfiltration

Anhang: Meßtechnik und Normwerte

Gehirn und Rückenmark

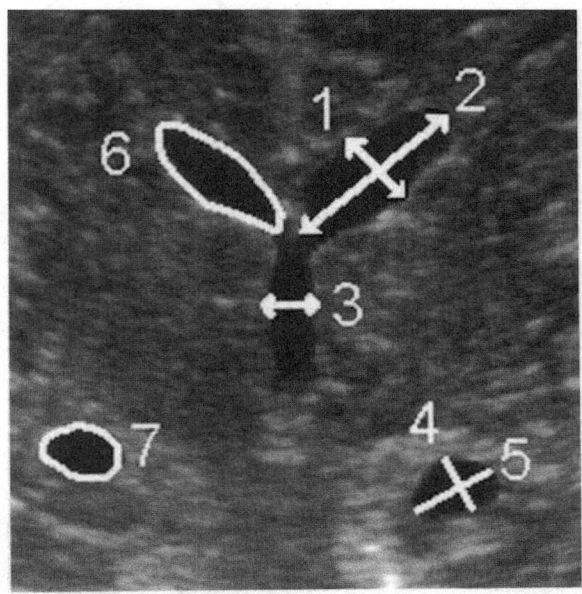
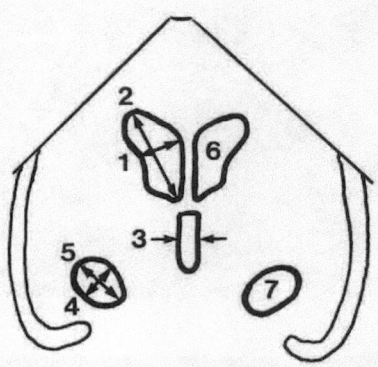

Abb. 1. Meßstrecken im mittleren Koronarschnitt in Höhe der Foramina Monroi (K 3). Ventrikelerweiterungen zeigen sich in dieser Schnittebene in einer Zunahme von Tiefe und Umfang des Seitenventrikelvorderhorns. (*1* Tiefe des Seitenventrikelvorderhorns, *2* Breite des Seitenventrikelvorderhorns, *3* Breite des III. Ventrikels, *4* Tiefe des Seitenventrikelunterhorns, *5* Breite des Seitenventrikelunterhorns, *6* Umfang des Seitenventrikelvorderhorns, *7* Umfang des Seitenventrikelunterhorns

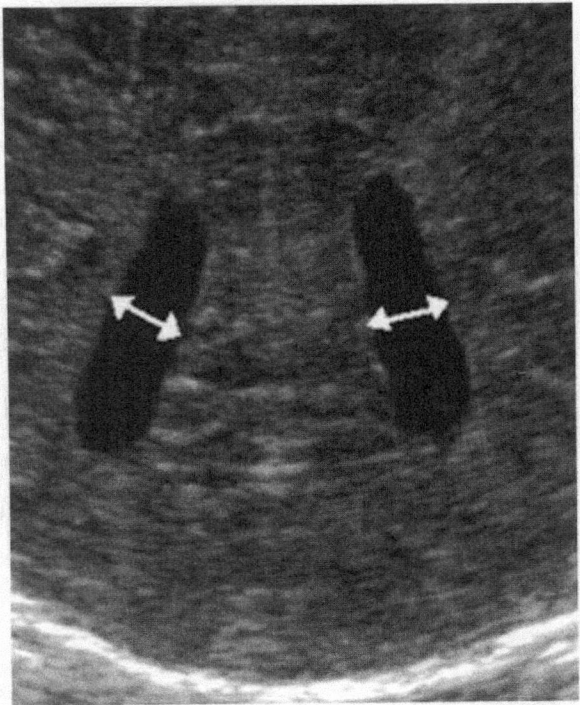
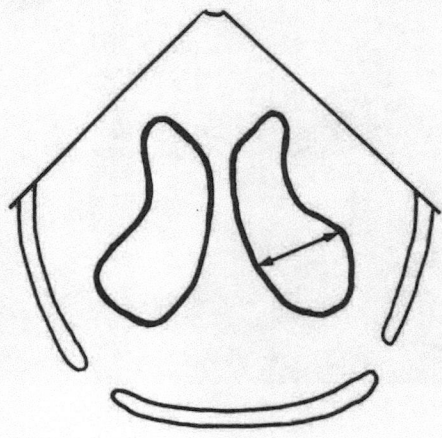

Abb. 2. Meßstrecken im hinteren Koronarschnitt durch die Hinterhörner der Seitenventrikel (K 7). Bestimmung der Breite der Hinterhörner (*Pfeile*). Eine Progredienz der Ventrikelerweiterung zeigt sich zuerst in einer Dilatation der Hinterhörner

Anhang · Meßtechnik und Normwerte

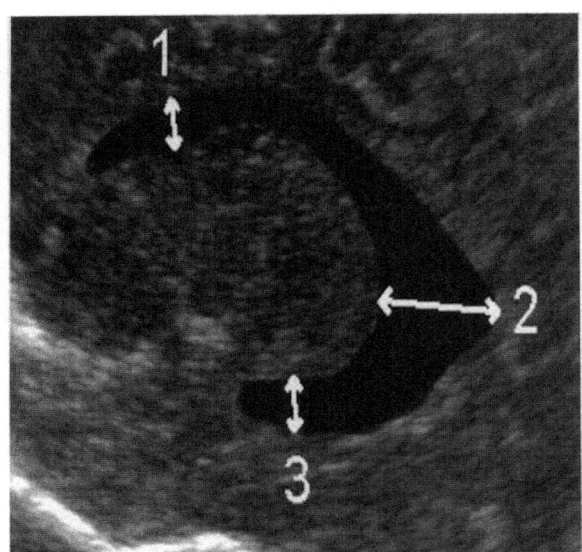

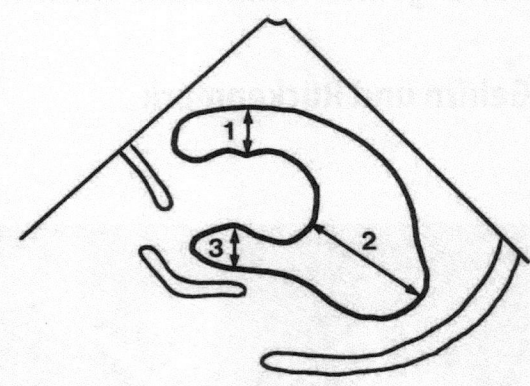

Abb. 3. Meßstrecken in der Parasagittalebene durch den Seitenventrikel (S3). Probleme können sich bei der Messung der Seitenventrikelhinterhörner durch Verkippen der Ebene ergeben. (*1* Höhe des Seitenventrikelvorderhorns, *2* Länge des Seitenventrikelhinterhorns, *3* Höhe des Seitenventrikelunterhorns)

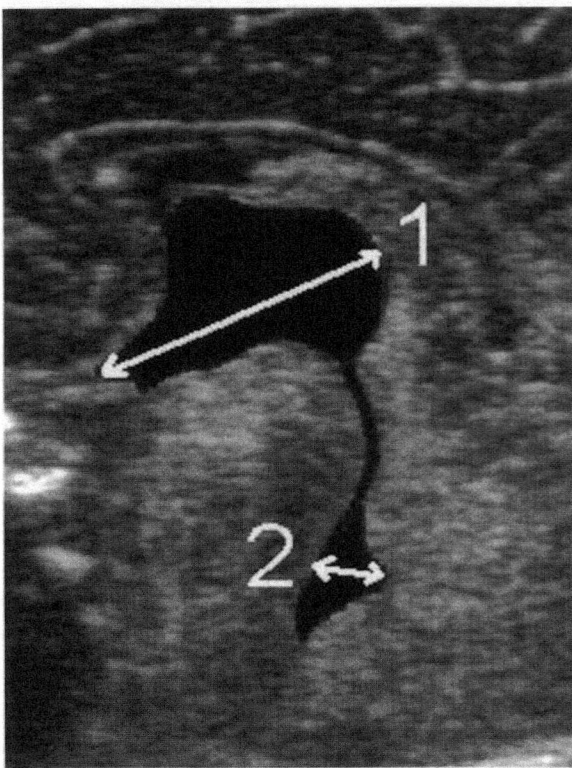

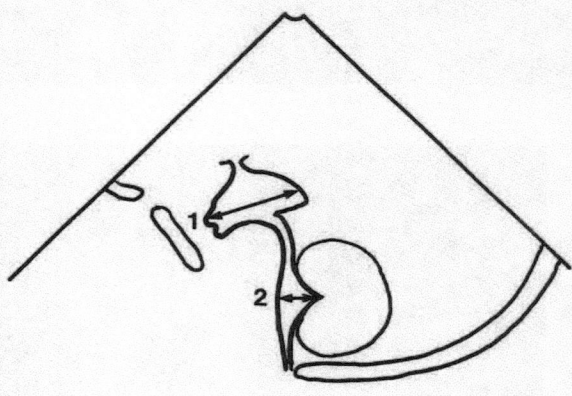

Abb. 4. Meßstrecken im Mediansagittalschnitt (S1). (*1* a.-p.-Durchmesser des III. Ventrikels, *2* Tiefe des IV. Ventrikels)

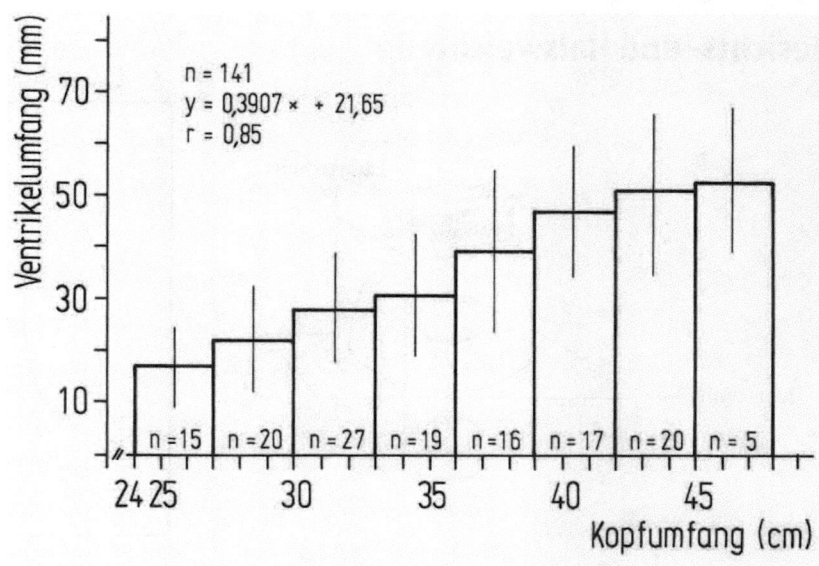

Abb. 5. Normwerte des Umfangs eines Seitenventrikels in der mittleren koronaren Schnittebene bezogen auf den Kopfumfang innerhalb des 1. Lebensjahres. (Nach Dittrich et al. 1985)

Gesichts- und Halsweichteile

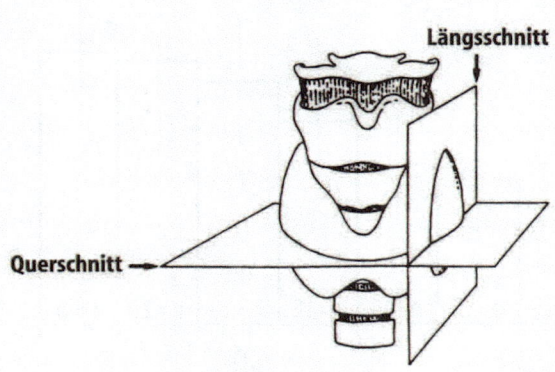

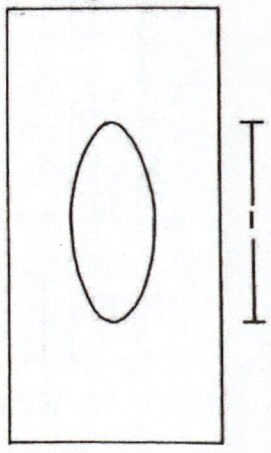

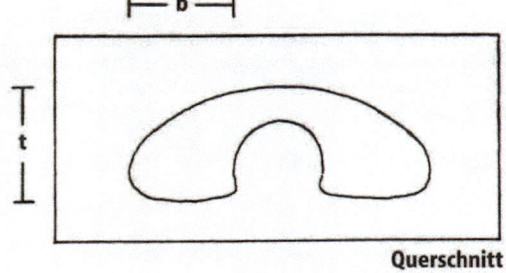

Ermittlung des Schilddrüsenvolumens:

Schilddrüsenvolumen (ml) =
Länge (cm) · Breite (cm) · Tiefe (cm)

$$V = \frac{l \cdot b \cdot t}{2}$$

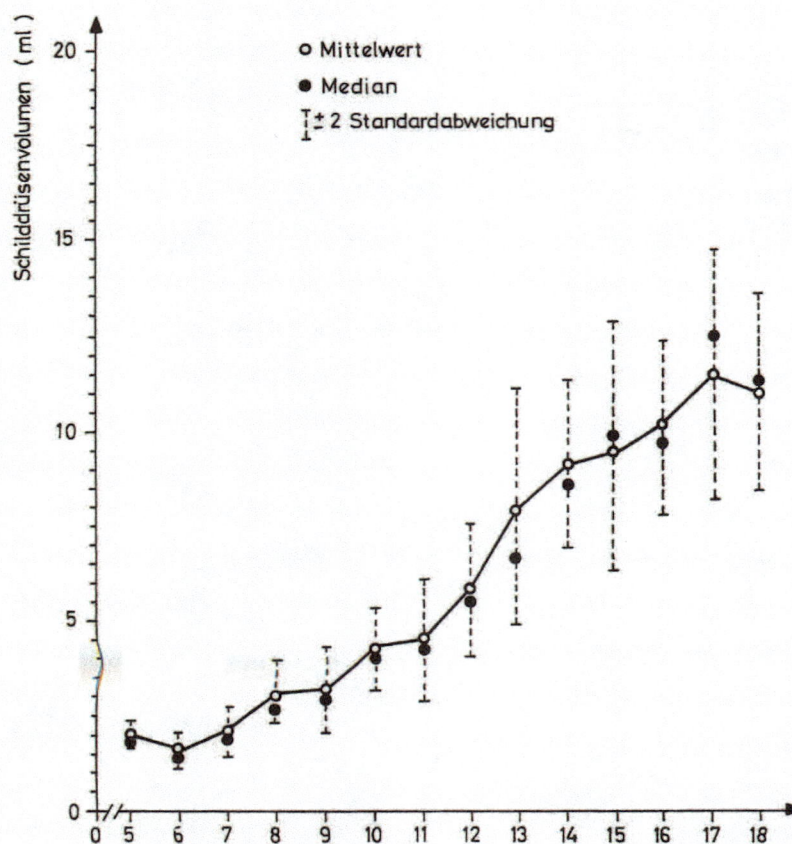

Abb. 6. Meßstrecken und Berechnungsformel zur Schilddrüsenvolumetrie (*l* Längsdurchmesser, *b* Querdurchmesser, *t* Tiefendurchmesser). (Mod. nach Klima 1993)

Abb. 7. Schilddrüsenvolumen in Abhängigkeit vom Alter bei 200 gesunden Kindern in Mittelfranken. (Nach Schönau et al. 1989)

Tabelle 1. Länge (cm) der Schilddrüsenlappen bei Jungen(*J*) und Mädchen (*M*). (Nach Klingmüller)

Alter:	Neugeborene		Bis 1 Jahr		Bis 4 Jahre		Bis 8 Jahre		Bis 12 Jahre		Über 12 Jahre	
Geschlecht	J	M	J	M	J	M	J	M	J	M	J	M
n	18	15	13	17	20	31	59	72	48	48	41	54
Rechts												
Mittelwert	1,8	1,8	1,8	2,1	2,2	2,7	3,2	3,3	4,0	4,0	4,5	4,7
S	0,4	0,7	0,6	0,5	0,5	0,6	0,7	0,6	0,7	0,7	0,8	0,9
Median	1,8	1,7	1,7	2,2	2,3	2,7	3	3,3	4	4,2	4,5	4,6
Minimum	1	0,8	0,9	1	1,2	1,6	2	1,6	2,4	1,3	2,7	3,2
Maximum	2,7	2,9	3,1	2,8	3,6	3,9	4,9	4,7	5,6	5,5	6,2	7,1
Links												
Mittelwert	1,7	1,8	1,7	1,9	2,4	2,5	3,0	2,9	3,7	3,9	4,2	4,5
S	0,4	0,5	0,4	0,4	0,4	0,5	0,8	0,7	0,6	0,7	0,9	0,9
Median	1,6	1,9	1,6	1,9	2,3	2,6	2,9	2,9	3,7	3,9	4,1	4,3
Minimum	1	1	1	1,2	1,7	1,4	1,4	1,2	1,8	1,5	2,5	2,6
Maximum	2,5	2,7	2,5	2,5	3,2	3,3	5,7	4,9	5,2	5,1	6	7,1

Tabelle 2. Volumen (ml) der Schilddrüse bei Jungen (J) und Mädchen (M). (Altersverteilung: s. Tabelle 1) (Nach Klingmüller)

Alter:	Neugeborene		Bis 1 Jahr		Bis 4 Jahre		Bis 8 Jahre		Bis 12 Jahre		Über 12 Jahre	
Geschlecht	J	M	J	M	J	M	J	M	J	M	J	M
Mittelwert	1,2	1,1	1,2	1,6	1,7	2,4	3,2	3,4	5,7	5,7	7,9	8,0
S	0,9	0,6	0,6	0,97	0,7	0,8	1,3	1,5	2,2	2,5	3,4	3,2
Median	0,75	0,8	1,1	1,3	1,65	2,5	3,1	3,15	5,6	6,05	7,6	7,5
Minimum	0,4	0,3	0,5	0,6	0,7	1,1	1,2	0,7	1,5	0,5	3,4	2,4
Maximum	3,5	2,3	2,4	4,5	2,9	4,7	7,4	9	13,2	14,1	17,3	18

Herz

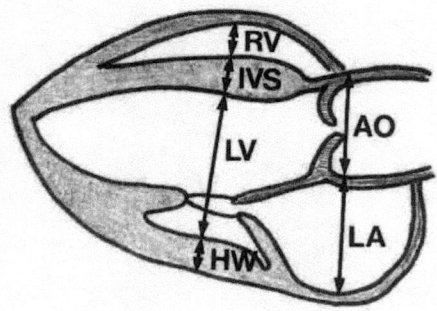

Abb. 8. Meßstrecken des Herzens in der parasternalen langen Achse. (*AO* Aorta, *HW* Hinterwand des linken Ventrikels, *IVS* Interventrikularseptum, *LA* linker Vorhof, *LV* linker Ventrikel, *RV* rechter Ventrikel)

Tabelle 3. Normwerte (mm) des Herzens von Früh- und Reifgeborenen. (Nach Biamino u. Lange 1983)

Gewicht [g]	Rechter Ventrikel	Linker Ventrikel enddiastolisch	Linker Vorhof	Aorta	Septum	Hinterwand des linken Ventrikels
750	2,8 (–6,4)	11,1 (6,4–15,9)	5,3 (0–8,5)	6,7 (4,6–9)	2,5 (1,1–3,8)	2,6 (–4,1)
1000	3,3 (–6,9)	11,9 (7,2–16,7)	5,9 (2,7–9,1)	7,1 (5–9,4)	2,6 (1,3–4)	2,7 (1,3–4,2)
1250	3,8 (0,3–7,4)	12,7 (8–17,5)	6,6 (3,5–9,7)	7,7 (5,4–9,9)	2,8 (1,4–4,2)	2,8 (1,4–4,3)
1500	4,3 (0,7–7,9)	13,4 (8,9–18,2)	7,2 (4,1–10,3)	8,1 (5,9–10,4)	2,9 (1,6–4,4)	2,9 (1,5–4,4)
1750	4,8 (1,2–8,4)	14,2 (9,7–18,9)	7,8 (4,8–10,9)	8,6 (6,3–10,8)	3,1 (1,7–4,5)	3,0 (1,6–4,5)
2000	5,3 (1,7–8,9)	15,0 (10,3–19,7)	8,5 (5,4–11,6)	9,0 (6,8–11,2)	3,3 (1,8–4,6)	3,1 (1,7–4,6)
2250	5,8 (2,2–9,4)	15,8 (11,1–20,5)	9,1 (6–12,2)	9,6 (7,3–11,7)	3,4 (2,1–4,8)	3,2 (1,8–4,7)
2500	6,3 (2,7–9,9)	16,6 (11,8–21,3)	9,8 (6,7–12,8)	10,1 (7,8–12,2)	3,6 (2,3–5)	3,3 (1,9–4,8)
2750	6,8 (3,2–10,4)	17,4 (12,6–22)	10,4 (7,3–13,5)	10,5 (8,2–12,7)	3,7 (2,4–5,2)	3,4 (2–4,9)
3000	7,4 (3,8–10,9)	18,2 (13,4–22,8)	11,1 (7,9–14,2)	10,9 (8,7–13,2)	3,9 (2,6–5,4)	3,5 (2–5)
3250	7,8 (4,3–11,4)	18,8 (14,2–23,7)	11,7 (8,6–14,8)	11,4 (9,1–13,7)	4,1 (2,7–5,5)	3,6 (2,1–5,1)
3500	8,3 (4,8–11,9)	19,6 (14,9–24,4)	12,4 (9,2–15,6)	11,9 (9,7–14,2)	4,3 (2,8–5,7)	3,7 (2,2–5,2)
3750	8,8 (5,2–12,4)	20,5 (15,6–25,2)	13,0 (9,9–16,2)	12,3 (10,2–14,7)	4,4 (3–5,8)	3,8 (2,3–5,3)
4000	9,3 (5,7–13)	21,3 (16,4–26)	13,6 (10,5–16,8)	12,8 (10,6–25,2)	4,6 (3,2–6)	3,9 (2,4–5,4)

Tabelle 4. Normwerte (mm) des Herzens vom 1.–15. Lebensjahr. (Nach Biamino u. Lange 1983)

Körperoberfläche [cm^2]	Rechter Ventrikel	Linker Ventrikel enddiastolisch	Linker Vorhof	Aorta	Septum	Hinterwand des linken Ventrikels
0,4	8,7 (3–14,3)	29,0 (20,5–37,2)	19,0 (12,9–25,4)	16,7 (12,6–20,7)	5,8 (3,5–8)	4,7 (2,5–6,8)
0,5	9,4 (3,8–15)	30,4 (32–38,8)	19,9 (13,7–26,2)	17,6 (13,5–21,5)	6,0 (3,8–8,3)	5,0 (2,8–7,2)
0,6	10,0 4,5–15,7)	33,3 (23,6–40,2)	20,8 (14,5–26,9)	18,5 (14,4–22,8)	6,3 (4,1–8,6)	5,4 (3,2–7,5)
0,7	10,8 (5,1–16,4)	34,8 (25,2–41,8)	21,6 (15,2–27,8)	19,3 (15,3–23,2)	6,6 (4,3–8,8)	5,7 (3,5–7,8)
0,8	11,6 (5,9–17,1)	36,1 (26,8–42,5)	22,3 (16–28,5)	20,0 (16,1–24)	6,9 (4,6–9,1)	6,0 (3,8–8,2)
0,9	12,3 (6,7–17,9)	37,8 (28,5–45)	23,1 (16,9–29,3)	20,9 (17–24,9)	7,2 (5–9,4)	6,3 (4,2–8,5)
1,0	13,0 (7,4–18,9)	39,5 (30–46,5)	24,0 (17,8–30,1)	21,8 (17,9–25,8)	7,5 (5,3–9,7)	6,6 (4,5–8,8)
1,1	13,7 (8,1–19,3)	41,0 (31,6–48,4)	24,8 (19,5–30,9)	22,7 (18,8–26,7)	7,8 (5,6–10)	7,0 (4,8–9,2)
1,2	14,3 (8,8–20)	42,8 (33,2–50)	25,6 (19,3–31,8)	23,6 (19,6–27,6)	8,1 (5,8–10,2)	7,3 (5,2–9,5)
1,3	15,0 (9,5–20,7)	44,8 (34,8–51,5)	26,8 (20,1–32,7)	24,4 (20,4–28,4)	8,4 (6,1–10,5)	7,7 (5,5–9,8)
1,4	15,7 (10,1–21,4)	46,5 (36,5–53)	27,0 (20,9–33,5)	25,2 (21,2–29,2)	8,7 (6,4–10,8)	8,0 (5,8–10,2)
1,5	16,4 (10,8–22,1)	48,5 (38–54,8)	27,9 (21,7–34,3)	26,1 (22–30,1)	8,9 (6,8–11,1)	8,4 (6,1–10,5)

Sonographische Anatomie der Abdominalgefäße

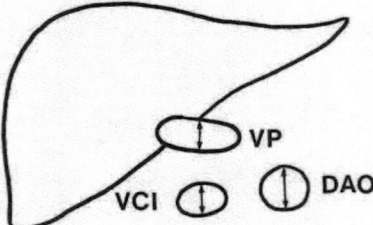

Abb. 9. Schematische Darstellung der Bestimmung der Durchmesser von Aorta (*DAO*), V. cava inferior (*VCI*) und V. portae (*VP*). Die Durchmesser wurden an der Überkreuzungsstelle von Pfortader und V. cava inferior gemessen

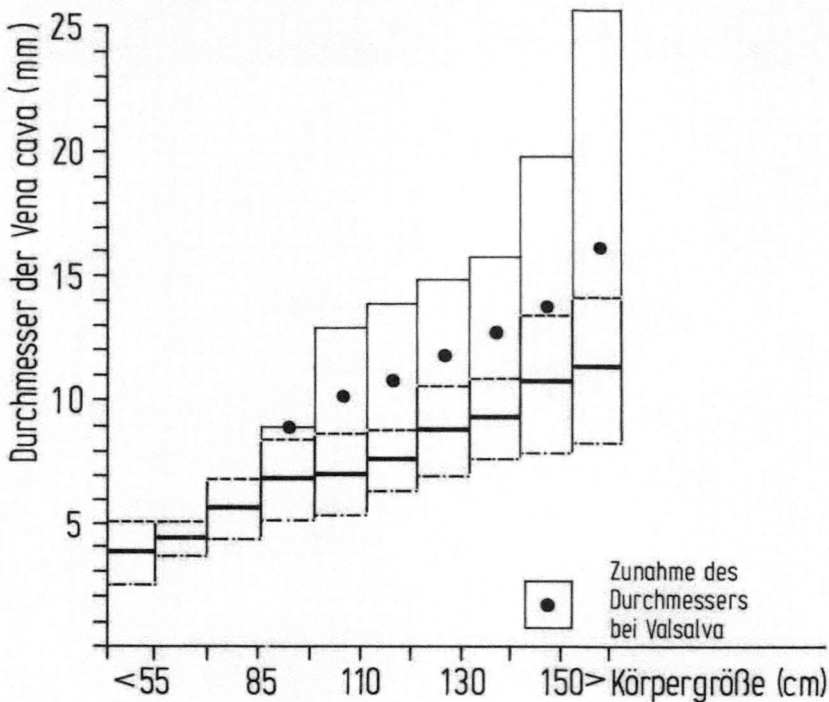

Abb. 10. Sonographische Normwerte des Durchmessers der V. cava unter Berücksichtigung des Valsalva-Preßmanövers (Durchmesser in Höhe der Pfortader). (Nach Alzen et al. 1982)

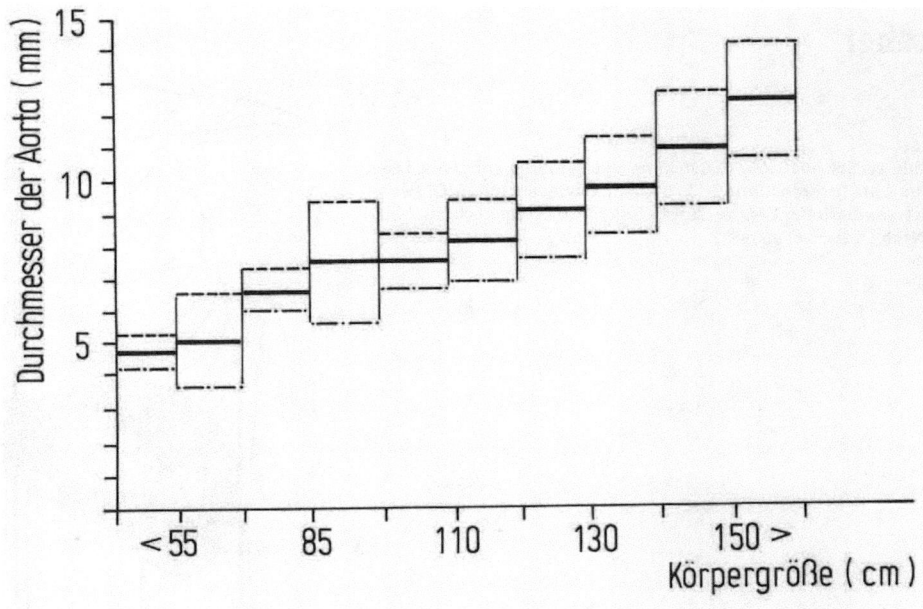

Abb. 11. Sonographische Normwerte des Durchmessers der Aorta (Durchmesser in Höhe der Pfortader). (Nach Alzen et al. 1982)

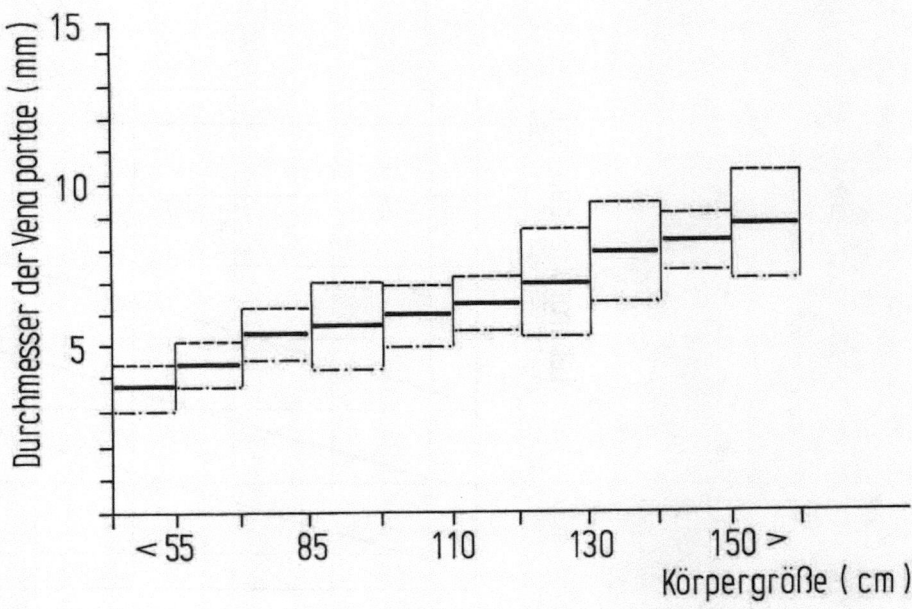

Abb. 12. Sonographische Normwerte des Durchmessers der V. portae. (Nach Alzen et al. 1982)

Leber

Abb. 13. Schematische Darstellung der Schnittebenen von Leber und Milz (*a* Sternallinie, STL; *b* Medioklavikularlinie, MCL; *c* vordere Axillarlinie, VAL; *d* Längsschnitt Milz; *e* Querschnitt Milz). (Nach Dittrich et al. 1983)

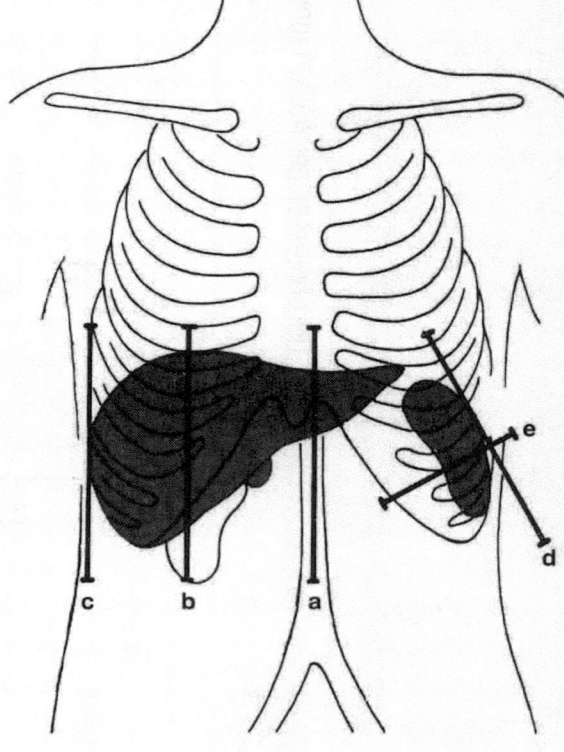

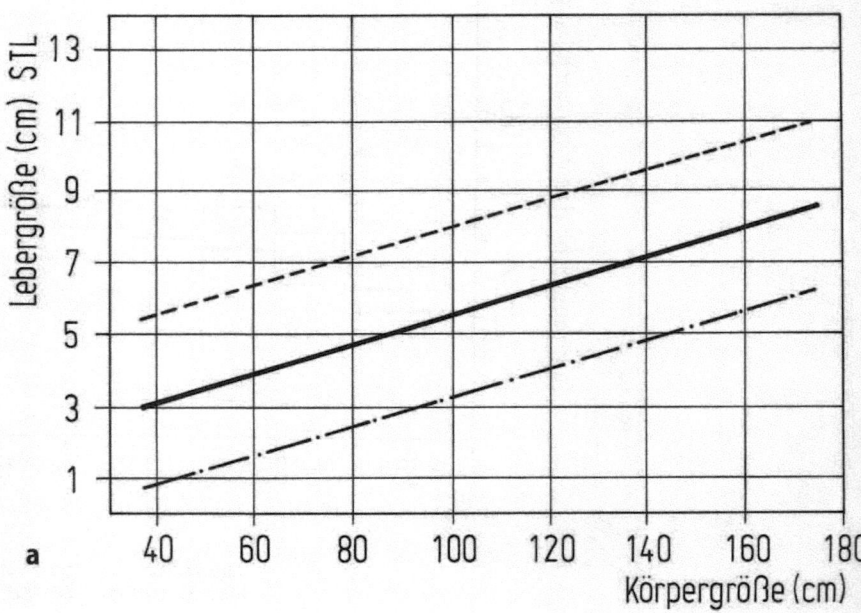

Abb. 14 a–c. Sonographische Normwerte der Lebermeßstrecken im Kindesalter, Regressionsgerade und oberer und unterer 95%-Konfidenzbereich. **a** Sternallinie, STL; **b** Medioklavikularlinie, MCL; **c** vordere Axillarlinie, VAL. (Nach Dittrich et al. 1983)

Leber 449

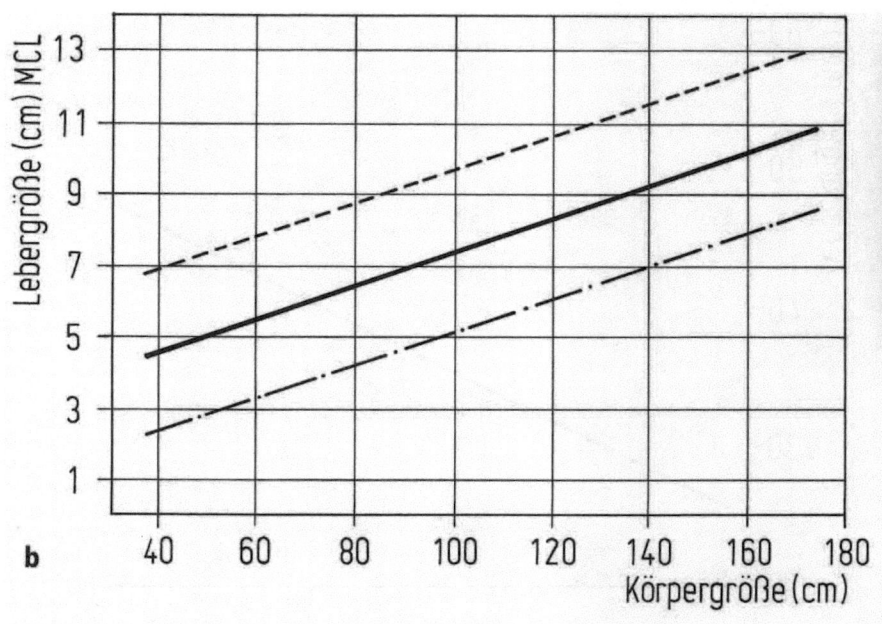
b

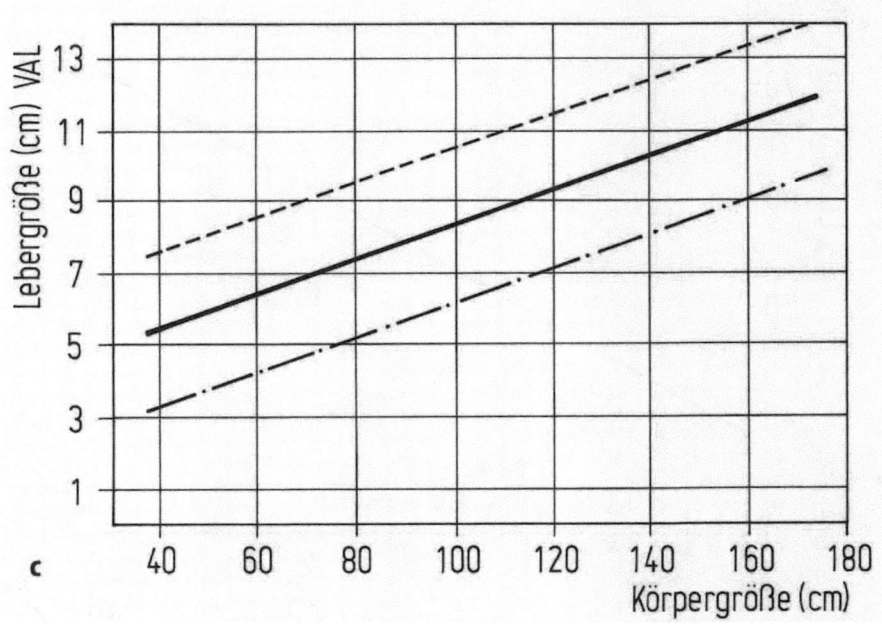
c

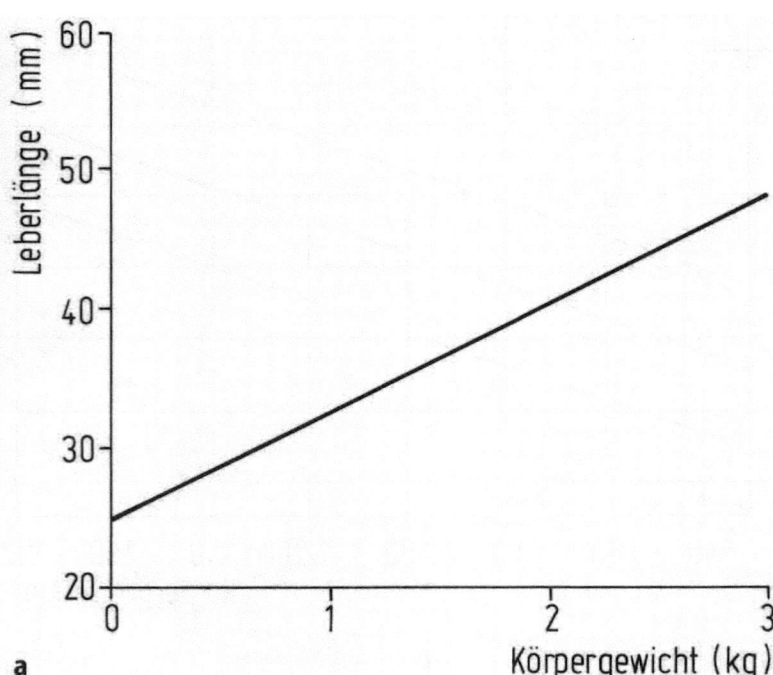

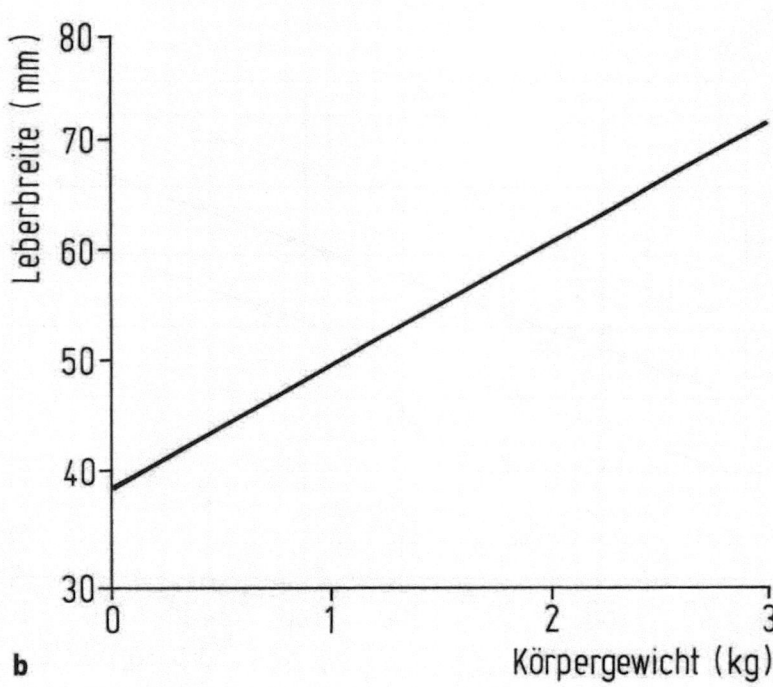

Abb. 15a–c. Größte Leberdurchmesser bei Frühgeborenen (27.–37. SSW) in Abhängigkeit vom Körpergewicht. Mittelwerte aus je 4 Messungen. **a** Länge, **b** Breite, **c** Tiefe. (Nach Bothe et al. 1996)

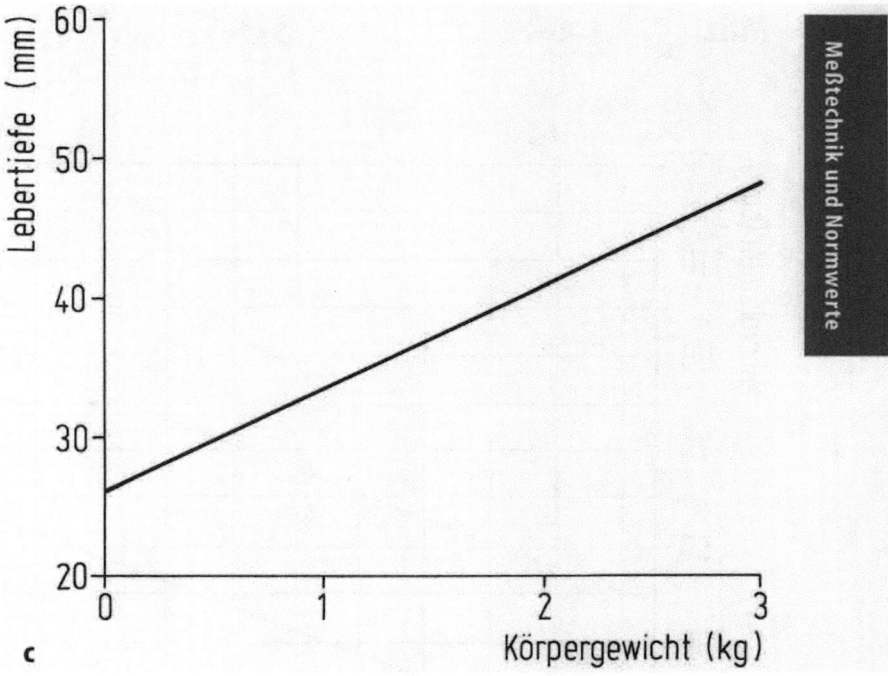

c

Milz

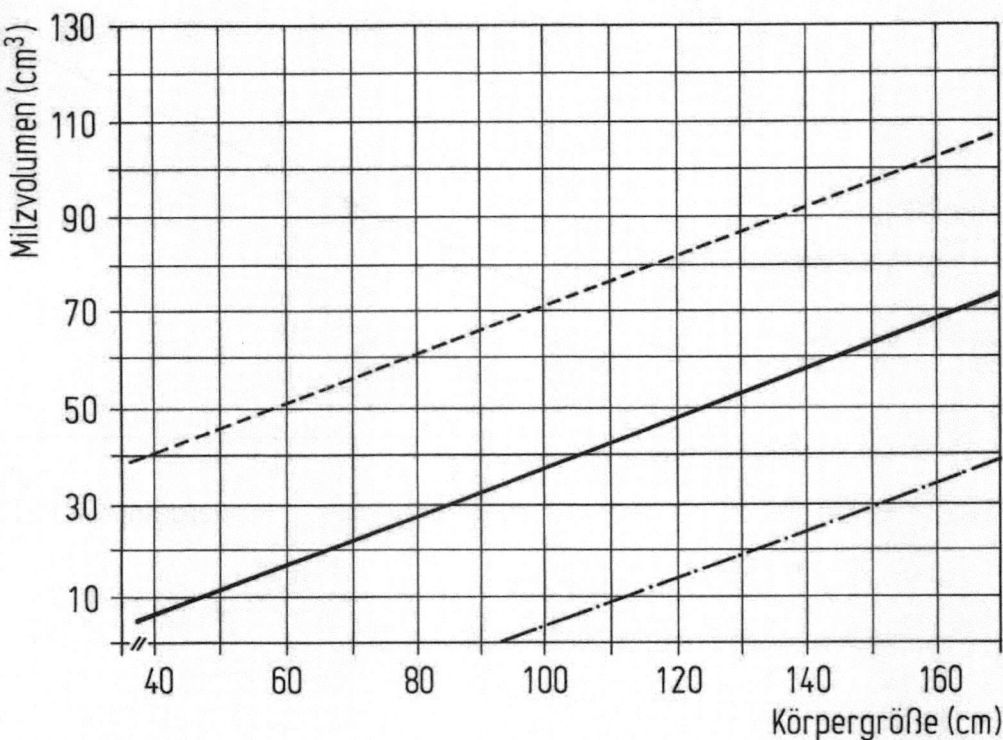

Abb. 16. Sonographische Normwerte des Milzvolumens, Regressionsgerade und oberer und unterer 95%-Konfidenzbereich. (Nach Dittrich et al. 1983)

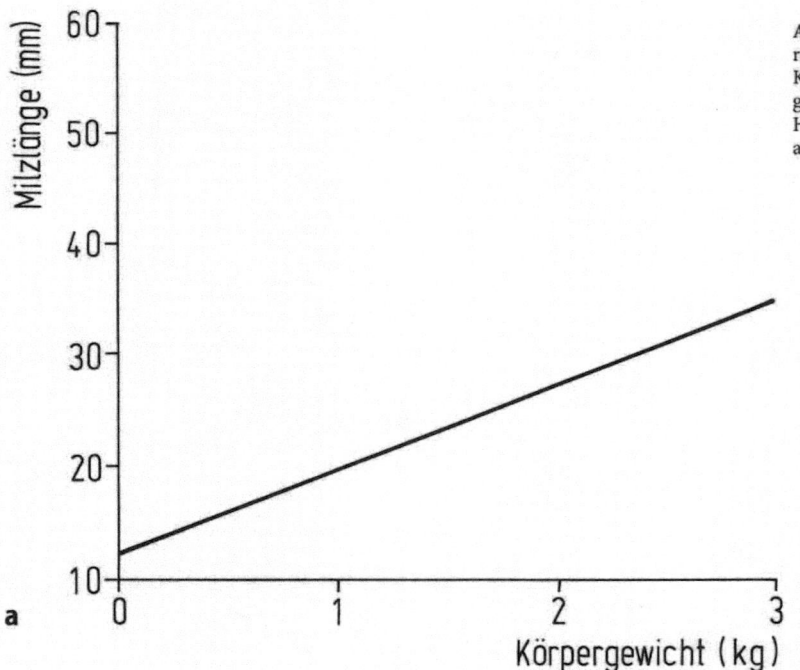

Abb. 17 a–c. Milzdurchmesser bei Frühgeborenen (27.–37. SSW) in Abhängigkeit vom Körpergewicht. Mittelwerte aus je 4 Messungen bipolar und im Querschnitt durch den Hilus. **a** Länge, **b** Breite, **c** Tiefe. (Nach Bothe et al. 1996)

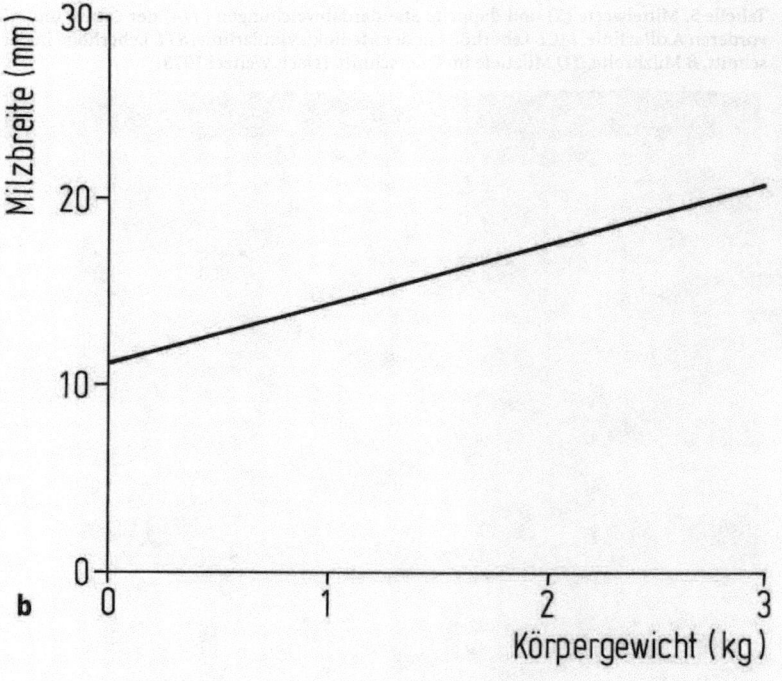

b

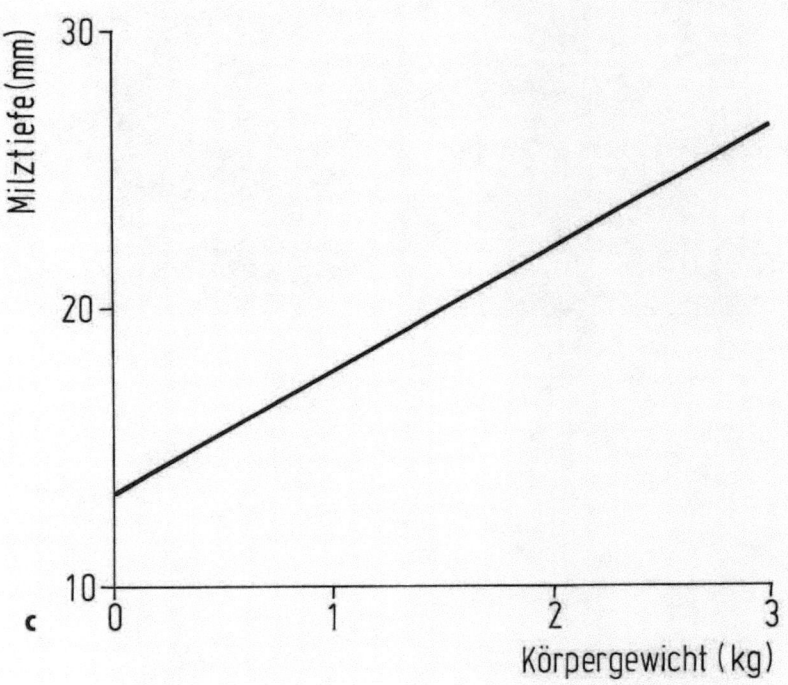

c

Tabelle 5. Mittelwerte ($\bar{x}$) und doppelte Standardabweichungen (+/−) der Leber- und Milzwerte gesunder Kinder. *VAL* Leberhöhe in der vorderen Axillarlinie, *MCL* Leberhöhe in der Medioklavikularlinie, *STL* Leberhöhe in der Sternallinie, *L* Milzlänge, *TL* Milztiefe im Längsschnitt, *B* Milzbreite, *TQ* Milztiefe im Querschnitt. (Nach Weitzel 1978)

Körpergröße [cm]		VAL [cm]	MCL [cm]	STL [cm]	L [cm]	TL [cm]	B [cm]	TQ [cm]
<55	$\bar{x}+2S$	7,6	6,67	5,19	3,69	2,0	4,9	2,44
	$\bar{x}$	5,5	5,03	3,87	2,91	1,5	4,02	1,80
	$\bar{x}-2S$	3,4	3,39	2,55	2,13	1,0	3,14	1,16
55– 70	$\bar{x}+2S$	8,65	7,66	5,56	4,48	2,09	5,56	3,51
	$\bar{x}$	6,59	5,54	3,86	3,46	1,45	4,46	2,21
	$\bar{x}-2S$	4,53	3,42	2,16	2,44	0,81	3,36	0,91
71– 85	$\bar{x}+2S$	8,92	7,89	5,84	5,19	2,51	6,71	3,25
	$\bar{x}$	7,20	6,21	4,7	3,71	1,83	4,77	2,31
	$\bar{x}-2S$	5,48	4,53	3,56	2,23	1,15	2,83	1,37
86–100	$\bar{x}+2S$	9,38	8,86	7,43	6,77	3,03	6,17	2,43
	$\bar{x}$	7,68	7,16	5,69	4,69	2,19	4,84	2,01
	$\bar{x}-2S$	5,98	5,46	3,95	2,61	1,35	3,53	1,59
101–110	$\bar{x}+2S$	10,72	8,84	7,38	6,74	3,2	6,77	2,58
	$\bar{x}$	8,74	7,52	6,02	4,88	2,2	5,63	2,2
	$\bar{x}-2S$	6,76	6,2	4,66	3,02	1,2	4,49	1,82
111–120	$\bar{x}+2S$	10,83	9,96	8,56	7,14	2,77	6,75	3,3
	$\bar{x}$	8,71	7,98	6,62	5,26	2,17	5,77	2,5
	$\bar{x}-2S$	6,56	6,0	4,68	3,38	1,57	4,79	1,7
121–130	$\bar{x}+2S$	11,42	10,87	9,15	6,87	3,05	7,05	2,92
	$\bar{x}$	9,4	8,85	6,95	5,31	2,27	5,95	2,36
	$\bar{x}-2S$	7,38	6,83	4,75	3,37	1,49	4,85	1,80
131–140	$\bar{x}+2S$	11,35	10,96	9,01	7,82	3,34	8,37	3,49
	$\bar{x}$	9,99	8,9	6,99	5,96	2,42	6,53	2,79
	$\bar{x}-2S$	8,63	6,84	4,97	4,10	1,50	4,69	2,09
141–150	$\bar{x}+2S$	12,36	11,13	9,35	7,01	3,82	8,00	3,45
	$\bar{x}$	10,42	9,35	7,35	5,81	2,62	6,64	2,69
	$\bar{x}-2S$	8,48	7,53	5,35	4,61	1,42	5,28	1,93
>55	$\bar{x}+2S$	13,24	12,69	10,71	8,0	3,45	8,54	5,59
	$\bar{x}$	11,36	10,05	7,93	6,18	2,51	7,06	3,27
	$\bar{x}-2S$	9,48	7,41	5,15	4,36	1,37	5,58	0,95

Pankreas

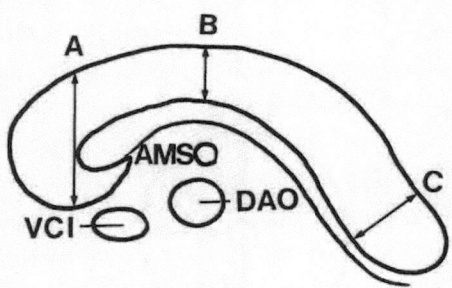

Abb. 18. Schema zur standardisierten Vermessung des Pankreas (*A* Pankreaskopf, *B* Pankreaskörper, *C* Pankreasschwanz, *AMS* A. mesenterica superior, *DAO* Aorta descendens, *VCI* V. cava inferior)

Tabelle 6. Mittelwerte des a.-p.-Durchmesser des Pankreas (Streuung) in Abhängigkeit vom Alter. (Mod. nach Peters et al. 1983 und Coleman et al. 1983)

Alter	Caput [cm]	Corpus [cm]	Cauda [cm]
Neugeborene	0,75 (0,5–1,0)	0,75 (0,5–1,1)	0,7 (0,5–0,8)
0– 6 Jahre	1,6 (1,0–1,9)	0,7 (0,4–1,0)	1,2 (0,8–1,6)
7–12 Jahre	1,9 (1,7–2,0)	0,9 (0,6–1,0)	1,4 (1,3–1,6)
13–18 Jahre	2,0 (1,8–2,2)	1,0 (0,7–1,2)	1,6 (1,3–1,8)

Magen-Darm-Trakt

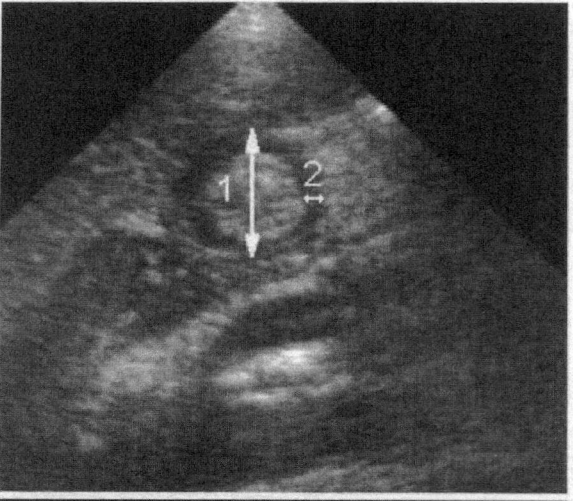
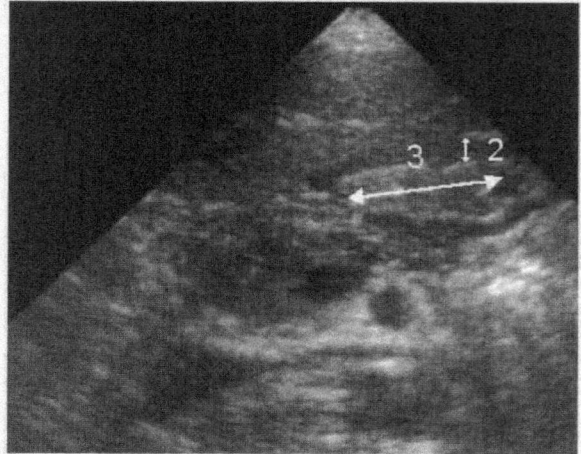
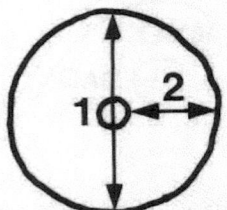
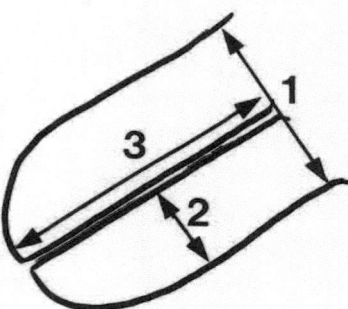

Abb. 19a,b. Meßstrecken zur Größenbestimmung des Pylorus, **a** Querschnitt, **b** Längsschnitt. Schemazeichnungen: Meßstrecken bei hypertropher Pylorusstenose. (*1* Durchmesser, *2* Wanddicke der Muskularis, *3* Länge)

Tabelle 7. Normwerte des Pylorus

Meßstrecke	Meßwert mm
Durchmesser	<10
Wanddicke	< 3
Länge	<15

Abdominalorgane

Tabelle 8. Sonographische Normwerte der Abdominalorgane von Neugeborenen. (Peters et al. 1983a,b)

	x̄	min	max	STD
Leber				
– Sternallinie (STL)	3,76	2,10	7,30	0,98 (cm)
– Medioklavikularlinie (MCL)	4,62	2,40	7,50	0,95 (cm)
– vordere Axillarlinie (VAL)	5,53	3,40	8,30	1,03 (cm)
Milz				
– Länge (L)	4,07	2,90	4,90	0,59 (cm)
– Tiefe longitudinal (Tl)	2,16	1,40	4,10	0,52 (cm)
– Breite (B)	3,87	2,20	4,90	0,54 (cm)
– Tiefe transversal (Tt)	1,91	1,40	3,20	0,35 (cm)
– Volumen	17,27	8,20	36,18	5,91 (ml)
Pankreas				
– Pankreaskopf	0,75	0,50	1,00	0,13 (cm)
– Pankreaskörper	0,74	0,50	1,10	0,17 (cm)
– Pankreasschwanz	0,70	0,50	0,80	0,10 (cm)
Aorta	0,59	0,40	0,80	0,10 (cm)
Vena cava (Rückenlage)	0,35	0,20	0,60	0,09 (cm)
Vena portae	0,42	0,20	0,70	0,09 (cm)
Nieren				
– rechte Niere				
· Länge (L)	4,16	2,60	5,20	0,38 (cm)
· Tiefe longitudinal (Tl)	2,04	1,60	2,60	0,21 (cm)
· Breite (B)	2,27	1,70	2,90	0,27 (cm)
· Tiefe transversal (Tt)	2,05	1,60	2,80	0,22 (cm)
· Volumen	10,26	6,27	18,91	2,56 (ml)
– linke Niere				
· Länge (L)	4,14	2,70	5,20	0,12 (cm)
· Tiefe longitudinal (Tl)	2,05	1,50	2,50	0,22 (cm)
· Breite (B)	2,23	1,70	3,30	0,30 (cm)
· Tiefe transversal (Tt)	2,09	1,60	2,90	0,24 (cm)
· Volumen	10,19	5,75	20,06	2,75 (ml)
Nebenniere in kraniokaudaler Ausdehnung				
– linke Nebenniere	1,18	0,60	2,50	0,36 (cm)
– rechte Nebenniere	1,19	0,60	2,20	0,32 (cm)
Gallenblase				
– Präprandial				
· Länge (L)	2,92	1,50	4,90	0,69 (cm)
· Tiefe longitudinal (Tl)	0,65	0,20	1,20	0,19 (cm)
· Breite (B)	0,81	0,30	1,60	0,28 (cm)
· Tiefe transversal (Tt)	0,73	0,30	1,50	0,25 (cm)
· Längsschnittfläche	1,66	0,40	4,80	0,88 (cm^2)
· Querschnittfläche	0,58	0,10	1,60	0,37 (cm^2)
– Ca. 1 h postprandial				
· Länge (L)	2,03	0,90	3,80	0,65 (cm)
· Tiefe longitudinal (Tl)	0,34	0,10	0,90	0,15 (cm)
· Breite (B)	0,41	0,10	1,00	0,20 (cm)
· Tiefe transversal (Tt)	0,38	0,10	0,90	0,18 (cm)
· Längsschnittfläche	0,68	0,10	3,00	0,53 (cm^2)
· Querschnittfläche	0,23	0,10	0,90	0,21 (cm^2)

x̄ = Mittelwert; min = kleinster Meßwert; max = größter Meßwert; STD = Standardabweichung

Nieren und ableitende Harnwege

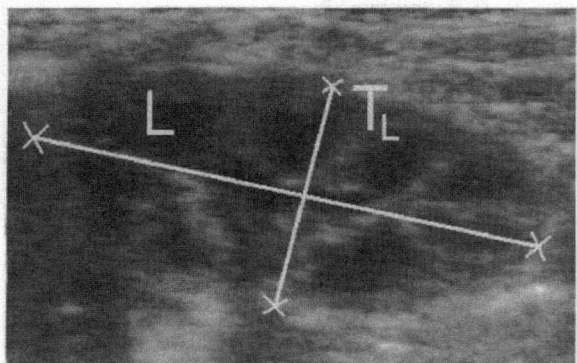

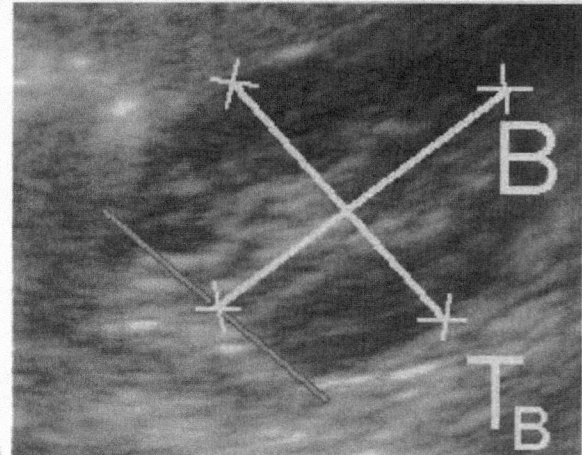

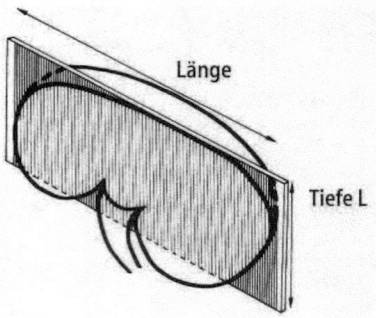

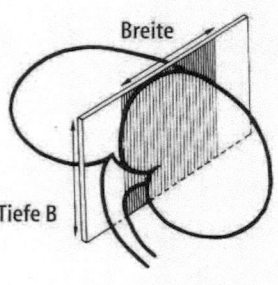

Abb. 20 a, b. Meßstrecken der Niere. a Längsschnitt, b Querschnitt (L Länge, B Breite, T_L Tiefe längs, T_B Tiefe quer). (Schema nach Dinkel et al. 1985)

Ermittlung des Nierenvolumens:

Nierenvolumen (ml) = Länge (cm) · Breite (cm) · Mittelwert (von Tiefe längs und quer, cm) · 0,523

$$V = L \cdot B \cdot \frac{T_L + T_B}{2} \cdot 0{,}523$$

Abb. 21 a, b. Nomogramm der Länge der linken (a) und rechten (b) Niere, ermittelt an 325 Kindern, Regressionsgerade und oberer und unterer 95%-Konfidenzbereich. (Nach Dinkel et al. 1985).
Cave: Die Nierengröße wird durch die alleinige Bestimmung der Nierenlänge nur unzureichend erfaßt. Das Nierenvolumen sollte daher über die dreidimensionalen Durchmesser bestimmt werden (s. Abb. 23 a, b)!

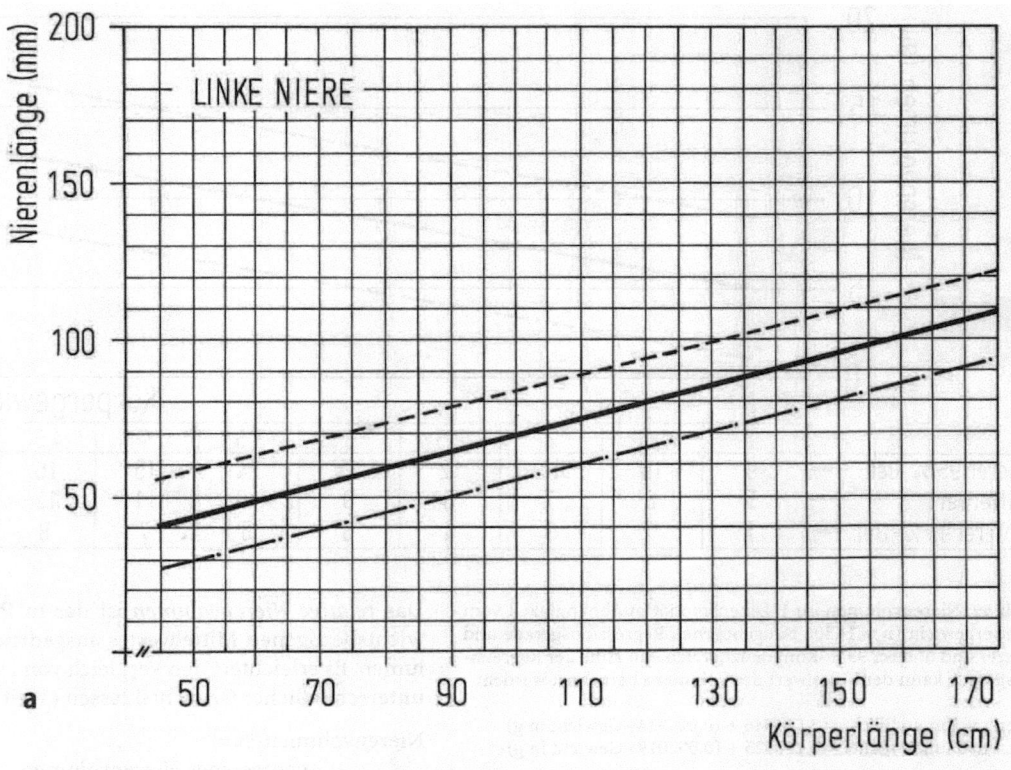

a

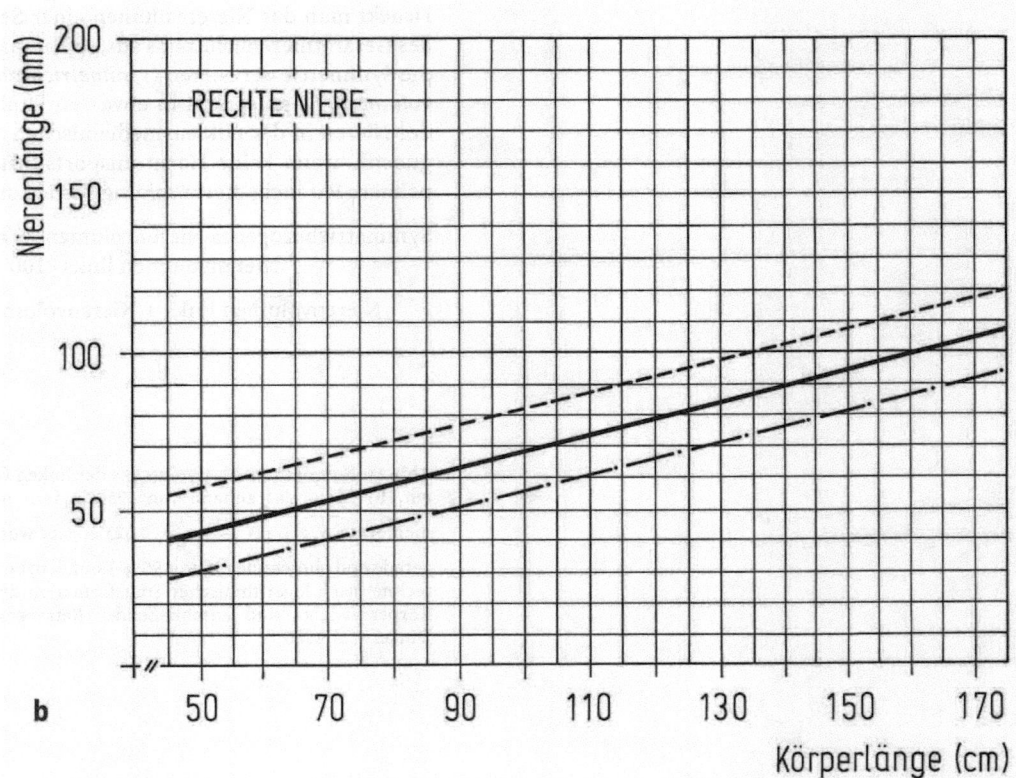

b

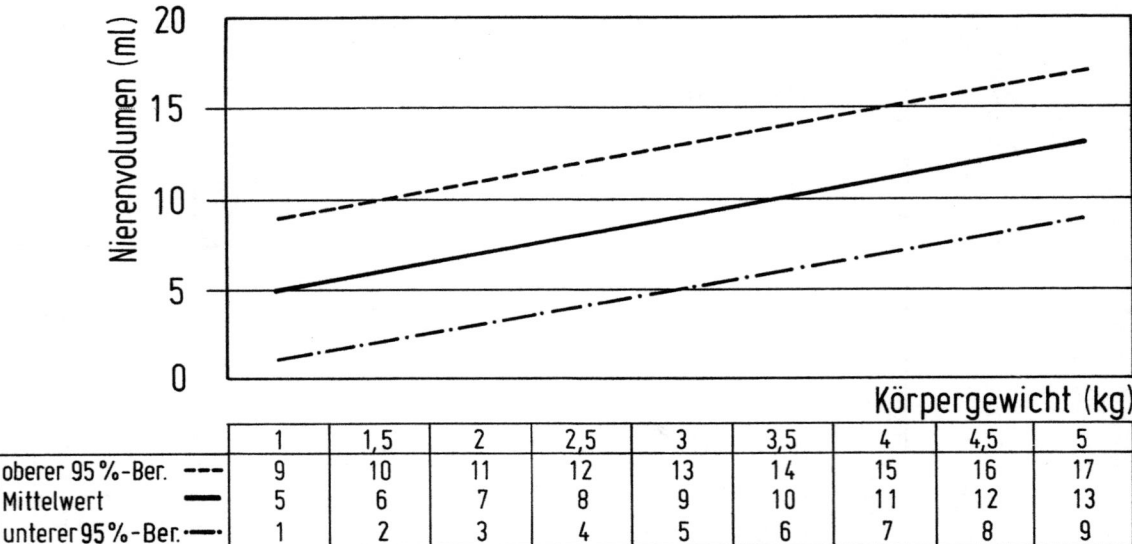

	1	1,5	2	2,5	3	3,5	4	4,5	5
oberer 95%-Ber. ---	9	10	11	12	13	14	15	16	17
Mittelwert —	5	6	7	8	9	10	11	12	13
unterer 95%-Ber. —·—	1	2	3	4	5	6	7	8	9

Abb. 22. Nierenvolumen im 1. Lebensmonat in Abhängigkeit vom Körpergewicht (n = 14306 Neugeborene), Regressionsgerade und oberer und unterer 95%-Konfidenzbereich. Mit Hilfe der Regressionsgerade kann der Mittelwert des Volumens berechnet werden:

Nierenvolumen links = 3,006546 + (0,001914 · Gewicht in g)
Nierenvolumen rechts = 3,215425 + (0,002019 · Gewicht in g)

Das *relative Nierenvolumen* ist das in Prozent des gewichtsbezogenen Mittelwertes ausgedrückte Nierenvolumen. Es erleichtert den Vergleich von Nierenvolumina unterschiedlicher Gewichtsklassen (Weitzel 1978).

$$\text{Nierenvolumen-\%} = \frac{\text{gemessenes Nierenvolumen} \cdot 100}{\text{gewichtsbezogenen Mittelwert des Nierenvolumens}}$$

Drückt man das Nierenvolumen einer Seite in Prozent des Gesamtnierenvolumens aus, so hat man ein Maß für die Symmetrie der Nieren (*symmetriebezogenes Nierenvolumen*). Es entspricht in etwa den Funktionsanteilen der Nieren in der nuklearmedizinischen Funktionsdiagnostik, wenn keine Harntransportstörung und keine primäre Parenchymerkrankung vorliegen:

$$\text{Symmetriebezogenes Nierenvolumen-\%} = \frac{\text{Nierenvolumen links} \cdot 100}{\text{Nierenvolumen links} + \text{Nierenvolumen rechts}}$$

Abb. 23. Nomogramm des Volumens der linken (a) und der rechten (b) Niere, das anhand von 325 Kindern mittels der Volumenformel $V = L \cdot B \cdot \frac{T_L + T_B}{2} \cdot 0{,}523$ erstellt wurde. Regressionsgerade und oberer und unterer 95%-Konfidenzbereich wurden berechnet nach logarithmischer Transformation des Volumens und Körpergewichts und anschließender Retransformation. (Nach Dinkel et al. 1985)

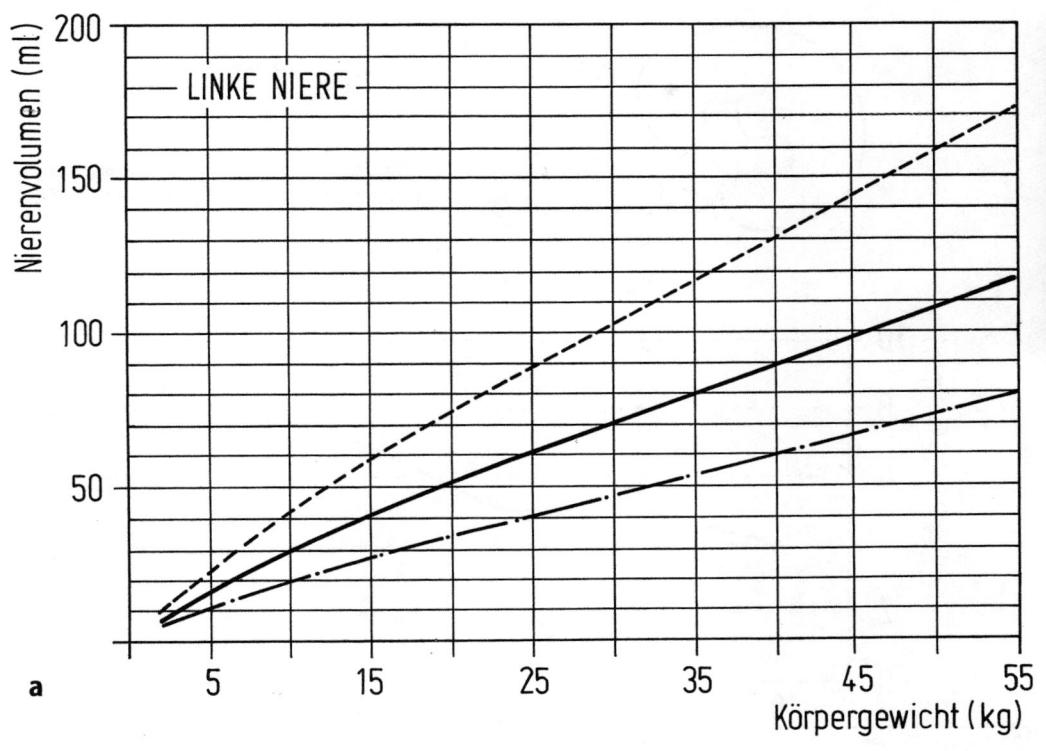

a

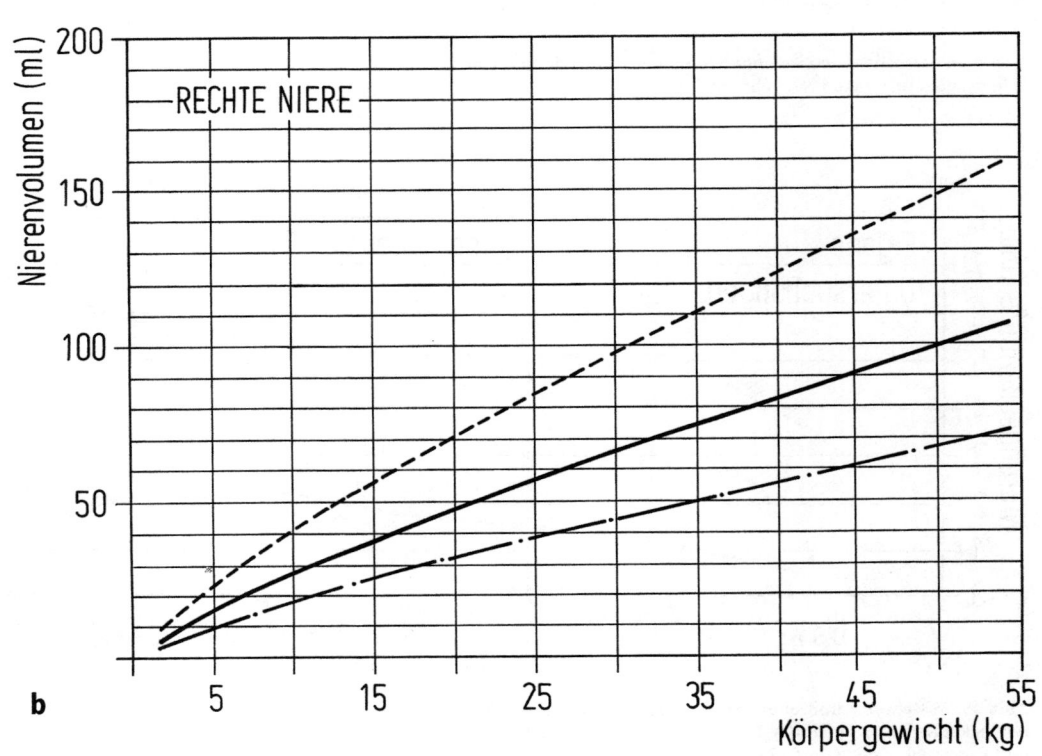

b

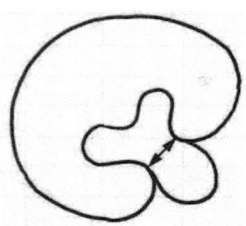

Abb. 24. Bestimmung der Nierenbeckentiefe im Querschnitt. Die Messung erfolgt im Bereich der Parenchymlippen

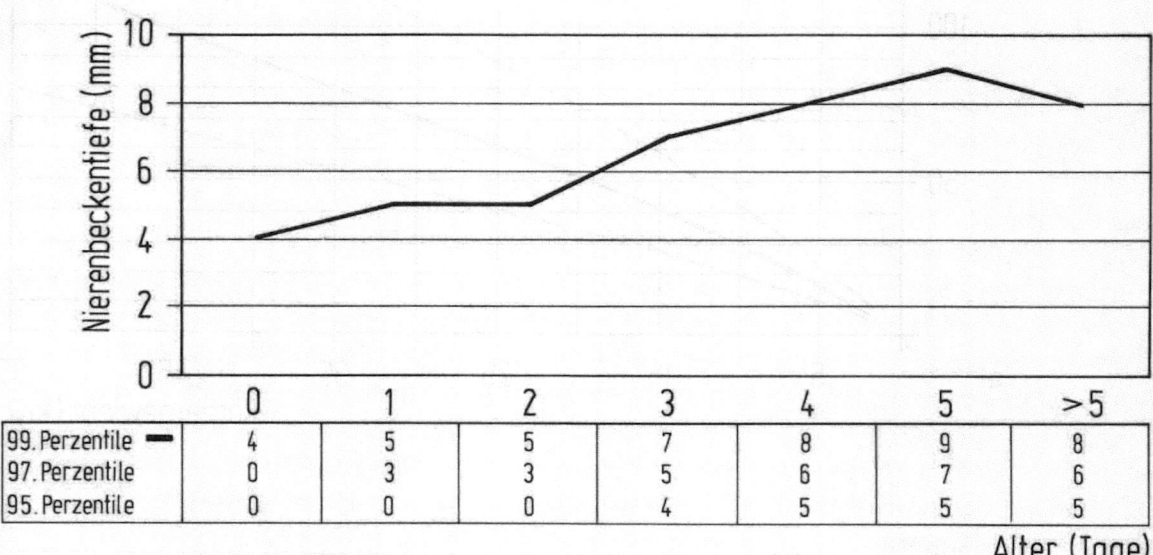

Abb. 25. Perzentilen der Nierenbeckentiefe (mm) in den ersten 7 Lebenstagen (n = 14306 Neugeborene)

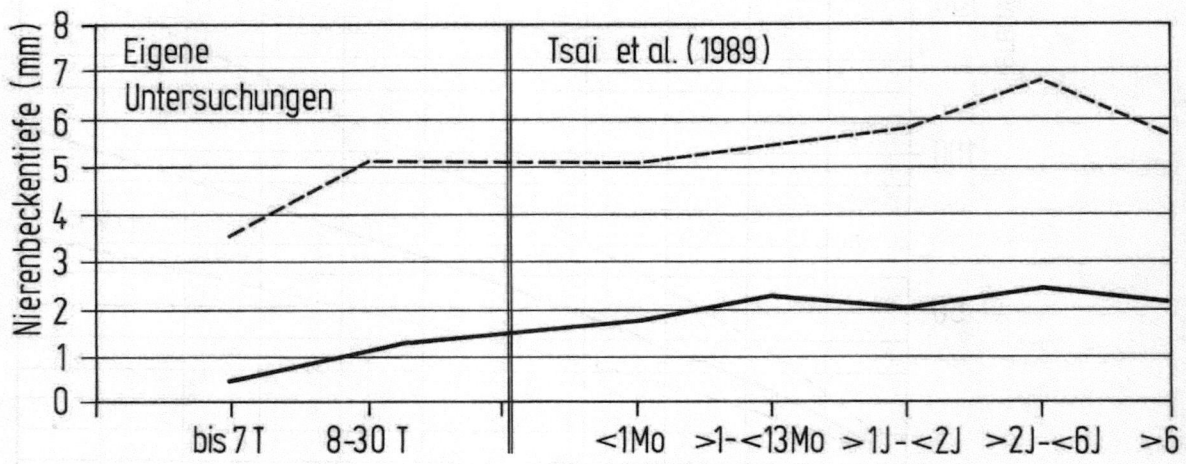

Abb. 26. Mittelwerte und obere Standardabweichungen der Nierenbeckentiefe im Kindesalter. Eigene Untersuchungen (n = 14930) und Untersuchungen von Tsai et al. (1989) (n = 237)

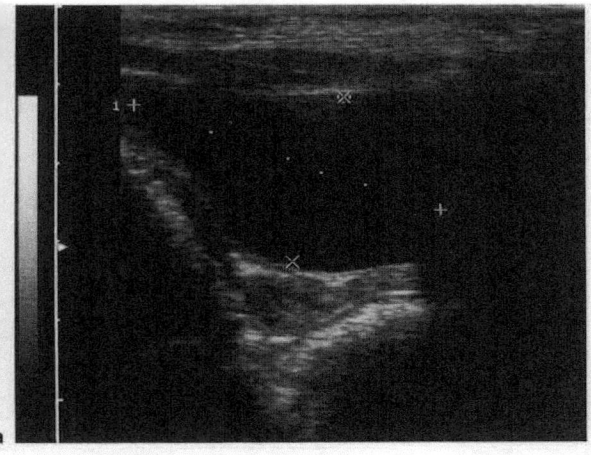
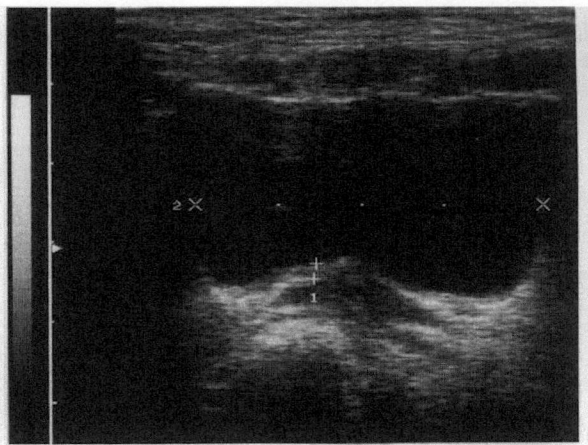

Abb. 27. a Längsschnitt der Blase mit Meßwerten der Blasenlänge und Blasentiefe. **b** Querschnitt mit Meßwerten der Blasenbreite und Blasenwanddicke

Ermittlung des Blasenvolumens:

Blasenvolumen (ml) = Länge (cm) · Breite (cm) · Tiefe (cm) · 0,5 (Die Werte werden immer auf ganze Zentimeter aufgerundet.)

V = L · B · T · 0,5

Tabelle 9. Blasenwanddicke in Abhängigkeit vom Füllungsvolumen. (Aus Eberle 1987)

Füllungsvolumen der Harnblase [ml]	Harnblasenwanddicke (oberer Grenzwert) [mm]
< 30	2–7
30–40	2–5
> 40	2–4

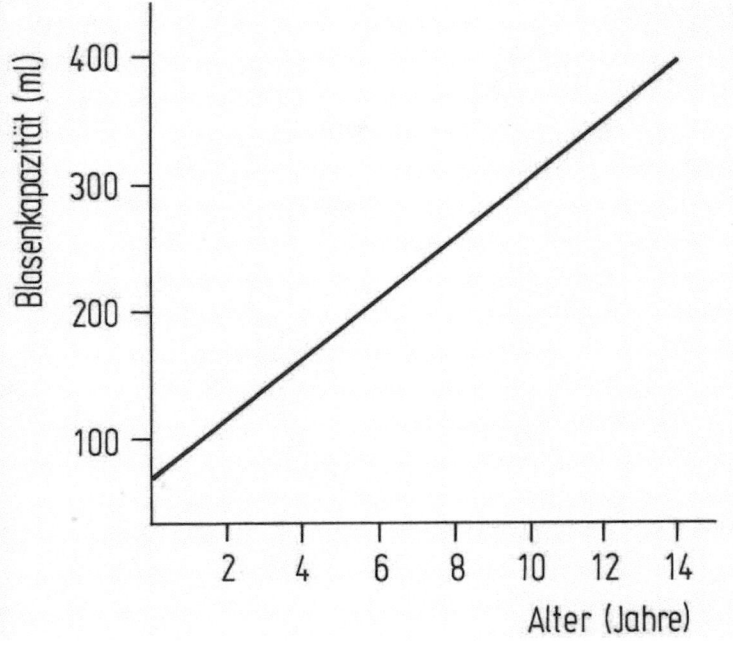

Abb. 28. Blasenkapazität in Abhängigkeit vom Alter. (Nach Koff 1983)

Weibliches Genitale

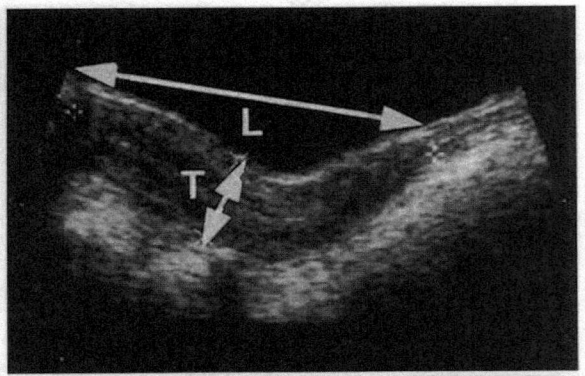
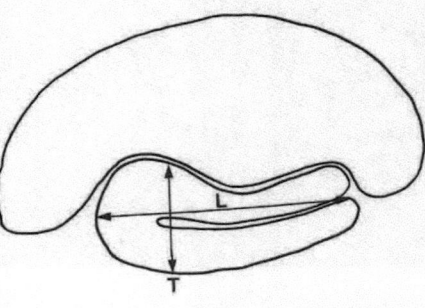
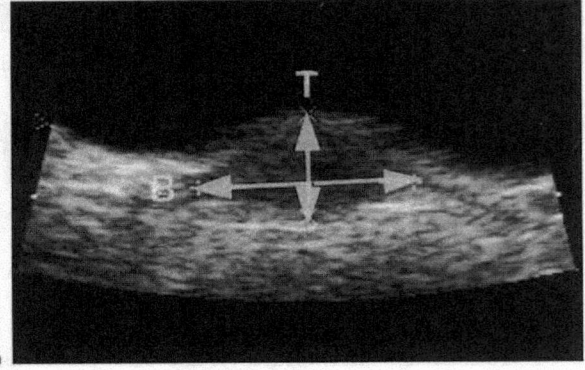
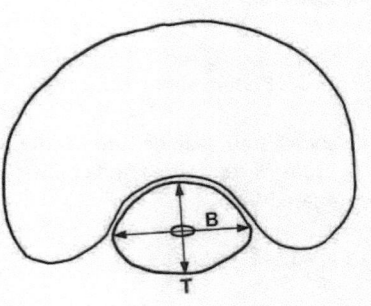

Abb. 29 a,b. Meßstrecken des Uterus. **a** Längsschnitt (*L* Länge, *T* Tiefe); **b** Querschnitt in Höhe des Corpus uteri (*T* Tiefe, *B* Breite)

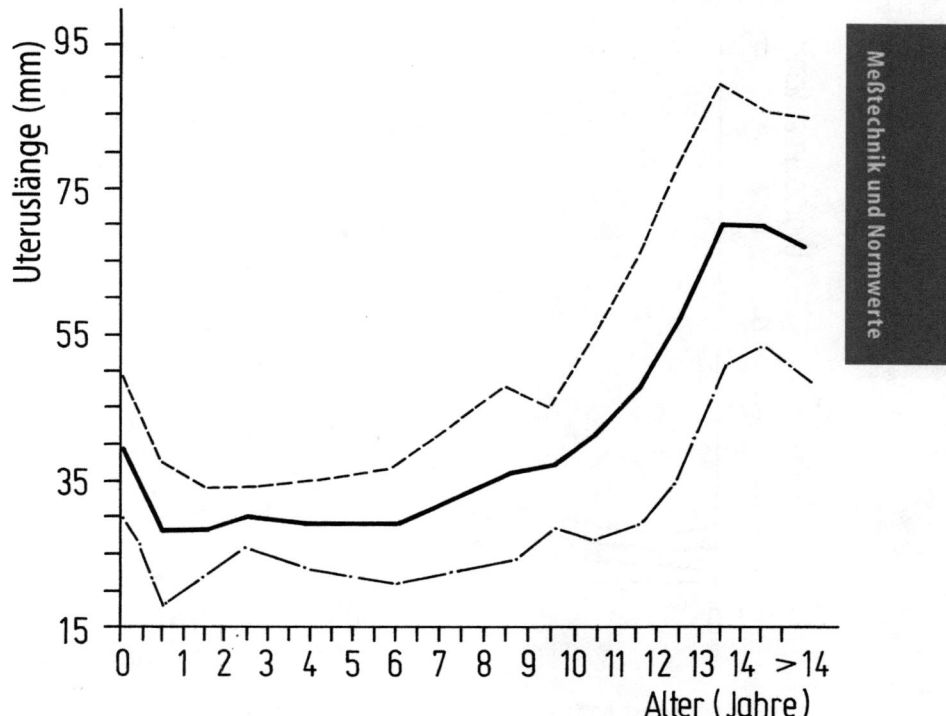

Abb. 30. Uteruslänge im Kindesalter und 2fache Standardabweichung. Nach Bundscherer u. Freundl 1992

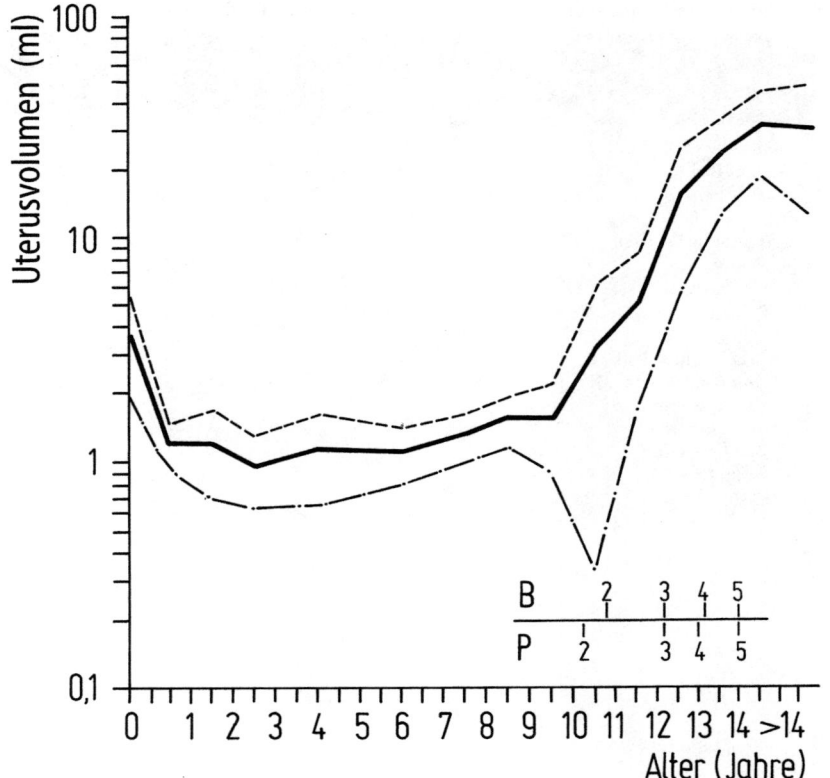

Abb. 31. Uterusvolumen im Kindesalter und einfache Standardabweichung sowie Pubertätsstadien nach Largo (*B* Thelarche B 1–5, *P* Pubarche P 1–5). (Nach Bundscherer u. Freundl 1992)

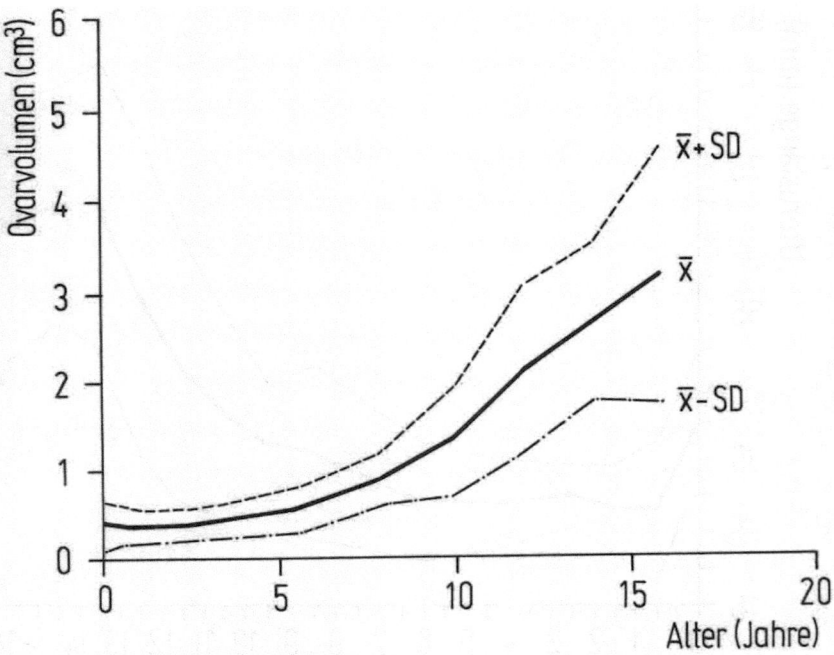

Abb. 32. Ovarvolumen im Kindes- und Jugendalter. (Nach Pelzer 1991)

Tabelle 10. Darstellbarkeit und Binnenstruktur der Ovarien im Kindes- und Jugendalter. (Nach Pelzer 1991)

Alter Anzahl [n_1]	1.–4. Woche 26	2.–12. Monat 24	1–3 Jahre 21	4–6 Jahre 25	7–8 Jahre 33	9–10 Jahre 27	11–12 Jahre 23	13–14 Jahre 34	15–16 Jahre 17
Beurteilte Ovarien									
Anzahl [n_2]	50	32	36	47	64	52	42	60	33
[%]	≃ 96	≃ 67	≃ 88	≃ 94	≃ 97	≃ 96	≃ 91	≃ 94	≃ 97
Dargestellte Ovarien									
– Keines	1	6	1	0	1	0	1	3	0
– Ein Ovar	0	4	3	3	0	2	2	2	1
– Beide Ovarien	25	14	17	22	32	25	20	29	16
Ovarialstruktur [%]									
– Homogen	70	100	100	89,4	75	42,3	33,3	26,7	18,2
– Zysten ≤ 8 mm (weniger als 3)	24	–	–	10,6	18,8	32,7	26,2	16,7	12,1
– Zysten ≤ 8 mm (=/mehr als 3)	4	–	–	–	6,2	25	35,7	28,3	30,3
– Zyste(n) > 8 mm	2	–	–	–	–	–	4,8	28,3	39,4

Nebennieren

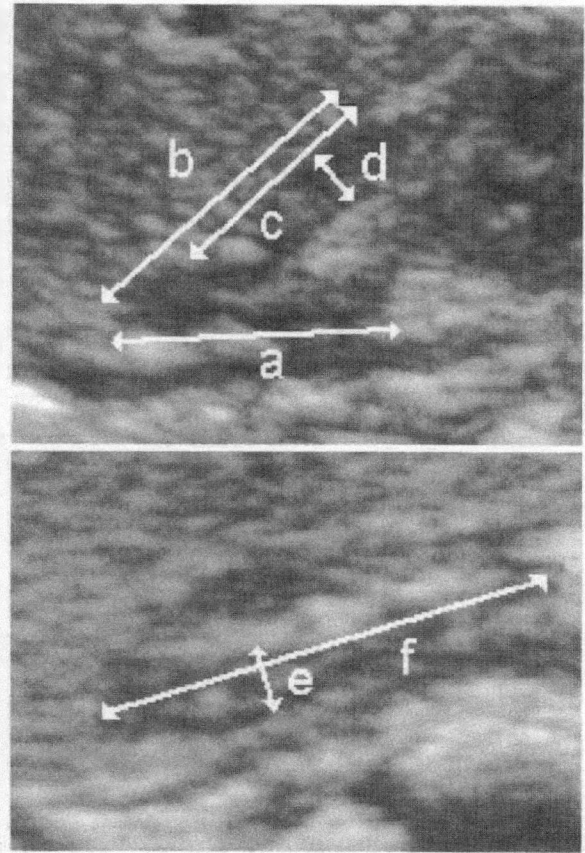

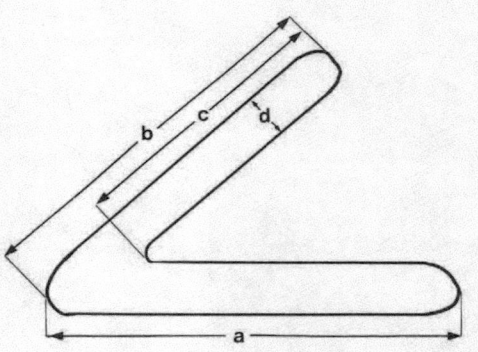

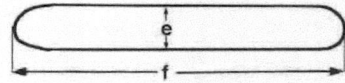

Abb. 33. Meßstrecken der Neugeborenen-Nebenniere, **a** Längsschnitt, **b** Querschnitt. (Die Buchstaben entsprechen den Meßwerten in den Tabellen 11 und 12)

Tabelle 11. Meßwerte (mm) der linken und rechten Nebenniere beim reifen Neugeborenen. (Aus Klingmüller et al. 1996)

	a Links	a Rechts	b Links	b Rechts	c Links	c Rechts	d Links	d Rechts	e Links	e Rechts	f Links	f Rechts
Mittelwert	13,6	14,8	16,9	18,8	10,4	10,4	3,1	3,4	22	23,7	3,6	4,5
Std. Abw.	2,4	3,1	3,5	4	3	2,8	0,9	1,7	4	3,5	1	1,4
Median	13,5	14,5	16	19	10	10	3	3,1	21,5	23	3	4
Minimum	8	8,3	8	11	2	3	1,5	1,8	10	14	2	2
Maximum	22,2	24	27	29	19	18	9	14	32	31	7	15

Tabelle 12. Volumen der Nebenniere beim reifen Neugeborenen. (Aus Klingmüller et al. 1996)

	Volumen [ml] Links	Rechts	Gesamt
Mittelwert	2,2	1,6	3,8
Std. Abw.	0,9	0,6	1,3
Median	2,1	1,5	3,6
Minimum	0,7	0,6	1,7
Maximum	6,0	4,1	8

Ermittlung des Nebennierenvolumens:

$\text{Volumen} = V_1 + V_2$

$V_1 = 0{,}785 \cdot a \cdot e \cdot f$

(V_1: Volumen des dorsalen Anteils)

$V_2 = 0{,}393 \cdot (b + c) \cdot d \cdot e$

(V_2: Volumen des ventralen Anteils)

Hüfte

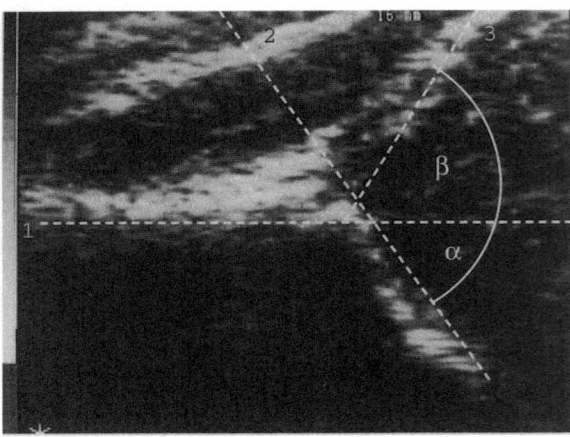

Abb. 34. Neugeborenenhüfte mit eingezeichneten Meßlinien und daraus resultierenden Winkeln α und β (*1* Grundlinie, *2* Pfannendachlinie, *3* Ausstellungslinie)

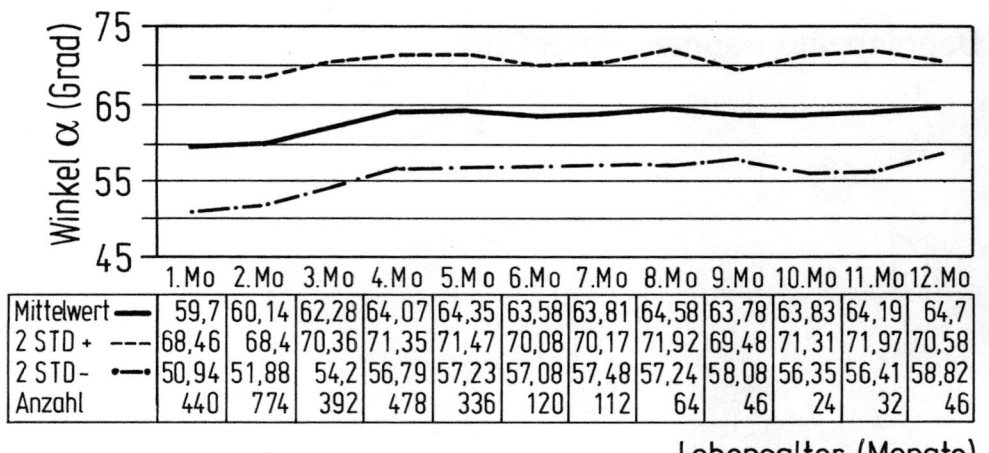

	1.Mo	2.Mo	3.Mo	4.Mo	5.Mo	6.Mo	7.Mo	8.Mo	9.Mo	10.Mo	11.Mo	12.Mo
Mittelwert ——	59,7	60,14	62,28	64,07	64,35	63,58	63,81	64,58	63,78	63,83	64,19	64,7
2 STD + ----	68,46	68,4	70,36	71,35	71,47	70,08	70,17	71,92	69,48	71,31	71,97	70,58
2 STD − •—•	50,94	51,88	54,2	56,79	57,23	57,08	57,48	57,24	58,08	56,35	56,41	58,82
Anzahl	440	774	392	478	336	120	112	64	46	24	32	46

Abb. 35. Mittelwerte und 2fache Standardabweichungen des Winkels α im 1.Lebensjahr (n = 1452). (Nach Tschauner et al. 1994)

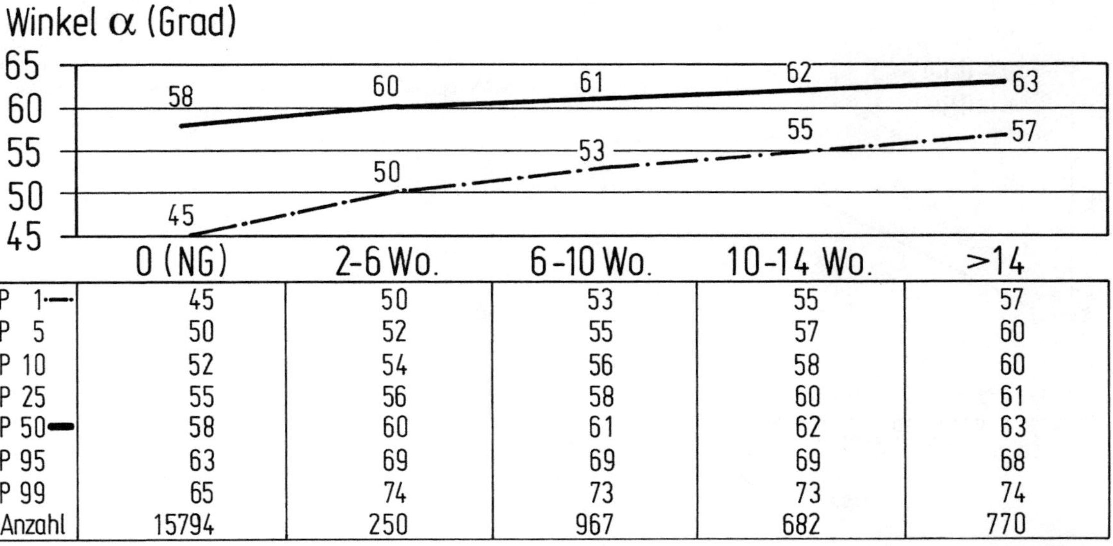

Winkel α (Grad)

	0 (NG)	2–6 Wo.	6–10 Wo.	10–14 Wo.	>14
P 1 •—•	45	50	53	55	57
P 5	50	52	55	57	60
P 10	52	54	56	58	60
P 25	55	56	58	60	61
P 50 ——	58	60	61	62	63
P 95	63	69	69	69	68
P 99	65	74	73	73	74
Anzahl	15794	250	967	682	770

Alter (Wochen)

Abb. 36. Perzentilen des Winkels α der linken Hüfte für die ersten Lebenswochen (n = 18 463). Die Meßwerte der rechten Seite identisch

Dopplersonographie: Hirngefäße

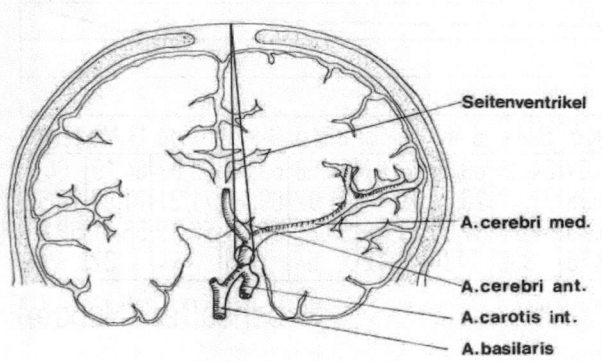

Abb. 37. Flußmessung in der A. carotis interna im mittleren Koronarschnitt. (Aus Deeg 1989a)

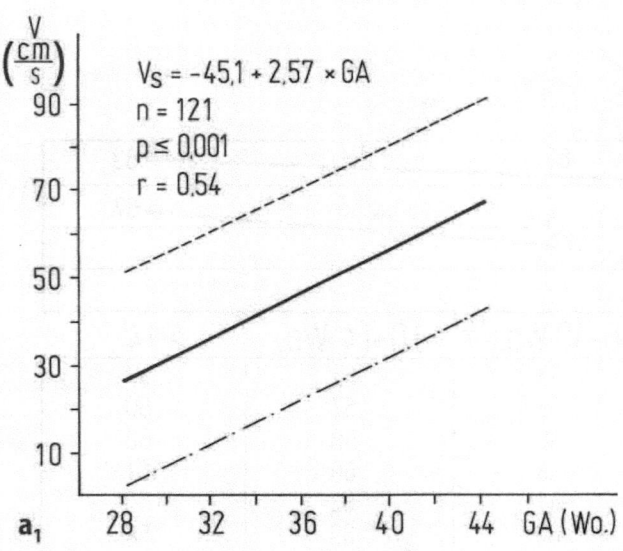

Abb. 38. Abhängigkeit der Flußgeschwindigkeiten in der A. carotis interna vom Gestationsalter. **a** Maximale systolische (V_s), endsystolische (V_{es}) und enddiastolische (V_{ed}) Flußgeschwindigkeiten; **b** mittlere Flußgeschwindigkeiten. (*TAMX* Time average maximal velocity, *TAV* Time average velocity). (Aus Deeg 1989a)

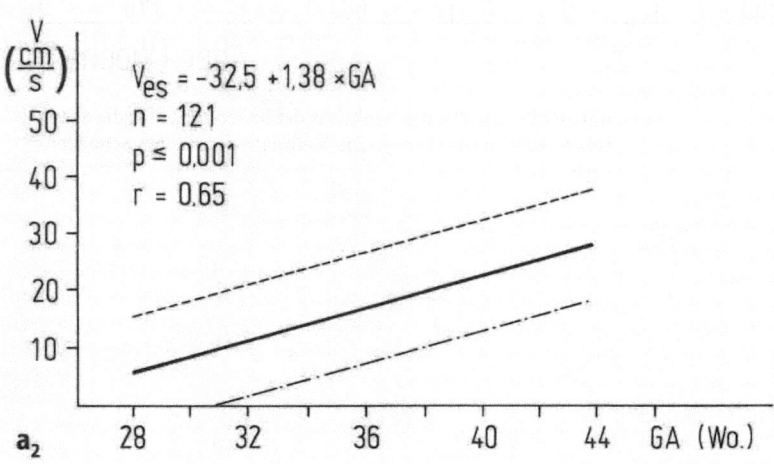

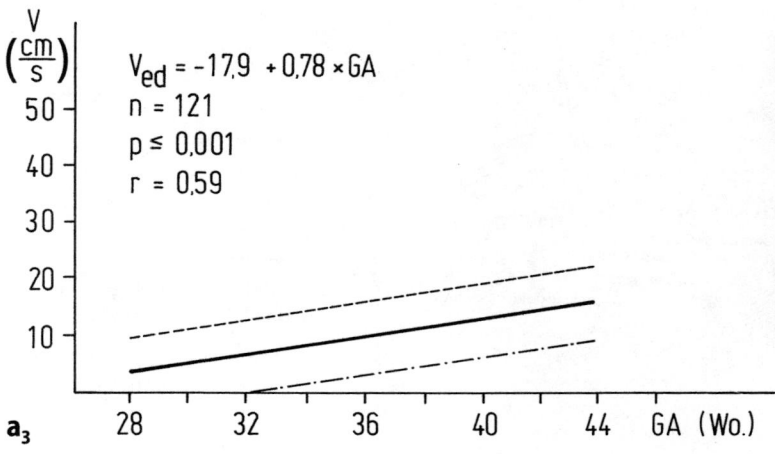
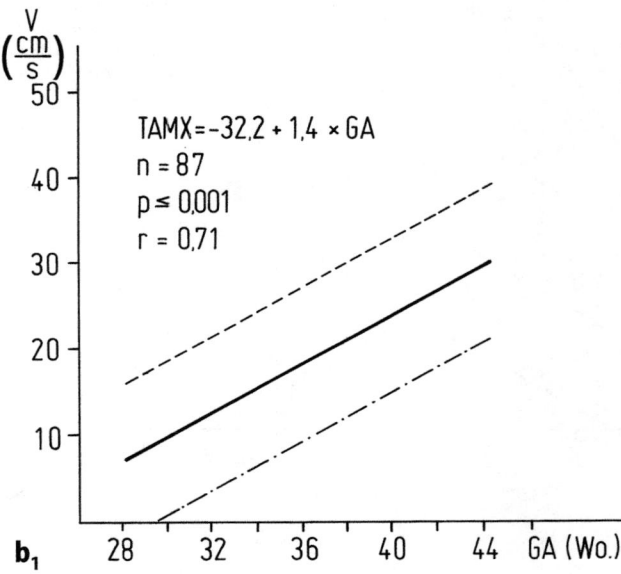
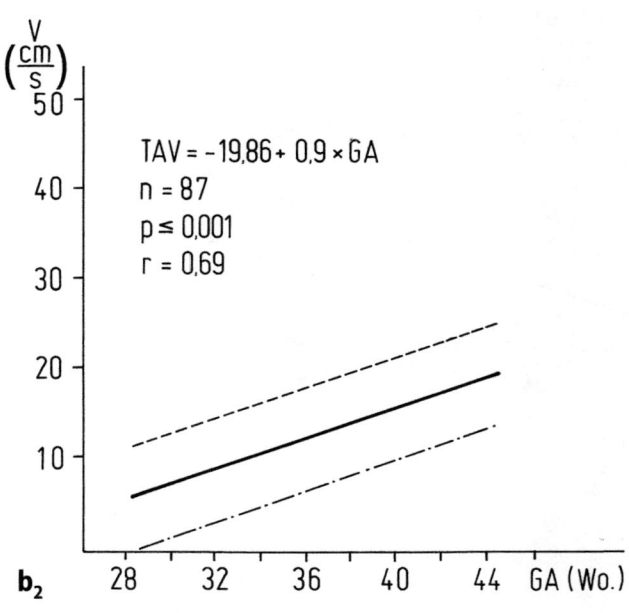

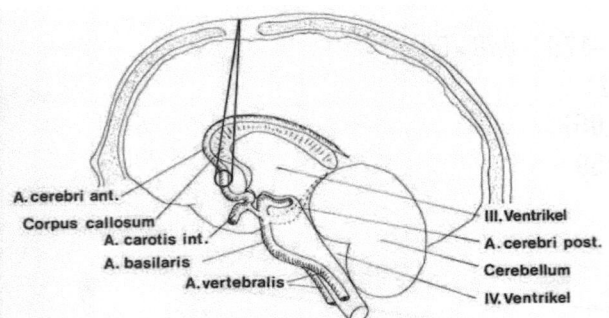

Abb. 39. Flußmessung in der A. cerebri anterior im mittleren Sagittalschnitt. (Aus Deeg 1989a)

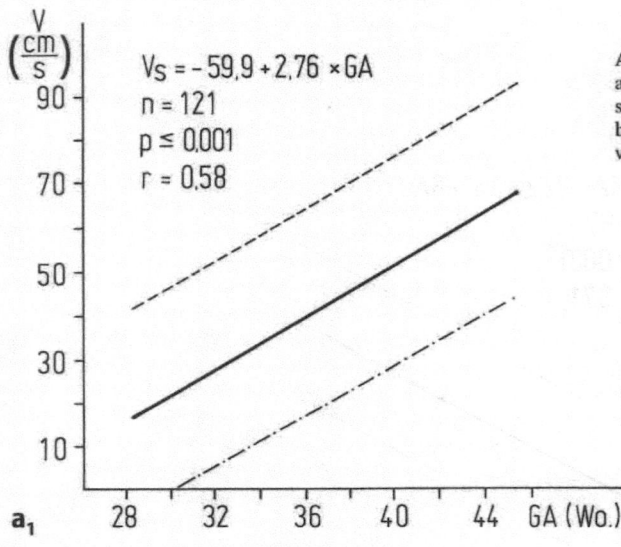

Abb. 40. Abhängigkeit der Flußgeschwindigkeiten in der A. cerebri anterior vom Gestationsalter. a Maximale systolische (V_s), endsystolische (V_{es}) und enddiastolische (V_{ed}) Flußgeschwindigkeiten; b mittlere Flußgeschwindigkeiten. (*TAMX* Time average maximal velocity, *TAV* Time average velocity). (Aus Deeg 1989a)

$V_S = -59{,}9 + 2{,}76 \times GA$
$n = 121$
$p \leq 0{,}001$
$r = 0{,}58$

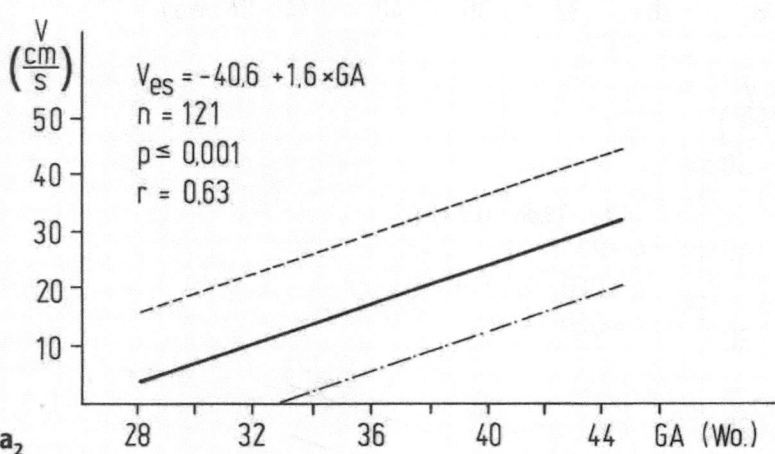

$V_{es} = -40{,}6 + 1{,}6 \times GA$
$n = 121$
$p \leq 0{,}001$
$r = 0{,}63$

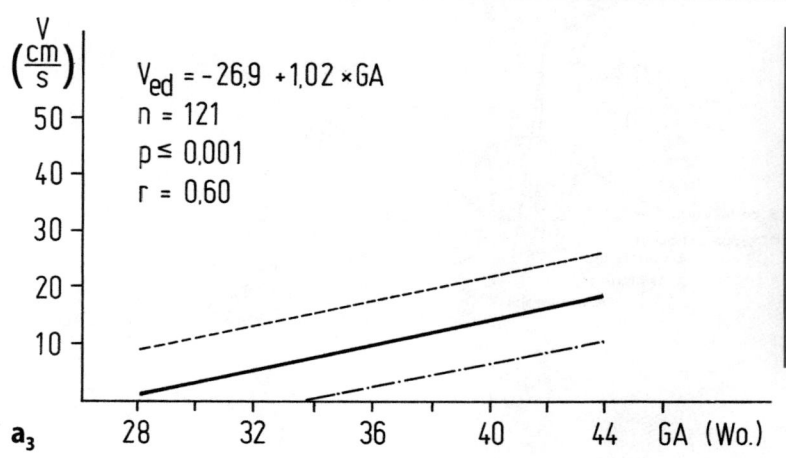

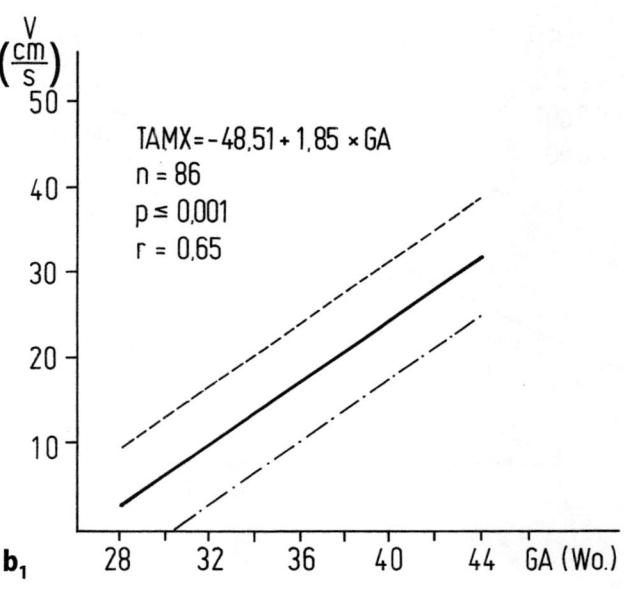

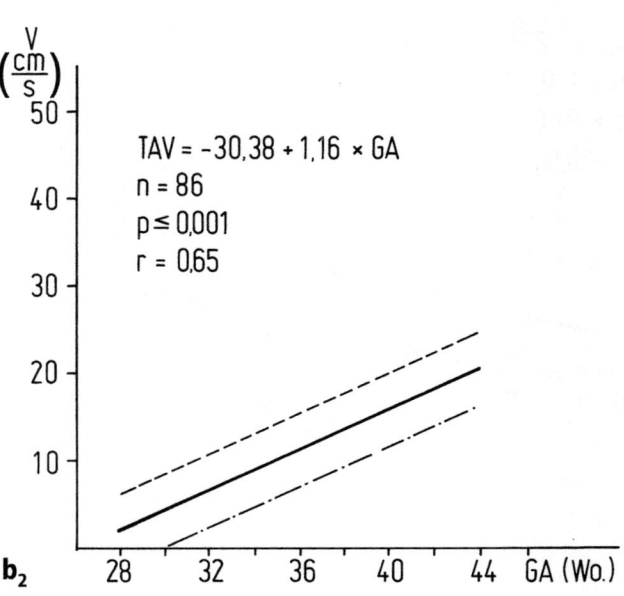

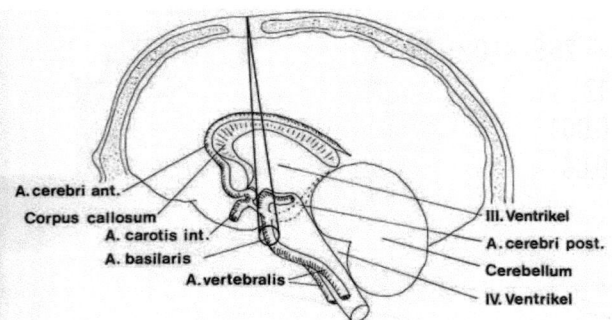

Abb. 41. Flußmessung in der A. basilaris im mittleren Sagittalschnitt. (Aus Deeg 1989a)

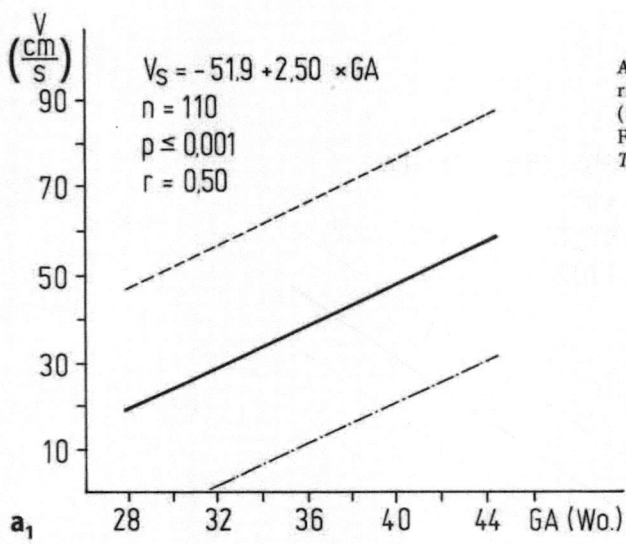

Abb. 42. Abhängigkeit der Flußgeschwindigkeiten in der A. basilaris vom Gestationsalter. **a** Maximale systolische (V_s), endsystolische (V_{es}) und enddiastolische (V_{ed}) Flußgeschwindigkeiten; **b** mittlere Flußgeschwindigkeiten. (*TAMX* Time average maximal velocity, *TAV* Time average velocity). (Aus Deeg 1989a)

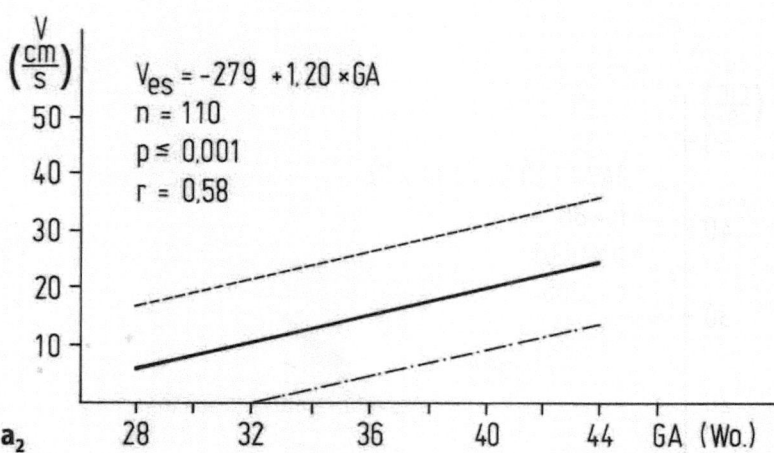

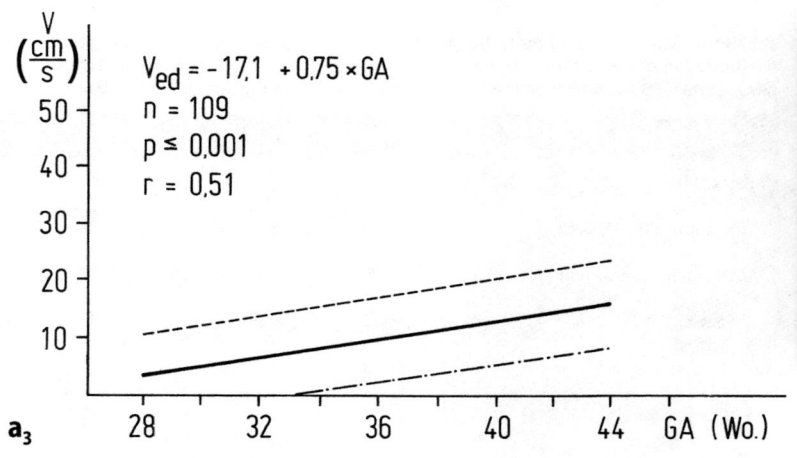

a₃

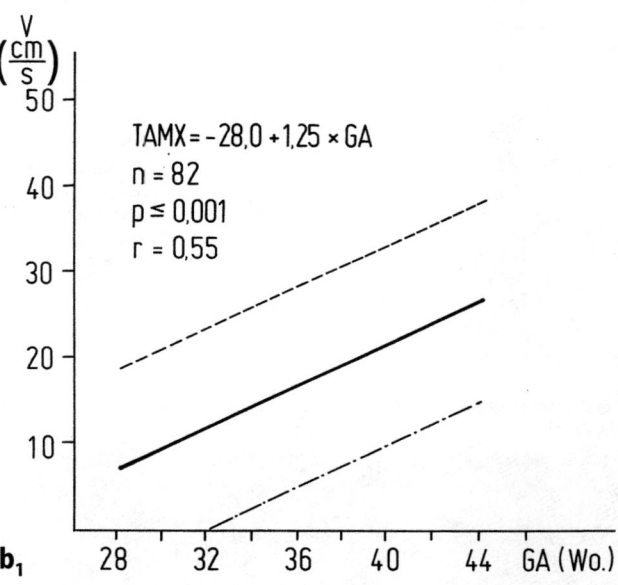

b₁

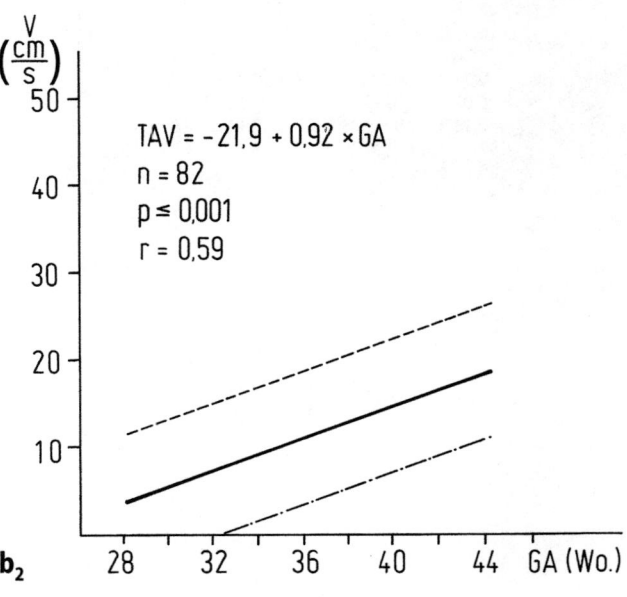

b₂

Tabelle 13. Mittelwert und einfache Standardabweichung der Flußgeschwindigkeiten und Pulsatilitätsindizes in der A. carotis interna (*ICA*), A. cerebri anterior (*ACA*) und der A. basilaris (*AB*) unabhängig von Gestationsalter, aktuellem Alter und Untersuchungsgewicht. (Aus Deeg 1989a)

	ICA		ACA		AB	
Anzahl [n]	121		121		110	
Gestationsalter [Wochen]	37,1	± 3,1	37,1	± 3,1	37,1	± 3,1
Untersuchungsgewicht [g]	2190	± 590	2190	± 590	2200	± 590
V_s [cm/s]	50	± 15	42	± 15	41	± 16
V_{es} [cm/s]	19	± 7	19	± 8	18	± 7
V_{ed} [cm/s]	11	± 4	11	± 5	11	± 4
TAV [cm/s]	14	± 4	13	± 5	12	± 5
TAMX [cm/s]	22	± 6	21	± 9	19	± 7
RI	0,77	± 0,08	0,73	± 0,08	0,72	± 0,09
PI	3,0	± 0,8	2,7	± 0,9	2,7	± 0,7

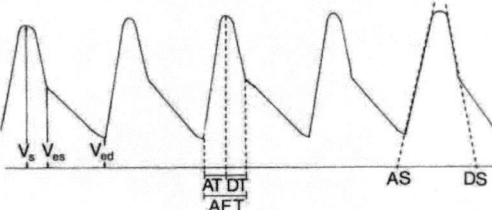

Abb. 43. Schematische Darstellung der aus dem Frequenzspektrum zu ermittelnden Strömungsparameter (V_s maximale systolische Flußgeschwindigkeit, V_{es} endsystolische Flußgeschwindigkeit, V_{ed} enddiastolische Flußgeschwindigkeit, *AT* Acceleration time, *AFT* Antegrade flow time, *DT* Deceleration time, *AS* Acceleration slope, *DS* Deceleration slope). (Aus Deeg 1989a)

Tabelle 14. Flußmessungen in der A. cerebri anterior und im Truncus coeliacus bei 53 gesunden Säuglingen. (Aus Deeg 1989a)

Gestationsalter: 39,3 ± 8 Wochen
Gewicht bei Untersuchung: 2830 ± 1418 g
Herzfrequenz: 135 ± 20/min

	Truncus coeliacus		A. cerebri anterior		p
V_s [cm/s]	69	± 18	46	± 16	≤ 0,001
V_{es} [cm/s]	28	± 11	21	± 11	n.s.
V_{ed} [cm/s]	16	± 8	12	± 7	n.s.
RI	0,76	± 0,12	0,75	± 0,11	n.s.
AFT [s]	0,21	± 0,03	0,22	± 0,03	n.s.
AT [s]	0,07	± 0,02	0,08	± 0,02	n.s.
DT [s]	0,14	± 0,03	0,14	± 0,03	n.s.
AS [kHz/s]	92	± 44	48	± 19	≤ 0,001
DS [kHz/s]	29	± 14	26	± 15	n.s.

Dopplersonographie: Nierengefäße

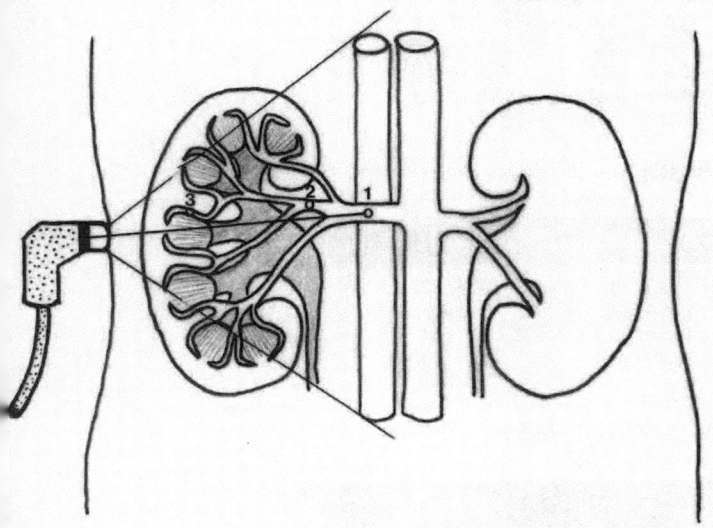

Abb. 44. Schematische Darstellung der dopplersonographischen Untersuchung der Nierengefäße. Lokalisation des Meßvolumens in der A. renalis (*1*) und in der A. segmentalis (*2*). (*3* A. interlobaris)

Tabelle 15. Normalwerte der maximalen systolischen Flußgeschwindigkeiten (cm/s) in den Nierenarterien in Abhängigkeit vom Alter. (Aus Wörle 1997)

Alter	A. renalis	A. segmentalis	A. interlobaris
Säuglinge (< 1 Jahr)	51,5 +/− 13,4	33,0 +/− 8,0	15,5 +/− 5,0
Kleinkinder (≤ 6 Jahre)	71,3 +/− 13,5	43,6 +/− 8,5	28,3 +/− 6,8
Schulkinder (≤ 12 Jahre)	80,0 +/− 18,0	45,5 +/− 9,1	27,9 +/− 5,3
Jugendliche (≤ 18 Jahre)	80,7 +/− 13,7	46,8 +/− 11,8	28,0 +/− 6,1

Tabelle 16. Normalwerte der maximalen enddiastolischen Flußgeschwindigkeiten (cm/s) in den Nierenarterien in Abhängigkeit vom Alter. (Aus Wörle 1997)

Alter	A. renalis	A. segmentalis	A. interlobaris
Säuglinge (< 1 Jahr)	8,7 +/− 5,0	6,2 +/− 4,0	5,4 +/− 3,5
Kleinkinder (≤ 6 Jahre)	20,3 +/− 6,0	14,5 +/− 4,2	9,9 +/− 3,0
Schulkinder (≤ 12 Jahre)	23,0 +/− 7,7	15,5 +/− 4,5	11,3 +/− 2,7
Jugendliche (≤ 18 Jahre)	24,9 +/− 6,2	16,9 +/− 4,1	11,2 +/− 3,7

Tabelle 17. Normalwerte der mittleren Flußgeschwindigkeit TAV (cm/s) in den Nierenarterien in Abhängigkeit vom Alter. (Aus Wörle 1997)

Alter	A. renalis	A. segmentalis	A. interlobaris
Säuglinge (< 1 Jahr)	12,2 +/− 4,6	7,8 +/− 3,5	4,7 +/− 1,7
Kleinkinder (≤ 6 Jahre)	19,2 +/− 5,4	12,8 +/− 3,2	9,3 +/− 3,2
Schulkinder (≤ 12 Jahre)	19,7 +/− 6,5	11,8 +/− 3,1	8,3 +/− 1,9
Jugendliche (≤ 18 Jahre)	20,7 +/− 5,7	12,3 +/− 3,0	8,2 +/− 2,5

Tabelle 18. Normalwerte des Resistance-Index in den Nierenarterien in Abhängigkeit vom Alter. (Aus Wörle 1997)

Alter	A. renalis	A. segmentalis	A. interlobaris
Säuglinge (< 1 Jahr)	0,82 +/− 0,11	0,81 +/− 0,12	0,73 +/− 0,17
Kleinkinder (≤ 6 Jahre)	0,71 +/− 0,08	0,67 +/− 0,07	0,65 +/− 0,08
Schulkinder (≤ 12 Jahre)	0,71 +/− 0,09	0,66 +/− 0,08	0,58 +/− 0,10
Jugendliche (≤ 18 Jahre)	0,69 +/− 0,06	0,63 +/− 0,07	0,60 +/− 0,06

Tabelle 19. Normalwerte der maximalen Flußgeschwindigkeiten (cm/s) in den Nierenvenen in Abhängigkeit vom Alter. (Aus Wörle 1997)

Alter	V. renalis	V. segmentalis	V. interlobaris
Säuglinge (< 1 Jahr)	18,0 +/− 6,7	12,7 +/− 5,0	7,5 +/− 2,2
Kleinkinder (≤ 6 Jahre)	23,4 +/− 7,1	17,5 +/− 3,5	10,5 +/− 3,0
Schulkinder (≤ 12 Jahre)	24,8 +/− 9,0	17,4 +/− 4,0	12,3 +/− 3,3
Jugendliche (≤ 18 Jahre)	26,6 +/− 10,0	18,6 +/− 4,7	12,6 +/− 4,6

Tabelle 20. Normalwerte der mittleren Flußgeschwindigkeiten (cm/s) in den Nierenvenen in Abhängigkeit vom Alter. (Aus Wörle 1997)

Alter	V. renalis	V. segmentalis	V. interlobaris
Säuglinge (< 1 Jahr)	6,8 +/− 2,9	4,7 +/− 1,9	3,5 +/− 0,7
Kleinkinder (≤ 6 Jahre)	10,9 +/− 3,2	7,4 +/− 1,1	5,1 +/− 1,0
Schulkinder (≤ 12 Jahre)	11,0 +/− 3,9	8,0 +/− 2,0	5,4 +/− 1,3
Jugendliche (≤ 18 Jahre)	11,2 +/− 4,4	7,8 +/− 2,0	5,7 +/− 1,7

Literatur

1 Physikalische und technische Grundlagen der Ultraschalldiagnostik

Bergmann L, Schaefer CL (1990) Lehrbuch der Experimentalphysik, Bd 1, 10. Aufl. de Gruyter, Berlin

Bommer WJ, Miller L (1982) Realtime two-dimensional colorflow Doppler: enhanced Doppler flow imaging in the diagnosis of cardiovascular disease. Am J Cardiol 49:944

Bönhoff JA, Stapf M, Bönhof B, Kremer H, Zöllner N, Linhart P (1983) Das Bogenartefakt in der B-Bild-Sonographie. CT-Sonographie 3:133–137

Bönhoff JA, Bönhoff B, Loch EG (1984) Schallkeulendimension als Artefaktursache bei der B-Bild-Sonographie. Ultraschall 5:66–69

Bushong SC, Archer BR (1991) Diagnostic ultrasound, physics, biology and instrumentation. Mosby, St. Louis

Buys-Ballot CHD (1845) Akustische Versuche auf der niederländischen Eisenbahn nebst gelegentlichen Bemerkungen zur Theorie des Hrn. Prof. Doppler. Pogg Ann 66:321–351

Deeg KH (1989) Zerebrale Dopplersonographie im Kindesalter. Springer, Berlin Heidelberg New York Tokyo

Doppler C (1842) Über das farbige Licht der Doppelsterne. Prag. (Ostwalds Klassiker Nr 161, Leipzig 1907)

Evans DH, McDicken WN, Skidmore R, Woodcock JP (1989) Doppler ultrasound. Physics, instrumentation and clinical applications. Wiley, New York

Faust J (1992) Die Dopplersonographie in der Gefäßdiagnostik. Kranzbühler Medizinische Systeme, Solingen

Haerten R (1993) Verfahren der Farbdoppler-Sonographie – ein Methodenvergleich. Ultraschall Med 14:225–230

Huygens C (1888–1950) Oeuvres complètes, 22 vols. Nijhoff, Den Haag

Keller HM, Meier WE, Anliker M, Kumpe DA (1976) Noninvasive measurement of velocity profiles and blood flow in the common carotid artery by pulsed Doppler ultrasound. Stroke 7:370–377

Kock WE (1971) Schallwellen und Lichtwellen. Springer, Berlin Heidelberg New York

Kremkan FW, Taylor KJW (1986) Artifacts in ultrasound imaging. J Ultrasound Med 5:227

Kutroff H (1988) Physik und Technik des Ultraschalls. Hirzel, Stuttgart

Leidig E, Gruner D (1991) Pädiatrische Ultraschalldiagnostik. Ecomed, Landsberg

Lutz H (1986) Artefakte. Ultraschall Klin Prax 1:104

McDicken WN (1981) Diagnostic ultrasonics: principles and use of instruments, 2nd edn. Wiley, New York

Namekawa K, Kasai C, Tsukamoto M, Koyano A (1982) Real-time bloodflow imaging system utilizing autocorrelation techniques. In: Lerski RA, Morley P (eds) Ultrasound '82. Pergamon, New York, pp 203–208

Pochhammer KF, Dudwiesus H, Hollstein H, Frentzel-Beyme B (1984) Sonographische Artefakte an rundlichen Reflektoren. Thieme, Stuttgart

Rattmann R (1984) Physikalisch-technische Aspekte der Ultraschalldiagnostik und ihr Einfluß auf die Bildqualität. Verdauungskrankheiten 2:46–56

Rayleight JWS (1945) The theory of sound, vol 2. Dover, New York

Robinson DE, Laurence SW, Kossoff G (1981) Shadowing and enhancement in ultrasonic echograms by reflection and refraction. JCU 9:181–188

Veit I (1988) Technische Akustik, 4. Aufl. Vogel, Würzburg

Wells PNT (1977) Biomedical ultrasonics. Academic Press, London

Widder B (1993) Bedeutung technischer Kenngrößen der farbkodierten Duplexsonographie für Gefäßuntersuchungen. Ultraschall Med 14:231–239

2 Gehirn und Rückenmark

Babyn P, Chuang S, Daneman A, Withers G (1992) Sonography recognition of unilateral megaloencephaly. J Ultrasound Med 11:563–566

Barkovich AJ (Hrsg) (1995) Pediatric neuroimaging. Raven, New York

Barkovich AJ, Norman D (1988a) Anomalies of the corpus callosum: correlation with further anomalies of the brain. Am J Neuroradiol 9:493–501

Barkovich AJ, Norman D (1988b) Absence of the septum pellucidum: a useful sign in the diagnosis of congenital brain malformatons. Am J Neuroradiol 19:1107–1114

Beltinger C, Saule H (1988) Sonography of subependymal cysts in congenital rubella syndrome. Eur J Pediatr 148:206–207

Ben Ami TD, Yousefzadeh DK, Backus M, Reichmann B, Kessler A, Hammerman Rozenberg C (1990) Lenticulostriate vasculopathy infants with infections of the central nervous system. Sonography and Doppler findings. Pediatr Radiol 20:575–579

Bergman I, Bauer R, Barmada M, Latchaw R, Taylor G, David R, Painter M (1985) Intracerebral hemorrhage in the full-term neonatal infant. Pediatrics 75:488–496

Blumhagen JD, Mack IA (1985) Abnormalities of the neonatal cerebral ventricles. Radiol Clin North Am 23:13–27

Bode H, Strassburg HM (1990) Die kranio-zerebrale Dysproportion, ein Beitrag zur Bedeutung extrazerebraler Flüssigkeitsansammlungen im Säuglingsalter. Klin Pädiatr 6: 399–402

Boechat MI, Kangarloo H, Diament MJ, Krauthammer R (1983) Lipoma of the corpus callosum: sonographic appearance. J Clin Ultrasound 11:447–448

Bosnjak V, Besenski N, Marusic Della Marina B, Kogler A (1989) Cranial ultrasonography in the evaluation of macrocrania in infancy. Dev Med Child Neurol 31:66–75

Bozynski M, Naglie R, Russel F (1986) Real-time ultrasonographie surveillance in the detection of CNS involvement in systemic candida infection. Pediatr Radiol 16:235–237

Byrd SE, Radkowski MA, Flannery A, McLone DG (1990) The clinical and radiological evaluation of absence of the corpus callosum. Eur J Radiol 10: 65–73

Castillo M, Davies P, Takai Y, Schwartzberg D, Hoffman J (1990) Intracranial cystic malignant fibrous histiocytoma in a child: sonographic and CT findlings. Pediatr Radiol 20:194-195

Cioffi V, Bossi MC, Ballarati E, Solbiati L (1991) Lissencephaly in two brothers detected by US. A „pseudo-liver" pattern. Pediatr Radiol 21:512-514

Clair M, Zalneraitis F, Baim R, Goodman K, Perkes E (1984) Neurosonographic recognition of subependymal cysts in high-risk neonates. Am J Neuroradiol 5:761-764

Cordoza J, Filly R, Podrasky A (1988) The dangling choroid plexus: a sonographic observation of value in excluding ventriculomegaly. Am J Roentgenol 15:767-770

De Vries E, Robben SG, van den Anker JN (1995) Radiologic imaging of severe cervical spinal cord birth trauma. Eur J Pediatr 154:230-232

Deeg KH (1984) Sonographische Charakteristika des Arnold-Chiari-Syndroms und Hydrozepahlus bei Kindern mit Meningomyelocele. Monatsschr Kinderheilkd 132: 854-860

Deeg KH, Spitzer V, Stehr K (1984) Sonographischer Nachweis von Subduralergüssen im Säuglingsalter. Monatsschr Kinderheilkd 132:539-542

Deeg KH, Segerer H, Harms D (1985) Sonographischer Nachweis von Hirntumoren im Säuglingsalter. Klin Pädiatr 197:44-49

Deeg KH, Bundscherer F, Böwing B (1986) Zerebrale Ultraschalldiagnostik von Hirnmißbildungen. Monatsschr Kinderheilkd 134:738-747

Deeg KH, Bundscherer F, Böwing B (1987) Zerebrale Ultraschalldiagnostik bei Säuglingen mit infektiösen ZNS Erkrankungen. Ultraschall Klin Prax 1:41-51

Deeg KH, Wild F, Harms D (1989) Sonographische Diagnose der alobären Holoprosencephalie. Monatsschr Kinderheilkd 137:333-336

DiPietro MA (1993) The conus medullaris: normal US findings throughout childhood. Radiology 188:149-153

Dittrich M, Dinkel E, Peters H (1985) Sonographische Klassifikation und Verlaufsbeobachtung der Hirnblutung bei Risikoneugeborenen. In: Haller U, Wille L (Hrsg) Diagnostik intrakranieller Blutungen. Springer, Berlin Heidelberg New York

Dittrich M, Milde S, Dinkel E, Baumann W, Weitzel D (19

Farruggia S, Babcock D (1981) The cavum septi pellucidi: its appearance and incidence with cranial sonography in infancy. Radiology 139:147-150

Fisher RM, Cremin BJ (1988) Lipoma of the corpus callosum: diagnosis by ultrasound and magnetic resonance. Pediatr Radiol 18: 409-410

Govaert P, Pauwels W, Vanhaesebrouck P, De Praeter C, Afschrift M (1989) Ultrasound measurement of the subarachnoid space in infants. Eur J Pediatr 5:412-413

Grant EG, Schellinger D, Richardson J (1983) Real-time ultrasonography of the posterior fossa. J Ultrasound Med 2:73-87

Grant EG, Tessler F, Perrella R (1988) Infant cranial sonography. Radiol Clin North Am 26:1089-1110

Gupta RK, Pant CS, Sharma A, Khalilullah A (1988) Ultrasound diagnosis of multiple cystic encephalomalacia. Pediatr Radiol 18:6-8

Gusnard DA, Naidich TP, Yousefzadeh DK, Haughton VM (1986) Ultrasonic anatomy of the normal neonatal and infant spine: correlation with cryomicrotome sections and CT. Neuroradiology 28:493-511

Han BK, Babcock DS, McAdams L (1985) Bacterial meningitis in infants: sonographic findings. Radiology 154:645-650

Hanquinet S, Christophe C, Rummens E et al. (1986) Ultrasound computed tomography and magnetic resonance of a neonatal ganglioglioma of the brain. Pediatr Radiol 16:501-503

Harbord MG, LeQuesne GW (1988) Alexander's disease: cranial ultrasound findings. Pediatr Radiol 18:227-228

Henkes H, Bittner R, Huber G, Sperner J, Heye N, Bassir C, Piepgras U (1991) Die Sturge-Weber-Erkrankung. Bildgebende Diagnostik in bezug zur Neuropathologie. Radiologe 31:289-296

Hess DC, Fischer AQ, Yaghmai F, Figueroa R, Akamatsu Y (1990) Comparative neuroimaging with pathologic correlates in Alexander's disease. J Child Neurol 5:248-252

Higer HP, Dittrich M, Just M, Gutjahr P, Schwarz M, Pfannenstiel P (1987) Langzeituntersuchungen bei Kindern nach Therapie von Hirntumoren mit Kernspintomographie und Ultraschall. Monatsschr Kinderheilkd 135(3):161-165

Hurst RW, McIlhenny J, Park TS, Thomas WO (1988) Neonatal craniopharyngioma: CT and ultrasonographic features. J Comput Assist Tomogr 12:858-861

Kirpekar M, Abiri MM, Hilfer C, Enerson R (1986) Ultrasound in the diagnosis of systemic candidiasis (renal and cranial) in very low birth weight premature infants. Pediatr Radiol 16:17-20

Kreusser KL, Schmidt RE, Shackelford GD (1984) Value of ultrasound for identification of acute hemorrhagie necrosis of thalamus and basal ganglia in an asphyxiated term infant. Ann Neurol 16:361

Lam AH, Cruz GB (1991) Ultrasound evaluation of subdural haematoma. Australas Radiol 35: 330-332

Lam AH, Villanueva AC, de Silva M (1992) Hemimegalencephaly. J Ultrasound Med 11:241-244

Larcos G, Gruenewald SM, Lui K (1994) Neonatal subependymal cysts detected by sonography: prevalence, sonographic findings, and clinical significance. AJR 162: 953-956

Leff SL, Kronfeld G, Leonidas JC (1989) Aneurysm of the vein of Galen. Pediatr Radiol 20:98-100

Lu JH, Emons D, Kowalewski S (1992) Connatal periventricular pseudocysts in the neonate. Pediatr Radiol 22:55-58

Mielke R; Lu JH; Kowalewski S (1991) Nosologie und Ultraschallbefunde der Porenzephalien. Ultraschall Med 12:206-10

Naidich TP, Quencer RM (Hrsg)(1987) Clinical neurosonography. Springer, Berlin Heidelberg New York Tokyo, S 97-109)

Naidich TP, Fernbach SK, McLone DG, Shkolnik A (1984) Sonography of the caudal spine and back: congenital anomalies in children. Am J Neuroradiol 5:224-234

Naidich TP, Radkowski MA, Britton J (1986) Real-time sonographic display of caudal spinal anomalies. Neuroradiology 18:512-527

Naidich TP, Grant JL, Altman N, Zimmerman RA, Birchansky SB, Braffman B, Daniel JL (1994) The developing cerebral surface. Preliminary report on the patterns of sulcal and gyral maturation - anatomy, ultrasound, and magnetic resonance imaging. Neuroimaging Clin N Am 4: 201-240

Neiger R, Sacks M (1989) Massive orbital and intracranial teratoma in the newborn: a case report. J Med Assoc Ga 78:811-813

Nelson MD Jr, Sedler JA, Gilles FH (1989) Spinal cord central echo complex: histoanatomic correlation. Radiology 170:479-481

Nyberg DA, Mack LA, Hirsch J, Pagon RO, Shepard TH (1987) Fetal hydrocephalus: sonographie detection and clinical significance of associated anomalies. Radiology 163:187-191

O'Hare AE, Brown JK, Minns RA (1987) Specific enlargement of the fourth ventricle after ventriculo-peritoneal shunt for post-haemorrhagic hydrocephalus. Arch Dis Child 10:1025-1029

Oldfield EH, Muraszko K, Shawker TH, Patronas NJ (1994) Pathophysiology of syringomyelia associated with Chiari I malformation of the cerebellar tonsils. Implications for diagnosis and treatment. J Neurosurg 80:3-15

Olislages A, Fong K, Ryan ML, Yap L, Smith JD, Shennan AT, Glanc P (1991) Cerebral-blood-flow-velocity measurements in neonates: technique and interobserver reliability. Pediatr Radiol 21:395-397

Patel PJ, Kolawole TM, al Mofada S, Malabarey TM, Hulailah A (1992) Osteopetrosis: brain ultrasound and computed tomography findings. Eur J Pediatr 151: 827-828

Pinto Martin J, Paneth N, Witomski T et al. (1992) The central New Jersey neonatal brain haemorrhage study: design of the study and reliability of ultrasound diagnosis. Paediatr Perinat Epidemiol 6: 273-284

Rademaker KJ, De Vries LS, Barth PG (1993) Subependymal pseudocysts: ultrasound diagnosis and findings at follow-up. Acta Paediatr 82: 394-399

Reeder JD, Kaude JV, Setzer ES (1982) Choroid plexus hemorrhage in premature neonates: recognition by sonography. Am J Neuroradiol 3:619–621

Riebel T, Nasir R, Weber K (1992) Choroid plexus cysts: a normal finding on ultrasound. Pediatr Radiol 22: 410–412

Rubin JM, DiPietro MA, Chandler WF, Venes JL (1988) Spinal ultrasonography. Intraoperative and pediatric applications. Radiol Clin North Am 26:1–27

Rypens F, Avni EF, Matos C, Pardou A, Struyven J (1995) Atypical and equivocal sonographic features of the spinal cord in neonates. Pediatr Radiol 25:429–432

Saliba E, Bertrand P, Gold F, Marchand S, Laugier J (1990a) Area of lateral ventricles measured on cranial ultrasonography in preterm infants: association with outcome. Arch Dis Child 65: 1033–1037

Saliba E, Bertrand P, Gold F, Vaillant MC, Laugier J (1990b) Area of lateral ventricles measured on cranial ultrasonography in preterm infants: reference range. Arch Dis Child 65:1029–1032

Samuel AM, Vidvans AS (1987) Radionuclide scintigraphy of the brain and ultrasound studies in tubercular meningitis. Clin Nucl Med 4: 298–302

Schellhas KP, Siebert RC, Heithoff KB, Franciosi RA (1988) Congenital choroid plexus papilloma of die third ventricle: diagnosis with real-time sonography an MR imaging. Am J Neuroradiol 9:797–798

Schöning M, Grunert D, Stier B (1988) Transkranielle Real-Time-Sonographie bei Kindern und Jugendlichen. Ultraschallanatomie des Gehirns. Ultraschall Med 9:286–292

Schöning M; Grunert D; Stier B (1989) Transkranielle Sonographie und Duplexsonographie bei Kindern mit Zysten und Tumoren im Bereich der Hirnbasis. Ultraschall Med 10: 245–249

Sica GT, Norton KI (1990) Intracranial human immunodeficiency virus infection in an infant: sonographic findings. Pediatr Radiol 21:64–65

Slovis TL., Sell LL, Bedard MP, Klein MD (1988) Ultrasonographic findings (CNS, Thorax, Abdomen) in infants undergoing extracorporeal oxygenation therapy. Pediatr Radiol 18:112–117

Sommer B, Spohr HL (1991) GM2 Gangliosidose, Variante O (M. Sandhoff): Verdachtsdiagnose einer Speicherkrankheit durch Ultraschall. Monatsschr Kinderheilkd 139:160–162

Stewart AL, Reynolds EO, Hope PL et al. (1987) Probability of neurodevelopmental disorders estimated from ultrasound appearance of brains of very preterm infants. Dev Med Child Neurol 29: 3–11

Straßburg HM, Sauer M, Weber S, Gilsbach J (1984) Ultrasonographic diagnosis of brain tumors in infancy. Pediatr Radiol 14:284–287

Teele RL, Hernanz Schulmann M, Sotrel A (1988) Echogenic vasculature in the basal ganglia of neonates: a sonographic sign of vasculopathy. Radiology 169:423–427

Thun Hohenstein L, Forster I, Kunzle C, Martin E, Boltshauser E (1994) Transient bifrontal solitary periventricular cysts in term neonates. Neuroradiology 36:241–244

Toma P, Magnano GM, Mezzano P, Lazzini F, Bonacci W, Serra G (1989) Cerebral ultrasound images in prenatal cytomegalovirus infection. Neuroradiology 31: 278–279

Tung KT, MacDonald LM, Smith JC (1990) Neonatal systemic candidiasis diagnosed by ultrasound. Acta Radiol 31 293–295

Yousefzadeh DK, Naidlich TP (1985) US anatomy of the posterior fossa in children: correlation with brain sections. Radiology 156:353–364

Zepp F, Bruhl K, Zimmer B, Schumacher R (1992) Battered child syndrome: cerebral ultrasound and CT findings after vigorous shaking. Neuropediatrics 23:188–191

Zieger M, Dörr U (1988) Pediatric spinal sonography. Part I: Anatomy and examination technique. Pediatr Radiol 18:9–13

Zieger M, Dörr U, Schulz RD (1988) Pediatric spinal sonography. Part II: Malformations and mass lesions. Pediatr Radiol 18:105–111

Zurynski Y, Dorsch N, Pearson I, Choong R (1991) Transcranial Doppler ultrasound in brain death: experience in 140 patients. Neurol Res 13:248–252

3 Gesichts- und Halsweichteile

Abelin T, Averkin JI, Egger M et al. (1994) Thyroid cancer in Belarus post-Chernobyl: improved detection or increased incidence. Soz Präventivmed 39:189–197

Andersson A, Bergdahl L, Boquist L (1977) Thyroid carcinoma in children. Ann Surg 193:26–28

Aros S, Pastor I, Quero J, Morreale de Escobar G (1995) Thyroid gland volume as measured by ultrasonography in preterm infants. Acta Paediatr 84:58–62

Badami JP, Athey PA (1981) Sonography in the diagnosis of branchial cysts. AJR 137:1245–1258

Batsakis IG, McWhirter ID (1972) Nonneoplastic diseases of the salivary glands. Am J Gastroenterol 57:226–232

Biernulf A, Hall K, Sjögren I, Werner I (1970) Primary hyperparathyreoidismus in children. Acta Paediatr Scand 59:249–253

Brown CL (1981) Pathology of the cold nodule. Clin Endocrinol Metab 10:235–237

Bruneton JN (1987) Ultrasonography of the neck. Springer, Berlin Heidelberg New York Tokyo

Brunn J, Block U, Ruf G, Bos I, Künze WP, Scriba PC (1978) Volumterie der Schilddrüsenlappen mittels Real-time-Sonographie. Dtsch Med Wochenschr 106:1338–1340

Castleman B, Roth SI (1978) Tumors of the parathyroid glands. Atlas of tumor pathology, 2nd ser, fasc 14. Armed Forces Inst of Pathology, Washington DC

Chanoine JP, Toppet V, Lagasse R, Speckt M, Delnge F (1991) Determination of thyroid volume by ultrasound from the neonatal period to late adolescence. Eur J Paediatr 150:395–399

Evans R, Cruickshank AH (12970) Epithelial tumors of the salivary glands. Saunders, Philadelphia

Feneis H (1982) Anatomisches Bildwörterbuch. Thieme, Stuttgart

Ganick DJ, Kodroff MB, Marrow HG, Hobrook CT, Pories WJ (1988) Thoracic neuroblastoma presenting as a cystic hygroma. Arch Dis Child 63:1270–1271

Gonczi J, Szabolcs I, Magyar E (1993) Sonographische Schilddrüsenvolumetrie. Aktuelle Radiol 3:283–285

Gooding GA (1992) Thyroid and parathyroid. In: Mittelstedt CA (ed) General ultrasound. Churchill Livingstone, New York, pp 105–142

Hedinger C, Sobin LH (1988) Histological typing of thyroid tumours (WHO), 2nd edn. Springer, Berlin Heidelberg New York Tokyo

Hung W, Randolph JG, Sabatini D, Winship T (1966) Lingual and sublingual thyroid glands in euthyroid children. Pediatrics 38:647–649

Ivarsson SA, Ericsson UB, Fredriksson B, Persson PH (1989) Ultrasonic imaging in the differential diagnosis of diffuse thyroid disorders in children. Am J Dis Child 143:1369–1372

Klima G (1993) Schilddrüsensonographie, 2. Aufl. Urban & Schwarzenberg, München

Klingmüller V, Otten A, Bödeker RH (1991) Sonographisch gemessene Schilddrüsenvolumina bei Kindern. Monatsschr Kinderheilkd 139:828–831

Lack EE (1977) Extragonadal germcell tumors of the head and neck region. Hum Pathol 67:118–120

Langman J (1985) Medizinische Embryologie, 7. Aufl. Thieme, Stuttgart

Lewis GJS, Leithiser RE, Glasier CM, Igbal V, Stephanson CA, Seibert JJ (1989) Ultrasonography of pediatric neck masses. Ultrasound Q 7:315–355

Ninh TH, Ninh TX (1974) Cystic hygroma in children: a report of 126 cases. J Pediatr Surg 9:191–194

Pfannenstiel PR, Maier PR, Stein N (1981) Examples of sonographic structures in thyroid disorders. J Nucl Med 22:100
Prinz RA, Gamvros OI, Sellu D, Lynn JA (1981) Subtotal parathyreoidectomy for primary chief cell hyperplasia of the multiple endocrine neoplasia type I syndrome. Ann Surg 193:26-28
Raab SS (1995) Pediatric thyroid nodules. Pediatrics 95:46-49
Randel SB, Gooding GAW, Clark OH, Stein RM, Winkler B (1987) Parathyroid variants: US evaluation. Radiology 165:191-194
Richter E, Feyerabend T (1991) Normal lymph node topography. Springer, Berlin Heidelberg New York Tokyo
Schönau E, Anders M, Böhles HJ, Deeg KH, Stehr K, Stubbe HP (1989) Unzureichende Jodversorgung in Mittelfranken. Schilddrüsenvolumetrie und Jodausscheidung im Urin bei Kindern und Jugendlichen in Mittelfranken. Extracta Paediatr 13:250-256
Siegel MJ (1994) Pediatric sonography. Raven, New York
Ueda D (1989) Sonographic measurement of the volume of the throid gland in healthy children. Acta Paediatr Jpn 31:352-354
Wiedemann W, Czempel H, Güttler C, Voigt G, Strohm C (1986) Optimierte Diagnostik des autonomen Schilddrüsenadenoms - Kombination von Szintigraphie und Sonographie. Ultraschalldiagnostik '85. Thieme, Stuttgart

4 Thorax und Mediastinum

Acunas B, Celik L, Acunas A (1989) Chest sonography: differentiation of pulmonary consolidation from pleural disease. Acta Radiol 30:273-275
Amodio J, Abramson S, Berdon W, Stolar C, Markowitz R, Kasznica J (1987) Iatrogenic causes of large pleural fluid collections in the premature infant: ultrasonographic and radiographic findings. Pediatr Radiol 17:104-108
Day DL, Gedgaudas E (1984) The thymus. Radiol Clin North Am 22:519-538
Deeg KH, Bellingrath L (1993) Sonographic diagnosis of a huge necrotizing thymic cyst. Pediatr Radiol 23:563-564
Deeg KH, Hofbeck M, Singer H (1992) Diagnosis of intralobar lung sequestration by colour-coded Doppler sonography. Eur J Pediatr 151:710-712
Felker RE, Tonkin ILD (1990) Imaging of pulmonary sequestration. AJR 154:241-249
Gaßner J (1990) Abnormer Thoraxbefund. In: Schulz B, Willi U von (Hrsg) Atlas der Ultraschalldiagnostik beim Kind. Thieme, Stuttgart
Glasier CM, Leithiser RE Jr, Williamson SL, Seibert JJ (1989) Extracardiac chest ultrasonography in infants and children: radiographic and clinical implications. J Pediatr 114:540-544
Haller JO, Schneider M, Kassner EG, Friedman AP, Waldroup LD (1980) Sonographic evaluation of the chest in infants and children. AJE 134:1019-1027
Han BK, Babcock DS, Oestreich AE (1989) The normal thymus in infancy: sonographic characteristics. Radiology 170:471-474
Hartenberg MA, Brewer WH (1982) Cystic adenomatoid malformation of the lung: identification by sonography. AJR 140:693-694
Hendry PJ, Hendry GMA (1988) Ultrasonic diagnosis of a bronchogenic cyst in a child with persistent stridor. Pediatr Radiol 18:338
Hirsch JH, Rogers JV, Mack LA (1981) Real-time sonography of pleural opacities. AJR 136:297-301
Kaude JV, Laurin S (1984) Ultrasonographic demonstration of systemic artery feeding extrapulmonary sequestration. Pediatr Radiol 14:226-227
Laing IA, Teele RL, Stark AR (1988) Diaphragmatic movement in newborn infants. J Pediatr 112:638-643
Liu P, Daneman A, Stringer DA (1988) Real-time sonography of mediastinal and juxtamediastinal masses in infants and children. J Can Assoc Radiol 39:198-203

Merten DF, Bowie JD, Kirks DR, Grossman H (1981) Anteromedial diaphragmatic defects in infancy: current approach to diagnostic imaging. Radiology 142:361-365
Moccia WA, Kaude JV, Felman AH (1981) Congenital eventration of the diaphragm: diagnosis by ultrasound. Pediatr Radiol 10:197-200
O'Laughlin MP, Huhta JC, Murphy DJ (1987) Ultrasound examination of extracardiac chest masses in children. Doppler diagnosis of vascular etiology. J Ultrasound Med 6:151-157
Reither M (1984) Thoraxsonographie im Kindesalter. Röntgenpraxis 37:375-380
Ries T, Currarino G, Nikaidoh H, Kennedy L (1982) Real-time ultrasonography of subcarinal bronchogenic cysts in two children. Radiology 145:121-122
Rosenberg HK (1986) The complementary role of ultrasound and plain film radiography in differentiating pediatric chest abnormalities. Radiographics 6:427-445
Rudick MG, Wood BP (1980) The use of ultrasound in the diagnosis of a large thymic cyst. Pediatr Radiol 10:113-115
Saito R, Kobayashi H, Kitamura S (1988) Ultrasonographic approach to diagnosing chest wall tumors. Chest 94:1271-1275
Sumner TE, Volberg FM, Kiser PE, Shaffner L de (1981) Mediastinal cystic hygroma in children. Pediatr Radiol 11:160-162
Wernecke K, Peters PE, Galanski M (1986) Mediastinal tumors: evaluation with suprasternal sonography. Radiology 159:405-409
Wernecke K, Vassallo P, Pötter R, Lückener HG, Peters PE (1990) Mediastinal tumors: sensitivity of detection with sonography compared with CT and radiography. Radiology 175:137-143
Wernecke K, Vassallo P, Rutsch F, Peters PE, Potter R (1991) Thymic involvement in Hodgkin disease: CT and sonographic findings. Radiology 181:375-383
West MS, Donaldson JS, Shkolnik A (1989) Pulmonary sequestration: diagnosis by ultrasound. J Ultrasound Med 8:125-129
Zimmermann T, Deeg KH, Hümmer HP, Böwing B (1986) Die intralobäre Lungensequestration: Diagnose mit der Duplex-Scan Technik. Monatsschr Kinderheilkd 134:869-873

5 Herz

Adams FH, Emmanouillides GC, Riemenschneider, TA (1989) Moss' heart disease in infants, children and adolescents, 4th edn. Williams & Wilkins, Baltimore
Anderson, RH, Macartney FJ, Shinebourne EA, Tynan M (1987) Pediatric cardiology, vol 2. Churchill Livingstone, Edinburgh
Berman W (1983) Pulsed doppler ultrasound in clinical pediatrics. Futura, Mount Kisco, New York
Biamino G, Lange L (1983) Echokardiographie. Hoechst, Frankfurt-Hoechst
Currie PJ, Seward JB, Reeder GS (1985) Continuous-wave Doppler echocardiographic assessment of severity of calcific aortic stenosis: a simultaneous Doppler-catheter correlative study in 100 adult patients. Circulation 71:1162-1169
Currie PJ, Hagler DJ, Seward JB et al. (1986) Instantaneous pressure gradient: a simultaneous Doppler and dural catheter correlative study. J Am Coll Cardiol 7:800-806
Deeg KH (1994a) Echokardiographische Diagnose komplexer angeborener Herzfehler mit Ventrikelhypoplasie. I: Herzfehler mit hypoplastischen linken Ventrikel. Kinderarzt 25:937-945
Deeg KH (1994b) Echokardiographische Diagnose komplexer angeborener Herzfehler mit Ventrikelhypoplasie. II: Herzfehler mit hypoplastischem rechten Ventrikel. Kinderarzt 25:1035-1048
Deeg KH (1994c) Echokardiographische Diagnose komplexer angeborener Herzfehler mit überreitender Systemarterie. I: Fallot-Tetralogie und Pulmonalatresie mit Ventrikelseptumdefekt. Kinderarzt 25:1526-1539

Deeg KH (1995) Echokardiographische Diagnose komplexer angeborener Herzfehler mit überreitender Systemarterie. II: Truncus arteriosus communis. Kinderarzt 26:56–63

Deeg KH, Hofbeck M (1991a) Echokardiographische Diagnose des offenen Ductus arteriosus Botalli. Kinderarzt 22:1790–1804

Deeg KH, Hofbeck M (1991b) Echokardiographische Diagnose der Pulmonalstenose. Kinderarzt 22:1979–1987

Deeg KH, Seiler T (1990) Möglichkeiten der Herzsonographie. Kinderarzt 21:359–376

Deeg KH, Seiler T (1991) Echokardiographische Diagnose des Vorhofseptumdefekts. Kinderarzt 22:217–227

Deeg KH, Singer H (1991a) Echokardiographische Diagnose des Ventrikelseptumdefekts, Teil I. Kinderarzt 22:799–806

Deeg KH, Singer H (1991b) Echokardiographische Diagnose des Ventrikelseptumdefekts, Teil II. Kinderarzt 22:973–982

Deeg KH, Singer H(1992) Echokardiographische Diagnose der Aortenstenose. Kinderarzt 23:995–1012

Deeg KH, Gerstner R, Brandl U (1986) Dopplersonographische Flußparameter in der Arteria cerebri anterior beim offenen Ductus arteriosus des Frühgeborenen im Vergleich zu einem gesunden Kontrollkollektiv. Klin Pädiatr 198:463–470

Deeg KH, Singer H, Hofbeck M (1989) Untersuchungen mit der gepulsten Dopplerechokardiographie beim persistierenden Ductus arteriosus. In: Grube E (Hrsg) Farb-Doppler und Kontrast-Echokardiographie. Thieme, Stuttgart, S 191–199

von Doenhoff LJ, Nanda NC (1983) Obstruction within the right ventricular body: two dimensional echocardiographic features. Am J Cardiol 51:1498–1501

Freedom RM, Benson LN, Smallhorn JF (1992) Neonatal heart disease. Springer, Berlin Heidelberg New York Tokyo

Garson A Jr., Bricker JT, McNamara DG (1990) The science and practice of pediatric cardiology. Lea & Febiger, Philadelphia

Grenadier E, Lima CO, Allen HD (1984) Normal intracardiac and great vessel Doppler flow velocities in infants and children. J Am Coll Cardiol 4:343–350

Hatle L, Angelsen BA (1985) Doppler ultrasound in cardiology. Physical principles and clinical applications, 2nd edn. Lea & Febiger, Philadelphia

Hatle L, Angelsen BA, Tromsdal A (1980) Noninvasive assessment of aortic stenosis by Doppler ultrasound. Br Heart J 43:284–293

Johnson GL, Kwan OL, Hanshoe S (1984) Accuracy of combined two dimensional echocardiography and continous wave Doppler recordings in estimation of pressure gradient in right ventricular outlet obstruction. J Am Coll Cardiol 3:1013–1018

Kruck I, Biamino G (1988) Quantitative Methoden in der M-Mode-, 2 D- und Doppler-Echokardiographie. Boehringer, Mannheim

Lima CO, Sahn DI, Valdes-Cruz LM (1983) Noninvasive prediction of transvalvular pressure gradient in patients with pulmonary stenosis by quantitative two-dimensional echocardiographic Doppler studies. Circulation 67:866–871

Matina D, van Doesburg NH, Fouron JC (1983) Subxiphoid two dimensional echocardiographic diagnosis of double-chambered right ventricle. Circulation 67:885–888

Nanda NC (1989a) Atlas of color Doppler echocardiography. Lea & Febiger, Philadelphia

Nanda NC (1989b) Textbook of color Doppler echocardiography. Lea & Febiger, Philadelphia

Perloff J (1987) The clinical recognition of congenital heart disease, 3rd edn. Saunders, Philadelphia

Perry GJ, Helmcke F, Nanda NC et al. (1987) Evaluation of aortic insufficiency by Doppler color flow mapping. J Am Coll Cardiol 9:952–959

Price MJ, Seward JB, Hagler DJ (1982) Definitive diagnosis of truncus arteriosus by two dimensional echoardiography. Mayo Clin Proc 57:476–481

Redel DA (1988) Color blood flow imaging of the heart. Springer, Berlin Heidelberg New York Tokyo

Redel DA, Fehske W (1984) Diagnosis and follow-up of congenital heart disease in children with the use of two dimensional doppler echocardiography. Ultrasound Med Biol 10:249–258

Redel DA, Fehske W, Kowalewski S (1983) Detection and hemodynamic description of ductus shunt in premature infants using two dimensional doppler echocardiography. Pediatr Cardiol 4:49–52

Schmaltz AA, Singer H (1994) Herzoperierte Kinder und Jugendliche. Ein Leitfaden zur Langzeitbetreuung in Klinik und Praxis. Wissenschaftl Verlagsgesellschaft, Stuttgart

Serwer GA (1983) Detection and quantitation of ductus arteriosus flow using continous wave doppler ultrasonography. Pediatr Cardiol 4:53–59

Serwer GA, Armstrong BE, Anderson PAW (1982) Continous wave doppler ultrasonographic quantitation of patent ductus arteriosus flow. J Pediatr 100:297–300

Silverman NH, Snider AR (1982) Two dimensional echocardiography in congenital heart disease. Appleton-Century-Crots, Norwald/CT

Smallhorn JF, Gow R, Olley PM (1984) Combined noninvasive assessment of the patent ductus arteriosus in the preterm infant before and after indomethacin treatment. Am J Cardiol 54:1300–1304

Smith D, Dawson PL, Elion JL (1985) Correlation of continous wave Doppler velocities with cardiac catheterization gradient: an experimental model of aortic stenosis. J Am Coll Cardiol 6:1306–1314

Snider AR, Serwer GA (1990) Echocardiography in pediatric heart disease. Mosby Year Book, St. Louis

Spach MS, Serwer GA, Anderson AW (1980) Pulsatile aortopulmonary pressure-flow dynamics of patent ductus arteriosus of patients with various hemodynamic states. Circulation 61:110–122

Stevenson JG, Kawabori WC, Guntheroth WG (1980) Pulsed doppler echographic diagnosis of patent ductus arteriosus: sensitivity, specificity, limitations and technical features. Cathet Cardiovasc Diagn 6:255–263

Switzer DF, Yoganathan AP, Nanda NC (1987) Calibration of color Doppler flow mapping during extreme hemodynamic conditions in vitro: a foundation for a reliable quantitative grading system for aortic incompetence. Circulation 75:837–846

Takenaka K, Dabestani A, Gardin JM (1986) A simple Doppler echocardiographic method for estimating severity of aortic regurgitation. Am J Cardiol 57:1340–1343

Toukin ILD (1992) Pediatric cardiovascular imaging. Saunders, Philadelphia

6 Sonographische Anatomie der Abdominalgefäße

Alzen G, Kellerer F, Dittrich M, Baumann W, Gehler J (1982) Normale und pathologische Anatomie der Oberbauchgefäße im Säuglings- und Kindesalter. Ultraschalldiagnostik 82, Dreiländertreffen, 11.–14.9.1982, Bern

Freling NJM, Schuur KH, Haagsma EB, van der Meer J (1986) Ultrasound as first imaging modality in superior mesenteric and portal vein thrombosis. JCU 14:554–557

Gansbeke D van, Avni FF, Delcour C, Engelholm L, Struyven J (1985) Sonographic features of portal vein thrombosis. AJR 144:749–752

Grunebaum M, Ziv N, Kornreich L (1986) The sonographic evaluation of the great vessels' interspace in the pediatric retroperitoneum. Pediatr Radiol 16:384–387

Hoffman JC, Morehouse HT, Koenigsberg M (1983) Sonographic demonstration of an anatomic variant of the inferior vena cava. J Ultrasound Med 3:421–424

Kauzlaric D, Petrovic M, Barmeir E (1984) Sonography of cavernous transformation of the portal vein. AJR 142:383

Kidambi H, Herbert R, Kidambi AV (1986) Ultrasonic demonstration of superior mesenteric and splenoportal venous thrombosis. JCU 14:199–201

Kinard RE, Orrison WW (1986) Ultrasound demonstration of the retroaortic left renal vein. JCU 14:151–152

Makuuchi M, Hasegava H, Yamazaki S, Moriyama N, Takayasu K, Okazaki M (1984) Primary Budd-Chiari syndrome, ultrasonic demonstration. Radiology 152:775-779

Nichols DM, Cooperberg PL (1984) Sonographic demonstration of the aberrant left hepatic artery. J Ultrasound Med 3:219-222

Seibert JJ, Lindley SG, Corbitt SS, Seibert RW, Arnold WC (1986) Clot formation in the renal artery in the neonate demonstrated by ultrasound. JCU 14:470-473

Shaw PJ, Saunders AJ, Drake DP (1986) Case report: ultrasonographic demonstration of portal vein thrombosis in the acute abdomen. Clin Radiol 37:101

7 Leber

Avni EF, Rypens F, Donner C, Cuvelliez P, Rodesch F (1994) Hepatic cysts and hyperechogenicities: perinatal assessment and unifying theory on their origin. Pediatr Radiol 24:569-572

Bothe V, Helmke K, Hellwege HH (1996) Erhebung von Norm-Meßwerten im Ultraschall für Leber und Milz beim Frühgeborenen. 33. Jahrestagung der Ges. für Pädiatrische Radiologie, Mainz, 3.-5.10.1996. (vgl. Radiologe 9:771 [Abstr.])

Brunelle FOS, Chaumont P (1984) Hepatic tumors in children: ultrasonic differentiation of malignant from benign lesions. Radiology 150:695-699

Dangman BC, Albanese BA, Kacica MA, Lepow ML, Wallach MT (1995) Cat scratch disease in two children presenting with fever of unknown origin: imaging features and association with a new causative agent, Rochalimaea henselae. Pediatrics 95:767-771

De Campo M, de Campo JF (1988) Ultrasound of primary hepatic tumours in childhood. Pediatr Radiol 19:19-24

Dittrich M, Milde S, Dinkel E, Baumann W, Weitzel D (1983) Sonographic biometry of liver and spleen size in the childhood. Pediatr Radiol 13:206-211

Gazelle GS, Lee MJ, Hahn PF, Goldberg MA, Rafaat N, Mueller PR (1994) US, CT, and MRI of primary and secondary liver lymphoma. J Comput Assist Tomogr 18:412-415

Giorgio A, Amoroso P, Fico P et al. (1986) Ultrasound evaluation of uncomplicated and complicated acute viral hepatitis. JCU 14:675-679

Kauzlaric D, Petrovic M, Barmeir E (1984) Sonography of cavernous transformation of the portal vein. AJR 142:383-384

Lee P, Mather S, Owens C, Leonard J, Dicks Mireaux C (1994) Hepatic ultrasound findings in the glycogen storage diseases. Br J Radiol 67:1062-1066

Marchal GJ, Desmet VJ, Proesmans WC, Moerman PL, Van Roost WW, Van Holsbeek MT, Baert AL (1986) Caroli disease: high frequency US and pathologic findings. Radiology 158:507-511

Merritt CR, Goldsmith JP, Sharp MJ (1984) Sonographic detection of portal venous gas in infants with necrotizing enterocolitis. AJR 143:1059-1062

Metreweli C, Ward SC (1995) Ultrasound demonstration of lymph nodes in the hepatoduodenal ligament ("Daisy Chain nodes") in normal subjects. Clin Radiol 50:99-101

Miller JH, Greenspan BS (1985a) Integrated imaging of hepatic tumors in childhood. Part I: Malignant lesions (primary and metastatic). Radiology 154:83-90

Miller JH, Greenspan BS (1985b) Integrated imaging of hepatic tumors in childhood. Part II: Benign lesions (congenital, reparative and inflammatory). Radiology 154:91-100

Paivansalo M, Tikkakoski T, Typpo T, Kallioinen M (1991) Radiological findings in primary liver malignancies. Röfo Fortschr Geb Röntgenstr Neuen Bildgeb Verfahr 154:131-138

Paltiel HJ, Patriquin HB, Keller MS, Babcock DS, Leithiser RE Jr (1992) Infantile hepatic hemangioma: Doppler US. Radiology 182:735-742

Patriquin H, Tessier G, Grignon A, Boisvert J (1985) Lesser omental thickness in normal children: baseline for detection of portal hypertension. AJR 145:693-696

Schumacher R, Westfechtel A (1983) Komplexes multizystisches Hamartom der Leber im Kindesalter. Sonographische, röntgenologische und szintigraphische Aspekte. Klin Pädiatr 195:60-63

Toppet V, Souayah H, Delplace O, Alard S, Moreau J, Levy J, Spehl M (1990) Lymph node enlargement as a sign of acute hepatitis A in children. Pediatr Radiol 20:249-252

Weitzel D (1978) Untersuchungen zur sonographischen Organometrie im Kindesalter. Med Habil, Universität Mainz

Westra SJ, Zaninovic AC, Hall TR, Busuttil RW, Kangarloo H, Boechat MI (1993) Imaging in pediatric liver transplantation. Radiographics 13:1081-1099

Wholey MH, Wojno KJ (1994) Pediatric hepatic mesenchymal hamartoma demonstrated on plain film, ultrasound and MRI, and correlated with pathology. Pediatr Radiol 24:143-144

8 Gallenwege

Adear H, Barki Y (1990) Multiseptate gallbladder in a child: incidental diagnosis on sonography. Pediatr Radiol 20:192

Aslam M, Dore SP, Verbanck JJ, De Soete CJ, Ghillebert GG (1993) Ultrasonographic diagnosis of hepatobiliary ascariasis. J Ultrasound Med 12:573-576

Avni EF, Matos C, Van Gansbeke D, Muller F (1986) Atypical gallbladder content in newborn infants: ultrasonic demonstration. Ann Radiol 29:267-273

Brun P, Gauthier F, Boucher F, Brunelle F (1985) Ultrasound findings in biliary atresia in children. Study with surgical correlation in 86 cases. Ann Radiol 28:259-263

Carroll BA (1983) Gallbladder wall thickening secondary to focal lymphatic obstruction. J Ultrasound Med 2:89-92

Carroll BA, Oppenheimer DA, Muller H (1982) High-frequency real-time ultrasound of the neonatal biliary system. Radiology 145:437-440

Davies CH, Daneman A, Stringer DA (1986) Inspissated bile in a neonate with cystic fibrosis. J Ultrasound Med 5:335

Dodds WJ, Groh WJ, Darweesh RMA, Lawson TL, Kisuh SMA, Kem MK (1985) Sonographic measurement of gallbladder volume. AJR 145:1009-1011

Geoffray A, Couanet D, Montagne JP, Leclere J, Flamant F (1987) Ultrasonography and computed tomography for diagnosis and follow-up of biliary duct rhabdomyosarcoma in children. Pediatr Radiol 17:127-131

Green D, Caroll BA (1986) Ultrasonography of the jaundiced infant: new approach. J Ultrasound Med 5:323-329

Helbich T, Breitenseher M, Heinz-Peer G, Vergesslich K, Granditsch G, Kainberger F (1994) Farbdopplersonographie von Gallenblasenvarizen bei Kindern. Ein seltenes Zeichen der portalen Hypertension. Ultraschall Med 15:126-130

Jequier S, Capusten B, Guttman F, Chan-Yip A (1984) Childhood choledochal cyst with intrahepatic enlarged cyst-like bile ducts. J Can Assoc Radiol 35:73-76

Jones SN, Lees WR, Russell RG (1989) Preoperative ultrasound assessment of choledochal cysts. Report of three cases. Acta Radiol 30:35-37

Kane RA, Jacobs R, Katz J, Costello P (1984) Porcellain gallbladder: ultrasound and CT appearance. Radiology 152:137-141

Klingmüller V, Abiodun P, Baumgarten K (1984) Sonographic examination of gallbladder kinetics in childhood - a comparison between healthy and mucoviscidosis children. Ultraschall 4:37-41

Lafortune M, Gariepy G, Dumont A et al. (1986) V-shaped artifact of the gallbladder wall. AJR 147:505-508

Lyttkens K, Forsberg L, Hederstrom E (1990) Ultrasound examination of lymph nodes in the hepatoduodenal ligament. Br J Radiol 63:26-30

Marchal GJ, Desmet VJ, Proesmans WC, Moerman PL, Van Roost WW, Van Holsbeeck MT, Baert AL (1986) Caroli disease: high-frequency US and pathologic findings. Radiology 158:507-511

Nzeh DA, Adedoyin MA (1989) Sonographic pattern of gallbladder disease in children with sickle cell anaemia. Pediatr Radiol 19:290-292
Pfeiffer WR, Robinson LH, Balsara VJ (1986) Sonographic features of bile plug syndrome. J Ultrasound Med 5:161-163
Richardson JD, Grant EG, Barth KH, Amstein N, Jacobs N, Derosa R, Cuhn K (1984) Type II choledochal cyst: diagnosis using real-time ultrasound sonography. J Ultrasound Med 3:37-40
Riddlesberger MM Jr (1984) Diagnostic imaging of the hepatobiliary system in infants and children. J Pediatr Gastroenterol Nutr 3:653-664
Ries M, Deeg KH (1993) Polyposis of the gallbladder associated with metachromatic leukodystrophy. Eur J Pediatr 152:450-451
Schneider G, Rosenthal H, Feist D (1987) Sonographische und computertomographische Diagnostik einer kongenitalen Choledochuszyste. Klin Paediatr 199:70-72
Whorwell PA, Hawkins R, Dewbury K, Wright R (1985) Ultrasound survey of gallstones and other hepatobiliary disorders and in patients with Crohn's disease. Dig Dis Sci 29:930-933
Young W, Blane C, White SJ, Polley TZ (1990) Congenital biliary dilatation: a spectrum of disease detailed by ultrasound. Br J Radiol 63:333-336

9 Milz

Bothe V, Helmke K, Hellwege HH (1996) Erhebung von Norm-Meßwerten im Ultraschall für Leber und Milz beim Frühgeborenen. 33. Jahrestagung der Ges. für Pädiatrische Radiologie, Mainz, 3.-5.10.1996. (vgl. Radiologe 9:771 [Abstr.])
Dangman BC, Albanese BA, Kacica MA, Lepow ML, Wallach MT (1995) Cat scratch disease in two children presenting with fever of unknown origin: imaging features and association with a new causative agent, Rochalimaea henselae. Pediatrics 95:767-771
Dittrich M, Milde S, Dinkel E, Baumann W, Weitzel D (1983) Sonographic biometry of liver and spleen size in childhood. Pediatr Radiol 13:206-211
Hill SC, Reinig JW, Barranger JA, Fink J, Shawker TH (1986) Gaucher disease: sonographic appearance of the spleen. Radiology 160:631-634
Iko BO (1986) Splenic abscess on ultrasonography. Eur J Radiol 6:116
Kauzlaric D, Passage E (1986) Atypical sonographic findings in splenic infarction. JCU 14:461-462
Ishibashi H, Okamura Y, Higuchi N et al. (1987) Differentiation of mononucleosis from hepatitis by sonographic measurement of spleen size. J Clin Ultrasound 15:313-316
Kedar RP, Merchant SA, Malde HH, Patel VH (1994) Multiple reflective channels in the spleen: a sonographic sign of portal hypertension. Abdom Imaging 19:453-458
Maresa G, Mirk P, DeGaetano A, Barbaro B, Colagrande C (1986) Sonographic patterns in splenic infarct. JCU 14:23-28
Musy PA, Roche B, Belli D, Bugmann P, Nussle D, Le Coultre C (1992) Splenic cysts in pediatric patients: a report on 8 cases and review of the literature. Eur J Pediatr Surg 2:137-140
Newman B, Bowen A, Eggli KD (1994) Recognition of malposition of the liver and spleen: CT, MRI, nuclear scan and fluoroscopic imaging. Pediatr Radiol 24:274-279
Siniluoto T, Paivansalo M, Alavaikko M (1991)Ultrasonography of spleen and liver in staging Hodgkin's disease. Eur J Radiol 13:181-186
Siniluoto TM, Tikkakoski TA, Lahde ST, Paivansalo MJ, Koivisto MJ (1994) Ultrasound or CT in splenic diseases? Acta Radiol 35:597-605
Walker TM, Serjeant GR (1993) Focal echogenic lesions in the spleen in sickle cell disease. Clin Radiol 47:114-146
Weitzel D (1978) Untersuchungen zur sonographischen Organometrie im Kindesalter. Med Habil, Universität Mainz

10 Pankreas

Alpern MB, Sandler MA, Kellman GM, Madrazo BL (1985) Chronic pancreatitis: ultrasonic features. Radiology 155:215-219
Coleman BG, Arger PH, Rosenberg HK, Mulhern CB, Ortega W, Stauffer D (1983) Gray-scale sonographic assessment of pancreatitis in children. Radiology 146:145-150
Hernanz-Schulman M, Teele RL, Perez-Atayde A, Zollars L, Levine J, Black P, Kuligowska E (1986) Pancreatic cystic fibrosis. Radiology 158:629-631
Hilfer CL, Holgersen LO (1995) Massive chylous ascites and transected pancreas secondary to child abuse: successful non-surgical management. Pediatr Radiol 25:117-119
Jeffrey RB Jr, Laing FC, Wing VW (1986) Ultrasound in acute pancreatic trauma. Gastrointest Radiol 11:44-46
Neumann HP, Dinkel E, Brambs H et al. (1991) Pancreatic lesions in the von Hippel-Lindau syndrome. Gastroenterology 101:465-471
Op den Orth JO (1985) Tubeless hypotonic duodenography with water: simple aid in sonography of the pancreatic head. Radiology 154:826
Paivansalo M, Suramo I (1986) Ultrasonography of the pancreatic tail through the spleen and through fluid-filled stomach. Eur J Radiol 6:113-115
Peters H, Rauber M, Dinkel E, Dittrich M, Tröger J, Klose K (1983) Sonographische Darstellbarkeit und Größenbestimmung von Oberbauchorganen bei Früh- und Neugeborenen. Monatsschr Kinderheilkd 131:631
Rausch HP, Hanefeld F, Kaufmann HJ (1984) Medullary nephrocalcinosis and pancreatic calcifications demonstrated by ultrasound and CT in infants after treatment with ACTH. Radiology 153:105-107
Swischuk LE, Hayden CK Jr (1985) Pararenal space hyperechogenicity in childhood pancreatitis. AJR 145:1085-1086
Swobodnik W, Wolf A, Wechsler JG, Kleihauer E, Ditschuneit H (1985) Ultrasound characteristics of the pancreas in children with cystic fibrosis. JCU 13:469-474
Ueda D (1989) Sonographic measurement of the pancreas in children. JCU 17:417-423
Vane DW, Grosfeld JL, West KW, Rescorla FJ (1989) Pancreatic disorders in infancy and childhood: experience with 92 cases. J Pediatr Surg 24:771-776
Walsh E, Cramer B, Pushpanathan C (1990) Pancreatic echogenicity in premature and newborn infants. Pediatr Radiol 20:323-325
Wilson-Sharp RC, Irving HC, Brown RC, Chalmers DM, Littlewood JM (1984) Ultrasonography of the pancreas, liver, and biliary system in cystic fibrosis. Arch Dis Child 59:923-926
Winkielman J, Gottschalk B (1990) Sonographische Befunde am Pankreas bei Patienten mit Mukoviszidose. Monatsschr Kinderheilkd 138:153-156

11 Magen-Darm-Trakt

Barr LL, Stansberry SD, Swinschuk LE (1990) Significance of age, duration, obstuction and the dissection sign in intussusception. Pediatr Radiol 20:454-456
Berezin S, Fakhry J, Newman LJ, Davidian M, Slim MS (1988) Intestinal duplication in a patient with neurofibromatosis: aid of ultrasound and CT scan in diagnosis. J Pediatr Gastroenterol Nutr 7:922-925
Blumhagen JD, Coombs JB (1981) Ultrasound in the diagnosis of hypertrophie pyloric stenosis. J Clin Ultrasound 9:289
Braun B, Blank W (1989) Ultraschall-Diagnostik der akuten Appendizitis. Ultraschall Med 10:170-176
Chau WK, Na AT, Loh IW, Chang CW, Wong KB (1989) Real-time ultrasound diagnosis of intramural intestinal hematoma. J Clin Ultrasound 17(5):382-384

Connolly B, O'Halpin D (1994) Sonographic evaluation of the abdomen in Henoch-Schönlein purpura. Clin Radiol 49:320–323
Dawson KP (1988) The use of ultrasound in the diagnosis of congenital pyloric stenosis. N Z Med J 101:1–2
Deeg KH, Zeilinger G, Bäwing B (1985) Sonographische Diagnose der hypertrophen Pylorusstenose im Kindesalter. Ultraschall Med 6:320
Dinkel E, Dittrich M, Peters H (1986) Real-time ultrasound in Chrons disease: characteristic features and clinical implications. Pediatr Radiol 16:8–12
Dufour D, Delaet MH, Dassonville M, Cadranel S, Perlmutter N (1992) Midgut malrotation, the reliability of sonographic diagnosis. Pediatr Radiol 22:21–23
Gaines JA, Saunders AJ, Drake D (1987) Midgut malrotation diagnosed by ultrasound. Clin Radiol 38:51–53
Gomes H, Lallemand A, Lallemand P (1993) Ultrasound of the gastroesophageal junction. Pediatr Radiol 23:94–99
Hausken T, Odegaard S, Matre K et al. (1992) Untersuchung der Magenentleerung mit Real-time-Ultraschall. Ultraschall Klin Prax 7:259–263
Helmke K (1993) Einsatz bildgebender Verfahren bei gastrointestinalen Erkrankungen mit raumfordernder Wirkung im Kindesalter. Radiologe 33:685–693
Kao SCS, Smith WL, Abu Yusef MM et al. (1989) Acute appendicitis in children: sonographic findings. AJR 153:375–379
Kodroff MB, Hartzenberg MA (1984) Ultrasonographic diagnosis of gangrenous bowel in neonatal necrotizing enterocolitis. Pediatr Radiol 14:168–170
Lazzari R, Collina A, Pession A, Corvaglia L, Tani G, Sciutti R (1991) Diagnosi di reflusso gastroesofageo nell'infanzia: confronto tra ecografia e pH-metria. (The diagnosis of gastroesophageal reflux in childhood: a comparison between echography and pH measurement). Pediatr Med Chir 13:643–644
Loyer E, Eggli KD (1989) Sonographic evaluation of superior mesenteric vascular relationship in malrotation. Pediatr Radiol 19:173–175
Lutz H, Bauer U, Stolte M (1986) Ultraschalldiagnostik der Magenwand – experimentelle Untersuchung. Ultraschall Med 7:255–258
Riebel T, Würfel A, Gasiorek-Wiens A (1991) Sonographie kongenitaler Anomalien des Gastrointestinaltraktes. Ultraschall Med 12:283–288
Shirahama M, Koga T, Ishibashi H, Uchida S, Ohta Y, Shimoda Y (1992) Intestinal anisakiasis: US in diagnosis. Radiology 185(3):789–793
Sommer B, Peitz G, Bliesener J (1991) Technik und Indikation der Sonographie des terminalen Ösophagus bei Säuglingen und Kleinkindern. Ultraschall Klin Prax 6:274–279
Spevak MR, Ahmadjian JM, Kleinman PK et al. (1992) Sonography of hypertrophic pyloric stenosis: frequency and cause of nonuniform echogenicity of the thickened pyloric muscle. Am J Roentgenol 158:129–132

12 Niere und ableitende Harnwege

Abernethy LJ, Hendry GM, Reid JH (1989) Fibromuscular dysplasia of the renal artery in a child: detection by Doppler ultrasound and correction by percutaneous transluminal angioplasty. Pediatr Radiol 19(9):539–540
Aebi C, Penzien JM, Tschappeler H, Bianchetti MG (1993) Failure to visualise renal artery stenosis secondary to neurofibromatosis 1 by Doppler ultrasound [letter]. Pediatr Nephrol 7(4):507
Akhan O, Ozmen MN, Coskun M, Ozen S, Akata D, Saatci U (1995) Systemic oxalosis: pathognomonic renal and specific extrarenal findings on US and CT. Pediatr Radiol 25(1):15–16
Alcantara AL, Amundson GM, Chang CH (1993) Megaureter associated with severe renal dysplasia. J Clin Ultrasound 21:274–277
Alton DJ, LeQuesne GW, Gent R, Siegmann JW, Byard R (1992) Sonographically demonstrated thickening of the renal pelvis in children. Pediatr Radiol 22(6):426–429
Alzen G, Wildberger JE, Ferris EJ, Günther RW (1994) Sonographic detection of vesicoureteral reflux with air: a new method. Eur Radiol 4:142–145
Anderegg LA (1983) Ultraschalldiagnostik der Nierenfehlbildungen. Ultraschall 4:160–165
Anderson PAM, Rickwood AMK (1991) Features of primary vesicoureteric reflux detected by prenatal sonography. Br J Urol 67:267–271
Arnold AJ, Rickwood AMK (1990) Natural history of pelviureteric obstruction detected by prenatal sonography. Br J Urol 65:91–96
Atiyeh B, Husmann D, Baum M (1992) Contralateral renal abnormalities in multicystic-dysplastic kidney disease. J Pediatrics 121(1):65–67
Avner ED, Studnicki FE, Young MC, Sweeney WE Jr, Piesco NP, Ellis D, Fettermann GH (1987) Congenital murine polycystic kidney disease. Pediatr Nephrol 1:587–596
Avni EF, Brion LE (1983) Ultrasound of the neonatal urinary tract. Urol Radiol 5:177–183
Avni EF, Rodesch F, Schulman CC (1985) Fetal uropathies: diagnostic pitfalls and management. J Urol 134:921–925
Avni EF, Thoua Y, Van Gansbeke DV, Matos C, Didier F, Droulez P, Schulman CC (1987) Development of the hypodysplastic kidney: contribution of antenatal us diagnosis. Pediatr Radiol 164:123–125
Banerjee B, Brett I (1991) Ultrasound diagnosis of horseshoe kidney. Br J Radiol 64:898–900
Barth RA (1993) Fibromuscular dysplasia with clotted renal artery aneurysm. Pediatr Radiol 23(4):296–297
Bernstein GT, Mandell J, Lebowitz RL, Bauer SB, Colodny AH, Retik AB (1988) Ureteropelvic junction obstruction in the neonate. J Urol 140:1216–1221
Beyer HJ, Hofmann V, Brettschneider D (1985) Das Miktionssonourogramm: Eine neue Möglichkeit der Erfassung des vesikorenalen Refluxes im Kindesalter. Ultraschall 6:182–188
Blachar A, Schachter M, Blachar Y et al. (1994) Evaluation of prenatal diagnosed hydronephrosis by morphometric measurements of the kidney. PediatrRadiol 24:131–134
Blane CE, Barr M, DiPietro MA, Sedman AB, Bloom DA (1991) Renal obstructive dysplasia: ultrasound diagnosis and therapeutic implications. Pediatr Radiol 21(4):274–277
Bohlin AB, Edstrom S, Almgren B, Jaremko M, Jorulf H (1995) Renal biopsy in children: indications, technique and efficacy in 119 consecutive cases. Pediatr Nephrol 9(2):201–203
Brenbridge AN, Chevalier RL, Kaiser DL (1986) Increased renal cortical echogenicity in pediaric renal disease: histopathological correlations. JCU 14:595–600
Chiara A, Chirico G, Comelli L, De Vecchi E, Rondini G (1990) Increased renal echogenicity in the neonate. Early Hum Dev 22:29–37
Cousins C, Somers J, Broderick N, Rance C, Shaw D (1994) Xanthogranulomatous pyelonephritis in childhood: ultrasound and CT diagnosis. Pediatr Radiol 24(3):210–212
De Vries L, Levene MI (1983) Measurement of renal size in preterm and term infants by real-time ultrasound. Arch Dis Child 58:145–147
Dimmick JE, Johnson HW, Coleman GU, Carter M (1989) Wilms tumorlet, nodular renal blastema and multicystic renal dysplasia. J Urol 142:484–485
Dinkel E, Dittrich M, Peters H, Beres M, Schulte-Wisermann H (1985a) Kidney size in childhood. Sonographic growth charts for kidney length and volume. Pediatr Radiol 15:38–43
Dinkel E, Ertel M, Dittrich M, Peters H, Berres M, Schulte-Wisermann H (1985b) Kidney size in childhood. Sonographical growth charts for kidney length and volume. Pediatr Radiol 15:38–43
Dittrich M, Doehring H (1986) Ultrasonographical aspects of urinary schistosomiasis: assessment of morphological lesions in the upper and lower urinary tract. Pediatr Radiol 16:225–230

Downing GJ, Egelhoff JC, Daily DK, Alon U (1991) Furosemide-related renal calcifications in the premature infant. Pediatr Radiol 21:563–565

Eberle R (1987) Die Abhängigkeit der Harnblasenwanddicke vom Füllungszustand der Harnblase. Sonographische Untersuchungen. Med Diss, Universität Heidelberg

Edelstein HE, McCabe RE, Lieberman E (1989) Perinephric abscess in renal transplant recipients: report of seven cases and review. Rev Infect Dis 11(4):569–577

Egghart G, Bachor R, Müller M, Hautmann R (1988) Läßt die sonographische Nierenmorphologie und Morphometrie Rückschlüsse auf die kindliche Nierenfunktion zu? Urologe 27:198–203

Fernbach SK, Feinstein KA, Donaldson JS, Baum ES (1988) Nephroblastomatosis: comparison of CT with US and urography. Radiology 166(1):153–156

Fitch SJ, Stapleton FB (1986) Ultrasonic features of glomerulocystic disease in infancy: similarity to infantile polycystic didney disease. Pediatr Radiol 16(5):400–402

Flack CE, Bellinger MF (1993) The multicystic dysplastic kidney and contralateral vesicoureteral reflux: protection of the solitary kidney. J Urol 150(6):1873–1874

Fukala E, Passon EM, Bertram G, Klaube A (1988) Nephrologisches Ultraschall-Screening bei Neugeborenen. Resultate und Konsequenzen. Monatsschr Kinderheilkd 136(7): 410

Fukumoto Y, Hiraoka M, Takano T et al. (1995) Acute tubulointerstitial nephritis in association with Yersinia pseudotuberculosis infection. Pediatr Nephrol 9(1):78–80

Garel LA, Habib R, Pariente DM, Broyer M, Sauvegrain JH (1984) Juvenile nephronophthisis: sonographic appearance in children with severe uremia. AnnRadiol 151:93–95

Gershen RS, Brody AS, Duffy LC, Springate JE (1994) Prognostic value of sonography in childhood nephrotic syndrome. Pediatr Nephrol 8(1):76–78

Gilbert R, Garra B, Gibbons MD (1993) Renal duplex Doppler ultrasound: an adjunct in the evaluation of hydronephrosis in the child. J Urol 150(4):1192–1194

Gleeson FV, Fitzpatrick MM, Somers J, Kennedy C, De Bruyn R, Barratt TM (1992) Duplex Doppler ultrasound in the investigation of occult nephropathy following haemolytic uraemic syndrome. Br J Radiol 65(770):137–139

Haller JO, Berdon WE, Friedman AP (1982) Increased renal cortical echogenicity: a normal finding in neonates and infants. Radiology 142:173–174

Hammadeh MY, Nicholls G, Calder CJ, Buick RG, Gornall P, Corkery JJ (1994) Xanthogranulomatous pyelonephritis in childhood: pre-operative diagnosis is possible. Br J Urol 73(1):83–86

Han BK, Babcock DS (1985) Sonographic measurements and appearance of normal kidneys in children. AJR 145:611–616

Hanbury DC, Coulden RA, Farman P, Sherwood T (1990) Ultrasound cystography in the diagnosis of vesicoureteric reflux. Br J Urol 65(3):250–253

Hayden CK, Santa Cruz FR, Amparo EG, Brouhard B, Swischuk LE, Ahrendt DK (1984) Ultrasonographic evaluation of the renal parenchyma in infancy and childhood. Radiology 152:413–417

Herman TE, Siegel MJ (1991) Pyramidal hyperechogenicity in autosomal recessiv polycystic kidney disease resembling medullary nephrocalcinose. Pediatr Radiol 21:270–271

Hernandez-Schulman M (1991) Hyperechoic renal medullary pyramids in infants and children. Radiology 181:9–11

Hiraoka M, Kasuga K, Hori C, Sudo M (1994) Ultrasonic indicators of ureteric reflux in the newborn. Lancet 343:519–520

Jequier S, Kaplan BS (1991) Echogenic renal pyramids in children. J Clin Ultrasound 19:85–92

Johnson CE, DeBaz BP, Shurin PA, DeBartolomeo R (1986) Renal ultrasound evaluation of urinary tract infections in children. Pediatrics 78(5):871–878

Johnson HW, Gleave M, Coleman GU, Nadel HR, Raffel J, Weckworth PF (1987) Neonatal renomegaly. J Urol 138:1023–1027

Jones BE, Hoffer FA, Teele RL, Lebowitz RL (1990) Pitfalls in pediatric urinary sonography. Urology 35(1):38–44

Kabala JE, Shield J, Duncan A (1992) Renal cell carcinoma in childhood. Pediatr Radiol 22(3):203–205

Kamholtz RG, Cronan JJ, Dorfman GS (1989) Obstruction and the minimally dilated renal collecting system: US evaluation. Radiology 170:51–53

Kardorff R, Traore M, Doehring-Schwerdtfeger E, Vester U, Ehrich JH (1994) Ultrasonography of ureteric abnormalities induced by Schistosoma haematobium infection before and after praziquantel treatment. Br J Urol 74(6):703–709

Karlowicz M, Katz ME, Adelman RD, Solhaug MJ (1993) Nephrocalcinosis in very low birth weight neonates:. J Pediatr 122:635–638

Kennelly MJ, Grossman HB, Cho KJ (1994) Outcome analysis of 42 cases of renal angiomyolipoma. J Urol 152:1988–1991

Kleiner B, Filly RA, Mack L, Callen PW (1986) Multicystic dysplastic kidney: observations of contralateral disease in the fetal population. Radiology 161:27–29

Knapp R, Frauscher F, Helweg G, zur Nedden D, Strasser H, Janetschek G, Bartsch G (1995) Age-related changes in resistive index following extracorporeal shock wave lithotripsy. J Urol 154(3):955–958

Koff SA (1983) Estimating bladder capacity in children. Urology 21(3):248

Koff SA, Campbell K (1992) Nonoperative management of unilateral neonatal hydronephrosis. J Urol 148:525–531

Lee PH, Diamond DA, Duffy PG, Ransley PG (1991) Duplex reflux: a study of 105 children. J Urol 146:657–659

Lemmer A, Bergmann K, Walch R, Endert G (1995) Dopplersonographische Untersuchungen im Langzeitverlauf von Kindern mit hämolytisch-urämischem Syndrom. Ultraschall Med 16(3):127–131

Maizels M, Reisman ME, Flom LS, Nelson J, Fernbach S, Firlit CF, Conway JJ (1992) Grading nephroureteral dilatation detected in the first year of life: correlation with obstruction. J Urol 148:609–614

Marra G, Barbieri G, Moioli C, Assael BM, Grumieri G, Caccamo ML (1994) Mild fetal hydronephrosis indicating vesicoureteric reflux. Arch Dis Child 70: F147–F150

Mascatello VJ, Smith EH, Carrera GF, Berger M, Teele RL (1977) Ultrasonic evaluation of the obstructed duplex kidney. AJR 129:113–120

Massagli TL, Jaffe KM, Cardenas DD (1990) Ultrasound measurement of urine volume of children with neurogenic bladder. Dev Med Child Neurol 32:927–928, 314–318

Maurer G, Winter R, Hofmann H, Müller WD, Ring E, Petritsch P (1985) Diagnostik und Therapie fetaler Nieren-und Harnwegsfehlbildungen. Ultraschall 6:173–181

McHugh K, Stringer DA, Hebert D, Babiak CA (1991) Simple renal cysts in children: diagnosis and follow-up with US. Radiology 178:383–385

McInnis AN, Felman AH, Kaude JV, Walker RD (1982) Renal ultrasound in the neonatal period. Pediatr Radiol 12:15–20

Memis A, Killi R, Ozer H (1992) Renale AV-Fistel nach Nierenbiopsie: Farb-Doppler-ultrasonographische und angiographische Diagnostik mit Embolisation unter Einsatz der gleichen Verfahren. Bildgebung. 59(4):200–202

Nayir A, Kadioglu A, Sirin A, Emre S, Oney V (1995) A case of an enterorenal fistula and pyelonephritis with air in the renal pelvis. Pediatr Radiol 25(3):229–230

Noe HN, Marshall JH, Edwards OP (1989) Nodular renal blastema in the multicystic kidney. J Urol 142:486–488

Nussbaum AR, Dorst JP, Jeffs RD, Gearhart JP, Sanders RC (1986) Ectopic ureter and ureterocele: their varied sonographic manifestations. Radiology 159:227–235

Palmer JM, Lindfors KK, Ordorica RC, Marder DM (1991) Diuretic Doppler sonography in postnatal hydronephrosis. J Urol 146:605–608

Patel PJ, Bahakim HM, Kolawole TM (1990) Renal sonography in childhood lymphoma. Urol Int 45(1):34–37

Patriquin H, Robitaille P (1986) Renal calcium deposition in children: sonographic demonstration of the Anderson-Carr progression. AJR 146:1253-1256

Patriquin HB, O'Regan S (1985) Medullary sponge kidney in childhood. AJR 145:315-319

Patriquin HB, O'Reagan S, Robitaille P, Paltiel H (1989) Hemolytic-uremic syndrome: intrarenal arterial Doppler patterns as a useful guide to therapy. Radiology 172(3):625-628; 603-604 (comment)

Pearse DM, Kaude JV, Williams JL, Bush D, Wright PG (1984) Sonographic diagnosis of furosemide-induced nephrocalcinosis in newborn infants. J Ultrasound Med 3:553-556

Pedicelli G, Jequier S, Bowen A, Boisvert J (1986) Multicystic dysplastic kidneys: spontaneous regression demonstrated with US. Radiology 160:23-26

Perez-Fontan FJ, Pombo-Felipe F, Ruiz-Fontan J, Comesana ML (1993) Hemorrhagic cyst mimicking renal malignancy in a child. Ann Radiol (Paris) 36(2):142-144

Peters H, Weitzel D, Humburg CH, Dinkel E, Blum M (1986) Sonographische Bestimmung des normalen Nierenvolumens bei Neugeborenen und Säuglingen. Ultraschall 7:25-29

Platt JF, Rubin JM, Ellis JH, Di Pietro MA (1989) Duplex Doppler US of the kidney: differentiation of obstructive from nonobstructive dilatation. Radiology 171:515-517

Poulsen EU, Frokjaer J, Taagehoj-Jensen F, Jorgensen TM, Norgaard JP, Hedegaard M (1987) Diuresis renography and simultaneous renal pelvic pressure in hydronephrosis. J Urol 138:272-275

Prando A, Pereira RM, Marins JLC (1984) Sonographic evaluation of hypertrophy of septum of Bertin. Urology 24(5):505-510

al-Rasheed SA, al-Mugeiren MM, al-Faquih SR, Hussein I, Muzrakchi A (1992) Ultrasound detection rate of childhood urolithiasis. Ann Trop Paediatr. 12(3):317-320

Reilly PH (1986) Diuresis renography 8 years later:an update. J Urol 136:993-999

Riccabona M, Ring E (1995) Ultraschallgezielte Nierenbiospie im Kindesalter. Rolle der Farbdopplersonographie. Wien Klin Wochenschr 107(8):252-255

Riccabona M, Ring E, Fueger G, Petritsch P, Villits P (1993a) Doppler sonography in congenital ureteropelvic junction obstruction and multicystic dyplastic kidneys. Pediatr Radiol 23:502-505

Riccabona M, Ring E, Petritsch G (1993b) Farbdopplersonographie in der Differentialdiagnose unilateraler kongenitaler zystischer Nierenmißbildungen. Z Geburtshilfe Perinatol 197:283-286

Riccipetitoni C, Chierici R, Tamisari L, De Castro R, Manfredi S, Veroni G, Susini P (1992) Postnatal ultrasound screening of urinary malformations. J Urol 148:604-605

Ring E, Zobel G (1988) Urinary infection and malformations of urinary tract in infancy. Arch Dis Child 63:818-820

Ring E, Petritsch P, Riccabona M, Haim-Kuttnit M, Vilits P, Rauchenwald M, Fueger G (1993) Primary vesicoureteral reflux in infants with a dilated fetal urinary tract. Eur J Pediatr 152:523-525

Rosenbaum DM, Korngold E, Teele RL (1984) Sonographic assessment of renal length in normal children. AJR 142:467-469

Rosenberg ER, Trought WS, Kirks DR, Sumner TE, Grossman H (1980) Ultrasonic diagnosis of renal vein thrombosis in neonates. AJR 134:35-38

Saleem MA, Milford DV, Alton H, Chapman S, Winterborn MH (1995) Hypercalciuria and ultrasound abnormalities in children with cystinosis. Pediatr Nephrol 9(1):45-47

Sargent MA, Wilson BP (1992) Observer variability in the sonographic measurement of renal length in childhood. Clin Radiol 46(5):344-347

Schlesinger AS, Hedlung GL, Pierson WP, Null DM (1987) Normal standards for kidney length in premature infants:determination with US. Radiology 164:127-129

Schneider K, Döhlemann C, Fendel H (1985) Sonographische Befunde einer Tamm-Horsfall-Nephropathie bei einem Neugeborenen. Monatsschr Kinderheilkd 133:548-549

Schneider K, Fendel H, Krohn MN (1986a) Differential diagnosis of intra- und perivesical abnormalities using bladder air/CO_2 contrast sonography. Pediatr Radiol 16:309

Schneider K, Fendel H, Kohn MM (1986b) Investigations of dilated ureters in children. Ann Radiol 29(3/4):424-428

Schneider K, Helmig FJ, Eife R, Belohradsky BH, Kohn MM, Devens K, Fendel H (1989) Pyonephrosis in childhood: is ultrasound sufficient for diagnosis? Pediatr Radiol 19(5):302-307

Scott JES, Hunter EW, Lee REJ, Matthews JNS (1990) Ultrasound measurement of renal size in newborn infants. Arch Dis Child 65:361-364

Scott JES, Lee REJ, Hunter EW, Coulthard MG, Matthews JNS (1991) Ultrasound screening of newborn urinary tract. Lancet 338:1571-1573

Sebag A, Garel L, Pariente D, Sauvegrain J (1984) Néphromégalies bilatérales néonatales: intérêt de l'échographie. Ann Radiol 27(7):580-588

Selzman AA, Elder JS (1995) Contralateral vesicoureteral reflux in children with a multicystic kidney. J Urol 153(4):1252-1254

Sheih CP, Liu MB, Hung C S, Yang KH, Chen WY, Lin CY (1989) Renal abnormalities in schoolchildren. Pediatrics 84(6):1086-1090

Shimizu H, Jaffe N, Eftekhari F (1987) Massice Wilms' tumor: sonographic demonstration of therapeutic response without alteration in size. Pediatr Radiol 17:493-494

Shultz PK, Strife JL, Strife CF, McDaniel JD (1991) Hyperechoic renal medullary pyramids in infants and children. Radiology 181:163-167

Steinhardt GF, Slovis TL, Perlmutter AD (1985) Simple renal cysts in infants. Radiology 155(2):349-350

Strife JL, Souza AS, Kirks DR, Strife CF, Gelfand MJ, Wacksman J (1993) Multicystic dysplastic kidney in children: US follow-up. Radiology 186(3):785-788

Tasker AD, Lindsell DR, Moncrieff M (1993) Can ultrasound reliably detect renal scarring in children with urinary tract infection? Clin Radiol 47(3):177-179

Taylor A, Sherman NH, Norman ME (1995) Nephrocalcinosis in X-linked hypophosphatemia: effect of treatment versus disease. Pediatr Nephrol 9(2):173-175

Townsend RR, Tomlanovich SJ, Goldstein RB, Filly RA (1990) Combined Doppler and morphologic sonographic evaluation of renal transplant rejection. J Ultrasound Med 9(4):199-206

Trattnig S, Frenzel K, Eilenberger M, Khoss A, Schwaighofer B (1993) Akute Nierenvenenthrombose bei Kindern. Früher Nachweis mit Duplex- und farbkodierter Dopplersonographie. Ultraschall Med 14(1):40-43

Tsai TCH, Lee HCH, Huang FY (1989) The size of the renal pelvis on ultrasonography in children. J Clin Ultrasound 17:647-651

Turner PA, Johnson JF (1985) Renal parenchyma in infancy and childhood: US characteristics. Radiology 157:837-838

Uroz Tristan J, Perez Candela V, Garcia Anguiano Duque F et al. (1994) Volumetria ecografica renal en el recien nacido con rinon contralateral agenesico, displasico u obstructivo. (Renal volumetric echography in the newborn infant with an agenetic, dysplastic or obstructive contralateral kidney). Cir Pediatr 7:124-127

Vachvanichsanong P, Dissaneewate P, Patrapinyokul S, Pripatananont C, Sujijantararat P (1992) Renal abscess in healthy children:report of three cases. Pediatr Nephrol 6(3):273-275

Varlet F, Coupris L, Laumonier F, Duverne C (1992) La dilatation congenitale de l'utricule prostatique. Rappel embryologique, diagnostic et traitement. A propos de deux observations pseudo-tumorales, sans hypospadias. Ann Urol (Paris) 26(1):39-48

Walker TM, Serjeant GR (1995) Increased renal reflectivity in sickle cell disease: prevalence and characteristics. Clin Radiol 50(8):566-569

Webb DW, Kabala J, Osborne JP (1994) A population study of renal disease in patients with tuberous sclerosis. Br J Urol 74(2):151-154

Weitzel D (1978) Untersuchungen zur sonographischen Organometrie im Kindesalter. Med Habil, Universität Mainz

Weitzel D (1980) Ultrasonic diagnosis in children with vesico-ureteric reflux. Ann Radiol 23(2):99–102
Weitzel D, Peters H, Humburg C (1984) Sonographisches Neugeborenen-Screening. Ultraschall 5:277–280
Wildenberger JE, Alzen G (1995) Was leistet das sonographische Neugeborenen-Screening auf Harnwegsfehlbildungen? Vergleich zur zielgruppenorientierten Diagnostik. Monatsschr Kinderheilkd 143:521
Wippermann CF, Schofer O, Beetz R, Schumacher R, Schweden F, Riedmiller H, Buttner J (1991) Renal abscess in childhood: diagnostic and therapeutic progress. Pediatr Infect Dis J 10(6):446–450
Woolfield N, Haslam R, Le Quesne G, Chambers HM, Hogg R, Jureidini K (1988) Ultrasound diagnosis of nephrocalcinosis in preterm infants. Arch Dis Child 63:86–88
Zeilinger G, Deeg KH, Beck JD (1988) Die Ultraschalluntersuchung des kongenitalen mesoblastischen Nephroms. Klin Pädiatr 200:321–323
Zenkl M, Egghart G, Müller M (1990) Normale Nierengröße bei Kindern. Urologe 29:32–38
Zerin JM, Ritchey ML, Chang ACH (1993) Incidental vesicoureteral reflux in neonates with antenatally detected hydronephrosis and other renal abnormalities. Radiology 187:157–160

13 Weibliches Genitale

Bundscherer F, Deeg KH (1995) Diagnostik und Therapie großer neonataler Ovarialzysten mittels sonographisch gesteuerter Punktion. Monatsschr Kinderheilkd 143:691–695
Bundscherer F, Freundl K (1992) Die Uterusentwicklung im Kindesalter. Sonographische Normalwerte und Vergleich mit klinischen Zeichen der pubertären Entwicklung. Ultraschall Klin Prax 7:32–36
Cacciatore B, Apter D, Alfthan H, Stenman UH (1991) Ultrasonic characteristics of the uterus and ovaries in relation to pubertal development and serum LH, FSH, and estradiol concentrations. Adolesc Pediatr Gynecol 4:15–20
Cohen HL, Tice HM, Mandel FS (1990) Ovarian volumes measured by US: bigger than we think. Radiology 177:189–192
Cohen HL, Shapiro MA, Mandel FS, Shapiro ML (1992) Normal ovaries in neonates and infants. AJR 160:583–586
Garel L, Filiatrault D, Brandt M, Grignon A, Boisvert J, Perreault G, Patriquin H (1991) Antenatal diagnosis of ovarian cysts: natural history and therapeutic implications. Pediatr Radiol 21:182–184
Haber HP, Mayer EI (1994) Ultrasound evaluation of uterine and ovarian size from birth to puberty. Pediatr Radiol 24:11–13
Haber HP, Wollmann HA, Ranke MB (1995) Pelvic ultrasonography: early differentiation between isolated premature thelarche and central precocious puberty. Eur J Pediatr 154:182–186
Hayden CK Jr, Swischuk LE (1987) The reproductive system, female. In: Hayden CK Jr, Swischuk LE (eds) Pediatric ultrasonography. Williams & Wilkins, Baltimore
Müller-Leisse C, Bick U, Paulussen K et al. (1992) Ovarian cysts in the fetus and neonate – changes in sonographic pattern in the follow up and their management. Pediatr Radiol 22:395–400
Nussbaum AR, Sanders RC, Hartman DS, Dudgeon DL, Parmeley TH (1988) Neonatal ovarian cysts: sonographic-pathologic correlation. Radiology 168:817–821
Nussbaum Blask AR, Sanders RC, Gearhart JP (1991) Obstructed uterovaginal anomalies: demonstration with sonography. Radiology 179:79–83
Pelzer V (1991) Der Stellenwert der Ultrasonographie in der Kinder- und Jugendgynäkologie. Gynäkologe 24:91–96
Salardi S, Orsini LF, Cacciari E, Bovicelli L, Tassoni P, Reggiani A (1985) Pelvic ultrasonography in premenarcheal girls: relation to puberty and sex hormone concentrations. Arch Dis Child 60:120–125
Salardi S, Orsini LF, Cacciari E et al. (1988) Pelvic ultrasonography in girls with precocious puberty, congenital adrenal hyperplasia, obesity, or hirsutism. J Pediatr 112:880–886
von Schweinitz D, Habenicht R, Hoyer PF (1993) Spontane Regression von neonatalen Ovarialzysten. Monatsschr Kinderheilkd 141:48–52
Siegel MJ (1995) Female pelvis. In: Siegel MJ (ed) Pediatric sonography. Raven, New York, pp 437–477
Teele RL, Share JC (1991) Evaluating a pelvic mass. In: Teele RL, Share JC (eds) Ultrasonography of infants and children. Saunders, Philadelphia, pp 285–316
Teele RL, Share JC (1992) Ultrasonography of the female pelvis in childhood and adolescence. Radiol Clin North Am 30:743–758

14 Männliches Genitale

Atkinson GO, Patrick LE, Ball TI, Stephenson CA, Broecker BH, Woodard JR (1992) The normal and abnormal scrotum in children: evaluation with color Doppler sonography. AJR 158:613–617
Bartels H (1987) Das akute Scrotum im sonographischen Bild. Ultraschall Klin Prax 2:26–32
Haas RJ (1993) Maligne Keimzelltumoren. In: Gutjahr P (Hrsg) Krebs bei Kindern und Jugendlichen. Deutscher Ärzteverlag, Köln, S 432–442
Herterich R, Bürst M, Hofweber K, Avila R, Jahn A (1993) Die Bedeutung der Farbdopplersonografie beim akuten Skrotum im Kindesalter. Pädiatr Prax 45:435–442
Hesser U, Rosenborg M, Gierup J, Karpe B, Nyström A, Hedenborg L (1993) Gray-scale sonography in torsion of the testicular appendages. Pediatr Radiol 23:529–532
Ingram S, Hollman AS, Azmy A (1993) Testicular torsion: missed diagnosis on colour Doppler sonography. Pediatr Radiol 23:483–484
Kaatsch P, Michaelis J (1989) Jahresbericht 1988 Kinderkrebsregister Mainz. IMSD 1989, S 57
Liess S (1990) Ergebnisse der Hodensonographie bei Knaben. Radiol Diagn 31:537–541
McAlister WH, Sisler CL (1990) Scrotal sonography in infants and children. Curr Probl Diagn Radiol 19:201–242
Meza MP, Amundson GM, Aquilina JW, Reitelman C (1992) Color flow imaging in children with clinically suspected testicular torsion. Pediatr Radiol 22:370–373
Siegel MJ (1995) Male genital tract. In: Siegel MJ (ed) Pediatric sonography. Raven, New York, pp
Waldschmidt J, Hamm B, Schier F (1990) Das akute Skrotum. Hippokrates, Stuttgart

15 Nebennieren

Bachmann KD (1983) Über das „sicher" pränatal entstandene Neuroblastom. Eine Übersicht. Geburtshilfe Frauenheilkd 43 [Sonderheft]:111–114
Barasch E, Sztern M, Spinrad S et al. (1988) Pregnancy and Cushing's syndrome: example of endocrine interaction. Isr J Med Sci 24(2):101–104
Black J, Williams DI (1973) Natural history of adrenal haemorrhage in the newborn. Arch Dis Child 48:183–190
Carlsen NLT (1990) How frequent is spontanous remission of neuroblastomas? Implications for screening. Br J Cancer 61:441–446
Carlsen NLT (1992) Neuroblastoma: epidemiology and pattern of regression. Problems in interpreting results of mass screening. Am J Pediatr Hematol Oncol 14(2):103–110
Deal JE, Sever PS, Barratt TM, Dillon MJ (1990) Phaeochromocytoma – investigation and management of 10 cases. Arch Dis Child 65(3):269–274

Deeg KH, Schmitzer E, Beck JD (1990) Sonografische Differentialdiagnose der Nierentumoren im Kindesalter. Monatsschr Kinderheilkd 138:596–604

Deeg KH, Glöckel U, Beck JD (1992) Tumoren der Nebenniere und des sympathischen Grenzstranges. Sonographische Differentialdiagnose im Kindesalter. Monatsschr Kinderheilkd 140(5):286–295

Dyke MP, Martin RP, Berry PJ (1991) Septicaemia and adrenal haemorrhage in congenital asplenia [see comments]. Arch Dis Child 66(5):636–637

Forman HP, Leonidas JC, Berdon WE, Slovis L, Wood P, Samurala R (1990) Congenital neuroblastoma: evaluation with multimodality imaging. Radiology 175:365–368

Gotho T, Adachi Y, Nounaka O, Mori T, Koyanagi T (1988) Adrenal hemorrhage in the newborn with evidence of bleeding in utero. J Urol 141:1145–1147

Grondal S, Cedermark B, Eriksson B et al. (1990) Adrenocortical carcinoma. A retrospective study of a rare tumor with a poor prognosis. Eur J Surg Oncol 16(6):500–506

Grutzner G, Jungblut RM (1993) Perirenale Metastase eines malignen Melanoms bei einem Kleinkind. Akt Radiol 3(6):372–374

Ho PTC, Estroff JA, Kozakewich H, Shamberger RC, Lillehei CW, Grier H, Diller L (1993) Prenatal detection of neuroblastoma: a ten yaer experience from the Dana-Farber Cancer Institute and Children's Hospital. Pediatrics 92:358–364

Hofmockel G, Dämmrich J, Manzanilla G, Frohmüller H (1995) Myelolipoma of the adrenal gland associated with contralateral renal cell carcinoma. J Urol 153:129–132

Janetschek G, Weitzel D, Stein W, Müntefering H, Alken P (1984) Prenatal diagnosis of neuroblastoma by sonography. Urology 4:397–402

Jennings RW, LaQuaglia M., Leong ., Hendren ., Adzick NS (1993) Fetal neuroblastoma: prenatal diagnosis and natural history. J Ped Surg 28(9):1168–1174

Kellnar S, Deindl C, Trammer A (1989) Zur Differentialdiagnose Nebennierentumor – Nebennierenblutung. Eine sonografische Verlaufsbeobachtung. Monatsschr Kinderheilkd 137:347–349

Khuri FJ, Alton DJ, Hardy BE, Cook GT, Churchill BM (1980) Adrenal hemorrhage in neonates. J Urol 124:684–687

Klingmüller V, Gürleyen N, Grüßner S (1996) Die Größe der Nebenniere in den ersten drei Lebenstagen. Kinderarzt 6:783–786

Leidig E (1988) Sonographie der Nebennieren-Erkrankungen des Neugeborenen. Ultraschall Med 9(4):155–162

Meier H, Meyer S, Willital GH (1989) Standardisierte Diagnose und Therapie des kindlichen Phaochromozytoms. Z Kinderchir 44(3):148–152

Metreweli C, Garel L, Montagne JP (1980) Echographic aspects of neonatal adrenal haemorrhage. Eur Soc Pedr Radiol, The Hague, May 8–10

Mittelstaed CA, Volberg FM, Merten DF, Brill PW (1979) The sonographic diagnosis of adrenal hemorrhage. Radiology 131:453–457

Murphy BJ, Casillas J, Yrizarry JM (1988) Traumatic adrenal hemorrhage: radiologic findings. Radiology 169(3):701–703

Mutz ID, Stering R (1991) Konnatales Neuroblastom und Plazentametastasen. Monatsschr Kinderheilkd 139:154–156

Nimkin K, Teeger S, Wallach MT, DuVally JC, Spevak MR, Kleinman PK (1994) Adrenal hemorrhage in abused children: Imaging and postmortem findings. AJR 162:661–663

Pinck RL, Constancacopoulos CG, Felice A, Ippoloita J, Rubin B, Haller JO (1979) Adrenal hemorrhage in the newborn with evidence of bleeding while in utero. J Urol 122:813–814

Petrus LV, Hall TR, Boechat MI, Westra SJ, Curran JG, Steckel RJ, Kangarloo H (1992) The pediatric patient with suspected adrenal neoplasm: which radiological test to use? Med Pediatr Oncol 20(1):53–57

Prando A, Wallace S, Marins JL, Pereira RM, de Oliveira ER (1990) Sonographic findings of adrenal cortical carcinomas in children. Pediatr Radiol 20(3):163–165, discussion 169

Reinberg Y (1990) Adrenal hemorrhage in the newborn with evidence of bleeding in utero. J Urol 144:1244

Salardi S, Orsini LF, Cacciari E et al. (1988) Pelvic ultrasonography in girls with precocious puberty, congenital adrenal hyperplasia, obesity, or hirsutism. J Pediatr 112(6):880–887

Sarnaik AP, Sanfilippo DJ, Slovis TL (1988) Ultrasound diagnosis of adrenal hemorrhage in meningococcemia. Pediatr Radiol 18(5):427–428

Schröder C, Quirin A, Oppermann H, Mengel W, Harms D, Brammer M (1991) Zystische Raumforderung am oberen Nierenpol eines Neugeborenen. Monatsschr Kinderheilkd 139:632–635

Sheih CP, Chen WJ, Li YW, Liao YJ, Hung CS (1991) Tumors detected in renal ultrasonic screening. Acta Paediatr Sin 32(5):291–296

Swanson SJ IIIrd, Skoog SJ, Garcia V, Wahl RC (1991) Pseudoadrenal mass: unusual presentation of bronchogenic cyst. J Pediatr Surg 26(12):1401–1403

Vierna J, Laforga JB (1994) Giant adrenal myelolipoma. Scand J Urol Nephrol 28(3):301–304

Weber T, Sotelo Avila C, Gale G (1993) Cystic neuroblastoma in a newborn. J Pediatr Surg 28(12):1603–1604

16 Hüfte

Aronsson D, Goldberg M., Kling T, Roy D (1994) Developmental dysplasia of the hip. Pediatrics 94(2):201–208

Benz-Bohm G, Widemann B (1987) Ist die Hüftsonongraphie als Screeninguntersuchung sinnvoll? Fortschr Röntgenstr 146(2):188–191

Bick U, Muller-Leisse C, Troger J (1990) Ultrasonography of the hip in preterm neonates. Pediatr Radiol 20(5):331–333

Casser HR (1992) Sonographiegesteuerte Behandlung der dysplastischen Säuglingshüfte. Enke, Stuttgart (Bücherei des Orthopäden Bd 59)

Casser HR, Forst R (1985) Realtime-Sonographie des kindlichen Hüftgelenkes zur Frühdiagnostik der kongenitalen Hüftdysplasie. Klin Pädiatr 197:398–408

Casser H, Zilkens J, Peschgens T (1988) Langzeitbeobachtungen zum Spontanverlauf von Restdysplasien. Orthop Prax 24(9):557–562

Deimel D, Breuer D, Alaiyan H, Mittelmeier H (1994) Verlaufsbeobachtung eines hüftsonographischen Screeningprogramms zur Früherkennung angeborener Hüftfehlstörungen an der Orthopädischen Universitätsklinik Homburg/Saar im Zeitraum von 1985 bis 1990. Z Orthop 132(4):255–259

Dorn U (1990) Hüftscreening bei Neugeborenen. Klinische und sonographische Ergebnisse. Wien Klin Wochenschr 102(7) [Beilage]

Ganger R, Grill F, Leodolter S, Vitek M (1991) Ultraschallscreening der Neugeborenenhüfte: Ergebnisse und Erfahrungen. Ultraschall Med 12(1):25–30

Graf R (1980) The diagnosis of congenital hip-joint dislocation by the ultrasonic combound treatment. Arch Orthop Trauma Surg 97:1177–133

Graf R (1982) Die anatomischen Strukturen der Säuglingshüfte und ihre sonographischen Darstellung. Morphol Med 2:29–38

Graf R (1984) Classification of hip joint dysplasia by means of sonography. Arch Orthop Trauma Surg 102:248–255

Graf R (1986) Kann die Hüftsonographie die an sie gestellten Anforderungen erfüllen? Derzeitiger Stand und Ausblick. Ultraschall Klin Prax 1:62–68

Graf R (1987) Die sonographische Diagnose von Hüftreifungsstörungen. Prinzipien, Fehlerquellen und Konsequenzen. Ultraschall 8:2–8

Graf R (1989) Sonographie der Säuglingshüfte: ein Kompendium, 3. Aufl.. Enke, Stuttgart (Bücherei des Orthopäden Bd 43)

Graf R (1992) Hip sonography – how reliable? Sector scanning versus linear scanning? Dynamic versus static examination? Clin Orthop 281:18–21

Graf R, Schuler P (1988) Sonographie am Stütz- und Bewegungsapparat bei Erwachsenen und Kindern. Lehrbuch und Atlas. VCH, Weinheim

Graf R, Soldner R (1989) Zum Problem der Winkelmeßfehler bei der Hüftsonographie durch Linear- und Sektorscanner. Ultraschall Klin Prax 4:177–182

Graf R, Tschauner C (1994) Sonographie der Säuglingshüfte. Fehlerquellen, Fortschritte und aktuelle klinische Relevanz. Radiologe 34:30–38

Hahn H, Farber D, Stern H, Pontz BF (1994) Fehlermoglichkeiten der sonographischen Hüftbeurteilung bei Patienten mit Osteogenesis imperfecta. Ultraschall Med 15(6):282–285

Hill SA, MacLarnon JC, Nag D (1990) Ultrasound-guided aspiration for transient synovitis of the hip. J Bone Joint Surg Br 72(5):852–853

Jomha N, McIvor J, Sterling G (1995) Ultrasonography in developmental hip dysplasia. J Pediatr Orthop 15(1):101–104

Jones DA (1994) Principles of screening and congenital dislocation of the hip. Ann R Coll Surg Engl 76(4):245–250

Kassenärztliche Bundesvereinigung (1995) Mitteilung: Einführung eines sonographischen Screening der Säuglingshüfte. Dt Ärztebl 92: B2605–B2606

Kassenärztliche Bundesvereinigung (1996) Mitteilung: Leitlinie für das hüftsonographische Screening im Rahmen des Programmes „Krankheitsfrüherkennung im Kindesalter". Dt Ärztebl 93: B49–B52

Klapsch W, Tschauner C, Graf R (1992) Sonographisches Neugeborenenhüftscreening. Analyse der Jahre 1986–88 und Vergleich mit dem Zeitraum 1977–79. Z Orthop 130:512–514

Leonhardi A, Reither M (1993) Ultraschall-Screening für Neugeborene. Nutzen und Bedeutung der Routinediagnostik. Klin Pädiatr 205:383–388

Löer F, Casser HR, Straub A (1988) Veränderte Indikationsstellung zur Röntgenuntersuchung der Säuglingshüfte nach Einführung der Sonographie. In: Frank W, Eyb R (Hrsg) Die Sonographie in der Orthopädie. Springer, Wien New York, S 168–172

Melzer C, Wulker N (1990) Potential mistakes in hip-joint sonography. Arch Orthop Trauma Surg 109:126–130

Merk H (1992) Experimentelle und klinische Untersuchungen zur altersspezifischen Quantifizierung von Hüftsonogrammen unter besonderer Berücksichtigung von Risikogruppen. Habilitation, Universität Magdeburg

Niethard FU, Roesler H (1987) Die Genauigkeit von Längen- und Winkelmessungen im Röntgenbild und Sonogramm des kindlichen Hüftgelenkes. Z Orthop 125: 170–176

Pfeil J, Rohe K, von Hagens G (1986) Darstellung des neonatalen Hüftgelenkes in der anatomischen Frontalebene und im Ultraschallbild. Z Orthop 124:188–191

Rauch G, Schuler P, Wirth T, Griss P, Dorner P (1993) Zur Diagnostik und Therapie der Coxitis fugax unter besonderer Berücksichtigung der Wertigkeit der sonographisch gestützten Diagnostik und Hüftgelenkspunktion. Z Orthop 131(2):105–110

Richter E, Lierse W (1990) Radiologische Anatomie des Neugeborenen. Urban & Schwarzenberg

Riebel T, Nasir R, Kading M, Eckart L (1990) Befundverschlechterung bei der Verlaufsbeobachtung von Hüftgelenken als einem neonatalen Screening. Monatsschr Kinderheilk 138:664–669

Rosendahl K, Markestad T, Lie R (1994) Ultrasound screening for development dysplasia of the hip in the neonate: the effect on treatment rate and prevalence of late cases. Pediatrics 94(1):47–52

Rosendahl K, Aslaksen A, Lie RT, Markestad T (1995) Reliability of ultrasound in the early diagnosis of developmental dysplasia of the hip [see comments]. Pediatr Radiol 25(3):219–224

Schlepckow R (1990/91) Vergleichend sonographische und röntgenologische Beurteilung der Hüftdysplasie im 2. Lebenshalbjahr. Pädiatr Prax 41:479–485

Schuler P (1984) Die sonographische Differenzierung der Hüftreifungsstörungen. Orthop Prax 3:218–227

Schuler P (1987) Möglichkeiten der sonographischen Hüftuntersuchung. Ultraschall 8:9–13

Schuler P, Rossak K (1984) Sonographische Verlaufskontrollen von Hüftreifungsstörungen. Z Orthop 122:136–141

Sell S, Zacher J, Konig S, Goethe S (1993) Sonographie bei entzündlich-rheumatischen Gelenkerkrankungen. Ultraschall Med 14(2):63–67

Terjesen T, Runden T, Tangerud A (1989) Ultrasonography and radiography of the hip in infants. Acta Orthop Scand 60(6):651–660

Tönnis D, Stroch K, Ulbrich H (1990) Results of newborn screening for CDH with and without sonography and correlation of risk factor. J Pediatr Orthop 10(2):145–152

Tschauner C, Graf R (1992) Sonographische Diagnostik von Hüftreifungsstörungen – derzeitiger Stand und Zukunkftsperspektiven. Padiatr Radiol 27: A19–A22

Tschauner C, Klapsch W, Graf R (1990) Das sonographische Neugeborenen-Screening des Hüftgelenkes – Luxus oder Notwendigkeit? Monatsschr Kinderheilkd 138:429–433

Tschauner C, Klapsch W, Graf R (1993) Einfluß der sonographischen Neugeborenenhüftvorsorge auf die Hüftkopfnekroserate und die Rate an operativen Interventionen. Orthopäde 22(5):268–276

Tschauner C, Klapsch W, Baumgarten A, Graf R (1994) „Reifungskurve" des sonographischen Alpha-Winkels nach Graf unbehandelter Hüftgelenke im ersten Lebensjahr. Z Orthop 132(6):502–504

Weickert H (1987) Vergleiche sonographischer Befunde mit Röntgenbefunden und pathologisch-anatomischen Veränderungen bei der Hüftdysplasie. Beitr Orthop Traumatol 34.II.2:93–98

Weitzel D, Schneider R, Oberman B (1994a) Strategien zur Früherkennung der angeborenen Hüfterkrankungen. Sozialpädiatrie 16:95–100

Weitzel D, Schraut S, Schneider R (1994b) Vergleichende Untersuchungen zur Anwendung von Linear-Array-, Curved-Array- und Sektor-Technik in der Sonographie der Säuglingshüfte. Ultraschall Med 15:276–281

Weitzel D, Schneider R, Oberman B (1994c) SonographischeBefunde in einem flächendeckenden neonatalen Hüftscreening. Ist die Graf-Typeneinteilung der Hüftsonogramme korrekturbedürftig? Monatsschr Kinderheilkd 142(6):132–431

Zieger M (1986) Ultrasound of the infant hip. Part II. Validity of the method. Pediatr Radiol 16:488–492

Zieger M, Schulz R (1987) Ultrasonography of the infant hip. Part III. Clinical application. Pediatr Radiol 17:226–232

Zieger M, Wiese H, Schulz R (1986) Stellenwert der Winkelmessung bei der Hüftsonographie. Methodisch-technische Analyse. Radiologe 16:253–256

17 Weichteile und Skelettsystem

Baumgarten C, Schneble F, Träger J (1994) Nachweis von Holzsplittern in Weichteilen mit Ultraschall. Ultraschall Med 16:36–37

Borecky N, Gudinchet F, Laurini R, Duvoisin B, Hohlfeld J, Schnyder P (1995) Imaging of cervico-thoracic lymphangiomas in children. Pediatr Radiol 25:127–130

Bruns J, Lussenhop S, Behrens P (1994) Sonographische Darstellung von Weichteiltumoren der Extremitäten und gelenkassoziierten Weichteilveränderungen. Ultraschall Med 15:74–80

Chhem RK, Kaplan PA, Dussault RG (1994) Ultrasonography of the musculoskeletal system. Radiol Clin North Am 32:275–289

De Flaviis L, Nessi R, Scaglione P, Balconi G, Albisetti W, Derchi LE (1989) Ultrasonic diagnosis of Osgood-Schlatter and Sinding-Larsen-Johansson diseases of the knee. Skeletal Radiol 18:193–197

Furtschegger A, Lungenschmid D, Jenewein K, Resch H, Kastlunger W, Ebner K, Egender G (1990) Einfluß der Sonographie auf das therapeutische Vorgehen bei posttraumatischen, postoperativen und entzündlichen Weichteilläsionen. Radiologe 30:337–343

Hajek PC, Salomonowitz E, Turk R, Tscholakoff D, Kumpan W, Czembirek H (1986) Lymph nodes of the neck: evaluation with US. Radiology 158:739–742

Hausegger KW, Sukic J, Stering R (1989) Sonographie der Halszysten und ihre Differentialdiagnose. Ultraschall 10:188–192

Heckmatt JZ, Leeman S, Dubovitz V (1982) Ultrsound imaging in the diagnosis of muscle disease. J Pediatr 101:656–660

Johnstone AJ, Beggs I (1994) Ultrasound imaging of soft tissue masses in the extremities [editorial]. J Bone Joint Surg Br 76:688–689

Klingmüller V (1996) Sonographie des Kniegelenks bei Neugeborenen zur Beurteilung der Ossifikation. Fortschr Röntgenstr 164:192

Lim-Dunham JE, Ben-Ami TE, Yousefzadeh DK (1995) Septic arthritis of the elbow in children: the role of sonography. Pediatr Radiol 25:556–559

Marchal G, Oyen R, Verschakelen J, Gelin J, Baert AL (1985) Sonographic appearance of normal nodes. J Ultrasound Med 4:417–419

Nimkin K, Kleinman PK, Teeger S, Spevak MR (1995) Distal humeral physeal injuries in child abuse: MR imaging and ultrasoung dindings. Pediatr Radiol 25:562–565

Pathria MN, Zlatkin M, Sartoris DJ, Scheible W, Resnick D (1988) Ultrasonography of the popliteal fossa and lower extremities. Radiol Clin North Am 26:77–85

Riebel TW, Nasir R, Nazarenko O (1996) The value of sonography in the detection of osteomyelitis. Pediatr Radiol 26:291–297

von Rohden L (1989) Ultraschalluntersuchungen an der quergestreiften Muskulatur bei neuromuskulären Erkrankungen. Habilitationsschrift, Universität Magdeburg

Schulte M, Mutschler W, Bombelli M (1994) Stellenwert der Sonographie für die Korrektur klinischer Fehldiagnosen bei Weichgewebstumoren. Bildgebung 61:65–71

Schumacher R, Klingmüller V, Reither M (1981) Ultraschalldiagnostik oberflächennaher Strukturen im Kindesalter. Fortschr Röntgenstr 135:635–640

Sivit CJ, Newman KD, Chandra RS (1993) Visualisation of enlarged mesenteric lymph nodes at US examination: clinical significance. Pediatr Radiol 23:471–475

Vincent LM (1988) Ultrasound of soft tissue abnormalities of the extremities. Radiol Clin North Am J 26:131–44

18 Dopplersonographie

Abernethy LJ, Hendry GM, Reid JH (1989) Fibromuscular dysplasia of the renal artery in a child: detection by Doppler ultrasound and correction by percutaneous transluminal angioplasty. Pediatr Radiol 19(9):539–540

Aebi C, Penzien JM, Tschappeler H, Bianchetti MG (1993) Failure to visualise renal artery stenosis secondary to neurofibromatosis 1 by Doppler ultrasound [letter]. Pediatr Nephrol 7(4):507

Abu-Yousef MM (1992) Normal and respiratory variations of the hepatic and portal venous duplex Doppler waveform with simultaneous electrocardiographic correlation. J Ultrasound Med: 11:263–268

van Bel F, Van Zwieten PHT, Guit GL, Schipper J (1990) Superior mesenteric artery blood flow velocity and estimated volume flow: duplex Doppler US study of preterm and term neonates. Radiology 174:165–169

Bode H (1988) Pediatric applications of transcranial Dopplersonography. Springer, Wien New York

Bömelburg T, Jorch G (1988) Investigations of renal artery blood flow velocity in preterm and term neonates by pulsed Doppler ultrasonography. Eur J Pediatr 147:283–287

Buckley AR, Cooperberg PL, Reeve CE, Magil AB (1987) The distinction between acute renal transplant rejection and cyclosporine nephrotoxicity: value of duplex sonography. AJR 149:521–525

Bude RO, DiPietro MA, Platt JF, Rubin JM, Miesowicz S, Lundquist C (1992) Age dependency of the renal resistive index in healthy children. Radiology 184:469–473

Burge HJ, Middleton WD, McClennan BL, Hildebolt CF (1991) Ureteral jets in healthy subjects and in patients with unilateral calculi: comparison with color Doppler US. Radiology 180:437–442

Burks DD, Markey BJ, Burkhard TK, Balsara ZN, Haluszka MM, Canning DA (1990) Suspected testicular torsion and ischemia: evaluation with color Doppler sonography. Radiology 175:815–821

Cohen HL, Shapiro MA, Haller JO, Glassberg K (1992) Torsion of the testicular appendage. Sonographic diagnosis. J Ultrasound Med 11:81–83

Deeg KH (1989a) Zerebrale Dopplersonographie im Kindesalter. Springer, Berlin Heidelberg New York Tokyo

Deeg KH (1989b) Colour flow imaging of the great intracranial arteries in infants. Neuroradiology 31:40–43

Deeg KH (1992a) Möglichkeiten der farbkodierten Dopplersonographie im Kindesalter (1). Pädiatr Prax 44:9–22

Deeg KH (1992b) Möglichkeiten der farbkodierten Dopplersonographie im Kindesalter (2). Pädiatr Prax 44:181–200

Deeg KH (1994) Zerebrale farbkodierte Duplexsonographie im Säuglingsalter. Ultraschall Med 15:178–185

Deeg KH, Rupprecht T (1988a) Dopplersonographische Messung von Normalwerten der Flußgeschwindigkeiten in der Arteria carotis interna bei Frühgeborenen, Neugeborenen und Säuglingen. Monatsschr Kinderheilkd 136:193–199

Deeg KH, Rupprecht T (1988b) Gepulste dopplersonographische Bestimmung von Normalwerten der Flußgeschwindigkeiten in der A. cerebri anterior beim Früh- und Neugeborenen. Klin Pädiatr 200:307–315

Deeg KH, Rupprecht T (1989) PulsedDoppler sonographic measurement of normal values for the flow velocities in the intracranial arteries of healthy newborns. Pediatr Radiol 19:71–78

Deeg KH, Scharf J (1990) Colour Doppler imaging of arteriovenous malformation of the vein of Galen in an newborn. Neuroradiology 32:60–63

Deeg KH, Singer H (1989) Dopplersonographic diagnosis of subclavian steal in infants with coarctation of the aorta and interrupted aortic arch. Pediatr Radiol 19:163–166

Deeg KH, Wild F (1990a) Abdominelle Dopplersonographie im Kindesalter. Klin Pädiatr 202:371–378

Deeg KH, Wild F (1990b) Colour Doppler imaging – a new method to differentiate torsion of the spermatic cord and epididymoorchitis. Eur J Pediatr 149:253–255

Deeg KH, Zeilinger G, Scharf J, Richter K, Michalk D, Rey M (1985) Diagnose der beidseitigen Nierenvenenthrombose im Säuglingsalter mit der gepulsten Dopplersonographie der Nierengefäße. Klin Pädiatr 197:467–472

Deeg KH, Gerstner R, Brandl U (1986) Dopplersonographische Flußparameter in der Arteria cerebri anterior beim offenen Ductus arteriosus des Frühgeborenen im Vergleich zu einem gesunden Kontrollkollektiv. Klin Pädiatr 198:463–470

Deeg KH, Gerstner R, Bundscherer F, Harai G, Singer H, Gutheil H (1987a) Dopplersonographischer Nachweis erniedrigter Flußgeschwindigkeiten im Truncus coeliacus beim offenen Ductus arteriosus Botalli des Frühgeborenen im Vergleich zu einer gesunden Kontrollgruppe. Monatsschr Kinderheilkd 135:24–29

Deeg KH, Rupprecht T, Segerer H (1987b) Nachweis erniedrigter Flußgeschwindigkeiten in der Arteria cerebri anterior beim Frühgeborenen sowie älteren Säugling mit Hirnblutungen mit Hilfe der gepulsten Dopplersonographie. Monatsschr Kinderheilkd 13:748–757

Deeg KH, Rupprecht T, Zeilinger G (1987c) Gepulste dopplergraphische Bestimmung von Normalwerten der Flußgeschwindigkeiten in der A. basilaris im Säuglingsalter. Ultraschall Klin Prax 2:216–223

Deeg KH, Wehner S, Rupprecht T, Singer H (1987d) Dopplersonographische Flußmessung in der A. cerebri anterior und im Truncus coeliacus bei Säuglingen mit Koarktations-Syndrom im Vergleich zu gesunden Säuglingen. Klin Pädiatr 199:411–423

Deeg KH, Paul J, Rupprecht T, Harms D, Mang C (1988) Gepulste dopplersonographische Bestimmung absoluter Flußgeschwindigkeiten in der Arteria cerebri anterior bei Säuglingen mit Hydrocephalus im Vergleich zu einem gesunden Kontrollkollektiv. Monatsschr Kinderheilkd 136:85-94

Deeg KH, Nagler B, Schönau E, Ruder H (1990a) Farbkodierte Doppler-Sonographie der Nierengefäße im Kindesalter. II: Pathologische Befunde. Monatsschr Kinderheilkd 138:337-348

Deeg KH, Rupprecht T, Zeilinger G (1990b) Dopplersonographic classification of brain edema in infants. Pediatr Radiol 20:509-514

Deeg KH, Schmitzer E, Beck JD (1990c) Sonographische Differentialdiagnose der Nierentumoren im Kindesalter. Monatsschr Kinderheilkd 138:596-604

Deeg KH, Woerle K, Schönau E (1990d) Farbkodierte Doppler-Sonographie der Nierengefäße im Kindesalter. I Methode und Normalbefunde. Monatsschr Kinderheilkd 138:256-267

Deeg KH, Wölfel D, Rupprecht T, Scharf J, Rey M (1990e) Low cerebral blood flow in premature infants: a risk factor for the development of intracranial hemorrhage? In: Duc G, Huch A, Huch R (eds) The very low birthweight infant. A challange to neonatology and obstetrics. Thieme, Stuttgart, S 61-65

Deeg KH, Wölfel D, Rupprecht T (1992) Diagnosis of neonatal aortic thrombosis by colour coded Doppler sonography. Pediatr Radiol 22:62-63

Deeg KH, Glöckel U, Richter R, Beck J (1993a) Diagnosis of venoocclusive disease of the liver by color-coded Doppler sonography. Pediatr Radiol 23:134-136

Deeg KH, Hofbeck M, Singer H (1993b) Diagnosis of subclavian steal in infants with coarctation of the aorta and interruption of the aortic arch by color-coded Doppler sonography. J Ultrasound Med 12:713-718

Deeg KH, Rupprecht T, Schmid E (1993c) Dopplersonographic detection of increased flow velocities in the celiac trunc and superior mesenteric artery in infants with necrotizing enterocolitis. Pediatr Radiol 23:578-582

Dousset V, Grenier N, Douws C, Senuita P, Sassouste G, Ada L, Potaux L (1991) Hemodialysis grafts: color Doppler flow imaging correlated with digital subtraction angiography and functional status. Radiology 181:89-94

Duerinckx AJ, Grant EG, Parrella RR, Szeto A, Tessler FN (1990) The pulsatile portal vein in cases of congestive heart failure: correlation of duplex Doppler findings with right atrial pressures. Radiology 176:655-658

Gilbert R, Garra B, Gibbons MD (1993) Renal duplex Doppler ultrasound: an adjunct in the evaluation of hydronephrosis in the child. J Urol 150(4):1192-1194

Gladman G, Sims DG, Chiswick ML (1991) Gastrointestinal blood flow velocity after the first feed. Arch Dis Child 66:17-20

Gleeson FV, Fitzpatrick MM, Somers J, Kennedy C, De Bruyn R, Barratt TM (1992) Duplex Doppler ultrasound in the investigation of occult nephropathy following haemolytic uraemic syndrome. Br J Radiol 65(770):137-139

Gosling RG, King DH (1974) Continuous wave ultrasound as an alternative and complement to X-rays in vascular examinations. In: Reneman RE (ed) Cardiovascular applications of ultrasound. North-Holland, Amsterdam, pp 266-282

Grenier R, Douws C, Morel D, Ferrière JM, Guillou ML, Potaux L, Broussin J (1991) Detection of vascular complications in renal allografts with color coded Doppler flow imaging. Radiology 178:217-223

Grunert D, Stier B, Schöning M (1989) Kontrolle operativ angelegter portosystemischer Shunts im Kindesalter mit Hilfe der Computer-Duplexsonographie. Ultraschall 10:295-302

Grunert D, Schöning M, Rosendahl W (1990a) Renal blood flow and flow velocity in children and adolescents: duplex Doppler evaluation. Eur J Pediatr 149:287-292

Grunert D, Stier B, Schöning M (1990b) Das Portalsystem und die Arteria hepatica bei Kindern mit Gallengangsatresie. Teil 1: Sonographische und einfache duplexsonographische Parameter. Klin Pädiatr 202:24-30

Grunert D, Stier B, Schöning M (1990c) Das Portalsystem und die Arteria hepatica bei Kindern mit extrahepatischer Gallengangsatresie. Teil 2: Weitere duplexsonographische Parameter und Flowmetrie. Klin Pädiatr 202:87-93

Healy DA, Neumyer MM, Atnip RG, Thiele BL (1992) Evaluation of celiac and mesenteric vascular disease with duplex ultrasonography. J Ultrasound Med 11:481-485

Horstman WG, Middleton WD, Melson GL (1991) Scrotal inflammatory disease: color Doppler US findings. Radiology 179:55-59

Hososki T, Arisawa J, Marukawa T, Tokunaga K, Kuroda C, Kozuka T, Nakano S (1990) Portal blood flow in congestive heart failure: pulsed duplex sonographic findings. Radiology 174:733-736

Jequier S, Paltiel H, Lafortune M (1990) Ureterovesical jets in infants and children: duplex and color Doppler US studies. Radiology 175: 349-353

Jorch G, Jorch N (1987) At which gestational age does autoregulation of cerebral blood flow work? Eur J Pediatr 146:100

Kempley ST, Gamsu HR (1992) Superior mesenteric artery blood flow velocity in necrotizing enterocolitis. Arch Dis Child 67:793-796

Knapp R, Frauscher F, Helweg G, zur Nedden D, Strasser H, Janetschek G, Bartsch G (1995) Age-related changes in resistive index following extracorporeal shock wave lithotripsy. J Urol 154(3):955-958

Leidig E (1989a) Pulsed Doppler ultrasound blood flow measurements in the superior mesenteric artery of the newborn. Pediatr Radiol 19:169-172

Leidig E 81989b) Doppler analysis of superior mesenteric artery blood flow in preterm infants. Arch Dis Child 64:476-480

Lemmer A, Bergmann K, Walch R, Endert G (1995) Dopplersonographische Untersuchungen im Langzeitverlauf von Kindern mit hämolytisch-urämischem Syndrom. Ultraschall Med 16(3):127-131

Lerner RM, Mevorach RA, Hulbert WC, Rabinowitz R (1990) Color Doppler US in the evaluation of acute scrotal disease. Radiology 176:355-358

Marder DM, DeMarino GB, Sumkin JH, Sheahan DG (1989) Liver transplant rejection: value of the resistive index in Doppler US of hepatic arteries. Radiology 173:127-129

Marshall JL, Johnson ND, De Campo MP (1990) Vesicoureteric reflux in children: prediction with color Doppler imaging. Radiology 175:355-358

Middleton WD, Kellman GM, Melson GL, Madrazo BL (1989) Postbiopsy renal transplant arteriovenous fistulas: color Doppler US characteristics. Radiology 171:253-257

Middleton WD, Siegel BA, Melson GL, Yateas CK, Andriole GL (1990) Acute scrotal disorders: prospective comparison of color Doppler US and testicular scintigraphy. Radiology 177:177-181

Mostbeck GH, Kain R, Mallek R, Derfler K, Walter R, Havelec L, Tschloakoff D (1991) Duplex Doppler sonography in renal parenchymal disease. J Ultrasound Med 10:189-194

Palmer JM, Lindfors KK, Ordorica RC, Marder DM (1991) Diuretic Doppler sonography in postnatal hydronephrosis. J Urol 146:605-608

Paltiel HJ, Patriquin HB, Keller MS, Babcock DS, Leithiser RE (1992) Infantile hepatic hemangioma: Doppler US. Radiology 182:735-742

Patriquin HB, O'Reagan S, Robitaille P, Paltiel H (1989) Hemolyticuremic syndrome: intrarenal arterial Doppler patterns as a useful guide to therapy. Radiology 172(3):625-628; 603-604 (comment)

Patriquin HB, Lafortune M, Jéquier JC et al. (1992) Stenosis of the renal artery: assessment of slowed systole in the downstream circulation with Doppler sonography. Radiology 184:479-485

Patriquin HB, Yazbeck S, Trinh B et al. (1993) Testicular torsion in infants and children: diagnosis with Doppler sonography. Radiology 188:781-785

Perlman JM, McMenamin JB, Volpe JJ (1983) Fluctuating cerebral blood flow velocity in respiratory-distress syndrome. N Engl J Med 309:204-209

Perlman J, Herscovitsch P, Corriveau S, Raichle M, Volpe JJ (1985) The relationship of cerebral blood flow velocity (CBFV), determined by Doppler, to regional cerebral blood flow (RCBF), determined by positron emission tomography (PET). Pediatr Res 19:357

Platt JF, Rubin JM, Ellis JH, Di Pietro MA (1989) Duplex Doppler US of the kidney: differentiation of obstructive from nonobstructive dilatation. Radiology 171:515–517

Platt JF, Rubin JM, Ellis JH (1991) Acute renal failure: possible role of duplex Doppler US in distinction between acute prerenal failure and acute tubular necrosis. Radiology 179:419–423

Platt JF, Rubin JM, Ellis JH (1993) Acute renal obstruction: evaluation with intrarenal duplex Doppler and conventional US. Radiology 186:685–688

Pourcelot L (1979) Applications cliniques de l'examen doppler transcutane. In: Pourcelot P (éd) Velocimètre ultrasonore doppler. Inserm, Paris, p 213

Quillin SP, Siegel MJ (1992) Appendicitis in children: color Doppler sonography. Radiology 184:745–747

Renowden SA, Cochlin DL (1992) The effect of intravenous furosemide on the Doppler waveform in normal kidneys. J Ultrasound Med 11:65–68

Riccabona M, Ring E (1995) Ultraschallgezielte Nierenbiopsie im Kindesalter. Rolle der Farbdopplersonographie. Wien Klin Wochenschr 107(8):252–255

Riccabona M, Ring E, Fueger G, Petritsch P, Villits P (1993a) Doppler sonography in congenital ureteropelvic junction obstruction and multicystic dyplastic kidneys. Pediatr Radiol 23:502–505

Riccabona M, Ring E, Petritsch G (1993b) Farbdopplersonographie in der Differentialdiagnose unilateraler kongenitaler zystischer Nierenmißbildungen. Z Geburtshilfe Pernatol 197:283–286

Ries M, Deeg KH (1994) Diagnose der nichtkalzifizierenden Vaskulopathie im Bereich der Basalganglien mit Hilfe der farbcodierten Dopplersonographie. Monatsschr Kinderheilkd 142:29–32

Ries M, Deeg KH, Heininger U (1990) Demonstration of perivascular echogenicities in congenital cytomegalovirus infection by colour Doppler imaging. Eur J Pediatr 150:34–36

Ries M, Deeg KH, Wölfel D, Ibel H, Maier B, Buheitel G (1992) Colour Doppler imaging of intracranial vasculopathy in severe infantile sialidosis. Pediatr Radiol 22:179–181

Rifkin MD, Needleman L, Pasto ME et al. (1987) Evaluation of renal transplant rejection by duplex Doppler examination: value of the resistive index. AJR 148:759–762

Rigsby CM, Burns PN, Weltin GG, Chen B, Bia M, Taylor JW (1987) Doppler signal quantification in renal allografts: comparison in normal and rejecting transplants, with pathologic correlation. Radiology 162:39–42

Schück RJ, Sturm B, Deeg KH, Hümmer HP (1989) Intra-abdominal pressure monitoring in newborns with gastroschisis, omphalocele, and diaphragmatic hernia. Pediatr Surg Int 4:245–248

Scoutt LM, Zawin ML, Taylor KJW (1990) Doppler US, part II: Clinical applications. Radiology 174:309–319

Snider JF, Hunter DW, Moradian GP, Castaneda-Zuniga WR, Letourneau JG (1989) Transplant renal artery stenosis: evaluation with duplex sonography. Radiology 172:1027–1030

Stavros AT, Parker SH, Yakes WF, Chantelois AE, Burke BJ, Meyers PR, Schenck JJ (1992) Segmental stenosis of the renal artery: pattern recognition of tardus and parvus abnormalities with duplex sonography. Radiology 184:487–492

Stringer DA, O'Halpin D, Daneman A, Liu P, Geary DF (1989) Duplex Doppler sonography for renal artery stenosis in the posttransplant pediatric patient. Pediatr Radiol 19:187–192

Taylor GA (1992) Intracranial venous system in the newborn: evaluation of normal anatomy and flow characteristics with color Doppler US. Radiology 183:449–452

Taylor GA, Short BL, Walker LK, Traystman RJ (1990) Intracranial blood flow: quantification with duplex Doppler and color Doppler flow US. Radiology 176:231–236

Townsend RR, Tomlanovich SJ, Goldstein RB, Filly RA (1990) Combined Doppler and morphologic sonographic evaluation of renal transplant rejection. J Ultrasound Med 9:199–206

Trattnig S, Frenzel K, Eilenberger M, Khoss A, Schwaighofer B (1993) Akute Nierenvenenthrombose bei Kindern. Früher Nachweis mit Duplex- und farbkodierter Dopplersonographie. Ultraschall Med 14(1):40–43

Vergesslich KA (1991) Abdominelle Duplex-Sonographie bei Kindern. Springer, Berlin Heidelberg New York Tokyo

Vergesslich KA, Khoss AE, Schwaighofer B, Ponhold W (1988) Acute renal transplant rejection in children: assessment by duplex Doppler sonography. Pediatr Radiol 18:474–478

Visser MOJM, Leighton JO, van de Bor M, Walther FJ (1992) Renal blood flow in neonates: quantification with color flow and pulsed Doppler US. Radiology 183:441–444

Warshauer DM, Taylor KJW, Bia MJ et al. (1988) Unusual causes of increased vascular impedance in renal transplants: duplex Doppler evaluation. Radiology 169:367–370

Westra SJ, Curran JG, Duckwiler GR et al. (1993) Pediatric intracranial vascular malformations: evaluation of treatment results with color Doppler US. Radiology 186:775–783

Wild F, Erhardt J, Beck JD, Deeg KH, Stehr K (1991) Sonographische und farbdopplersonographische Befunde beim Osteosarkom. Klin Pädiatr 203:155–157

Wong SN, Lo RNS, Yu ECL (1989) Renal blood flow pattern by noninvasive Doppler ultrasound in normal children and acute renal failure patients. J Ultrasound Med 8:135–141

Wörle K (1997) Dopplersonographische Messung der Blutströmung in den Nierengefäßen gesunder Kinder zur Erfassung von normalen arteriellen und venösen Flußgeschwindigkeiten. Med Diss, Universität Erlangen-Nürnberg

Sachverzeichnis

A
Abdomenlängsschnitt 219
Abdomenquerschnitt 219
Abdominalarterie 379
Abszedierung 112
Abszeß 283, 308
- paranephritischer 308
- perityphlitischer 283
Abtasttechnik 349
ACA (s. A. cerebri anterior)
ACTH-Zufuhr, exogene 344
Adenom, Schilddrüse 107, 111
- autonomes 108
- follikuläres 107
- pleomorphes 111
Adipositas 267
Adnexitis 330
adrenogenitales Syndrom 344
Adriamycin 207
Agammaglobulinämie 124
Agyrie 67
Aicardi-Syndrom 65
akut lebensbedrohliches Ereignis (ALTE) 399
akzessorischer Sehnenfaden (s. Herz)
Aliasing 29, 36
alpha-1-Antitrypsinmangel 411
ALTE (s. akut lebensbedrohliches Ereignis)
Amenorrhö 328, 330
Amöbenabszeß 233
Analatresie 95, 275
- hohe 95
- tiefe 275
Andermann-Syndrom 65
Aneurysma der V. Galeni 70
Aneurysmen 204, 403, 414, 435
Angiomyolipom
- Leber 236
- Niere 318
Anorchidie 342
Aorta 137, 148, 153, 186, 188, 407
- aszendierende 148
- deszendierende 148, 153
- kompletter Verschluß 407
- partieller Verschluß 407
- über dem Ventrikelseptum reitend 186, 188
- vaskuläre Anomalie 137
Aorta abdominalis 213, 407
- Aneurysmen 407
Aorta ascendens 193, 194
Aortenbogen 138, 174, 176, 403
- doppelter 138
- Obstruktion 191, 403
- unterbrochener 176, 403
- zervikaler 138
Aortenektasie 184
Aorteninsuffizienz 184, 384
Aortenisthmus 153
Aortenisthmusstenose 173, 174, 403
- hämodynamische Relevanz 174
Aortenklappe 142-144, 148, 170
- Atresie 193-195, 201
- bikuspidale 170
- Insuffizienz 207
- linkskoronares Segel 144
- nichtkoronares Segel 144
- posteriores Segel 144
- rechtskoronares Segel 144
- Stenose 193, 195
- trikuspidale 170
- unikuspidale 170
Aortenseptumdefekt 168
Aortenstenose 168, 170-172, 383
- hochgradige 383
- kritische 170
- subvalvuläre 170, 171
- supravalvuläre 172
- valvuläre 170
aortopulmonale Kollateralarterie (s. auch Kollateralarterie) 189
aortopulmonales Fenster 168, 384
Apert-Syndrom 65, 302
apikale Schnittebene (s. Herz) 147
Appendikolith 283
Appendix 274
Appendix testis 434
Appendizitis 281-283, 416, 417
- akute 416, 417
- perforierte 283
- ulzerophlegmonöse 282
Aquaeductus cerebri 46
Arachnoidalzyste 71
Area under the curve 381
Arnold-Chiari II-Malformation 74, 98
Arteria
- axillaris 379
- basilaris (BA) 386, 389
- carotis communis 153
- carotis externa 379
- carotis interna 379, 386, 387, 403
- - Pars cavernosa
- - Pars cerebralis
- - Pars petrosa
- - Stenose 403
- - Verschluß 403
- vertebralis 379
- cerebri anterior (ACA) 176, 389
- cerebri media (MCA) 49, 386, 389
- cerebri posterior 386, 389
- chorioidea posterior 403
- femoralis 379
- gastrica sinistra 214
- hepatica 408
- hepatica communis 214
- iliaca externa 379
- lienalis 214, 413
- mesenterica inferior 414
- mesenterica superior 215, 414, 415
- - Normalwerte Flußgeschwindigkeiten 415
- mesenterica superior postprandial 379
- pericallosa 386
- radialis 379
- renalis 215, 216, 379, 419
- subclavia 153
- thalamostriata 387
- - Vaskulitis 399
- ulnaris 379
Arterie
- Blutströmung (s. Blutströmung)
- intrakranielle 393
- Verschluß 407, 416, 435
arterielle Stenose (s. Stenose)
arteriovenöse Malformation der V. Galeni 70, 92
Arthritis 370
- rheumatoide 370
Asphyxie 392
Asplenie 255
Astrozytom (s. auch Hirntumor) 88
Aszites 264, 284
- hämorrhagischer 264
Ataxia teleangiectatica 124, 125
Atelektase 137
Atemvariabilität 409
Atresie von Herzklappen 193, 197
- Aortenklappenatresie 193
- Mitralatresie 193
- Pulmonalatresie 197, 198
- Trikuspidalatresie 196
Atrioventrikularklappe 147, 193
- Atresie 193
Auflösung 9
- laterale 9
Auflösungsvermögen 8, 9, 12, 36
- axiales 12
Ausflußbahnobstruktion 170, 196, 201
- linksventrikuläre 196
- rechtsventrikuläre 196, 201
Ausflußtrakt 148, 149
- linksventrikulärer 149
- rechtsventrikulärer 149
Ausflußtrakt-Patch 179
Auslaßseptum 144, 158

Ausstellungslinie 356
Ausstellungswinkel β 356
Autoimmunerkrankung
 (s. auch Thymom) 124
AV-Fisteln 414, 427, 435
AV-Kanal-Defekt 159, 163, 164
- partieller 159
- kompletter 164
AV-Kanal-Ventrikelseptum-Defekt
 (s. auch Defekt im Ventrikelseptum)
 158
AV-Klappe 163, 165, 201
- Insuffizienz 165
AV-Klappenebene 147
AV-Klappenprolaps 181
AV-Septumdefekt 163
- kompletter 163
- partieller 163
Axillarlinienschnitt 224
- vorderer 224
Azidose, renal tubuläre 313
Azygoskonnektion 407

B
Balkenlipom (s. auch Hirntumor) 88
Ballonatrioseptostomie 184
- nach Rashkind 184
Ballondilatation 178
Bauchtrauma 284
- stumpfes 284
Bauhin-Klappe 279
Beckwith-Wiedemann-Syndrom 368
Bernoulli-Gesetz 382, 407
Bernoulli-Gleichung 172, 173, 200, 422
- modifizierte 172, 173, 200
Bifurkationsstenose 178
Bildfrequenz 6, 12, 19
Bildkorrelation 19
Bland-White-Garland-Syndrom 203, 204, 206, 207
Blase, neurogene 322
Blasendivertikel 320
Blasenwandhämatom 324
Blasenwandverdickung 307
Blutströmung 377, 378, 423
- arterielle 378
- - in Niederdrucksystemen 378
- - in Widerstandsarterien 378
- laminare 377
- turbulente 377
- venöse 378
Blutung 393
- epidurale 393
- intrazerebrale 50–55, 391
- intrazerebrale bei Frühgeborenen 391, 392
- - Risikofaktoren 391, 392
- - therapeutische Empfehlungen 392
- subarachnoidale 395
- subdurale 393
Blutvolumen 393
Bochdalek-Hernie 133
Bochdalek-Lücke 132
Bridenileus 277
Brocksche Klappensprengung 200
Brucellose 233
Budd-Chiari-Syndrom 229, 411
bursts 27

C
Candidaabszeß 233
Candidasepsis 83
Capsula interna 48
Cardiac output 393
Caroli-Syndrom 248, 250
Cauda equina 94
Cavum
- septi pellucidi 46
- subarachnoidale 94
- Vergae 46
Ceftriaxon 247
- Nebenwirkung 247
Chediak-Higashi-Syndrom 229
Chiari-Fehlbildung 65, 73
Cholangitis 251
- primär sklerosierende 251
Choledochuszyste 232, 248, 286
Cholezystitis 244
Cholezystolithiasis 245
- Mukoviszidose 245
Chordae tendineae 143
Chorionepitheliom 126
Chorionkarzinom (s. auch Keimzelltumor) 127
Chyluszyste 285
Cineloop 139
Circulus arteriosus Willisii 389
Colitis ulcerosa 280, 416
Collum femoris 354
Colonatresie 275
Color-flow-imaging-Verfahren (CFI) 34
Columnae fornicis 46
Commisura anterior 94
common atrium 156, 164
Compliance der Gefäßwand 383
Compound-Scanner 5
Continuous-wave-Doppler
 (s. Dopplersonographie)
Conus medullaris 94
Cor triatriatum sinistrum 180
Corpus callosum 47
- Agenesie 64, 72
- Lipom 88
Corpus luteum 328
Coxitis fugax 369
Cronkhite-Canada-Syndrom 287
Cushing-Syndrom 314
CW-Dopplersonde 172
CW-Dopplersonographie
 (s. Dopplersonographie)

D
Dämpfung 3, 9, 14, 17
Dämpfungsverlust 14
Dandy-Walker-Malformation 65, 67, 72, 75
Dandy-Walker-Variante 72
Darm, Klaviertastenphänomen 273, 277, 278
Darmatresie 285
Darmduplikatur 279, 286
Darmerkrankung 416
- chronisch entzündliche 416
- entzündliche 416
Darmperforation 286
Darmtuberkulose 280
de Morsier-Syndrom 69
Defekt im Ventrikelseptum 158

- AV-Kanal-Ventrikelseptum-Defekt
 (s. auch AV-Kanal) 158
- infundibulärer 158
- konotrunkaler 160
- membranöser 158
- muskulärer 158
- perimembranöser 158
Dermalsinus 95
Dermoidzyste 95
- intraspinale 95
Diastematomyelie 98
DiGeorge-Syndrom 65
DIOS (s. distales intestinales Obstruktionssyndrom)
distale Echoverstärkung 15
distales intestinales Obstruktionssyndrom (DIOS) 284
Diurese, forcierte 425
Diuresesonographie 294
Dopamin 430
Doppelniere 297, 299, 300, 303
- Megaureter 303
- mit Obstruktion der oberen Anlage 299
- mit Obstruktion der unteren Anlage 300
- mit refluxiver unterer Anlage 300
Dopplereffekt 375
Dopplergerät 23, 27
- gepulstes 27
- nicht richtungsanzeigendes 23
- richtungsanzeigendes 23
Dopplergleichung 375
- Dopplerverschiebung 375
- Einfallswinkel 375
- Flußgeschwindigkeit 375
- Schallgeschwindigkeit im Gewebe 375
- Sendefrequenz 375
Dopplerkurve 377, 380
- quantitative Auswertung 380
Dopplersonographie 140, 148, 157, 160, 161, 164, 165, 172, 174, 176, 178, 181, 188, 192, 194, 197, 198, 200, 201, 203, 206, 375, 386, 401, 403, 405, 409, 414, 418, 421, 422, 425, 426, 431, 432, 434
- 2 D-Dopplersonographie 376
- abdominelle 405–431
- akutes Skrotum 431, 432
- Continuous-wave-Doppler (CW-Doppler) 26, 140, 148, 161, 165, 174, 178, 188, 195, 198, 200, 201, 206, 375, 376, 422, 426
- der Weichteile 435–437
- farbkodierte 140, 148, 157, 158, 160, 161, 164, 165, 172, 176, 178, 181, 188, 194, 195, 197, 200, 203, 375, 376, 399, 401, 403, 406, 409, 410, 413, 418, 422, 425, 426, 434
- gepulste (PW-Doppler) 140, 157, 188, 203, 206, 375, 406, 413, 422, 432
- Lebergefäße 408–413
- Milzgefäße 413, 414
- Niere 419–431
- Powermode 425
- Stellenwert 157
- zerebrale 386–405
dopplersonographische Flußmessung in peripheren Körperarterien bei Herzfehlern 146, 165, 174, 176, 179, 192, 195
- im Truncus coeliacus 174
- in der A. cerebri anterior 174
- in großen Körperarterien 192
- in peripheren Körperarterien 165, 192, 195

– in poststenotischen Referenzgefäßen 176
– in prästenotischen Referenzgefäßen 176
Dopplerspektrum 7, 26, 30
Dopplerverschiebung (s. auch Dopplergleichung) 375
Dopplerwiedergabe 377
dorsal sac 65
Dottersacktumor (s. auch Keimzelltumor) 127
double bubble sign 275
double-chambered ventricle 153
double-chambered right ventricle 149, 177, 178
double-outlet right ventricle 160, 186, 188, 189
Double-outlet-Position 201, 202
doughnut sign 278
Drop-out 158
Druckgradient 140, 161, 165, 173, 176, 181, 183, 188, 198
– Bestimmung 140, 176
– Bestimmung mit CW-Doppler 165
– Quantifizierung 173
– über dem linksventrikulären Ausflußtrakt 172, 173
– über dem rechtsventrikulären Ausflußtrakt 188
– zwischen linkem und rechtem Ventrikel 161, 162
– zwischen rechtem Ventrikel und rechtem Vorhof 183
D-Transposition 184-186
Ductus arteriosus Botalli 156, 165, 167, 168, 184, 188, 189, 192, 196, 198, 200, 203, 384, 397
– beidseitiger 188, 189
– offener 188, 196, 203, 397
Ductus venosus Arantii 224
Duodenalatresie 274
Duodenalstenose 263
Duplexscan 377
Duplikatur, zystische 128
Dysplasie 65, 69, 74, 90, 297, 364, 422
– fibromuskuläre 422
– neurokutane 90
– okzipitozervikale 74
– septooptikale 65, 69

E
Ebstein-Anomalie 200
Echinokokkuszyste (s. auch Zyste) 232
– der Leber 232
– der Lunge 131
Echogenitätsvermehrung, streifenförmige 399
Echokardiographie, Grenzen 211
Echoverstärkung, distale 15
Echovist (s. auch Kontrastechokardiographie) 140
E.-coli-Ventrikulitis 84
Edwards-Syndrom 75
Eindringtiefe (s. auch Penetrationsvermögen) 18
Einfallswinkel (s. auch Dopplergleichung) 375
Einklemmung 393
Einlaßseptum 158
– Defekt 160

– posteriores 158
Empyem 85, 399
– subdurales 85
Endokardfibroelastose 171, 206
Enterokokkenmeningitis 85
Enterokolitis 231, 280, 281, 383, 384, 417
– nekrotisierende 231, 280, 281, 383, 384, 417
Enzephalomalazie 401
– multizystische 81, 82, 401
Enzephalozele 72, 74
Epidermoidzyste 95
– intraspinale 95
Epididymitis 338, 432, 433
Epiduralblutung (s. auch Blutung) 56, 393
Epiphysiolysis capitis femoris 363
Epithelkörperchen 110
– Hyperplasie 110
Erker 354, 355
– hyalinknorpliger 354
– knöcherner 355
– knorpliger 355
Erkerdefekt 356, 357
Ertrinkungsunfall 399
Eustachische Klappe 147, 149, 152
extralobäre Lungensequestration (s. auch Sequestration) 135

F
Fallot-Tetralogie 160, 176-178, 186, 187
Falx cerebri 46
Farbumschlag 36
Fehlbildungen mit überreitender Systemarterie 186
Femurkopf 354
Fetopathia diabetica 205
Fibroelastose 207
– des linken Ventrikels 207
Fibrom 207, 208
Fibromatosis colli 370
– Hämatom 370
fibromuskuläre Dysplasie (s. auch Dysplasie) 422
Fibrose 284, 411
– zystische 284, 411
Filum terminale 94, 95
Fissura Sylvii 46
Fistel 231
– arteriovenöse 231
Flankenschnitt 224
Fledermauskonfiguration 74
Flowverhältnis (Qp:Qs) 158, 161, 162
fluktuierende Flußmuster 392
Fluß, diastolischer 379
– erhöhter 379
– erniedrigter 379
– fehlender 379
– normaler 379
– retrograder 379
– Vorwärtsfluß 379
Flußgeschwindigkeit (s. auch Dopplergleichung) 140, 375, 380, 381, 391, 408, 414, 419, 375
– enddiastolische (V_{ed}) 380
– endsystolische (V_{es}) 380
– Ermittlung 380
– erniedrigte 391
– maximale systolische (V_s) 380
– mittlere 380, 381

– time average maximal velocity (TAMX) 381
– time average velocity (TAV) 380
Flußkurve, arterielle (von Niederdrucksystemen) 379
– qualitative Beurteilung 379
Flußparameter 382, 389
– Einflußgrößen 382, 389
Flußprofil 377, 379
– flaches 377
– monophasisches 379
– paraboles 377
– triphasisches 379
Flußrichtung 140, 377
fokale noduläre Hyperplasie (s. auch Lebertumor) 240
Follikelzyste (s. auch Zyste) 109, 328, 329, 332
Fontanellenmitteldruck 397
Foramen bulboventriculare 201
Foramen epiploicum 270
Foramen ovale 155
Fossa acetabuli 354
Fourier-Analyse 377, 380
Fraktur 371
– Ermüdungsfraktur 371
– Grünholz 371
frame averaging 18
Fremdkörper 207, 271, 322, 372
– intrakardialer 207
– Weichteile 372
Frequenzspektrum 26
Frequenzverschiebung 21, 22
Friedreich-Ataxie 205, 207
Frühgeburtlichkeit 392
Fundusvarizen 411
Funikulozele 339

G
Gallenblase 242
– Ektasie 232
– Hydrops 243
– Sludge 246
– Tumor 248
Gallengangsatresie 249, 255, 411
– extrahepatische 249, 255
Gallengangsektasie 250
Gallengangshypoplasie 250
– intrahepatische 250
Ganglioneurom 127, 128, 347
Gardner-Syndrom 287
Gastrointestinaltrakt 296, 418
– Raumforderungen 285, 418
gastroösophagealer Reflux (s. auch Reflux) 137, 271, 275, 418
Gefäßanatomie 386
– normale 386
Gefäßmalformation 403
– zerebrale 403
Gefäßprozesse 294
– Diagnostik 294
Gefäßstielverletzung 319
Gefäßverschluß 320
Gelenkerguß 369
Gelenkinnenraum 354
Gelenkkapsel 353
Gelenkspalt 354
Genitaltrakt 296
gepulste Dopplersonographie (s. Dopplersonographie)

gepulstes Dopplergerät (s. auch Dopplergerät) 27
Gerinnungsstörung 395
Germinom (s. auch Keimzelltumor) 127
Geschwindigkeitsspektrum 24
Gesichtsweichteile 116
Glandula
- parotis 101
- sublingualis 102
- submandibularis 102
glomeruläre Erkrankung 310
Glomerulonephritis 424
Glutarazidurie Typ III (s. auch Corpus callosum, Agenesie) 65
Glykogenose 205, 228
- Typ I (s. auch Lebertumor) 237
Goldenhar-Syndrom 65, 88, 89
Gonadendysgenesie 329
Graf (s. Standardschnittebene)
Granulomatose 233, 271, 280
- septische 233, 280
Granulome 83
Grenzfläche 3, 12, 14
Grundlinie 355
Grünholzfraktur (s. auch Fraktur) 371

H
halo sign 433
Halsgefäß 116
- großes 116
Halslymphknoten 104
Halssonographie 117
- Grenzen 117
Halszyste 114
- laterale 114
- mediane 114
Hämangioendotheliom 113, 236
Hämangiom (s. auch Lebertumor) 113, 129, 257, 236, 372, 436
- kapilläres 113, 436
- kavernöses 113, 236, 372, 436
Hämangiomatose, Leber 236
Hamartome, Leber 232
Hämatom 319, 320
- perirenales 319
hämolytisch-urämisches Syndrom 312
Hämoperitoneum 285
Hämophilie A 56
Hämosiderose 267
Harnabflußstörung 320
Harnblase 295, 320, 323
- Fehlbildungen 320
- fokale Entzündung 323
- Sarcoma botryoides 323
Harnblasenaplasie 320
Harnblasenstein 322
Harnblasentumor 323
Harnleiterstein 314
Harnröhrenklappe 297
Hemihypertrophie 368, 368
Hemimegalenzephalie 67
Hepatitis 226, 411
- akute 226
- chronische 226, 411
Hepatoblastom (s. auch Lebertumor) 236
hepatozelluläres Karzinom (s. auch Lebertumor) 237
Hermaphroditismus 329
Hernie 132, 372
- epigastrische 372

Herpes-simplex-Virus 399
Herz
- akzessorischer Sehnenfaden 209
- apikale Schnittebene 147
- - apikale lange Achse 147, 148
- - apikaler Vierkammerblick 147, 148
- linksventrikulärer Einflußtrakt 149
Herzfehler 155-210, 383-384
- hämodynamische Relevanz 165, 172, 178, 181, 188
- - Beurteilung 165, 172, 178, 181, 188
- hypoplastisches Linksherz 193-195
- hypoplastisches Rechtsherz 193, 196-200
- komplexer 186
- mit Linksobstruktion 169-176, 383
- mit Links-rechts-Shunt (s. auch Shunt) 155-168
- mit Ventrikelhypoplasie 193-200
- mit Windkesselleck der Aorta 165-168, 384
Herzgeräusch, akzidentelles 209
Herzklappe 207
- Vegetation 207
Herztumor 207, 208
Heterotopie 72
Hirn
- hypoxisch-ischämische Parenchymläsion 399
- Monoventrikel 65
Hirnabszeß 85
Hirnatrophie 401
Hirnblutung 50
- Epiduralblutung 56
- Hirnparenchymblutung 52
- Kleinhirnblutung 54
- Plexus-chorioideus-Blutung 55
- posttraumatische Hirnblutung 55
- Subarachnoidalblutung 56
- Subduralblutung 55
- subependymale Blutung 51
- Ventrikeleinbruchsblutung 51
Hirndurchblutung 392
- blutdruckpassive 393
- erniedrigte 392
- fehlende Autoregulation 392
- vermehrte 392
Hirngefäßfehlbildung 70
Hirninfarkt 89
Hirnmetastasen (s. auch Hirntumor) 89
Hirnödem 81, 398, 399
- postmeningitisches 399
- posttraumatisches 399
- Stadium I 399
- Stadium II 399
- Stadium III 400
- vasogenes 398
- zytotoxisches 399
Hirnsklerose 90, 207, 421
- tuberöse 90, 207, 421
Hirnstamm 48
Hirntod 401
- intravitaler 401, 403
- - Stadieneinteilung (I-IV) 403
Hirntumor 86-89
- Astrozytom 88
- Balkenlipom 88
- Kraniopharyngeom 88
- Medulloblastom 87
- Monozytenleukämie 87
- neuroektodermaler Tumor 88

- Plexuspapillom 88
- Teratom 88
Hirnwindung 48
HIV-Virus 92, 399
Hoden 431, 434
- Durchblutung 337, 338, 431
- farbkodierte Darstellung 337, 338, 431
- Indikation für Farbdoppler 432
- vermehrte Durchblutung 338, 434
Hodeninfiltration 341
Hodenläsion 434
- traumatische 434
Hodennekrose 338
- akute 338
Hodenruptur 434
Hodenteratom 341
Hodentorsion 337, 432
- missed torsion 337, 433
- partielle Torsion 432
Hodentumor 432
Hodenverletzung 432
Hodgkin-Lymphom 114
Holoprosenzephalie 65, 66, 72, 86
- alobäre Form 65
- lobäre Form 66
- semilobäre Form 66
Hüfte 349, 349, 353, 358, 360
- Anatomie 353
- dezentrierte 360
- - Typ III a 360
- - Typ III b 360
- knöcherne Pfanne 355
- knöchernes Pfannendach 354
- knorpliger Erker (s. auch Erker) 355
- Labrum acetabulare 352, 355
- luxierte 361
- morphologische Kriterien 355
- morphometrische Kriterien 355
- Pfannendachlinie 356
- Pfannendachwinkel α 356
- „reife" (Typ I a, b) 357
- „unreife" 358
- - Typ II a (II a-, II a+) 358
- - Typ II b 358
- - Typ II d 358
- - Typ II g 358
- Untersuchungsindikationen 349
- Untersuchungstechnik 349
- - dynamische Untersuchung 351
Hüftgelenkerguß (s. auch Koxitis) 362
- Kapselödem 362
- Verdickung der Synovia 362
Hüftkopf 355
Hüftkopfgleiten 370
Hüftkopfnekrose 363
hüftsonographisches Screening 365
- Leitlinien 365
hyalinknorpliger Erker 354
Hydatidentorsion 338, 434
Hydranenzephalie 63, 65
Hydrocephalus
- externus 61
- internus 57, 62
Hydromyelie 98
Hydrozele 339
- Begleithydrozele 434
Hydrozephalus 57, 395
- posthämorrhagischer 57
- postinfektiöser 58
Hydrozephalusform 395
- ausgeprägte, rasch progrediente 395

Hygroma colli 111
Hymenalatresie 329
Hypergammaglobulinämie (s. auch Thymom) 124
Hyperglyzinämie, nichtketotische 65
Hyperkalzämie 421
– idiopathische 421
Hyperkalziurie 313
Hyperkapnie 393
– Hirndurchblutung 393
Hypernephrom 317
Hyperparathyreoidismus 110
– sekundärer 110
Hyperplasie der Epithelkörperchen 110
Hypertension 301, 411, 414
– portale 301, 411, 414
Hyperthyreose 314
Hypertonie 303
– fixierte pulmonale 193, 385
– flowbedingte pulmonale 385
Hypertrophie, rechtsventrikuläre 186
Hypokapnie 392, 393
– Hirndurchblutung 393
Hypoxie 392

I
IHSS (s. Subaortenstenose)
Ileitis 281
Ileitis terminalis 281
– akute 281
Ileozökalklappe 279
Ileumatresie 275
Ileus 277, 283, 284
– mechanischer 277
– paralytischer 277, 283
Impedanz, akustische 3
Infarkt, segmentaler 426
Infundibulumstenose 153
Inselzelltumor (s. auch Pankreastumor) 268
Interferenz 3, 7, 9
Interlobärgefäß 419
Interlobulargefäß 419
Interventrikularseptum 142, 205
– verdicktes 205
Intimaeinrollung (s. Nierenarterie) 311, 425
intrakranieller Druck 393, 395-397, 399
– Erhöhung 395, 397
Invagination 278, 279, 418
– jejunojejunale 279
isolated fourth ventricle 57
Ivemark-Syndrom 255

J
Jodmangelstrumen, endemische 104
juvenile Nephronophthisis 303

K
Kapselödem Hüfte (s. auch Koxitis) 362
Kardiomyopathie 172, 204-207
– dilatative (kongestive) 203, 204
– hypertrophe nichtobstruktive 204
– hypertrophe obstruktive 172
kardiotoxische Medikation 207
Karnitinmangel 207
Karzinoid, Thymus 127
Karzinom 237

– hepatozelluläres 237
Katzenkratzkrankheit 111, 233
Kawasaki-Syndrom 203, 232, 243, 407
– Komplikation 407
Keimzelltumor 125, 127
– Chorionkarzinom 127
– Dottersacktumor 127
– Germinom 127
– Seminom 127
– Teratokarzimom 127
– Teratom 127
Kephalhämatom 56
kinky hair disease 65
Klaviertastenphänomen, Darm 277, 278
Kleinhirn 48
– Einklemmung 393
Kleinhirnhypoplasie 73, 75
Koarktationssyndrom 173
Kolitis 281, 284
– neutropenische 281, 284
Kollateralarterie 188
– aortopulmonale 189
– systemikopulmonale 178, 188, 192, 198, 200
Kollateraldurchblutung 433
– vermehrte 433
Kollateralkreislauf 403
Kolpozephalie 67
Kommisurotomie 178
Komplikation, vaskuläre 426
Kongestionsindex 411
Konglomerattumor 283
Kontinuitätsprinzip von Bernoulli 395
Kontraktilität 203
– eingeschränkte 203
Kontrastechokardiographie 140, 188
– Echovist 140
– Lävovist 140
Kontrastsonographie 186
Kontrolluntersuchung 178
– postoperative 178
Konvexverfahren 8
Koronaraneurysmen 203
Koronaranomalie 206
Koronararterie 146, 203, 204
– Erkrankungen 203
– Fehlabgang 203
– linke 204
– rechte 204
Koronarschnitt 151, 152, 386, 387
– subkostaler 151, 152
Koronarvenensinus 142, 152, 203
Koxitis 361
– Hüftgelenkerguß 362
Kraniopharyngeom (s. auch Hirntumor) 88
Kryptorchismus 342
Kuchenniere 299
Kugelzellanämie 245

L
laminare Blutströmung (s. auch Blutströmung) 140, 377
Lävovist (s. auch Kontrastechokardiographie) 140
Leber 221, 222, 226, 229, 232, 233, 235, 236, 240
– Brucellose 233
– Candidaabszeß 233
– Echinokokkuszysten 232

– fokale noduläre Hyperplasie 240
– Gefäßfehlbildungen 229
– Hämangiomatose 236
– Katzenkratzkrankheit 233
– Lagevarianten 226
– Mononukleose 233
– Neuroblastom 235
– Schnittebenen 222
– Toxoplasmose 233
– Tuberkulose 233
– Untersuchungstechnik 221
– Zirkulationsstörung 229
Leberabszeß 233
Leberadenom 239
Leberarterie 411
Leberfibrose 227
Leberhamartom 232, 238
Leberhämatom 233
Leberhilus 243
Leberkontusion 234
Lebermetastase 235, 237
– Neuroblastom 238
– Pankreastumor 238
– Wilms-Tumor 238
Leberparenchym 222
Lebertransplantation 240, 412
– Abstoßungsreaktion 412
– vaskuläre Komplikation 412
Lebertumor 235, 236, 240, 413
– Angiomyolipom 236
– Glykogenose Typ I 237
– Hepatoblastom 236
– hepatozelluläres Karzinom 237
– kavernöses Hämangiom 236
– Rhabdomyosarkom 240
Lebervene 218, 408, 411
– Thrombose (s. auch Budd-Chiari-Syndrom) 411
Lebervenenverschlußkrankheit 230, 410
Leberverkalkung 233
Leberzirkulation (s. auch Zirkulation) 405, 408
Leberzirrhose 227, 301, 411
Leberzyste 232
Leistenhernie 330, 339, 340
Leiterphänomen 277
Lesch-Nyhan-Syndrom 313
leukämische Infiltrate des Pankreas 267
Leukodystrophie 65, 248
– metachromatische 248
Leukomalazie 384
– periventrikuläre 78, 384
Leukose 229
Ligamentum/Ligamenta
– capitis femoris 354
– denticulata 94
linear array 5, 31, 34
Linearschallkopf 406
Linksherzsyndrom, hypoplastisches 171, 383
Links-rechts-Shunt (s. auch Shunt) 165
Lipom 207
Lipozele 96
Lissenzephalie 65, 67
Lobärpneumonie 137
Louis-Barr-Syndrom 125
Low-flow-Modus 336
L-Transposition 186
Lunge 122, 124
Lungenabszeß 136
Lungenfibrose, idiopathische 210

Lungenfluß (Qp) 140, 158, 163
- Bestimmung 140
Lungensequester 134, 135
Lungensonographie 120
Lungentransformation 136
- zystisch-adenomatoide 136
Lungenvenenfehlbildung 231
Lungenvenenfehleinmündung
- gemischte Formen 202
- infrakardiale 202, 203
- kardiale 202, 203
- partielle 156
- suprakardiale 202, 203
- totale 202
Lupus erythematodes, systemischer 265, 267
Lymphadenitis 111
- mesenterialis 281, 283, 284
Lymphangiektasien 271
Lymphangiom (s. auch Milz) 111, 113, 128, 129, 131, 257, 372
- kapilläres 372
- mediastinales 128
- zystisches 111, 372
Lymphknoten 368, 369
- Abszeß 369
- Entzündung 368
Lymphknotenmetastasen 114
Lymphom 207, 229, 279, 286, 317, 368
- der Niere 317
- ileozökales 286
- malignes 229, 368

M
Makroorchie 342
malignes Lymphom (s. auch Lymphom) 368
Malignom 108
Malrotation 285
Marfan-Syndrom 181, 184, 407, 421
Markschwammniere 302, 314
Massa interthalamica 48
Matchstick, Vorhofseptum 156
Mayer-Küster-Rokitansky-Syndrom 328
mechanisches Sektorverfahren 7
Meckel-Divertikel 279
Meckel-Syndrom 65, 302
Mediastinalsonographie 119
Mediastinum 120, 122, 207
- extrakardiale Tumoren 207
- Raumforderung 124
Medikation 207
- kardiotoxische 207
Medioklavikularlinienschnitt 224
Medulloblastom (s. auch Hirntumor) 87
Megacisterna magna 72
Megakolon 280-282
- toxisches 280-282
Megaureter 297, 303, 306, 307
- idiopathischer 306
- mit Peristaltik 307
- mit Ureterozele 306
- ohne Peristaltik 307
- refluxiver 306, 307
Megazystis-Megaureter-Syndrom 298
Mehrkanaldoppler 32
Mekoniumileus 286
Mekoniumpfropf 284
Mekoniumpseudozyste 286
Meningitis 83, 92

Meningoenzephalitis 398
Meningomyelozele 60
Meningozele 96, 128
- ventrale 131
Mesenterialarterienverschluß 416
mesenteriale Zirkulation (s. auch Zirkulation) 405, 414
mesenteriales Stromgebiet 382
Mesenterialvenenverschluß 416
Mesenterialzyste 285, 286, 418
metachromatische Leukodystrophie 248
Migrationsstörung 67
Mikrogastrie 271
Mikrokolon 275
Mikrokonvexschallkopf 8
Miliartuberkulose 256
Miller-Dieker-Syndrom 67
Milz 256, 257
- Hämangiom 257
- Lymphangiom 257
Milzabszeß 258
Milzgefäße 414
- Dopplersonographie (s. auch Dopplersonographie) 414
Milzinfarkt 258
Milzkontusion 259
Milzmetastasen 260
Milztumor 260
Milzvene 414
- Thrombosierung 414
Milzzirkulation 413
Milzzyste 257
- erworben 257
- kongenital 257
mitral cleft 163
Mitralatresie 193
Mitralinsuffizienz 181, 195
Mitralklappe 142-144, 147, 152, 180
- anteriores Segel 147
- dysplastische 180
- posteriores Segel 147
Mitralklappengewebe 180
- akzessorisches 180
Mitralklappeninsuffizienz 207
Mitralklappenprolaps 181, 182, 184, 209
Mitralostium 180
- Verdopplung 180
Mitralstenose 179-181, 193, 195
- supravalvuläre 181
Mittellinienlipom 65
M-Mode 140, 181, 206
Moderatorband 147, 152
Mononukleose 233
Monozytenleukämie (s. auch Hirntumor) 87, 229, 256
Morbus
- Basedow 106
- Crohn 271, 280, 416
- Cushing 267
- Duchenne 267, 374
- Gaucher, Milz 258
- Hirschsprung 282
- Hodgkin 125
- Legg-Calvé-Perthes 370
- Ménétrier 271
- Osgood-Schlatter 371
- Perthes 363
- Shone 174, 181
- Sinding-Larsen 371
- Wilson 411
Morgani-Hernie 133

Morrison-Tasche 270
Moya-Moya-Syndrom 403
- Infarkt 403
Mukopolysaccharidose 228, 257
- Milz 257
Mukoviszidose (s. auch Pankreatitis) 228, 245, 266
Multielementverfahren 5, 8
- Multiarrays 8
multiple endokrine Neoplasie Typ II (s. auch Malignome) 108
multizystisch-dysplastische Niere (s. auch Niere) 296
Mumps 111
Musculus
- masseter 101
- sternocleidomastoideus 370
Muskelatrophie 374
- spinale 374
Muskelbündel 153
- parietale 153
- septale 153
- subvalvuläre 153
Muskeldystrophie 374
- Duchenne 205
- Typ Fukuyama 67
Muskelfaserriß 370
Muskelquetschung 370
Muskulatur 370
- Hämatom 370
Mustard 186
Myasthenia gravis (s. auch Thymom) 124
Myelodysplasie 74
Myelomeningozele 96
Myokard 207
- spongiöses 206, 207
Myokarditis 206
Myxom 207

N
Nebenhoden 434
- vermehrte Durchblutung 434
Nebenkeulenartefakt 19
Nebenniere 343, 344
- Adenom 347
- Blutung 344
- Hyperplasie 344
- Karzinom 347
- Mark 343
- Metastasen 347
- Rinde 343
- Untersuchungsindikationen 343
- Regression 344
Nebenschilddrüsen 109
- Adenome 110
Nekrose, akute tubuläre 320
Neovaskularisation ZNS 401
Nephritis 309
- chronische 309
nephritisches Syndrom 311
Nephroblastomatose 316
Nephrokalzinose 312
Nephrom
- mesoblastisches 318
- multizystisches benignes 317
Nephronophthisis, juvenile 303
nephrotisches Syndrom 310
Neugeborenenstruma 106
- Differentialdiagnose Teratom 106

Neuroblastom (s. auch Lebermetastase) 127, 235, 238, 346
- thorakales 127
neuroektodermaler Tumor (s. auch Hirntumor) 88
neuroenterale Zyste (s. auch Zyste) 128
Neurofibrom 127, 372
Neurofibromatose 421
neuromuskuläre Erkrankung 132, 205
Nezelof-Syndrom 124
Niederdruckarterie 379
Niere 135, 289, 295-297, 303, 309, 316, 317, 421, 424
- Dopplersonographie 419-431
- Fehlbildung 296
- hypoplastisch-dysplastische 296, 297
- leukämische Infiltration 316, 317
- Lymphom 317
- multizystisch-dysplastische 296
- Pilzinfektion 309
- polyzystische 303
- Raumforderung 424
- thorakal dystope 135
- Untersuchungsindikationen 289
- Untersuchungstechnik 290
- Untersuchungsvorbereitung 290
Nierenabszeß 303, 308
Nierenagenesie 296
Nierenarterie 311, 419, 423, 426
- Flußgeschwindigkeit 419
- Intimaeinrollung 311, 425
- pathologische Blutströmung 423
- Thrombose 426
Nierenarterienstenose 311, 421, 422
Nierenbecken 304
- Aufweitung ohne Kelcherweiterung 304
Nierenbeckenkelch 314
Nierenbeckenkelchsystem 304
- Aufweitung mit Abweichung des Volumens um mehr als 50% vom Mittelwert 305
- Aufweitung mit einem zu kleinen Nierenvolumen 304
- Aufweitung mit normalem Nierenvolumen 304
Nierenbeckentiefe 291
Nierendysplasie 296
Nierendystopie 298
Nierenerkrankung 232, 250, 300, 301, 308
- entzündliche 308
- glomerulozystische 301
- polyzystische 232, 250, 300, 301
Nierenhämatom 303
Nierenhilus 426
Nierenhypoplasie 296
Nierenkontusion 319
Nierentransplantat Abstoßung 320, 427, 428, 430
- akute 428, 430
- chronische 430
- Diagnose 427
- interstitielle 430
- vaskuläre 428
Nierentransplantation 426
Nierentrauma 319, 425
Nierentumor 315
Nierenvene 420, 426
- Flußgeschwindigkeit 420
Nierenvenenthrombose 311, 423, 426, 430
Nierenversagen 384, 424

- akutes 424
Nierenvolumen 291, 304
Nierenzellkarzinom 316
Nierenzyste 303
- isolierte 303
Non-Hodgkin-Lymphom 114, 125, 126, 316
Norman-Roberts-Syndrom 67
Nucleus caudatus 48
Nulldurchgangszähler 23
Nyquist-Limit 29, 36

O
Oberschenkelkopf 354
Obstipation 284
Obstruktion 303, 322
- infravesikale 322
Omentum-majus-Zyste 286
Omentumzyste 285
Omphalozele 285
orofaziales Syndrom 65
Orchitis 338, 432, 433
Os ischii 354
Ösophagusatresie 274
Ösophagusvarizen 411
Osteomyelitis 370
Osteosarkom 436
Ostium-primum-Vorhofseptumdefekt 155, 156
Ostium-secundum-Vorhofseptumdefekt 155, 156
Ostium-secundum-Position 201
Ovarialtorsion 330, 332
Ovarialzyste 286
Oxalose 313

P
Pachygyrie 67
Pachymeningeosis 76
Pancreas anulare 263, 274
Pankreas 261, 262, 266, 267
Pankreaspseudozyste 265, 286
Pankreastumor (s. auch Lebermetastase) 238, 268
- Inselzelltumor 268
- Karzinom 268
- Zystadenom 268
Pankreatitis 263, 265
- akute 263
- chronische 265
- hämorrhagische 265
- Mukoviszidose 266
- nekrotisierende 265
Papierbezoar 272
Papillarmuskel 143, 144, 180, 203
- anormale Position 180
- echodichter 203
Parachute-Mitralklappe (s. auch Mitralklappe) 181
Parenchymläsion 399
- hypoxämisch-ischämische 399
Parese 132
Parotistumor 111
pCO2 390, 397
peach without stone 198
Penetrationsvermögen, Schall 3, 9
Perfusionsausfall, segmentaler 425
Perfusionsdruck 395
Perfusionsminderung, segmentale 426
Perfusionsstillstand

- intrakranieller 402
- intrazerebraler 401
Perfusionsszintigramm 428
Perichondrium 354
Perikarderguß 209
- eitriger 209
- gekammerter 209
Peutz-Jeghers-Syndrom 287
Pfortader 216, 217, 410
- Blutströmung 410
Pfortaderhochdruck 229
Pfortaderthrombose 229, 231, 410, 412
Phakomatose 90
T-Phänomen 156, 158
Phäochromozytom 347
Phlebolithen 372
piezoelektrischer Effekt 2
- reziprok-piezoelektrischer Effekt 2
Pilonidalsinus 95
Pilzgranulom 83
Pilzmeningitis 83
Pilzthrombus 208
Pink Fallot 188
Plasminogenaktivator 424
Pleura 121, 123
- Erguß 130
- Karzinose 131
- Mesotheliom 131
- Sonographie 119
Pleuritis 132
Pleuroperikardzyste (s. auch Zyste) 128, 131
Plexus chorioideus 47
Plexuspapillom (s. auch Hirntumor) 88
Plexuszyste (s. auch Zyste) 76
PNET (s. primitive neuroektodermale Tumoren)
Pneumatosis intestinalis 282
Pneumoportogramm 231
Polymakrogyrie 65
Polymikrogyrie 65, 67
Polyorchidie 342
Polypen 279
Polyposis intestinalis 287
Polyspleniesyndrom 249, 255, 263
polyzystische Nierenerkrankung 232, 250, 300, 303
- autosomal dominanter Typ 301, 303
- autosomal rezessiver Typ 300
Pons 48
Porenzephalie 78
portale Hypertension 301, 411, 414
- Beurteilung des Schweregrades 411
- Ursachen 411
Porzellangallenblase 247
Positronenemissionstomographie 392
Powermode-Dopplersonographie 425
Preßmanöver 223
PRF (s. pulse-repetition frequency) 27, 29
primitive neuroektodermale Tumoren (s. auch Hirntumor) 89
Prostaglandin-E-Syndrom 313
Prostaglandininfusion 176
Prune-belly-Syndrom 297, 321
Pseudoaneurysmen 414, 435
Pseudohermaphroditismus 329
pseudokidney sign 280
Pseudomonasmeningitis 84
Pseudopubertas praecox 329, 332
Pseudozyste (s. auch Zyste) 109
Pubertas praecox 329

Pubertas tarda 330
Pulmonalarterie 137, 149, 153, 176
- Hypoplasie 176
- linke 153
- rechte 153
- vaskuläre Anomalie 137
Pulmonalarteriendruck 165, 181
- Bestimmung 165
- nichtinvasive Bestimmung 181
Pulmonalarterienstamm 146
Pulmonalatresie 160, 178, 186, 188, 197, 198
- mit intaktem Ventrikelseptum 198
- mit Ventrikelseptumdefekt 186, 188
Pulmonalisbifurkation 178
Pulmonalisschlinge 138
Pulmonalklappe 148, 149, 153, 176
Pulmonalklappenatresie 176, 201
Pulmonalstenose 146, 149, 176, 177, 178, 184, 186, 187, 190, 196-198
- bei komplexen Herzfehlern 178
- infundibuläre 149, 176, 177, 187, 196
- kritische 176, 177, 178
- periphere 178
- subvalvuläre 146, 176, 177, 187
- supravalvuläre 146, 176, 178, 187
- valvuläre 146, 176, 177, 179, 187, 196
Pulmonalvenensinus 202
pulmonalvenöser Abstrom 203
- Obstruktionen 203
pulmonary banding 178
Pulsatilitätsindex 381, 390, 428
pulse-repetition frequency (PRF) 27, 29, 173
Purpura Schoenlein-Henoch 271, 284, 338, 416
PW-Doppler (s. Dopplersonographie)
Pyelonektasie 427, 430
- nichtobstruktive 427
- obstruktive 427, 430
Pyelonephritis 308, 424
- akute 308
- fokale 308
Pylorus 273
Pylorusatresie 274
Pylorusstenose 275
- hypertrophe 275
Pyonephrose 308
Pyozele 338
Pyruvatdehydrogenasemangel 65

Q
Qp (s. Lungenfluß)
Qs (s. Systemfluß)
quantitative Auswertung der Dopplerkurve 380
- Bestimmung der Flußgeschwindigkeiten 380
- Bestimmung des Pulsatilitätsindex 381
- Bestimmung des Resistance-Index 381
- Querschnittsfläche des Gefäßes 382
Quotient LA:AO:Normwert 140

R
Randschatten 15
Raumforderung 124, 285
- gastrointestinale 285
- mediastinale 124
Rauschen 17, 18
Real-time-Scanner 5

Recessus umbilicalis 410
- Thrombus 410
Rechtsherzinsuffizienz 412
Rechts-links-Shunt (s. auch Shunt) 203
rechtsventrikuläre Ausflußbahnobstruktion 146, 196, 201
Reflux 137, 271, 275, 297, 307, 418
- beidseitiger renaler 297
- gastroösophagealer 137, 271, 275, 418
- vesikorenaler 307
- vesikoureterorenaler 297
Refluxdiagnostik 292
Regression der Nebenniere 344
„reife" Hüfte (s. Hüfte)
Rekanalisation 410
Relaxatio diaphragmatica 133, 134
renal-tubuläre Azidose 313
Resistance-Index 381, 390, 420, 428, 430
Reverberationsartefakt 17
reziprok-piezoelektrischer Effekt (s. auch piezoelektrischer Effekt) 2
Rhabdomyom 207, 208
Rhabdomyosarkom (s. auch Lebertumor) 114, 240, 316, 323
rheumatisches Fieber 180
rheumatoide Arthritis 370
Ringstenose Aorta (s. auch Aortenstenose) 170, 179
- subvalvuläre 170
- supravalvuläre 179
Risikofaktoren 391
- für intrazerebrale Blutungen bei Frühgeborenen 391
Roberts-Syndrom 302
Röteln 92
Rötelnvirus 399
Rubella-Syndrom 421

S
Sagittalschnitt, subkostaler 178
Sakralaplasie 95
SAM (s. systolic anterior movement)
Samenstrang, Abriß 434
SAM-Phänomen 172, 205, 206
sample volume, Doppler 27, 29
Sanduhrtyp, supravalvuläre Aortenstenose 172
Sarkoidose 111, 314
Sarkom 207
Sarcoma botryoides der Harnblase (s. auch Harnblase) 323
Sauerstoffinhalation bei pulmonaler Hypertonie 385
Schädelbasis 48
Schädel-Hirn-Trauma 395
Schallfrequenz 2
Schallgeschwindigkeit im Gewebe (s. auch Dopplergleichung) 375
Schallschatten 14, 15, 17
Schenkelhals 354
Schichtdickenartefakt 19
Schilddrüse, Kalkeinlagerung 109
Schilddrüsengewebe 102
- ektopes 102
Schilddrüsenkarzinom 108
Schilddrüsenknoten 107
Schizenzephalie 69
Schock 383
Schrumpfniere 312
Segmentgefäß 419

Sehnenfaden, akzessorischer 209
Sehnenfäden, Anheftung 163
Seitenventrikel 46
Sektorschallkopf 8, 30, 406
Sektorverfahren 7
- mechanisches 7
Seminom (s. auch Keimzelltumor) 127
Sendefrequenz (s. auch Dopplergleichung) 375
Septum, Herz 152, 158
- Auslaßseptum 158
- infundibuläres 158
- membranöses 158
- muskuläres 152, 158
- trabekuliertes 152
Septum pellucidum 47
Septummalformation 320
- urorektale 320
Septum-pellucidum-Agenesie 69
Septum-pellucidum-Zyste 70
Sequestration 135
- extralobäre 135
- intralobäre 135
Serratienmeningitis 85
Shapiro-Syndrom 65
Shunt 155, 165, 186, 203, 207, 384, 412, 414, 435
- aortopulmonaler 384
- - Beurteilung der hämodynamischen Relevanz 384
- arteriovenöser 435
- Links-rechts-Shunt 155, 165
- portosystemischer 412
- Rechts-links-Shunt 203
- splenorenaler 414
- ventrikuloatrialer 207
- Vorhofshunt 186
Shwachman-Syndrom 267
side lobes 19
Sigma-Niere 299
singulärer Ventrikel 201, 202
- Typen A-D 202
Sinus rectus 70
Sinus Valsalvae 142, 143
Sinus-venosus-Defekt 155, 156
Sinus-venosus-Typ 149
Situs inversus 255
Sklerose 302
- tuberöse 302
Skrotalödem 338
- idiopathisches 338
Skrotum 431, 432
- akutes 431, 432
Sonographierichtlinien 9, 25
Sotos-Syndrom 76
Spatium hepatorenale 270
Speicheldrüse 111
Speichererkrankung (s. auch portale Hypertension) 411
Spermatozele 339, 434
Spiegelbilder, akustische 17
Splenomegalie 255, 256
Standardebene 218
Standardschnittebene nach Graf 350
Staphylokokkenmeningitis 86
Status marmoratus 401
Stauungsleber 229
Stenose 170-178
- arterielle 416, 421, 435
- Mesenterialarterienstenose 416
- Nierenarterienstenose 421, 426

– ureteropelvine 297, 304
Sternallinienschnitt 223
straddling valve 163, 164
– Typ A 163
– Typ B 163
– Typ C 163
Strangulation (s. auch Hirnödem) 399
Stridor 137
Strömung 140
– laminare 140
– turbulente 140
Struma diffusa, blande 104
Sturge-Weber-Syndrom 92
Subaortenstenose (s. auch Aortenstenose) 171
– membranöse 171
– fibromuskuläre 171
– idiopathische hypertrophe (IHSS) 171
Subarachnoidalblutung (s. auch Hirnblutung) 56, 395
Subclavian-steal-Phänomen 403, 405
– bilaterales 405
Subduralblutung (s. auch Hirnblutung) 55, 393
Subduralerguß 75, 399
subdurales Empyem 85
subependymale Zyste (s. auch Zyste) 76
Switchoperation, arterielle 186
Synovia, Verdickung (s. auch Koxitis) 362
Synoviahypertrophie 370
Syringomyelie 98, 99
Systemfluß (Qs) 140, 158, 163
– Bestimmung 140
systolic anterior movement (SAM-Phänomen) 205, 206

T
Takayasu-Krankheit 421
TAMX (s. time average maximal velocity)
target sign 278, 283
TAV (s. time average velocity)
Tentorium cerebelli 48
Teratokarzinom (s. auch Keimzelltumor) 127
Teratom (s. auch Keimzelltumor) 88, 106, 114, 127
tethered cord 95
– primäres 95
TGC (s. time-gain compensation)
Thalamus 47
Thoraxsonographie 119–138
Thoraxwand 121, 123, 129
Thoraxwandsonographie 119
Thromben 207, 435
– intrakardiale 207
Thrombose 407, 424, 426
Thymolipom 127
Thymom 124
– Autoimmunerkrankung 124
– Hypergammaglobulinämie 124
– Myasthenia gravis 124
Thymus 122
– Karzinoid 127
Thymusaplasie 124, 125
Thymushypoplasie 124
Thymuszyste 128
Thyreoiditis 106
– akute eitrige 106
– lymphozytäre (Hashimoto) 106
– subakute Thyreoiditis de Quervain 106

time average maximal velocity (TAMX) 381
time average velocity (TAV) 380
time-gain compensation (TGC) 15
time-gain control 15
Time-motion-Verfahren 140
Toxoplasmose 60, 83, 92, 233, 399
Transformation 410
– kavernöse 410
Transplantatniere 320, 426
– Indikation zur Dopplersonographie 426
– operationsbedingte Komplikationen 320
Transposition der großen Arterien 176, 178, 184, 186
– anatomisch korrigierte 186
– D-Transposition 184, 185, 186, 190
– – der großen Arterien 185, 186
– L-Transposition 184, 186, 190
Transpositionsstellung 196
Trigonum vesicae, Hemiatrophie 296
Trikuspidalatresie 157, 176, 178, 186, 196
Trikuspidalinsuffizienz 181, 201
Trikuspidalklappe 147, 152, 200
– Ebstein-Anomalie 200
– Verlagerung 200
Trikuspidalklappeninsuffizienz 183, 198
Trikuspidalklappenprolaps 181
Trikuspidalklappenstenose 179, 181
triphasisches Flußprofil (s. auch Flußprofil) 379
Trisomie 21 274
Trochanter major 354
Truncus
– arteriosus communis 159, 160, 168, 186, 188, 190-192, 201, 384
– – Typ A1 190, 192
– – Typ A2 190, 192
– – Typ A3 190, 192
– – Typ A4 190, 192
– brachiocephalicus 153
– coeliacus 176, 214, 379, 414
Truncusklappe 191
– quadruspidale 191
– trikuspidale 191
– unikuspidale 192
Truncusklappeninsuffizienz 191
Tuberkulose 111
tuberöse Hirnsklerose 90, 207, 302, 421
Tuboovarialabszeß 330
Tunnelstenose (s. auch Aortenstenose) 170, 171
– fibromuskuläre 171
– subvalvuläre fibromuskuläre 170
Turner-Syndrom 329
Tyrosinose 228

U
Ullrich-Turner-Syndrom 328
Ultraschallfrequenz 9
Umgebungsdruck 382
Umgehungskreislauf 407, 411
Urachusfehlbildung 321
Uratnephropathie 313
Ureter 295
Ureterabgangsstenose 304, 425
Ureteratresie 296
Uretermündungsstenose 306
Ureteröffnungen 425

– Abstand 425
ureteropelvine Stenose 297, 304
ureterovesikale Ebene 306
ureterovesikaler Jet 425
Ureterozele 306, 322, 324
Urethralpolypen 324
Urinom 320
Urokinase (s. auch Lysetherapie) 424
Urolithiasis 312, 314
Uropathie 303, 304, 425
– dilatative 303
– obstruktive 425
– refluxive 307, 425
– renale dilatative 304
urorektale Septummalformation 320
Uterus duplex 328

V
VACTERL-Syndrom 275
Vaginalatresie 329
Valsalva-Preßmanöver 216, 223
Varikozele 340, 434, 432
Varizen 414
– splenorenale 414
Vasa recta 423
vaskuläre Anomalie 137
vaskuläre Erkrankung 311
Vaskulitis 398
Vasospasmus 395
Velocity-time-Integral 163
Vena/Venae
– anonyma 153
– brachiocephalica 153
– – rechte 153
– cava inferior 149, 216, 225, 406
– cava superior 149
– cerebri magna Galeni 403
– – arteriovenöse Fehlbildung 403
– Galeni 70, 92
– – arteriovenöse Malformation 92
– hepaticae 409
– lienalis 218, 413
– mesenterica 224
– mesenterica superior 218, 414, 416
– portae 216, 231, 408
– – kavernöse Transformation 231
– renalis 216, 419
– stellatae
– thalamostriata 387
Venen, intrarenale 423
Venendruck 392
– erhöhter 392
Venenkatheter 207
– zentraler 207
Venenpuls 378, 409
veno-occlusive disease 410
Venenpuls 378
Ventriculus terminalis 94
Ventrikel 163, 178, 200, 201, 203
– atrialisierter Teil 200
– balancierte Form 163
– linker 142, 147, 203
– linksdominante Form 163
– rechter 147
– rechtsdominante Form 163, 165
– singulärer 201, 202
– Typen A-D 202
III. Ventrikel 46
Ventrikelbänder 76
Ventrikeleinbruchsblutung 79

Ventrikelerweiterung 395
- leichte 395
- mäßiggradige, langsam progrediente 395
Ventrikelhypoplasie 188, 191, 193, 200
Ventrikelseptum 144, 148, 152, 158
- Auslaßseptum 144, 148
- membranöses 144, 148, 158
- muskuläres 152, 158
- Pars atrioventricularis 152
- trabekuliertes 144, 148, 152, 158
Ventrikelseptumdefekt (s. auch Defekt) 156, 158, 159, 161, 163, 178, 184, 186, 189, 196-198, 201
- aneurysmatisch transformierter 160
- im Einlaßseptum 163
- in AV-Kanal-Position 163
- infundibulärer 159, 160
- membranöser 159, 160
- muskulärer 159, 160
- perimembranöser 158
Ventrikulitis 83
Verkürzungsfraktion (s. auch M-Mode) 140, 207
Verschmelzungsniere 298
Verschwartung 132
Vertebralarterie 386
- Vierkammerblick (s. Herz)
Vigilanz 389
Vitamin-D-Überdosierung 314
Volumenbelastung, Herz 202
Volumenfluß (Q) 163, 381
- area under the curve 381
- Querschnittsfläche des Gefäßes 381
Volvulus 277, 278
Vorhof 147, 179, 181
- linker 142, 147
- rechter 147
Vorhofmyxom 207, 208
Vorhofseptum 149, 152
Vorhofseptumdefekt 149, 152, 155-158, 163, 178, 194, 196-198, 201, 203

- Foramen ovale 155
- in Ostium-primum-Position 155, 156, 163
- in Ostium-secundum-Position 155, 156
- restriktiver 197
- Sinus-venosus-Typ 149, 155
Vorhofshunt (s. auch Shunt) 186
Vorhofumkehr nach Senning 186

W
Walker-Warburg-Syndrom 67, 75
Weichteile 372, 435
- Fremdkörper 372
- Indikation für Dopplersonographie 435
Weichteiltumor 372, 436
Wellenlänge 1, 2, 20, 21
Wermer-Syndrom 110
Widerstandsarterie 379
Wiederholungsechos 17
Williams-Beuren-Syndrom 172
Wilms-Tumor (s. auch Lebermetastase) 238, 303, 315, 424
Winkelfehler Dopplersonographie 31
Winkelverhältnis 31

X
Xenon-133-Clearance 392

Y
Y-Fuge 354

Z
Zeilendichte 6
Zeilenzahl 6
T-Zell-Defekt 124
B-Zell-Lymphom 279
Zellweger-Syndrom 65, 78, 302

zerebrohepatorenales Syndrom 78
zerebrookulomuskuläres Syndrom 67
zero crosser 23
Zirkulation 405, 414, 419
- hepatische 405
- mesenteriale 405, 414
- normale 414, 419
- renale 405, 419
Zisterne 46
ZNS-Infektion 82
Zungengrundstruma 102
Zwerchfell 122, 123
Zwerchfellbeweglichkeit 132
Zwerchfellbuckel 133, 134
Zwerchfelldefekt, angeborener 132
Zwerchfellhernie 132, 133, 225, 285
- Bochdalek-Hernie 132, 133
- Morgagni-Hernie 132
Zwerchfellparese 124
Zwerchfellsonographie 120
Zyklusdynamik 326
Zystadenome (s. auch Pankreastumor) 268
Zyste 76, 109, 114, 128
- bronchogene 128, 131, 132
- Echinokokkuszyste der Lunge 131
- Follikelzyste 109
- neuroenterale 128
- Pleuroperikardzyste 131
- Plexuszyste 76
- präaurikuläre 114
- proenzephale 76
- Pseudozyste Schilddrüse 109
- subependymale 76
zystisch-adenomatoide Lungenmalformation 136
zystische Fibrose 284, 411
Zystitis 310
- akute 310
Zytochrom-C-Oxidasemangel 205
Zytomegalievirusinfektion 83, 92, 111, 399

PGMO 05/25/2018